AF472923

LES
TUMEURS DU REIN

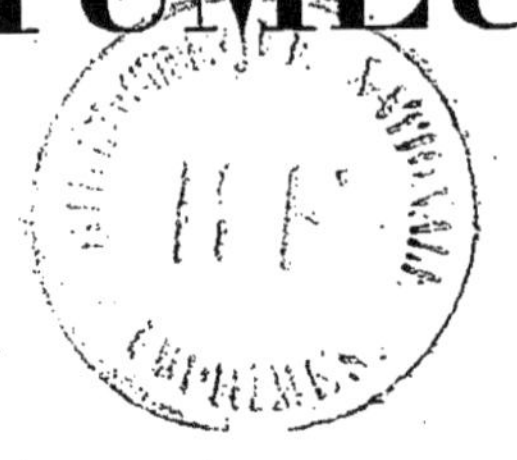

PAR

J. ALBARRAN
Professeur agrégé
à la Faculté de Médecine
de Paris

ET

L. IMBERT
Professeur agrégé
à la Faculté de Médecine
de Montpellier

AVEC 106 FIGURES DANS LE TEXTE

PARIS
MASSON ET Cie, ÉDITEURS
LIBRAIRES DE L'ACADÉMIE DE MÉDECINE
120, BOULEVARD SAINT-GERMAIN

1903

LES

TUMEURS DU REIN

LES

TUMEURS DU REIN

PAR

J. ALBARRAN
Professeur agrégé
à la Faculté de Médecine
de Paris

ET

L. IMBERT
Professeur agrégé
à la Faculté de Médecine
de Montpellier

AVEC 106 FIGURES DANS LE TEXTE

PARIS
MASSON ET Cie, ÉDITEURS
LIBRAIRES DE L'ACADÉMIE DE MÉDECINE
120, BOULEVARD SAINT-GERMAIN

1903

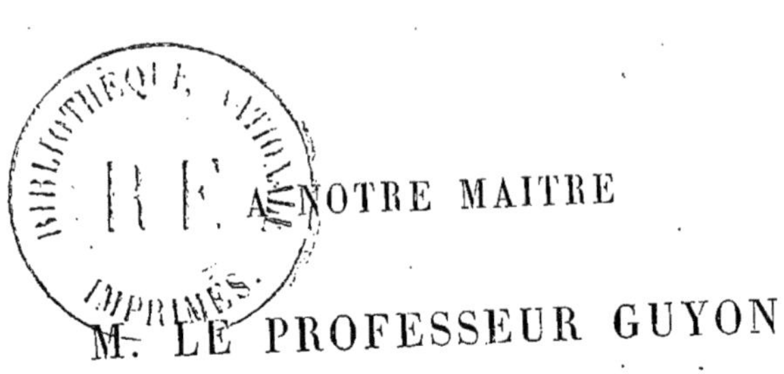

A NOTRE MAITRE

M. LE PROFESSEUR GUYON

J. ALBARRAN. L. IMBERT.

PRÉFACE

Nous avons divisé ce livre en cinq parties comprenant :

Première partie : *Tumeurs du parenchyme rénal chez l'adulte.*

Deuxième partie : *Tumeurs du rein chez l'enfant.*

Troisième partie : *Néoplasmes primitifs du bassinet et de l'uretère.*

Quatrième partie : *Kystes du rein (les kystes hydatiques et dermoïdes exceptés).*

Cinquième partie : *Tumeurs paranéphrétiques.*

Nous adressons nos plus vifs remerciements à nos maîtres et à nos collègues qui nous ont donné un grand nombre d'observations inédites : MM. Grawitz, Nicolich, Massopust, MM. les professeurs Guyon, Terrier et Le Dentu; MM. Lucas-Championnière, Monod, Bouilly, Segond, Quénu, Schwartz, Ricard, Routier, Hartmann, Legueu, Hallé, Michon, Pasteau.

Nous adressons aussi tous nos remerciements à nos éditeurs pour les soins désintéressés qu'ils ont donnés à la bonne exécution typographique de ce livre.

J. ALBARRAN. L. IMBERT.

Novembre 1902.

TUMEURS DU REIN

PREMIÈRE PARTIE

TUMEURS DU PARENCHYME RÉNAL CHEZ L'ADULTE

CHAPITRE PREMIER

ANATOMIE PATHOLOGIQUE

HISTORIQUE

On pourrait dire que l'étude histologique des tumeurs du rein n'a pas d'histoire, si elle n'était liée à une question plus controversée, plus intéressante au point de vue de la pathologie générale, celle de leur développement.

Jusqu'à une époque relativement récente, les tumeurs malignes, en général, ont été considérées comme des accidents dont le déterminisme demeurait obscur. Cohnheim émit l'hypothèse que leur production était subordonnée à la présence, au sein des tissus, de germes aberrants dont les éléments entreraient en prolifération à diverses périodes de l'existence et donneraient naissance aux néoplasmes. Cette idée était appuyée par la notion des tumeurs congénitales, dont quelques-unes, bien connues, reconnaissaient manifestement cette origine; mais les tumeurs congénitales formaient et forment encore un groupe bien défini et nettement séparé des autres variétés. Cependant, de nombreux travaux sont venus donner à l'idée de Cohnheim un incontestable appui. Malassez et de Sinety, par exemple, ont bien montré que les kystes de l'ovaire peuvent remonter à une anomalie survenue dans le développement des tubes de Pflüger. Malassez et Albarran ont en outre démontré que certains épithéliomas des mâchoires se développent aux dépens des débris épithéliaux paradentaires. Imbert et Jeanbrau ont établi que certaines grenouillettes avaient une origine analogue. A vrai dire, on trouverait difficilement d'autres exemples bien nets confirmant les idées de Cohnheim; mais il est juste de tenir compte des difficultés considérables que rencontrent les études de ce genre. En outre, d'autres hypothèses sont venues qui ont plus ou moins retenu l'attention des auteurs désireux d'étudier le mode de développement des tumeurs. Pour ces raisons et pour d'autres encore, les idées sur la congénitalité des tumeurs paraissent avoir subi un certain recul depuis quelques années. Et cependant, il semble bien qu'elles renferment une part de vérité : c'est ce que bien des auteurs, en Allemagne surtout, ont tenté d'établir pour les tumeurs du rein.

Les premiers auteurs qui s'en sont occupés se sont bornés à décrire leur structure intime; ils ont eu surtout en vue les tumeurs malignes, plus volumineuses, bien caractérisées cliniquement et de constatation anatomique plus aisée que les tumeurs bénignes, plus petites, et passant souvent inaperçues cliniquement ou même dans les autopsies. On s'occupa d'abord à décrire ces tumeurs; et bientôt ceux qui voulurent éclaircir leur origine, entraînés naturellement par les idées dominantes en pathologie générale, s'efforcèrent de prouver, à la suite de Robin, que le carcinome ou épithéliome du rein ou plutôt les tumeurs connues sous ce nom, dérivaient de l'épithélium des tubes urinifères. A cette époque, et avant 1883, il semble que ce soit là la seule théorie acceptable.

En 1883, commence une seconde période : Grawitz, dans un important travail, appelle l'attention des anatomo-pathologistes sur l'existence, connue depuis longtemps, de fragments de capsule surrénale aberrants dans le rein. Il cherche alors à établir d'abord que certaines petites tumeurs du rein prennent leur origine dans ces germes; puis il généralise sa conception primitive et admet que ces tumeurs elles-mêmes peuvent évoluer comme des néoplasmes malins; en définitive, il rattache aux germes capsulaires certains cancers rénaux et il s'efforce d'en établir les caractères distinctifs.

Les idées de Grawitz eurent un grand retentissement en Allemagne; de nombreux travaux s'efforcèrent de les confirmer ou de les combattre, et la généralisation en devint bientôt excessive.

Jusqu'à ce moment, la question peut être résumée de la façon suivante : les cancers du rein, tumeurs caractérisées par leur évolution clinique et surtout par leur aspect macroscopique, reconnaissent deux origines : l'épithélium rénal et les germes surrénaux aberrants dans le rein.

Bientôt se fit jour une troisième opinion qui n'était nouvelle, du reste, que par l'application aux tumeurs malignes du rein, de certaines notions bien établies pour d'autres néoplasmes ; on étudia de plus près ce qu'on avait envisagé jusque là comme des carcinomes légitimes et l'on s'efforça d'établir que ces tumeurs, qu'on avait toujours considérées comme indiscutablement épithéliales, se rattachaient dans bien des cas au groupe des sarcomes. De Paoli, Driessen se firent les défenseurs de cette opinion qui rallia nombre de suffrages. Le groupe des carcinomes se trouvait encore démembré, nombre d'entre eux étant considérés comme des angiosarcomes, des endothéliomes ou des périthéliomes.

Plus récemment, l'un de nous découvrit, sur des reins embryonnaires étudiés sur des coupes en série, des noyaux aberrants appartenant non plus à la capsule surrénale, mais au rein et situés dans la capsule de l'organe; il fit remonter certaines tumeurs au développement de ces germes embryonnaires.

Enfin, dans ces dernières années, on s'est efforcé, surtout en Allemagne, d'isoler sous le nom d'adénosarcomes embryonnaires, une variété de tumeurs que l'on a rattachées à des germes aberrants du corps de Wolff.

Il semble que la question puisse maintenant se compliquer difficilement. En résumé, on a fait intervenir dans la pathogénie des tumeurs rénales d'abord les éléments normaux du rein, épithélium, tissu conjonctif, vaisseaux, puis des monstruosités de l'organe, telles que les germes d'Albarran, puis enfin des inclusions d'autres organes dans le rein lui-même. Il ne reste plus que la théorie parasitaire; mais les efforts de ses défenseurs ne paraissent point s'être portés spécialement sur l'appareil urinaire; nous les mentionnerons plus loin.

Il nous a paru utile, en commençant cet historique, d'en présenter ainsi un résumé succinct et clair, dont il n'est pas toujours facile de retrouver la trace dans les innombrables travaux consacrés aux tumeurs du rein, et qui nous servira de guide dans l'exposé plus détaillé que nous devons maintenant en faire.

On trouve des indications sur le cancer du rein et sa structure dans les anciens livres d'anatomie pathologique. Rayer dans son célèbre traité, Cruveilhier en parlent longuement. Mais c'est l'époque où les diverses variétés de tumeurs malignes sont encore assez mal isolées et il est difficile, à l'heure actuelle, d'utiliser les anciennes observations.

L'un de nous a rappelé que c'était Robin qui, en 1855, a essayé, pour la première fois, de démontrer l'origine épithéliale du cancer du rein; c'est Robin qui a montré que l'épithélium des tubes urinifères proliféré, détruit la membrane propre du canalicule et constitue les noyaux cancéreux. Cette notion va réunir tous les suffrages pendant de longues années.

En 1867, Waldeyer, ignorant probablement le travail de Robin, s'efforce d'établir le même fait : il étudie deux cas dans lesquels il observe sur place la transformation de l'épithélium des tubes urinifères en cellules cancéreuses, les relations intimes entre les alvéoles cancéreux d'une part, et les tubes urinifères hypertrophiés et déformés d'autre part.

Klebs reprend la question dans son *Manuel d'Anatomie pathologique*, de 1868; il note aux régions limites de la tumeur, la continuation des cellules néoplasiques avec celles des tubes urinifères. Rappelant le travail de Waldeyer, il dit être arrivé indépendamment de lui, en 1867, au même résultat, à savoir que les masses épithéliales proviennent des tubes urinifères.

En 1874, Perewerseff vient encore confirmer les résultats précédents. Il voit, dans un cas, une hyperplasie des cellules épithéliales, qui s'étendait d'un côté jusqu'aux glomérules et de l'autre jusqu'aux canaux droits et même jusqu'aux conduits papillaires; l'hyperplasie se manifestait par l'augmentation du nombre et du volume des cellules épithéliales; les tubes urinaires étaient transformés en cordons épithéliaux solides. Il crut ainsi avoir nettement suivi les transitions entre le canalicule normal et le tissu néoplasique. Cette observation fut discutée plus tard et, d'après Manasse, Recklinghausen aurait démontré qu'il s'agissait en réalité d'un cancer primitif des ganglions lombaires qui avait donné des noyaux métastatiques dans le rein. Mais à l'époque où il parut, le travail de Perewerseff venait à l'appui de l'opinion de Waldeyer et Klebs.

Lancereaux soutient l'origine épithéliale du cancer du rein dans son *Traité d'anatomie pathologique* (1875), et dans son remarquable article du dictionnaire de Dechambre : il donne des figures représentant des canalicules urinifères variqueux et remplis de cellules épithéliales proliférées.

En 1875, Sturm défend encore la même idée. Pour lui, l'épithélium des canaux contournés est le point de départ de l'adénome par accroissement des éléments cellulaires et élargissement des canaux; puis le tissu conjonctif pénètre dans la lumière de la tumeur sous forme de papilles recouvertes, comme la cavité néoplasique elle-même, d'un épithélium à une seule couche. Il distingue les tumeurs solitaires produites par prolifération des canalicules dans des reins non sclérosés et les adénomes multiples que l'on rencontre dans les reins enflammés et sclérosés et qui paraissent provenir aussi d'une hypertrophie des tubes urinifères. Enfin il admet aussi et étudie la transformation possible mais très lente de l'adénome en carcinome.

De 1882 à 1885, Sabourin, dans une série de mémoires que nous aurons l'occasion de citer longuement, étudie les diverses variétés de tumeurs, qu'il appelle adénomes du rein, faute d'un autre terme plus acceptable. Il montre la fréquence de ces productions dans les reins atteints de néphrite interstitielle et les rattache à l'évolution du tissu fibreux; mais pour lui, les adénomes sont incontestablement de nature épithéliale : il y en a deux grandes variétés suivant la nature du revêtement cellulaire qui peut être cubique ou cylindrique.

Enfin, en 1883, Weichselbaum et Greenish étudient deux variétés d'adénomes correspondant du reste à la classification de Sabourin ; mais leur terminologie plus expressive a été généralement adoptée. Ils distinguent les adénomes papillaires, que l'on peut appeler aussi cavitaires; ils sont formés de cavités multiples, plus ou moins développées dans lesquelles le tissu conjonctif environnant envoie des prolongements, de véritables papilles recouvertes d'épithélium et quelquefois si abondantes qu'elles comblent entièrement la lumière : ce sont les adénomes à cellules cubiques de Sabourin. Leur deuxième variété renferme les adénomes alvéolaires, formés d'amas épithéliaux enfermés dans un stroma; ce sont à peu près les adénomes à cellules cylindriques de Sabourin. On voit que, jusqu'à cette époque, les auteurs ne paraissent même pas soupçonner la possibilité d'une autre origine que l'origine épithéliale pour les tumeurs du rein. Adénomes et cancers dérivent incontestablement de l'épithélium rénal.

C'est en 1883 que Grawitz émit pour la première fois une opinion dissidente. Dans un mémoire des *Archives de Virchow*, il étudia certains néoplasmes auxquels il donna provisoirement le nom de pseudolipomes (*Die sogenannten Lipome*). Il avait trouvé dans le rein de petites tumeurs arrondies situées tantôt à la surface de l'organe tantôt dans sa profondeur; macroscopiquement ces tumeurs avaient à peu près le caractère du tissu graisseux; au microscope, il se trouvait en effet que les cellules constituantes renfermaient une grande quantité de graisse; mais, pour des raisons que nous verrons plus loin, Grawitz n'admit pas que c'étaient là de vrais lipomes; il rapprocha ces petits néoplasmes de certains faits qui avaient été observés antérieurement et dans lesquels on avait vu des inclusions dans la substance rénale de particules aberrantes du tissu surrénal. Ces germes capsulaires aberrants contiennent aussi beaucoup de graisse; ils se rapprochent en outre des pseudolipomes par d'autres particularités sur lesquelles nous reviendrons. Virchow avait nommé *strumæ suprarenales* certaines hypertrophies de la capsule surrénale; Grawitz proposa, pour les tumeurs qu'il étudiait, le nom de *strumæ lipomatodes aberratæ renis*, nom qui exprimait leur origine et leur nature. Au reste, il n'était pas toujours facile de dire où finissait le germe aberrant, où commençait la tumeur développée aux dépens de ce germe.

Entre les pseudolipomes de Grawitz et les adénomes alvéolaires des auteurs précédents, il y avait des analogies évidentes. Aussi Sabourin, dans une courte note placée à la fin de l'un de ses articles, assimilait-il les néoplasmes de Grawitz à ses adénomes; il repoussait par conséquent d'une façon complète l'origine surrénale. En outre, les élèves de Grawitz et Grawitz lui-même généralisèrent bientôt l'idée nouvelle; ils admirent la transformation ultérieure des strumes aberrantes en cancers ou strumes malignes; cette généralisation fut même poussée si loin que certains rattachèrent aux germes aberrants presque toutes les tumeurs du rein. C'était un excès contre lequel Grawitz lui-même s'était élevé préventivement dans l'un de ses articles.

Défendue par les uns, attaquée par les autres, la pathogénie indiquée par Grawitz fut longuement discutée. Les efforts portèrent sur plusieurs points; les analogies histologiques entre les capsules surrénales et les néoplasmes étudiés par divers auteurs furent examinées de près.

D'Ajutolo, en 1886, décrivit une tumeur du rein qui, par la division des artères, des veines, et la structure des cellules, rappelait les surrénales normales. Il y avait une capsule d'où partaient des cloisons microscopiques formant des alvéoles de différentes grosseurs : c'est le plus bel exemple de tumeur de Grawitz, dit Ambrosius. Marchand, en 1891, pensa trouver un autre argument en montrant que les cavités glanduliformes à cellules cylindriques décrites dans beaucoup de tumeurs, ont leur analogue dans certaines formations de la capsule normale chez le cheval et aussi, pense-t-il, chez l'homme. Ambrosius, élève de Marchand, étudia la dégénérescence cellulaire au centre des acini, et, dans un cas, découvrit des altérations analogues dans la capsule surrénale. L'étude du glycogène découvert dans nombre de tumeurs parut aussi d'abord apporter un nouvel appui à la théorie de Grawitz.

A côté de ces arguments de constatation étroite, on en rechercha d'autres dans les tumeurs des capsules surrénales, dans celles, bien rares, qui se développent aux dépens des germes surrénaux aberrants autres que ceux du rein (Ambrosius). Chiari décrivit une tumeur de ce genre entre le rein et le ligament de Poupart, à l'endroit où Dagonnet et lui avaient décrit des surrénales accessoires. Le travail de Horn dans les *Archives de Virchow*, en 1891, marque en quelque sorte l'apogée de la doctrine de Grawitz, l'auteur rattachant à l'origine surrénale tous les adénomes décrits par Sturm, Sabourin, Weichselbaum et Greenish. Löwenhardt décrit une grosse tumeur kystique développée dans le rein et la capsule surrénale droits avec noyaux métastatiques dans la clavicule, le foie, le poumon, l'estomac, les vertèbres ; il n'hésite pas à la considérer comme d'origine surrénale. Beneke, dans un intéressant travail, se rattache aussi aux idées de Grawitz ; il essaie d'établir la transformation directe des cellules capsulaires, en cellules conjonctives, ce qui le conduit à considérer les adénomes du rein comme des sarcomes[1]. Grawitz lui-même avait du reste décrit comme sarcome une tumeur kystique de la capsule surrénale, qu'il assimilait aux grosses tumeurs malignes du rein. Il y avait bien des contradicteurs, Sabourin, Sudeck, d'autres encore, mais en somme, la théorie de l'origine surrénale paraissait solidement fondée.

Jusqu'à ce moment il n'est guère question de sarcomes. Alors vont se faire jour de nouvelles idées qui feront intervenir le tissu conjonctif et le système vasculaire. En 1890, de Paoli décrit deux tumeurs sous le nom d'angiosarcome ; comme tous les auteurs venus après lui le font remarquer, il semble ignorer complètement la théorie de Grawitz ; mais il n'est pas douteux que les cas qu'il rapporte ne soient analogues à ceux que Grawitz rattache aux germes surrénaux. En 1892, Driessen décrit, sous le nom d'endothéliome, certaines tumeurs du rein ; il discute l'origine surrénale pour la repousser, car il rapporte en même temps l'histoire de deux ostéosarcomes qui présentaient une structure analogue.

Hildebrandt se rattache à la nouvelle théorie ; il étudie avec soin trois tumeurs du rein et, après avoir rejeté les diagnostics d'adénome et de carcinome, conclut à des endothéliomes et à des périthéliomes lymphatiques. Comme Driessen l'a déjà fait, comme Lubarsch le fera plus tard, il consacre plusieurs pages à l'étude du glycogène.

Sudeck revient à ce moment à la vieille théorie de l'origine

1. Dans une lettre du mois de décembre 1899, M. Benecke nous confirmait ses vues.

épithéliale : il s'efforce de démontrer que les végétations papillaires des adénomes cavitaires ne sont que des artifices de préparation ; ces adénomes se rattacheraient donc en définitive à la forme alvéolaire qu'il regarde comme issue de l'épithélium rénal.

Cette opinion et ce travail sont bientôt combattus avec vivacité par Lubarsch. Ce dernier se rattache aux idées de Grawitz dont il reproduit les arguments en les fortifiant par d'autres considérations sur lesquelles nous aurons l'occasion de revenir.

En 1895, Manasse publie dans les *Archives de Virchow* un volumineux mémoire qui peut être considéré comme une vraie revue générale de toute la question des tumeurs du rein ; il s'efforce de faire la part de toutes les théories que les auteurs précédents avaient rendues généralement trop exclusives ; il reconnaît l'existence des diverses variétés de tumeurs se développant aux dépens de l'épithélium, du tissu conjonctif, des vaisseaux, de germes surrénaux aberrants. Ulrich, la même année, apporte une contribution anatomique intéressante à l'étude des capsules surrénales accessoires ; il revient sur les pseudolipomes des reins qu'il attribue à la dégénérescence graisseuse d'un territoire rénal.

Entre temps, Birch-Hirschfeld avait émis l'idée que certains adénomes du rein peuvent provenir d'une hétérotopie du corps de Wolff dont une partie se serait incluse dans le germe rénal. Eve et Dawson Williams, en 1882, avaient déjà soumis cette pathogénie au Comité de la *Pathological Society* ; plus tard, Shattock, à propos d'un adénome tubulaire observé chez un enfant, avait semblé croire aussi que ces tumeurs se développaient aux dépens des débris du corps de Wolff. Cette idée, reprise par les anatomo-pathologistes allemands, a fait, depuis quelques années, d'incontestables progrès. Nous ne pensons pas qu'elle soit encore étayée sur des bases indiscutables. En tout cas, elle a servi à isoler les tumeurs mixtes ou adénosarcomes et son intérêt est assez grand pour retenir plus tard notre attention.

Tous ces travaux sont, on le voit, presque entièrement d'origine allemande. En Italie cependant, la théorie de Grawitz intéressa les travailleurs et provoqua quelques mémoires ; nous ne citerons que ceux de Gatti, Alessandri, Concetti, Marchiafava, etc. En Angleterre et en Amérique, Mac Weeney, Kelly, se rattachèrent à la théorie de Grawitz. Celle-ci n'a guère trouvé de défenseurs en France; on a vu que Sabourin l'avait combattue; Brault se rattache à l'origine canaliculaire des cancers du rein.

En 1896 et 1897, Ricker avait attiré l'attention sur l'inclusion totale ou presque totale du parenchyme rénal dans le tissu capsulaire aberrant et il avait pensé que certaines tumeurs du rein, ordinairement kystiques, pouvaient provenir de noyaux rénaux entourés de tissu capsulaire.

Enfin, en 1897, Albarran, dans son article des *Annales génito-urinaires*, s'efforça de réunir tous les documents et de classer les tumeurs du rein; en outre, il signala pour la première fois l'existence, dans la capsule du rein embryonnaire, de germes rénaux et non plus surrénaux; il émit l'hypothèse, très vraisemblable, que certains néoplasmes devaient prendre leur origine dans ces singuliers noyaux[1]. Signalons encore la thèse de Puig (Montpellier, 1900-1901), qui donne une bonne revue générale de cette question.

Nous terminerons cet historique en signalant les tentatives faites depuis quelque temps dans le domaine expérimental.

Marie a eu l'idée de procéder à des greffes de substance rénale dans le rein lui-même. Il a obtenu des résultats intéressants que nous discuterons en leur temps. L'un de nous a communiqué au Congrès d'urologie de 1899 le résultat de ses recherches expérimentales sur la greffe des capsules surrénales dans le rein. Ces recherches ont fourni aussi des résultats assez positifs que nous utiliserons plus tard pour éclaircir la question toujours pendante de la pathogénie des tumeurs du rein.

Elle est arrivée, on le voit, à un degré de complexité qu'il semble difficile de dépasser. De tous côtés se sont multipliées les observations que chaque auteur interprète en faveur d'une théorie trop souvent exclusive. Est-il possible maintenant de réunir tous ces faits, de les comparer entre eux, d'établir une

1. Ajoutons pour être complet que, d'après un travail de San Felice, que nous n'avons pu nous procurer et qui est cité par Concetti, on trouverait dans les sarcomes du rein des éléments parasitaires qui seraient des blastomycètes.

classification au moins provisoire? C'est ce que l'un de nous a tenté en 1897; c'est ce que nous voulons faire aujourd'hui en nous aidant des documents mis à jour depuis cette époque. Nous n'avons certes pas la prétention de donner un cadre définitif; provisoire il sera; au moins prendrons-nous soin de le faire assez large pour y faire entrer tous les faits.

CLASSIFICATION

On peut difficilement se faire une idée de l'extrême confusion à laquelle on se heurte en commençant cette étude. Elle existe dans les faits : elle existe aussi dans les mots, et c'est déjà une œuvre laborieuse que d'identifier les tumeurs que les auteurs ont décrites sous des dénominations variables. On commença par imiter la mauvaise terminologie de Virchow qui appelait strumes surrénales des hyperplasies de la capsule surrénale; Grawitz nomma ses tumeurs *strumæ lipomatodes aberratæ renis*; il faisait intervenir d'emblée dans la désignation la notion pathogénique qu'il défendait, notion hypothétique, si bien que les auteurs qui viennent après lui et n'admettent pas sa théorie, sont bien obligés de trouver un autre nom; on appelle alors ces tumeurs de Grawitz, lipomes ou pseudolipomes, suivant le goût de chacun; puis on s'aperçoit qu'elles ressemblent beaucoup aux adénomes, et on leur donne ce nom. D'autres dénominations encore interviennent; on parle d'hypernéphromes, terme qui a évidemment l'avantage d'être vague et de ne rien préjuger : puis on décrit de ces hypernéphromes dans la capsule surrénale, et on les désigne naturellement du même nom : il se trouve alors des strumes surrénales qui sont des tumeurs du rein et des hypernéphromes qui sont des néoplasmes de la capsule surrénale. La confusion des mots est, on le voit, complète et il faut lire avec grande attention pour s'y retrouver.

A côté de ces vices de terminologie dont il est heureusement possible de se débarrasser, existent des confusions plus graves, car elles sont dans les faits eux-mêmes. Tout d'abord, quand on lit avec attention les observations, on s'aperçoit que bien des auteurs, les Allemands surtout, ont mélangé des lésions néoplasiques et des altérations très certainement inflammatoires : nous ne voulons pas toucher, bien entendu, à la grande question des rapports de l'inflammation et des néoplasmes; mais à côté de cas limites, sur lesquels on discutera longtemps encore, il est des faits que l'école de Necker a bien étudiés et qu'elle a nettement isolés. Nous voulons parler des périnéphrites fibreuses, fibrolipomateuses, lipomateuses que l'on rencontre si fréquemment autour des reins affectés de néphrite et de pyélonéphrite; on sait combien le cas est fréquent dans la lithiase rénale. Or, les Allemands confondent volontiers ces lésions avec les lipomes : nous savons bien en France qu'elles en sont très différentes et nous n'aurons aucune hésitation à les rejeter du cadre de notre étude. Les choses ne sont malheureusement pas toujours aussi simples et, dans le domaine des tumeurs légitimes, bien des faits, presque tous, peuvent prêter à contestation. Quelle différence y a-t-il entre les pseudolipomes de Grawitz et les adénomes alvéolaires, entre ceux-ci et le carcinome, entre le carcinome et l'endothéliome? Il n'est pas toujours aisé de le dire et la question se complique encore lorsque l'on trouve dans la même tumeur les différents types que nous venons d'indiquer. En outre, on peut poser en principe, dans une étude de ce genre, que tout travail dépourvu de figures bien faites est inutile; il est en effet presque impossible de donner, par une simple description, le signalement exact d'une tumeur : rien ne vaut le dessin ou la photographie; malheureusement, la photographie microscopique est encore trop imparfaite pour être souvent utilisable. Nous ferons donc notre possible pour multiplier les figures; c'est là, croyons-nous, la seule façon d'établir une conviction.

En outre, comme notre but n'est pas de défendre telle ou telle théorie, mais d'assigner à chacune la part qui lui revient, nous donnerons au commencement de chaque chapitre un dessin typique emprunté autant que possible à un travail fondamental; nous emprunterons à Grawitz ses strumes, à de Paoli et Driessen leurs endothéliomes, à Sabourin ses adénomes. Nous aurons de la sorte des documents précis auxquels il nous sera toujours facile de nous référer, et nous obtiendrons ainsi un cadre établi sur des faits et une base solide de discussion.

Pour obvier aux inconvénients résultant de la multiplicité de dénominations, nous avons dressé le tableau suivant : il n'a pas la prétention d'établir la concordance exacte des faits : il est certain, par exemple, que Klebs, Sturm, Sabourin appellent « adénomes du rein » des tumeurs que Grawitz lui-même ne considère pas comme appartenant toutes aux strumes aberrantes : ce tableau est simplement destiné à guider le lecteur dans le dédale des appellations imposées aux divers néoplasmes. Il ne comprend pas les tumeurs mixtes ou adénosarcomes que nous étudierons à la fin de ce travail.

TABLEAU INDIQUANT LA CORRESPONDANCE DES DIFFÉRENTES DÉNOMINATIONS DES AUTEURS

	TUMEURS BÉNIGNES	TUMEURS MALIGNES
GRAWITZ	Strumæ suprarenales aberratæ renis.	Tumeurs en partie malignes, d'origine surrénale.
WEICHSELBAUM et GREENISH	Adénomes papillaires. Adénomes alvéolaires.	
ROBIN	Lipomes intra-néphrétiques.	
STURM	Adénomes.	
BENEKE	....	Sarcomes.
KLEBS	Adénomes.	
ZIEGLER	Hypernéphromes.	
KELLY	Hypernéphromes.	
SABOURIN	Adénomes à cellules cubiques. Adénomes à cellules cylindriques.	
SUDECK	Adénomes.	
LUBARSCH	Tumeurs à type surrénal.	Tumeurs à type surrénal.
DRIESSEN	....	Endothéliomes.
DE PAOLI	....	Angiosarcomes.
ALBARRAN	Adénomes canaliculaires. Adénomes cavitaires. Adénomes alvéolaires.	Epithélioma carcinoïde. Epithélioma à cellules claires.

Nous répétons encore qu'il ne faut nullement voir une concordance précise dans ces différents termes.

Nous étudierons successivement :

1° Adénomes, se subdivisant en tubulaires, papillaires et alvéolaires à cellules claires ;

2° Adénocarcinomes;

3° Epithéliomes ordinaires et à cellules claires;

4° Lipomes et pseudolipomes comprenant :
 a) Les lipomes,
 b) Les hypernéphromes ;

5° Sarcomes;

6° Fibromes et fibrosarcomes sous-capsulaires;

7° Tumeurs mixtes.

En étudiant avec nous les différentes variétés de tumeurs du rein, on sera convaincu, nous l'espérons, de la légitimité de ces différents groupes. Une seule variété, les hypernéphromes, paraîtra peut-être faire double emploi avec certains adénomes et épithéliomes à cellules claires. Pour éviter toute confusion, nous tenons, dès le début de ce travail, à nous expliquer sur ce point.

Il existe une variété très spéciale de néoplasmes du rein dont le caractère objectif le plus frappant, lorsqu'on examine une coupe microscopique préparée suivant la technique usuelle, est d'être formée par de grandes cellules à protoplasma clair.

Cette forme de tumeur peut présenter l'évolution bénigne des adénomes ou revêtir les allures d'un épithéliome malin; nous distinguons ces deux variétés sous les noms d'adénomes et d'épithéliomes à cellules claires.

Les auteurs allemands, à la suite de Grawitz et de ses élèves, décrivent sous le nom de pseudolipomes, strumes surrénales, hypernéphromes, des tumeurs qui se développent aux dépens de débris aberrants des capsules surrénales. La structure de ces tumeurs est analogue ou identique à celle de nos néoplasmes à cellules claires et, comme celles-ci, elles peuvent avoir une évolution bénigne ou maligne. Nous sommes convaincus de ce fait que la même tumeur, examinée par des histologistes différents, sera rangée par les uns dans les épithéliomas à cellules claires, par les autres, dans les hypernéphromes.

Nous aurions pu simplifier notre tâche, en confondant dans nos descriptions ces deux variétés de tumeurs. Nous n'avons pas cru devoir le faire : d'un côté, nous ne pouvions étiqueter hypernéphromes nos néoplasmes à cellules claires parce que nous ne sommes pas convaincus de l'origine surrénale de toutes ces tumeurs et que, d'après nous, un certain nombre d'entre elles dérive des éléments du rein, sans qu'on puisse faire, pour le moment, le départ entre celles qui naissent des éléments du rein et celles qui sont d'origine surrénale. D'un autre côté, il nous a paru indispensable de consacrer un chapitre spécial aux hypernéphromes pour mieux décrire ce que les auteurs allemands nous ont appris à leur sujet et nous permettre un exposé pathogénique plus clair.

Tout est confusion dans l'étude histologique et pathogénique des néoplasmes du rein et nous ne pouvons pas, dans un but de simplification, violenter les faits pour les faire entrer dans un cadre d'idées préconçues.

Statistique des formes anatomiques. — Pour les raisons déjà indiquées, nous estimons qu'une pareille statistique est tellement entachée d'erreurs qu'elle ne peut avoir la prétention même d'approcher la vérité. Ce n'est donc qu'à titre de pure curiosité que nous donnons les chiffres suivants :

Sur 306 cas de tout âge, Kelynack trouve : 115 sarcomes. 22 myosarcomes, 142 carcinomes, 15 fibromes ou lipomes ou tumeurs mixtes, 12 adénomes.

Notre statistique, qui comprend 588 néoplasmes du rein, publiés de 1890 à janvier 1902, nous donne, pour les 529 tumeurs dont l'examen histologique a été pratiqué :

	Adultes.	Enfants.
Adénomes	10	5
Épithéliomes	188	11
Hypernéphromes	85	5
Sarcomes	82	80
Tumeurs mixtes	10	49
Fibromes	2	»
Lipomes	2	»
Tératomes	1	1
	380	149

I. — ADÉNOMES ET TUMEURS ADÉNOIDES

Dans le chapitre consacré à l'historique général, nous avons vu que Sturm, dans son important mémoire de 1875, étudiant les néoplasmes rénaux d'origine épithéliale, distinguait les tumeurs solitaires survenues dans des reins non sclérosés et les adénomes multiples que l'on rencontre dans les reins atteints de néphrite interstitielle; cette distinction est peut-être trop absolue. On peut rencontrer, en effet, dans un rein cirrhotique, un adénome unique répondant assez bien à la première variété de Sturm. « Il n'est pas très rare, dit Sabourin (*Arch. de phys.*, 1882, t. IX), de rencontrer sur les reins atteints de cirrhose à un degré plus ou moins avancé et de toutes origines, une variété de tumeurs en général petites, très petites même, mais pouvant atteindre parfois le volume d'une noisette, d'une noix, d'un œuf de poule, tumeurs situées généralement dans la substance corticale sous la capsule, dont elles se couvrent à mesure qu'elles font saillie à l'extérieur, comme si elles avaient tendance à se pédiculiser. *Souvent il n'existe qu'une seule de ces productions* sur le même sujet; mais d'autres fois, elles sont multiples sur un seul rein ou sur les deux à la fois; dans certains cas enfin, les reins cirrhotiques en ont pour ainsi dire leur surface parsemée, témoignant ainsi de l'origine toute vulgaire qu'il faut attribuer à ces petites tumeurs. »

Il n'en est pas moins vrai que l'on rencontre parfois sur un rein non sclérosé, une tumeur unique de volume variable. Au reste, à côté des adénomes on peut rencontrer, dans les mêmes circonstances, des fibromes ou des fibrosarcomes dont nous dirons un mot plus tard. Quoiqu'il en soit, il nous semble utile de conserver encore la division de Sturm.

A. — ÉTUDE MACROSCOPIQUE

Voici la description macroscopique que donnait Albarran de ces petites tumeurs, dans son article des *Annales génito-urinaires*, de 1897.

A) « Il n'est pas rare de trouver dans les autopsies des reins manifestement atteints de néphrite interstitielle dans lesquels on distingue un ou plusieurs adénomes : à la surface du rein, immédiatement au-dessous de la capsule, on voit un ou plusieurs noyaux gris ou rouges, dont la grosseur varie de celle d'une tête d'épingle à celle d'une petite noisette.

« Dans la plupart des cas, on ne voit qu'une ou deux de ces petites tumeurs : certains reins peuvent en présenter un grand nombre à différents degrés de développement, et il n'est pas exceptionnel d'en rencontrer dans les deux reins. A la coupe, ces petites tumeurs, qui pénètrent plus ou moins loin dans l'épaisseur de la substance corticale, paraissent formées d'un tissu homogène, tantôt assez ferme, tantôt friable et même hémorragique : généralement, elles sont plus ou moins nettement encapsulées et isolées du parenchyme rénal voisin. Fréquemment on voit, entre la capsule et la tumeur, ainsi qu'à la périphérie du point d'implantation, un réseau vasculaire abondant.

B) « Dans d'autres cas, le rein paraît sain; mais on trouve sur un point quelconque de sa surface, au-dessous de la capsule qu'elle soulève, une, et plus rarement deux ou trois tumeurs isolées qui pénètrent plus ou moins profondément dans l'intérieur du parenchyme. Parfois la tumeur peut se trouver tout entière incluse dans l'intérieur du rein, dont le tissu l'entoure de tous côtés; dans l'observation II de Sabourin, on trouve une de ces tumeurs parenchymateuses, et ce même auteur dit avoir vu dans un rein un adénome de la grosseur d'une cerise, complètement inclus dans le parenchyme. Le volume de ces tumeurs est très variable; souvent elles sont à peu près grosses comme une cerise, mais il en est de petites comme un grain de chènevis, et d'autres qui atteignent et dépassent le volume d'une mandarine.

« Ces tumeurs paraissent avoir été formées entre la capsule propre qu'elles soulèvent et le parenchyme rénal qu'elles semblent déprimer pour s'y creuser une loge; une capsule souvent fort épaisse les sépare du rein, et on constate à la loupe que des tractus blanchâtres partis de cette capsule, divisent la tumeur en lobes arrondis indépendants les uns des autres. Le tissu propre de la tumeur est de couleur gris blanchâtre, mou, friable. Très fréquemment, on trouve des portions infiltrées de sang, et on constate dans l'intérieur de la tumeur des formations kystiques plus ou moins régulières. »

Ces petites tumeurs sont d'ordinaire situées dans la substance corticale, mais on peut les rencontrer aussi dans la médullaire. La capsule qui les sépare habituellement du tissu rénal manque quelquefois. Weichselbaum et Greenish disent qu'on les rencontre six fois sur 100 autopsies de sujets au-dessus de 20 ans. Nos recherches nous portent à penser que leur fréquence est notablement moindre.

B. — ÉTUDE MICROSCOPIQUE

La division de ces adénomes en deux classes macroscopiques ne peut guère être maintenue lorsqu'on en étudie les coupes au microscope; les documents réunis ne nous permettant pas encore de créer une classification unissant à la fois les caractères macroscopiques et les données histologiques, nous sommes obligés, à ce dernier point de vue, d'admettre une autre division. Nous étudierons donc successivement les adénomes *canaliculaires*, *papillaires* et *alvéolaires*, nous réservant, à la fin de cette étude, de consacrer quelques lignes aux hémorragies et aux kystes que l'on rencontre si souvent dans ces tumeurs, et aussi à leur transformation en tissu carcinomateux, l'adenoma carcinomatodes de Klebs.

1° Adénomes canaliculaires ou tubulaires. — Cette variété ressemble histologiquement à l'adénome du foie de Griesinger et Rindfleisch. Dans un tissu conjontif traversé de capillaires, dit Klebs, et contenant des cellules conjonctives en dégénérescence graisseuse, on voit des formations glandulaires longitudinales, unies par de courtes anastomoses. A l'exception des plus étroites, les autres ont une lumière évidente, entourée de cellules cubiques : tantôt elles se trouvent sur une seule couche et se différencient de l'épithélium rénal par leur moindre grosseur, tantôt elles se mettent en plusieurs couches et font saillie dans la lumière du tube.

Les auteurs n'ont pas tous admis l'existence de cette variété; elle nous paraît cependant bien établie par ce passage de Klebs par une observation de Shattock, par un autre cas observé par

Albarran, et aussi par la lecture attentive de bien des observations décrites sous le nom d'adénomes cavitaires.

Elle est caractérisée à un faible grossissement (fig. 1) par l'existence de masses épithéliales cylindriques : de ces masses, les unes présentent une lumière centrale canaliculaire, et l'épithélium paraît alors disposé sur une seule couche, reposant sur une trame conjonctive; mais on observe aussi des amas pleins formant de véritables cordons cellulaires peu épais, formés de deux couches de cellules juxtaposées; on voit souvent, comme le dit Klebs, ces cordons s'anastomoser entre eux par des travées perpendiculaires ou obliques; les cellules qui entrent dans leur composition sont granuleuses, cylindriques, avec un noyau situé à la base.

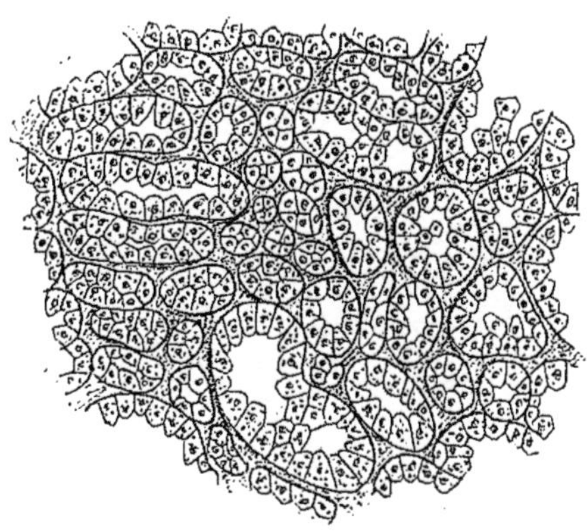

Fig. 1. — D'après Sabourin. *Arch. de physiol.*, 1882, t. IX, pl. II, fig. 2. Adénome canaliculaire.

Quant au stroma, il est formé de tissu conjonctif fin qui se continue avec la capsule, lorsqu'elle existe, ou avec le tissu interstitiel du rein, dans le cas contraire. Le tissu rénal qui avoisine la tumeur peut ne présenter aucune altération; dans d'autres cas, il est scléreux, et l'élément glandulaire est atrophié : c'est la néphrite périnéoplasique d'Albarran.

2° **Adénomes papillaires ou cavitaires.** — Cette variété, la plus fréquente des formations adénoïdes du rein, se rencontre surtout sur les organes atteints de néphrite interstitielle. Sans intérêt clinique, elle présente une certaine importance théorique, car elle montre avec évidence, contrairement aux affirmations de certains partisans de la doctrine de Grawitz, que bien des néoplasies du rein prennent leur origine dans l'épithélium et non dans des noyaux capsulaires aberrants.

Nous donnerons d'abord un type de ce genre de tumeur, qui servira à fixer les idées. Nous l'empruntons au travail de

Sabourin (*Arch. de physiol.*, 1882, t. IX). C'est l'observation VI rapportée page 84, que nous résumons très brièvement. Il s'agit d'adénomes multiples trouvés dans les reins très granuleux d'un vieillard de 70 ans (fig. 2).

« Il n'y a aucune tendance à l'enkystement; le tissu nouveau est formé d'une énorme quantité de productions d'apparence papillaire enchevêtrées les unes avec les autres; les unes s'insèrent par un pédicule sur la paroi externe de la cavité principale et se bifurquent plus ou moins; d'autres sont coupées en travers et ressemblent à des corps libres. Il semble que tout ce système fasse partie d'une alvéole unique dont la paroi se serait soulevée en une foule de points pour former des végétations. Ces végétations sont constituées par un stroma conjonctif assez délicat, revêtu d'une couche d'épithélium. Les cellules de revêtement sont petites, cubiques, à noyaux volumineux; c'est un épithélium presque nucléaire. En aucun endroit, les cellules ne se superposent pour former plusieurs couches; il n'y a pas de membrane propre.... A côté, on voit les tubes contournés du rein qui se distinguent de la tumeur non par la forme de leur épithélium, mais par la coloration spéciale de leur protoplasma : le peu qui en reste est encore très granuleux et se colore en jaune brunâtre par le picro-carmin.... La figure que nous reproduisons représente une loge de la tumeur formée par une paroi épaisse, tapissée d'épithélium cubique; la cavité est occupée par deux énormes papilles revêtues du même épithélium. L'une d'elles est très composée et semble constituée par une quantité de prolongements en doigt de gant, convergeant à leur point d'insertion vers un centre de tissu conjonctif assez lâche. L'autre papille, moins compliquée, ressemble plutôt à une lame épithéliale repliée, froissée, dont les bords convergent pour former un pédicule. »

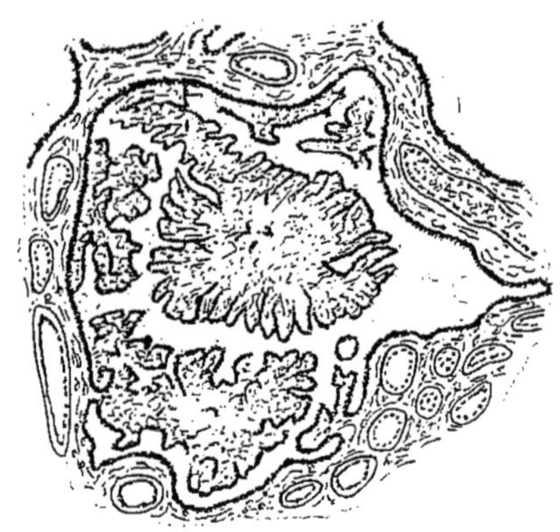

Fig. 2. — D'après Sabourin. *Arch. de physiol.*, 1882, t. IX, pl. III, fig. 10. Grosses papilles lamelliformes dans un nodule adénomateux.

Voici encore une autre figure empruntée au même auteur (*Rev., de méd.* 1884, p. 462), et qui donne une assez bonne idée d'ensemble de ce genre de tumeur (fig. 3).

Les adénomes papillaires constituent donc des petits néoplasmes, constatés assez fréquemment sur des reins atteints de néphrite; ils peuvent être uniques, mais sont assez souvent multiples, et même parsèment parfois toute la surface du rein; ils siègent rarement dans la profondeur.

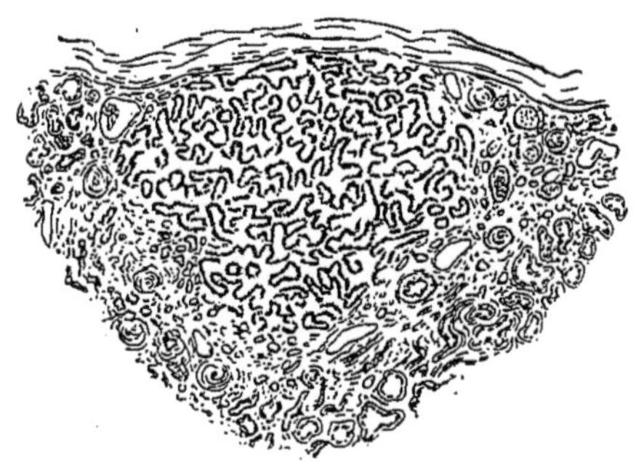

Fig. 3. — D'après Sabourin. *Rev. de méd.*, 1884, p. 462, fig. 9. Adénome papillaire.

Leur volume est variable, comme il a été indiqué. Ils forment des cavités qui, à la coupe, apparaissent très irrégulières par la production, dans leur intérieur, de papilles plus ou moins nombreuses, quelquefois si nombreuses, que la coupe paraît être celle d'un adénome alvéolaire.

La paroi est recouverte d'une seule couche d'épithélium cubique; mais il ne faudrait pas attacher, ainsi que Sabourin le reconnaît lui-même, une importance excessive à la forme de cet épithélium qui peut quelquefois devenir cylindrique.

Klebs et d'autres auteurs, depuis, ont vu l'épithélium de l'adénome se continuer avec celui des tubes contournés.

Quant au squelette conjonctif de ces tumeurs, il ne diffère pas de la description générale que nous avons donnée au commencement du chapitre adénome. Tout autour de la tumeur, le rein a subi d'ordinaire des lésions de néphrite périnéoplasique; tubes et glomérules sont plus ou moins atrophiés.

Assez fréquemment on trouve dans ces adénomes, ou à côté d'eux, des formations kystiques, que nous laissons de côté pour le moment.

Tels sont ces adénomes qui sont maintenant bien connus et dont la pathogénie elle-même est assez bien élucidée, comme nous le verrons plus tard. Ils diffèrent profondément des pseudolipomes de Grawitz et il faut vraiment violenter les faits pour unir dans un même groupe ces deux genres de tumeur.

On a cependant discuté ces faits. Sudeck, dans un article sur lequel nous reviendrons, tente de démontrer que les saillies intracavitaires du tissu conjonctif ne sont pas des papilles. Son but étant de prouver que les adénomes cavitaires ne sont que des adénomes alvéolaires devenus kystiques, ces derniers dérivant eux-mêmes de formations canaliculaires, il pratique des coupes en séries sur une tumeur qui est, dit-il, un adénome papillaire de Weichselbaum et Greenish; il montre ainsi que l'apparence des papilles est donnée par des cordons conjonctifs recouverts d'épithélium et tendus d'un point à un autre de la paroi. La chose est possible pour le cas particulier de Sudeck; mais il est trop évident que les faits sont tout différents dans le cas de Sabourin que nous avons précédemment rapporté; et le dessin que nous en donnons, avec la papille en chou-fleur, nous paraît tout à fait convaincant à ce point de vue. Au reste, l'existence de papilles n'est nullement inconciliable avec l'origine de ces tumeurs aux dépens de l'épithélium rénal. Nous le verrons plus tard.

A côté des formations kystiques et des productions papillaires, les adénomes peuvent offrir encore d'autres modifications.

On y trouve quelquefois des lésions de dégénérescence graisseuse qui leur donnent à l'œil nu une coloration blanc jaunâtre; à un fort grossissement, on voit dans les cellules des gouttelettes huileuses et des cristaux gras qui obscurcissent la coupe et disparaissent lorsqu'on a eu le soin de faire agir les dissolvants de la graisse. Cette altération est intéressante, non pas qu'elle soit bien surprenante en soi, mais parce qu'elle montre la dégénérescence graisseuse dans des tumeurs qui sont manifestement d'origine épithéliale; or, ainsi qu'on le verra, Grawitz attache une importance capitale à cette lésion et en fait une caractéristique de ses pseudolipomes. Il est vrai qu'il ne parle pas de cristaux gras; mais ceux-ci ne sont probablement que l'indice de l'ancienneté du processus.

La dégénérescence graisseuse des adénomes peut, du reste, d'après Sabourin, se présenter sous une autre forme : il s'agirait de blocs graisseux arrondis ou anguleux se fusionnant pour former des masses assez volumineuses; en faisant agir les dissolvants des corps gras, on trouve des cellules épithéliales déformées encombrant la cavité de l'adénome. Les mêmes observations s'appliquent à cette deuxième forme.

Sabourin indique encore comme lésion propre à ces tumeurs, l'existence de corps très réfringents, isolés ou en grappe, situés à la base des papilles, indépendamment de l'épithélium; ils semblent formés de couches concentriques et simulent assez bien les psammones méningés; leur consistance dure les rend parfaitement perceptibles au rasoir et les dissolvants des corps gras ne les font pas disparaître; il s'agit probablement là de lésions vasculaires.

Notons, pour terminer, les hémorragies qui se produisent dans ces adénomes : les fins vaisseaux capillaires qui se trouvent dans la paroi, rompent le mince rideau épithélial qui les sépare de la cavité et leur contenu s'épanche en détruisant plus ou moins les cellules du revêtement épithélial; les alvéoles se trouvent alors plus ou moins distendus. Mais ici encore il s'agit d'un processus simple et qui ne nous paraît pas avoir toute l'importance qu'on lui a attribuée; nous le rencontrerons dans les pseudolipomes et dans bien des variétés de tumeurs que nous aurons à examiner.

3° **Adénomes alvéolaires à cellules claires.** — Jusqu'à présent nos types anatomiques ont pu être assez aisément différenciés; mais des difficultés vont maintenant se présenter. C'est, qu'en effet, il n'est pas toujours facile de dire si un adénome est alvéolaire ou cavitaire : cette dernière forme peut, par la convergence et le tassement de ses papilles donner l'impression d'alvéoles pleins. D'autre part, on peut trouver, dans une même tumeur, les deux variétés de processus. Il est cependant nécessaire de les différencier et nous donnerons à l'appui de cette distinction l'observation et la figure suivantes (Albarran. *Ann. gén. ur.*, 1897, obs. II).

« A l'autopsie d'un homme de 48 ans, on trouve un rein presque normal quoiqu'un peu congestionné. Vers le milieu de la face antérieure, faisant saillie à la surface du rein, se trouvait une petite tumeur arrondie du volume d'une noisette; la capsule propre du rein se continuait au-dessus du néoplasme et à son niveau, était un peu vascularisée. A la coupe, on voyait que la tumeur s'enfonçait dans la substance corticale dont elle était séparée par une capsule conjonctive ; de la capsule partait une cloison qui séparait la tumeur en deux lobes distincts formés tous deux d'une substance grisâtre, friable.

« Au microscope (fig. 4), la tumeur est constituée par plusieurs lobes séparés par des bandes fibreuses : chaque lobe est formé par des alvéoles dont les parois très minces s'insèrent sur les cloisons principales. Dans les alvéoles sont contenues des cellules polymorphes infiltrées de graisse et contenant du glycogène. Lorsqu'on dissout la graisse, on voit que les cellules sont claires, vésiculeuses, contenant sur un des côtés un noyau arrondi. Dans les parties périphériques de la tumeur, les alvéoles sont aplatis et souvent fort étroits. Dans un point, les cellules tapissent très régulièrement les alvéoles et circonscrivent une cavité centrale.

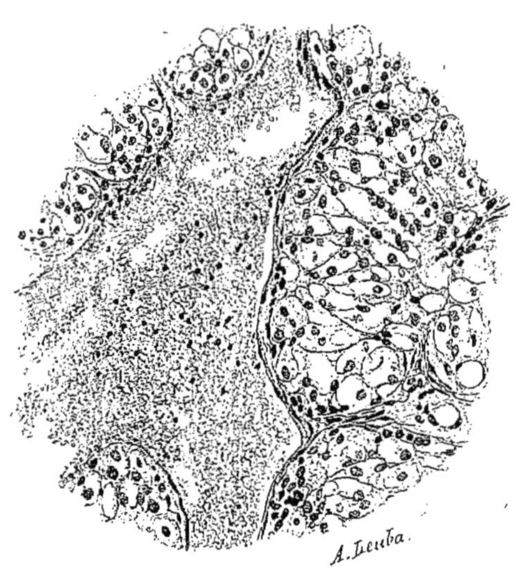

Fig. 4. — D'après Albarran. *Ann. gén. ur.*, 1897. Adénome alvéolaire à cellules claires.

« La capsule d'enveloppe du néoplasme est formée par du tissu conjonctif adulte qui se continue avec le tissu interstitiel du rein, très développé. Les tubes urinifères ainsi que les glomérules du voisinage paraissent atrophiés par le processus scléreux, quelques tubes contournés sont pourtant plats et remplis d'épithélium proliféré. »

Voilà un type bien net d'adénome alvéolaire. Les observations publiées ne sont pas toutes aussi caractéristiques. Il n'est pas, en effet, très exact de considérer comme nous l'avons fait, l'adénome à cellules cylindriques de Sabourin comme un adénome alvéolaire ; Sabourin range dans cette variété nombre d'observations de tumeur cavitaire et même avec papilles. Seulement les papilles sont si nombreuses parfois et si serrées, qu'elles donnent véritablement l'impression d'un alvéole plein de cellules épithéliales et l'on comprend qu'il n'est pas toujours aisé de s'y reconnaître.

D'autre part, les auteurs ne paraissent pas s'être parfaitement entendus sur le nom même d'adénome alvéolaire. Nous ne citerons comme exemple que la figure 1 du travail de Horn, figure qui sera reproduite plus loin (p. 77, fig. 34). On peut y retrouver des amas cellulaires, formés ordinairement d'un petit nombre de cellules; mais il y a aussi des groupes cellulaires plus nombreux et il est probable que, suivant le point de la tumeur considéré, on peut voir de véritables alvéoles remplis de cellules. Nous avons cependant, en suivant l'opinion de Horn, rangé ce cas parmi les hypernéphromes bénins. Il y a là une distinction délicate ou impossible à faire, et la même tumeur sera classée parmi les adénomes ou les hypernéphromes, suivant l'auteur qui l'aura décrite.

La dénomination que nous avons adoptée, adénomes à cellules claires, n'indique qu'un caractère objectif sans impliquer une conception pathogénique : nous verrons plus loin que, parmi les tumeurs présentant ce caractère, il en est qui sont d'origine surrénale, et que d'autres paraissent naître de l'épithélium rénal.

Cette variété d'adénome est formée naturellement d'un stroma enfermant des amas épithéliaux. Le stroma forme autour de la tumeur une enveloppe conjonctive qui manque rarement; cependant on a pu la voir absente et les amas épithéliaux entrer au contact des tubes urinifères. De cette capsule, lorsqu'elle existe, partent des cloisons qui vont limiter les alvéoles principaux, généralement arrondis. Mais on ne voit pas ces cloisons devenir de plus en plus minces en délimitant des alvéoles secondaires; elles donnent au contraire immédiatement de fines travées conjonctives qui pénètrent entre les cellules et ne tardent pas à s'y perdre. Nous appelons l'attention sur cette particularité : elle nous paraît assez curieuse et l'on y a puisé un argument sérieux pour dénier à ces tumeurs une origine épithéliale. Le stroma conjonctif contient des vaisseaux, beaucoup de capillaires; il arrive même que ces capillaires constituent à eux seuls une travée sur laquelle vient se ranger l'épithélium qui est ainsi au contact direct de l'endothélium vasculaire; c'est là encore un détail qui n'est pas habituel dans les adénomes; il a servi à défendre la théorie de l'origine endothéliale de ces tumeurs.

L'épithélium qui forme la partie intéressante de la tumeur a ceci de particulier qu'il renferme une quantité de graisse considérable, caractéristique, dit Horn, de l'origine surrénale. Nous savons bien cependant qu'il n'en est rien et nous avons vu des adénomes papillaires, provenant avec évidence de l'épithélium urinaire, présenter cette dégénérescence à un degré très accentué. Mais elle paraît plus constante dans la forme alvéolaire. Il semble même, comme le dit Sabourin, que cette dégénérescence produise une sorte de tuméfaction des cellules qui occupent ainsi l'espace laissé libre par les papilles et contribuent à l'aspect alvéolaire.

L'aspect microscopique est très caractéristique. Lorsqu'on examine les coupes traitées par des procédés qui ne permettent pas la disparition de la graisse, on voit que les cellules sont infiltrées d'une masse confuse dans laquelle on découvre quelques cristaux gras; la confusion est même telle qu'on ne peut apercevoir les limites des cellules et que le parenchyme de la tumeur paraît être constitué tout entier par ces amas irréguliers au milieu desquels on retrouve seulement les noyaux. C'est ce qu'avait bien vu Sabourin, bien que Horn lui reproche de n'avoir pas fait des préparations fraîches. Il en est tout autrement lorsqu'on a procédé au montage des coupes par des moyens qui dissolvent la graisse (alcool absolu, xylol). Au lieu de l'amas confus que l'on avait précédemment, on découvre un réseau cellulaire très élégant, à protoplasma parfaitement clair dans lequel on distingue des vacuoles, restes probables de gouttelettes graisseuses qui s'y trouvaient. « Elles apparaissent, dit Albarran, comme des vésicules limitées par une mince cuticule, ce qui les fait ressembler à des cellules végétales. » Il faut ajouter que toutes les cellules ne présentent pas le même aspect : il y en a dont le protoplasma granuleux ne change pas suivant le mode de préparation, parce qu'il ne renferme pas de graisse, et qui tranchent nettement sur les autres.

L'arrangement de ces cellules par rapport au stroma mérite d'être signalé. Nous avons vu en effet, des cloisons conjonctives principales émaner immédiatement de fines travées conjonctives limitant des alvéoles plus étroits. Ces derniers renferment souvent une double rangée cellulaire bien nette; c'est encore un point qui a été utilisé pour la pathogénie; il est certain cependant que l'on peut trouver des alvéoles plus grands, renfermant plusieurs épaisseurs de cellules.

Il est encore un point important : c'est l'existence de cavités bien nettes dans ces tumeurs. Nous ne parlons pas des formations kystiques ou pseudokystiques dont il sera question dans un instant, mais de fines lumières, rappelant bien nettement les lumières glandulaires. Nous ne pouvons donner des dessins reproduisant cette disposition; mais nous la rencontrerons plus tard dans une variété de tumeur encore plus différenciée, dans l'épithélioma du rein; on y verra ces formations glandulaires qui ont été signalées du reste par divers auteurs. Or, il faut savoir que cette disposition constitue encore une donnée pathogénique importante. On l'a niée, mais elle n'est pas douteuse et elle apporte un argument sérieux contre l'origine surrénale.

On a rencontré du glycogène dans ces tumeurs; mais nous n'insistons pas sur ce point, nous réservant de faire une étude d'ensemble de cette question.

4° **Cavités kystiques.** — Pour terminer ce qui a rapport à ces adénomes, nous consacrerons quelques lignes à la description et à l'interprétation des kystes ou pseudokystes, simples ou hématiques que l'on y rencontre. Nous y trouverons quelques données intéressantes à étudier plus tard.

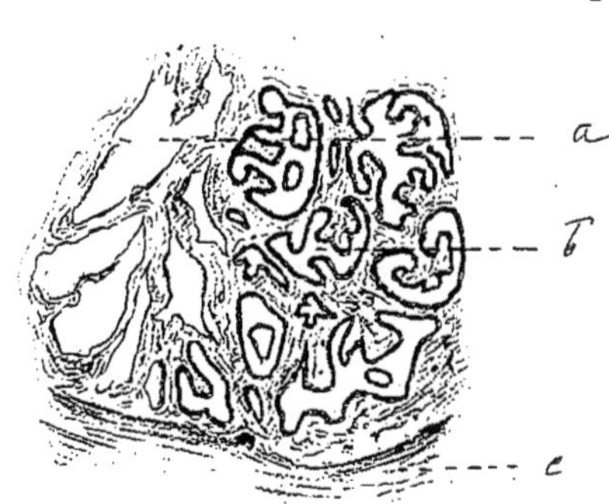

Fig. 5. — D'après Sabourin. *Arch. de physiol.*, 1882, t. X, pl. IX, fig. 9. Association, dans un même foyer, des formations adénomateuse et kystique : *a*) Alvéoles kystiques à épithélium plat. *b*) Cavités adénomateuses avec leurs papilles. *c*) Capsule du rein.

On rencontre dans ces tumeurs deux genres de cavités :

Ce sont quelquefois, assez rarement, des cavités arrondies, nettement tapissées par un épithélium, régulièrement disposé sur la paroi; ces formations présentent donc un aspect microscopique analogue à celui des kystes des organes glandulaires. A vrai dire, on rencontre bien plus fréquemment ces sortes de fentes tapissées d'épithéliums dont nous avons parlé plus haut; ces deux formations paraissent du reste provenir de la même origine, c'est-à-dire qu'elles dérivent des tubes normaux du rein.

Ce sont des kystes *parfaits*, dit Sabourin, qui les décrit dans un cas d'adénome papillaire (fig. 5) : leur paroi est lisse et leur revêtement épithélial tout à fait pavimenteux; sur des coupes, on ne voit que des cavités plus ou moins vastes séparées par des cloisons d'épaisseur variable. Quelques-uns sont très vastes, d'autres moyens, d'autres petits; ils sont unis ou multiloculaires.

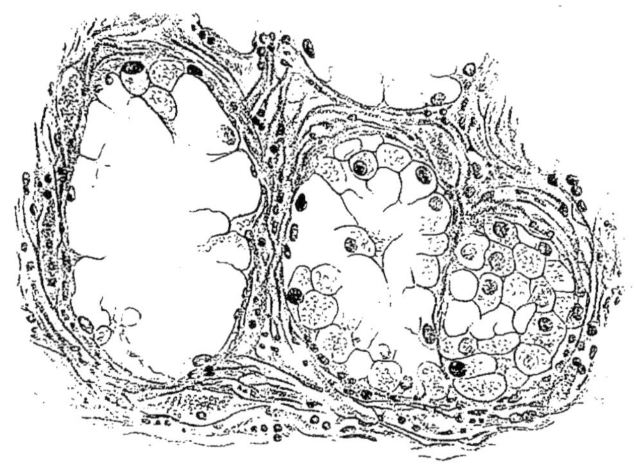

Fig. 6. — D'après Galli. *Virchow's Arch.*, 1896, Bd 144, pl. XII, fig. 5. Pseudokystes dus à la dégénérescence cellulaire.

Lorsque leurs parois sont épaisses, ils renferment des éléments du rein sclérosé. Enfin, ils paraissent s'accroître par usure de la paroi et fusion des poches. On voit, dans des stades moins avancés, des segments de tubes se dilater côte à côte et leur épithélium devenir cubique.

Kelly (*Ziegler's Beiträge*, 1898, Bd 28, p. 280) décrit ce qu'il appelle les cystomes trabéculaires; la cavité en est recouverte par un épithélium cylindrique à une seule couche; elle est traversée de cloisons conjonctives à revêtement identique. Kelly range ces tumeurs dans la même catégorie que l'adénome tubulaire.

Mais dans d'autres cas, bien plus fréquemment, les cavités

que l'on voit ne sont pas nettes; on peut en prendre, comme exemple, la figure 1 de l'article de Horn que nous reproduirons plus loin (p. 77); en voici un second exemple emprunté à l'article de Gatti (*Virchow's Arch.*, 1896, Bd 144); il s'agit d'une strume, mais le processus est analogue. On y voit (fig. 6) d'abord un alvéole plein de cellules; à côté de celui-ci s'en trouve un autre tapissé sur la plus grande partie de son pourtour d'une ou deux rangées épithéliales; en un point, l'épithélium se trouve réduit à peu près à ses noyaux; enfin, dans le centre de la cavité, on voit une ou deux cellules desquamées et surtout des débris cellulaires. Dans un troisième alvéole, l'épithélium a presque complètement disparu; on trouve seulement çà et là une cellule encore attenant à la paroi. Sabourin fait remarquer que l'épithélium de ces cavités présente parfois des cellules extrêmement irrégulières, quelques-unes monstrueuses, groupées ensemble, avec un fin pédicule s'insinuant au milieu des cellules voisines : c'est ce qu'il appelle des foyers de métatypie épithéliale.

Ces sortes de pseudokystes présentent, avec une certaine fréquence, une altération que nous avons déjà étudiée : leur contenu est fréquemment hématique. C'est quelquefois un véritable cataclysme, dit Sabourin; le sang a fait irruption dans le tissu adénomateux, le refoulant et le détruisant; au milieu, on trouve des touffes épithéliales arrachées de leur point d'insertion. (La description de Sabourin se rapporte à un adénome papillaire, mais les choses se passent de même dans la variété alvéolaire.) Il ne faut pas oublier que les cellules épithéliales ont subi en majeure partie la dégénérescence graisseuse. Le contenu du kyste est donc formé de sang, de graisse et de débris épithéliaux; il a une couleur noirâtre et l'on y voit des cristaux de cholestérine, des globules sanguins plus ou moins déformés, du pigment rougeâtre et amorphe, et des gouttelettes graisseuses en grande quantité. On trouve aussi des formations kystiques qui peuvent devenir très volumineuses.

Ces foyers hémorragiques peuvent être uniques ou multiples. Leur pathogénie est aisée à comprendre. Nous avons vu la présence, dans le stroma de l'adénome, de nombreux capillaires, quelques-uns très dilatés et renfermés dans une gaine conjonctive très mince, au point qu'elle semble quelquefois disparaître, les cellules épithéliales étant directement appliquées sur la paroi des capillaires. Le moindre trouble circulatoire vaincra la résistance opposée au sang par ce faible obstacle, surtout lorsque l'épithélium a préalablement subi la dégénérescence graisseuse. Le sang s'épanche alors soit dans les cavités néoformées dont il vient d'être question, soit entre les cellules d'un alvéole qu'il dissocie et détruit en se faisant place.

Au reste, nous le répétons encore, rien n'est plus habituel que ces hémorragies dans les tumeurs du rein et nous aurons encore l'occasion de signaler la présence de foyers sanguins dans les épithéliomas de cet organe.

Quelle est la pathogénie des kystes que nous venons de décrire? Pour la dernière variété, les faux kystes, il paraît bien qu'elle résulte simplement de la fonte de l'épithélium, cette fonte pouvant se faire d'une façon si régulière qu'elle semble donner naissance à un vrai kyste; mais on trouve dans son contenu des débris cellulaires qui ne laissent pas de doute, et, en outre, il n'y a pas de paroi propre.

Pour les vrais kystes, il y a quelques difficultés : il est vraisemblable cependant qu'ils sont consécutifs à des néoformations adénomateuses creuses; et c'est là un caractère qui prouverait leur origine rénale. Peut-être pourrait-on établir un parallèle entre ces kystes et les productions kystiques congénitales de l'enfance. On sait qu'on a expliqué ces dernières, soit comme Virchow par une occlusion des canaux collecteurs, conséquence d'une papillite fœtale, soit, et plus vraisemblablement, ainsi qu'il résulte des travaux les plus récents à ce sujet, par une transformation adénomateuse du rein. C'est à cette conclusion qu'arrive Couvelaire, dans son article des *Annales de gynécologie et d'obstétrique*, novembre 1899. Von Kahlden pense que les deux processus s'unissent, la rétention étant la conséquence de la prolifération épithéliale. Il est permis de supposer qu'il en est de même pour les kystes qui se produisent au sein des adénomes[1].

Quant aux kystes qui se rencontrent dans les adénomes papillaires, Sabourin y voit des dégénérescences résultant

1. Voir, pour plus de détails sur cette question, le chapitre consacré à la maladie kystique.

d'anomalies dans l'évolution nutritive des épithéliums glandulaires sous l'influence du processus inflammatoire général de l'organe.

II. — ADÉNOCARCINOMES

Voici une catégorie de tumeurs dont l'importance théorique est considérable, car elle établit la réalité de la transformation des tumeurs bénignes en tumeurs malignes. Son existence n'est pas douteuse : elle est signalée par la plupart des auteurs.

Dès 1868, Klebs avait vu dans les adénomes des formations pleines de petites cellules épithéliales claires, plus étroites que les canalicules; il avait vu aussi des petites cellules s'infiltrer dans le stroma environnant et présenter nettement le caractère malin. Il avait appelé ces tumeurs mixtes : *adenoma carcinomatodes*. Nous admettrons le terme d'adénocarcinome, plus court et qui exprime bien le caractère mixte de ces tumeurs. Bien qu'on n'en trouve que peu de dessins dans les travaux que nous avons attentivement parcourus, les auteurs le signalent souvent. Schütz, dans une bonne thèse, malheureusement dépourvue de figures, en rapporte 3 observations chez l'enfant et 3 chez l'adulte. Voici une figure empruntée à Manasse, qui n'a que le défaut d'offrir un champ trop restreint (fig. 7). Elle représente, non pas la transition entre le cancer et l'adénome, mais la continuation de l'épithélium urinifère avec un cordon néoplasique.

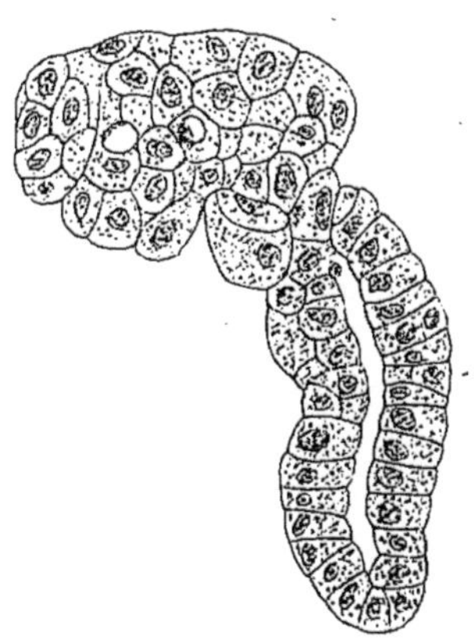

Fig. 7. — D'après Manasse. *Virchow's Arch.*, 1895. Bd 142, pl. V, fig. 2. Transformation des canalicules urinifères en tractus cancéreux.

Nous avons nous-mêmes examiné des coupes de ce genre; elles sont malheureusement difficiles à représenter, car l'aspect caractéristique résulte non de la considération d'un seul point, mais de l'ensemble de la préparation. Quoi qu'il en soit, il est bien certain que ces tumeurs ont la structure suivante : En un point, c'est un véritable adénome papillaire, avec végétations abondantes, mais non douteux; mais si l'on examine d'autres points de la préparation, on reconnaît une structure alvéolaire avec nodules épithéliaux diffus. Il est possible, comme le pensent certains auteurs et comme le laisse supposer le stroma conjonctif à mailles serrées de ces tumeurs, il est possible que les nodules carcinomateux résultent de la fusion des papilles entre elles. Nous avons vu, au contraire, que Klebs avait remarqué des prolongements de tissu épithélial en dehors de l'adénome : il est probable que les deux processus se juxtaposent dans bien des cas. Ils aboutissent en somme à la production de l'adénocarcinome.

Ces tumeurs se rencontrent chez l'adulte et chez l'enfant; Schütz pense même que leur structure est un peu différente suivant l'âge. Chez le nouveau-né, ce seraient des adénocarcinomes plexiformes, c'est-à-dire qu'on y rencontrerait de nombreuses travées cellulaires anastomosées dont l'aspect microscopique serait caractéristique. La forme de l'adulte différerait de la précédente en ce que l'arrangement plexiforme est moins évident : l'apparence microscopique est plutôt alvéolaire.

Sabourin fait remarquer que l'on désigne souvent sous le nom de cancer latent du rein, des tumeurs assez volumineuses, avec foyers hémorragiques abondants possédant bien, macroscopiquement, l'aspect cancéreux; mais, quand on examine ces tumeurs au microscope, on voit bien que ce sont de vrais adénomes papillaires; il serait évidemment abusif de ranger ces néoplasmes dans la catégorie des adénocarcinomes.

III. — ÉPITHÉLIOMES ET CARCINOMES

Nous arrivons à la partie la plus intéressante de cette étude anatomo-pathologique.

On définit l'épithéliome : une tumeur caractérisée par l'hypergénèse désordonnée et ectopique des cellules épithéliales; le carcinome est une tumeur épithéliale dont la caractéristique est d'être divisée en alvéoles limités par un stroma.

Les néoplasmes de ce genre peuvent se généraliser, c'est-à-dire donner des noyaux métastatiques; de là, dans tout organe, la possibilité de deux sortes de carcinomes : le primitif qui s'est développé en première ligne dans l'organe même, le secondaire qui n'est qu'une greffe d'une tumeur plus ou moins éloignée. Il va sans dire que nous n'aurons en vue ici que les tumeurs primitives, les secondaires étant plus rares et moins intéressantes à tous les points de vue.

Nous avons vu déjà comment les épithéliomes se mélangent aux adénomes et qu'il est difficile parfois d'en établir la limite; mais il est d'autres néoplasmes plus difficiles à différencier des néoformations épithéliales : ce sont les endothéliomes. Nous étudierons ces faits plus tard et longuement; mais nous devons les indiquer dès à présent, afin de pouvoir les souligner dans le cours de la description histologique. Si l'on ajoute que certaines tumeurs malignes ont été rapportées aux germes surrénaux, on voit de combien de difficultés peut être entouré le diagnostic dans un cas donné.

Notre description macroscopique des épithéliomas du rein chez l'adulte comprend les tumeurs décrites par les auteurs sous les noms de carcinomes, épithéliomes et hypernéphromes ou strumes surrénales malignes.

A. — ÉTUDE MACROSCOPIQUE

1° **Unilatéralité de la tumeur.** — Le cancer du rein est presque toujours unilatéral, ce qui doit être retenu au point de vue clinique. Les observations de cancer bilatéral ne sont pourtant pas exceptionnelles, surtout celles des anciens auteurs; nous avons vu nous-mêmes un de ces cas, et parmi les malades qui ont été opérés depuis 1890, nous trouvons 3 observations de cancer bilatéral. La malade chez qui Terrier pratiqua, pour la première fois, son procédé de néphrectomie transpéritonéale, succomba rapidement à des phénomènes d'urémie, le deuxième rein étant aussi cancéreux.

Walshe, en réunissant 35 observations, trouva 16 cas de cancer rénal double : cette énorme proportion ne peut s'expliquer que si dans la plupart, ou dans tous ces cas, il y avait généralisation de la tumeur. Sur les 67 cas de la statistique si souvent citée de Roberts, il n'y avait que 7 tumeurs bilatérales, parmi lesquelles 4 devaient être certainement considérées comme des noyaux de généralisation au second rein. Dickinson trouve 4 fois sur 19 les deux reins envahis par le néoplasme; dans deux de ces 4 cas, il s'agissait de tumeurs généralisées avec noyaux secondaires dans différents organes; dans les deux autres, les deux reins étaient seuls affectés, mais dans un des reins la tumeur était plus petite et paraissait plus récente. Il paraît donc s'agir, plutôt que de pluralité primitive des néoplasmes, de généralisation exclusive au rein du côté opposé, comme cela s'est vu dans d'autres observations publiées. C'est ainsi que dans une observation de Lunn ayant trait à un homme de 57 ans, on trouva à l'autopsie le rein droit pesant 2 kilos et demi, et le rein gauche avec des noyaux secondaires : il n'existait aucun autre noyau de généralisation dans les autres organes. Dans les cas réunis par Guillet, sur 72 observations dans lesquelles le siège de la lésion est indiqué, 65 fois cette lésion était unilatérale et 7 fois bilatérale; dans ces 7 cas, il s'agissait d'envahissement secondaire du second rein où il n'existait que quelques noyaux cancéreux. Kelynack réunissant 37 cas de cancer du rein, considérés par les auteurs qui les ont publiés comme des épithéliomas, n'en trouve que deux siégeant dans les deux reins.

On peut dire, en résumé, que l'épithélioma primitif du rein n'est pour ainsi dire jamais bilatéral; lorsque le cancer se trouve dans les deux reins, il s'agit presque constamment de noyaux secondaires de généralisation.

2° **Côté affecté.** — Klebs pensait que le côté gauche était plus souvent affecté que le côté droit. Au contraire, pour Morris et Guillet, le cancer du rein est plus fréquent à droite; 10 fois sur 16, d'après Morris; 7 fois sur 10, d'après Guillet. Sur 118 cas examinés à ce point de vue, Kelynack en trouve 52 à droite, 54 à gauche et 12 bilatéraux. Chez les malades que nous avons observés, nous n'avons pas constaté de prédominance d'un côté ou de l'autre : sur les 217 cas réunis dans notre statistique, nous trouvons 107 fois l'épithélioma à droite et 110 fois à gauche.

3° **Siège des épithéliomes du rein.** — *Adultes.* — On dit d'habitude que ces tumeurs occupent le pôle supérieur de l'organe. Il n'en est pas toujours ainsi, et voici à ce sujet une petite statistique tirée de nos observations et comprenant toutes les tumeurs malignes. Nous en avons trouvé 46 dans lesquelles le point de départ du néoplasme était indiqué avec précision; sur ce nombre, 19 fois il occupait l'extrémité inférieure du rein, 25 fois son extrémité supérieure et 2 fois la partie moyenne. Il y a donc une certaine prédominance en faveur du pôle supérieur; mais on voit qu'il n'y a pas de loi absolue.

Enfants. — Il est assez curieux de remarquer que, chez les enfants, la différence est plus marquée que chez l'adulte, mais en sens inverse. Dans nos observations, le siège de début de la tumeur est noté 19 fois : sur ce nombre, 12 fois le néoplasme siégeait sur le pôle inférieur et 4 fois seulement sur le pôle supérieur : dans 3 cas, il est spécifié qu'il s'était développé sur la partie moyenne de l'organe.

Nous indiquons du reste ces chiffres sans insister autrement. Nous pensons, en effet, qu'il serait excessif d'en tirer des conclusions relatives à la pathogénie des tumeurs.

4° **Volume**. — Le volume des épithéliomas du rein est très variable. On voit parfois des tumeurs plus petites qu'une noix présenter tous les caractères des épithéliomas et même se généraliser comme dans une observation de Brault. Il est malheureusement rare d'observer le cancer du rein à sa période de début; cela nous arriva pourtant chez un malade opéré par Albarran, le 18 août 1900 (fig. 61, obs. 170 du tableau). C'était un homme âgé de 48 ans, qui avait des hématuries présentant tous les caractères des hématuries des calculs du rein : le diagnostic de calcul du rein étant établi, nous pratiquâmes la néphrolithotomie qui permit d'enlever un calcul urique assez volumineux du bassinet. Comme le rein avait été complètement décortiqué, l'opérateur remarqua, au niveau du tiers supérieur de la face antérieure du rein, une légère saillie, à peine sensible; à son niveau, la substance rénale paraissait plus rouge et, pour éviter des doutes, on incisa le parenchyme rénal. On vit alors qu'il s'agissait en réalité d'une tumeur très vasculaire, non encapsulée, s'enfonçant dans le parenchyme du rein et dont le volume peut être comparé à celui d'une cerise. La néphrectomie fut immédiatement pratiquée et l'examen histologique démontra qu'il s'agissait bien d'un épithélioma. Ce malade est encore en excellente santé.

Chez le malade de l'obs. 166, également opéré par Albarran, et dont le rein est représenté figures 8 et 9, il s'agissait aussi d'un épithélioma central du rein assez petit pour que l'or-

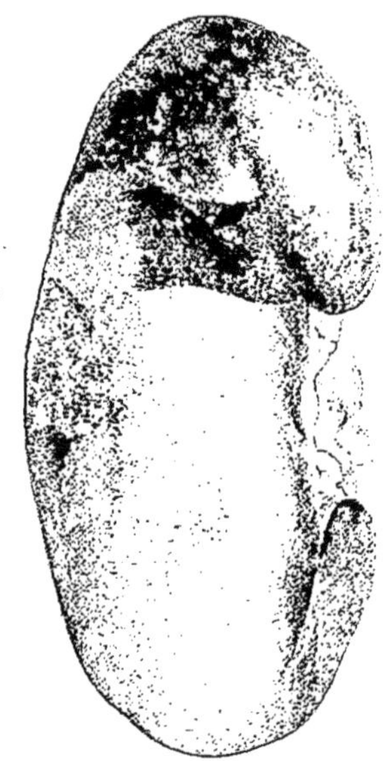

Fig. 8. — Épithélioma du rein extirpé par Albarran. La surface du rein ne présente aucune bosselure; on ne voit d'anormal que quelques ecchymoses.

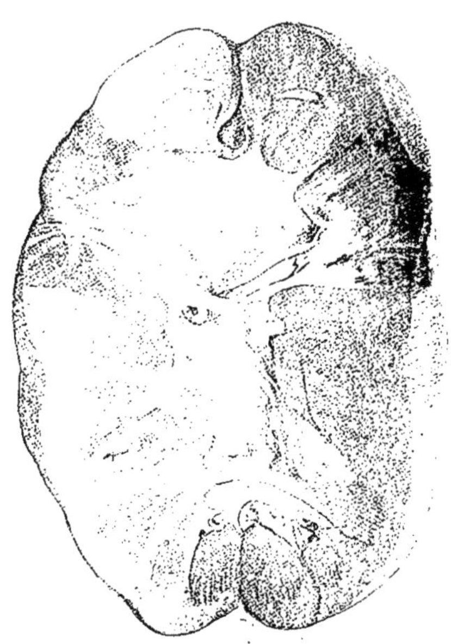

Fig. 9. — Le rein de la fig. 8 fendu longitudinalement. On voit au niveau du tiers inférieur une petite tumeur ayant l'apparence d'un foyer tuberculeux.

gane ne présentât aucune déformation ni à la vue, ni au palper.

Plus souvent, la tumeur rénale est assez grosse pour augmenter du tiers ou du double le volume du rein. En ne considérant que les épithéliomas, Kelynack trouve un poids moyen de 90 onces chez l'homme, de 67 onces chez la femme. Certains épithéliomas acquièrent un volume considérable : Reezey en enleva un pesant 4 kilogrammes et nous avons extirpé nous-mêmes par la voie transpéritonéale un épithélioma ayant acquis la grosseur d'une tête d'adulte. D'une manière générale, on peut pourtant dire que l'épithélioma du rein acquiert rarement le volume énorme de certains sarcomes.

5° **Rapports.** — Au début de la maladie, le rein n'étant pas sensiblement augmenté de volume, conserve à peu près ses rapports, mais plus tard l'augmentation de son poids et de sa grosseur l'oblige à les modifier.

La tumeur étant bridée en arrière par les côtes, les muscles et les aponévroses de la paroi lombaire, ne peut se développer de ce côté et vient faire saillie en avant, en refoulant la masse intestinale. En haut, l'espace dans lequel la tumeur peut se développer est plus restreint du côté droit que du côté gauche. A droite, le foie empêche la tumeur de remonter, et, même lorsque l'augmentation de volume est peu considérable, la tumeur vient faire saillie au-dessous des côtes. Du côté gauche, la masse néoplasique peut, en refoulant la rate et le diaphragme, acquérir un volume assez considérable tout en restant sous-costale ; nous avons vu une tumeur du rein gauche qui, au niveau de la ligne axillaire, arrivait par en haut jusqu'au niveau de la septième côte.

Lorsque la tumeur rénale acquiert un grand volume, elle refoule et comprime les organes voisins. Ces *compressions* peuvent déterminer des manifestations symptomatiques importantes. Les organes le plus souvent comprimés sont le côlon et le duodénum; la compression de l'estomac peut donner lieu à des phénomènes d'ectasie gastrique, celle du cholédoque à de l'ictère. Passant sur la gêne de la respiration et de la circulation qui peut être déterminée par le refoulement du diaphragme, nous appellerons l'attention sur le mouvement de bascule en avant que déterminent dans le foie les grosses tumeurs du rein : le bord antérieur du foie s'abaisse au-devant de la tumeur et, lorsqu'on examine le malade par le palper combiné lombo-abdominal, la tumeur, recouverte en partie par la glande hépatique, paraît plus grosse qu'elle ne l'est en réalité.

Quel que soit le côté, droit ou gauche, où la tumeur s'est développée, en augmentant de volume elle tend à devenir franchement abdominale : tout en conservant ses rapports avec la paroi lombaire, la masse néoplasique refoule l'intestin et vient se mettre en contact plus ou moins immédiat avec la paroi abdominale antérieure, en même temps qu'elle se met en rapport et adhère avec les organes voisins, foie, rate, aorte, veine cave inférieure.

Les *rapports avec l'intestin* varient suivant que la tumeur siège du côté droit ou du côté gauche. Les tumeurs du rein droit refoulent l'angle du côlon en bas et en dedans et le déplissement du mésocôlon ascendant fait que l'intestin se trouve en contact direct avec la tumeur. Dans toute sa partie supérieure, la tumeur ne se trouve recouverte que par le péritoine pariétal; plus bas on rencontre l'angle du côlon avec le feuillet externe du mésocôlon largement étalé au-devant de la tumeur; l'intestin lui-même est en bas et en dedans, et le feuillet interne du mésocôlon, avec les vaisseaux intestinaux, se trouve étalé sur la partie inférieure et interne de la tumeur. *Le déplissement du mésocôlon se faisant surtout aux dépens de son feuillet externe*, il en résulte que le point le plus externe de réflexion du péritoine se trouve reporté plus en avant qu'à l'état normal : c'est là un détail qui doit être mis en pleine lumière parce qu'il rend plus aisée l'extirpation extrapéritonéale de ces grosses tumeurs lorsqu'on les attaque par une longue incision lombo-abdominale. Dans les tumeurs du rein gauche ayant acquis un grand volume, on trouve le plus souvent l'angle du côlon sur le devant de la tumeur, plus haut que du côté droit; parfois, mais rarement, l'angle du côlon transverse et du côlon descendant encadre la tumeur, le gros intestin passant au-dessus et en dehors du néoplasme. Le déplissement du mésocôlon descendant se fait aussi surtout aux dépens de son feuillet externe, mais le côlon étant placé sur la tumeur plus en dehors que du côté droit, il en résulte que le feuillet interne du mésocôlon est, lui aussi, étalé sur une grande partie du néoplasme. Or, ce feuillet couvre directement les vaisseaux coliques, et si on veut extirper une de ces tumeurs à la faveur d'une incision de laparotomie médiane, on devra nécessairement inciser le feuillet vasculaire, ce qui augmente les difficultés opératoires. C'est la meilleure raison à donner pour justifier, dans les interventions transpéritonéales, l'incision sur le bord externe du muscle droit.

Les rapports des tumeurs rénales avec l'intestin présentent un réel intérêt symptomatique. Il est généralement admis que, au-devant des tumeurs rénales, on doit trouver la zone de sonorité du côlon : nous venons de dire que, dans les néoplasmes du côté droit, le plus souvent le côlon est en bas et en dedans ; du côté gauche, on trouve plus fréquemment la sonorité colique. On dit aussi que dans les tumeurs du côté droit on trouve, au-dessous du foie, une zone sonore due à l'intestin grêle, qui sépare la matité hépatique de la matité de la tumeur : maintes fois ce signe manquait chez nos malades et nous avons vu plus d'une fois, en opérant de gros néoplasmes, que, entre le foie et la tumeur, il n'y avait aucune anse intestinale.

Nous avons dit que, en grossissant, les tumeurs rénales se mettent en rapport intime et adhèrent avec les organes voisins. Ces *adhérences* sont de deux sortes : les unes simplement inflammatoires, les autres néoplasiques, par propagation de la tumeur. Nous avons souvent fait des coupes microscopiques du tissu scléro-graisseux des adhérences dans les néoplasmes du rein et nous avons constaté que, dans la plupart des cas, il s'agit d'un tissu inflammatoire : c'est là une constatation de la plus grande importance au point de vue opératoire.

En haut, les néoplasmes du rein sont parfois difficiles à détacher du foie et du diaphragme à droite, de la rate à gauche. En avant, les adhérences au péritoine et à l'intestin sont plus rares : il est pourtant arrivé à plusieurs opérateurs de laisser adhérente à la tumeur qu'ils enlevaient une partie du péritoine ; de déchirer l'intestin qu'il durent suturer ou même de réséquer des portions de l'intestin trop largement déchirées pendant les manœuvres de décortication.

Les adhérences les plus redoutables sont celles qui se font du côté du pédicule, à la *capsule surrénale* et aux gros vaisseaux.

Comme Albarran et Cathelin[1] l'ont montré, la capsule surrénale de l'adulte se trouve normalement située en dedans et non au-dessus du pôle supérieur du rein, et elle touche au bord supérieur de la veine rénale (fig. 10 et 11). La capsule surrénale étant souvent englobée dans les néoplasmes du rein, il convient de préciser ses rapports. Le plus souvent la capsule surrénale a la forme d'une grosse virgule dont la tête touche par en bas au pédicule rénal, dont la partie concave embrasse la partie supérieure du bord interne du rein et dont la queue se prolonge plus ou moins sur le pôle supérieur. Cette dispo-

1. ALBARRAN et CATHELIN. *Revue de gynécologie et de chirurgie abdominales*, décembre 1901 et *Association française d'urologie*, 1901.

sition est constante à gauche : du côté droit on trouve parfois la capsule surrénale plus haut sur le bord interne du rein, mais toujours elle présente alors une languette qui descend jusqu'au pédicule vasculaire du rein. Connaissant le rapport intime de la capsule surrénale avec le pédicule du rein et son adhérence à la veine rénale, l'opérateur agira avec la plus grande prudence toutes les fois qu'il devra, avec le rein, décortiquer cette capsule.

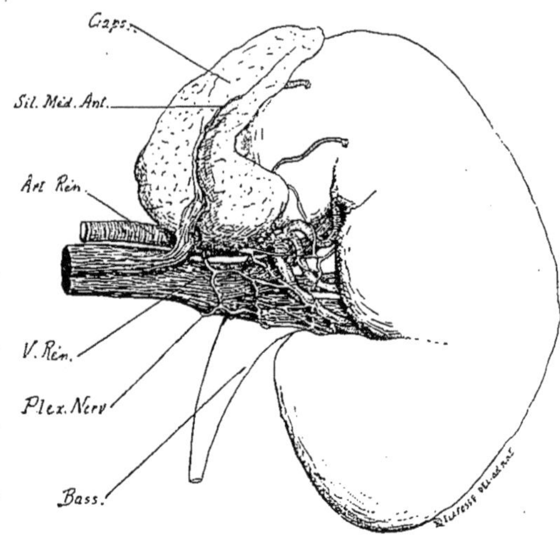

Fig. 10. — La capsule surrénale en place normalement. (D'après Albarran et Cathelin.)

Les adhérences des tumeurs du rein droit à la *veine cave* sont bien connues. Elles peuvent être assez peu développées pour qu'on puisse, en opérant, disséquer la veine dans une étendue de plusieurs centimètres sans la blesser; elles peuvent au contraire être si intimes et si étendues, que toute tentative de dissection soit impossible. Dans des cas intermédiaires, certains opérateurs ont pu, comme nous le verrons, réséquer une partie des parois de la veine cave et faire la suture latérale de ce vaisseau.

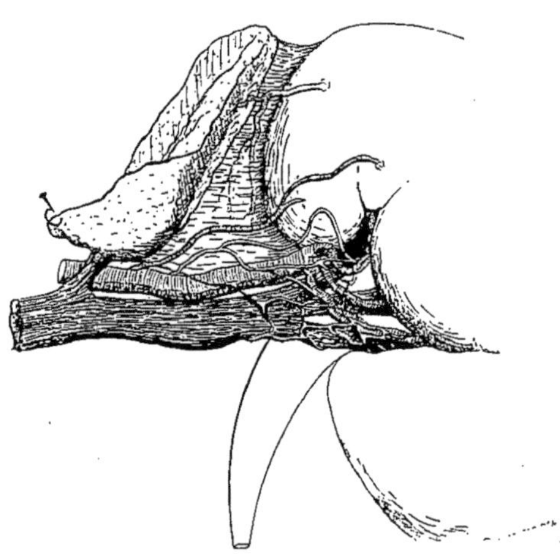

Fig. 11. — La même, érignée avec le méso l'unissant au rein. (D'après Albarran et Cathelin.)

Les adhérences à l'*aorte* sont moins intimes qu'à la veine cave. Si, dans quelques cas, le néoplasme et les ganglions forment une masse qui englobe les vaisseaux prévertébraux, on voit plus souvent que la tumeur peut être détachée de l'aorte en agissant avec soin.

Il faut retenir la fréquence des adhérences que contractent les gros néoplasmes du rein avec la veine rénale, avec l'aorte et la veine cave; il faut savoir, comme nous le verrons plus loin, que ces vaisseaux peuvent être envahis par la tumeur et combien imprudentes peuvent être les fortes tractions exercées sur elle pendant l'opération; il est bon enfin de se rappeler que plusieurs opérateurs ont eu à déplorer la mort de leurs malades, consécutive à la déchirure des parois des grosses veines.

Nous compléterons ce qui a trait aux rapports des néoplasmes du rein en disant un mot des vaisseaux qui les entourent. Sans parler ici des anomalies fréquentes des artères rénales, que le chirurgien doit connaître, nous signalerons les artères accessoires, parfois assez développées, qui, venant des capsulaires ou de la spermatique, se rendent à la tumeur. Nous signalerons surtout les grosses veines, souvent énormes, qui rampent à la surface des néoplasmes : leur disposition, des plus variables, défie toute description, mais ce qui les caractérise surtout, c'est leur nombre et leur volume. Elles forment un lacis irrégulier dont certains canaux peuvent dépasser le volume de l'index. Cette abondance de vaisseaux, en dehors de ceux du pédicule, oblige souvent, pendant la décortication des tumeurs rénales, à former plusieurs pédicules accessoires avant de pouvoir lier le pédicule principal constitué par la veine et l'artère rénales.

L'oubli de cette précaution peut donner des alertes sérieuses. C'est ainsi que, dans l'obs. 10 de Grohé, on avait déjà lié le pédicule lorsqu'une traction légère de la tumeur détermina une formidable hémorragie qu'on arrêta par le tamponnement. On vit ensuite que le sang venait d'une veine périphérique qu'on dut pincer très près de la veine cave et d'une autre petite veine située plus haut.

Nous venons de décrire les rapports des néoplasmes ordinaires du rein. Dans quelques cas, le néoplasme peut se développer dans un *rein mobile* et des adhérences secondaires peuvent fixer la tumeur beaucoup plus bas qu'à l'ordinaire. En dehors même de toute mobilité préalable du rein, il n'est pas rare de trouver les néoplasmes dans une situation plus basse que celle du rein normal : cela est dû à l'augmentation de poids de l'organe et à une certaine mobilisation consécutive. La descente du rein déterminée par son augmentation de volume est si habituelle, que toutes les fois qu'un néoplasme d'un certain volume se trouve en grande partie caché sous les côtes, on peut affirmer l'existence d'adhérences précoces qui l'ont fixé dans cette situation.

6° **Aspect de la tumeur.** — On distingue généralement deux

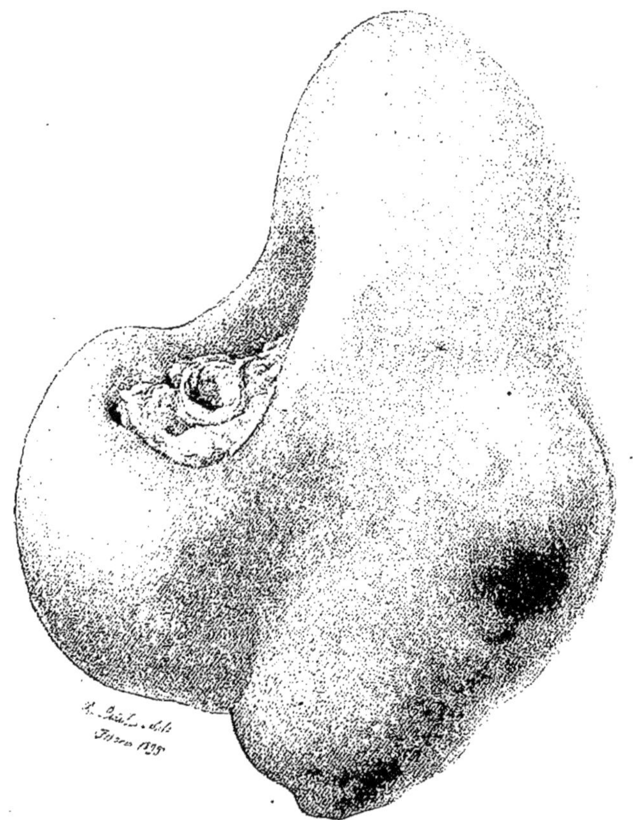

Fig. 12. — Épithélioma du rein ayant détruit plus de la moitié inférieure de l'organe. Néphrectomie par Albarran, obs. 159.

formes dans le cancer du rein : la forme infiltrée et la forme nodulaire.

Dans la *forme infiltrée*, il s'agit d'une infiltration cancéreuse diffuse du rein qui paraît simplement augmenté de volume, sans bosselures ni nodosités. Rokitansky a décrit cette forme, qui est si rare que nous ne l'avons jamais rencontrée.

La *forme nodulaire* est très fréquente. Presque toujours on trouve une tumeur qui a détruit une partie plus ou moins considérable du rein, souvent une de ses extrémités supérieure ou inférieure (fig. 12 et 13), mais une grande portion de l'organe

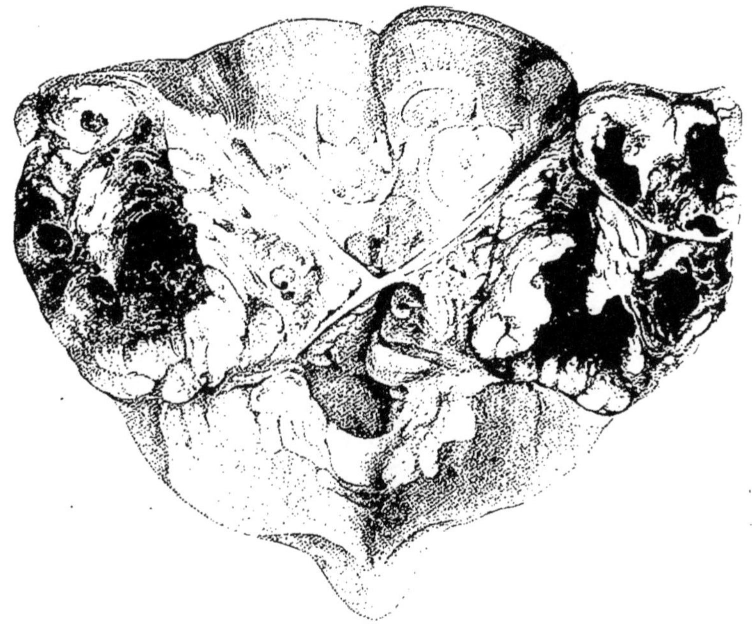

Fig. 13. — Coupe d'un épithélioma de la partie médiane du rein. On voit de nombreuses zones hémorragiques. Néphrectomie par Albarran, obs. 173.

est encore reconnaissable et paraît peu ou pas altérée à l'œil nu. Souvent encore on rencontre des tumeurs volumineuses, plus ou moins régulièrement arrondies, présentant des bosselures ou des protubérances, mais dans un point, comme appendue à la tumeur, on voit, avec ses caractères presque normaux, une portion de rein (fig. 14). Il est fréquent aussi de trouver dans le même rein une masse néoplasique principale et d'autres noyaux plus petits qui bossellent la surface de l'organe (fig. 15). Rarement la tumeur s'est complètement substituée au rein qui a disparu en entier.

La *capsule propre* du rein est peu altérée dans les parties où le parenchyme rénal est encore conservé; en arrivant sur la tumeur, elle s'épaissit, se continue au-dessus du néoplasme et lui adhère intimement; au niveau des bosselures de la tumeur, la capsule s'amincit et ne se distingue plus du néoplasme; la capsule n'est complètement détruite qu'au niveau des parties où la tumeur s'est propagée par continuité aux organes voisins, ce qui ne s'observe què dans les dernières phases de la maladie; en réalité pendant longtemps la capsule propre forme une barrière qui limite l'envahisse-

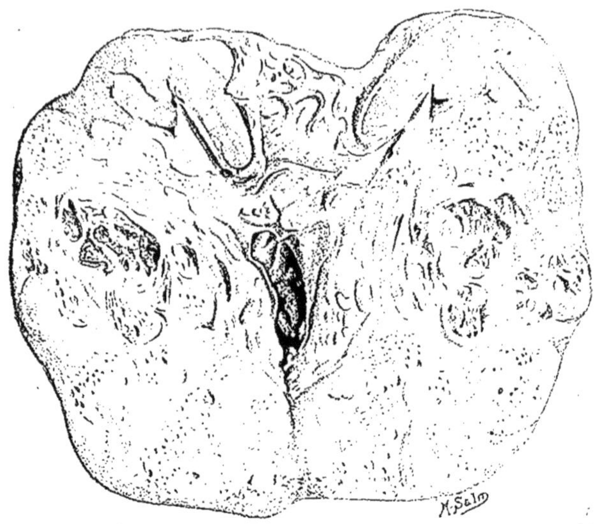

Fig. 14. — Épithélioma ayant détruit presque tout le rein dont on ne trouve plus qu'une petite portion du pôle supérieur. (Autopsie, 4 janvier 1894.)

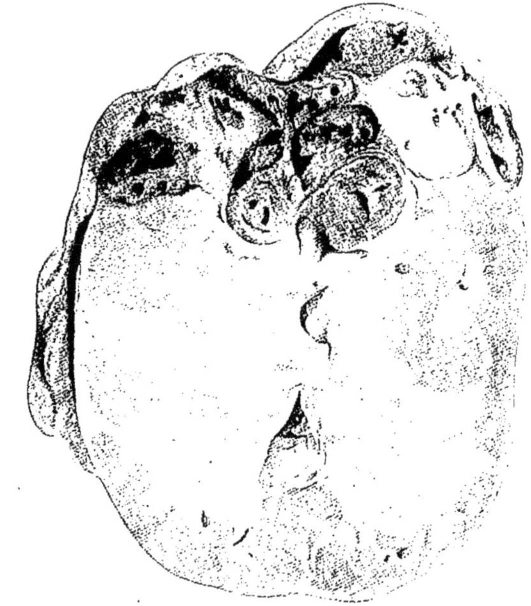

Fig. 15. — Épithélioma de l'extrémité supérieure du rein avec des noyaux plus petits disséminés dans le parenchyme. (Autopsie, février 1890, Hôpital Necker.)

ment du néoplasme. Les adhérences de la capsule propre à la tumeur empêchent d'avoir recours, dans les néphrectomies pour néoplasmes, au procédé sous-capsulaire d'Ollier.

A *la coupe*, les parties néoplasiques se distinguent facilement du parenchyme rénal par leur coloration : le néoplasme est parfois d'une couleur gris clair, plus souvent jaunâtre ou de

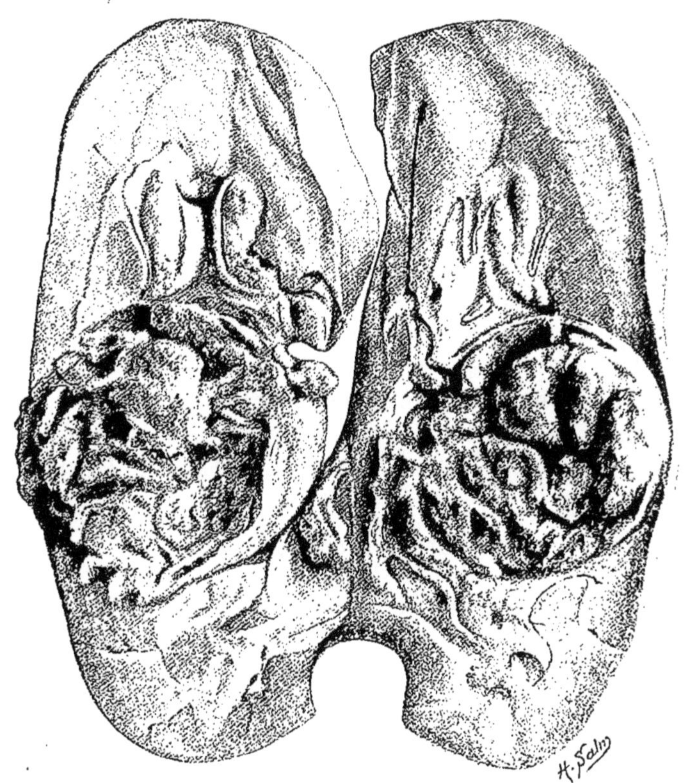

Fig. 16. — Épithélioma de la partie centrale du rein. Néphrectomie par Albarran, le 30 mai 1899. Obs. 165.

couleur rouge brun avec des zones hémorragiques et des parties plus claires. Il n'est pas rare de voir des néoplasmes marbrés de zones jaunâtres et il en est qui présentent une coloration vive jaune serin : telle une tumeur du volume d'une orange que l'un de nous a extirpée dernièrement et dont la couleur jaune vif se détachait violemment du fond rouge sombre de la substance rénale (fig. 16).

Les portions de la tumeur qui touchent au rein s'emboîtent ordinairement dans le parenchyme par des surfaces régulières (fig. 16), arrondies et paraissent souvent séparées du tissu rénal par une véritable capsule. Cette capsule peut manquer complètement, d'autres fois elle n'existe que sur certains points et on voit alors que, par places, le néoplasme s'infiltre dans le rein sans limite précise. De la capsule périnéoplasique partent de larges bandes fibreuses qui partagent la tumeur en une série de lobes formés par un tissu plus mou qui se désagrège facilement; on voit aussi de grandes zones hémorragiques; parfois des cavités kystiques contenant du sang ou une substance gélatiniforme. Dans quelques cas la tumeur paraît constituée par la réunion d'une série de lobes arrondis, nettement espacés les uns des autres; d'autres fois les cloisons sont plus fines, moins régulières, et le néoplasme prend un aspect vaguement aréolaire, gaufré par places; le tissu de la tumeur est alors plus ferme. On trouve aussi des épithéliomas qui, à la coupe, paraissent ne former qu'un grand kyste à parois tomenteuses contenant du sang mélangé à des fragments néoplasiques qui ressemblent à des caillots plus ou moins altérés (observations de Horn, Strübing, Le Dentu, Quénu, Albarran, Legueu).

B. — ÉTUDE MICROSCOPIQUE

Lorsqu'on examine avec soin un certain nombre de tumeurs du rein, on est frappé de la diversité des images et l'on s'aperçoit que, dans bien des cas, on n'est pas là en présence d'une tumeur maligne ordinaire, d'un cancer banal; ce sont les formations adénomateuses, c'est le groupement périvasculaire des cellules, ce sont d'autres détails encore par lesquels on se rend bien compte que les discussions soulevées dans ces dernières années sur l'origine de ces tumeurs ne sont pas aussi oiseuses qu'elles le paraissent au premier abord. Ces tumeurs méritent bien, par leurs caractères histologiques un peu étranges, la place à part qui leur a été réservée dans le cadre général des tumeurs malignes.

Nous adopterons, pour notre classification objective, celle qui a été proposée par l'un de nous en 1897. Par l'examen de nombreuses pièces on se rend compte qu'il existe deux types différents : dans l'un, les cellules sont granuleuses, relativement petites, serrées les unes contre les autres, à gros noyau : c'est l'épithélioma carcinoïde; dans l'autre, les éléments sont clairs, parce que la graisse qu'ils contenaient se dissout pendant la préparation de la coupe : ils sont volumineux, avec un noyau relativement petit; à un grossissement moyen on obtient ainsi des préparations très élégantes dans lesquelles les noyaux se détachent nettement sur le fond peu coloré. Nous décrirons séparément les épithéliomas carcinoïdes et les épithéliomas à cellules claires. Cette division, avons-nous dit, est purement objective; nous savons, en effet, que la présence de la graisse dans les cellules n'est pas un fait bien rare et nous avons eu déjà, à diverses reprises, l'occasion de signaler ce détail. En outre, fait plus important, quelques tumeurs sont nettement mixtes : on y voit des nodules affectant le type carcinoïde et d'autres composés d'éléments à contenu clair. Enfin, il faut signaler dès à présent ce fait que les vaisseaux sont quelquefois très abondants dans la tumeur; en même temps, le stroma peut y être si rare que les cellules de la tumeur semblent arriver directement au contact de l'endothélium vasculaire. Cette apparence est très frappante, même à un faible grossissement, et l'on comprend que certains auteurs se soient demandé s'il s'agissait bien là d'épithéliomas et si ce n'était pas plutôt des angiosarcomes. C'est une question que nous aborderons en son temps.

1° **Épithélioma carcinoïde.** — Nous commencerons par la description de l'*épithélioma carcinoïde*. En voici d'abord un exemple pour fixer les idées suivant notre habitude (fig. 17).

A un faible grossissement, on voit que la coupe est constituée par une série d'alvéoles extrêmement irréguliers, les uns petits, les autres grands. Ils semblent pleins de cellules, mais quelques-uns sont distendus par le sang. Le stroma conjonctif qui limite ces alvéoles se continue avec la capsule du rein.

Lorsqu'on examine un de ces alvéoles non hémorragiques à un plus fort grossissement, on voit bien que le tissu conjonctif du stroma n'est pas aussi nettement limité qu'il le paraissait au premier abord : de sa face profonde partent de fins prolongements conjonctifs qui s'insinuent entre les cellules et cloisonnent l'alvéole principal en une foule d'alvéoles secondaires ; on ne voit pas d'intermédiaire entre les grosses travées fibreuses et ces menues cloisons. Les cellules sont en général tassées les unes contre les autres, remplissant d'ordinaire les alvéoles secondaires ; elles sont assez volumineuses, mais renferment un noyau très gros qui contribue à rendre la préparation un peu chargée. Certains alvéoles sont creusés d'une cavité au centre ; si cette cavité paraît due quelquefois à la chute des cellules pendant la préparation, il semble bien, en

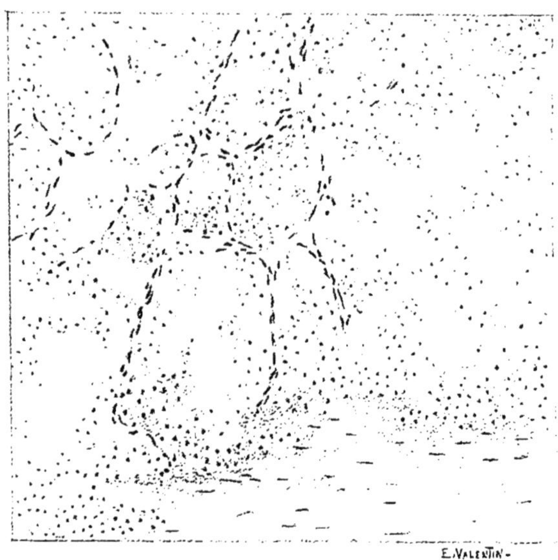

Fig. 17. — Épithélioma carcinoïde. Alvéoles épithéliaux.

d'autres points, qu'elle soit réelle ; le revêtement épithélial est en effet régulier et à une seule couche.

Cette observation est un type d'épithélioma ordinaire carcinoïde : alvéoles enveloppés d'un stroma fibreux, cellules néoplasiques polymorphes, irrégulières, tels sont les principaux caractères de ces tumeurs. Dans la zone avoisinant le rein, la tumeur est d'ordinaire limitée nettement par une capsule fibreuse. Cependant, il arrive que cette capsule manque par places et l'on voit alors côte à côte, pêle-mêle pour ainsi dire, des alvéoles cancéreux et des tubes rénaux ; on peut voir aussi dans ces cas, ainsi que nous l'avons figuré plus haut d'après

Manasse, un tube rénal se continuer directement avec une travée cancéreuse à laquelle il a donné naissance.

Il faut signaler dans ces tumeurs la présence de cavités :

Comme pour les adénomes, les cavités sont de nature différente. Assez souvent, ce sont des formations tubulaires simples qui figurent assez bien, quoique d'une façon irrégulière, des tubes urinifères ; d'autres fois ce sont de véritables kystes tapissés par une seule rangée de cellules épithéliales régulières. Il arrive

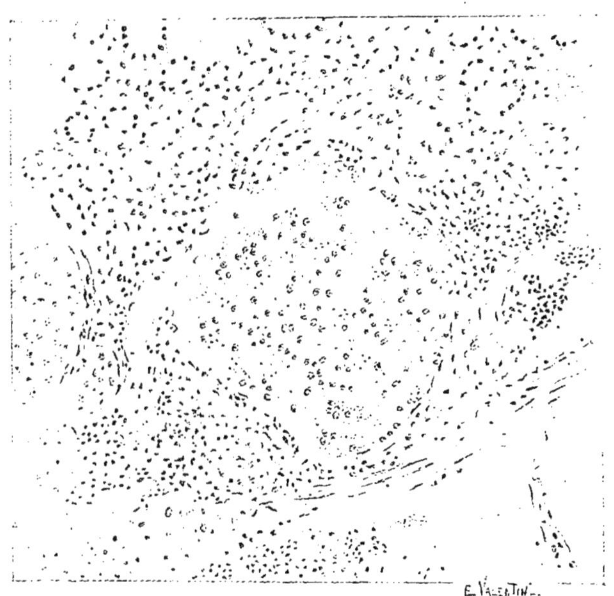

Fig. 18. — Le milieu de la figure est occupé par un noyau cancéreux dont les cellules ont été dissociées par une hémorragie.

même que l'épithélium de revêtement de ces kystes prolifère en végétations épithéliales, assez analogues à celles que nous retrouverons dans nos recherches expérimentales; ou bien la cavité résulte de la chute et de la dégénérescence des cellules, ou encore d'hémorragies produites brusquement au centre d'un noyau carcinomateux. Voici un dessin (fig. 18) représentant, à n'en pas douter, un accident de ce genre. On y voit un alvéole dans lequel les cellules cancéreuses, volumineuses, à gros noyau, nagent, pour ainsi dire, dans une masse sanguine; les cellules ont été dissociées et la cavité tout entière est limitée par le stroma fibreux. D'autres fois, il semble que ce soit l'inverse : nous voulons dire que l'on voit un noyau néoplasique développé dans une cavité recouverte d'endothélium et environné de sang : un bourgeon de la tumeur paraît donc avoir rompu la paroi d'une de ces grandes cavités sanguines qui parsèment la tumeur. Voici un dessin (fig. 19) qui reproduit assez bien ce genre de lésions.

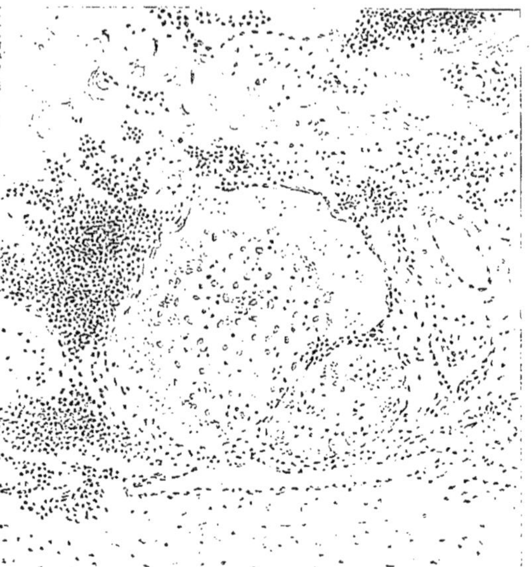

Fig. 19. — Bourgeon cancéreux développé dans une cavité sanguine.

Enfin, il n'est point rare de voir dans les coupes de tumeurs de ce genre des bourgeons inclus dans des cavités à revêtement endothélial qui sont selon toute vraisemblance des lymphatiques bourrés de cancers (fig. 20). Cela peut faire croire, dit Recklinghausen, à des canalicules urinaires, lorsque la gaine lymphatique d'un vaisseau est infiltrée de cancer. Voici une figure due à Manasse (fig. 21), plus intéressante en ce qu'elle

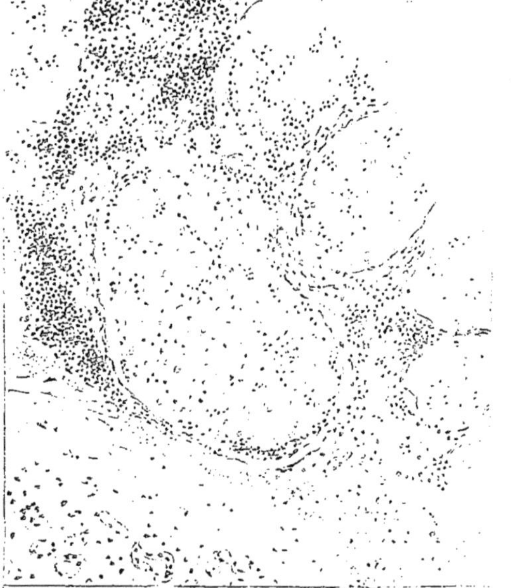

Fig. 20. — Bourgeon cancéreux développé dans une cavité lymphatique.

montre bien une gaine périvasculaire infiltrée de cancer.

On voit en somme que, en dehors de la capsule fibreuse, souvent assez épaisse, il y a dans ces tumeurs prédominance très notable de l'élément épithélial par rapport à l'élément conjonctif. C'est le cas de beaucoup le plus ordinaire; mais il n'en est pas toujours ainsi. Bien que le fait soit rare, on peut trouver dans le rein des néoplasmes qui peuvent être considérés comme de vrais squirres et se rapprochent beaucoup plus, par leur apparence microscopique, du cancer infiltré des autres organes. En voici un exemple (fig. 22) : on voit que les nodules cancéreux, formés d'un petit nombre de cellules, sont comme noyés au milieu d'un stroma fibreux très abondant. Ce néoplasme est cependant de même nature que ceux dont nous venons de parler; en effet, on

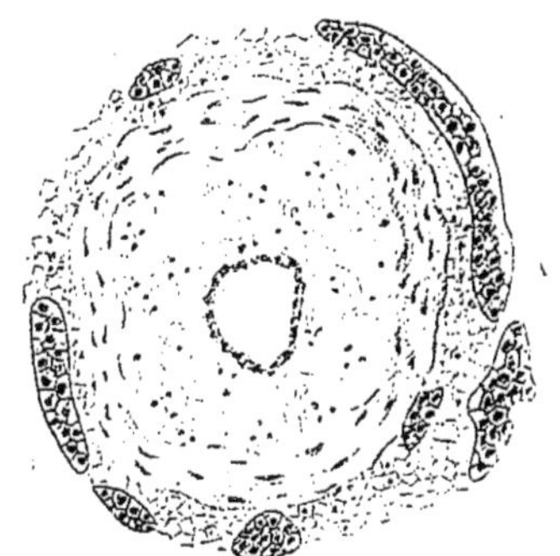

Fig. 21. — D'après Manasse. *Virchow's Arch.*, 1895, Bd 142, pl. V, fig. 5. Infiltration cancéreuse des gaines lymphatiques périartérielles.

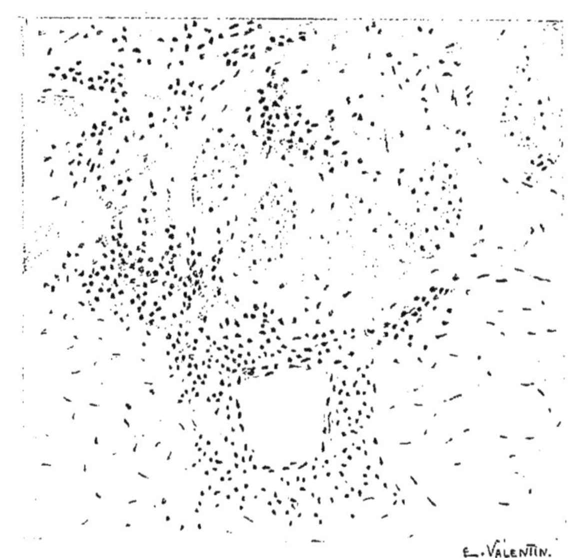

Fig. 22. — Nodules cancéreux développés dans un stroma fibreux.

y voit par endroits des formations tubulaires recouvertes d'une seule couche de cellules épithéliales, absolument nettes; nous ne les avons pas représentées parce qu'elles se trouvaient en d'autres régions de la préparation.

Le stroma de ces tumeurs est formé, nous l'avons vu, de tissu conjonctif plus ou moins fibreux; assez souvent il présente de nombreuses cellules rondes, au point qu'il peut prendre l'apparence sarcomateuse : ces tumeurs mixtes, sortes de sarcomes adénoïdes, ne sont pas rares chez l'enfant. En outre ce tissu conjonctif peut subir la dégénérescence muqueuse. Enfin, il peut être mélangé à des fibres musculaires lisses. Cela se voit surtout dans les sarcomes, et le tissu musculaire prend une telle importance qu'il s'agit alors véritablement de tumeurs mixtes, de myosarcomes. Mais on rencontre aussi ces éléments dans les tumeurs qui nous occupent actuellement. Nous les avons vues dans plusieurs de nos observations. Les fibres lisses sont assez souvent disposées en formes de sphincters autour des amas épithéliaux ou bien en zones irrégulières autour des vaisseaux; mais on en voit aussi çà et là par groupes disséminés au milieu du stroma conjonctif.

Nous n'insisterons pas plus longuement sur ces tumeurs mixtes si curieuses, nous les retrouverons en effet à la fin de cette étude et nous les isolerons en un groupe spécial auquel nous consacrerons un chapitre.

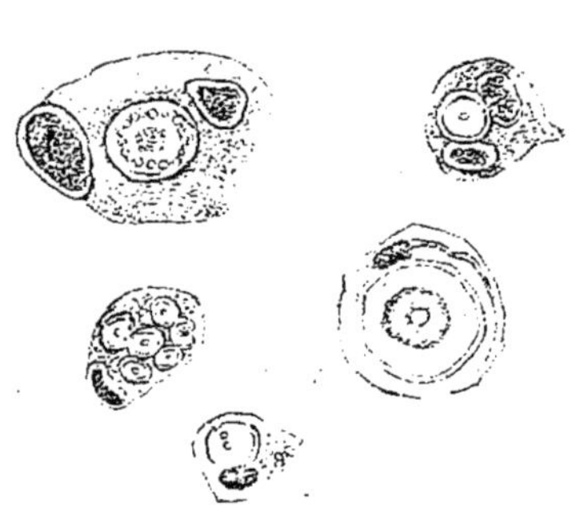

Fig. 23. — D'après Manasse. *Virchow's Arch.*, 1895, Bd 142, pl. V, fig. 4. Inclusions cellulaires.

Nous ne voulons pas terminer cette étude sans signaler les inclusions cellulaires que l'on a observées quelquefois; Manasse en donne une figure que nous reproduisons ci-contre : les inclusions, dit-il (fig. 23), ont un double contour, leur contenu est variable. Tantôt elles sont du même volume que le noyau ou même plus petites; tantôt elles sont si grosses qu'une seule remplit tout le corps cellulaire et refoule le noyau contre la paroi : ces vésicules contiennent à peu d'exceptions près, des granulations claires, brillantes, solides, ayant à peu près toujours la même grosseur ; il y en a une ou plusieurs suivant le volume de l'inclusion. Elles ont fréquemment une ordonnance régulière en cercles concentriques : le noyau de la cellule est facile à colorer et ne paraît pas avoir souffert, non plus que le corps cellulaire lui-même. Manasse ajoute que ces inclusions sont très semblables à celles que l'on observe sur le foie à coccidies chez le lapin. Mais sont-ce vraiment des coccidies ou bien des produits de dégénérescence du protoplasma ou bien encore des leucocytes ou des cellules filles ? Il ne paraît pas que la question soit encore tranchée.

2° **Epithéliomas à cellules claires.** — Ce sont des tumeurs malignes présentant la structure alvéolaire et les cellules claires dont nous avons déjà parlé plusieurs fois. Rappelons que ce sont des cellules infiltrées de graisse, dans lesquelles la matière graisseuse a disparu par le fait de la préparation. Ces tumeurs sont très fréquentes. En voici un exemple bien net (fig. 24). On voit que la tumeur est très nettement limitée du côté du parenchyme rénal. Le tissu conjonctif forme des alvéoles plus ou moins larges, et de ses travées partent des trabécules conjonctives beaucoup plus fines qui cloisonnent les alvéoles principaux ; tout autour la substance rénale est sclérosée ; on n'y reconnaît plus bien nettement que des glomérules eux-mêmes aplatis et comprimés ; à un plus fort grossissement, on voit que les noyaux néoplasiques sont composés de cellules à gros noyaux, à protoplasma abondant et clair, semblables à celles que nous avons décrites dans certains adénomes.

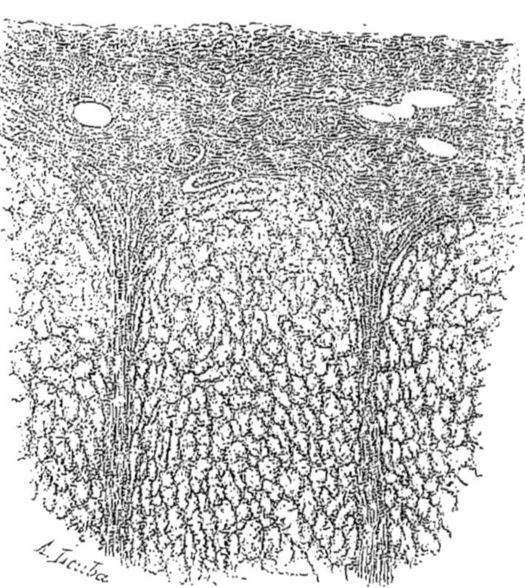

Fig. 24. — D'après Albarran. *Ann. gén. ur.*, 1897. Épithélioma à cellules claires.

On trouve dans les tumeurs de ce genre, plus fréquemment que dans celles du groupe précédent, des formations cavitaires, et même glanduliformes. Il arrive quelquefois que ces cavités paraissent dues à la fonte ou à la régression des cellules qui les remplissaient, mais fréquemment aussi, on voit bien que ce sont des cavités réelles, souvent pleines de sang, car les noyaux hémorragiques sont particulièrement fréquents dans cette forme. On voit alors une très fine travée conjonctive, renfermant parfois un capillaire recouvert sur chacune de ses faces d'une seule couche de belles cellules volumineuses, claires, à noyau

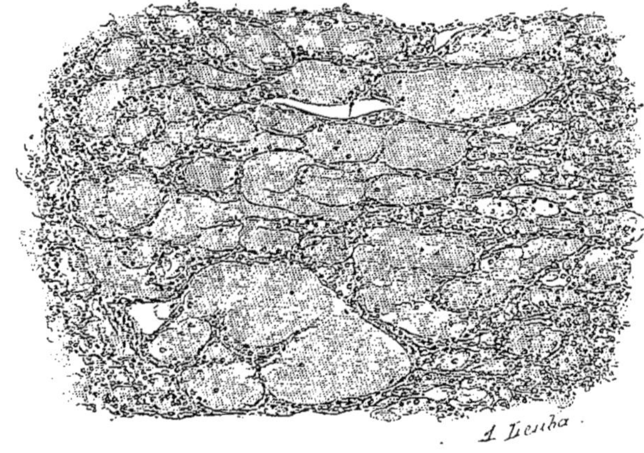

Fig. 25. — Alvéoles d'un épithélioma à cellules claires remplies de sang. D'après Albarran.

rejeté ordinairement vers le centre de la cavité. Au milieu même du caillot, on voit pénétrer une papille avec ou sans prolongements secondaires et présentant la même structure. Il semble que l'on ait affaire à ces adénomes décrits par Sabourin et dans lesquels les cellules infiltrées de graisse sont disposées, suivant son expression, en chapelet[1]. C'est tout à fait l'aspect d'un adénome papillaire. Seulement, à côté de ces formations fines, élégantes et précises, on aperçoit en faisant mouvoir la préparation d'autres noyaux alvéolaires, bourrés de cellules

1. Sudeck a montré que ces papilles ne sont quelquefois que des artifices de préparation; ce sont de véritables cloisons insérées par leurs deux extrémités sur les parois de l'alvéole et coupées suivant certaines directions. Il n'est point douteux cependant qu'il n'existe dans ces tumeurs de véritables papilles.

semblables aux précédentes et constituant la partie solide de la tumeur.

Si maintenant l'on veut bien comparer ces images papillaires aux alvéoles que nous avons décrits précédemment et qui se font remarquer par ces fines travées conjonctives se détachant sans intermédiaires de l'épaisse capsule fibreuse périnéoplasique, il est impossible de ne pas être frappé par leurs analogies.

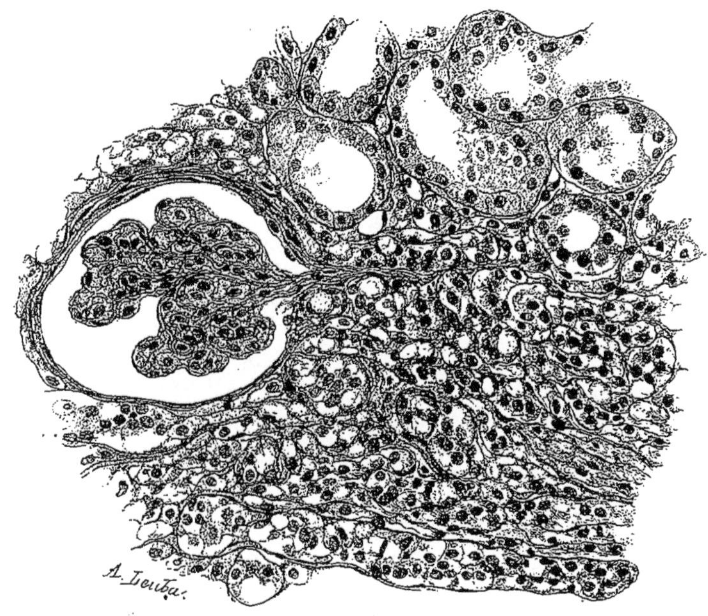

Fig. 26. — D'après Albarran. *Ann. gén. ur.*, 1897. Épithélioma alvéolaire au niveau de la zone d'envahissement du rein dans un point où la capsule manque.

Dans ces dernières en effet, on voit des points où les cellules épithéliales sont enfermées en colonnes doubles, entre deux travées conjonctives et l'on peut se demander vraiment si, comme nous l'avons vu pour les adénomes, les noyaux alvéolaires ne résultent pas simplement de la confluence des papilles comprimées les unes contre les autres ou plus simplement si ces noyaux d'apparence pleine ne sont pas le résultat de la confluence côte à côte de multiples petites cavités dont la lumière n'est pas révélée par le contenu sanguin, comme c'est le cas dans les points indiqués plus haut.

Voici une préparation dans laquelle on voit plusieurs de ces formations papillaires (fig. 27) : elles proviennent d'une énorme tumeur rénale opérée en 1896, et maligne à n'en point douter, la tumeur ne put être extirpée et le malade mourut quelques semaines après l'opération. Voici, à côté, emprunté à la même préparation et à un plus fort grossissement, un point appartenant à un noyau en apparence plein au premier examen (fig. 28). On y voit bien des cavités régulières très peu volumi-

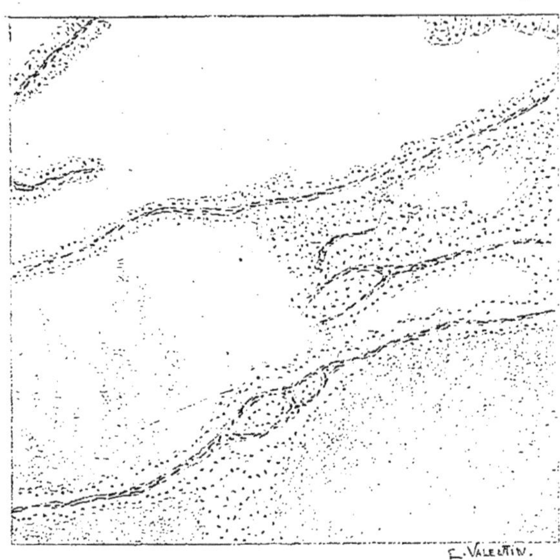

Fig. 27. — Épithélioma à cellules claires avec papilles et cavités kystiques.

neuses dont quelques-unes nous semblent n'exister plus que virtuellement. Ce second dessin vient à l'appui des idées que nous venons d'exprimer sur la constitution des nodules cancéreux.

Nous appellerons l'attention, en terminant ce qui a trait à l'épithélioma à cellules claires, sur un détail dont on reconnaîtra plus tard l'intérêt. Il existe des épithéliomas du rein dans lesquels le stroma fibreux épais est réduit à son minimum et la masse de la tumeur paraît alors constituée par de grosses cellules claires enfermées dans de minuscules alvéoles ne comprenant pas plus de 3 ou 4 cellules. Il n'existe plus, comme stroma, que des fibrilles conjonctives extrêmement fines et très nombreuses à la fois. Il arrive même que ces menues travées conjonctives sont remplacées par de fins vaisseaux, qui finissent

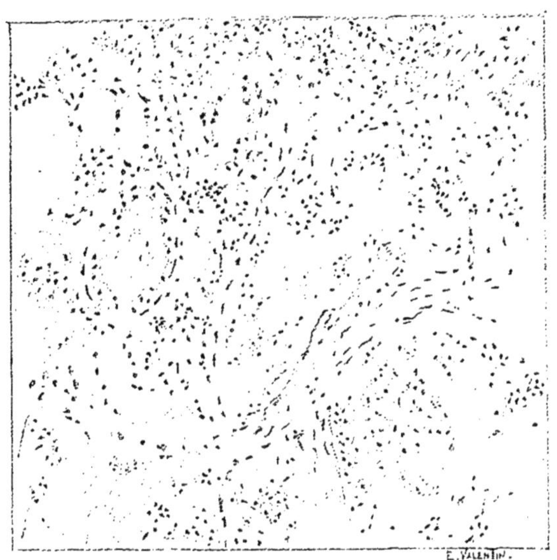

Fig. 28.
Représentant à un fort grossissement un noyau cancéreux en apparence plein et montrant les nombreuses cavités qui le parsèment.

par paraître réduits à leur endothélium. Nous ferons appel à ces notions lorsque nous étudierons les angiosarcomes.

IV. — LIPOMES ET PSEUDOLIPOMES

Considérations générales. — Il est indispensable d'avoir ici une bonne définition. « On comprend sous le nom de lipome, dit Virchow, une tumeur formée de tissu adipeux : elle renferme une graisse de consistance liquide, oléagineuse, contenue dans de véritables cellules avec membrane et noyau, qui sont en général identiques avec les cellules du tissu adipeux ordinaire, mais sont d'ordinaire notablement plus grandes que les cellules du tissu adipeux voisin.... Ces productions sont d'ordinaire simplement hyperplasiques. Mais il s'en développe quelquefois de semblables aussi dans les endroits où l'on ne peut admettre comme préexistant ni le tissu graisseux, ni un tissu disposé à se charger de graisse : ce sont par conséquent des formes hétéroplasiques... il se fait d'abord une prolifération des cellules dans le tissu connectif et les petits amas de cellules nouvellement formées se transforment en un lobule de tissu adipeux par l'accumulation de graisse dans l'intérieur des cellules. » (*Pathologie des tumeurs*, t. I, p. 363 et 382, édition française.)

Il existe donc des lipomes hyperplasiques et hétéroplasiques formés de tissu graisseux; mais prenons par exemple un fragment de capsule surrénale : il a subi, comme cela arrive souvent, une transformation graisseuse; chaque cellule est infiltrée de graisse. Sera-t-il possible de la différencier d'un vrai lipome? Oui, à la condition de noter avec soin les particularités de structure, la disposition spéciale des cellules en série, la répartition de la graisse en gouttelettes de volume très variable, les unes très grosses, les autres très petites, ce qui ne se produit pas, en général, dans le lipome. Mais prenons alors un adénome alvéolaire; supposons que ses cellules aient subi la dégénérescence graisseuse; le fait est possible, nous l'avons vu; aurons-nous des caractères distinctifs pour le séparer de la forme précédente? Le problème devient ici beaucoup plus difficile, si bien qu'il est souvent insoluble dans la pratique.

Voici donc trois types de tumeurs : le lipome, le noyau surrénal aberrant, l'adénome alvéolaire auxquels on pourrait joindre la dégénérescence adipeuse circonscrite du tissu rénal : le diagnostic différentiel en est bien difficile; est-il donc légitime de les conserver à titre de types différents? Nous le pensons pour les raisons suivantes et nous reviendrons du reste plus tard sur toutes ces questions. D'abord le lipome vrai est assez nettement isolable des autres variétés : nous en avons vu les caractères : ils sont assez nets pour lui mériter une place à part. Le noyau capsulaire aberrant en dégénérescence graisseuse nous paraît aussi exister réellement : les travaux de Grawitz et de ses élèves, ceux des anatomo-pathologistes qui avaient déjà signalé ces germes aberrants ont établi leur existence : en outre l'un de nous a pu greffer véritablement des capsules surrénales en plein tissu rénal. Il a ainsi obtenu la production d'une tumeur graisseuse, assez semblable à celles que l'on rattache aux inclusions spontanées des capsules surrénales ; les résultats expérimentaux confirment trop nettement les idées de Grawitz sur ce point spécial pour qu'il soit possible de nier l'existence de ces néoplasmes. Enfin pour les adénomes alvéolaires en dégénérescence graisseuse, leur réalité résulte bien évidemment des travaux de Sabourin, etc. ; quant à ce qui concerne les pseudolipomes résultant d'une dégénérescence circonscrite du tissu rénal, nous renvoyons pour leur étude à l'article de Ulrich que nous analyserons plus tard.

Nous croyons donc à l'existence réelle de ces trois variétés de tumeurs : l'étude de l'adénome ayant été faite en son temps, nous nous bornerons ici à celle des lipomes et des pseudolipomes ou hypernéphromes.

A. — LIPOMES

Les lipomes vrais du rein sont des tumeurs très rares. Les observations n'en sont pas nombreuses ; encore est-il nécessaire de remarquer que des confusions ont été fréquemment faites.

Des observations avaient été publiées autrefois par Rayer, Houël, Robin. Lacrampe-Loustau a consacré en 1881 aux lipomes du rein, ou plutôt à l'adipose du rein, une bonne thèse inaugurale. Depuis, le nombre des observations s'est accru quelque peu. Alsberg, Selter, Bartsch, d'autres encore ont publié des faits intéressants. La question n'est cependant pas entièrement résolue, surtout en ce qui concerne la pathogénie de ces curieuses tumeurs, comme on le verra plus loin.

1° **Étude macroscopique.** — Il existe diverses variétés de lipomes néphrétiques qui ne sont pas toutes également légitimes. Il est d'usage en effet, depuis Robin, Lacrampe-Loustau, etc., de les diviser en périnéphrétiques et intranéphrétiques. Or, lorsqu'on veut bien lire les observations, on ne tarde pas à se rendre compte que la première variété ne mérite pas d'entrer dans le cadre des néoplasmes : on voit, en effet, dans ce cas que presque toujours la substance rénale paraît très diminuée de volume, parfois presque disparue et ordinairement, dans le bassinet, plus ou moins altéré, on trouve un ou plusieurs calculs. Il est naturel, dans ces conditions, de rattacher les productions qui entourent le rein à la périnéphrite fibrolipomateuse, c'est-à-dire à un processus inflammatoire, et non à un processus néoplasique. Nous ne décrirons donc pas cette forme.

Il est encore une autre lésion que nous ne pouvons ranger dans la catégorie des lipomes : c'est ce qu'on a appelé la substitution graisseuse ou la transformation graisseuse des reins ; il s'agit ici d'une lésion dégénérative, souvent bilatérale et qui n'a rien à voir avec les tumeurs qui nous occupent.

Restent donc les lipomes vrais, amas graisseux plus ou moins volumineux, que l'on rencontre quelquefois dans la masse rénale, de préférence au voisinage de la capsule.

Ils sont très rares. Müller, sur 250 autopsies pratiquées à l'Institut pathologique de Rostock, ne les a rencontrés que 5 fois : encore cette proportion nous paraît-elle notablement exagérée, eu égard au petit nombre de faits que l'on trouve dans la littérature. Grawitz n'en a observé qu'un seul cas. Virchow en a vu un autre dont il donne la succincte description suivante, accompagnée d'un dessin macroscopique.

« ... Ainsi se produisent des noyaux graisseux du volume d'une cerise dans les reins, notamment dans la partie corticale. Ils consistent en un tissu graisseux parfaitement développé, modérément vascularisé, parfois lobulé. Ils siègent d'ordinaire dans la substance rénale même, juste au-dessous de l'albuginée et non en dehors de celle-ci, comme les grosses masses de graisse périrénales de la polysarcie. Ce tissu adipeux siège dans le parenchyme proprement dit et s'est développé aux dépens du tissu conjonctif interstitiel, de manière à former une tumeur lâche et molle qui remplace une partie du parenchyme. »

Dans le cas observé par Robin, la tumeur avait le volume d'un œuf ; elle occupait la partie supérieure du rein et était située sous la capsule fibreuse ; elle était molle, pulpeuse, friable et s'écrasait à la pression ; elle était d'un jaune grisâtre, tirant sur le rouge, ce qui tenait à ce qu'elle était parcourue par un grand nombre de vaisseaux ; elle différait donc de la substance rénale et par sa consistance et par sa coloration.

Le cas d'Houël se rapporte à de petits lipomes multiples : on trouvait que, par places, la substance corticale et la substance tubuleuse étaient envahies par des dépôts graisseux multiples qui les avaient détruits.

L'observation d'Alsberg est encore plus curieuse. La tumeur, enlevée par néphrectomie, avait le volume de la tête d'un nouveau-né : elle était formée de lipomes multiples purs, dans l'intervalle desquels le rein était sain.

Selter décrit à la surface du rein un grand nombre de petites tumeurs blanches avec quelquefois une ecchymose au centre; à gauche la plus grosse n'a que 5 millimètres de diamètre, tandis qu'à droite, elle atteint le volume d'une noix. A la coupe, ces tumeurs sont molles, se déchirent facilement et s'énucléent avec peine; elles sont nettement limitées et ont une coloration plus claire que le rein. Elles sont plus nombreuses à la partie supérieure de chaque rein.

L'observation rapportée par Bartsch est assez analogue.

Ces cas et quelques autres semblables permettent de se faire une idée générale des vrais lipomes.

Ils sont souvent bilatéraux, envahissant les deux reins et cette circonstance est à noter, car nous l'utiliserons au point de vue pathogénique. Généralement, ils sont petits, acquérant au plus le volume d'une cerise, mais ils peuvent dépasser notablement ces dimensions. Dans le cas de Bartsch, la tumeur formait avec le rein une masse de 25 centimètres de long, sur 19 centimètres de large et 12 centimètres d'épaisseur, qui pesait 2250 grammes. Ils peuvent être uniques, mais sont assez souvent multiples si bien que leur volume total peut égaler, comme dans le cas d'Alsberg, celui d'une tête d'enfant. Ils occupent d'ordinaire la substance corticale, mais on peut les rencontrer aussi dans la médullaire. Leur siège, généralement superficiel, explique qu'ils apparaissent comme des renflements saillants à la surface des reins. Ils sont arrondis ou légèrement lobulés, d'un blanc jaunâtre; mais cette dernière teinte peut faire place à une coloration plus ou moins rosée du fait de la présence d'un assez grand nombre de vaisseaux. Au point de vue macroscopique, ils ne se comportent, en aucune façon, comme une tumeur maligne; nettement circonscrits, ils se bornent à repousser les éléments du rein mais ne tendent pas à les englober et à les détruire. Ceci explique que les lipomes du rein soient d'ordinaire méconnus. Lorsqu'on constate leur présence pendant la vie, c'est que le volume total de toutes les petites tumeurs agglomérées, est devenu assez considérable pour être appréciable cliniquement. Ils ont pu aussi déterminer des troubles de compression, des phénomènes douloureux et même, comme dans un cas de Warthin rapporté par Kelynack, des complications pendant l'accouchement. Aussi s'explique-t-on que l'on soit intervenu quelquefois par la néphrectomie.

L'observation de Warthin (fig. 29) que nous venons de citer est si remarquable que nous croyons devoir la résumer :

Femme de trente et un ans ayant toujours été bien réglée. Trois accouchements normaux; le quatrième accouchement dut être fait avec des instruments à cause de l'obstruction déterminée par une grosse tumeur abdominale dont on s'aperçut alors pour la première fois. Deux nouvelles grossesses survinrent ensuite et le médecin, craignant des complications, provoqua l'avortement dans toutes deux. Après le deuxième avortement, on constata que la tumeur, très douloureuse au palper, venait du côté gauche, et qu'elle se fixait vers la ligne médiane : elle formait une masse du volume d'une tête d'enfant, qui du côté gauche penchait dans l'excavation pelvienne. — Laparotomie : on constata que la tumeur était rétro-péritonéale, se continuait avec l'uretère élargi, et qu'elle était formée par le rein. — Néphrectomie. Guérison. — La tumeur qui pesait 2 livres avait 14 pouces de longueur, 8 de largeur et 6 d'épaisseur. Extérieurement elle offrait l'apparence d'un rein dilaté et kystique avec quelques élévations nodulaires. En ouvrant

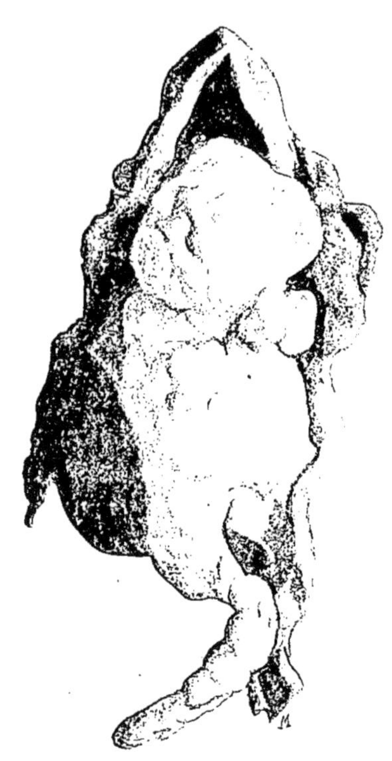

Fig. 29. — Lipome du rein. Cas de Warthin.

l'uretère et le sac kystique, on trouva une tumeur jaune qui remplissait le bassinet et les calices dilatés, et qui se prolongeait dans l'intérieur de l'uretère par un bourgeon cylindrique de 6 pouces de longueur et de 1 pouce de diamètre. La tumeur n'adhérait nulle part aux parois de l'uretère, ni à celles du bassinet et pouvait être séparée de la poche kystique, qui représentait le rein, sauf au niveau de sa partie inférieure et postérieure; à ce niveau la tumeur se confondait avec le rein atrophié. Toute la partie de la tumeur qui avait pénétré dans le bassinet et l'uretère était recouverte d'une couche épithéliale, représentant l'épithélium de la muqueuse refoulée du bassinet. Entre la tumeur et la capsule du rein existait une zone de parenchyme rénal atrophié; aussi l'auteur n'admet pas que la tumeur soit d'origine capsulaire; d'après lui le néoplasme a pris naissance dans l'intérieur du parenchyme rénal. L'examen microscopique démontra l'existence d'un lipome contenant quelques parties fibreuses et des points ramollis pseudokystiques.

2° **Étude microscopique.** — L'étude microscopique des lipomes du rein ne présente rien de particulièrement intéressant. Il s'agit de tissu graisseux simple; la matière adipeuse est renfermée dans de grosses cellules qui possèdent d'autre part une membrane et un noyau. L'ensemble de ces cellules est enfermé dans un réseau conjonctif plus ou moins dense. On peut trouver aussi dans les préparations, des cristaux d'acides gras. Il n'est pas rare du reste que les diverses parties de la tumeur présentent à ce point de vue une structure différente, qui se manifeste macroscopiquement par des variations de consistance et de coloration. Les parties jaunâtres et peu consistantes renferment presque exclusivement des cellules graisseuses; les parties au contraire qui sont blanchâtres, ou même rosées et résistantes, renferment une forte proportion de tissu conjonctif, et ressemblent plus ou moins au tissu cellulaire sous-cutané. Les vaisseaux s'y rencontrent toujours, quelquefois en grand nombre et assez volumineux. Il n'existe pas toujours de capsule circonscrivant la tumeur, mais elle se montre ordinairement sous la forme d'une bande de tissu conjonctif plus ou moins épaisse. Enfin il arrive que les systèmes urinaires voisins soient plus ou moins fortement comprimés par l'accroissement de la tumeur et même détruits; on a même vu des tubes contournés enfermés en quelque sorte dans la masse néoplasique et détruits par elle; le fait a été observé par Beneke; mais il est rare et il s'agit d'ordinaire de compression et non d'envahissement par infiltration intercanaliculaire; ajoutons encore que ces néoplasmes ne renferment pas de glycogène.

Telle est la structure générale de ces tumeurs lorsqu'elle n'est compliquée par la présence d'aucun autre tissu. Mais il n'en est pas toujours ainsi. On peut rencontrer encore bien d'autres éléments dans les lipomes vrais du rein et les tissus qui prennent part à leur constitution, en modifient profondément l'aspect et surtout la signification, rapprochant ces néoplasmes tantôt du groupe des strumes ou hypernéphromes, tantôt de celui de tumeurs mixtes ou adénosarcomes. C'est ainsi, par exemple, que Horn rapporte un cas dans lequel un noyau intranéphrétique était formé pour une moitié de cellules adipeuses et pour l'autre moitié d'un tissu absolument analogue à celui de la capsule surrénale. Dans l'observation d'Alsberg, où l'on trouva de nombreuses tumeurs graisseuses, l'examen microscopique montra que l'une d'elles était un noyau capsulaire aberrant. Grawitz, d'autre part a publié un fait très analogue, qui sera rappelé plus loin. Voici donc un ensemble de faits qui semblent établir une transition entre le lipome et le pseudolipome d'origine capsulaire. Cependant la structure de ces tumeurs est trop semblable à celle du lipome pur pour que l'on puisse les rattacher uniquement à un noyau surrénal aberrant; nous verrons plus loin comment ont été utilisés ces faits.

Dans d'autres observations on voit, à côté de cellules adipeuses, évoluer un tissu conjonctif à éléments fusocellulaires qui rappelle le sarcome. Il existe, en effet, véritablement des liposarcomes. Il est permis de voir là du reste un simple degré d'évolution du tissu conjonctif qui existe dans tout lipome; on peut même voir ces cellules affecter la disposition périvasculaire, qui rapproche ces tumeurs des angiosarcomes. D'autres fois encore, le tissu conjonctif affecte la disposition du tissu muqueux.

Mais il est d'autres faits plus curieux. On a trouvé, en effet, dans ces tumeurs, et le fait n'est nullement rare, des fibres musculaires et particulièrement des fibres lisses. Il en était ainsi dans un cas de Busse; dans l'observation de Bartsch, il est dit que le tissu graisseux avoisine des noyaux formés de fibres musculaires lisses typiques. Ces fibres, extrêmement nombreuses, se coupent suivant différentes directions; mais elles affectent principalement une disposition circulaire autour des gros vaisseaux : il existe des points où la coupe ne montre que des vaisseaux et des cellules musculaires à l'exclusion de toute cellule graisseuse.

Voici donc un ensemble de faits pour lesquels la présence d'un tissu habituellement étranger aux lipomes établit une analogie avec les tumeurs mixtes que nous avons déjà signalées. Il est à remarquer cependant que, pour ces dernières, on a trouvé toutes sortes de tissus, y compris les fibres musculaires striées, tandis que dans le lipome, on n'a trouvé que des fibres lisses. Cette distinction a bien son importance, ainsi que nous le verrons.

5° **Étude pathogénique.** — Quel est le mode de développement de ces tumeurs? Il est excessivement difficile de le dire, et l'on ne peut guère que discuter des hypothèses. On a vu l'opinion de Virchow : pour lui, il s'agit de lipomes hétéroplasiques, c'est-à-dire que le tissu conjonctif du rein, qui, normalement, ne fournit pas de graisse, pourrait en produire dans des circonstances indéterminées. C'est assurément l'opinion la plus acceptable et celle qui s'impose le plus à l'esprit lorsqu'il s'agit de lipomes purs sans participation d'éléments étrangers, mais il y en a d'autres. Nous ne parlons pas de ces lipomes dus à la dégénérescence du tissu rénal, étudiés par Ulrich : il est entendu qu'ils sont en dehors de notre étude; mais on a soutenu aussi la théorie de la congénitalité et cette théorie elle-même a varié dans sa forme. De la coexistence, constatée quelquefois, de lipomes avec les noyaux capsulaires aberrants, on a conclu que les premiers provenaient des seconds. C'est fort possible et nous serions d'autant plus disposés à admettre cette hypothèse que nous décrivons plus loin des pseudolipomes de cette origine. Nous verrons cependant que ces pseudolipomes présentent des caractéristiques assez nettes qui permettent de les distinguer des lipomes vrais. Or, il n'en est pas ainsi des tumeurs dont nous nous occupons : ce sont bien, et de l'avis de tous, de vrais lipomes; nous ne pensons donc pas qu'il y ait lieu de les considérer comme des produits de transformation des noyaux capsulaires aberrants.

De même, la présence des fibres musculaires lisses au milieu du tissu adipeux a fait songer aux tumeurs mixtes ou adénosarcomes. Mais l'on sait que ces dernières sont des tumeurs malignes et l'on sait surtout, au point de vue histologique, que les tissus qui entrent dans leur composition sont extrêmement nombreux : il ne semble y avoir là en réalité qu'une analogie apparente.

Tout compte fait, on en arrive à se demander si le lipome vrai ne pourrait provenir de la capsule graisseuse du rein; c'est là du reste l'opinion de Grawitz, qui nous l'exprimait récemment dans une lettre particulière. On sait en effet que, chez l'embryon, il existe des sillons profonds qui segmentent la surface du rein. On peut parfaitement admettre que, lorsque les sillons se ferment, une portion de capsule graisseuse demeure pincée en quelque sorte entre deux lobes rénaux, de même qu'un morceau de tégument externe est pincé entre deux bourgeons de la face par exemple : dans ce dernier cas, il se produit une inclusion qui peut aboutir au développement d'un kyste dermoïde; dans le premier, l'inclusion sera le premier stade d'un lipome qui pourra prendre plus tard son développement. On peut concevoir encore que l'un des fragments de capsule surrénale inclus dans le rein ait emmené avec lui une partie de la capsule adipeuse, et cela expliquerait la coexistence du lipome et du noyau capsulaire. De quelque façon qu'on la comprenne, la théorie congénitale que nous venons de formuler permet donc d'expliquer la présence des tissus étrangers, tissus que l'on trouve fréquemment dans les lipomes. C'est donc à elle que nous nous rattacherons.

B. — HYPERNÉPHROMES OU TUMEURS DE GRAWITZ OU PSEUDOLIPOMES

Considérations générales. — Après avoir étudié les cas indiqués comme lipomes du rein, Grawitz, en 1883, conclut que nombre d'entre eux n'étaient pas formés de tissu graisseux. Il isola donc du groupe des lipomes, certaines tumeurs confondues jusqu'alors avec eux, mais dont la structure intime était différente; c'est donc avec les tumeurs graisseuses que les néoplasmes de Grawitz pouvaient être confondus ; il ne pensait pas que la même confusion pût s'établir avec les adénomes : c'est pour cette raison qu'il les appela d'abord pseudolipomes, *sogenannte Lipome*. C'est pour marquer ce fait originel que nous avons tenu à conserver cette dénomination qui ne préjuge rien sur la nature de ces tumeurs et qui précisément pour cette raison mérite à notre avis d'être conservée provisoirement. Mais Grawitz lui-même, comparant ces tumeurs aux hypertrophies de la capsule surrénale que Virchow avait décrites sous le nom de strumes surrénales, et se basant d'autre part sur les idées pathogéniques qu'il voulait établir, ne tarda pas à substituer à ce nom celui de *strumæ lipomatodes aberratæ renis* ou strumes du rein. Puis on généralisa ces notions et l'on fut bientôt amené à attribuer la même origine surrénale à certaines tumeurs malignes; il en résulta naturellement qu'on donna à ces néoplasmes le nom qu'avait proposé Grawitz. Et la conséquence fut que ce même nom couvrit des tumeurs extrêmement différentes : il s'étendit de l'inoffensif lipome au carcinome susceptible de métastases. Ceci ne contribue pas peu à obscurcir une question déjà très confuse par elle-même. Serait-il rationnel, en effet, de désigner du même nom les adénomes et les carcinomes parce qu'ils ont l'un et l'autre une origine épithéliale, les fibromes et les sarcomes sous prétexte qu'ils prennent l'un et l'autre naissance dans le tissu conjonctif? Pour éviter toute confusion, nous distinguerons les hypernéphromes bénins ou pseudolipomes, primitivement décrits par Grawitz, et les hypernéphromes malins.

Ajoutons que, pour le moment, il n'est pas question du mode de développement de ces tumeurs; nous ne nous occuperons que de leurs caractères objectifs. Conformément à la règle que nous nous sommes tracée, nous commencerons par donner un type net de pseudolipome, et nous l'emprunterons naturellement au travail de Grawitz.

Voici une observation empruntée à son premier travail, qui, dit-il, est bien propre à caractériser le pseudolipome. C'est une tumeur trouvée à l'autopsie et sans symptômes cliniques. Le rein droit paraît triplé de volume et la moitié

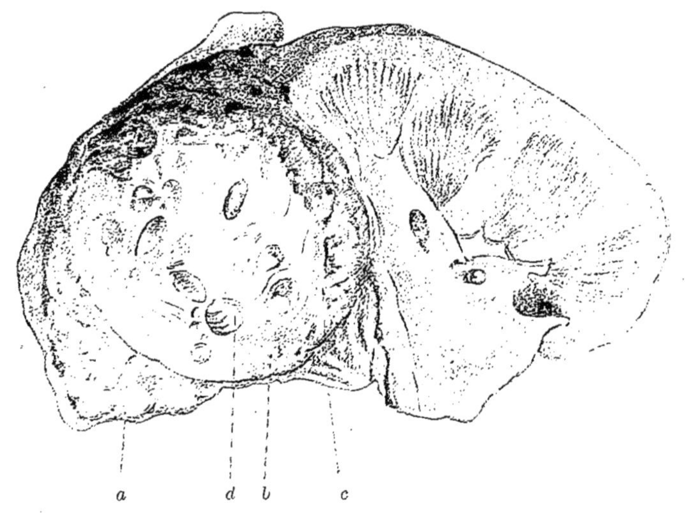

Fig. 50. — D'après Grawitz. *Virchow's Arch.*, 1883, Bd 93, pl. II, fig. 1. Pseudolipome.— *a*) Zone supérieure. *b*) Zone centrale jaunâtre, avec kystes *d*. *c*) Zone limite de la tumeur avec dégénérescence amyloïde très prononcée des vaisseaux.

supérieure de l'organe est transformée en tumeur nettement séparée de la moitié inférieure. On y distingue à la coupe trois parties : Une partie (*a*) est de consistance molle, blanche par places, rosée en d'autres; une autre partie (*b*) est par endroits, jaunâtre et vitreuse, en d'autres points d'un jaune soufre; on y trouve de petites formations kystiques. La troisième partie (*c*) est sèche; elle est rougeâtre, avec des points plus foncés.

L'examen microscopique donna les résultats suivants : la partie *a*, montra à l'examen extemporané des images qui rappellent une tumeur graisseuse. A un plus fort grossissement, on y vit de grosses gouttes graisseuses parmi lesquelles on ne trouvait pas trace de cellules, et çà et là, des vaisseaux entourés d'un tissu conjonctif dans lequel on trouvait des cellules fusiformes remplies de petites gouttes graisseuses. Mais après extraction de la graisse on vit un aspect bien différent : c'était un tissu glandulaire formé de cellules assez grosses, arrondies ou plus ou moins aplaties en séries régulières. Entre elles, on voyait un tissu conjonctif abondant et peu vasculaire.

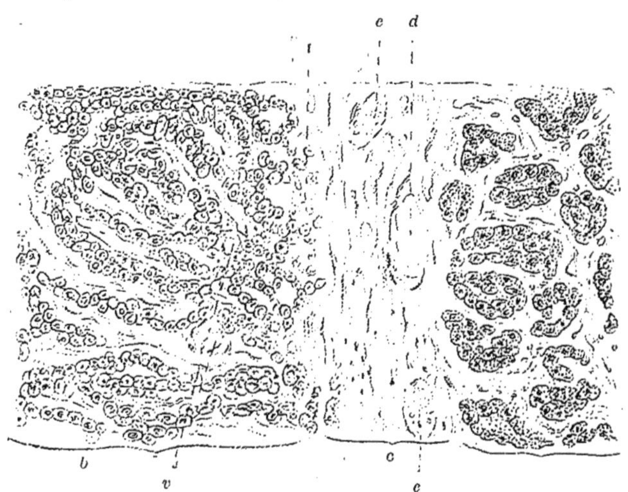

Fig. 31. — D'après Grawitz. *Virchow's Arch.*, 1885, Bd 95, pl. III, fig. 6. Pseudolipome. Coupe de la tumeur de la figure précédente à la limite du tissu rénal. — *a*) Cordons cellulaires glanduliformes après extraction de la graisse. *b*) Tissu rénal. *c*) Capsule de la tumeur. *d*) Vaisseaux de la capsule. *e*) Glomérules atrophiés et fibreux. *v*) Vaisseaux de la tumeur en dégénérescence amyloïde.

Dans la partie *b*, le tissu conjonctif était plus abondant et renfermait aussi des cellules fusiformes remplies de graisse. Dans la région jaune soufre, l'apparence était la même que dans la partie *a* : analogue à un lipome à l'examen extemporané, glanduliforme après disparition de la graisse; seulement les cellules n'étaient plus en séries mais en groupes. Les formations kystiques résultaient d'un tissu œdémateux à larges mailles analogues au tissu muqueux.

Enfin la partie *c* était formée aussi de tissu glandulaire; seulement elle était très riche en vaisseaux et les parois de ces vaisseaux présentaient la réaction amyloïde.

Il y avait une capsule très nette entre la tumeur et le rein; elle provenait du tissu conjonctif du rein et enveloppait des glomérules plus ou moins fibreux. Du côté du rein, on voyait des tubes urinifères dont l'épithélium avait subi diverses altérations, mais qui n'entraient jamais en relation avec les cellules de la tumeur.

A cette observation empruntée au travail primitif de Grawitz, nous voulons en joindre une autre plus nette encore, bien que non accompagnée d'un dessin; nous l'empruntons au travail d'Ambrosius (Th. Marburg, 1891, p. 20).

On trouve, à l'extrémité du rein, une tumeur du volume d'une noix, demi-sphérique, recouverte par la capsule fibreuse; à la coupe elle a un aspect gris rouge, de consistance molle : elle renferme quelques vaisseaux; elle est séparée du rein par une capsule épaisse de un demi-millimètre.

Au microscope, la capsule apparaît formée de tissu fibreux renfermant des canalicules urinifères comprimés et des glomérules.

La tumeur est formée d'un stroma sillonné de vaisseaux et entourant des amas cellulaires; il renferme de petites cellules fusiformes et étoilées. Le tissu conjonctif est surtout abondant dans les parties centrales. En dehors de cette région, le stroma est plus rare et à mesure qu'on se rapproche de la périphérie, il forme des travées limitant des alvéoles pleins de cellules. Dans la zone périphérique elle-même, on ne trouve plus qu'un réseau capillaire dont les mailles ordinairement arrondies renferment des cellules. Les artères se trouvent sous la capsule, tandis qu'au centre on aperçoit de grosses veines.

Les cellules enfermées dans le stroma sont en général polygonales, se rapprochant du type cubique; le noyau, rond, quelquefois vésiculeux, se trouve au centre de la cellule; on voit de grosses cellules qui ont jusqu'à 40 μ de longueur, quelques-unes renferment des vacuoles. Ces éléments épithélioïdes se rapprochent des cellules hépatiques et de celles de la capsule surrénale. Les cellules sont les unes isolées, les autres en groupes dans le stroma; il n'existe pas entre elles de substance intercellulaire.

Les alvéoles sont petits et arrondis dans le voisinage du

rein; ils sont plus gros au milieu de la tumeur et l'on voit souvent de longues traînées renfermant un ou deux rangs de cellules. Les vaisseaux sont très rapprochés des cellules et il est souvent difficile d'apprécier la séparation entre ces dernières et les globules rouges. Par endroits, il semble même que le sang soit contenu dans des cavités tapissées par les

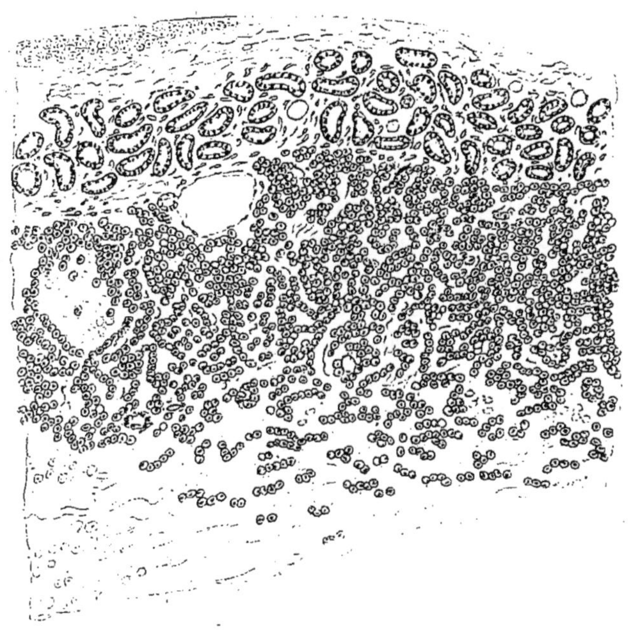

Fig. 32. — D'après Horn. *Virchow's Arch.*, Bd 126, pl. X, fig. 3. Pseudolipome. Limite du rein et de la tumeur.

cellules de la tumeur. Il en résulte que les coupes sont chargées de pigment.

En somme, l'aspect polygonal, finement granuleux des cellules dépourvues de membrane d'enveloppe, l'arrangement des éléments cellulaires en alvéoles ronds à la périphérie et longs au centre, la disposition des vaisseaux, artères à l'extérieur, veines à l'intérieur, tout cela rappelle bien la capsule surrénale.

Nous avons tenu à donner d'abord ces deux descriptions objectives, que nous avons, du reste, considérablement résumées, avant d'indiquer les caractères distinctifs de ces tumeurs;

on s'en fera de la sorte, croyons-nous, une idée plus exacte. Nous y ajouterons, à titre de complément, un autre dessin emprunté au travail de Horn et dont nous ne donnons pas la description pour ne pas allonger inutilement cette étude; il sera facile, du reste, d'y retrouver les caractères déjà indiqués (fig. 32).

Nous passons à la description générale de ces tumeurs, telle que l'ont donnée Grawitz et ses élèves, nous réservant plus tard d'en discuter la légitimité.

1° **Étude macroscopique.** — Les hypernéphromes, ou tumeurs de Grawitz, sont des tumeurs dont le volume varie ordinairement de celui d'un pois à celui d'une cerise. Cependant, on a vu, d'après les observations qui viennent d'être rapportées, qu'il peut être notablement plus considérable : dans le cas de Grawitz, le rein était triplé de volume, et toute la partie supérieure de l'organe était transformée en néoplasme; dans le cas de Horn, la tumeur était grosse comme une noix. Chez le malade opéré par Albarran (fig. 33), la tumeur avait détruit le tiers supérieur du rein. Leur forme est arrondie, mais peut devenir fort irrégulière, lorsqu'ils prennent un grand développement. Leur siège est assez souvent superficiel : ils effleurent alors la surface du rein et peuvent même y faire saillie; mais ils peuvent aussi être situés plus profondément et jusque dans la substance médullaire. Ils sont uniques d'habitude, mais il n'est pas rare qu'ils soient multiples et il arrive même qu'on les rencontre à la fois dans les deux reins.

A la coupe, bien qu'ils ne soient pas énucléables, les pseudolipomes sont nettement séparés de la substance rénale, même lorsqu'il n'existe pas de capsule limitante. Cependant, Grawitz insiste sur ce fait qu'elle existe habituellement et qu'elle est très marquée. Leur consistance est molle : leur couleur paraît assez variable, de même, du reste, que celle des lipomes vrais. Grawitz disait, dans son premier mémoire, qu'ils avaient une teinte blanchâtre se rapprochant plutôt de celle de la substance cérébrale que de celle d'un vrai lipome; mais il faut reconnaître que les auteurs n'ont pas toujours apprécié ces nuances; au reste, nous voyons, par exemple, dans le cas de

Horn, précédemment cité, que la tumeur avait une coloration gris rouge. Nous avons noté nous-mêmes, dans plusieurs tumeurs qui rentrent dans la description de Grawitz, une couleur jaune très prononcée. Ces variations de couleurs sont d'autant plus marquées que ces tumeurs, lorsqu'elles se développent, ont une tendance prononcée à faire des cavités kystiques, soit par nécrose, soit par hémorragie. Mais il s'agit alors de modifications profondes qui aboutissent à faire de ces

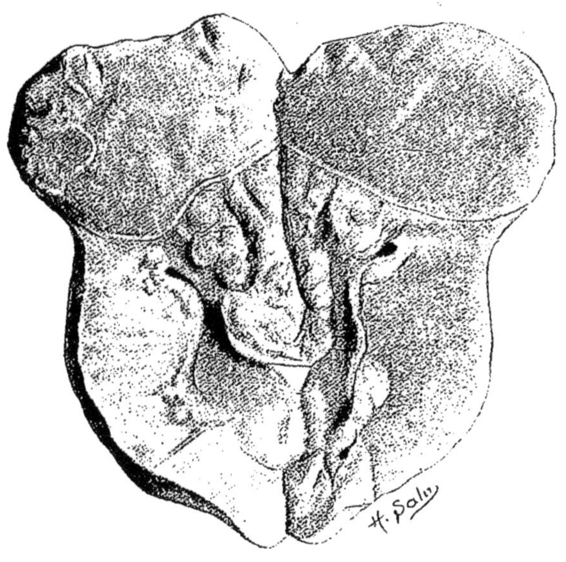

Fig. 53. — Hypernéphrome. Néphrectomie par Albarran, décembre 1899 (obs. 167).

tumeurs, d'apparence bénigne, des carcinomes à envahissement rapide et à métastases multiples. Grawitz, dans son mémoire primitif, avait déjà pressenti ces faits, mais il nous a semblé plus conforme à la réalité de les rapprocher des tumeurs épithéliales. Nous avons décrit précédemment deux variétés d'épithélioma du rein, l'épithélioma carcinoïde et l'épithélioma à cellules claires; or, la pathogénie de cette dernière variété qui présente les plus grandes analogies avec les tumeurs de Grawitz est encore indécise, mais ces tumeurs paraissent n'être dans un grand nombre de cas que des hypernéphromes en évolution maligne. Les pseudolipomes bénins et certains épithéliomas à cellules claires présentent entre eux des rapports analogues à ceux des adénomes simples et de l'épithélioma carcinoïde : histogénétiquement la tumeur est semblable, mais l'évolution diffère.

Au reste, ces caractères macroscopiques sont secondaires, eu égard à ceux tirés de l'examen microscopique ; c'est par ces derniers seulement qu'il est possible de différencier les tumeurs de Grawitz des adénomes tubulaires et papillaires, et de les rapprocher des adénomes à cellules claires.

2° **Étude microscopique.** — Tous les auteurs insistent sur l'importance qu'il y a d'examiner des préparations fraîches ou tout au moins des pièces qui n'aient pas été dégraissées dans le cours des manipulations. En se plaçant dans ces conditions et avec un faible grossissement, on est frappé d'abord de l'aspect lipomateux de la tumeur : on ne voit que des gouttelettes graisseuses grosses ou petites, arrondies ou aplaties par pression réciproque : entre elles, se trouvent des vaisseaux d'autant moins nombreux que la graisse est plus abondante. L'apparence adipeuse est si évidente que Grawitz cherche à établir qu'il ne s'agit pas d'un vrai lipome, ce qui résulte, du reste, des considérations qui vont suivre. Les gouttes de graisse sont très inégales en grosseur et confluent facilement sous le couvre-objet sous forme de masses huileuses plus ou moins grosses ; en outre, en examinant avec attention, on voit un assez bon nombre de cellules d'apparence épithéliale, non graisseuses.

Si maintenant on traite ces tumeurs par des méthodes qui permettent de dissoudre la graisse, on voit qu'elles sont constituées par un stroma conjonctif dans lequel sont comme noyées des traînées de cellules ; l'aspect rappelle assurément davantage le carcinome que l'adénome. En comparant les coupes ainsi obtenues aux précédentes, on peut voir qu'une très petite quantité de graisse seulement était contenue dans les cellules conjonctives : aux points où s'en trouvaient de gros amas, on voit des cellules polygonales ou cubiques, volumineuses, contenant 1 ou 2 gros noyaux aux nucléoles brillants. Quelquefois isolées, elles se trouvent ordinairement en groupes de 4 à 8 ou en traînées plus ou moins longues. Le tissu interstitiel qui les environne contient des vaisseaux. Il faut remarquer encore que toutes les cellules ne contiennent pas de la graisse; même dans les noyaux les plus adipeux, on voit toujours des groupes ou des traînées cellulaires finement granuleuses, mais sans contenu huileux.

On voit que le contenu graisseux des cellules offre une grande importance pour les partisans de la doctrine de Grawitz : c'est, dit Horn, le plus sûr critérium pour l'origine de la tumeur aux dépens du tissu surrénal; quant aux vacuoles que les auteurs ont décrites dans les tumeurs de ce genre, elles résulteraient tout simplement de la disparition du contenu graisseux pendant la préparation.

Pour le stroma, sa disposition dans les cas typiques, comme celui d'Ambrosius, est assez caractéristique : au centre se trouve un noyau conjonctif renfermant de gros vaisseaux qui sont surtout des veines; puis viennent des travées connectives limitant des sortes d'alvéoles allongés analogues aux cordons cellulaires de la capsule surrénale; plus à la périphérie, les alvéoles deviennent plus fins, plus courts, et s'arrondissent. Enfin le tissu conjonctif se rattache à une capsule qui enveloppe d'ordinaire toute la tumeur. Il faut ajouter que cette capsule ne se trouve pas toujours et partout; mais quand elle existe, elle paraît se rattacher au tissu interstitiel du rein et renferme dans son épaisseur des glomérules plus ou moins sclérosés, des tubes urinifères plus ou moins comprimés, mais encore aisément reconnaissables. Enfin, dans les points où l'enveloppe fibreuse fait défaut, la tumeur et le rein s'adossent, mais sans se pénétrer en aucune manière; nulle part on ne voit de transitions entre les deux tissus; en aucun point il ne semble qu'on doive éprouver de difficultés à les distinguer (nous avons toujours en vue, bien entendu, les cas typiques).

On voit qu'en tout ceci il n'est point question de lumières analogues à des cavités glandulaires; or, c'est là un point très important qu'il est bon de signaler. On ne peut considérer, en effet, comme telles les formations kystiques assez souvent signalées et figurées, en effet, dans le dessin suivant emprunté à Horn (fig. 34). Il s'agit ici, et le dessin rend bien compte de ce fait, d'une dégénération épithéliale qui s'est produite au centre du cylindre cellulaire en respectant les couches marginales; dans quelques cas, la chute des cellules s'est faite de telle façon que la cavité semble bordée d'un épithélium régulier : ce n'est là qu'une apparence qu'il est facile de dépister. Ordinairement, ces cavités sont pleines de sang, par rupture d'un vaisseau dans leur intérieur. C'est un fait sur lequel nous aurons à revenir et qui ne nous paraît pas avoir l'importance que certains lui ont accordée : on le trouve, en effet, dans bien d'autres tumeurs et nous aurons l'occasion de le montrer dans des cancers du rein bien légitimes. Ajoutons, pour être complet, que Manasse, dans un cas, a décrit des cellules géantes et qu'Ambrosius a trouvé, dans ses tumeurs, un pigment absolument semblable à celui de la capsule surrénale.

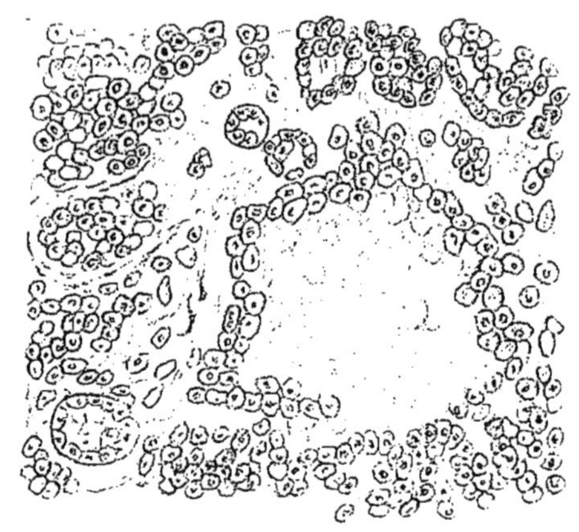

Fig. 34. — D'après Horn. *Virchow's Arch.*, 1891, Bd 126, pl. X, fig. 1. Partie centrale dégénérée d'une strume donnant par place l'impression de formations glandulaires.

Voilà résumés aussi soigneusement et aussi succinctement qu'il nous a été possible, les caractères de ces curieuses tumeurs. Reste à établir la légitimité de ce groupe. Nous avons déjà donné les raisons générales qui nous ont porté à en faire une classe à part; nous devons maintenant exposer les arguments tirés de leur étude même.

Qu'il ne s'agisse pas de lipomes, c'est un fait surabondamment démontré dans le cours de la description; que ce ne soient pas des carcinomes, cela résulte sans conteste de leur évolution clinique, de leur évidente limitation, etc. Mais c'est surtout aux adénomes que l'on a voulu les assimiler, non pas aux adénomes cavitaires ou papillaires dont ils ne possèdent pas la principale propriété, mais aux adénomes alvéolaires ou à cellules cylindriques de Sabourin. Le contenu graisseux n'a rien en effet de caractéristique et bien des adénomes subissent une dégénérescence de ce genre. Le principal argument, à notre avis, doit être tiré de l'aspect même de ces tumeurs qui, avec leurs cellules souvent isolées, d'autres fois groupées en tout petits amas ou en traînées, ne peuvent guère rappeler l'adénome. Il suffit, pour s'en rendre compte, de comparer les figures que nous venons de donner à celles de Sabourin par exemple.

D'autres raisons militent en faveur de cette distinction : la

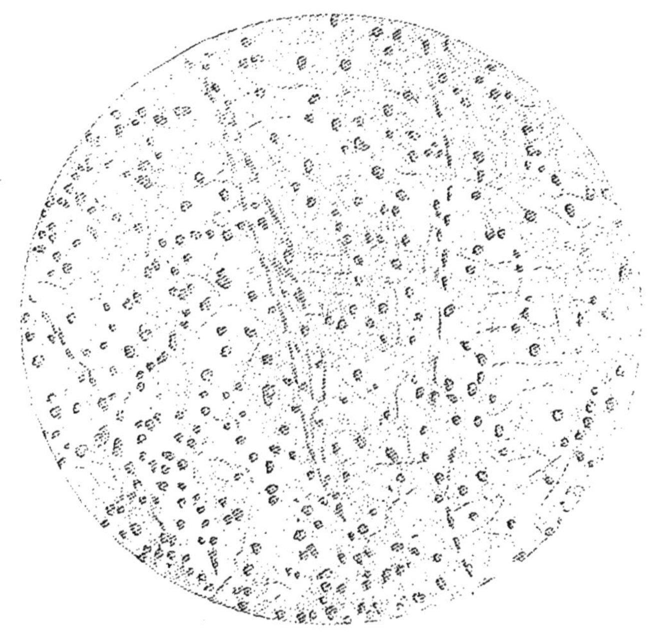

Fig. 35. — Strume, d'après une photographie due à l'obligeance de M. Grawitz.

disposition déjà signalée du tissu conjonctif par rapport aux éléments néoplasiques. La dégénérescence amyloïde des vaisseaux qui, dans le cas de Grawitz, atteignait la tumeur et nullement le rein, certaines réactions colorantes sur lesquelles nous reviendrons, l'absence de tissus de transition entre les tubes urinifères et les éléments néoformés, tout cela nous semble bien justifier la légitimité du pseudolipome. Nous reviendrons plus tard sur ces faits, du reste, lorsqu'il s'agira d'étudier le mode de développement de ces tumeurs.

Telle est, à notre avis, la doctrine primitive de Grawitz, telle qu'on doit l'entendre et dégagée de toute exagération; mais ainsi que nous l'avons dit, elle a subi des modifications profondes. Horn, dans son important travail, s'efforce d'établir que la tumeur peut détruire plus ou moins l'organe, l'autre rein subissant l'hypertrophie compensatrice, qu'il peut s'y produire des kystes sanguins et graisseux et qu'enfin elle peut donner des métastases et former de véritables cancers. Voici, par

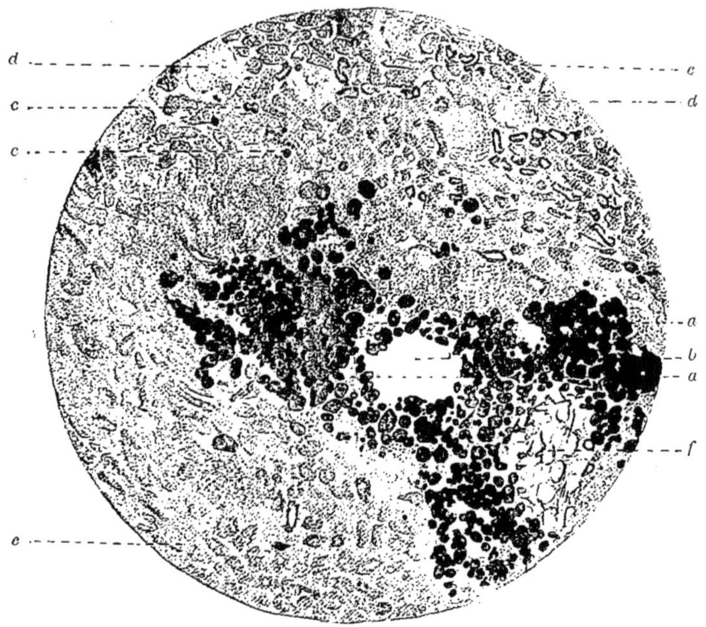

Fig. 56. — D'après Ulrich. *Ziegler's Beitr.*, 1895, t. 18, pl. XIII, fig. 1.
Lipome du rein. — *a*) Tissu rénal plus ou moins dégénéré, entouré de tissu graisseux. *b*) Région correspondante à un glomérule disparu. *c*) Début de la dégénération graisseuse. *d*) Glomérules normaux. *e*) Canalicules normaux. *f*) Parties centrales du lipome non imprégnées par l'acide osmique.

exemple, une photographie microscopique de strume surrénale aberrante due à M. Grawitz (fig. 55). On voit que ses caractères la rapprochent beaucoup plus de l'épithélioma à cellules claires que du dessin que nous venons de reproduire (fig. 54). Nous verrons plus tard ce qu'il faut penser de ces transformations.

Nous voulons seulement, à cette place, entre les pseudolipomes et les carcinomes, accorder une courte mention à certaines néoplasies graisseuses décrites par Ulrich et qui paraissent se différencier des uns et des autres.

Le point de vue de l'auteur est tout différent de ceux qui l'ont précédé. Il pense que certains lipomes résultent de la dégénérescence graisseuse de l'épithélium des tubes urinifères; cette sorte de dégénérescence est bien connue, mais ce qui caractérise les faits observés par Ulrich, c'est qu'elle est assez nettement circonscrite et assez étendue à la fois pour simuler macroscopiquement une petite tumeur présentant les caractères du lipome : ce sont en effet des petites masses, siégeant dans la substance corticale ou sous la capsule; rondes ou ovoïdes, elles peuvent atteindre le volume d'une cerise; fait important, il n'y a jamais trace de capsule conjonctive.

A un faible grossissement, les coupes donnent l'aspect du lipome; elles sont très semblables aux productions surrénales expérimentales que l'un de nous a décrites et que l'on trouvera reproduites plus loin. Voici du reste un dessin d'après Ulrich (fig. 36); malheureusement, les planches de l'auteur sont des photogravures qui donnent une bonne idée d'ensemble, mais sont insuffisantes pour les détails. On peut cependant se rendre compte d'un fait capital que nous n'avons pas rencontré jusqu'ici, à savoir la présence, au sein même de la tumeur, d'éléments rénaux très reconnaissables; on y voit, en effet, une cavité qui renfermait probablement un glomérule, et une seconde photographie, à un plus fort grossissement, montre bien que les amas graisseux, colorés en noir par l'acide osmique, sont situés dans les tubes urinifères. En outre, fait aussi important, les bords de la tumeur ne sont pas nettement limités; on y voit parfaitement, à côté de tubes intacts, d'autres tubes qui ont subi la dégénérescence graisseuse. Le tissu conjonctif renfermant des capillaires se continue avec le tissu intercanaliculaire du rein; en pinceautant une coupe du rein normal, dit l'auteur, on obtient un stroma absolument semblable à celui de la tumeur.

En somme, de la considération de ces planches, il résulte avec évidence que ces lipomes proviennent de la dégénérescence de l'épithélium rénal et qu'ils se différencient nettement des lipomes précédemment étudiés.

Nous nous excusons, en terminant, de la longueur de cette étude un peu accessoire; mais on verra plus tard de quelle importance sont les tumeurs de Grawitz au point de vue de la pathogénie des tumeurs malignes du rein et, d'autre part, il était nécessaire de les distinguer des autres néoplasmes graisseux. Il existe donc en définitive trois variétés de lipomes ou de pseudolipomes du rein.

Les *lipomes vrais* décrits par Virchow.

Les *pseudolipomes* ou *hypernéphromes* ou *tumeurs de Grawitz* que nous rattacherons plus loin aux germes aberrants de la capsule surrénale.

Les *pseudolipomes d'Ulrich* résultant de la dégénérescence graisseuse de l'épithélium des tubes contournés.

Et voici, à titre de curiosité, la statistique qu'en donne Ulrich :

Sur 34 pièces examinées, il y avait 9 noyaux surrénaux aberrants, 15 pseudolipomes par dégénérescence épithéliale du rein, 10 adénomes ou pseudolipomes de Grawitz, 0 lipome pur.

Il ne sera plus question dans cette étude des tumeurs d'Ulrich et nous réserverons le nom de pseudolipomes ou hypernéphromes à la variété étudiée par Grawitz.

V. — SARCOMES

L'étude des sarcomes du rein est plus confuse encore, si possible, que celle des tumeurs d'origine épithéliale, chaque auteur employant une dénomination variable pour désigner des tumeurs semblables et chacun admettant une interprétation pathogénique différente. Nous étudierons dans ce groupe les tumeurs d'origine conjonctive constituées par des cellules rondes ou fusiformes et les angiosarcomes.

Ce n'est que depuis quelques années que l'on admet dans le rein l'existence de tumeurs sarcomateuses primitives. « Des tumeurs secondaires, notamment des tumeurs métastatiques, dit Virchow, se rencontrent assez souvent dans les reins et dans le foie; je ne puis par contre citer comme siège primitif des sarcomes que les glandes salivaires. » Depuis cette appréciation, qui date de 1869, on a rapporté un grand nombre de cas de sarcomes du rein; nombre d'auteurs pensent même que la plupart des tumeurs rénales sont des sarcomes.

Au dire de Grunow, Sturm aurait le premier décrit un cas de sarcome du rein, mais la première observation bien démonstrative paraît être celle de Kocher et Langhans qui ont rapporté un cas de sarcome fusocellulaire. Neumann, en 1882, réunit 13 cas et Rosenstein 30 cas, en 1886. Deux ans auparavant avaient paru les travaux, avec les premiers essais de classification, de Paul de Liverpool et de Windle. Depuis, les observations se sont multipliées à ce point que parmi les malades opérés de 1890 à 1901, nous trouvons 82 sarcomes chez l'adulte et chez l'enfant 80. Les travaux consacrés à ces tumeurs dans ces dernières années concernent surtout le sarcome de l'enfant qui est beaucoup plus fréquent à cet âge que le carcinome. Nous nous contenterons de citer le travail de Wagner, celui de Concetti sur le sarcome chez les enfants (1898) et la thèse de Bahuaud sur les tumeurs conjonctives du rein chez l'adulte.

A. — ÉTUDE MACROSCOPIQUE

Contrairement à ce que nous avons vu en étudiant les tumeurs épithéliales, il n'est pas rare de trouver chez les enfants *les deux reins* envahis par le sarcome. Jacobi, sur 41 cas, en trouve huit bilatéraux; pour Paul, presque la moitié des cas de sarcome seraient bilatéraux, ce qui est évidemment très exagéré.

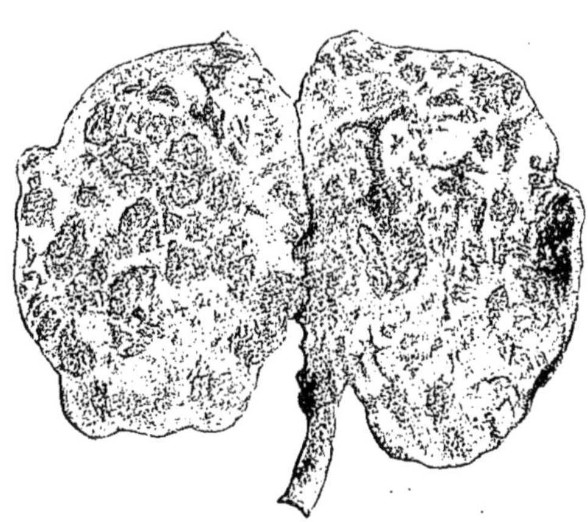

Fig. 37. — Sarcome du rein. (D'après Kelynack.)

Nous ferons remarquer, en effet, que notre statistique comprenant tous les cas de sarcome de l'adulte que nous avons pu trouver jusqu'en 1902, nous donne sur 82 cas une seule tumeur bilatérale, celle de Vandervelde et encore dans cette observation il paraît s'agir de métastases dans le second rein. Chez l'enfant, sur 175 cas de tumeurs de toute sorte publiés de 1890 à 1902, dont 80 étiquetées sarcome, nous ne trouvons que trois tumeurs bilatérales.

Le *côté* gauche serait d'après Jacobi plus souvent atteint que le droit; il trouve 15 sarcomes à droite et 19 à gauche. D'après notre statistique nous trouvons :

Chez l'enfant.	à droite. . . .	28
	à gauche . . .	32
Chez l'adulte	à droite. . . .	36
	à gauche . . .	31

Le *sexe* féminin serait plus prédisposé que le sexe masculin : Kelynack trouve 55 femmes pour 42 hommes et, à ne considérer que les adultes, 20 femmes contre 10 hommes.

Notre statistique nous donne :

Adultes	hommes. . . .	39
	femmes. . . .	38
Enfants.	masculin . . .	32
	féminin. . . .	27

Le *volume* des sarcomes du rein est très variable. Chez l'adulte la tumeur acquiert rarement l'énorme volume qu'on observe fréquemment chez les enfants. La plupart des tumeurs de l'adulte ne dépassent guère le volume des deux poings; certaines ont pourtant acquis la grosseur d'une tête d'enfant (cas de Jeannel) ou même d'une tête d'adulte (cas de Rowsing). Chez l'enfant on a vu des tumeurs très développées. Spencer Wells trouva, chez un enfant de 4 ans, une néoplasme pesant 9 kilogrammes. Van der Byl, au dire de Concetti, en aurait trouvé un pesant 15 kilogrammes chez un enfant de 8 ans. Paul décrit une tumeur qui pesait 6 livres alors que le reste du corps n'en pesait que 10. Le poids le plus considérable observé chez l'enfant est, d'après Jacobi, de 36 livres.

Les *rapports* de la tumeur avec les organes voisins sont les mêmes que nous avons longuement décrits page 38; nous n'y reviendrons pas.

Les *adhérences* de la tumeur aux organes voisins s'observent plus souvent chez l'enfant que chez l'adulte, ce qui est dû au plus rapide développement de la tumeur. Pendant un temps variable le néoplasme reste limité au rein et, bridée par la capsule, la tumeur peut alors être extirpée facilement; mais la capsule elle-même est envahie et des bourgeons de la tumeur atteignent les organes voisins. Même chez l'adulte, où la tumeur reste souvent limitée pendant longtemps, nous avons vu dans une de nos pièces la veine rénale et la veine cave envahies par la tumeur; plusieurs opérateurs ont rencontré des adhérences difficiles à détacher au niveau surtout du pôle supérieur du rein et Lotheiss en dut dans un cas laisser pendant l'opération une portion de la tumeur qu'il ne put détacher. Nous ferons remarquer surtout la fréquence des adhérences à la capsule surrénale à cause des dangers opératoires qui en sont la conséquence.

Formes macroscopiques. — Lorsqu'on examine la tumeur elle-même, dégagée de ses connexions, on peut reconnaître différentes variétés qui correspondent en partie au siège primitif de la tumeur dans la capsule, dans le parenchyme du rein ou au niveau du hile.

1° *Les tumeurs nées de la capsule propre du rein* peuvent former une masse limitée qui refoule plutôt qu'elle n'envahit le tissu du rein dont elle se trouve elle-même séparée par une couche de tissu conjonctif; d'autres fois, la substance rénale est infiltrée sans ligne précise de démarcation. Dans une intéressante observation de Day, la tumeur se trouvait complètement incluse entre la capsule et la partie antérieure du rein. Kelynack donne, d'après Targett, la description suivante d'une tumeur qui se trouve au Musée du Royal College of Surgeons et qui provient d'une fillette de 3 ans : la tumeur a 8 pouces de long et à la coupe on voit que le rein forme une masse triangulaire incluse, dont la base correspond au bord interne du rein tandis que la pointe, dirigée en dehors, est formée par un prolongement conique de la substance corticale. Au niveau de la partie supérieure de l'organe, la substance corticale est très petite mais peut encore être séparée de la tumeur; au niveau de cette extrémité, le tissu rénal se prolonge sur la tumeur dans une étendue plus grande qu'un pouce. La partie inférieure du rein est aplatie par pression et séparée de la tumeur par la capsule fibreuse.

Dans d'autres cas rares, le rein conserve sa forme et se trouve plus ou moins complètement entouré par le néoplasme.

2° *Les tumeurs nées au niveau du hile* du rein (fig. 38 et 39), dans le tissu conjonctif qui entoure les vaisseaux et les uretères, ont été signalées par Abercrombie et bien étudiées par Targett. De nombreuses observations signalent dans ces cas que la tumeur pénètre dans le rein avec les vaisseaux se bornant, quelquefois à refouler le tissu rénal qu'elle aplatit et dont elle reste séparée par une épaisse capsule, tandis que dans d'autres cas, dans un point quelconque, la tumeur envahit et détruit le tissu rénal. Dans l'observation de Vignard, publiée par Bahuaud, le néoplasme pouvait en grande partie être séparé du tissu rénal refoulé.

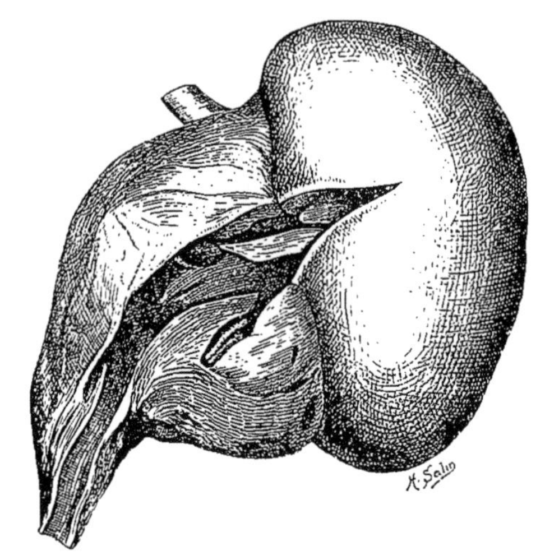

Fig. 58. — Sarcome du rein né au niveau du hile. (D'après Morris.)

3° Les tumeurs sarcomateuses naissent le plus souvent dans le *parenchyme du rein*. On les y observe sous deux formes, l'une rare, c'est le sarcome infiltré; l'autre fréquente, c'est le sarcome nodulaire.

Dans la *forme infiltrée* le rein a conservé son apparence extérieure et se trouve infiltré en totalité par les éléments néoplasiques comme dans les observations de Krause, de William, de Banti et de Wehland.

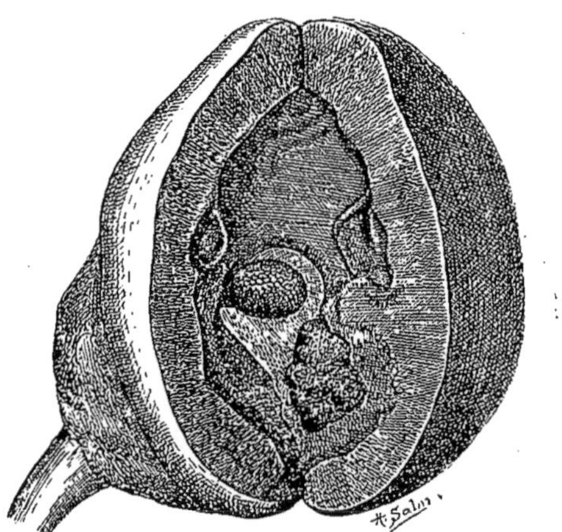

Fig. 59. — Coupe du rein représenté fig. 58.

Dans la *forme nodulaire*, le sarcome forme une tumeur qui se développe dans un point quelconque du rein qu'elle détruit dans son rapide accroissement.

Lorsque la tumeur a acquis les dimensions considérables dont nous avons parlé, toute trace du rein peut avoir disparu. Le plus souvent la tumeur envahit une des extrémités supérieure ou inférieure du rein dont une partie reste nettement reconnaissable (fig. 40); plus rarement la tumeur siège sur la partie médiane du rein dont les deux pôles sont respectés.

Rarement on a l'occasion d'observer les sarcomes à leur *période de début*; l'un de nous a publié à cet égard un cas inté-

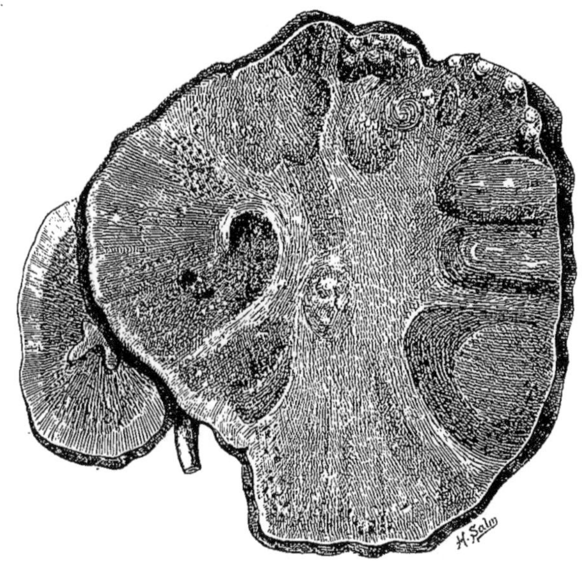

Fig. 40. — Sarcome du rein. (D'après Morris.)

ressant : la tumeur, qui est reproduite figures 41 et 42, présentait le volume d'une noisette et faisait une petite saillie au niveau du bord convexe du rein; à l'intérieur de l'organe, le néoplasme se prolongeait sans ligne de démarcation nette jusque près de la base des pyramides. Cette tumeur fut enlevée il y a près de six ans par une néphrectomie partielle; actuellement encore la malade est en bonne santé. Israël extirpa un rein non augmenté de volume qui portait sur la face antérieure du pôle inférieur une petite tumeur faisant une proéminence demi-sphérique du volume d'une cerise. C'était une tumeur molle qui passant à travers la substance médullaire venait, à travers un calice, faire hernie dans le bassinet.

Lorsque les sarcomes ont acquis un certain volume ils forment une tumeur qui augmente irrégulièrement le volume d'une partie du rein qui apparaît bosselé à son niveau et recouvert de sa capsule. La tumeur est d'ordinaire molle ou présente des parties ramollies; rarement sa consistance est élastique ou dure.

A la coupe, le sarcome est souvent séparé de la partie persistante

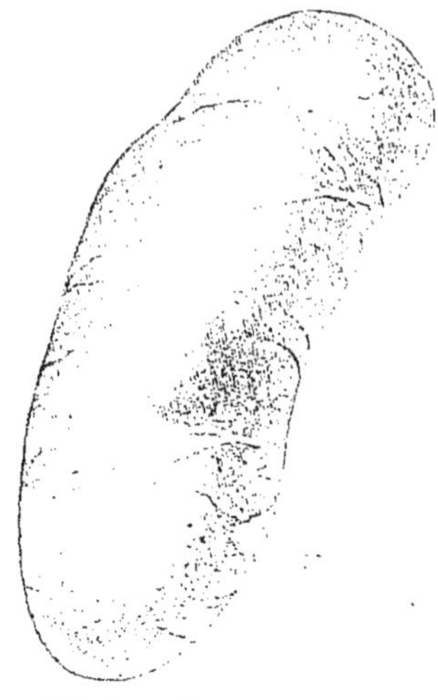

Fig. 41. — Sarcome du rein. Néphrectomie partielle par Albarran. (Obs. 318.)

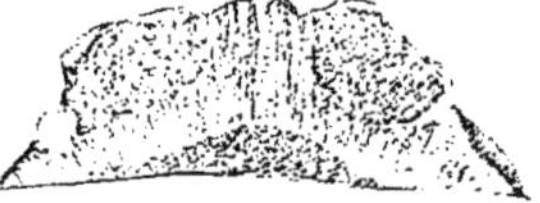

Fig. 42. — Sarcome du rein; coupe de la tumeur représentée fig. 41. On remarque que la tumeur est tout entière située dans la zone corticale. A gauche du dessin, sur la limite de la tumeur on voit un petit lipome sous-capsulaire.

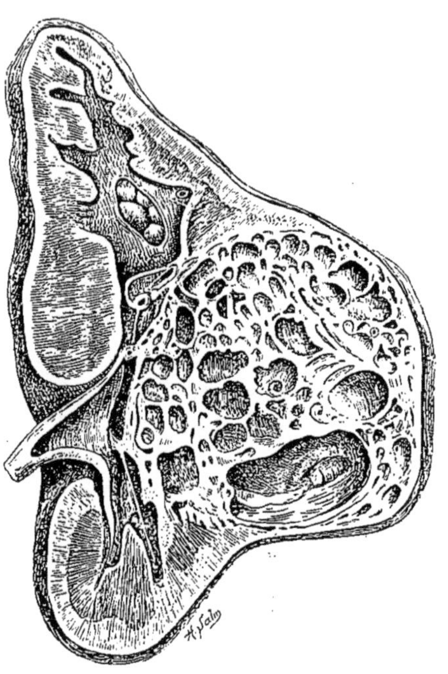

Fig. 43. — Sarcome du rein. (D'après Kelynack.)

du rein par une capsule conjonctive bien limitée au moins dans certains points; plus rarement les limites de la tumeur et du tissu sain sont vagues et indistinctes. Le néoplasme a souvent l'aspect ordinaire des tumeurs encéphaloïdes et sa masse grisâtre est plus ou moins marbrée de rouge ou de jaune; souvent on trouve des portions ramollies dégénérées, des foyers hémorragiques et des pseudokystes; presque toute la tumeur peut être ramollie et formée par une coque capsulaire contenant une bouillie noirâtre, de couleur chocolat. Il n'est pas rare de voir des cloisons plus claires donner à la coupe des sarcomes une apparence vaguement alvéolaire; parfois les alvéoles, petits et réguliers, donnent à la tumeur un aspect gonflé comme dans un des dessins de Kelynack, que nous reproduisons figure 43.

B. — ÉTUDE MICROSCOPIQUE

On rencontre dans le rein des sarcomes fasciculés, des sarcomes embryonnaires et des angiosarcomes; souvent ces différentes formes sont associées entre elles.

1° **Sarcome fusocellulaire.** — Il est assez fréquent.

Voici un dessin représentant cette variété (fig. 44) : on voit

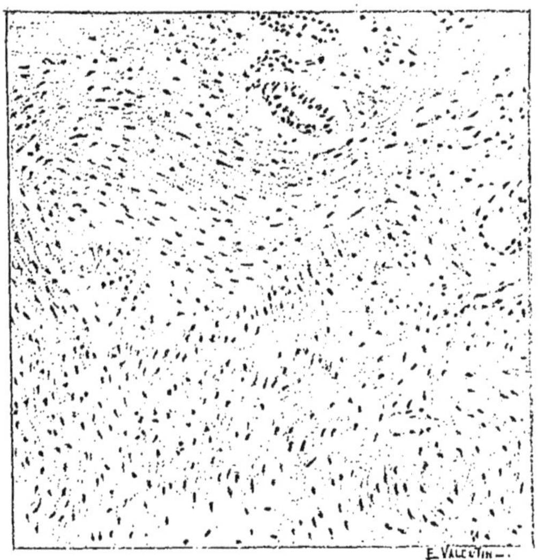

Fig. 44. — Sarcome fusocellulaire.

que la tumeur est formée d'éléments fusiformes nettement nucléés et groupés en faisceaux. Ces faisceaux ont été coupés par le rasoir, suivant des incidences variées, ce qui donne en somme, l'aspect classique du sarcome fasciculé. Par endroits ces éléments cellulaires sont remplacés par des groupes de cellules arrondies plus jeunes. On trouve parfois des parties de la tumeur ayant subi la dégénérescence hyaline; Manasse a rencontré la substance hyaline sous forme de granulations rondes ou allongées, ou semi-lunaires, souvent disposées autour du noyau, ressemblant à première vue au glycogène, mais ne présentant pas la réaction iodée.

Il est intéressant d'examiner la limite entre le rein et la tumeur (fig. 45); à un faible grossissement il semble que la tumeur s'isole très nettement du rein. Mais lorsqu'on examine plus attentivement avec un objectif plus fort, on voit bien qu'il existe une zone de transition dans laquelle les faisceaux de la tumeur pénètrent entre les tubes urinifères qu'ils dissocient en quelque sorte, tandis que ceux-ci sont visiblement comprimés. Quelques-uns même paraissent être transformés en cordons cellulaires pleins. Si même on étudie des régions plus centrales de néoplasme, on y voit quelquefois des groupements arrondis de cellules ayant gardé le caractère épithélial et qui semblent répondre à des tubes urinifères englobés dans la tumeur mais conservant encore leur individualité. Les sarcomes de la variété qui nous occupe ont relativement peu de vaisseaux.

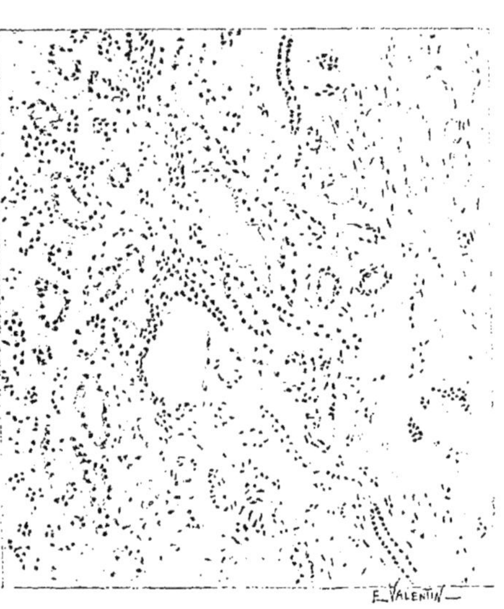

Fig. 45. — Sarcome du rein. Coupe portant sur la limite du rein et de la tumeur.

2° **Sarcome globocellulaire.** — Nous en avons fait dessiner un exemple (fig. 46) : on voit que la tumeur est constituée essentiellement par des cellules rondes, petites; mais dans le cas actuel les vaisseaux ont pris un développement considérable, le néoplasme est criblé par de véritables lacunes sanguines et, par endroits, le sang a fait irruption dans la masse de la tumeur dont il a dissocié les éléments.

On voit donc en somme que ces variétés présentent peu de particularités intéressantes. Ce sont des sarcomes tels que ceux que l'on rencontre dans d'autres organes. Il faut signaler cependant que Manasse a vu des éléments fusiformes à deux ou plusieurs noyaux qu'il considère comme de véritables cellules géantes. Il pense aussi, un peu à la façon de Sabourin pour les fibrosarcomes, que l'élément épithélial prend part à la constitution du néoplasme. Le même auteur a vu, sur les éléments sarcomateux, une fine striation longitudinale qui a

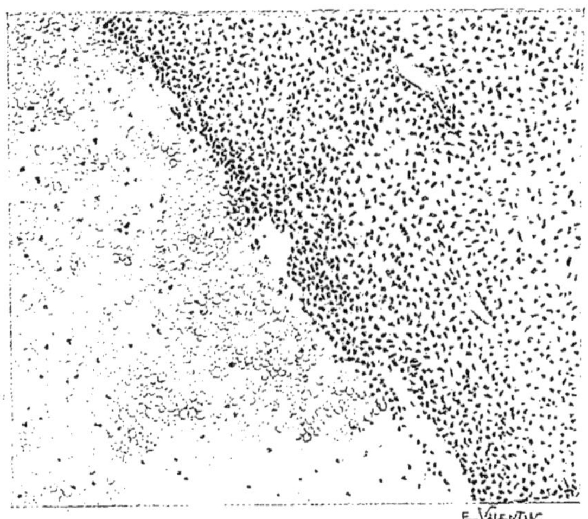

Fig. 46. — Sarcome globocellulaire avec vaste lacune sanguine.

du reste été décrite par Ackermann dans son travail sur le sarcome.

Nous voudrions signaler en terminant un cas publié par Wehland sous le nom de sarcome diffus bilatéral; il n'en a trouvé que deux observations semblables de Banti. Sur un enfant de dix mois, on trouva à l'autopsie les deux reins uniformément augmentés de volume, jusqu'au quadruple du volume normal. Sur des coupes, on voyait le parenchyme rénal tout entier pénétré de façon diffuse par de petites cellules rondes au milieu desquelles se trouvaient épars les canalicules et les glomérules; l'infiltration cellulaire était absolument régulière, peut-être plus accentuée dans la substance corticale. L'épithélium des canaux urinifères ne présentait pas de processus dégénératifs;

il n'y avait pas de cylindres, mais par places, les tubes semblaient comprimés. Les glomérules étaient également normaux. En résumé, il s'agissait d'une hypertrophie de l'organe due à l'infiltration diffuse par de petites cellules rondes. L'auteur, après avoir discuté l'hypothèse de gros rein blanc et d'infiltration leucémique, conclut à une dégénérescence sarcomateuse primitive des deux reins.

3° **Angiosarcome.** — On a désigné sous ce nom des tumeurs entourées d'une capsule conjonctive, atteignant d'ordinaire une partie du rein et de consistance tantôt molle et tantôt ferme. Leur histoire est du reste tout entière histologique.

Leur évolution clinique serait lente et souvent ne donnerait pas l'impression d'une tumeur maligne.

De toute cette étude anatomo-pathologique si malaisée à exposer, la question des angiosarcomes est une des parties les plus difficiles. La raison en est qu'on a décrit sous ce nom un certain nombre de tumeurs différentes; et, d'autre part, le terme même d'angiosarcome suppose une origine vasculaire qui est loin d'être démontrée dans tous les cas.

Il est indispensable, pour fixer préalablement les idées, d'établir une classification qui ne vise nullement du reste à une réelle valeur objective : elle nous permettra seulement de comprendre les travaux publiés et les opinions émises. Les auteurs, les Allemands surtout, ont décrit, en effet, sous une forme plus ou moins explicite, souvent assez obscure, trois variétés de tumeurs qui peuvent du reste se combiner dans une certaine mesure, si l'on en croit les observations :

1° Il y a d'abord des *endothéliomes sanguins*, c'est-à-dire des tumeurs sarcomateuses, développées aux dépens de l'endothélium des vaisseaux sanguins qui prolifère considérablement; ce sont surtout des endothéliomes veineux;

2° On a décrit aussi des *endothéliomes lymphatiques*, tumeurs de la catégorie des précédentes, mais résultant de la prolifération des cellules de revêtement des cavités lymphatiques;

3° Enfin on a décrit des *sarcomes périvasculaires* qui ne diffèrent en principe des sarcomes étudiés plus haut que par les rapports de leurs cellules avec les nombreux vaisseaux qui les parcourent. En fait, les tumeurs qu'on a décrites sous ce nom sont d'ordinaire très différentes, microscopiquement, des sarcomes légitimes : elles prendraient leur origine dans le tissu conjonctif qui accompagne les vaisseaux ou plutôt dans le périthélium d'Eberth qui double l'endothélium sanguin et que certains considèrent comme étant simplement l'endothélium de la gaine lymphatique périvasculaire.

Nous réunirons les trois variétés sous la dénomination commune d'angiosarcome, qui est du reste celle qui a été adoptée par de Paoli.

Nous répétons que cette division est, pour le moment, purement terminologique; nous essaierons plus tard de l'adapter aux faits.

Ici, plus qu'ailleurs peut-être, il est indispensable de donner des types précis. Nous trouverons sans contredit les meilleurs dans les travaux de de Paoli qui, le premier, croyons-nous, a décrit des angiosarcomes du rein, et dans l'article de Driessen.

En 1890, de Paoli, qui paraissait ignorer les travaux de Grawitz, publia dans les *Ziegler's Beiträge*, sous le nom d'angiosarcome, plusieurs observations de tumeurs du rein dont voici les caractéristiques histologiques.

Ce qui frappe dans la tumeur de l'observation I (fig. 47), c'est le nombre considérable de vaisseaux et surtout de capillaires. Autour d'eux se trouve immédiatement un manteau de cellules disposées suivant une ou plusieurs rangées, et directement en contact soit avec l'endothélium, soit avec le tissu conjonctif périvasculaire. Dans l'intervalle des cylindres cellulaires ainsi constitués, on voit un tissu conjonctif lâche, souvent infiltré de globules rouges et ayant subi par places la dégénérescence hyaline. Cette disposition périvasculaire des cellules se retrouve partout où des modifications secondaires n'ont pas altéré le caractère primitif de la tumeur.

En outre, les cellules, comme cela se voit bien sur la figure, ont subi en grand nombre une dégénérescence hyaline; ce sont au début des petites boules claires qui apparaissent dans le protoplasma, lequel se transforme bientôt en une masse sans noyaux. Cette dégénérescence peut atteindre plus tard, ou même primitivement, le vaisseau central et le tissu conjonctif interstitiel de la tumeur, arrêtant ainsi, dit de Paoli, le développement de la tumeur.

Ce tissu néoplasique très riche en capillaires, à parois fragiles, est fréquemment le siège d'extravasats sanguins souvent appréciables à l'œil nu, et siégeant aux points où l'altération hyaline est la plus accusée : on voit alors des sortes de kystes hémorragiques tapissés d'une couche épithélioïde.

Voici donc une tumeur de structure un peu spéciale en ce sens qu'elle est formée de cylindres cellulaires en dégénérescence hyaline disposés autour des vaisseaux : il semble bien cependant que la structure ne soit pas si caractéristique par places : une autre figure, que nous n'avons pas reproduite, pour ne pas allonger indéfiniment ce chapitre, montre bien, en effet, une cavité recouverte d'une couche épithélioïde, très analogue à celles que nous avons décrites dans les carcinomes.

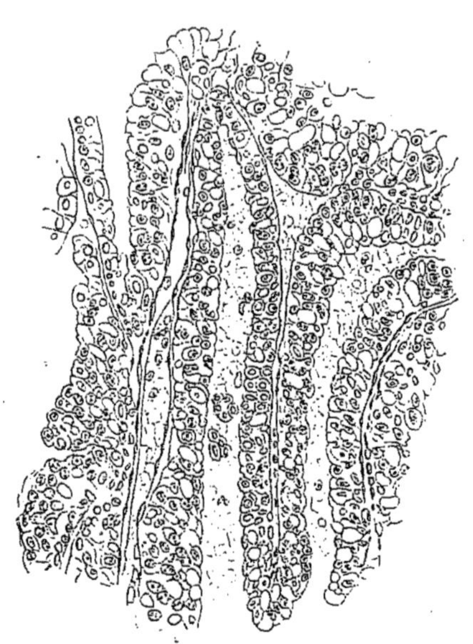

Fig. 47. — D'après de Paoli. *Ziegler's Beitr.*, 1890, t. 8, pl. X, fig. 1. Angiosarcome avec dégénérescence hyaline. Les cylindres cellulaires sont disposés autour des capillaires et séparés par un tissu conjonctif infiltré de sang.

La seconde observation de de Paoli est un peu différente de la première. On y voit encore des cylindres cellulaires, mais la disposition alvéolaire est très nette en d'autres endroits : l'auteur reconnaît que, par endroits on croit avoir affaire à un cancer. Mais lorsqu'on y regarde de près, on voit bien que des travées principales partent une foule de cloisons secondaires renfermant des vaisseaux. Voici cependant une deuxième figure relative à cette observation, qui montre un entassement périvasculaire des cellules épithélioïdes, sans qu'il paraisse y avoir de tissu conjonctif intermédiaire (fig. 48).

Des pièces de ce genre ne sont pas très rares; nous en possédons plusieurs exemples. En voici une (fig. 49) qui, à la dégénérescence hyaline près, nous paraît se rapprocher assez nettement du type de Paoli : mêmes cellules volumineuses, claires, même richesse de stroma conjonctif et vasculaire, et surtout même disposition périvasculaire des éléments épithélioïdes. Or, en d'autres points de la même préparation, nous avons retrouvé nettement la structure de l'épithéliome à cellules claires, avec ses belles cellules épithéliales et ses cavités, non plus virtuelles et creusées par le sang, mais réelles, avec un beau revêtement cellulaire clair.

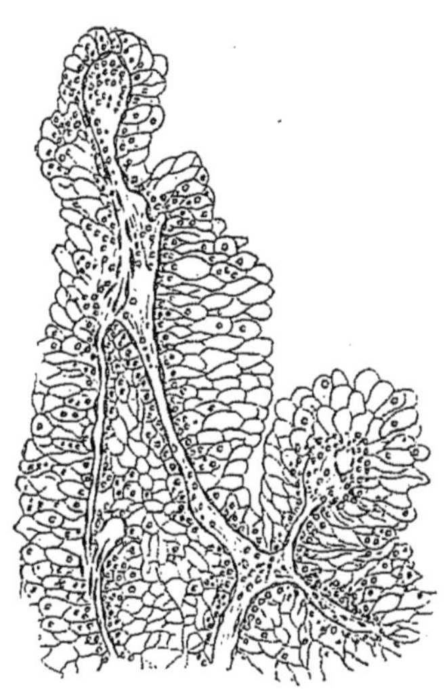

Fig. 48. — D'après de Paoli. *Ziegler's Beitr.*, 1890, t. 8, pl. X, fig. 5. Angiosarcome avec dégénérescence hyaline des cellules.

Quelques années après de Paoli, Driessen décrivit dans le même recueil deux observations analogues. Des rapports intimes des cellules néoplasiques avec les capillaires, des différences qui existaient entre les cellules néoplasiques et celles du rein, il concluait lui aussi à un angiosarcome et plus spécialement à un endothéliome.

On trouve dans l'important travail de Manasse, que nous avons déjà eu l'occasion de citer plusieurs fois, des documents plus précis en ce sens qu'il distingue les endothéliomes veineux des endothéliomes lymphatiques ; malheureusement ce travail est un peu pauvre en figures relatives à ces tumeurs. En ces matières, il serait nécessaire de discuter sur des préparations ; les dessins ne sont qu'un pis-aller, mais ils sont indispensables. La première observation de Manasse est intitulée sarcome périvasculaire. On voit, en effet, sur le dessin qu'il en donne, un manteau cellulaire à plusieurs couches entourant des capillaires réduits à leur paroi endothéliale ; ces cellules ont du reste nettement l'apparence épithélioïde. Mais dans la même tumeur, il y avait, dit-il, des parties sarcomateuses fusiformes vraies, nettement reconnaissables et différentes des précédentes. Le tissu conjonctif du stroma était disposé en certains points de façon à constituer des alvéoles ; on pouvait voir qu'il était formé de vaisseaux oblitérés ou bien en dégénérescence hyaline. Dans les points considérés comme les plus récents de la tumeur, les cellules s'adossaient directement à l'endothélium ; contrairement au stroma, elles n'avaient subi en aucun point la dégénérescence hyaline.

La deuxième observation de Manasse est qualifiée endothéliome veineux (pas de figures). La partie centrale, dit-il, était

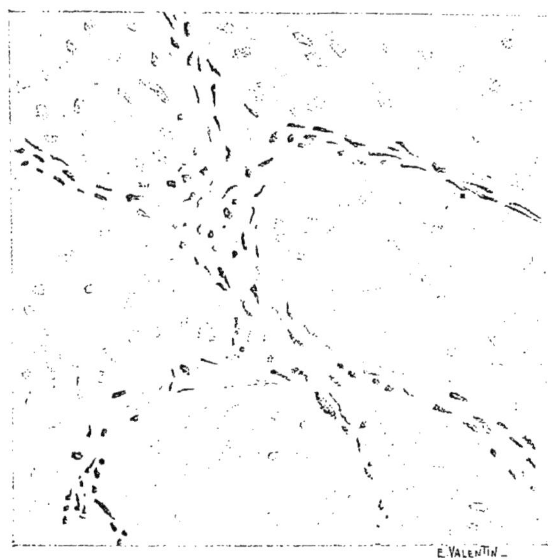

Fig. 49. — Épithélioma à cellules claires affectant la disposition que l'on observe dans les tumeurs dites angiosarcomes.

formée d'un tissu solide analogue au tissu conjonctif. Dans les parties plus jeunes, il y avait des cavités recouvertes d'un épithélium : ces cavités communiquaient, avec des tubes cylindriques recouverts d'un endothélium qui devenait progressivement plus volumineux pour se fusionner avec l'épithélium. Toutes ces cavités étaient pleines de sang, et comme il n'y avait pas d'inflexions caractéristiques des lymphatiques, Manasse les considéra comme des veines : on voyait, en effet, à la limite de la tumeur, des petites veines dont l'endothélium était en prolifération. — Il est difficile, en l'absence de figures, de discuter utilement cette observation.

Manasse rapporte enfin un dernier cas qu'il qualifie endothéliome lymphatique avec formations kystiques. Il en donne un dessin qui représente des travées de cellules épithélioïdes anastomosées. Tous les lymphatiques et même les fentes lymphatiques, dit-il, étaient pleins de cellules néoplasiques; on voyait même des fentes remplies en partie de cellules néoplasiques, en partie d'endothélium. Ces amas de cellules cancéreuses dans les lymphatiques ne sont pas rares dans les carcinomes; mais il fait remarquer que nulle part on ne voyait d'endothélium dans les lymphatiques ainsi distendus, ce qui tendrait à prouver qu'il s'était transformé en néoplasme. Malgré tout, on peut se demander si les cavités ainsi observées étaient véritablement lymphatiques, surtout lorsqu'on considère l'aspect nettement épithélioïde des travées cellulaires.

Hildebrandt a décrit dans le tome XLVII de *Arch. f. klin. Chir.*, une tumeur dont l'aspect, à un faible grossissement, rappelle singulièrement les carcinomes alvéolaires décrits dans un chapitre antérieur. Ce sont des cavités, de volume variable, quelques-unes assez grandes avec revêtement épithélial. Les cellules sont, en certains points, nettement disposées sur une seule couche; en d'autres endroits, il y en a plusieurs qui finissent par former des alvéoles pleins. Par l'étude des forts grossissements, il a vu que le tissu conjonctif qui formait la capsule de la tumeur envoyait dans sa masse de fines fibrilles constituant des alvéoles secondaires souvent réduits à une seule cellule. L'une de ces figures montre même les éléments de la tumeur naissant aux dépens du périthélium d'un capillaire.

Telles sont, croyons-nous, brièvement résumées, les observations les plus intéressantes et les plus démonstratives d'angiosarcome du rein.

Il n'est point aisé d'en tirer des conclusions. S'agit-il de sarcomes ou de cancers? Il n'est point douteux que l'on a trouvé des tumeurs de ce genre dans des tissus tels que la pie-mère (Eberth, Arndt), le péritoine et les ganglions lymphatiques (Friedländer), les os (Driessen), en un mot, en des points où il ne saurait être question de carcinome primitif.

Mais d'autre part, il est certain que l'on a compris sous le nom d'angiosarcome des tumeurs d'origine épithéliale ; nous ne citerons que notre cas, dans lequel la tumeur présentait par endroits la structure indiquée par de Paoli, tandis qu'en d'autres points, elle apparaissait comme une tumeur épithéliale.

En outre, dans certains cas, étiquetés angiosarcomes, on a trouvé des lymphatiques injectés de cancer, des ganglions tuméfiés, etc. ; or, tout cela ne répond guère aux caractères habituels du sarcome ou de l'angiosarcome qui s'adresse de préférence au système veineux.

En somme, les arguments invoqués pour l'origine endo- ou

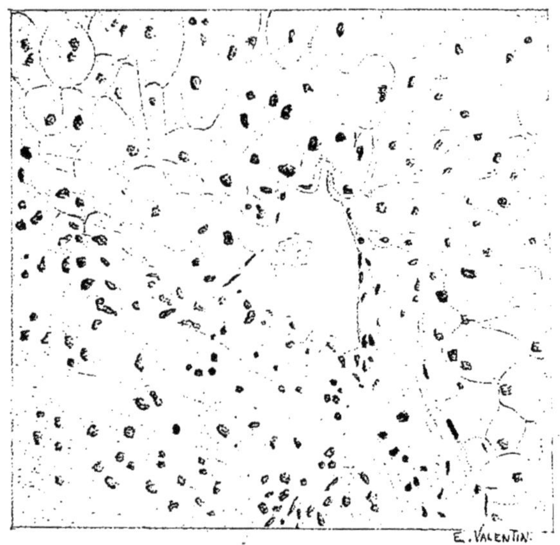

Fig. 50. — Épithélioma à cellules claires; rapports intimes des cellules avec un capillaire.

périthéliale résultent principalement des rapports des éléments cellulaires de la tumeur avec les vaisseaux et aussi de la considération des formes de transition.

Le premier argument nous paraît être de moindre valeur qu'on ne le dit généralement. Ne voyons-nous pas dans bien des tumeurs manifestement épithéliales se produire des hémorragies résultant de la fragilité des parois vasculaires? C'est au contraire un caractère assez habituel de ces tumeurs d'être hémorragiques. D'autre part, le fait que les cellules sont en rapport immédiat avec l'endothélium n'est pas beaucoup plus démonstratif en soi. Voici une préparation provenant d'une tumeur que nous considérons comme un épithélioma à cellules claires; on peut constater que les rapports des cellules néoplasiques avec le gros vaisseau central sont très intimes (fig. 50).

En outre, il existe dans la vessie et dans le bassinet des tumeurs bénignes, dont le stroma se trouve réduit, peut-on dire, à un capillaire recouvert d'un manteau cellulaire à plusieurs couches; la seule différence est que, dans ce cas, le néoplasme s'étant développé dans une cavité et non au milieu d'un tissu assez dense, les cylindres cellulaires flottent indépendamment les uns des autres. Et ces tumeurs n'ont jamais été considérées comme des angiosarcomes.

L'argument tiré de la considération des formes de transition a plus d'importance. On peut cependant toujours lui faire une objection de principe : des constatations de ce genre sont extrêmement délicates : Virchow a vu autrefois des cellules carcinomateuses naître du tissu conjonctif. Il est toujours hasardeux en effet de conclure d'une concordance dans l'espace à une succession dans le temps. Cette première objection est évidemment d'ordre un peu secondaire : de ce qu'on s'est trompé, il ne faut pas conclure que l'on doit toujours se tromper; mais il y a d'autres causes d'erreur : il est toujours difficile de dire si une cavité que l'on voit remplie d'éléments épithéliaux est une veine ou un lymphatique, de dire même si c'est une cavité véritablement préformée et non une loge creusée par la tumeur dans le tissu environnant.

Les partisans de la doctrine de l'angiosarcome disent que dans les cavités vasculaires l'endothélium n'existe plus : il a proliféré pour donner naissance aux cellules de la tumeur. Comment savoir dans ces conditions s'il s'agit bien d'une cavité vasculaire? Si même l'on trouve une masse néoplasique dans un lymphatique, cela n'a rien de bien surprenant, puisque les tumeurs épithéliales se propagent souvent de cette façon. Si on la trouve dans un vaisseau sanguin, rien ne prouve non plus qu'il ne s'agisse pas d'un bourgeon de la tumeur qui a perforé la paroi; nous avons en effet signalé en son temps la tendance des tumeurs malignes du rein à envahir le système veineux.

Nous n'entendons pas cependant contester certains faits qui paraissent bien précis. Certains dessins sont assez démonstratifs. Témoin celui-ci que nous reproduisons d'après les figures de l'article de Manasse. C'est un capillaire lymphatique dans lequel l'endothélium est entré en prolifération et a formé un véritable nodule cancéreux; témoin encore un autre dessin du même genre que l'on trouve dans la planche qui accompagne l'article de Hildebrandt. Pour notre part, nous avons cherché vainement des images aussi nettes.

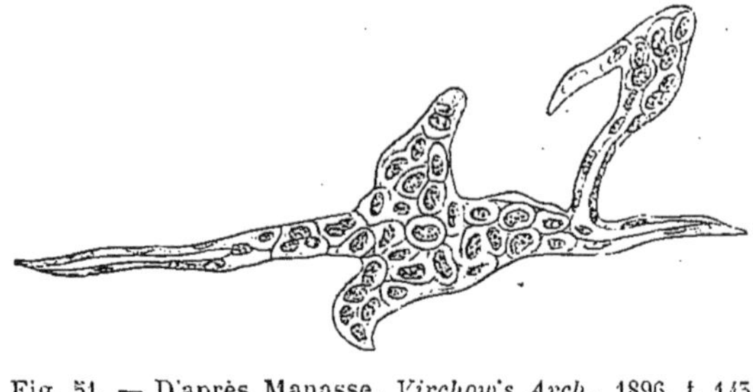

Fig. 51. — D'après Manasse. *Virchow's Arch.*, 1896, t. 145, pl. V, fig. 5. Endothéliome lymphatique. Phase initiale de la prolifération de l'endothélium lymphatique.

On peut encore opposer à ces conceptions le fait que, malgré tout, ces tumeurs présentent par endroits la structure alvéolaire, si nette que de Paoli est obligé d'admettre l'atrophie du tissu conjonctif et des vaisseaux; cela n'est guère le fait d'un angiosarcome.

Les défenseurs de l'angiosarcome ont fait encore ressortir la dissemblance entre les cellules de la tumeur et celles du rein; mais l'on sait combien l'évolution néoplasique trouble profondément l'organisation cellulaire. On a fait valoir aussi l'existence ordinaire d'une capsule : il n'est point nécessaire de faire remarquer que les tumeurs de l'origine épithéliale la plus évidente, les adénomes, sont très ordinairement munis d'une capsule; les cancers les plus légitimes du rein sont très souvent encapsulés, au moins par places, on l'a vu.

On a dit que l'apparence épithélioïde des éléments néoplasiques n'était pas une preuve de leur origine épithéliale, que cet aspect était dû à la présence du glycogène qui se trouve répandu en abondance dans les cellules; sans doute, mais on ne peut nier que ce ne soit là une présomption raisonnable pour la nature épithéliale.

A côté de cela, il faut savoir reconnaître que certaines tumeurs du rein présentent une structure surprenante. On y rencontre des masses où ne se voit pas l'apparence alvéolaire, mais où, par contre, on voit une énorme abondance de fins vaisseaux et un réticulum conjonctif à la fois très mince et très nombreux délimitant des alvéoles tellement étroits qu'ils en deviennent unicellulaires. Voici une préparation empruntée à notre collection qui est très intéressante à ce point de vue (fig. 52).

Nous pensons donc en définitive que certains néoplasmes du rein doivent être considérés comme ne prenant pas leur origine

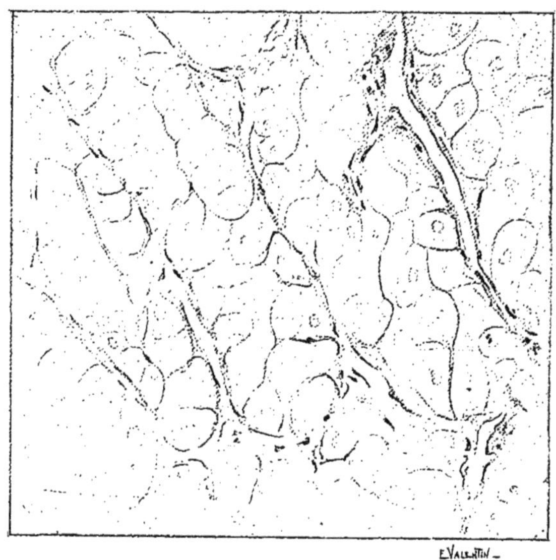

Fig. 52. — Épithélioma à cellules claires. Figure montrant les fines trabécules qui arrivent à délimiter des alvéoles unicellulaires.

dans l'épithélium. Est-ce à dire pour cela que ce soient vraiment des angiosarcomes? Nous discuterons plus loin la question de l'origine de ces néoplasmes aux dépens des noyaux capsulaires aberrants. Il est possible que ce soit là la solution du problème et que les tumeurs que nous venons de discuter se trouvent être simplement des néoplasies des germes capsulaires aberrants.

Quant à la question de savoir dans quel cas il s'agit d'un endothéliome lymphatique et dans quel cas d'un endothéliome sanguin, il nous paraît très aventuré de vouloir la trancher.

VI. — FIBROMES ET FIBROSARCOMES SOUS-CAPSULAIRES

Ces petits néoplasmes sont assez peu intéressants; nous en dirons cependant un mot pour compléter ce qui a trait aux tumeurs d'origine conjonctive.

On trouve quelquefois, à la surface du rein d'ordinaire, de petites tumeurs qui ont été signalées depuis longtemps, mais que Sabourin a plus particulièrement étudiées dans son mémoire des *Archives de physiologie*, t. IX, p. 102.

Ce sont des néoplasmes de dimensions extrêmement réduites. On les rencontre le plus fréquemment dans la substance corticale; mais on les voit aussi jusque dans la substance médullaire.

Au microscope, on voit que la tumeur est adhérente au tissu rénal qu'elle comprime même quelque peu dans son voisinage; on aperçoit quelques tubes urinifères réduits à l'état de cordons épithéliaux. Dans leur ensemble, ces tumeurs, de nature certainement conjonctive, présentent beaucoup d'éléments allongés et mériteraient plutôt le nom de sarcomes fuso-cellulaires. Mais on y voit de nombreux faisceaux conjonctifs adultes, à noyaux rares et du reste ces néoplasmes sans histoire clinique sont trop évidemment différents des vrais sarcomes pour que l'on doive les réunir dans une même étude.

Sabourin cependant pense qu'il y a entre le fibrosarcome de l'adulte et le sarcome de l'enfant, des parentés très réelles. L'un et l'autre, pense-t-il, proviennent de la prolifération du tissu conjonctif; mais en outre l'épithélium des tubes urinifères ne resterait pas inactif et se transformerait en cellules fusiformes venant encore augmenter la masse de la tumeur. Seulement, pour Sabourin, chez l'adulte et chez le vieillard surtout, la vitalité des éléments jeunes n'est pas suffisante pour arriver à la production d'une tumeur volumineuse : ils subissent rapidement l'évolution fibreuse, tandis que chez un homme relativement jeune (une observation de 37 ans), le tissu sarcomateux présentait une vitalité plus persistante et luttait contre la dégénérescence fibreuse. Enfin, chez l'enfant, cette tendance à la sclérose n'existe pas, et la production de tissu conjonctif jeune aboutit au vrai sarcome. Il y aurait donc entre les deux tumeurs une différence de terrain et non une différence de nature. Nous verrons cependant, dans un chapitre ultérieur, que les tumeurs de l'enfant reconnaissent une pathogénie bien différente de celle de ces petits fibrosarcomes.

Nodules fibreux des pyramides. — Rayer, Lancereaux, Sabourin, etc., ont signalé et étudié des nodules siégeant au milieu des pyramides et formés d'un tissu fibreux feutré et quelquefois d'une substance fondamentale transparente semée de noyaux. Les tubes collecteurs sont écartés par la tumeur et quelquefois sont très atrophiés. Ces petites tumeurs se développeraient sur le trajet des vaisseaux, d'après Lancereaux, qui pense qu'elles peuvent se rencontrer sur des reins entièrement normaux. Sabourin les considère, au contraire, comme de simples accidents de la cirrhose rénale.

VII. — TUMEURS MIXTES

ADÉNOSARCOMES EMBRYONNAIRES — TUMEURS DU REIN CHEZ LES ENFANTS

Depuis quelques années, on a isolé, sous le nom, assez généralement accepté, d'adénosarcome, une variété spéciale de tumeurs qui doit avoir sa place à part dans le cadre des néoplasmes rénaux. Nous en avons renvoyé l'étude jusqu'ici, parce qu'elles nous offrent en quelque sorte la réunion des différents tissus que nous avons vus jusqu'à présent évoluer individuellement vers le type néoplasique. Il s'agit de néoformations qui n'ont guère été rencontrées que chez les enfants, ou dans l'adolescence. Leur histoire est assez curieuse. Les tumeurs de ce genre, en effet, ont été rangées jusqu'à présent dans la catégorie des sarcomes et l'on voit du reste que c'est à l'occasion des sarcomes que nous sommes amenés à en faire l'étude. Mais on avait remarqué que, dans certains cas, au lieu du tissu sarcomateux pur, on trouvait bien d'autres tissus : d'abord toutes ou presque toutes les variétés de tissu conjonctif, du cartilage, des fibres musculaires lisses, du tissu musculaire strié, fait déjà plus curieux, et enfin des formations adénomateuses. Ce sont en somme des tumeurs mixtes, et c'est encore le nom que leur conservent les auteurs qui ne veulent pas s'aventurer sur le terrain pathogénique.

Eberth, en 1872, décrivit un noyau sarcomateux du rein et parla pour la première fois de noyau aberrant du corps de Wolff. En 1875, Cohnheim observa un sarcome musculaire strié bilatéral chez un enfant d'un an et demi. Landsberger et Cohnheim publièrent, en 1877, l'observation d'une tumeur rénale bilatérale avec faisceaux musculaires striés. Des cas analogues sont publiés par Hubert-Boström en 1879, par Brosin en 1884, Ribbert en 1886, Hoisholt en 1891, Borchard en 1895, Manasse en 1896, Perthes en 1896, Müller, Vogler, Heinecke, etc. Mais c'est surtout à Birch-Hirschfeld que l'on doit, en 1894 et 1898, une étude complète de ces tumeurs. Il a eu, en outre, le mérite de faire ressortir l'importance du tissu épithélial dans leur structure, et de poser nettement le problème pathogénique, qui est loin du reste d'être encore résolu. Parmi les travaux récents, en dehors de ceux de Birch-Hirschfeld, nous citerons surtout celui de Busse (*Virchow's Archiv.*, 1899) et le mémoire de Wilms (*Mischgeschwülste der Niere*, Leipzig, 1899-1900, 90 p.), qui nous ont été très utiles dans la rédaction de cet article.

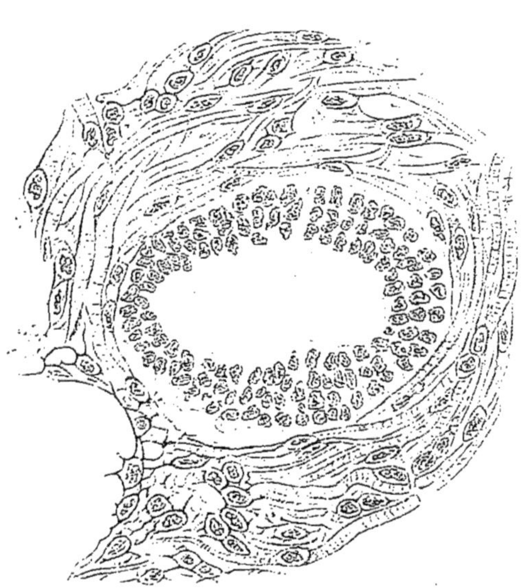

Fig. 53. — D'après Busse. *Virchow's Arch.*, 1899, t. 157, pl. VIII, fig. 1. Adénosarcome embryonnaire. Formation glandulaire à épithélium à plusieurs couches, entourée de faisceaux musculaires striés. L'épithélium repose directement sur les fibres musculaires.

Voici d'abord, suivant notre habitude, un exemple de ces curieuses tumeurs (fig. 53). Nous aurions désiré l'emprunter au travail de Birch-Hirschfeld lui-même ; mais cet auteur a donné des photogravures dont la netteté ne nous a pas paru se prêter à une reproduction suffisamment démonstrative. Nous emprunterons donc un exemple au travail de Busse.

Il s'agit d'un enfant de cinq ans, chez lequel les parents constatèrent, en octobre 1895, l'existence d'une tumeur abdominale. La mort survint le 11 décembre de la même année; la néphrectomie avait été pratiquée le 18 novembre. La tumeur, volumineuse, renferme des éléments conjonctifs et épithéliaux. Le tissu épithélial se présente sous l'aspect de formations glandulaires revêtues d'un épithélium à une seule couche, et de noyaux épithéliaux disséminés, avec toutes les transitions de l'adénome au carcinome. Le stroma est formé de tissu conjonctif fibrillaire ou fusocellulaire avec des faisceaux de fibres musculaires lisses disposés soit en tourbillon, soit en couches concentriques autour des figures glandulaires. Il y a aussi des fibres striées, tantôt isolées, tantôt en faisceaux qui sont souvent disposées, comme les fibres lisses, en cercles concentriques autour des glandes (voir fig. 53). On trouve du reste aussi du tissu musculaire lisse et strié dans le stroma des parties nettement cancéreuses. Dans les territoires à croissance moins rapide, il y avait deux îlots microscopiques de cartilage hyalin. Certains éléments conjonctifs volumineux, avec de larges prolongements, ressemblaient beaucoup aux cellules ganglionnaires.

Nous reproduirons également deux dessins concernant des tumeurs mixtes et qui ont été publiés par L. Imbert dans les *Annales génito-urinaires* de 1901.

Le premier se rapporte à un fibromyome du rein (fig. 54) : les fibres musculaires lisses sont entre-croisées dans tous les sens et l'ensemble constitue une sorte de peloton musculaire indépendant de la capsule se prolongeant en pointe du côté du bassinet.

Dans le deuxième cas, qui était plus intéressant (fig. 55), il s'agissait d'un adénosarcome. A la coupe, on voyait une abondante quantité de tissu conjonctif plus ou moins lâche, parcouru par un très grand nombre de fibres musculaires lisses; nous n'y avons pas trouvé de fibres striées; mais, par endroits, on voyait des cavités très nettes, d'apparence glandulaire, rappelant assez bien l'aspect d'une coupe de rein embryonnaire. Il y avait, en effet, un revêtement cellulaire à plusieurs couches se différenciant assez nettement sur la plus grande partie de son pourtour; mais sur un point, cet épithélium se fondait progressivement dans la masse des cellules rondes avoisinantes.

En raison de leur constitution complexe, ces tumeurs ont reçu une foule de noms : chondromyosarcomes, adénomyosarcomes, lipoléiomyosarcomes, rhabdomyomes, etc., etc.

Nous adopterons celui d'adénosarcome proposé par Birch-Hirschfeld, ou celui plus général de tumeur mixte. Ces tumeurs présentent un caractère général important; on ne les rencontre, en effet, s'il faut en croire les observations publiées, que chez

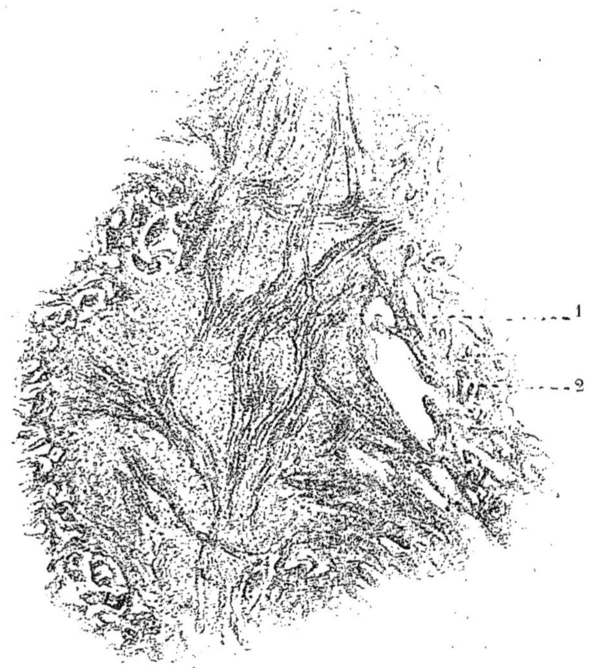

Fig. 54. — Fibromyome du rein.
1. Fibres musculaires. — 2. Substance rénale.

les enfants ou tout au plus, les adolescents; Hoisholt en a cependant rapporté un cas qui concerne un jeune homme de dix-huit ans; l'une de nos observations se rapporte à un homme de 37 ans. La statistique de Taylor donne les résultats suivants sur 144 cas : 20 pour 100 au-dessous de 1 an; 24 pour 100 entre 1 et 2 ans; 17 pour 100 entre 2 et 3 ans; 21 pour 100 entre 3 et 4 ans. 7 fois sur 100, la tumeur est bilatérale. Nous indiquons brièvement que, au point de vue clinique, ces tumeurs se caractérisent par l'absence assez fréquente des hématuries et surtout par leur marche rapide; elles conduisent à la mort beaucoup plus vite que les tumeurs de l'adulte.

Ces tumeurs sont d'abord incluses dans le rein, puis, par leur croissance progressive, elles arrivent à la capsule qu'elles repoussent et détruisent, au bassinet dans lequel elles poussent des prolongements, aux gros vaisseaux et surtout aux veines qu'elles envahissent. Leur consistance est tantôt molle ou même

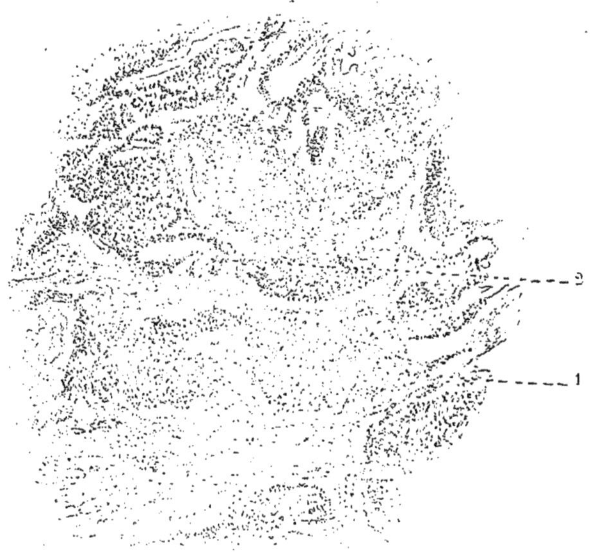

Fig. 55. — Adénosarcome du rein.
1. Amas de cellules rondes. — 2. Cavités d'apparence épithéliale.

comme mucilagineuse, tantôt dure; même dans leurs premiers stades, elles paraissent toujours entourées d'une capsule; c'est, qu'en effet, elles n'envahissent pas le tissu rénal à proprement parler; elles le refoulent, en atrophiant l'épithélioma.

Au microscope, on y trouve, comme nous l'avons dit, des éléments différents.

Les fibres musculaires striées se présentent sous forme de faisceaux de dimensions très variables; ils sont disséminés çà et là, mais l'on en trouve assez fréquemment des amas disposés autour des images glandulaires, comme le représente la figure 55. La striation est souvent très nette; mais quelquefois aussi il est difficile de la reconnaître. Voici une figure 56 qui reproduit très exactement une excellente photographie que nous devons à l'obligeance de M. Grawitz.

Souvent les faisceaux sont fusiformes et ne sont striés qu'à leur partie moyenne, ou bien on voit une striation lon-

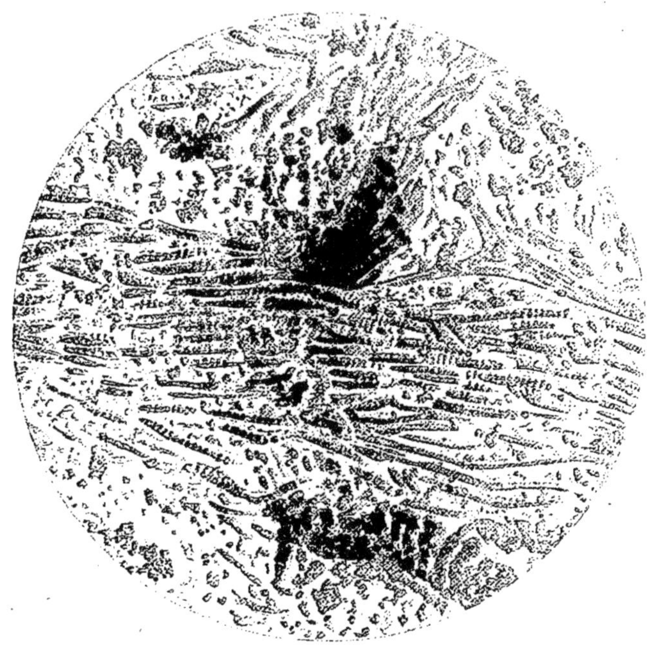

Fig. 56. — Adénosarcome à fibres musculaires striées. D'après une photographie due à M. Grawitz.

gitudinale; dans le cas de Manasse, les fibres renfermaient de véritables cylindres de glycogène : il faut probablement alors les rattacher au système musculaire lisse, car Manasse aurait vu des images semblables chez l'embryon à certaines périodes du développement du tissu musculaire lisse. Enfin à côté de ces formes à différenciation avancée, on voit toute les transitions avec des éléments fusiformes et des cellules rondes que certains auteurs considèrent aussi comme étant de nature musculaire.

Il est à remarquer que les fibres musculaires se rencontrent en divers points de la tumeur; c'est là un fait intéressant, car il montre que ce tissu ne se développe pas aux dépens d'un noyau unique, mais par des germes multiples et disséminés.

Les *fibres musculaires lisses* ont été trouvées très habituellement dans ces tumeurs. Comme le fait remarquer Wilms, on n'a jamais eu beaucoup de difficultés à expliquer leur présence. Il y a, en effet, normalement dans le rein des fibres lisses dans trois zones différentes : la capsule, le bassinet et l'appareil vasculaire. En outre, Jardet et Albarran ont décrit des fibres lisses dans le tissu conjonctif périvasculaire, en dehors des vaisseaux intrarénaux. Mais il ne faut pas oublier que dans nombre de cas à fibres lisses, la tumeur était incluse dans le parenchyme rénal; le tissu contractile ne pouvait dans ces cas provenir ni du bassin, ni de la capsule. Or, il semble que les éléments musculaires pourraient se trouver autour des vaisseaux ou en dehors d'eux; cela est ainsi, et quelquefois les fibres lisses sont nettement indépendantes de l'appareil vasculaire; par contre, elles sont accompagnées de cellules fusiformes qui leur donneraient naissance[1].

On a fréquemment signalé dans ces tumeurs des *îlots cartilagineux*; Hoisholt, Ribbert, Perthes, Manasse, les ont rencontrés. Il s'agit de cartilage hyalin, en masses généralement peu abondantes. Wilms fait remarquer qu'on les rencontre surtout chez des adolescents (Perthes, 11 ans, Hoisholt, 18 ans), ce qui semblerait indiquer qu'ils ont besoin, pour se développer, d'un laps de temps assez long; les néoplasmes des enfants plus jeunes, à croissance extrêmement rapide, ne leur permettraient peut-être pas de se différencier. Il ne faut pas oublier cependant que Manasse les a rencontrés chez un jeune enfant.

Les diverses formes du *tissu conjonctif* sont moins intéressantes que les tissus précédents, puisque l'on peut supposer qu'elles prennent leur origine dans les éléments normaux de l'organe.

Le *tissu graisseux* se rencontre sous forme d'amas isolés dans la masse de la tumeur; d'après Wilms il serait plus fréquent qu'on ne l'a dit, puisqu'il l'a rencontré dans toutes les tumeurs qu'il a suffisamment examinées.

1. Dans un cas que nous avons eu l'occasion d'examiner, la néoformation du tissu musculaire lisse était nettement concentrée autour des vaisseaux.

Il en est de même du *tissu élastique* signalé depuis longtemps par Brosin et Vogler : fait assez curieux, il ne se colore pas par l'orcéine, ce qui tiendrait à ce que tous les éléments n'ont pas atteint le même degré de développement.

Enfin, on a rencontré dans ces tumeurs les *tissus muqueux, fibreux, embryonnaires*.

Avant de passer à l'étude de l'élément épithélial qui forme une des caractéristiques de ces tumeurs, nous tenons à rappeler que Busse a trouvé dans un cas des cellules ganglionnaires qu'il considère comme des *éléments nerveux*; il y a là un fait qui mérite d'être confirmé, car il viendrait encore compliquer singulièrement le problème de l'origine de ces tumeurs rénales.

Il faut réserver une étude spéciale aux *formations glandulaires*. On peut dire, en effet, que c'est par elles que Birch-Hirschfeld a pu isoler ce groupe de tumeurs et le séparer des sarcomes. C'est que le tissu épithélial, en effet, n'est pas toujours abondant; il faut souvent le chercher, et ce n'est qu'après l'examen de nombreuses coupes que l'on est en droit d'affirmer son absence et de donner à la tumeur le nom de sarcome en général ou, plus rarement, de lipomyome, etc. C'est un fait sur lequel il faut insister et qu'il faut bien connaître; il est à croire, en effet, que nombre de tumeurs dans lesquelles l'examen microscopique paraît très consciencieux, sont incomplètes sous ce rapport[1].

Les formations glandulaires observées dans les tumeurs que nous étudions, présentent cette particularité qu'à côté de formations et de cellules franchement épithéliales, on trouve des cellules rondes, analogues à celles du tissu conjonctif et qu'il est impossible d'isoler des premières. Dans la tumeur de Döderlein, examinée par Birch-Hirschfeld, il y avait des amas cellulaires dans lesquels éléments ronds et épithéliaux étaient mélangés et donnaient à première vue l'impression d'un sarcome à cellules rondes, mais on voyait des images de transition qui conduisaient insensiblement à des figures glandulaires. On peut dire en somme que l'on rencontre tantôt des amas de cellules rondes qui rappellent absolument le sarcome parvi-

1. Nous rappelons que l'une de nos observations personnelles, dont nous avons donné le dessin plus haut, avait été déjà publiée sous le nom de sarcome après un examen histologique attentif.

cellulaire, tantôt des formations glandulaires bien nettes comme celles que nous avons figurées, tantôt enfin, des groupements dans lesquels ces deux formes se trouvent intimement mélangées. Nous en avons déjà donné un exemple avec la figure 55. En voici un autre emprunté à Wilms (fig. 57). On y voit, à côté de tubes plus ou moins contournés, des amas cellulaires d'éléments ronds qui se différencient très mal des formations tubulaires. On a dit que ces images rappelaient les formes de développement du corps de Wolff. Sans doute, mais si l'on cherche des analogies, on peut les trouver aussi grandes dans le développement du rein définitif; les cellules rondes figurent assez bien le blastème rénal, tandis que les tubes correspondent aux bourgeons urétéraux.

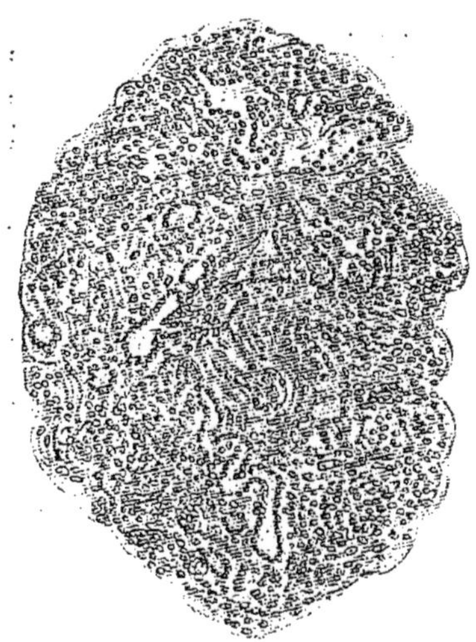

Fig. 57. — D'après Wilms. *Die Mischgeschwülste der Niere*, pl. I, fig. 4. Coupe de tumeur mixte rappelant le rein embryonnaire.

Est-il possible d'aller plus loin dans cette étude qui se borne pour le moment à être purement objective et d'indiquer les relations qui unissent l'une à l'autre ces deux variétés d'éléments? Birch-Hirschfeld a défendu l'idée que le processus glandulaire était primitif et que les amas des cellules rondes en dérivaient. S'il en était autrement, pense-t-il, il faudrait admettre une évolution pseudo-adénomateuse d'un sarcome à cellules rondes.

On peut lui répondre, avec Hertwig : La différenciation dans un blastème n'est que la révélation, à nos yeux, de la structure d'une masse cellulaire qui n'était demeurée confuse jusque là que grâce à l'insuffisance de nos moyens d'exploration. Il ne s'agit donc pas de l'évolution pseudoadénomateuse d'un sarcome à cellules rondes, mais de la transformation normale d'éléments épithéliaux qui conservent encore une forme arrondie.

Wilms, qui a bien étudié toute cette question, pense au

contraire, que les formations glandulaires sont des phases d'évolution progressive des amas de cellules rondes. Il fait remarquer, en effet, que dans les parties jeunes de la tumeur, à la périphérie, on trouve surtout cette dernière forme, bien plus fréquemment que les formes épithéliales adultes. En outre, il a remarqué que dans un noyau aberrant d'une tumeur mixte du rein, on ne rencontrait pas de processus glandulaire vrai, mais seulement des groupements assez réguliers de cellules rondes. C'est, au contraire, dans les territoires plus âgés que l'on voit progressivement se différencier les figures tubulées que l'on ne rencontre guère à l'état d'adénome pur que dans les parties les plus avancées en développement. Il nous paraît donc que l'opinion de Wilms est la plus vraisemblable ; encore faudrait-il démontrer que ces cellules rondes sont des éléments épithéliaux très jeunes. Nous reviendrons plus tard sur cette question ; mais nous ne pouvons nous empêcher de reconnaître que nous nous heurtons là encore à l'une des multiples inconnues que présente le problème complexe de la pathogénie des tumeurs du rein.

VIII. — LE GLYCOGÈNE DANS LES TUMEURS DU REIN

Cette question, qui appartient plutôt à la pathologie générale des tumeurs, ne mériterait pas un chapitre distinct, si certains auteurs, en Allemagne surtout, n'avaient essayé, dans ces dernières années, de faire de la présence du glycogène une caractéristique des néoplasmes rénaux et même de certaines de leurs variétés[1].

Nous commencerons donc par donner quelques brèves notions générales sur cette substance et sur sa recherche.

Le glycogène est un sucre de constitution mal définie jusqu'à présent ; on le range dans le groupe des hydrates de carbone, à côté des matières amylacées.

1. Consulter, sur la glycogénèse dans les tumeurs en général, les diverses publications de Brault et, en particulier, *Le pronostic des tumeurs basé sur la recherche du glycogène*, brochure de l'Œuvre médico-chirurgicale ; — De la production du glycogène dans les tissus qui avoisinent les tumeurs. *Arch. gén. de méd.*, janvier 1899.

On recherche le glycogène par divers procédés ; le plus commode est le suivant dont nous empruntons la description à Brault : Il est basé sur la coloration intense communiquée par l'iode à cette substance. Il faut, en effet, une méthode de coloration spéciale, hors laquelle on peut bien reconnaître l'existence de blocs homogènes, mais sans pouvoir les identifier ; cela explique que les relations histologiques ordinaires n'en fassent pas mention.

Il faut aussi savoir que le glycogène est très instable ; il disparaît facilement sur les pièces d'autopsie prises vingt-quatre heures ou plus après la mort ; il faut donc faire les autopsies après douze ou quinze heures au maximum ; il va sans dire que les pièces opératoires sont préférables encore. Enfin, cette substance se dissout dans l'eau, pas toujours complètement, assez cependant pour que l'on puisse la reconnaître ; il est donc utile de fixer le tissu à examiner non avec un liquide aqueux (Müller, etc.), mais avec l'alcool ; même la fixation faite, il faut éviter de passer les coupes dans l'eau. Cependant Hildebrand dit avoir obtenu de bonnes fixations avec la solution aqueuse de sublimé.

On prend donc des fragments de mince épaisseur, 2 à 5^{mm}, aussi larges que l'on voudra ; on les immerge pendant vingt-quatre heures dans l'alcool à 90 ou 95° ou mieux dans l'alcool absolu. Puis on fait des coupes directement ou après inclusion dans le collodion, ce qui n'a pas d'inconvénient, l'éther ne dissolvant pas le glycogène. Les préparations doivent être reçues dans l'alcool, bien entendu ; on étale, on fixe sur la lame de verre par demi-dessiccation et on recouvre du réactif suivant : Eau, 30 à 40 gr., iodure de potassium 10, iode 1, solution de gomme sirupeuse 200 (la gomme est destinée à s'opposer à la dissolution du glycogène dans l'eau). Le lendemain on remet une légère couche gommeuse et on recouvre d'une lamelle lutée. On peut alors examiner et on voit le glycogène sous la forme de plaques intracellulaires d'une coloration brun acajou, se détachant sur un fond jaunâtre uniforme.

Le procédé que nous venons de donner est le plus simple et le plus pratique. Lubarsch en indique un autre dérivé de la méthode de Weigert :

Colorer les coupes 2 minutes dans la solution anilinée de

violet de gentiane en chauffant légèrement; laver à l'eau, passer au liquide de Gram, dessécher avec du papier filtre, décolorer à l'aniline ou au xylol-aniline, monter dans le baume. Les gouttes de glycogène ont une coloration intense qui varie du bleu au violet. Lubarsch reconnaît que le procédé est délicat dans son application.

Lubarsch indique encore le procédé suivant imité de Sanfelice. Il emploie une solution d'hématoxyline iodée ainsi faite :

Hématoxyline vieille de Delafield. 10^{cc}
Liquide de Gram. . . . . 10^{cc}
Eau distillée. . . . . 5^{cc}
(Solution à conserver à l'abri de la lumière.)

Colorer les coupes 5 minutes, laver 1 ou 2 fois dans l'alcool absolu, éclaircir au xylol, et monter dans le baume. Cette méthode donne de bonnes colorations cellulaires, mais on voit en somme que, comme la précédente, elle est basée sur l'action de l'iode sur le glycogène.

On peut encore (Hildebrand) rechercher le glycogène en faisant macérer des fragments de la tumeur dans un mélange de salive et d'eau; on recherche chimiquement le glucose dans le liquide décanté.

Lorsqu'on examine les tissus glycogénés traités par une des méthodes iodées que nous venons d'indiquer, on voit le glycogène répandu dans les éléments épithéliaux sous forme de gouttes plus ou moins volumineuses; certains auteurs pensent qu'il n'a d'autre forme que celle de l'élément cellulaire, et qu'il est dissous uniformément dans tout le corps protoplasmique ; mais au microscope, il apparaît sous forme de boule ou même assez fréquemment sous forme de croissants à pointes effilées ; il ne siège ni dans le noyau des cellules épithéliales, ni dans le tissu conjonctif.

Ces préliminaires un peu longs nous étaient indispensables pour aborder l'étude du glycogène dans les tumeurs malignes du rein.

On l'y rencontre, en effet, fréquemment, aussi souvent presque qu'on a pris la peine de le rechercher.

Brault dit : « Les masses cellulaires sont avides de glycogène; l'iode y détermine une réaction violente surtout appréciable à la périphérie des bourgeons, au contact de la substance rénale respectée. — On sait qu'en augmentant de volume, les épithéliomas du rein arrivent jusque sous la capsule épaissie. Dans cette zone d'induration, on trouve des tubes déformés et des glomérules complètement fibreux; très souvent les veines et les lymphatiques, plus souvent les veines de la capsule contiennent, même à grande distance, des bourgeons cancéreux formés de cellules épithéliales obstruant complètement leur cavité. L'iode communique à ces amas cellulaires la teinte acajou caractéristique et comme ces thromboses cancéreuses sont complètement isolées dans un tissu dont la coloration est uniforme, elles font une tache qui attire immédiatement l'attention. »

On trouve donc du glycogène dans beaucoup de tumeurs du rein, ce n'est pas douteux. Est-il possible de savoir à quelle variété histologique répondent les néoplasmes à glycogène? D'une façon générale, Brault l'a rencontré dans toutes les tumeurs à marche rapide quelle que fût leur origine, sarcomes, épithéliomes, etc. Il est rationnel de penser qu'il en est ainsi dans le rein. C'est en effet ce qui arrive. Driessen en trouve en abondance dans ses endothéliomes : c'est lui, dit-il, qui donne aux éléments cellulaires de ces tumeurs cet aspect épithélioïde, ces contours nets, ce contenu clair, vitreux, réfringent, qui font que l'on a quelque peine à leur refuser l'origine épithéliale. C'est un glycogène absolument semblable, dit-il, à celui du foie; c'est aussi celui qu'il a trouvé dans ses endothéliomes des os; il disparaît, comme partout ailleurs, par la mort des cellules et on ne le retrouve pas dans les parties nécrosées de la tumeur; il affecte dans ces tumeurs la forme en demi-lune.

Hildebrand l'a retrouvé également dans les tumeurs qu'il considère comme des endothéliomes et que nous avons discutées précédemment; il se trouvait exclusivement dans le protoplasma cellulaire et nullement dans le tissu conjonctif. Askanazy en a rencontré dans des tumeurs analogues. Nous avons vu antérieurement que Manasse en avait trouvé en très grande quantité dans des rhabdomyosarcomes du rein; certaines cellules musculaires encore reconnaissables en contenaient une véritable réserve; il en a vu aussi dans des adénomes, des carcinomes, en somme, dit-il, dans toutes les tumeurs du rein non fixées dans le Müller. D'autre part, Lubarsch, examinant trois fibromes de la substance corticale et deux de la substance médullaire, ne trouve pas de matière amylacée; il n'en rencontre pas davantage dans trois adénomes corticaux, dans un myofibrome de la corticale, dans deux sarcomes, dans un gros carcinome. Il en trouve, au contraire, dans un myoliposarcome et Langhans dans des sarcomes.

Brault dit que le glycogène se rencontre en abondance dans tous les sarcomes du rein récemment opérés.

Toutes ces considérations n'auraient qu'un intérêt des plus restreints, si l'on n'avait essayé de les rattacher à la pathogénie des tumeurs du rein.

C'est Lubarsch surtout qui a essayé d'établir que la présence du glycogène dans certains néoplasmes démontrait leur origine surrénale, en partant de l'idée de Langhans, Askanazy et bien d'autres, que les tumeurs à glycogène sont d'origine embryonnaire. Est-il nécessaire de faire remarquer que le glycogène se rencontre dans bien d'autres tumeurs qui ne sont nullement de nature congénitale ni même développées aux dépens d'un organe à glycogène (car un argument de Lubarsch est que les tumeurs malignes du rein tirent leur glycogène du noyau surrénal qui leur a donné naissance et qui en renferme normalement)? Nous ne pensons pas qu'il soit possible encore, à l'heure actuelle, de défendre des idées aussi absolues.

Hildebrand, trouvant du glycogène dans ses trois endothéliomes et ne le retrouvant pas dans six cas de sarcomes et carcinomes, pense trouver dans la matière amylacée une caractéristique des endothéliomes; il fait des recherches qui lui montrent naturellement que bien des tumeurs du même genre, développées sur d'autres tissus, renferment du glycogène. Mais ces recherches sont évidemment trop restreintes; il eût fallu faire l'épreuve inverse et examiner des tumeurs malignes non angioblastiques; on aurait vu alors que la forme histologique du néoplasme n'a que peu d'influence sur sa teneur en glycogène.

Quelle est donc la signification du glycogène dans les tumeurs du rein? Ce qu'elle est probablement dans les autres néoplasmes. Il est vraisemblable qu'il s'agit non d'un produit de dégénérescence cellulaire ou de subinvolution de substances protoplasmiques incomplètementélaborées, mais plutôt, comme le pense Brault, d'une sorte de réserve alimentaire destinée à fournir à la reproduction d'une cellule en état d'activité intense.

En effet, tandis que la plupart des tissus du fœtus renferment en abondance du glycogène analogue à celui des tumeurs, on n'en trouve chez l'adulte, dit Brault, que dans le foie et les muscles, avec intermittences d'ailleurs et plus constamment dans les cartilages et les fibrocartilages; quoi qu'en dise Lubarsch, on n'en trouve pas toujours dans les capsules surrénales. Qu'une tumeur vienne à se développer rapidement sur un organe et que cet organe renferme ou non préalablement du glycogène, cela n'a pas d'importance. On voit immédiatement la substance amylacée apparaître, et elle apparaît non seulement dans les éléments de la tumeur elle-même, mais dans les revêtements pavimenteux stratifiés les plus voisins : on en voit en grandes masses dans l'épiderme, dans les glandes sébacées, les glandes sudoripares. On peut considérer que le glycogène est un élément tenu en réserve dans les cellules pour leur développement ultérieur; il doit donc être d'autant plus abondant que la tumeur présente un développement plus rapide. « Le coefficient glycogénique d'une tumeur, dit Brault, indique son degré de malignité. »

On ne peut s'empêcher cependant de faire remarquer que l'on trouve du glycogène dans les tissus épidermiques qui avoisinent une tumeur et qui ne doivent pas présenter une suractivité formative excessive, que l'on en rencontre aussi dans la peau avoisinant non seulement des tumeurs malignes, mais aussi des tumeurs bénignes et même des produits simplement inflammatoires. D'autre part, Hildebrand, Lubarsch, pour le cas particulier des tumeurs du rein, en ont trouvé aussi dans des néoplasies bénignes. Il semble donc que tout ne soit pas encore connu sur la signification de cette substance et sur l'interprétation de ses proportions relatives dans les diverses tumeurs.

IX. — LA LÉCITHINE DANS LES TUMEURS DU REIN

De même qu'on a cherché à faire du glycogène la substance caractéristique de certaines tumeurs, on a essayé aussi d'établir le même fait pour la lécithine.

La lécithine est une combinaison ammoniacale phosphorée. On la trouve en abondance dans le règne animal et végétal. Voici, d'après Gatti, le procédé indiqué par Hope Seyler pour sa recherche : on prend 90 grammes de la tumeur ; on la malaxe et on l'épuise par l'alcool pendant 7 heures au bain-marie ; on décante et on épuise de nouveau 5 fois par 400 centimètres cubes d'alcool pendant 7 heures chaque fois, toujours au bain-marie. On filtre ces 4 liquides et on évapore le filtratum jusqu'à consistance sirupeuse. On neutralise par l'acide acétique et on épuise de nouveau la masse obtenue par un mélange à parties égales d'alcool et d'éther. On réduit de nouveau à consistance sirupeuse. On épuise cette masse 4 fois par 100 centimètres cubes d'éther sulfurique chaque fois pendant 6 jours ; on filtre et on évapore de nouveau.

On étend alors la masse de 200 centimètres cubes d'eau de baryte et on porte à l'ébullition pendant 1 heure : la lécithine se décompose en acide phosphoglycérique, acide stéarique et choline. On fait passer pendant 2 jours un courant d'acide carbonique pour se débarrasser de la baryte et on filtre. L'acide phosphoglycérique contenu dans le filtratum est insoluble dans l'alcool. On le précipite donc par l'alcool, on décante et on ajoute par précaution de l'alcool au liquide décanté. Au bout de 2 jours, on filtre : le précipité retient l'acide phosphoglycérique.

On le dissout dans un litre d'eau et on ajoute du chlorhydrate d'ammoniaque et de la mixture magnésienne (*Magnesiamixtur*). On précipite ainsi le phosphore de l'acide phosphoglycérique à l'état de phosphate ammoniaco-magnésien. On filtre, on traite le filtratum par une nouvelle quantité de réactif magnésien jusqu'à ce qu'on n'ait plus de précipité. On a maintenant sur le filtre tout le phosphate ammoniaco-magnésien. On lave ce précipité à l'ammoniaque jusqu'à ce que le liquide de lavage ne se trouble plus par addition de nitrate d'argent et d'acide azotique.

On sèche le filtre (4 heures à 100°) et on recueille le précipité que l'on pèse. On multiplie par 7,2703 le poids de phosphate ainsi obtenu et on a le poids de lécithine contenue dans 90 grammes de la tumeur.

Gatti a trouvé dans son observation 3^{gr},4735 de lécithine pour 100. Il compare ce résultat à la proportion de 0,50 pour 100 trouvée par Hope Seyler dans un néoplasme en chou-fleur développé à l'orifice d'un trajet fistuleux du bras. Il fait remarquer d'autre part qu'Alexander en a trouvé 2,40 pour 100 dans la partie corticale de la capsule surrénale et 4,50 pour 100 dans la partie médullaire. Or, les autres tissus de l'économie en contiennent beaucoup moins, sauf le cerveau qui en renferme environ 3 pour 100 dans la substance grise et 1,50 pour 100 dans la substance blanche. Alexander n'en a trouvé que 0,35 à 0,70 pour 100 dans le sang desséché, 0,50 pour 100 dans la bile, etc. Or, Gatti considère la tumeur comme développée aux dépens des germes surrénaux. Il estime donc qu'il y a là un nouveau caractère important de ce genre de tumeurs. Tout ce que l'on en peut dire, nous semble-t-il, au moins pour le moment, c'est que ce point de diagnostic histologique appelle de nouvelles recherches.

X. — PROPAGATION ET GÉNÉRALISATION DES TUMEURS MALIGNES DU REIN

La confusion extrême qui existe dans la terminologie des tumeurs du rein ne nous permet pas d'étudier séparément le mode d'extension des néoplasmes suivant leur nature histologique. La même tumeur, étudiée par des auteurs différents, étant qualifiée sarcome, strume ou carcinome, nous ne pouvons que faire une description générale, tout en essayant d'indiquer les rares particularités qui appartiennent à telle ou telle variété de néoplasme.

Les néoplasmes du rein se propagent de différentes manières qui peuvent être classées ainsi : par continuité de tissu, par greffe, par les veines, par les ganglions. Nous étudierons ces différents modes de propagation et la généralisation de ces tumeurs.

1° **Propagation par continuité.** — Contrairement à l'opinion de Guillet, nous croyons que la propagation par continuité est assez fréquente dans les tumeurs malignes du rein. Dickinson, sur 19 cas, a noté l'envahissement par continuité trois fois vers la capsule surrénale, trois fois dans les vertèbres, deux fois dans la moelle épinière, une fois dans l'intestin. Il est certain que dans les autopsies de malades morts spontanément de leur néoplasme, la propagation aux organes voisins est fréquente. Même chez les malades opérés on la trouve fréquemment notée.

La propagation par continuité s'observe plus particulièrement dans les tumeurs volumineuses, la capsule propre du rein formant pendant un certain temps une barrière qui limite le néoplasme. Il faut savoir pourtant que certaines tumeurs très volumineuses peuvent être limitées au rein et ne présenter que très peu d'adhérences : il en était ainsi dans une observation récente de Le Dentu et dans un cas inédit d'Albarran.

Ce dernier malade, n° 164 du tableau, avait un énorme épithélioma du rein droit ayant dépassé la grosseur d'une tête d'adulte; les ganglions du hile, envahis, furent extirpés avec le néoplasme qui lui-même n'avait pas contracté d'adhérences aux organes voisins. Chez un autre malade (obs. 162), opéré il y a deux ans par la voie extrapéritonéale, Albarran put facilement décortiquer et enlever un énorme néoplasme du rein gauche qui ne présentait pas d'adhérences périphériques : ce malade succomba et à l'autopsie nous pûmes constater qu'il n'existait aucune espèce de propagation ganglionnaire, mais la tumeur avait fusé le long de la colonne vertébrale vers le diaphragme.

La *capsule propre* du rein, forme, comme nous l'avons vu, une barrière qui limite pendant un certain temps la tumeur, mais au niveau de la masse néoplasique la capsule se confond avec la tumeur dont on ne peut la détacher sans en enlever des parcelles. On comprend d'après cela que la néphrectomie sous-capsulaire n'est pas de mise dans les tumeurs du rein : non seulement on déterminerait souvent une abondante hémorragie en séparant la capsule propre, mais encore l'opération serait incomplète et la récidive rapide.

Le *bassinet* et *l'uretère* peuvent être envahis par un épithélioma du rein. Rayer croyait que c'était là un fait très rare. Il écrit : « Je n'ai jamais vu les membranes du bassinet infiltrées de matière cancéreuse en nappe à la manière des infiltrations tuberculeuses des mêmes parties. Mais deux fois j'ai vu des masses cancéreuses, plus ou moins aplaties et d'une dimension assez considérable, implantées sur la membrane muqueuse du bassinet et des calices. »

Contrairement à cette opinion de Rayer, il est fréquent de trouver une partie plus ou moins considérable du bassinet envahie dans le cancer du rein. Parfois la tumeur rénale progresse intérieurement et gagne le bassinet sous forme d'un bourgeon cancéreux qui pénètre dans sa cavité et peut se prolonger jusque dans l'intérieur de l'uretère; dans d'autres cas, la tumeur rénale naît près du hile du rein et dans son accroissement ne tarde pas à gagner les parois du bassinet; parfois même on ne saurait dire si la tumeur du hile a réellement débuté dans le rein ou dans le bassinet. Des exemples de ces tumeurs du hile ont été publiés par Shattock, Bouisson, Levi, Fisher, Jones, etc.

Les observations d'envahissement secondaire du bassinet sont aujourd'hui nombreuses. Nous citerons celles de Siredey, Peter, Colleville, Perier, Porter, Croft, Doe, Israël, Penrose, Albarran, Hildebrandt et deux autres observations personnelles inédites : dans ces deux derniers cas il s'agit d'épithéliomas à cellules claires pénétrant dans le bassinet par les calices avec formation de noyaux secondaires dans la paroi du bassinet. Lorsque la tumeur du rein pénètre dans le bassinet, elle peut obstruer plus ou moins complètement l'uretère, soit parce qu'un bourgeon de la tumeur obstrue l'orifice urétéral, soit parce que les parois de l'uretère étant elles-mêmes envahies par la tumeur, la lumière du conduit se trouve rétrécie. Il en résulte le développement d'une hydronéphrose ou d'une hématonéphrose (voir page 135).

La *capsule surrénale* est fréquemment envahie par les tumeurs siégeant dans la moitié supérieure du rein : parfois la capsule et le rein sont à ce point confondus qu'on ne saurait dire par quel organe la tumeur a débuté. Point n'est besoin d'insister sur les difficultés et les dangers opératoires qui peuvent être la conséquence de l'envahissement de la capsule surrénale; il suffit de se rappeler ce que nous avons dit sur le rapport normal de la capsule avec le pédicule du rein, et tout particulièrement avec la veine rénale (voir page 40).

La propagation par continuité de tissu peut se faire à tous les organes voisins.

L'*atmosphère périrénale* est souvent envahie, soit qu'on y constate l'existence de noyaux cancéreux, soit encore par infiltration larvée, sans nodosité néoplasique évidente. Nous avons déjà vu qu'à côté des adhérences néoplasiques, se faisant dans les périodes avancées par l'intermédiaire de l'atmosphère périrénale, il faut tenir compte des adhérences purement inflammatoires. Il est souvent impossible de distinguer à l'œil nu ces deux variétés d'adhérences, et il est sage, lorsqu'on opère un rein cancéreux, d'extirper le mieux possible l'atmosphère périrénale.

Les adhérences néoplasiques avec propagation *au foie* sont rares; nous les avons pourtant vues chez un de nos malades, chez qui nous avons pratiqué une laparotomie exploratrice: par continuité de tissu la tumeur envahissait la face inférieure du foie qui était fusionnée avec elle; on voyait en outre dans le foie de nombreux noyaux de généralisation (obs. 180).

L'*intestin* peut être directement envahi par le cancer du rein. Rayer donne déjà une observation de cancer du rein droit qui pénétra dans le duodénum en l'ulcérant. Picqué a présenté à la Société anatomique une pièce dans laquelle l'intestin et le rein étaient englobés par la masse cancéreuse, à ce point qu'on n'aurait pu dire par quel organe la tumeur avait débuté. Piegne et Pescher ont vu la perforation cancéreuse du côlon par propagation d'une tumeur rénale, et Giordano dut, dans un cas qu'il opéra, réséquer une partie du cœcum envahi par le néoplasme. Dans le cas déjà cité, nous avons observé un envahissement direct du côlon en même temps que du foie; il existait en outre de la péritonite cancéreuse. Chez le malade de la quatrième observation de Burckhardt, on ne s'aperçut pas de l'adhérence à l'intestin pendant l'opération, et le malade mourut de péritonite par perforation.

Le *péritoine* qui recouvre le néoplasme peut être englobé dans la masse néoplasique; on peut voir encore des noyaux néoplasiques disséminés. Luna, dans sa thèse, étudie la péritonite cancéreuse. Chez le malade que nous avons observé, on voyait des noyaux disséminés sur le grand épiploon et dans le péritoine pariétal. A côté de la péritonite par propagation, il faut signaler les *adhérences simples* du péritoine à la tumeur qui sont beaucoup plus fréquentes : plusieurs opérateurs, Geiss, Bräuniger, Rowsing, Czerny, Albarran, etc., ont ouvert le péritoine sans le vouloir, en extirpant des tumeurs rénales.

La *paroi abdominale* elle-même peut être envahie par un cancer du rein : dans un cas d'Abele, la tumeur gagna la paroi abdominale et formait une large masse fongueuse.

2° **Propagation par greffe.** — Dans certains néoplasmes du rein ayant envahi le bassinet, on voit dans l'intérieur de cette cavité, au niveau de la muqueuse, des noyaux cancéreux qui ne sont pas en continuité directe avec le néoplasme : on peut penser que, dans un certain nombre de ces cas, il s'agit d'une véritable greffe néoplasique sur la paroi du bassinet en contact avec le néoplasme. Pasteau a montré récemment à la Société anatomique un cas de ce genre. La greffe paraît encore plus probable lorsqu'on trouve des noyaux secondaires au niveau de l'uretère ou même dans la vessie au point d'abouchement de l'uretère, comme dans une observation d'Israël. Nous reviendrons sur ce sujet à propos des tumeurs du bassinet.

3° **Propagation ganglionnaire.** — La *propagation ganglionnaire* est moins fréquente dans les cancers du rein que dans ceux des autres viscères. Sur 43 opérés, Israël trouve qu'elle manquait assurément dans 17 cas, soit parce que les malades vivaient plus de deux ans après l'opération, soit parce que, à l'autopsie, on ne trouvait pas trace d'envahissement ganglionnaire. Nous avons opéré nous-mêmes plusieurs malades qui ne présentaient pas de ganglions cancéreux, mais, dans les pièces de malades morts de leur cancer et non opérés, que nous avons examinés, nous avons très souvent trouvé les ganglions envahis.

D'autre part, sur 51 cas de tumeur maligne du rein, Roberts a noté l'adénopathie 15 fois ; sur 19 cas, Dickinson l'a trouvée 9 fois : au contraire, Rohrer, sur 115 cas, a vu seulement 6 fois l'engorgement ganglionnaire signalé. Guillet, sur ses 70 cas, a vu les ganglions lombaires pris 20 fois, et ceux du médiastin

5 fois. Il est à présumer que dans bon nombre de cas, les ganglions du hile passent inaperçus pendant l'opération; aussi toutes ces statistiques ne présentent-elles qu'un intérêt très relatif. Nous avons trouvé nous-mêmes sur nos observations, presque toutes opératoires, l'engorgement ganglionnaire signalé rarement : la proportion serait beaucoup plus forte s'il s'agissait d'observations avec autopsie.

Il est intéressant de faire remarquer qu'il est impossible de préjuger, d'après le volume ou l'ancienneté de la tumeur, s'il existe ou non un envahissement ganglionnaire. L'un de nous a opéré, il y a un an, un énorme cancer du rein sans trouver par une exploration minutieuse aucun ganglion : ce malade est encore en bonne santé (obs. 175). Chez un autre malade, opéré le 24 janvier 1899, l'un de nous enleva une tumeur du rein droit aussi grosse qu'une tête d'adulte : ce malade succomba quatre jours après l'opération, et à l'autopsie on ne trouva aucun ganglion engorgé (obs. 162). De même, Israël, Kelynack, ont vu des cas analogues. Contrairement à ces faits, il en est d'autres où de petites tumeurs ont donné lieu au développement de masses ganglionnaires considérables et se sont généralisées. Sabourin déjà en cite un exemple, d'autres auteurs en signalent, et nous avons pu nous-mêmes en observer un cas curieux. C'était un malade atteint d'hématuries, présentant, depuis moins d'un an, tous les caractères des hématuries néoplasiques, que nous opérâmes le 7 mars 1899. Comme nous le pensions, d'après l'examen clinique, nous trouvâmes une petite tumeur rénale ne dépassant guère le volume d'une grosse noix; mais au niveau du hile et se prolongeant jusque sur l'aorte et la veine cave qu'elle englobait, se trouvait une masse ganglionnaire plus grosse que la tumeur rénale elle-même; cette masse néoplasique était séparée du rein par un sillon qui nous permit de façonner un pédicule. Le malade succomba six mois après l'opération.

Les ganglions envahis par le néoplasme se trouvent au niveau du hile, et s'étendent parfois le long de la veine cave, en haut jusque dans le médiastin, en bas, en suivant les vaisseaux iliaques, jusque dans le bassin. Les *ganglions du hile* passent parfois inaperçus et donnent lieu à des récidives locales; d'autres fois, ils forment des masses assez considérables, englobant même les vaisseaux sans qu'il soit possible de les sentir pendant l'opération, jusqu'à ce que la tumeur soit bien décortiquée. Cela se voit notamment dans les grosses tumeurs rénales, dont la masse proéminente empêche de bien palper le hile du rein, même après l'incision de la laparotomie. Ce fait doit être retenu, parce qu'il nous enseigne qu'il est plus facile de dire « on doit se borner à une opération exploratrice lorsque les ganglions sont pris », que de suivre ce conseil, d'ailleurs contestable. On ne voit souvent que les ganglions sont pris que lorsque la tumeur est déjà complètement décortiquée, parfois même lorsqu'elle a déjà été enlevée. Guillet donne une observation de Bouilly dans laquelle on opéra en laissant en place, sans le voir, un ganglion de la grosseur d'un œuf de poule. Il m'est arrivé, à plusieurs reprises, après avoir extirpé le rein, lorsque, comme nous le faisons toujours, nous explorons la région prévertébrale à la fin de l'opération, de trouver des ganglions que nous n'avions pas sentis.

Nous avons vu que les ganglions peuvent, en suivant les vaisseaux, remonter vers la poitrine ou descendre vers le bassin : le plus souvent la propagation ganglionnaire se fait dans les deux sens, mais elle peut se faire exclusivement en haut ou en bas. C'est ainsi que, chez un malade, Giordano poursuivit les ganglions jusque dans le bassin, le long des vaisseaux iliaques; à l'autopsie on constata qu'il n'existait aucun autre ganglion engorgé.

Dans des cas rares, l'envahissement ganglionnaire peut s'étendre à des régions éloignées. Cornil, en 1865, signalait déjà l'engorgement des *ganglions sus-claviculaires*; on a trouvé ces ganglions engorgés dans une observation d'Israël, dans une autre de Kelynack, dans le cas de Malcolm et chez un malade que nous avons vu chez M. Guyon et dont l'observation a été donnée par Chevalier. Les ganglions de l'*aine* étaient envahis dans l'observation déjà citée de Kelynack; ceux de l'*aisselle* dans un autre cas du même auteur.

Il nous reste à signaler le rapport qui peut exister entre l'envahissement ganglionnaire et le varicocèle symptomatique des tumeurs rénales. Nous reviendrons en détail sur ce point important à propos de la symptomatologie (p. 270).

Nous ajouterons enfin que les ganglions qu'on peut trouver au niveau du hile, dans les cas de tumeurs malignes du rein, ne sont pas toujours néoplasiques. Israël enleva une fois un ganglion qui, tout en étant augmenté de volume, ne présentait pas des caractères néoplasiques ; le malade était bien portant plusieurs années après l'opération. L'un de nous enleva dans un cas d'épithélioma rénal un ganglion de la grosseur d'une noisette et l'examen microscopique démontra qu'il était exclusivement formé par des cellules lymphoïdes.

4° **Propagation par les veines.** — Les altérations du système veineux sont fréquentes dans le cancer du rein. Il nous faut étudier deux ordres de lésions suivant qu'il s'agit de simple compression veineuse ou d'envahissement direct des veines par la tumeur.

Les *phénomènes de compression* veineuse peuvent se borner à déterminer de la gêne circulatoire produisant des phénomènes de stase sans lésions anatomiques importantes des veines ; tel est le mécanisme le plus ordinaire du varicocèle symptomatique. Dans d'autres cas, avec ou sans envahissement de la paroi veineuse par le néoplasme, le ralentissement du courant sanguin détermine la formation de caillots qui peuvent s'étendre jusque dans le cœur. Rayer connaissait bien ces coagulations veineuses dont il donne deux observations ; nous empruntons à son atlas la remarquable figure 58 dans laquelle les caillots envahissent la veine rénale et la veine spermatique, la veine cave et les deux iliaques primitives. Dans le cas de Lépine, déjà cité, le caillot s'étendait aux deux veines rénales, à toute la longueur de la veine cave et aux veines iliaques.

On cite souvent une observation de Laboulbène comme exemple d'envahissement des parois veineuses par le néoplasme. En réalité il n'y avait dans ce cas que des caillots ; il s'agissait d'une volumineuse tumeur du rein gauche, accompagnée d'anasarque : à l'autopsie, « la veine rénale renferme dans toute son étendue un caillot putrilagineux, violacé ou brunâtre ; les parois ne paraissent pas saines, elles sont lacérées en quelques endroits ; la veine cave elle-même, dans une partie limitée à la hauteur de la veine porte, renferme un caillot pareil, mais il devient en cet endroit ferme et obturant. En bas la veine cave est oblitérée, ainsi que la veine iliaque gauche et la crurale gauche, par un caillot résistant, adhérent aux parois

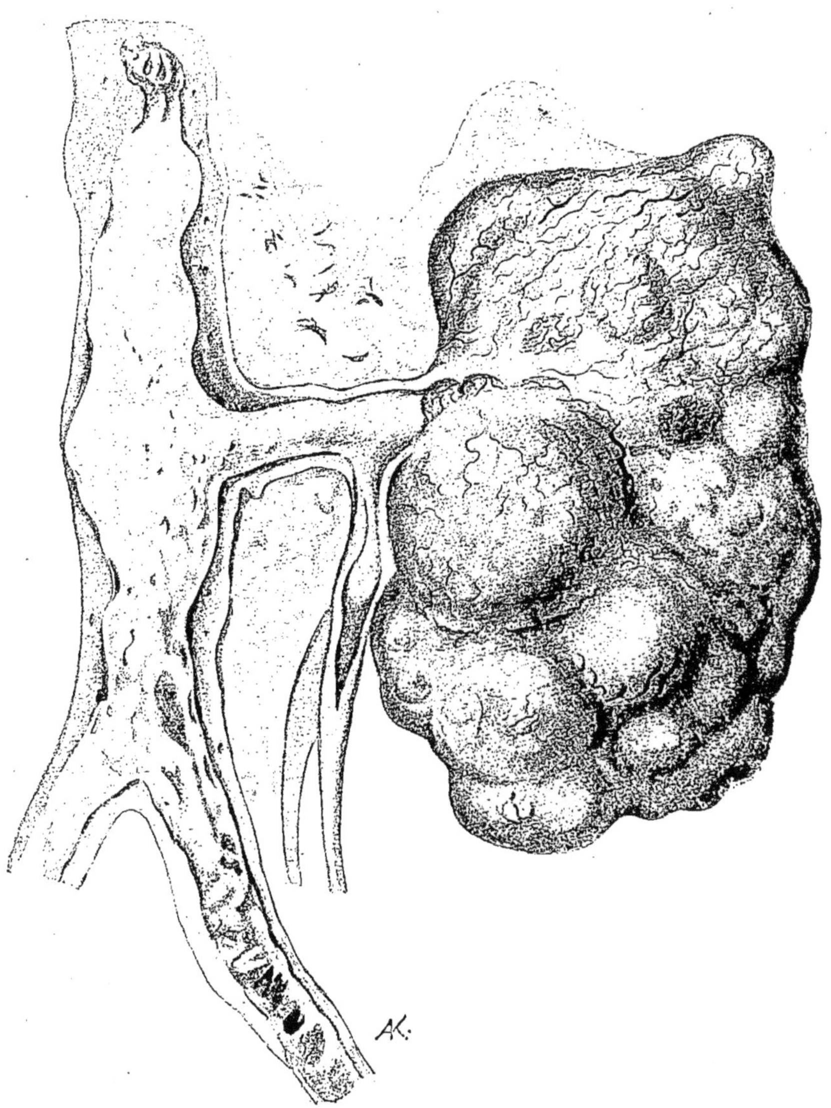

Fig. 58. — Cancer du rein gauche. (Figure réduite de moitié, d'après la planche XLVII de l'atlas de Rayer.)

La veine cave inférieure, les veines iliaques primitives, la veine rénale gauche, la veine ovarique du même côté sont représentées ouvertes.

Un énorme caillot, dur, solide, rouge à son extrémité supérieure et décoloré dans presque tout le reste de son étendue, remplissait la veine cave, se prolongeait dans la veine rénale dont il occupait toute la cavité et s'étendait même dans la veine ovarique qui avait une dimension considérable. Dans ce caillot, la fibrine décolorée, généralement d'un aspect gris jaunâtre, offrait çà et là quelques points rouges et d'autres d'un blanc laiteux.

veineuses ». Dans un cas de Quénu plusieurs branches de la veine rénale contenaient des caillots adhérents. Fotherby a publié un remarquable exemple de ces coagulations veineuses : le caillot s'étendait de la veine rénale à l'oreillette droite; il

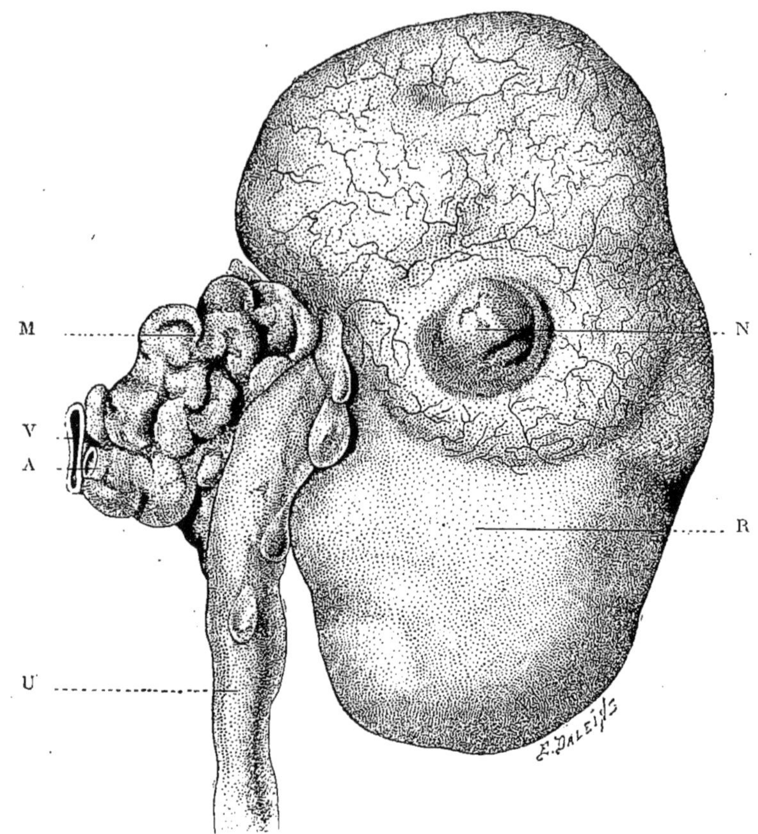

Fig. 59. — Rein droit vu par sa partie postérieure. La partie supérieure de l'organe présente une saillie cancéreuse N très prononcée. Il existe une vascularisation très marquée de toute cette région. La partie inférieure du rein droit est normale.
Le hile est rempli par des ganglions cancéreux formant une masse M qui englobe d'arrière en avant l'uretère U, l'artere A, la veine V.
Lorsque le cancer du rein débute par la partie moyenne ou dans un point rapproché du hile, un de ses prolongements peut se mettre en contact avec la veine rénale et la perforer alors que la tumeur est encore de petite dimension.

remplissait presque complètement la veine cave, ne lui laissant que le calibre d'une plume d'oie.

L'*envahissement des veines* par le néoplasme et la production d'embolies cancéreuses est une curieuse particularité des cancers du rein. Il n'est pas très rare de trouver la veine rénale envahie par la tumeur dont un bourgeon vient faire saillie dans la lumière du vaisseau. Israel a rencontré l'envahissement veineux dans 7 cas sur 43 opérés. Nous ne l'avons trouvé que chez un de nos malades opérés, mais nous avons pu le constater dans 5 pièces d'autopsie.

Le plus souvent, en cas de propagation veineuse, on trouve un *bourgeon néoplasique* qui pénètre dans l'intérieur de la veine rénale et qui peut se prolonger même dans l'intérieur de la veine cave et donner naissance à des embolies cancéreuses.

On trouve dans la littérature médicale d'intéressantes observations d'envahissement des veines par les néoplasmes du rein.

En 1830, Gintrac trouva à l'autopsie d'un malade mort d'un cancer du rein droit, un caillot dans la veine cave, « pareil à la dégénérescence cancéreuse ramollie du rein »; la même substance cancéreuse se retrouvait dans la veine azygos. Walshe, en 1846, dit qu'il n'est pas rare de trouver les veines envahies par la masse cancéreuse et que ces caillots encéphaloïdes peuvent se prolonger jusque dans l'oreillette. Lebert signale aussi l'envahissement des veines; dans une de ses observations, la veine cave était envahie dans une grande étendue. Dans l'observation de Gairdner et Coats, la tumeur s'étendait dans la veine rénale et il y avait un noyau cancéreux dans le cœur et dans l'artère pulmonaire. L'observation de Coyne et Troisier montre la veine rénale et la veine cave remplies jusqu'au cœur par une bouillie gris rougeâtre, et l'oreillette droite presque complètement remplie par une masse globuleuse; au-dessous de la veine rénale, la veine cave était oblitérée par un caillot. De même dans l'observation de Wyler, le caillot néoplasique oblitérait la veine rénale et s'étendait jusqu'au cœur. Kelynack a trouvé la veine rénale envahie dans plusieurs cas.

Dans l'envahissement des veines par la tumeur, la paroi veineuse seule peut être prise sans qu'il y ait formation d'un bourgeon saillant dans la lumière du vaisseau.

La propagation du cancer rénal aux veines n'a pas qu'un intérêt de curiosité. Au point de vue pathogénique, elle rapproche les tumeurs rénales plutôt des sarcomes que des épithéliomes, et il serait intéressant d'établir dans quelles variétés histologiques se voient ces altérations veineuses; malheureusement il y a une telle confusion dans la classification des tumeurs rénales, que tout ce que l'on peut dire c'est qu'on voit les veines envahies dans toutes les variétés histologiques des tumeurs rénales. La propagation veineuse et la formation d'embolies cancéreuses qui peut en résulter expliquent comment certaines tumeurs rénales se généralisent par la voie sanguine avec intégrité du système lymphatique. Au point de vue pratique enfin, il faut savoir que l'envahissement des veines doit faire craindre de manipuler sans ménagement les tumeurs rénales qu'on extirpe, d'un côté par la crainte d'embolies cancéreuses, d'un autre côté par peur de déchirer les vaisseaux devenus friables.

Une observation de Küster montre bien la crainte qu'il faut avoir des *embolies cancéreuses* ; en 1887, ce chirurgien opérait un malade qui mourut subitement, sur la table, au moment du pansement : l'autopsie montra des thrombus néoplasiques anciens de l'artère pulmonaire et à côté un thrombus néoplasique récent qui avait achevé l'occlusion complète du vaisseau. L'un de nous a vu un malade succomber brusquement à la fin d'une extirpation très laborieuse pratiquée par un autre chirurgien : la mort fut probablement déterminée par une embolie.

La *déchirure des veines* au moment de l'extirpation de la tumeur n'est pas exceptionnelle. Lücke, dans un cas qui se termina favorablement, déchira la veine cave en énucléant la tumeur. De même Helferich, extirpant un fibromyome strié, a dû fermer par une ligature la veine cave déchirée : la malade, qui ne rendit après l'opération que quelques centimètres cubes d'urine, mourut deux jours après. Dans la 11e observation de Grohé, au moment où on enlevait des ganglions, il se produisit dans la veine cave une déchirure de la grosseur d'une lentille qui fut immédiatement suturée : le malade mourut en 24 heures. Dans un cas de Morris, la déchirure porta sur une branche de la veine rénale. Dans une de nos observations personnelles (cas n° 163), au moment de la formation du pédicule, il se produisit une énorme hémorragie veineuse qui fut rapidement arrêtée par un clamp ; le saignement venait de la veine rénale et nous dûmes lier le pédicule très près de la veine cave : ce malade guérit. C'est encore d'une déchirure de la veine cave qu'il s'agissait dans le cas de Schede ; en séparant la tumeur au-dessous de la ligature élastique, il se produisit une déchirure de 2 centimètres dans la paroi de la veine cave qui dut être suturée.

Dans certains cas, l'envahissement des veines a obligé les opérateurs à laisser en place une partie de la tumeur ou à pratiquer des manœuvres dangereuses. C'est ainsi qu'Israël dut, dans un cas, réséquer la veine rénale si près de la veine cave qu'il ne put lier et dut laisser des pinces à demeure. Zöge von Manteuffel trouva la tumeur adhérente à la veine cave; il dut réséquer les parois de la veine dans une étendue de 9 centimètres en longueur et de 2 centimètres et demi en largeur : le malade guérit. Moins heureux, Giordano, qui réséqua aussi et sutura une partie de la paroi de la veine cave, perdit sa malade.

5° **Généralisation**. — La généralisation est fréquente dans les tumeurs du rein à une période avancée de leur évolution, mais elle peut se voir aussi dans des néoplasmes dont le début ne remonte qu'à quelques mois.

Sur 294 cancers du rein, Guillet trouva des métastases dans 168. Alloway évalue la fréquence de la généralisation dans tous les cas publiés à 60 pour 100, proportion plus forte que celle donnée par Windle, 17 cas sur 41, et analogue à celle que Lebert donnait il y a déjà longtemps, 7 généralisations sur 12 cas.

Le tableau suivant donnera une idée de la fréquence relative des métastases dans les différents organes.

Les statistiques réunies de Roberts, Dickinson, Rohrer, Lochmann et Guillet comprenant 294 cas, donnent les chiffres suivants :

Ganglions lombaires, mésentériques ou médiastinaux	60
Veines rénale et cave	23
Le foie	71
Les poumons	75
La plèvre	14

Quelques observations de généralisation présentent un certain intérêt par l'extrême multiplicité des noyaux secondaires. Dans une observation de Bacaloglu, un cancer du rein du poids de 2 kilogrammes, ayant débuté cliniquement quelques mois auparavant, avait semé des métastases dans les côtes, le péritoine, les ganglions lombaires, le foie, les poumons, le squelette du bassin. Dans un cas d'Israël, il se produisit en deux ans des métastases dans le poumon droit, dans la paroi droite du thorax, dans la région lombaire, à l'épine iliaque, dans le foie. Huit ans après le début de la maladie, le malade finit par mourir. A l'autopsie, on trouva des tumeurs multiples et volumineuses dans la région dorsale, dans la moitié droite du thorax, dans l'os iliaque, dans l'aisselle, dans le médiastin antérieur et le sternum, dans la plèvre, le poumon, les ganglions mésentériques, le foie, les ganglions pancréatiques, la capsule surrénale, le tout bien entendu sans préjudice de la volumineuse tumeur primitive du rein droit qui avait poussé un prolongement dans l'intérieur du rachis.

La généralisation des tumeurs du rein présente deux particularités intéressantes : elle est souvent tardive et peut se faire par la voie veineuse aussi bien que par la voie lymphatique.

Les tumeurs du rein restent souvent localisées pendant de longues années et nous verrons, en étudiant le pronostic, que si la durée moyenne de ces tumeurs est de quatre années, on connaît un grand nombre d'observations dont les premiers symptômes remontent à 8, 10 et même 20 ans.

Les épithéliomas des autres viscères se généralisent habituellement d'une manière précoce et à peu près exclusivement par la voie lymphatique; la généralisation par les veines se voit plutôt dans les sarcomes. Cette curieuse particularité des tumeurs du rein de se généraliser tantôt par les veines, tantôt par les lymphatiques, a été considérée par plusieurs auteurs comme une preuve en faveur de leur nature sarcomateuse.

La généralisation par les lymphatiques ne présente rien de particulier ; les ganglions arrêtent un certain temps le processus envahisseur, puis ils sont franchis et le néoplasme se généralise.

La généralisation par les veines peut s'observer dans des tumeurs encore petites sans que les grosses branches de la veine rénale soient envahies ; ces faits sont faciles à comprendre quand on connaît la vascularisation énorme de ces tumeurs et le rapport immédiat des cellules néoplasiques avec les capillaires dilatés. L'embolus néoplasique emporté par le courant sanguin, s'arrête le plus souvent au niveau des poumons. Il est plus difficile d'expliquer les autres localisations secondaires. Lorsqu'on les étudie histologiquement, on trouve parfois, comme cela a été vu dans le rein du côté opposé, les noyaux secondaires ayant pour centre un capillaire artériel : dans ce cas, l'embolus a dû franchir la circulation pulmonaire, entrer dans le cœur gauche et suivre l'arbre artériel. D'autres fois on a vu l'embolus dans l'intérieur des veines : il faut alors supposer que, continuant sa route, il a franchi les capillaires et qu'il s'est arrêté dans un endroit où le courant veineux était plus ralenti ; c'est le cas probablement pour les métastases qui siègent dans les veines et les sinus de la dure-mère. Mausen a invoqué, pour certaines métastases, une marche rétrograde ayant remonté le courant veineux.

D'après la statistique que nous avons donnée, l'organe le plus fréquemment atteint par la généralisation, après le poumon, est assurément le foie. Dans quelques cas, il s'agit probablement d'un envahissement par contiguïté; mais ce n'est peut-être pas le cas le plus fréquent : il est certain qu'il s'agit souvent d'une vraie métastase. Sur 26 cas de cancer du rein avec lésions secondaires du foie, Guillet constate que la tumeur occupait les deux reins 2 fois, le rein droit 14 fois, et le rein gauche 10 fois. Or, comme la greffe par contact n'est admissible que pour le rein droit, il faut bien admettre que dans 10 cas, le mécanisme de l'envahissement hépatique était différent.

Comment le foie peut-il être envahi, s'il ne l'est par contact? Guillet pense que les voies d'infection sont fournies par les veines sus-hépatiques et il cite, à l'appui de son opinion, deux observations bien probantes, l'une de Champetier de Ribes, dans aquelle les noyaux secondaires occupaient pour la plupart les espaces périlobulaires, l'autre de Hartmann dans laquelle on vit un certain nombre de ramifications de la veine porte oblitérées par des bourgeons néoplasiques. Il est donc bien probable que les métastases se font par l'intermédiaire des anastomoses, bien étudiées dans ces derniers années, qui unissent la gastro-épiploïque gauche avec la veine rénale gauche, la veine splénique avec la veine rénale gauche, la grande mésaraïque, les coliques gauches avec la veine rénale gauche et les veines de la capsule adipeuse, les veines coliques droites avec les veines de la capsule adipeuse et le tronc de la veine rénale.

Pour les noyaux métastatiques du poumon (fig. 60), fréquents aussi, il faut également faire remarquer qu'il ne s'agit pas d'ordinaire d'une lésion de contiguïté.

La conclusion à tirer de tous ces faits, c'est que le cancer

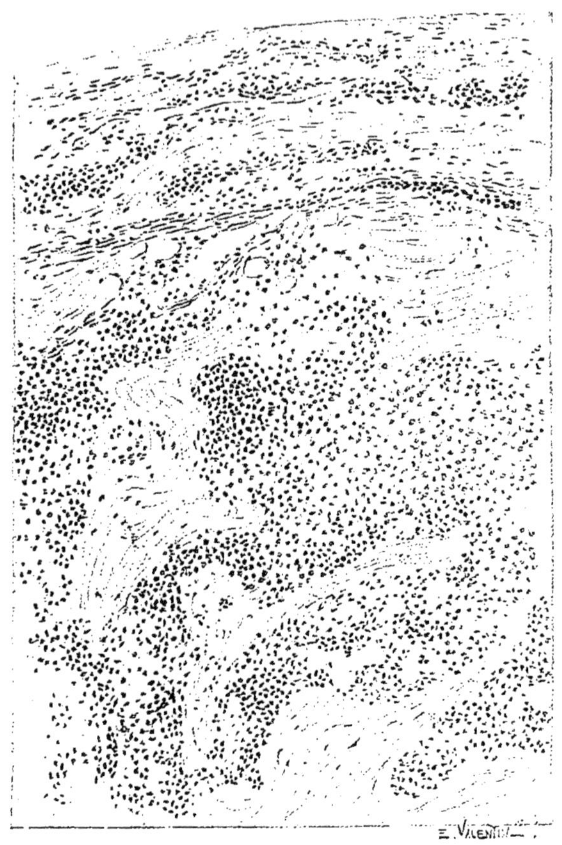

Fig. 60. — Métastase pulmonaire d'une tumeur du rein.

du rein, dans ses différentes formes, peut se généraliser à la fois par la voie sanguine et par la voie lymphatique.

6° **Propagation et généralisation suivant les variétés anatomiques.** — Il y aurait assurément un réel intérêt à savoir quelles sont les variétés de tumeurs qui se généralisent le plus fréquemment et quel est le mode d'envahissement le plus fréquent pour chaque tumeur. La réponse est malheureusement impossible pour la raison déjà donnée, à savoir que le nom de deux tumeurs semblables change suivant les auteurs. Voici pourtant ce que nous croyons pouvoir dire d'une manière très générale.

Les *adénomes* du rein sont généralement des tumeurs bénignes, mais ils peuvent se comporter comme des tumeurs absolument malignes, se propager aux ganglions, et se généraliser alors même qu'il sont encore de petit volume; nous rappellerons les observations de généralisation déjà citées de Sabourin et de Brault.

Les *adénocarcinomes et les carcinomes* sont les tumeurs qui paraissent se propager le plus rapidement aux organes voisins par contiguïté, et donner lieu aux engorgements ganglionnaires les plus précoces et les plus étendus. C'est à cette variété de tumeurs que s'applique, surtout, ce que nous avons dit à propos de la propagation ganglionnaire. Dans plusieurs cas étiquetés carcinomes on signale l'envahissement des veines par le néoplasme.

Les *strumes suprarénales aberrantes* paraissent rester souvent pendant longtemps avec des caractères de tumeur bénigne, mais il est fréquent de voir ces tumeurs acquérir une grande malignité : on les voit alors envahir les tissus voisins et former des adénopathies considérables; on les voit encore, à la manière des sarcomes, envahir volontiers le système veineux.

Les *sarcomes de l'adulte* se propagent rarement aux ganglions. Dans toutes les observations de sarcome pur de l'adulte que nous avons réunies, nous ne voyons l'envahissement ganglionnaire signalé que dans le cas d'Israël. Il s'agissait d'un malade de cinquante et un ans, opéré en 1892, pour un cysto-sarcome du rein gauche : six mois après on pratiqua une seconde opération pour une récidive locale, et on constata alors la présence de ganglions dans le méso-côlon descendant. Dans l'observation de Malcolm, on trouva à l'autopsie d'un cancer du rein des néoplasmes abdominaux multiples avec de nombreux ganglions; il y avait même des glandes engorgées dans la région sus-claviculaire gauche; or, l'examen microscopique démontra qu'il s'agissait d'un sarcome à cellules rondes et ovales en dégénérescence. Il est assez singulier de voir une propagation lymphatique aussi généralisée dans un cas de sarcome; mais si l'on remarque que l'observation est déjà relativement ancienne (1896), si l'on tient compte du jeune âge du sujet (19 ans), malade déjà depuis deux ans, on en arrive à penser qu'il s'agissait dans ce cas non pas d'un sarcome pur, mais d'une tumeur mixte; or, les ganglions ne sont pas rares dans cette variété.

Ce que nous venons de dire sur la rareté de l'envahissement ganglionnaire ne s'applique qu'aux sarcomes bien légitimes; les angiosarcomes en effet, et surtout les endothéliomes lymphatiques, peuvent parfaitement déterminer un retentissement ganglionnaire très prononcé.

Dans le *sarcome de l'enfant* on note plus fréquemment l'envahissement ganglionnaire, mais nous croyons que, souvent, on a dû prendre des tumeurs mixtes pour des sarcomes purs.

Aussi bien chez l'adulte que chez l'enfant, le sarcome envahit facilement les organes voisins, se propage au système veineux et se généralise par multiples métastases : la marche envahissante est d'ailleurs plus rapide chez l'enfant que chez l'adulte.

XI. — LÉSIONS SECONDAIRES DES REINS DÉTERMINÉES PAR L'EXISTENCE DES TUMEURS

Le développement d'une tumeur rénale peut être la cause de lésions secondaires variables siégeant dans le rein malade ou dans celui du côté opposé. Dans les deux reins on peut observer des lésions toxémiques ou infectieuses; dans le rein atteint par le néoplasme on peut en outre observer des lésions de rétention rénale d'origine mécanique. Nous étudierons séparément les altérations du rein néoplasique et celles du rein du côté opposé.

A. — LÉSIONS DU REIN MALADE

1° **Rétention rénale.** — Nous avons signalé en passant l'existence possible d'accidents de rétention rénale dus à la gêne que la tumeur peut déterminer dans l'écoulement de l'urine par l'uretère.

La dilatation plus ou moins considérable du bassinet et des

calices par l'urine ou le sang accumulés peut être dûe à des mécanismes différents.

Dans les cas les plus communs, un bourgeon de la tumeur pénètre dans l'intérieur du bassinet et, agissant comme un bouchon, obstrue plus ou moins complètement l'orifice de l'uretère; il en résulte une hydronéphrose ou hydrohémato-néphrose généralement de peu d'importance. Dans ces cas, en effet, il s'agit presque toujours de tumeurs ayant détruit une grande partie du parenchyme rénal, en sorte que lorsque le bourgeon de la tumeur est assez développé pour qu'il en résulte une hydronéphrose, celle-ci ne peut se développer que dans une partie limitée du bassinet et des calices qui persistent seuls. Exceptionnellement pourtant, on peut voir de grandes hydronéphroses de cette catégorie sans envahissement direct de l'uretère par le néoplasme. L'un de nous en a publié un curieux exemple (obs. 161). Chez un malade se plaignant uniquement de douleurs du côté du rein droit survenant par crises non accompagnées d'émission de sang et sans antécédents de lithiase, nous trouvâmes le rein droit descendu, mobile, et augmenté de volume. Opérant par la voie lombaire nous fîmes une large incision du rein sur le bord convexe; le parenchyme rénal incisé ne présentait rien de particulier et il s'écoula par la plaie du rein une certaine quantité de liquide clair. Le diagnostic d'hydronéphrose paraissait si évident que la plaie rénale fut fermée et le rein fixé. Le doigt qui avait été introduit dans le bassinet et qui avait constaté sa dilatation, avait ramené un petit fragment qui paraissait être une fausse membrane. L'examen histologique de cette fausse membrane ayant révélé la structure caractéristique d'un épithélioma du rein à cellules claires, nous pratiquâmes la néphrectomie trente jours après, et nous constatâmes alors que le rein présentait un néoplasme central, siégeant au-dessous de l'incision de la néphrotomie, et dont un petit fragment avait incomplètement oblitéré l'uretère.

Dans d'autres cas le développement de la rétention rénale, avec accumulation dans le bassinet d'urine ou de sang, n'est pas directement due au néoplasme, mais bien à un caillot obstruant l'uretère. Lépine a publié un cas dans lequel le bassinet, les calices et l'uretère étaient remplis par un moule dur, jaunâtre, qui se terminait par une extrémité effilée près de la vessie.

Hildebrandt a publié un cas analogue. Dans d'autres cas, l'uretère lui-même est envahi par la tumeur; il se trouve parfois englobé et enserré par le néoplasme dans une certaine étendue, comme dans une pièce du musée de l'hôpital Midlessex reproduite par Morris.

La tumeur rénale elle-même peut encore comprimer l'uretère de dehors en dedans en l'aplatissant et déterminant ainsi le développement consécutif d'une rétention rénale.

Nous signalerons enfin la rétention rénale due à des calculs coexistant avec le néoplasme du rein. Nous reviendrons sur ces faits.

Le contenu du bassinet, distendu en cas de rétention rénale, est variable : parfois il s'agit, comme dans notre observation déjà citée, d'un liquide clair analogue à celui des uronéphroses ordinaires; plus fréquemment ce liquide est plus ou moins teinté par du sang et lorsque la proportion de sang est considérable, on dit qu'il y a hématonéphrose. Parfois encore on trouve dans le bassinet, avec l'urine et le sang, des débris néoplasiques plus ou moins altérés.

2° **Lésions toxémiques. Néphrite des néoplasmes.** — L'un de nous a appelé, en 1899, l'attention sur l'existence très fréquente de lésions de néphrite dans le rein cancéreux et, parfois, dans le rein du côté opposé. Nous reproduisons ici quelques parties de ce travail.

« Différentes remarques avaient attiré mon attention sur la possibilité de l'existence, dans le rein cancéreux et dans le rein du côté opposé, de lésions autres que celles de la néoplasie elle-même. Cherchant la raison de la gravité particulière de la néphrectomie chez les cancéreux, je ne pouvais l'expliquer dans certains cas, que par l'absence fréquente d'hypertrophie compensatrice préalable du rein qui doit rester en place. Il fallait encore savoir pourquoi l'hypertrophie compensatrice manque assez souvent dans ces cas. Le rein qu'on laisse est-il parfois malade? Chez un de mes malades, étudiant par le bleu de méthylène associé au cathétérisme urétéral le fonctionnement du rein cancéreux, je fus étonné de constater que, du du côté malade, le bleu s'éliminait sous forme de chromogène, ce qui faisait soupçonner le fonctionnement anormal des parties du rein non encore envahies par le néoplasme.

« Depuis le début de cette année, j'ai eu l'occasion d'étudier à ce point de vue 7 cancers du rein dont 5 opérés par moi, un par MM. Hallé et Michon et un autre non opéré. J'ai revu, en outre, les préparations de 6 autres cas anciens qui pouvaient être utilisées pour l'étude des lésions du rein cancéreux dans les parties de l'organe éloignée du néoplasme.

« J'étudierai d'abord les lésions du rein malade, ensuite celles du rein du côté opposé.

« *Lésions du rein cancéreux.* — Sur les 12 pièces que j'ai étudiées histologiquement, il s'agit dans un cas d'un sarcome limité de la portion corticale, dans les 11 autres, d'épithéliomas à cellules claires ou carcinoïdes ordinaires. Dans le rein atteint de sarcome, le parenchyme, en dehors de la néoplasie, était sain. Dans les 11 reins atteints d'épithélioma, j'ai toujours trouvé, dans les portions du parenchyme éloignées de la tumeur, des lésions étendues, graves, de néphrite. C'est de la néphrite diffuse, atteignant à la fois les épithéliums et le tissu conjonctif, plus ou moins accusée suivant les cas, mais toujours intense, disséminée dans les parties du rein qui, à première vue, paraissent saines. Par places, entre les lobules rénaux malades, on trouve d'autres lobules à peu près sains, comme cela se voit d'ailleurs dans un grand nombre de lésions rénales diverses; parfois même on peut constater, dans ces portions conservées, que les tubes urinifères sont plus larges, les cellules plus hautes et plus grosses. J'ai noté deux fois des phénomènes d'hypertrophie compensatrice, peu accusée d'ailleurs.

« Ces lésions épithéliales sont autant de phénomènes de dégénérescence qu'on peut bien étudier dans les pièces fixées immédiatement après la néphrectomie. Les cellules épithéliales paraissent troubles, sans contour distinct; souvent leur noyau est peu ou pas visible : dans d'autres tubes on voit des cylindres granuleux. Certains canalicules moins nombreux sont remplis par des cellules jeunes qui paraissent être des cellules épithéliales proliférées.

« Dans le tissu conjonctif on constate des lésions de sclérose disséminée, assez souvent disposée en forme de rayons qui, partant de l'écorce, pénètrent dans la substance corticale séparant des lobules rénaux. La sclérose est, par places, simplement intertubulaire ; ailleurs les glomérules sont atteints, leur capsule épaissie, leur bouquet vasculaire plus ou moins atrophié.

« A côté de ces lésions constantes, qui paraissent se produire lentement, on observe par places, dans quelques cas, non dans tous, des îlots d'infiltration embryonnaire d'étendue variable, et on peut se demander si cette infiltration ne correspond pas à des phénomènes d'infection surajoutés aux lésions principales.

« Je répète encore que les modifications de structure que je viens de résumer, s'observent dans les parties du rein éloignées du néoplasme ; elles sont indépendantes de la zone juxtanéoplasique, dans laquelle on observe les modifications du parenchyme rénal que j'ai décrites ailleurs. »

Depuis la publication de ce travail, nous avons examiné, au point de vue de l'existence des lésions de néphrite, 9 reins cancéreux. Dans tous ces cas, à des degrés variables, nous avons trouvé les lésions que nous avions signalées. Il s'agit donc d'une altération constante du rein cancéreux que nous avons trouvée 20 fois sur 20 reins examinés et dont nous aurons à dégager plus loin l'importance clinique (voir page 299).

A côté de ces lésions de néphrite qui diminuent la valeur fonctionnelle des parties du rein malade non envahies par le néoplasme, on observe aussi parfois des phénomènes d'*hypertrophie compensatrice* dans ces mêmes parties du rein que le cancer respecte. Mais alors que les lésions de néphrite sont constantes et souvent étendues, l'hypertrophie compensatrice est rare et peu développée.

Ces phénomènes d'hypertrophie compensatrice ayant lieu dans certains systèmes de canalicules du rein malade lui-même, ont été décrits par Albarran dans les *néphrites* à évolution lente des urinaires, dans les *uronéphroses* et les *pyonéphroses*, ainsi que dans les *cancers* du rein. En ce qui concerne les néoplasmes du rein, nous n'avons trouvé l'hypertrophie compensatrice que dans trois cas; deux déjà mentionnés dans le travail cité et un autre qui nous a été envoyé par notre ami le professeur Montprofit (d'Angers). Dans ces reins on trouve, dans les parties du parenchyme rénal conservées, loin du néoplasme, des tubes contournés, plus larges, avec des cellules plus hautes qu'à l'état normal; du côté des glomérules surtout, l'hypertrophie est évidente; on en voit dont le volume dépasse d'un tiers celui des glomérules normaux.

Nous remarquons encore que lorsque cette hypertrophie compensatrice existe, elle a une distribution irrégulière : à côté de certains points du parenchyme conservé en état d'hypertrophie, on en voit d'autres où cette hypertrophie manque et où les lésions de néphrite prédominent.

3° **Phénomènes infectieux.** — Malgré la présence du néoplasme, des phénomènes de néphrite, des accidents d'uronéphrose et d'hématonéphrose, qui paraissent créer un terrain merveilleusement apte au développement de l'infection rénale, on voit rarement des phénomènes infectieux se surajouter au cancer du rein. Nous ne les avons vus signalés qu'en passant dans quelques observations et nous n'en avons nous-mêmes observé que deux exemples.

Dans un cas il s'agissait d'hématonéphrose néoplasique; les urines de la malade contenaient du pus en assez grande abondance lorsque nous l'examinâmes; la malade refusa l'opération et quelques semaines après, elle mourut avec des phénomènes d'infection rénale. Chez une autre malade que nous avons soignée à l'hôpital Necker, il s'agissait d'un néoplasme du rein droit ayant déterminé d'abondantes hématuries; dans l'histoire morbide on relevait deux crises douloureuses accompagnées de phénomènes fébriles et nous la vîmes nous-mêmes dans une de ces crises. La température qui depuis quelques jours oscillait de 38° à 39°, monta brusquement un matin jusqu'à 40°; nous nous décidâmes à opérer, malgré la gravité de l'état général, et nous pratiquâmes la néphrectomie lombaire : le rein extirpé était farci d'abcès miliaires et le bassinet dilaté contenait une bouillie formée par un mélange de sang, d'urine et de pus. La fièvre disparut après l'opération et la malade guérit sans encombre (obs. 168).

Voici l'*interprétation pathogénique* que l'un de nous a donnée des lésions de néphrite dans le rein cancéreux; nos recherches ultérieures confirment ce que nous disions dans le travail déjà cité.

« Il me semble raisonnable d'admettre que les néphrites que nous étudions se trouvent sous la dépendance d'une toxémie déterminée par le néoplasme. L'altération sanguine peut reconnaître pour origine les toxines que le néoplasme produit par son activité cellulaire propre ; elles peuvent encore être dues aux modifications plus générales que l'existence du néoplasme peut déterminer dans le fonctionnement de toutes les cellules de l'organisme. L'hypothèse d'une toxémie consécutive au développement du néoplasme rend bien compte des différents degrés des lésions de néphrite consécutive et même de leur absence ou de leur amélioration après la néphrectomie ; il suffit, pour le comprendre, de considérer que pendant un temps la néoplasie n'est qu'une lésion localisée et que, plus tardivement, elle fera sentir son influence sur tout l'organisme. L'élimination par les reins de produits toxiques variables dans leur quantité et dans leur qualité, aboutira à des lésions variables elles aussi. L'altération du sang précédant la néphrite explique encore l'existence des lésions souvent constatées dans les deux reins, sans qu'on soit en droit de s'étonner du degré plus accusé des altérations dans le rein cancéreux que dans celui du côté opposé : le rein atteint d'épithélioma, en partie annihilé par la présence même du néoplasme, représente en effet un *locus minoris resistentiæ* dans lequel les mêmes causes doivent produire des effets plus accusés. »

Nous verrons dans la symptomatologie (p. 279) qu'indépendamment de tout phénomène infectieux, un néoplasme du rein peut exceptionnellement déterminer de la fièvre.

B. — MODIFICATIONS DU REIN DU COTÉ OPPOSÉ

Laissant de côté le développement simultané ou consécutif d'une néoplasie dans le rein du côté opposé et sans insister sur les phénomènes infectieux possibles, mais très rares, nous nous bornerons à étudier la néphrite toxémique et l'hypertrophie compensatrice.

1° **Hypertrophie compensatrice**. — Les auteurs parlent souvent d'hypertrophie compensatrice du rein à propos du cancer, pourtant nous ne connaissons pas d'observation précise démontrant la réalité de cette hypertrophie du rein du côté opposé. En réalité, on dit qu'il y a hypertrophie compensatrice en raisonnant par analogie. Cela est, croyons-nous, insuffisant.

Étudiant l'hypertrophie compensatrice du rein sain dans les différentes affections chirurgicales des reins, Albarran a établi qu'il existe de grandes variétés suivant la maladie dont il s'agit. C'est ainsi que lorsque, par néphrite atrophique, un des reins a disparu dans les cas de *calculs rénaux*, l'autre rein est habituellement hypertrophié; mais cette hypertrophie est moindre que celle consécutive à la néphrectomie et sa disposition est moins régulière; elle ne se voit que dans certaines portions du rein. Cette particularité est due, d'après Albarran, à ce qu'il existe fréquemment dans la lithiase rénale des lésions bilatérales de néphrite; si un des deux reins est détruit, le rein qui persiste réagit comme un organe déjà malade, et seules les parties du parenchyme encore indemnes, seront aptes à fournir, par leur hypertrophie, une compensation.

Dans l'*uronéphrose* on observe du côté sain, des phénomènes d'hypertrophie compensatrice analogues à ceux qui se voient après la néphrectomie.

Dans la *pyonéphrose* on voit, suivant les cas, des degrés très variables d'hypertrophie ou même l'absence de tout développement compensateur. Ces différences dans l'hypertrophie compensatrice, suivant que la rétention rénale est septique ou aseptique, semblent être dues à la moindre force réactionnelle de l'organisme altéré par l'intoxication infectieuse, peut-être aussi à des différences dans la composition chimique du sang, et en particulier aux produits de désassimilation que le rein doit éliminer. L'hypertrophie compensatrice du rein est en effet étroitement liée à la quantité de matériaux contenus dans le sang de l'animal et que le rein doit éliminer. Une élégante expérience de Sacerdotti le démontre : plusieurs chiens subissent la néphrectomie double, ce qui a pour résultat d'accumuler dans leur sang les éléments que leurs reins devraient éliminer; un autre chien, normal, reçoit successivement, par transfusion, après des saignées abondantes, le sang des chiens qui n'ont plus de reins. Or, les reins du chien ainsi injecté, sécrètent de l'urine très riche en sels et présentent une hypertrophie très nette qui est en rapport avec l'excès de travail qu'ils fournissent.

Ces considérations expliquent la nécessité de ne pas raisonner par analogies grossières lorsqu'il s'agit d'hypertrophie compensatrice et d'étudier chaque maladie en particulier.

Dans le travail que nous venons de citer, Albarran n'avait pas étudié l'hypertrophie compensatrice du rein du côté opposé au cancer, mais il avait eu occasion de constater dans les portions saines du parenchyme du rein cancéreux lui-même que parfois (dans 2 cas) on trouvait dans certains segments du rein des lobules rénaux en hypertrophie compensatrice, mais que, le plus souvent, cette hypertrophie fait totalement défaut. Depuis ce travail, le même auteur a eu occasion d'étudier histologiquement, dans 4 cas, le rein du côté opposé au cancer. Dans 3 cas il existait des lésions de néphrite intense, sans hypertrophie; dans un quatrième le rein était presque sain et présentait par places de l'hypertrophie compensatrice.

En somme, le rein du côté opposé au rein cancéreux peut être en hypertrophie compensatrice, mais on ne peut dire que ce soit la règle : il faut souvent s'attendre à ne pas trouver d'hypertrophie compensatrice et même à ce que le rein opposé soit lui-même très altéré. D'après les considérations plus haut développées, les différences de l'état du rein opposé pourraient être expliquées par des variations dans l'intensité et dans la précocité du développement de la toxémie cancéreuse. Lorsque le rein malade est en grande partie détruit par un néoplasme qui donne peu de toxines au sang, l'hypertrophie compensatrice aurait le temps de se faire : lorsque, au contraire, la toxémie est précoce, l'élimination des poisons altère trop profondément l'autre rein qui ne peut plus réagir et s'hypertrophier ou ne le peut que d'une manière partielle et incomplète.

Quelle qu'en soit l'explication, le fait existe et le clinicien doit le connaître parce qu'il contribue à expliquer la grande gravité de la néphrectomie dans les cancers du rein.

2° **Néphrite toxémique.** — Dans le travail déjà cité, l'un de nous a établi que les lésions de néphrite diffuse observées dans ce que le néoplasme respecte du tissu du rein malade, peuvent aussi s'observer dans le rein du côté opposé.

Nous avons pu faire, dans quatre cas, l'examen histologique de ce rein supposé sain : une de ces observations a déjà été publiée, les trois autres sont inédites.

Le premier malade avait un volumineux cancer du rein gauche, que nous enlevâmes par la voie lombaire le 25 février 1898 : l'opération n'avait pas duré une demi-heure, mais le malade mourut le quatrième jour. L'examen histologique démontra un *épithélioma à cellules claires*, et des lésions de néphrite épithéliale et scléreuse dans les parties conservées du rein cancéreux avec quelques rares zones d'hypertrophie compensatrice. A l'autopsie on trouva une infiltration néoplasique s'étendant jusqu'au diaphragme. Le rein du côté non opéré était augmenté de volume : au microscope on constate une néphrite diffuse à grande prédominance épithéliale, très étendue : la plupart des cellules des tubes contournés sont nécrosées et non colorables; les zones de sclérose sont, par places, très accusées. Chez cet homme, l'analyse comparative des urines des deux reins avait démontré d'ailleurs que si le rein cancéreux était profondément atteint, le rein supposé sain était insuffisant au point de vue de la quantité et de la qualité de l'urine éliminée et que cette urine contenait 50 centigrammes d'albumine par litre (obs. 162).

Le second malade (n° 171) avait lui aussi un très volumineux néoplasme que j'enlevai par la voie transpéritonéale le 29 novembre 1900. Le malade succomba le 5 décembre.

L'examen histologique du rein enlevé montra qu'il s'agissait d'un épithélioma à cellules claires avec noyaux disséminés : dans ce rein existaient des lésions intenses de néphrite épithéliale. Dans le rein du côté opposé, il existait de l'œdème interstitiel et une néphrite épithéliale très étendue avec nécrose des épithéliums.

Notre troisième malade (n° 172), opéré, le 1er mars 1901, par la voie transpéritonéale, succomba le 17 mars. Il s'agissait ici encore d'un volumineux épithélioma à cellules claires. Dans le rein malade, néphrite diffuse, épithéliale surtout, mais avec évidente réaction interstitielle. Dans le rein non opéré, néphrite très étendue, purement épithéliale.

Notre quatrième observation est celle d'un malade mort spontanément dans le service de M. Guyon où il était arrivé en cachexie avancée. Dans ce cas, le rein cancéreux avait un épithélioma carcinoïde sans aucune limitation ; les portions non néoplasiques du parenchyme étaient saines par places, et présentaient ailleurs des lésions peu intenses de néphrite diffuse. Le rein opposé était presque sain ; par-ci par-là on voit quelques tubes avec des lésions épithéliales ; ailleurs encore d'autres tubes dilatés avec de grandes cellules correspondant à de gros glomérules ; ce sont des zones en hypertrophie compensatrice.

On pourrait croire, d'après ces examens nécropsiques, que les lésions de néphrite dans le rein du côté opposé au cancer sont d'une très grande fréquence ; nous les avons, en effet, constatées à un haut degré dans 3 cas sur 4 et, quoique légères, elles existaient aussi chez le quatrième malade. Mais trois de ces malades ont été opérés dans un stade avancé de la maladie et le quatrième est mort spontanément : chez les malades qu'on observe cliniquement, les lésions de néphrite manquent souvent dans le rein du côté opposé, ou sont assez légères pour être négligeables dans la pratique.

XII. — COEXISTENCE D'AUTRES MALADIES RÉNALES AVEC LES NÉOPLASMES

En dehors des lésions secondaires que nous avons décrites, on peut trouver dans le rein cancéreux d'autres altérations qu'il importe de connaître parce que, en modifiant les allures cliniques de la maladie, elles peuvent créer de grandes difficultés dans le diagnostic.

Le *cancer développé sur un rein mobile* n'est pas d'une extrême rareté ; nous en avons relevé 5 observations et nous avons nous-même opéré un rein mobile épithéliomateux (obs. 175). Les changements des rapports de la tumeur peuvent être considérables dans ces cas, parce que, avant la formation des adhérences, le développement de la tumeur, augmentant le poids du rein exagère sa mobilité. Lawson observa un sarcome, né du hile du rein gauche, qui se développa au-dessous de l'ombilic, sur le côté gauche de la ligne médiane et se trouvait devant les intestins. Le rein avait allongé le péritoine, qui lui formait un méso et flottait devant l'intestin grêle, le côlon et l'S iliaque.

Les changements de rapports qu'une fixation secondaire du rein peut amener dans ces cas sont bien démontrés par l'observation que rapporte Brenner : il s'agissait d'une pyonéphrose dans un rein mobile, et la néphrectomie fut pratiquée; la veine cave, prise pour la veine rénale, fut liée, ce qui amena la mort du malade une heure et demie après l'opération.

1° **Cancer et tuberculose.** — Les tumeurs épithéliales du rein peuvent dans certains cas rares subir des phénomènes de ramollissement qui leur donnent à l'œil nu l'apparence du rein tuberculeux. Morris extirpa une tumeur qui remplissait la moitié du ventre, et qui laissa échapper une grande quantité d'une matière semi-fluide, en sorte qu'il enleva une espèce de grand kyste. La tumeur donnait l'impression d'un gros kyste tuberculeux, mais l'examen microscopique démontra qu'en réalité il s'agissait d'un épithélioma. Nous avons extirpé nous-mêmes une tumeur du rein droit ayant la grosseur des deux poings et présentant des bosselures irrégulières qui, à la coupe, paraissaient formées par des masses caséeuses plus ou moins ramollies : en réalité c'était un épithélioma. Dans un autre cas, le microscope lui-même ne nous permit d'établir le diagnostic différentiel qu'après l'étude minutieuse d'un grand nombre de préparations. C'était une femme âgée de 30 ans, sans aucun antécédent morbide particulier qui, en avril 1897, avait eu, sans cause appréciable et sans aucune douleur, une hématurie qui se prolongea pendant deux jours et disparut ensuite; tout alla bien jusqu'au 6 avril 1898 où, de nouveau, l'hématurie survint avec ses caractères d'indolence et d'abondance, colorant également toute l'urine. L'hématurie persistait déjà depuis trois jours lorsque survinrent de violentes douleurs du côté du rein gauche qui augmenta de volume : avec des alternatives, les douleurs rénales et l'hématurie persistèrent, la souffrance étant plus grande lorsque la quantité de sang diminuait dans l'urine. Du 12 au 16 avril la malade eut de la fièvre qui monta jusqu'à 30 degrés, et disparut ensuite. Le 20, l'hématurie continuait et le rein était toujours douloureux : nous fîmes alors le cathétérisme urétéral du côté sain, le droit, sans aucun incident, ce qui permit de constater que tout le sang venait du côté gauche; l'analyse comparative des deux urines droite et gauche montra que le rein droit fonctionnait mieux que le gauche, mais sans grande différence. Le 25 avril, nous fîmes la néphrotomie exploratrice et constatâmes que le rein gauche, mobile, presque complètement entouré par le péritoine, était de volume normal et paraissait sain : l'incision large du parenchyme rénal nous permit de voir un noyau gris rougeâtre de la grosseur d'une noisette, siégeant en plein parenchyme. Ce noyau avait absolument l'aspect d'un néoplasme et, séance tenante, nous enlevâmes le rein. La malade guérit, et reste encore guérie quatre ans après l'opération. L'examen à l'œil nu du rein enlevé ne montrait aucune autre lésion que ce noyau. Au microscope il nous fallut examiner plusieurs coupes très attentivement pour arriver à penser qu'il s'agissait d'une tuberculose infiltrée plutôt que d'un sarcome du rein.

Le cancer et la tuberculose peuvent d'ailleurs coexister dans le même rein. Rayer écrit : « Je n'ai rencontré qu'un très petit nombre de fois la dégénérescence tuberculeuse associée au cancer; j'ai vu plus souvent chez un même individu des tubercules dans les poumons et de la matière encéphaloïde dans les reins. » Rosenstein aurait vu aussi, dans un cas, la présence de tubercules dans un rein cancéreux.

Ce que nous avons dit sur les difficultés du diagnostic macroscopique, ne nous permet pas de considérer ces observations comme absolument démonstratives. Voici un cas personnel où la coexistence des lésions tuberculeuses et d'un épithélioma du rein est indiscutable. Il s'agit d'un homme âgé de 35 ans, qui, en 1891, eut des hématuries spontanées; le saignement s'est répété à plusieurs reprises de 1891 à 1894, et disparaît alors pour ne plus revenir. Les hématuries étaient habituellement totales, peu abondantes, alternant dans la même journée avec des urines claires, non influencées par le repos ou par le mouvement, et non accompagnées de douleurs : leur durée variait de quelques heures à un mois. En 1894, urétrite et orchite. De décembre 1896 à août 1897, accès de fièvre quotidien s'élevant de 38° à 40° : les urines deviennent troubles, le malade maigrit, ressent quelques douleurs dans le flanc droit et note une augmentation de volume de ce côté du ventre. Il entre à Necker le 1er mai 1897, et nous constatons alors l'existence d'une grosse tumeur non douloureuse du rein droit descendant jusqu'à l'ombilic. L'uretère n'est pas douloureux, les testicules sont sains, la prostate et la vésicule séminale gauches un peu bosselées. Les urines sont très purulentes, mais ne contiennent pas de bacilles de Koch. Fièvre le soir; signes d'induration au sommet du poumon gauche. Par le cathétérisme urétéral, Albarran retire du rein droit un pus presque pur ne contenant pas de bacilles de Koch. L'uretère est un peu rétréci à 12 centimètres de la vessie. L'examen comparé de l'urine des deux reins donne : à droite, de l'urine très purulente contenant 2gr,20 d'urée par 24 heures, et 3 grammes de chlorures : à gauche de l'urine limpide ayant 13gr,80 d'urée, et 15 grammes de chlorures. Le 24 juin, néphrectomie lombaire. Guérison sans incidents. Ce malade est mort en juin 1901, trois ans après l'opération sans que nous ayons pu le revoir (obs. 160).

Le rein enlevé présente les caractères ordinaires d'une grosse pyonéphrose tuberculeuse avec nombreuses cavernes : dans son pôle supérieur se voit en outre un néoplasme rougeâtre, ecchymotique, de la grosseur d'une noix. L'examen histologique confirme la double lésion : tuberculose rénale et, pour le noyau du pôle supérieur du rein, épithélioma à cellules claires (obs. 160).

2° **Cancer et lithiase rénale.** — Il n'est pas très rare de trouver le cancer du rein associé à des calculs du bassinet; les auteurs anglais, qui ont particulièrement signalé cette coexistence, attribuent un rôle pathogénique dans le développement du cancer à l'irritation déterminée par la présence du calcul.

Si on analyse les observations, on reconnaîtra tout d'abord que, dans un grand nombre de cas, il ne s'agit pas de néoplasmes du parenchyme rénal, mais de tumeurs développées dans le bassinet : nous étudierons plus loin ces observations. Dans les cas de néoplasmes du parenchyme rénal, on a trouvé des calculs dans le rein malade ou dans le rein du côté opposé.

Une des plus anciennes observations de calculs coexistant avec le cancer du rein est celle de Segerus, rapportée par Chopart[1]. Un autre exemple a été mentionné par Bright[2]. Nous trouvons encore d'autres observations de Gluge[3], Rokitanski[4]

1. CHOPART. *Loc. cit.*, p. 291.
2. BRIGHT, cité par Kelynack.
3. GLUGE. *Atlas der path. Anat.*, 2e vol., n° 170.
4. Cité par Kelynack, p. 28.

Compland[1], Jessop[2], Lucas[3], Schuppel[4], Papavoine[5]; celles de Pollard[6], dans laquelle le rein contenait 40 calculs et un cancer dont mourut le malade, de Moore[7], Dickinson[8], de Ferrier[9], Walsham[10], Shattock[11], Mac Cormac[12], Neumann[13], Boinet et Aslanian[14], Morris[15], qui cite deux observations. Nous pouvons ajouter à cette liste trois observations personnelles : dans l'une, déjà citée page 36 et représentée figure 61, un épithélioma du parenchyme rénal encore peu développé existait en même temps qu'un calcul urique du bassinet; dans notre seconde observation, il s'agit d'une grosse tumeur rénale ayant envahi le bassinet avec formation secondaire d'un calcul phosphatique (obs. 174). Nous reviendrons plus loin sur le troisième de ces cas.

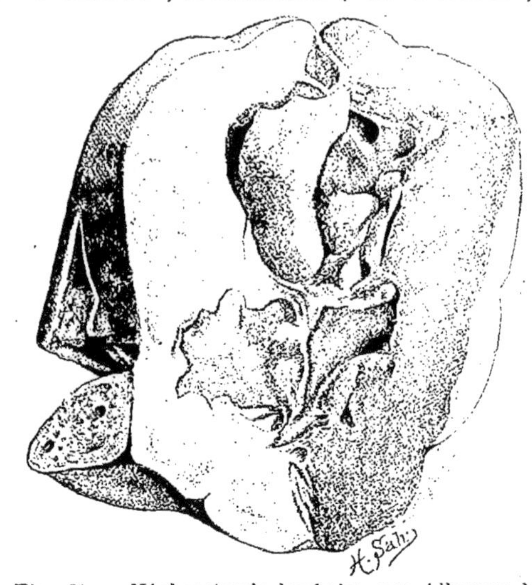

Fig. 61. — Néphrectomie lombaire, par Albarran, le 18 août 1900. Angiosarcome du rein coexistant avec des calculs uriques du bassinet. A gauche la tumeur, de niveau avec la surface du rein, est fendue en son milieu (obs. 170).

Dans une autre observation de Davy[16], le calcul fut trouvé

1. COMPLAND. *Transact. Path. Soc. London*, 1881-1882, p. 219.
2. Cité par Kelynack, p. 28.
3. Cité par Kelynack, p. 28.
4. Cité par Kelynack, p. 28.
5. Cité par Kelynack, p. 28.
6. POLLARD. *Transact. Path. Soc. London*, 1884, p. 272
7. MOORE. *Ibidem*, 1881-1882, p. 199.
8. DICKINSON. *Loc. cit.*, p. 743.
9. FERRIER. *In* Thèse de Brodeur, p. 176.
10. WALSHAM. *British Med. Jour.*, 1888, p. 533.
11. SHATTOCK. *Ibidem.*
12. MAC CORMAC. *British Med. Jour.*, 1888. 1er, p. 533.
13. NEUMANN. *Glasgow Med. Jour.*, mars 1896.
14. BOINET et ASLANIAN. *In* Bigot, Thèse de Lille, 1898, p. 54.
15. MORRIS. *Loc. cit.*, p. 549.
16. DAVY. *British Med. Jour.*, 1884, vol. II, p. 757.

dans l'uretère. Enfin Eve[1] en 1854 et Görl[2] en 1898 ont publié des cas de cancer du rein avec coexistence de calculs dans le rein du côté opposé.

En réunissant toutes ces observations, nous trouvons 26 cas de coexistence des calculs et du cancer rénal, et certainement d'autres observations ont échappé à nos recherches. En admettant même que dans un certain nombre de cas il s'agisse de calculs phosphatiques secondaires[3], il est impossible de ne pas être frappé de la fréquence des calculs dans les néoplasmes rénaux. Nous verrons que la fréquence relative des calculs est encore plus grande dans les tumeurs du bassinet et il paraît rationnel d'attribuer un certain rôle dans le développement du cancer du bassinet à l'irritation directe déterminée par le calcul. Il est possible aussi que les lésions de néphrite qui sont constantes dans la lithiase (néphrite lithiasique d'Albarran) jouent un rôle dans le développement du cancer du parenchyme rénal. Nous avons observé un cas dans lequel le rôle pathogène des lésions irritatives d'origine calculeuse paraît très vraisemblable. Il s'agit d'un homme de 60 ans qui depuis 6 ans souffrait de douleurs rénales lorsqu'il vint nous consulter en août 1896 pour une pyonéphrose. Le 9 février 1898, nous pratiquâmes la néphrolithotomie qui nous permit de retirer d'une vaste poche rénale purulente 83 grammes de fragments calculeux phosphatiques. Le 20 septembre de la même année, agrandissement de la fistule et nettoyage des débris de la poche; on trouve encore quelques fragments phosphatiques. Le 13 novembre, on voit sortir par l'orifice de la fistule des bourgeons exubérants d'aspect néoplasique : le champignon cancéreux progresse et le malade meurt le 8 décembre. L'examen histologique démontra que dans les débris du tissu rénal très altéré par la néphrite, il s'était développé un épithélioma carcinoïde.

Nous signalerons en terminant que dans toutes les observations que nous avons citées il s'agit de malades adultes. Nous n'avons jamais vu signalée la lithiase dans les néoplasmes des enfants.

1. Eve. *Ass. Med. Jour.*, Lond., 1054.
2. Görl. *Münch. med. Wchsch.*
3. Nous ne pouvons donner la proportion des calculs secondaires parce que souvent les observations sont trop incomplètes.

CHAPITRE I

PATHOGÉNIE

Il n'est pas d'usage d'accorder à la pathogénie un chapitre spécial dans l'étude particulière des tumeurs. On se borne à donner quelques notions à ce sujet à l'occasion du chapitre de pathologie générale que tous les traités de chirurgie consacrent aux néoplasmes. C'est qu'en effet, les théories relatives au mode de production des tumeurs sont demeurées jusqu'à présent, en grande partie au moins, dans le domaine des généralités plus ou moins vagues. C'est qu'aussi, les néoplasmes malins, car c'est à eux naturellement qu'ont été consacrés le plus grand nombre de travaux, se ressemblent assez généralement dans leur évolution clinique et anatomique. Entre un cancer du sein et un cancer de l'utérus, il y a de grandes ressemblances : même marche envahissante, même progression par les lymphatiques, mêmes colonies cellulaires éparses dans le tissu environnant, même fréquence dans l'âge avancé.

Or, l'on a pu se rendre compte qu'il n'en était pas de même pour les tumeurs malignes du rein.

Sans doute, l'aspect général du néoplasme est celui d'un carcinome, volumineux, adhérent aux organes voisins. Mais à côté de ces analogies grossières, il y a bien des différences profondes. Nous avons vu que les néoplasmes rénaux avaient une tendance prononcée à envahir les parois veineuses, et même à se généraliser par cette voie, après avoir poussé des bourgeons dans les cavités vasculaires. Quant à l'adénopathie ganglionnaire, elle est relativement rare ; malheureusement la constatation en est bien difficile et les statistiques sont incomplètes sur ce point. Tout cela n'est pas dans les allures des carcinomes. On voit aussi les néoplasmes du rein les plus malins cliniquement, se montrer nettement limités par une capsule :

en deçà c'est la tumeur, au delà c'est le rein; il n'y a pas cette zone d'infiltration ou de propagation qui semble être la caractéristique même des autres épithéliomas infiltrés. Ajoutons encore cette particularité surprenante que bien des néoplasmes et non pas seulement des sarcomes, ont été rencontrés chez l'enfant.

Lorsqu'on a parcouru les nombreux travaux relatifs aux tumeurs du rein, lorsqu'on a lu avec soin les observations assez nombreuses qui ont été publiées, lorsqu'on a examiné avec attention quelques cas de ce genre, il est impossible de ne pas être frappé par les particularités que nous venons d'indiquer et l'on comprend la nécessité de séparer les tumeurs malignes du rein, du cancer en général, et d'étudier à part leur mode de développement.

Des différentes théories pathogéniques générales des néoplasmes, il en est une dont l'application aux tumeurs du rein a donné des résultats particulièrement importants, comme on le verra; c'est la théorie congénitale. Nous ne nous arrêterons pas à la théorie parasitaire; nous ne croyons pas, en effet, qu'elle ait jamais été défendue bien sérieusement pour les néoplasmes rénaux. Il n'y a donc aucune utilité à exposer ici une discussion générale qui n'apporterait aucun éclaircissement au point particulier qui nous occupe.

C'est qu'en effet, si pour les autres variétés de cancer l'accord semble être complet sur l'origine épithéliale, il n'en est pas de même pour ceux du rein : il reste donc pour eux une dernière étape à franchir, avant que l'on puisse en arriver à discuter le *primum movens* de la prolifération cellulaire.

On a successivement rattaché les tumeurs du rein, à tous les éléments normaux ou anormaux qui peuvent se rencontrer dans l'organe.

Parmi les éléments normaux, celui qui a été l'objet du plus grand nombre de recherches est naturellement l'épithélium : à la suite des travaux de Waldeyer qui a bien établi l'origine épithéliale du carcinome, il était naturel de rattacher aux éléments glandulaires du rein la production des tumeurs malignes de cet organe.

Beaucoup plus près de nous, on songe au tissu conjonctif interstitiel : en principe, sarcome et carcinome sont deux néoplasmes bien distincts qu'il est d'ordinaire aisé de différencier sous l'objectif du microscope; cependant, il est des sarcomes alvéolaires qui présentent des difficultés très grandes; enfin et surtout, nous avons vu, dans le rein, des images d'apparence épithéliale au premier abord et que certains histologistes rattachent au groupe des tumeurs conjonctives. On a décrit ainsi des sarcomes périvasculaires, des angiosarcomes, des endothéliomes qui sont évidemment différents par leur origine des sarcomes, mais dont il est impossible de les séparer dans un travail comme celui-ci, parce que leurs analogies sont si grandes microscopiquement qu'on les confond bien souvent et que les auteurs sont loin d'être d'accord sur l'interprétation d'une même préparation.

Voilà pour ce qui concerne le rôle attribué aux éléments normaux du rein (épithélium, tissu conjonctif, vaisseaux) dans la pathogénie des néoplasmes. Celui que l'on a reconnu aux éléments anormaux est peut-être encore plus considérable. Il dérive de la théorie bien connue de Cohnheim : d'après Cohnheim, les cellules d'un organisme adulte n'auraient pas l'énergie suffisante pour fournir à la production d'un néoplasme; seuls des éléments embryonnaires peuvent suffire à un pareil travail : il y a donc, dans les tissus normaux, des cellules jeunes, embryonnaires, *endormies* au sein des organes et dont le brusque réveil marquera le commencement d'une ère de prolifération désordonnée aboutissant à l'édification du tissu néoplasique. A vrai dire, comme le dit Delbet, cette théorie échappe et échappera probablement toujours à toute espèce de démonstration rigoureuse. Il n'en est pas de même de son application aux tumeurs du rein, ce qui tient du reste à ce qu'elle a été profondément modifiée par l'un de ses défenseurs, Grawitz. Ici, il ne s'agit plus de cellules embryonnaires, mais d'éléments empruntés à la capsule surrénale et inclus dans le rein par aberrance. Or, ces éléments sont reconnaissables, ces inclusions elles-mêmes ont été vues par divers auteurs : on a donc une base solide qui manque, il faut le reconnaître, à la théorie de Cohnheim.

A côté des noyaux capsulaires aberrants de Grawitz, Albarran a signalé dans la capsule du rein embryonnaire des noyaux rénaux, distincts de la masse principale et auxquels il a attribué la production de certaines variétés de tumeurs. Enfin d'autres auteurs, Birch-Hirschfeld entre autres, ont cru pouvoir faire intervenir le corps de Wolff et même des tissus appartenant aux premiers stades du développement.

Ce sont ces diverses théories que nous devons discuter et nous nous empressons du reste de déclarer, dès le début de cette étude, que nous n'entendons pas trancher les différents problèmes qui vont se poser; la question est beaucoup trop obscure pour cela : notre ambition se bornera à apporter un peu de clarté dans une discussion extrêmement diffuse. Mais il nous est indispensable auparavant de résumer les notions d'histologie normale et embryologique qui nous seront utiles dans le cours de cette étude; nous nous efforcerons d'être aussi clairs et aussi brefs que possible.

I. DONNÉES GÉNÉRALES D'HISTOLOGIE ET D'EMBRYOLOGIE[1]

1° Premiers stades du développement embryonnaire. — Nous partons du stade tridermique, c'est-à-dire de l'époque où le feuillet moyen s'est constitué, aux dépens du feuillet externe, disent les uns, du feuillet interne, disent les autres, de tous les deux disent les éclectiques.

A ce moment, la tache embryonnaire, examinée par transparence, présente 2 zones bien distinctes : 1° le long de la ligne médiane, la zone rachidienne ou lame protovertébrale, d'aspect foncé, coupée par des lignes transparentes en trois paires de cuboïdes, qui sont les protovertèbres ou segments primordiaux; 2° en dehors, la zone pariétale ou lame latérale, plus claire et entourant la première.

Plus tard, en même temps que les protovertèbres deviennent plus nombreuses, il se produit dans les lames latérales un clivage qui divise le feuillet moyen en deux feuillets secondaires : l'externe va s'accoler à l'ectoderme pour former la somatopleure, l'interne à l'endoderme pour donner la splanchnopleure; la cavité qui résulte de ce processus est le cœlome.

Mais cette division, ce clivage de la lame latérale ne s'étend pas jusqu'à sa partie la plus interne, celle qui est la plus rapprochée de l'axe de l'embryon; cette région du méso-

1. Nous remercions vivement M. Vialleton qui a bien voulu revoir tout ce chapitre.

derme ne se divise pas; elle prendra le nom de lame moyenne.

Il faut donc, à ce moment, distinguer sur le corps de l'embryon trois zones qui s'étagent de dedans en dehors, de chaque côté de la ligne médiane et de la gouttière médullaire : la lame protovertébrale ou segments primordiaux, la lame moyenne et la lame latérale clivée; mais il ne faut pas oublier que ces termes visent le feuillet moyen. Chez l'amphioxus ou chez les poissons, les divisions du feuillet moyen prennent le nom d'épimère, de mésomère et d'hypomère, en allant de la face dorsale à la face ventrale de l'embryon. En même temps, il se produit une série de divisions transversales répondant aux protovertèbres et segmentant le mésoderme. Il en résulte la

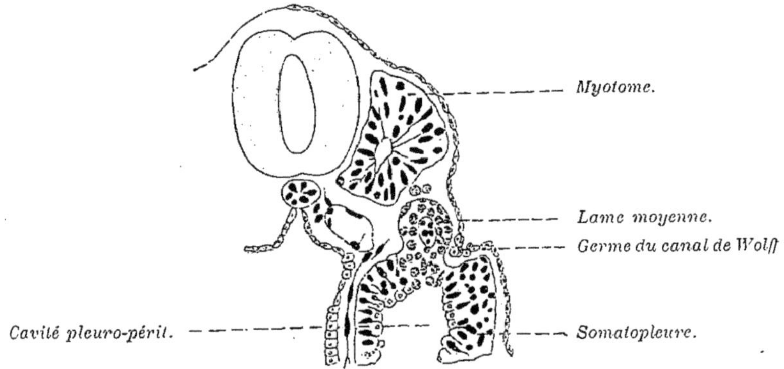

Fig. 62. — D'après Kollmann. Coupe transversale d'un embryon humain.

formation de petits blocs disposés de chaque côté de la ligne médiane; ceux qui correspondent à l'épimère sont les myotomes, qui donneront la musculature striée de tout le corps; ceux du mésomère sont les néphrotomes et donneront les germes du corps de Wolff et du rein définitif; ceux de l'hypomère sont les splanchnotomes. Bien que ces divisions ne se produisent pas intégralement chez les vertébrés, on en conserve d'habitude les termes par analogie. Quant aux feuillets interne et externe, leur segmentation est encore discutée; au reste elle ne nous intéresse pas pour le point de vue qui nous occupe.

Ceci nous amène à dire quelques mots de la théorie du mésenchyme qu'il est indispensable de connaître dans ses lignes principales pour comprendre les idées que nous aurons à exposer plus tard sur la pathogénie des tumeurs mixtes.

Le mésoderme, feuillet épithélial, fournit l'épithélium des séreuses, celui des organes génito-urinaires par le néphrotome, les fibres musculaires striés par le myotome. La question est de savoir s'il fournit aussi les éléments conjonctifs. Depuis quelques années, sous l'influence des travaux de Hertwig, on a de la tendance à penser que le tissu conjonctif se forme aux dépens d'un organe spécial, le mésenchyme; celui-ci serait formé lui-même par des cellules isolées de divers feuillets et s'insinuant dans leurs fentes, comme des cellules migratrices pour s'y multiplier, envelopper ensuite les dérivés épithéliaux et fournir le squelette conjonctif de divers organes. Les noyaux mésenchymateux, dit Hertwig, proviennent de la paroi des segments primordiaux, de l'ectoderme, de divers points des lamelles viscérale et pariétale du feuillet moyen. Ils donnent le groupe si varié des substances conjonctives, tissu muqueux, fibrillaire, cartilage, os, organes lymphoïdes, fibres musculaires lisses, peut-être vaisseaux et sang.

Ultérieurement les segments primordiaux se creusent d'une cavité, puis s'ouvrent à leur partie interne et commencent à proliférer pour fournir la substance embryonnaire, germe de tout le squelette axial.

Il faut se souvenir, en somme, que, d'après cette théorie, le myotome fournit primitivement les fibres musculaires striées, secondairement, le cartilage (squelette axial) et des noyaux mésenchymateux destinés à évoluer dans le sens conjonctif, c'est-à-dire, en définitive, presque tous les tissus que l'on rencontre dans les tumeurs mixtes du rein.

2° **Corps de Wolff.** — On voit, chez l'embryon, de chaque côté du mésentère et faisant saillie dans la cavité péritonéale, un bourrelet longitudinal qui prend le nom d'éminence urogénitale. Ce bourrelet est recouvert par l'épithélium du cœlome qui, à ce niveau, se distingue des autres régions par la hauteur de son revêtement cellulaire. Il est formé d'une série de systèmes canaliculaires qui, comme nous allons le voir, sont très semblables à ceux du rein définitif. Voici un dessin d'une de nos préparations et relatif à l'éminence urogénitale d'un embryon humain de 7 millimètres de long que nous avons recueilli dans de bonnes conditions de conservation.

On y voit d'abord à la partie externe, à l'opposé du mésentère, une petite lumière ovale, tapissée d'une seule couche épithéliale, c'est le canal de Wolff. A sa gauche, sur la lisière d'un vaisseau (veine cardinale), on aperçoit nettement un tube en forme d'U, dont l'ouverture serait dirigée vers le canal de Wolff : c'est le canalicule Wolffien; enfin à la partie inférieure et formant le sommet du bourrelet, il est aisé de reconnaître un

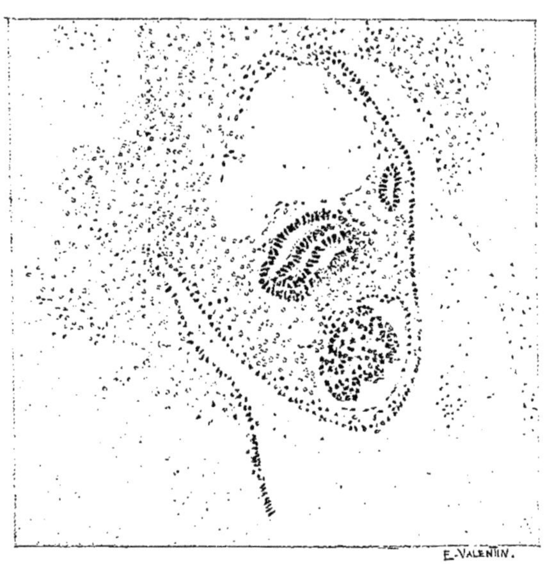

Fig. 65. — Corps de Wolff. (Embryon humain de 7mm.)
A droite et en haut de la figure, le canal de Wolff, apparaissant comme une lumière ovale; à gauche et un peu au-dessous, un canalicule wolffien replié en U; plus bas, un glomérule.

système analogue au glomérule de Malpighi : c'est une cavité en partie remplie par un bouquet vasculaire. Il y a comme dans le capsule de Bowmann un double épithélium : l'un, bas, tapissant la circonférence de la cavité; l'autre plus élevé, plus granuleux, à gros noyau, recouvrant le glomérule : celui-ci représente lui-même une lumière à prolongements irréguliers renfermant des hématies embryonnaires nucléées. Assez fréquemment, on voit sur la même coupe deux glomérules. Enfin tous ces organes sont comme noyés dans une masse de tissu muqueux embryonnaire.

Lorsque l'on examine des coupes de ce genre en séries, — que nous n'avons pas reproduites, vu leur trop grand nombre, — on voit d'abord que le canal de Wolff se continue de haut en bas de l'éminence urogénitale : il est divisé en segments par l'abouchement, dans sa cavité, des canalicules wolffiens : chacun de ces derniers se montre constitué par deux parties que l'on distingue avec une parfaite netteté dans notre dessin : il y a une partie externe ou superficielle et une partie interne ou profonde. Le segment superficiel, la branche supérieure de l'U dans notre figure, est sensiblement rectiligne et ne tarde pas à s'ouvrir dans le canal de Wolff dont il est peu éloigné; le segment profond, au contraire, est tortueux, et ce n'est qu'après quelques détours qu'il va s'aboucher dans la cavité du glomérule, à la façon du tube urinifère dans la capsule de Bowmann. Tout cela, on le voit, est très analogue au rein définitif dont les parties sécrétantes correspondent aux glomérules wolffiens et au segment profond des canalicules, tandis que le système excréteur représente le segment superficiel et le canal de Wolff.

3° **Rein définitif.** — Vers la fin de la troisième semaine, chez l'embryon humain, apparaît à la partie postérieure du canal de Wolff, près de son abouchement dans le sinus urogénital, un bourgeon creux qui se développe de bas en haut, en arrière du corps de Wolff et va se terminer dans une masse de tissu conjonctif embryonnaire riche en éléments cellulaires, le *blastème rénal*, reste de la masse cellulaire intermédiaire située en arrière du corps de Wolff. C'est le bourgeon rénal ou urétéral. A la partie inférieure de ce bourgeon s'effectue un travail qui ne nous intéresse pas au point de vue spécial que nous envisageons et qui aboutit à la division du segment inférieur d'abord commun au canal de Wolff et au bourgeon rénal, et, par conséquent, à la séparation du canal déférent et de l'appareil urinaire inférieur. Mais à la partie supérieure du bourgeon se produisent des phénomènes intéressants. Son extrémité se renfle en bassinet duquel partent des diverticulums qui seront les calices : ceux-ci donnent eux-mêmes naissance à des prolongements qui vont pénétrer dans le blastème rénal et former les canalicules urinifères. Jusqu'ici pas de difficultés. Mais les choses deviennent moins nettes lorsqu'on veut aller plus avant dans l'évolution. Un peu plus tard, en effet, apparaissent les corpuscules de Malpighi qui vont se mettre en rapport avec l'extrémité des bourgeons urétéraux pour donner naissance à un système urinaire définitif. Mais comment s'effectue cette dernière partie du travail? Il est très difficile de s'en rendre compte sur des préparations. Les uns pensent que chaque bourgeon urétéral va former un appareil glomérulaire complet, le blastème rénal n'intervenant en quelque sorte que comme organe de soutien. Les autres estiment que la partie excrétante seule de l'appareil rénal reconnaît cette origine; tout le reste, tube contourné, etc., proviendrait du blastème rénal. Bien qu'il soit très difficile de se faire une opinion précise, nous penchons cependant pour la dernière hypothèse; notre opinion est basée sur des coupes en série faites sur des embryons humains et en particulier sur un embryon de 5 centimètres, en bon état de conservation. Il est essentiel, en effet, pour une question de cette nature, d'observer des coupes en série, car, comme le dit si bien Emery, si l'examen d'une section isolée suffit pour établir la continuité de deux formations, elle ne suffit pas pour en démontrer la discontinuité.

Au moment où les bourgeonnements secondaires de l'uretère pénètrent dans le blastème rénal, ils semblent repousser vers la périphérie la plupart des éléments cellulaires qui le constituent : il en résulte que sur une préparation examinée à un faible grossissement, la masse rénale comprend à ce moment deux substances : une médullaire, claire, parce qu'elle renferme peu d'éléments cellulaires et par conséquent de noyaux, une corticale beaucoup plus foncée parce que toutes les cellules avec leurs noyaux fortement colorés, paraissent s'y être concentrées. Les bourgeons urétéraux pénètrent d'un jet dans toute cette masse et arrivent en direction rectiligne jusque sous la capsule. Arrivé là, chaque bourgeon se divise en deux branches qui s'infléchissent à droite et à gauche en double crosse dont la concavité est dirigée vers le hile de l'organe. C'est dans cette crosse que vont se passer des phénomènes dont l'interprétation est difficile. Le prolongement urétéral, en se repliant sur lui-même, semble entraîner une partie de la masse cellulaire composant ce que nous avons appelé la substance corticale; notre dessin représente ce stade : la crosse n'y est pas très bien formée, parce qu'elle s'y est produite dans un plan un peu différent de celui de la coupe. On voit, dans sa concavité, un amas cellulaire qui commence à se différencier, mais qui se continue encore avec la masse principale des éléments cellulaires du rein.

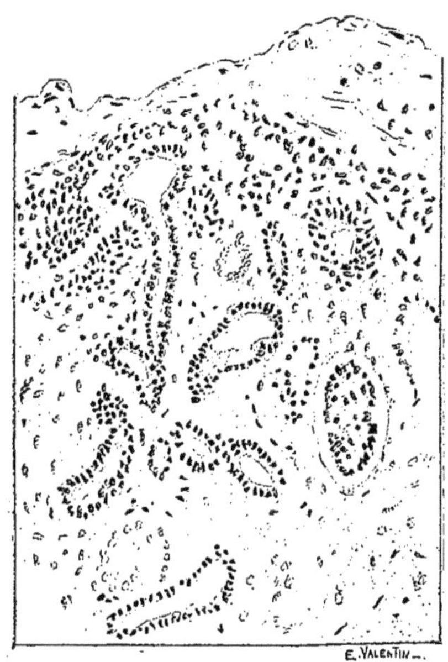

Fig. 64. — Coupe du rein d'un embryon humain de 5cm. Un prolongement urétéral se renfle au moment où il arrive sous la capsule; au-dessous de ce renflement, de chaque côté du tube, se voient les deux amas cellulaires qui constitueront les glomérules.

En des points où le développement est un peu plus avancé, on voit que ce groupe cellulaire, ainsi partiellement isolé, commence à subir des modifications : les éléments se groupent en rayons autour d'un point central qui devient bientôt une vraie lumière; mais ils sont toujours distincts du bourgeon urétéral et, d'autre part, fusionnés en un point de leur circonférence, avec la masse cellulaire générale.

A un stade plus avancé encore, l'organe glandulaire ainsi constitué, qui se trouve encore sans communication avec le bourgeon urétéral, s'infléchit deux fois, suivant des courbures à direction générale sensiblement perpendiculaires; c'est ce que Emery appelle le pseudoglomérule. C'est de la deuxième anse de ce pseudoglomérule, celle qui est la plus éloignée du bourgeon urétéral, que va dériver le vrai glomérule : la concavité de l'anse recevra les vaisseaux : les cellules de ce côté demeureront encore assez hautes, tandis que celles de la paroi opposée s'aplatiront et ainsi se trouvera constituée la capsule de Bowmann. Quant au moment où s'effectue la communication entre cette cavité et celle du bourgeon urétéral, il est très difficile à saisir. Tous ces détails ont été très bien indiqués dans un excellent article de Emery, publié en 1885, dans les *Archives italiennes de biologie*; mais Emery n'avait pu étudier que des embryons d'animaux et en particulier de chèvre; nous avons pu confirmer tous ces détails sur un embryon humain : nos figures, dessinées d'après nature, sont absolument semblables à celles d'Emery : nous regrettons seulement que le cadre de

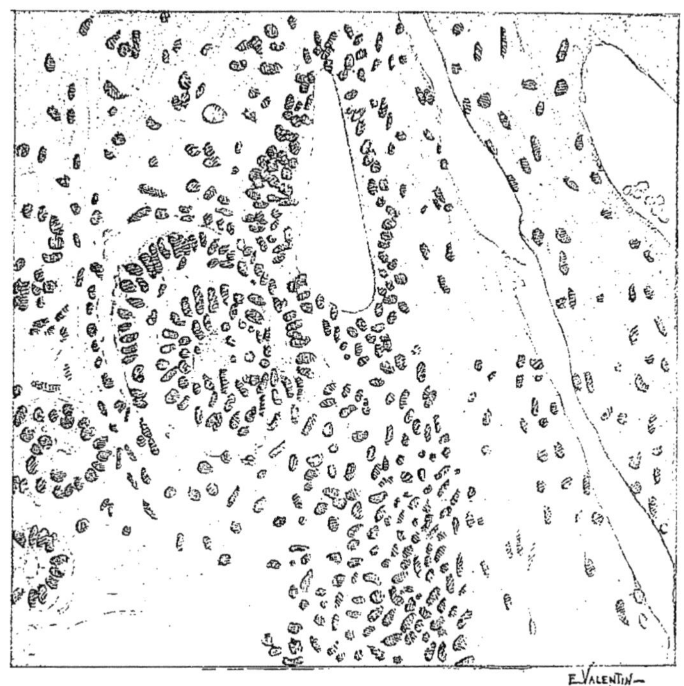

Fig. 65. — Coupe d'un embryon humain de 5cm (fort grossissement) : la cavité que l'on voit à la partie moyenne de la figure, à gauche, est l'extrémité du prolongement urétéral; immédiatement au-dessous, le pseudoglomérule dont les éléments cellulaires se clivent déjà en deux couches qui constitueront la capsule de Bowmann.

ce travail ne nous ait pas permis d'en faire reproduire davantage.

Quoi qu'il en soit, à dater de ce moment, l'appareil glomérulaire tout entier est constitué, mais il va se différencier encore davantage : les crosses semblent se rétracter dans la profondeur : en effet, tandis que tous les phénomènes précédents se sont produits à la surface du rein ou de ses lobules, les stades plus avancés se rencontrent de préférence dans les parties plus voisines de ce que nous avons appelé la zone médullaire. Il s'agit bien entendu non pas d'une véritable rétraction, mais d'un accroissement progressif de l'organe. Les crosses en se rétractant entraînent avec elles les glomérules qui deviennent de plus en plus nets. Il est possible alors de suivre un système glomérulaire complet, depuis le glomérule jusqu'aux canaux collecteurs. Nous avons ainsi vu sur le rein d'embryon de 5 centimètres les contours des tubes tortueux et l'ébauche de l'anse de Henle. Mais ce qui frappe à ce moment, c'est la différenciation de l'épithélium. Dans les tubes contournés et l'anse de Henle, on voit de grosses cellules claires, à noyau vésiculeux, relativement petit, à protoplasma relativement abondant, coloré en rose par l'éosine; ce sont probablement les éléments qui ont pris naissance dans le blastème rénal; au contraire, dans le reste du tube urinifère, les cellules sont plus petites, à noyau plus gros, à protoplasma moins abondant, beaucoup plus foncées par conséquent : elles dérivent vraisemblablement des bourgeons urétéraux; ces différences sont très nettes sur nos préparations.

Est-il possible de trouver dans ces faits l'explication de certaines tumeurs du rein? Pilliet, à l'occasion d'un cancer du rein, présenté à la Société anatomique, a émis l'hypothèse qu'un ou plusieurs systèmes de tubes contournés pourraient ne pas se mettre en relation avec le tube collecteur correspondant; il en résulterait des inclusions intrarénales qui pourraient donner naissance aux tumeurs; mais, d'une part, ces faits n'ont jamais été observés, et, d'autre part, on comprend à peine leur possibilité puisque c'est en quelque sorte le tube collecteur lui-même qui détermine la formation du système glomérulaire.

4° **Des inclusions embryonnaires pararénales.** — Dans son article de 1897, Albarran a signalé pour la première fois la présence, dans la capsule du rein embryonnaire, de fragments aberrants de l'organe. Nous reproduisons ce qui en a été dit à cette époque.

« L'existence de certaines petites tumeurs épithéliales très nettement encapsulées, siégeant dans la surface du rein et présentant une structure analogue à celle du rein, me paraissait difficile à comprendre. Autour de ces adénomes le rein est sain, rien ne peut faire penser à une prolifération des épithéliums adultes; d'autre part ces tumeurs s'éloignent trop du type des capsules surrénales incluses et je pensai que peut-être trouverait-on dans la capsule du rein des formations embryonnaires dont l'existence éclairerait singulièrement la pathogénie des petits néoplasmes en question.

« J'ai donc cherché dans les reins d'embryons âgés de deux à quatre mois l'existence de formations épithéliales dans

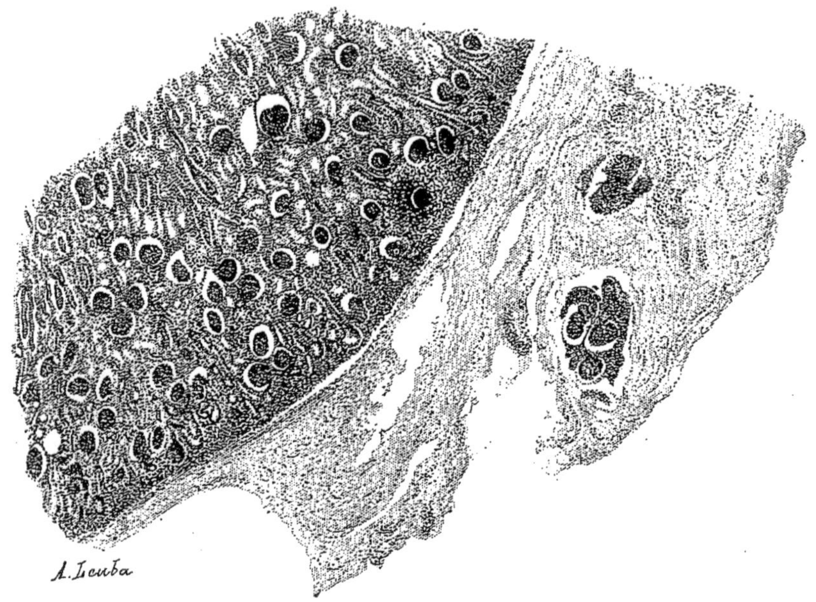

Fig. 66. — D'après Albarran. Rein d'embryon. Dans la capsule du rein non encore différenciée on voit deux noyaux rénaux aberrants. (Oc. 1, obj. 2 Verick.)

la capsule propre du rein; or, dans quatre cas, j'ai trouvé ces formations.

« Dans l'intérieur même de la capsule du rein non encore différenciée chez le fœtus des tissus périrénaux, et à une distance variable du parenchyme rénal, on voit de petits noyaux épithéliaux dont la grosseur varie du petit nodule visible au microscope à celui dont la grosseur dépasse celle d'une tête d'épingle. Quelques-uns de ces noyaux sont presque au contact du rein, d'autres, beaucoup plus éloignés, semblent complètement indépendants à première vue (fig. 66).

« Ces nodules sont constitués par de petites masses épithéliales en forme de tubes pleins ou de petits canalicules bien formés avec une lumière centrale fort étroite; les cellules épithéliales sont petites, sans limites distinctes; elles possèdent un gros noyau et très peu de protoplasma. Ces éléments épithéliaux sont plongés dans un tissu conjonctif embryonnaire qui se distingue mieux des éléments épithéliaux avec un grossissement faible. Jamais je n'ai observé dans ces noyaux des formations glomérulaires; l'apparence du noyau de la figure 66 est due à ce que les cellules épithéliales se sont détachées de la paroi conjonctive.

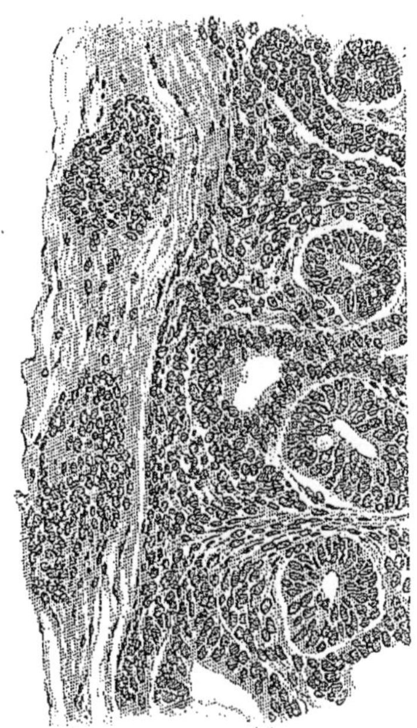

Fig. 67. — Noyau aberrant inclus dans la capsule; la coupe atteint les amas épithéliaux à leur périphérie. (Oc. 1, obj. 7 Verick.) (D'après Albarran.)

« Lorsque la coupe atteint le noyau aberrant à sa périphérie, on ne voit qu'un amas de cellules épithélioïdes que leurs réactions colorantes rapprochent des cellules épithéliales du rein (fig. 67).

« On pourrait se demander si les noyaux embryonnaires que je décris ne sont pas des débris du corps de Wolff, mais je puis démontrer facilement qu'ils représentent des canalicules rénaux aberrants. Il suffit pour cela d'étudier les coupes en série après inclusion dans la paraffine, ce qui permet de constater que les nodules qui paraissent indépendants du rein se continuent avec cet organe par un pédicule plus ou moins large, comme cela se voit très nettement dans la figure 68.

« Pour comprendre la formation de ces canalicules aberrants, il suffit de se rappeler que les tubes urinifères ne sont que des bourgeonnements du canal de Wolff; ces bourgeons arrivés à la zone conjonctive dans laquelle se forment les glomérules, se mettent en rapport par leur extrémité avec le peloton vasculaire. Au delà des bourgeons épithéliaux terminaux, le tissu conjonctif du mésoderme constitue la capsule du rein. Or, il suffit que quelques bourgeons épithéliaux dépassent cette zone terminale pour qu'ils deviennent aberrants et se trouvent contenus dans la capsule propre du rein. On comprend ainsi que je n'aie pas trouvé de glomérules dans ces noyaux pararénaux. »

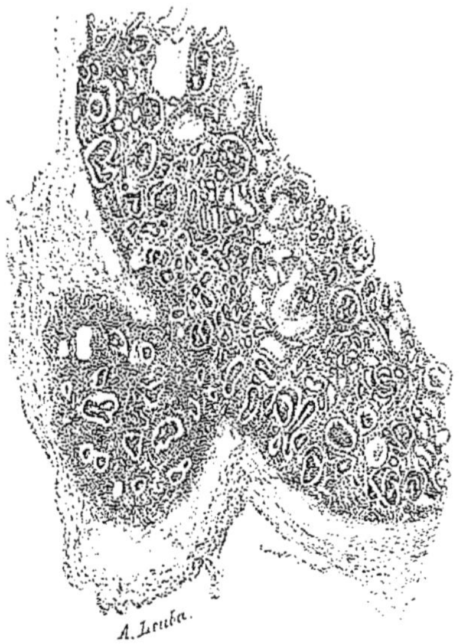

Nous n'ajouterons qu'une remarque à ces lignes imprimées en 1897 : Dans l'interprétation des noyaux rénaux aberrants, il faut tenir compte d'une cause d'erreur que nous avons observée : Il peut arriver en effet que deux lobules rénaux, mal conservés ou mal inclus, se recouvrent mutuellement; sur des coupes, l'un d'eux pourra alors apparaître comme un noyau inclus dans la capsule de l'autre. Il suffit de connaître cette erreur pour l'éviter.

Fig. 68. — D'après Albarran. *Inclusions pararénales.* Rein de fœtus. A gauche un noyau pararénal aberrant dont on voit la continuité avec le rein.

Il est naturel de penser que ces inclusions pararénales que l'on ne retrouve pas chez l'adulte, ont dû donner lieu à la formation de certains néoplasmes, les adénomes canaliculaires, par exemple. C'est un point sur lequel nous reviendrons.

5° **Éléments normaux du rein adulte.** — On sait que certains adénomes, d'origine évidemment épithéliale, naissent dans les reins cirrhotiques. Sabourin explique de la façon suivante leur évolution : Les adénomes à cellules cylindriques semblent naître dans les granulations de Bright, c'est-à-dire dans un des territoires corticaux préservés de l'envahissement par le tissu conjonctif, là où les tubuli ont conservé à peu près leur structure glandulaire. Au contraire, les adénomes à cellules cubiques se produisent dans les endroits où la sclérose est le plus avancée, où l'atrophie des tubuli est le plus marquée : l'épithélium, d'abord gonflé, voit peu à peu disparaître son protoplasma :

la cellule, devenue cubique, se trouve bientôt réduite à son noyau entouré d'une mince couche protoplasmique. Puis le noyau prend la prédominance en même temps que le protoplasma s'atrophie de plus en plus : l'épithélium rénal, devenu nucléaire, est transformé en cellule indifférente. Arrivé à ce degré de son évolution, l'épithélium subit d'ordinaire l'atrophie complète. Mais dans certaines conditions que nous ignorons, il peut se mettre à végéter en conservant son type cubique. On voit donc que les deux variétés de tumeurs de Sabourin, type cubique et type cylindrique, dont la différence morphologique n'est pas toujours bien nette, sont, d'après cet auteur, très dissemblables dans leur origine.

Recherches expérimentales sur le rôle de l'épithélium dans la production des tumeurs du rein. — A côté de cette théorie de Sabourin que nous venons d'exposer sommairement, il est indispensable de relater les intéressantes expériences faites par Marie, dans le but d'étudier l'évolution des greffes rénales dans le rein. L'auteur enlève à l'emporte-pièce un petit fragment de l'organe et le greffe ensuite sous sa capsule fibreuse. Deux fois sur 25 opérés, il a obtenu des résultats positifs : les greffes ont formé des petites tumeurs, divisées en lobules par des travées conjonctives et sans canaux excréteurs. Les lobules étaient formés de tubes irréguliers, juxtaposés, dont la plupart ne possédaient pas de lumière : chaque tube était formé d'une seule assise de cellules cylindro-coniques. Ce sont là, dit Marie, des évolutions épithéliales adénomateuses développées aux dépens du fragment du rein greffé sous sa capsule. Ce sont des adénomes en raison de la limitation périphérique de la tumeur, de la division lobulaire nette avec circulation périphérique et de la présence de tubes pleins bien limités dans l'intérieur des lobules.

Comment peuvent se produire ces néoplasmes? Il est probable, comme le dit Marie, qu'au début, ce fragment greffé, troublé dans son évolution, s'atrophie et peut même disparaître; lorsqu'il persiste, il reprend contact avec les tissus environnants qui lui envoient des vaisseaux; mais il ne peut plus fonctionner en tant qu'organe sécréteur de l'urine, parce que ses connexions sont supprimées; le glomérule de Malpighi se détruit en quelque sorte pour se transformer en une masse non différenciée de tissu conjonctif lâche avec des vaisseaux : les tubes contournés perdent leurs caractères pour former des cordons cellulaires pleins : ainsi se trouve constituée la formation adénomateuse. Quelle serait l'évolution ultérieure de ces petits néoplasmes? Il est vraisemblable qu'ils continueraient à grossir, mais ce point appelle évidemment de nouvelles recherches.

Faut-il voir dans ces tumeurs expérimentales l'analogue des adénomes du rein, que nous avons décrits plus haut? Il y a évidemment des analogies, surtout avec les adénomes tubulés; il y a aussi des différences, l'absence de formations cavitaires, de papilles, etc., et surtout la difficulté d'admettre des inclusions rénales spontanées dans le rein. Sans doute, comme le dit Marie, on peut admettre que, dans une néphrite chronique, la sclérose peut isoler des parcelles de tissu rénal qui se comporteront alors comme ses fragments expérimentalement inclus; mais ils est des adénomes sans sclérose. Il n'en est pas moins vrai que ces résultats sont fort intéressants et méritent d'intervenir dans la discussion qui nous occupera plus loin.

6° **La capsule surrénale.** — A) *Son développement.* — Le développement des capsules surrénales n'est pas encore complètement élucidé. Chez l'embryon humain, la capsule a d'abord un volume relativement considérable, supérieur à celui du rein; puis ses dimensions relatives diminuent peu à peu, pour devenir, chez l'adulte, très inférieures à celle de l'organe rénal.

On distingue dans la capsule surrénale deux parties : la substance corticale et la substance médullaire.

La substance médullaire provient, pour beaucoup d'auteurs, des ganglions du grand sympathique (Balfour, Braun, Kölliker, Mitsukuri). Pour d'autres, au contraire (Brunn, Gottschau, Janosik), le grand sympathique ne donnerait que quelques cellules ganglionnaires et quelques fibres nerveuses, les éléments principaux de la substance médullaire provenant d'une modification des cellules de la substance corticale.

Mêmes discussions pour la substance corticale. Balfour, Brunn, Braun, Mitsukuri, Kölliker, admettent son origine dans la substance mésodermique située à la partie antérieure du corps de Wolff. Au contraire, Janosik, Mihalkowicz pensent que c'est une production dépendant de l'épithélium du cœlome. Weldon admet même la participation des tubes de la portion antérieure du corps de Wolff. Ces tubes, issus des glomérules de Malpighi, se partageraient en deux parties, l'une formant la glande génitale, l'autre contribuant à former la capsule surrénale.

M. Vialleton a bien voulu nous remettre la note suivante qui résume, avec les données de Fusari, son opinion personnelle sur les rapports du système vasculaire avec les éléments de la glande, rapports sur lesquels il a insisté dans ses leçons publiées dans le *Montpellier médical*.

« Fusari[1] a permis de concilier un peu toutes ces données en montrant (1892), que l'origine des surrénales est la suivante :

« L'épithélium péritonéal qui s'étend de la limite interne du tiers moyen du corps de Wolff à la racine du mésentère, forme des gemmes ou des cordons cellulaires, qui s'enfoncent perpendiculairement dans le mésenchyme sous-jacent. Ceux de ces cordons qui répondent aux glandes génitales deviendront les cordons sexuels (cordons médullaires de l'ovaire de Kölliker), ceux qui sont en avant ou en dessus (céphaliquement) des glandes sexuelles formeront les capsules surrénales.

« En même temps, des ébauches sympathiques, qui se détachent des cordons limitrophes, pénètrent entre les cordons et se développent en groupes distincts et disséminés dans toute l'épaisseur de la glande (poulet), ou bien se rassemblent dans le centre de celle-ci où ils formeront la substance médullaire (rat).

« Les cordons cellulaires, détachés de l'épithélium péritonéal perdent chez les mammifères les contours très nets qu'ils conservent chez le poulet, et forment des travées peu distinctes qui peuvent sur les limites, du reste peu précises, de la glande, paraître passer dans le mésoderme ambiant, d'où l'opinion qui les considérait comme dérivés du mésoderme.

« De très bonne heure on voit entre ces travées, chez le rat, d'énormes capillaires veineux, venus des veines cardinales correspondantes, et qui séparent les cordons épithéliaux les uns

1. Fusari. Contrib. allo studio dello sviluppo delle caps. surr., etc. *Archivio per le Scienze mediche*, vol. XVI, n° 14, 1892.

des autres en formant des lacunes si vastes qu'elles *donnent au tissu l'aspect du foie embryonnaire* (Fusari); puis, des parois de ces lacunes bourgeonnent des capillaires qui se glissent entre les éléments glandulaires qu'ils séparent en colonnettes. Ainsi se voient de bonne heure les rapports si importants du système vasculaire avec les éléments de la glande et se dessine la nature vasculaire de celle-ci. »

On doit donc considérer la capsule surrénale comme une formation épithéliale : nous nous bornons à signaler ce fait pour le moment. Nous l'utiliserons plus tard dans la discussion de certaines idées pathogéniques que nous aurons à exposer.

B) *Histologie de la capsule surrénale.* — Nous empruntons la plus grande partie des détails qui vont suivre aux leçons de Vialleton publiées dans le *Montpellier médical*, en 1898.

Les glandes surrénales sont des organes situés à la partie supérieure du rein avec lequel elles affectent chez l'homme des rapports de contact intimes; mais il n'en est pas de même chez tous les animaux; chez le lapin, par exemple, ces glandes sont relativement très éloignées du rein. Dans tous les cas elles sont toujours en rapport immédiat avec le système vasculaire : leurs artères au nombre de trois proviennent de la diaphragmatique inférieure, de l'artère rénale, et enfin de l'aorte qui donne la capsulaire moyenne, la plus volumineuse des trois. Les capillaires issus de ces artères vont aboutir à un système veineux qui se résout en un gros tronc central tributaire à gauche de la veine rénale, à droite de la veine cave inférieure.

Sur une coupe transversale, la capsule apparaît formée de deux substances : la corticale jaunâtre, la médullaire plus rouge; le tout est entouré d'une capsule fibreuse. La substance médullaire subit après la mort des altérations très rapides, ce qui explique le nom de capsule donné par les anciens à cet organe.

L'enveloppe fibreuse de la glande surrénale est formée de fibres conjonctives à direction sensiblement parallèle, on y a trouvé aussi quelques fibres musculaires lisses, chez certains animaux, fait assez intéressant comme nous le verrons plus loin.

De la face profonde de la capsule se détachent des travées conjonctives qui cloisonnent la glande : les unes, travées de premier ordre, traversent toute la glande et arrivent jusqu'à la zone connective qui entoure la veine centrale; les autres, travées de deuxième ordre, plus fines, n'arrivent que jusqu'à la substance médullaire; elles constituent une sorte de stroma régulier au milieu duquel vont se loger les éléments propres de l'organe.

La *substance corticale* a été divisée depuis longtemps en trois zones correspondant à trois aspects microscopiques différents : zones glomérulaire, fasciculée et réticulée.

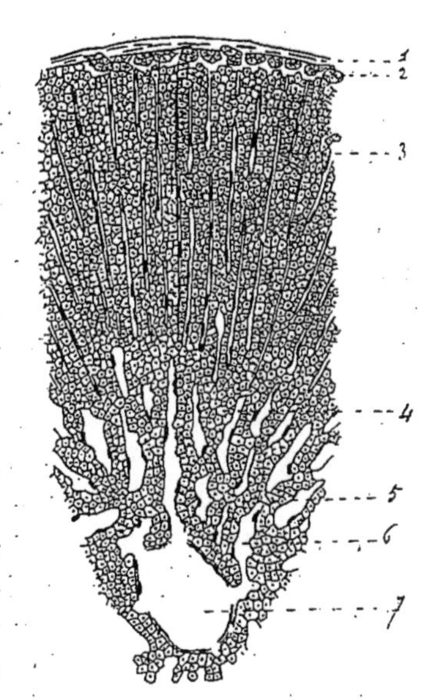

Fig. 69. — D'après Vialleton. Coupe transversale de capsule surrénale de cobaye. 1) Enveloppe fibreuse. 2) Zone glomérulaire. 3) Zone fasciculée. 4) Zone réticulée. 5) Substance médullaire. 6) Vaisseau sanguin. 7) Veine centrale.

La zone glomérulaire, comme son nom l'indique, est formée d'une série d'amas cellulaires peu volumineux, situés immédiatement au-dessous de la capsule : ces glomérules n'ont rien de commun, bien entendu avec ceux du rein. Ils sont disposés sur une, deux ou plusieurs couches et sont limités chacune par une mince capsule fibreuse, émanée de l'enveloppe conjonctive de l'organe; ils sont formés de grandes cellules polygonales serrées les unes contre les autres, avec un gros noyau vésiculeux, arrondi, ayant peu d'affinité pour les matières colorantes.

La zone fasciculée, beaucoup plus épaisse, fait suite à la précédente. Elle emprunte son nom à la présence de ces travées fibreuses parties de la capsule conjonctive, que nous avons signalées; ces travées, sensiblement parallèles, ou plutôt convergeant vers la veine centrale, limitent de la sorte des espaces cylindriques remplis d'éléments cellulaires : les cellules y sont disposées d'ordinaire sur une, deux, rarement plusieurs couches. Ce sont de grosses cellules polyédriques, qui, sur des coupes bien fixées au Flemming, offrent de nombreuses boules réfringentes. Le point le plus intéressant est l'étude de leurs rapports avec le système sanguin. Nous avons vu que les cordons cellulaires sont limités par des travées fibreuses; mais en d'autres points, on voit que les cellules sont en rapport avec des espaces vides, tapissés d'une couche de protoplasma, avec des renflements qui sont les noyaux. En d'autres termes, les éléments cellulaires de la capsule sont au contact immédiat de l'endothélium vasculaire. En outre, au centre même des cordons cellulaires, lorsqu'ils sont assez volumineux, on voit d'autres lumières du même genre, présentant absolument la même disposition; ce sont des anastomoses obliques réunissant les vaisseaux longitudinaux qui enveloppent les cordons. Ces faits sont importants; il est impossible de ne pas les rapprocher de ces coupes de tumeurs dans lesquelles nous avons vu l'élément néoplasique reposer directement sur l'endothélium vasculaire (endothéliomes de de Paoli). Existe-t-il des cavités glandulaires dans cette zone, point toujours discuté, intéressant au point de vue de la pathogénie des néoplasmes, et difficile à résoudre? Pettit paraît en avoir trouvé sans conteste chez les vertébrés inférieurs, comme l'anguille. « Nous n'avons jamais rien vu de semblable, dit Vialleton, chez les mammifères, chez lesquels toutes les lumières que l'on peut représenter entre les cordons cellulaires ou dans leur épaisseur appartiennent à des vaisseaux, » ou à des altérations des éléments cellulaires[1]. C'est à cette conclusion que nous nous en tiendrons.

La zone réticulée, disposée autour de la substance médullaire vers le centre de l'organe, résulte de la division en Y et de l'intrication des cordons cellulaires de la zone fasciculée; comme dans celle-ci, les cellules épithéliales reposent directement sur l'épithélium vasculaire, de sorte, dit Vialleton, qu'on pourrait définir cette substance réticulée : un réseau de cordons cellulaires intriqué dans un réseau sanguin. Les cellules

1. Quelques auteurs ont décrit, dans les cavités dont nous venons de parler, un coagulum qu'ils ont considéré comme un produit d'excrétion remplissant la lumière glandulaire. Or, sur des coupes fixées à l'aide du liquide de Flemming, il est facile de voir que ce coagulum est formé par l'albumine du sang et que la cavité qui le renferme est un vaisseau. (Note de M. Vialleton.)

sont assez semblables à celles de la zone précédente : elles renferment parfois des enclaves de grosses granulations fortement colorées qui seraient des globules sanguins en voie de régression.

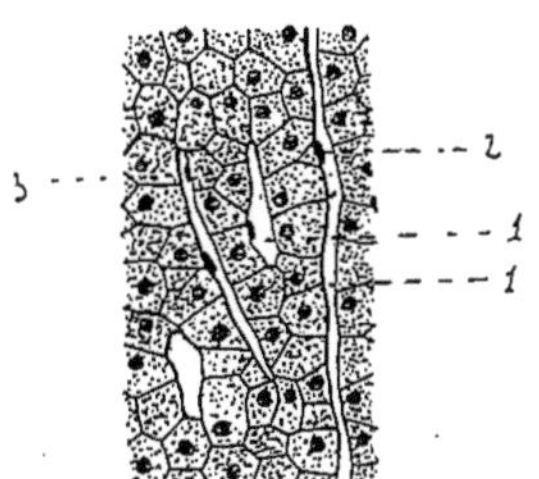

Fig. 70. — D'après Vialleton. Capsule surrénale à la limite des zones fasciculée et réticulée (cobaye). 1) Lumières vasculaires. 2) Noyau de l'endothélium des capillaires. 3) Cellules épithéliales.

La *substance médullaire* est intermédiaire à la veine centrale et à la zone réticulée : elle offre la même disposition que cette dernière, avec cette différence que sur une coupe, la surface des cavités sanguines est supérieure à celle des cordons cellulaires; elle s'en distingue du reste nettement par sa coloration rougeâtre. Chez l'homme, le parenchyme de la capsule apparaît sous forme d'images rondes, limitées par des vaisseaux, que l'on a comparées aux glomérules de la substance corticale. On y trouve aussi par places, de petits îlots arrondis de substance corticale reconnaissables à leur teinte jaune. Les cellules qui constituent cette couche sont assez semblables à celles de la substance corticale. Les énormes capillaires que l'on y rencontre sont formés aussi d'une simple couche endothéliale en rapport direct avec l'épithélium; ils se jettent tous dans la veine centrale qui ressemble ainsi, suivant la comparaison de Vialleton, à un gros drain placé au centre de l'organe. Cette veine présente encore une particularité curieuse : c'est la présence, dans sa paroi, de fibres musculaires lisses à direction longitudinale.

Une particularité curieuse dans les cellules de la capsule surrénale, c'est la présence fréquente de *graisse* dans l'intérieur de leur protoplasma ; nous avons dit plus haut quelle importance avait été attachée à cette infiltration graisseuse. Il est donc indispensable d'indiquer à ce sujet quelques données précises. Letulle, dans une note à la Société anatomique, 1889, a résumé de la façon suivante le résultat de ses observations à ce sujet :

1° La surcharge graisseuse des cellules de la capsule est pathologique et non physiologique;

2° Elle affecte en général, chez le chat en particulier, la

région moyenne des trabécules, c'est-à-dire la région moyenne de la zone corticale ;

3°. Elle respecte toujours la substance médullaire dont les cellules sont greffées autour des vaisseaux comme le seraient les cellules glandulaires autour des canaux excréteurs.

4° Chez l'homme, elle n'est pas constante et se trouve surtout chez des sujets ayant succombé avec des troubles de l'appareil circulatoire. Elle est souvent irrégulière, respectant sans raison apparente des fragments étendus de trabécules capsulaires. Elle se forme souvent en nodules graisseux, analogues à l'état nodulaire graisseux du foie.

Renaut, dans son article si détaillé sur la capsule surrénale, ne parle nullement d'infiltration graisseuse; M. Vialleton nous a dit de même n'avoir pas rencontré cette dégénérescence dans les nombreuses capsules qu'il a examinées; il s'agissait, il est vrai, de capsules de cobayes.

Il semble donc établi que la présence de la graisse dans les cellules de la capsule surrénale n'est pas un fait constant bien que très fréquent, et qu'il est lié à des transformations pathologiques de cet organe.

Nous ne dirons qu'un mot des *nerfs*, bien que leur étude ait révélé des points intéressants. Après avoir traversé la capsule fibreuse, ils vont se terminer dans la substance corticale et dans la substance médullaire. Ces dernières terminaisons, les plus compliquées, ont été étudiées par Fusari et Dogiel qui les ont décrites chacun de leur côté.

Les *artères*, venues des trois capsulaires forment d'abord un réseau dans l'intérieur même de la capsule fibreuse. De ce réseau partent deux ordres de branches : les unes nourricières suivant les travées principales, les autres fonctionnelles aboutissant à ces capillaires sur lesquels nous avons insisté et dans lesquels le sang, comme le dit Vialleton, lave les parois des travées cellulaires. Il en résulte une disposition très semblable à celle d'un lobule hépatique très agrandi, avec son réseau vasculaire périphérique et son tronc collecteur central.

Quant aux *lymphatiques*, ils sont peu abondants : ils forment un premier réseau dans la capsule fibreuse et un second autour de la veine centrale : les deux réseaux sont unis par des anastomoses et aboutissent à deux troncs qui suivent la veine centrale hors de l'organe. Leur faible développement montre bien que les vrais conduits évacuateurs des produits glandulaires sont les veines.

Chez l'embryon, la capsule surrénale présente une disposition un peu différente. Tout d'abord, les cellules n'y présentent point de dégénérescence graisseuse. La capsule conjonctive enveloppe l'organe, mais les différentes zones n'y sont pas aussi nettement séparées. La région périphérique de l'organe est formée d'un amas de cellules petites, à gros noyau fortement coloré, avec peu de protoplasma; mais, à mesure que l'on se rapproche du centre, les cellules deviennent plus grosses, plus riches en protoplasma; leur noyau se colore moins énergiquement; on voit aussi apparaître des espaces vasculaires de plus en plus grands, séparant des travées cellulaires. Comme chez l'adulte, ces travées ont une direction sensiblement parallèle et leurs éléments cellulaires reposent directement sur l'endothélium vasculaire. Vers la région centrale, les cordons cellulaires s'anastomosent entre eux en plexus et les capillaires vont se jeter dans la veine centrale. Busse a signalé et nous avons vu nous-mêmes, par endroits, des petits territoires de cellules petites, pauvres en protoplasma, à noyau rond et riche en chromatine, qui rappellent, dit-il, les follicules lymphatiques.

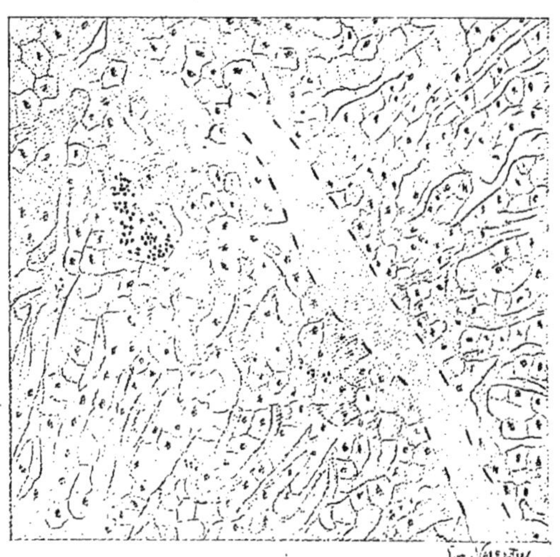

Fig. 71. — Coupe de capsule surrénale d'un embryon humain. On y voit la veine centrale, de nombreux vaisseaux et un amas de cellules rondes.

Telles sont les principales notions histologiques sur les capsules surrénales principales. On peut se demander maintenant si une tumeur développée soit à leurs dépens, soit au milieu des capsules accessoires, sera épithéliale ou conjonctive.

La réponse à une pareille question est intimement liée à l'étude embryologique que nous avons faite. Nous avons conclu, on l'a vu, à l'origine des glandes surrénales aux dépens de l'épithélium péritonéal ; nous devons donc conclure que leurs tumeurs évolueront dans le sens du carcinome et non dans celui du sarcome.

C. *Les capsules surrénales accessoires.* — On sait depuis longtemps que, à côté des glandes principales dont nous venons d'indiquer rapidement la structure, existent des glandes secondaires, accessoires dont le siège est dans la cavité abdominale ; parmi ces germes aberrants, dont la présence est fréquente mais dont la constatation est d'ordinaire difficile, quelques-uns ont été rencontrés inclus dans le rein ou tout au moins sous sa capsule.

Ceux qui restent indépendants du rein ont été vus dans la zone du grand sympathique abdominal et au voisinage des glandes génitales. Schmidt les aurait rencontrées 92 fois sur 100 autopsies : elles seraient donc à peu près constantes et Stilling les considère comme telles.

C'est à Kühn que l'on en doit, en 1866, la première étude complète (*Arch. f. rationnelle Medicin*, Bd 28, p. 147). Rokitansky, en 1861, dans son *Manuel d'anatomie pathologique*, en avait décrit dans le plexus solaire. Marchand en trouva ensuite dans le ligament large, Chiari le long de la veine spermatique, Dagonet entre le testicule et l'épididyme. Roth, dans un cas de maladie d'Addison avec destruction complète des glandes surrénales principales, trouva des corps accessoires hypertrophiés dans le corps d'Highmore. Ulrich donne la statistique suivante (personnelle) :

3 dans le voisinage des capsules surrénales ;
1 dans le voisinage du plexus solaire ;
2 sur le trajet des vaisseaux spermatiques ;
1 près du testicule ;
1 à côté de l'ovaire ;
9 dans les reins.

Hanau, cité par Ulrich, en a observé 8 cas, dont 5 chez des enfants de 0 à 14 jours, 1 chez un enfant de 4 mois, 2 chez des enfants de 3 ans. Bien que Dagonet en ait rencontré chez l'adulte, il semble donc qu'elles y soient moins fréquentes que chez l'enfant; peut-être disparaissent-elles par les progrès de l'âge ou peut-être, ne grossissant pas, deviennent-elles seulement moins apparentes.

On n'est pas d'accord sur la structure même de ces capsules accessoires. Les uns pensent que l'on peut y rencontrer les deux substances corticale et médullaire, les autres que la corticale seule s'y trouve.

Les fragments de capsule surrénale aberrants dans le rein nous intéressent plus directement. Klebs paraît les avoir signalés pour la première fois. Depuis les travaux de Grawitz, en raison de l'importance accordée à ces anomalies, on les a recherchés et on les a trouvés assez fréquemment. Lubarsch les a rencontrés 8 fois sur 300 autopsies; Pilliet a trouvé un fragment de capsule surrénale, aplati et mince, sous l'enveloppe du rein; nous avons vu qu'Ulrich en a rapporté plusieurs observations.

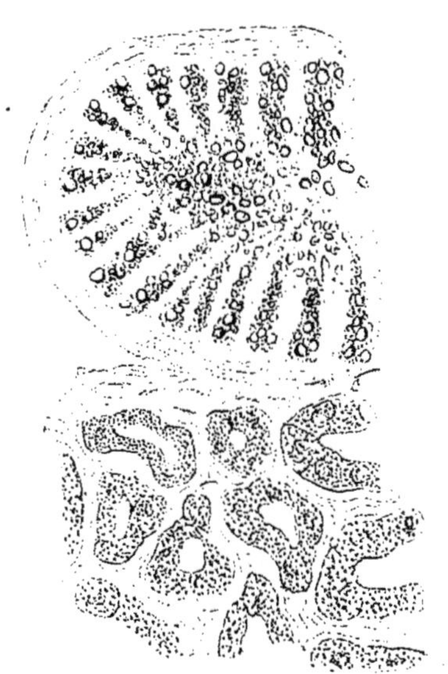

Fig. 72. — D'après Grawitz. *Virchow's Arch.*, t. 95. Fragment de capsule surrénale aberrant dans le rein.

Ces fragments aberrants apparaissent sous la forme de noyaux ronds ou aplatis : ils sont souvent situés sous la capsule fibreuse du rein et tranchent par leur coloration sur la teinte foncée générale de l'organe; à la coupe on voit alors qu'ils sont placés entièrement sous la capsule, ou bien que leur partie profonde s'insinue dans la substance rénale qu'elle écarte. D'autres fois, ces petites masses sont plongées en plein parenchyme rénal, elles sont alors généralement arrondies. Leur volume est très variable, mais n'est jamais bien considérable. Leur couleur est jaunâtre, ce qui les fait ressembler à des lipomes légitimes; ces noyaux sont quelquefois d'un beau jaune soufre; leur consistance est molle. Tantôt ils sont encapsulés, tantôt ils sont entourés directement par le parenchyme rénal. Ces petites masses se trouvent généralement, ainsi qu'on a pu le constater, dans un sillon séparant deux lobes du rein, deux renculi comme disent les Allemands.

Voici un dessin emprunté à Grawitz et destiné à montrer les caractères microscopiques de ces inclusions (fig. 72). On voit que celle-ci est comprise dans la capsule du rein et qu'elle ne pénètre pas dans l'organe. Elle comprend les deux substances

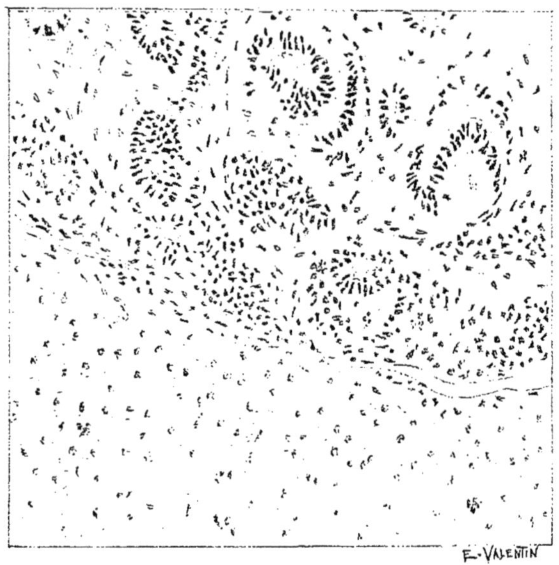

Fig. 73. — Coupe montrant les rapports intimes du rein (partie supérieure de la figure) et de la capsule surrénale (partie inférieure) chez un embryon humain de 5^{cm}.

corticale et médullaire, ce qui n'est du reste pas habituel dans ces noyaux aberrants qui ne renferment d'ordinaire que de la substance corticale. Le fragment est entouré d'une capsule. On y voit cette infiltration graisseuse sur laquelle Grawitz et ses élèves ont tant insisté.

On peut se demander la raison d'être de ces curieuses inclusions. Pour les comprendre, il faut d'abord se souvenir que, bien que d'origine différente, le rein et la capsule ont les rapports de voisinage les plus étroits ; sur les coupes on a quelquefois des difficultés à en établir les limites respectives (fig. 73). Or, l'on sait que le rein embryonnaire affecte une forme lobulée; les lobules ou renculi se fusionnent secondairement les uns avec les autres. Il peut arriver à ce moment que, par suite de ces rapports étroits de contiguïté, une partie de l'organe surrénal soit pincée en quelque sorte entre deux renculi et leur reste adhérente. Cela expliquerait la présence ordinaire de ces inclusions dans les sillons qui persistent quelquefois à la surface du rein; cela permettrait aussi de comprendre comment un noyau aberrant peut se trouver noyé en pleine substance rénale.

En examinant des coupes de capsules chez des embryons, on aperçoit du reste, en certains points, des amas cellulaires qui s'isolent progressivement de la capsule et apparaissent sur certaines coupes comme des noyaux aberrants inclus dans la capsule fibreuse.

Et maintenant que nous avons vu les principaux caractères des glandes principales et des capsules accessoires, on peut se demander si la nature surrénale d'un amas cellulaire est aisée à reconnaître. Nous pensons que cela est possible lorsqu'on a affaire à des noyaux bien développés comme dans la figure que nous avons empruntée à Grawitz par exemple (fig. 72); mais en d'autres circonstances, il peut être bien difficile de se prononcer.

La dégénérescence graisseuse sur laquelle on a tant insisté ne nous paraît pas être un critérium bien ferme; on a vu, en effet, d'une part, que nous l'avons rencontrée dans la plupart des espèces de tumeurs décrites dans la première partie de cette étude, et, d'autre part, qu'elle n'est rien moins que constante; l'arrangement en série ou en double série, la présence de la lécithine ou du glycogène, tous les caractères que nous avons déjà indiqués et sur lesquels nous reviendrons, ne nous offrent pas davantage une absolue certitude. On peut dire, croyons-nous, que, dans l'état actuel de nos connaissances, il nous est impossible, par l'examen d'une cellule, d'affirmer son origine surrénale; et les difficultés sont plus grandes encore lorsque l'on a affaire non plus à des cellules que l'on peut supposer détachées simplement de la masse surrénale, mais à des éléments proliférés, assemblés en masses néoplasiques. Il était nécessaire avant d'aller plus loin de signaler ces obscurités.

On peut se demander aussi à quelle période de son évolution

un noyau aberrant surrénal se transforme en tumeur : lorsqu'il prolifère sans doute; mais lorsqu'il s'agit d'un petit fragment aberrant, la réponse n'est pas toujours aisée. Il n'en est pas de même bien entendu lorsqu'on a affaire à une tumeur volumineuse, à marche envahissante.

D) *Transformations des germes surrénaux aberrants.* — Lorsque Grawitz eut proposé, en 1883, sa théorie de l'origine de certaines tumeurs du rein aux dépens de germes surrénaux aberrants, ses idées, attaquées par les uns, défendues par les autres, furent vivement discutées. Comme il arrive d'ordinaire en pareille circonstance, on généralisa à l'excès une idée juste en elle-même et Grawitz lui-même fut obligé de s'élever contre des interprétations abusives; il déclara qu'il n'avait jamais eu la pensée, loin de là, d'étendre sa théorie à toutes les tumeurs du rein. C'est qu'il est en réalité fort difficile de poser une limite et, à l'heure actuelle, on est bien loin encore de s'entendre sur les points en discussion.

Il nous a semblé qu'il y aurait intérêt à étudier ces faits à la lumière de l'expérimentation : nous ne nous faisions, certes, aucune illusion sur le sort ordinaire des greffes de tissus dans l'organisme, mais les résultats obtenus par Marie et que nous avons consignés plus haut nous autorisaient à tenter tout au moins ces expériences. En voici les principales données :

Nous avons procédé, en général, chez des chiens et nous avons inclus complètement la capsule surrénale gauche dans le rein préalablement ouvert par la néphrotomie. Nous avions essayé au début de pédiculiser l'organe de façon à lui conserver quelques-unes au moins de ses connexions vasculaires : mais nous avons bientôt reconnu la très grande difficulté d'une pareille manœuvre, les capsules étant absolument sessiles et adhérentes sur toute leur surface. Les chiens ont été sacrifiés au bout d'un intervalle variant de 1 à 3 mois environ.

En général, les greffes se sont résorbées et ont progressivement disparu; dans les cas où il en était ainsi, on voyait à la coupe que la greffe conservait pendant quelque temps son volume normal; mais ses éléments avaient perdu leurs noyaux et les leucocytes envahissaient progressivement le tissu nécrosé de la périphérie au centre.

Par contre, dans deux cas, nous avons obtenu un résultat assez curieux.

Chez un de nos chiens, la capsule a subi l'évolution adipeuse : on voyait qu'elle était solidement unie au rein : seulement la greffe, fixée par le Flemming, présentait une série de cercles noirs, dont chacun était entouré par une sorte de capsule conjonctive se fusionnant à la périphérie, avec une zone fibreuse qui environnait la greffe tout entière; divers élé-

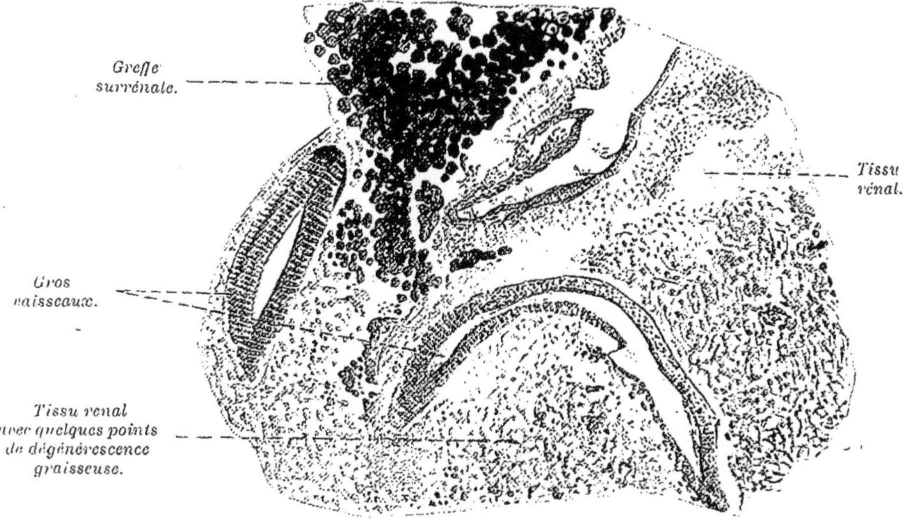

Fig. 74. — D'après Léon Imbert. *Congrès d'urologie*, 1899. Greffe surrénale expérimentale à évolution graisseuse.

ments du rein avaient subi eux-mêmes la dégénérescence graisseuse. Les disques graisseux qui occupaient la plus grande partie de la surface de la coupe, correspondaient évidemment aux cordons cellulaires de la capsule greffée; en certains points, on pouvait noter la présence de noyaux bien colorés, prouvant la vitalité des cellules. Nous avions ainsi obtenu une sorte de petit néoplasme expérimental dont nous n'avons guère trouvé l'analogue que dans les pseudolipomes d'Ulrich, que nous avons décrits au début de cette étude : nous nous contentons de rappeler que ces pseudolipomes sont, pour Ulrich, le résultat de la dégénérescence graisseuse des tubes urinifères :

le point de départ est évidemment fort différent; mais les analogies morphologiques sont telles qu'il nous a paru utile de les signaler. Il est à croire aussi que les pseudolipomes de Grawitz, s'ils étaient fixés par l'acide osmique, donneraient des résultats analogues; mais nous n'avons pu trouver de dessin de ce genre.

Dans un deuxième cas, la greffe s'est transformée dans le

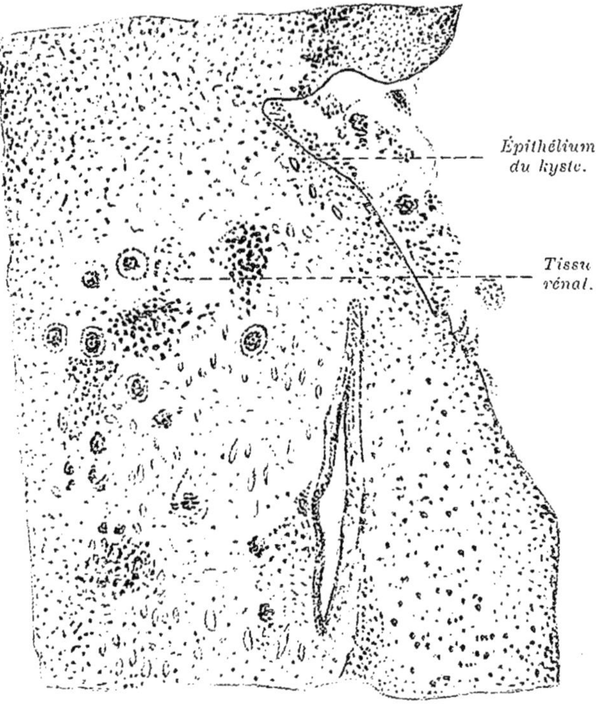

Fig. 75. — D'après Léon Imbert. *Congrès d'urologie*, 1899.
Greffe surrénale expérimentale à évolution kystique.

sens kystique. A l'autopsie, nous avons trouvé une petite cavité dont le volume nous a paru du reste un peu inférieur à celui de la capsule incluse. Tout autour s'était produite une sclérose très prononcée et ce n'est qu'à quelque distance du kyste que l'on pouvait commencer à apercevoir des éléments caractéristiques du rein. La paroi du kyste était revêtue d'un épithélium bas par endroits, plus élevé en d'autres points, à noyau bien coloré et disposé parfois sur plusieurs couches : les images ainsi obtenues étaient très analogues à celles qui ont été publiées la même année par un élève de Grawitz, Busse, et qui sont relatives à une strume surrénale.

Il ne faut pas demander à ces expériences plus qu'elles ne peuvent prouver. Il en résulte cependant, et c'est un point assez important, qu'une portion de capsule surrénale peut donner naissance à une formation kystique bien caractérisée; ce n'est pas à dire, bien entendu, que nous considérions ces kystes comme caractéristiques de l'origine surrénale d'une tumeur.

Tels sont les résultats de l'expérimentation. Ceux que donne l'observation sont moins évidents.

Il ne paraît point douteux, cependant, que les pseudolipomes de Grawitz, tels que nous les avons décrits, ne soient d'origine capsulaire. Grawitz en a publié, en 1884, à la Société de médecine de Berlin, une observation bien démonstrative et qui n'est du reste pas la seule de ce genre. Chez un homme de 39 ans, il trouva dans un rein un fragment aberrant de la capsule et dans l'autre, une masse grosse comme un noyau de cerise dont la zone supérieure appartenait nettement à une capsule surrénale accessoire, tandis que la zone inférieure formait une masse cellulaire irrégulière présentant tout à fait l'aspect de ce qu'il appelle strume surrénale.

Pour les adénomes, la question commence à se compliquer. Bien des auteurs pensent qu'une capsule aberrante peut donner successivement des noyaux adénomateux et carcinomateux. Il ne semble pas qu'il en puisse être ainsi pour la plupart des adénomes cavitaires bien nets, avec papilles nombreuses et ramifiées, que nous avons décrits : par contre, il est probable que certains adénomes alvéolaires reconnaissent cette origine.

Enfin un noyau capsulaire peut-il aboutir à une tumeur maligne? Le fait en soi ne paraît point douteux. Bien qu'Ulrich reproche au travail de Grawitz d'être tout inductif, la démonstration de cette évolution paraît faite; elle résulte surtout de la similitude plusieurs fois constatée des tumeurs malignes rénales et des tumeurs malignes surrénales, de la propagation de ces dernières au rein, etc. Mais les difficultés commencent lorsqu'il s'agit de spécifier les cas auxquels s'applique l'origine surrénale. Nous approfondirons plus tard ces diverses questions que nous nous bornons pour le moment à indiquer.

7° **Le tissu conjonctif et l'endothélium vasculaire.** — Nous n'avons rien à dire du premier qui donne des sarcomes globocellulaires et fasciculés, ici comme ailleurs. Quant à l'endothélium, si ses caractères histologiques n'ont rien de particulier, nous devons signaler qu'on a attribué à sa prolifération certaines tumeurs qui, au premier abord, paraissent bien plutôt d'origine épithéliale.

Enfin, il ne faut pas oublier que l'intervention simultanée de plusieurs tissus n'est pas rare et donne alors naissance à ces tumeurs mixtes dont nous avons parlé.

II. — ÉTUDE PATHOGÉNIQUE

Nous sommes munis maintenant des principales notions histologiques et embryologiques nécessaires pour aborder ce problème, sinon pour le résoudre. Nous examinerons successivement à ce point de vue les différents types de tumeurs que nous avons décrits.

1° **Pathogénie des pseudolipomes de Grawitz ou strumes surrénales aberrantes ou hypernéphromes.** — Nous nous sommes occupés précédemment (v. p. 66) de la pathogénie des vrais lipomes ou plutôt des hypothèses que l'on avait émises à ce sujet : nous n'y reviendrons pas, non plus que sur les petites tumeurs graisseuses décrites par Müller. Nous nous bornerons donc à étudier ici les néoplasmes de Grawitz.

Nous rappelons en deux mots que ces tumeurs, qui peuvent acquérir un volume assez considérable, sont formées d'un stroma conjonctif abondant, au milieu duquel sont compris des amas cellulaires, disposés en traînées sur une ou deux rangées, quelquefois davantage : nous rappelons aussi l'abondance du contenu graisseux dans ces éléments cellulaires.

Ces néoplasmes, dit Grawitz, sont développés aux dépens des noyaux surrénaux aberrants dans le rein. Et voici les raisons qui militent en faveur de cette hypothèse :

D'abord, il est évident que les cellules de la tumeur sont différentes de celles du parenchyme rénal et en outre, il existe fréquemment une capsule épaisse, qui limite la tumeur et l'isole du rein. Il s'agit donc de noyaux développés en dehors du rein et introduits secondairement dans cet organe. La conséquence est un peu forcée. Ne voyons-nous pas, en effet, des adénomes d'autres glandes s'envelopper de tissu fibreux et s'isoler ainsi du parenchyme qui leur a donné naissance?[1]

La situation de ces tumeurs profondément incluses sous la capsule du rein serait aussi en rapport avec le siège ordinairement profond des germes capsulaires. C'est encore là un caractère qui n'a rien de bien démonstratif.

Le contenu graisseux des cellules a été signalé par un grand nombre d'observateurs et Grawitz a particulièrement insisté sur son importance. On a rencontré, en effet, de la graisse dans la zone corticale de la capsule surrénale, et elle s'y trouve disposée en gouttelettes, comme dans les tumeurs qui nous occupent. Il faut se souvenir aussi que, d'après nos expériences, les inclusions des fragments surrénaux subissent facilement une dégénérescence de ce genre; autant d'arguments à l'appui de la théorie de Grawitz. Mais d'autre part, nous avons vu la dégénérescence graisseuse d'un territoire rénal donner des images assez analogues; il ne faut pas oublier surtout que rien n'est plus ordinaire qu'une transformation de ce genre : nous l'avons rencontrée non seulement dans les pseudolipomes, mais encore dans les adénomes les plus légitimes et jusque dans les carcinomes. Enfin nous rappelons à cette place que la graisse est un produit pathologique dans la capsule et qu'on l'a rencontrée sur les sujets âgés et non sur les embryons. Il nous paraît donc que si ce caractère peut être invoqué dans une certaine mesure à l'appui de l'opinion de Grawitz, il faut se garder de lui attribuer l'importance qu'on lui a souvent reconnue.

1. Il est assez curieux de voir le même argument revenir sous la même forme pour d'autres variétés de tumeurs. Il ne nous paraît pas très valable. Une tumeur, en effet, se produit sur un point du tissu glandulaire; elle peut ensuite se multiplier aux dépens de ses propres éléments et refouler le reste de la glande dont elle est séparée par une capsule : celle-ci n'a donc aucune importance pathogénique; il n'en est pas de même, bien entendu, au point de vue clinique.

La disposition des cellules est quelquefois assez caractéristique à leur origine : on voit alors au centre un noyau fibreux d'où rayonnent des travées conjonctives aboutissant à une capsule fibreuse. Dans l'intervalle des travées sont comprises les cellules qui se trouvent ainsi disposées sur une ou plusieurs rangées.

On a vu aussi une dégénérescence amyloïde des vaisseaux atteignant d'une part le noyau néoplasique et d'autre part la capsule surrénale en respectant les artères rénales.

L'étude des cellules elles-mêmes a montré dans bien des cas la disposition dont nous avons parlé en étudiant les capsules surrénales, c'est-à-dire la direction perpendiculaire à un vaisseau et la partie profonde de la cellule en contact direct avec l'endothélium vasculaire.

Il faut ajouter aussi qu'on a trouvé des néoplasmes très semblables aux strumes, dans les capsules surrénales ellesmêmes : Virchow les décrit sous le nom d'hyperplasie partielle de la substance médullaire des capsules surrénales; Grawitz lui-même a montré un cas de ce genre dans sa communication à la Société de médecine de Berlin en 1884. Pilliet en a rapporté d'autres exemples à la Société anatomique en 1888 et 1889. (Il ne faut pas confondre ces tumeurs avec ces petits grains blancs, gros comme une tête d'épingle, que Baumel considère comme des amas caséeux et Pilliet comme des masses de fibrine consécutives aux hémorragies.) D'Antona, Manasse, etc., ont publié des cas analogues.

Tels sont les arguments primitivement donnés par Grawitz à l'appui de sa théorie : on ne peut nier qu'ils n'apportent par leur ensemble un certain degré de conviction. Ils ont été du reste complétés de la façon suivante, surtout par Lubarsch.

Les corpuscules nucléaires de ces tumeurs, dit-il, se colorent différemment du noyau par la méthode de Weigert, caractère que l'on retrouve dans les capsules surrénales.

La structure du protoplasma se rapproche, dit-il, beaucoup plus des cellules surrénales que des éléments des tubes urinifères.

En ce qui concerne la graisse, Lubarsch affirme que, dans aucune tumeur d'aucun autre organe, on ne voit une pareille régularité dans sa disposition ; les adénomes du foie et du rein, dit-il, n'ont nullement cette tendance et, même lorsque le parenchyme viscéral voisin est infiltré de graisse, le protoplasma de la tumeur n'en montre pas ; en outre, le dépôt adipeux ne paraît pas avoir de rapports avec des troubles circulatoires, car il existe dans toutes les tumeurs, même dans les plus vasculaires. Il y a là une exagération évidente; nous avons signalé bien des fois la présence de la graisse dans le protoplasma des tumeurs du rein d'autre origine.

Lubarsch aurait aussi trouvé des cellules géantes dans trois de ses observations, ce qui concorderait avec la même constatation faite par Manasse sur des formations hyperplasiques simples de la capsule (et même dans des capsules normales).

Il trouve un autre argument dans ce fait que la capsule fibreuse de ces tumeurs se comporte comme celle des noyaux aberrants dont les uns ont une capsule complète et les autres une capsule limitée à leur face supérieure.

Enfin Lubarsch se livre à une longue étude de la matière glycogène et arrive à cette conclusion qu'elle est assez caractéristique des tumeurs d'origine surrénale; nous avons nous-mêmes longuement discuté ce point dans un chapitre antérieur et montré que la présence du glycogène était un fait d'ordre général qui ne suffisait certainement pas à caractériser une espèce de tumeur.

Nous avons montré également qu'il ne fallait pas accorder plus d'importance à la lécithine.

Dans un travail ultérieur, le même auteur ajoute comme dernier argument l'absence de formes de transition entre les canalicules urinifères et les groupes cellulaires néoplasiques. Inutile d'insister sur la fragilité d'une constatation de ce genre qui ne peut guère avoir d'importance que lorsqu'elle est positive.

Disons, pour être complet, que d'Ajutolo insiste sur l'abondance des vaisseaux, plus grande à la périphérie qu'au centre, caractère qui rapprocherait encore la structure de ces tumeurs de celle de la capsule surrénale.

Mais un dernier argument beaucoup plus important, que Grawitz n'avait pas donné lors de sa première communication, résulte du fait communiqué en 1884 à la Société de médecine de Berlin et dont nous avons parlé plus haut, à savoir la présence et la connexité en un même point du rein du tissu néoplasique et du tissu surrénal. Je rappelle enfin le résultat de nos expériences desquelles il résulte qu'un fragment capsulaire inclus dans le rein subit de curieuses modifications, comparables dans une certaine mesure aux images que donnent les coupes de tumeurs.

Ces idées n'ont pas tardé à être combattues. Sabourin en France, Sudeck, de Paoli, Driessen, et bien d'autres en Allemagne, ont repoussé l'origine surrénale des tumeurs décrites par Grawitz. Il semble du reste que l'on ne se soit pas toujours exactement entendu. On ne s'est pas toujours limité aux tumeurs analogues à celles qu'avait décrites Grawitz et les objections se sont adressées tantôt à des adénomes bien légitimes, tantôt à des carcinomes, etc. Nous reviendrons du reste sur ces faits à propos de chacune de ces tumeurs.

D'autre part, les partisans et les élèves de Grawitz ont étendu et exagéré évidemment sa théorie d'une façon excessive. Il n'est pas toujours facile du reste de s'en rendre compte, car, ainsi que nous l'avons dit, il est bien difficile de définir une tumeur lorsqu'on n'a pas au moins un dessin sous les yeux à défaut de préparations. Mais, voici par exemple, l'observation VI du travail de Horn. La figure qui nous en est donnée représente une papille conjonctive recouverte de nombreuses couches épithéliales et, d'autre part, on lit dans la description que l'on voit en bien des endroits des images « die an die Weiterverbreitungszone eines Carcinoms erinnern ». Il y a une transformation graisseuse très accentuée des cellules de la tumeur, mais cette transformation existe aussi dans les cellules des canalicules urinifères. Il faut reconnaître qu'après une telle description et à la vue de ce dessin on éprouve quelque scrupule à ranger, comme le fait l'auteur, cette tumeur dans les cas typiques de strume surrénale.

L'un des arguments sur lequel on a le plus insisté pour attaquer la doctrine de Grawitz, c'est la présence assez fréquente, au sein des tumeurs qu'il a décrites, de cavités glandulaires; nous ne parlons pas, bien entendu, de celles qui sont dues à des hémorragies ou à des fontes épithéliales, mais de vraies cavités régulièrement pourvues d'un revêtement cellulaire, analogues à celle qui est représentée dans la figure 76. On a fait remarquer que les glandes surrénales ne possédant pas de cavités ne pouvaient donner naissance à des tumeurs de ce genre.

D'autre part, Manasse et d'autres ont alors essayé de prou-

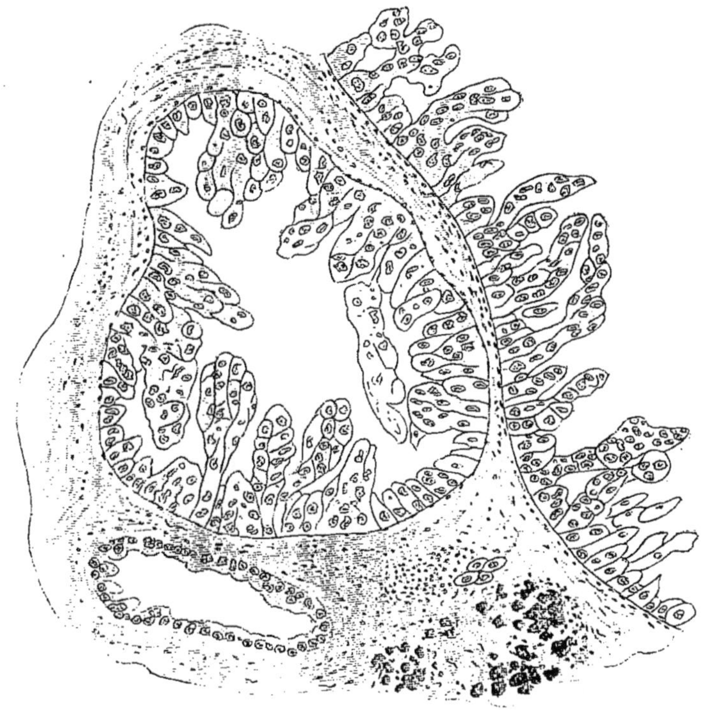

Fig. 76. — D'après Busse. *Virchow's Arch.*, Bd 157, 1899, pl. VIII, fig. 2. Formation kystique dans une strume surrénale aberrante.

ver que l'on trouvait des lumières glandulaires dans les corps surrénaux; Pettit les a montrées chez l'anguille; mais nous avons conclu dans un chapitre antérieur qu'il n'en était pas de même chez l'homme. Il semblerait, dans ces conditions, que toute tumeur à formations kystiques devrait être exclue du groupe des néoplasmes capsulaires. Nous pensons cependant qu'on ne doit pas se montrer aussi absolu ; nos expériences ont montré en effet qu'une greffe capsulaire pouvait expérimentalement évoluer dans le sens kystique : il y a donc des raisons de penser que la même évolution peut se produire spontanément.

Nous en trouvons la preuve dans le petit adénome kystique trouvé dans une autopsie par Maffucci et décrit par d'Antona : les deux dessins, que nous empruntons au travail de d'Antona, nous semblent absolument démonstratifs (fig. 77 et 78). Les kystes et les formations papillaires peuvent donc bien exister dans des néoplasmes nés des capsules surrénales.

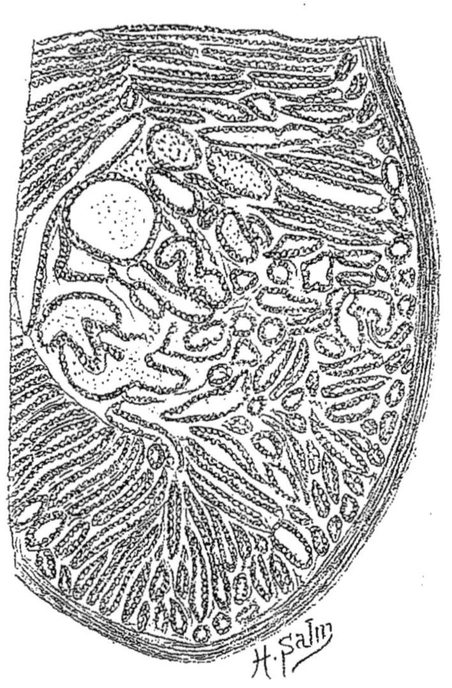

Fig. 77. — D'après Maffucci et d'Antona. Néoplasme kystique de la capsule surrénale.

Après avoir exposé cette discussion de l'origine des pseudolipomes du rein qui a provoqué en Allemagne tant de travaux, nous devons maintenant en résumer les termes et essayer de conclure.

Les divers arguments donnés nous paraissent être de très inégale valeur; les uns en effet ne supportent guère la discussion ; nous avons rejeté délibérément ceux qui étaient tirés de la présence du glycogène, de la lécithine, etc. D'autres sont vraiment d'un ordre trop général pour que l'on puisse les retenir : la situation de la tumeur dans la profondeur du rein, la structure du protoplasma cellulaire, la présence des cellules géantes, la disposition de la capsule, l'absence des formes de transition entre les cellules des tubes urinifères et les groupes cellulaires néoplasiques, la disposition des vaisseaux, etc.

Il en est d'autres, par contre, qui méritent d'attirer l'attention, et qui, à notre avis, doivent emporter la conviction.

Nous nous sommes déjà expliqué sur la présence de la graisse; sans doute elle se présente dans les tumeurs de Grawitz avec des caractères un peu spéciaux, en gouttelettes régulièrement disposées, situées dans le protoplasma des cellules et non ailleurs. Il faut croire cependant que ce caractère n'est pas aussi général qu'on a bien voulu le dire, puisque dans l'observation de Horn que nous venons de citer on trouvait aussi de la graisse dans l'épithélium des tubes urinifères. En outre, nous avons déjà longuement exposé que de pareilles transformations ne sont pas rares dans les diverses tumeurs du rein. Nous pensons donc que ce fait n'a pas l'importance qu'on lui a attribuée.

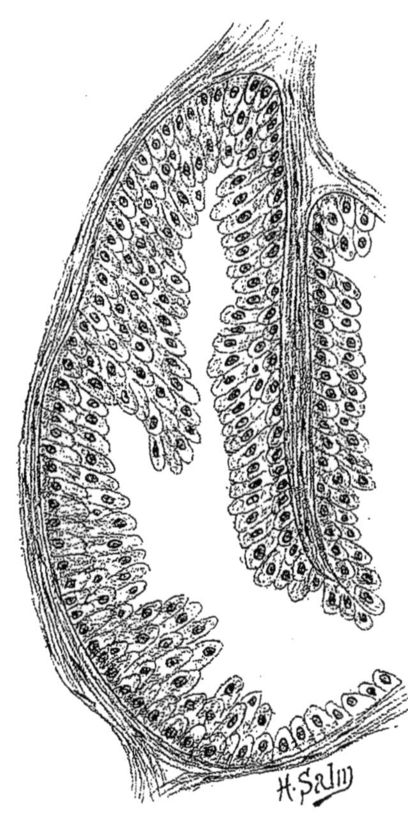

Fig. 78. — Papilles développées dans le cas d'adénome kystique de la figure précédente.

Il n'en est pas de même de l'apparence générale de la tumeur et de la disposition de ses cellules. Les auteurs ont décrit et figuré des néoplasmes qui, par leur architecture, étaient très semblables aux capsules surrénales avec leur noyau central, leurs travées et leurs dispositions cellulaires sur une ou deux rangées ; il faut y ajouter les rapports intimes plusieurs fois signalés entre l'épithélium néoplasique et l'endothélium vasculaire. Il est impossible de ne pas reconnaître là sinon une capsule surrénale du moins un tissu très analogue, et puisqu'on a admis la nature surrénale de ces corps que l'on a appelés capsules accessoires, il nous paraît aussi légitime de rattacher au même tissu les tumeurs qui nous occupent.

Un autre point important, c'est la présence simultanée assez fréquente des tumeurs du rein et de la capsule, c'est l'envahissement du rein par un néoplasme surrénal, c'est surtout les analogies que l'on a souvent signalées et qu'il est impossible de nier entre les néoplasies développées sur l'un et l'autre organe.

Enfin, comme dernier argument démonstratif, nous citerons encore l'observation dans laquelle Grawitz a montré la continuation entre un néoplasme et un noyau surrénal aberrant.

Telles sont, à notre avis, parmi toutes les raisons que l'on a données en faveur de la théorie de Grawitz, celles qui nous paraissent prévaloir : elles sont certainement suffisantes pour l'établir sur des bases solides.

Reste à savoir quelle peut être l'évolution de ces tumeurs. Cette question se rattache en définitive à celle de la pathogénie des tumeurs malignes. Nous pouvons dire cependant, dès maintenant, que ces néoplasmes peuvent acquérir un volume très considérable, qu'ils peuvent envahir les tissus voisins, pénétrer dans les cavités veineuses et même donner naissance à des noyaux métastatiques, affectant ainsi les allures des épithéliomas les plus malins.

2° **Pathogénie des adénomes.** — Nous avons longuement étudié plus haut cette variété de tumeurs. Leur nom indique que nous les considérons comme de nature épithéliale. Ils doivent donc provenir soit des noyaux capsulaires, soit des noyaux pararénaux ou embryonnaires, soit des tubes urinifères. Nous parlerons plus tard des deux premières hypothèses nous bornant ici aux quelques notions d'anatomie générale que nous possédons sur l'évolution des adénomes aux dépens du parenchyme rénal adulte.

Nous les emprunterons au travail de Sabourin.

Sabourin, nous l'avons déjà vu, considère que les adénomes des deux variétés qu'il admet (cubique et cylindrique) prennent naissance aux dépens d'un même élément, la cellule rénale à deux périodes différentes de l'évolution pathologique qu'elle subit dans la cirrhose. Les adénomes cylindriques auraient pour point de départ la cellule rénale intacte : les adénomes cubiques se développeraient aux dépens d'une cellule rénale devenue fonctionnellement indifférente. Il admet cependant des formes mixtes et pense que, sous l'influence surtout de causes mécaniques, des cellules rénales devenues cubiques et indifférentes pourraient végéter et donner des éléments hauts, cylindriques, tandis qu'une cellule encore fonctionnellement intacte et cylindrique pourrait produire des revêtements cellulaires de forme plus ou moins aplatie.

Sabourin ajoute que le processus adénomateux est une lésion de système, et qu'il se limite par le seul fait qu'il a pour foyer un territoire épithélial anatomiquement défini. Il attaque un segment tubulaire, plusieurs segments d'un même tube, un tube tout entier, ou plusieurs tubes d'un même système primitif du rein, mais il ne franchit pas les limites des segments atteints. Il s'agit donc en somme d'un épithéliome à caractère ordinairement bénin et paraissant mourir sur place par des procédés divers; mais ces tumeurs peuvent certainement chez quelques individus prendre les allures d'un néoplasme malin. Quant à la raison première pour laquelle un tube rénal entre en prolifération à l'exclusion de ses voisins, en dépit de toutes les hypothèses imaginables actuellement, nous ne pourrons l'apprécier que par la connaissance plus parfaite des néphrites chroniques.

En somme, conclut Sabourin, des trois termes du problème, nous en connaissons deux :

1° L'existence des adénomes et leur évolution;

2° La subordination de leur existence à l'existence de la cirrhose rénale.

Quant au troisième terme, c'est-à-dire l'intermédiaire entre la néphrite et ces tumeurs, il nous fait absolument défaut.

A) *Pathogénie des adénomes canaliculaires.* — Nous ne pouvons que répéter à ce sujet ce qu'écrivait l'un de nous en 1897.

« Les adénomes que j'ai décrits sous le nom d'adénomes canaliculaires proviennent, d'après moi, des canalicules aberrants pararénaux. Ces tumeurs n'ayant aucune ressemblance avec les capsules surrénales et présentant une structure épithéliale évidente, doivent être regardées comme d'origine rénale, mais il est difficile d'admettre qu'elles naissent de canalicules adultes. Ces néoplasmes sont très nettement limités, soit par leur capsule, soit, lorsque celle-ci manque, par la différenciation très nette de leurs éléments constitutifs. A côté d'eux, le tissu rénal inerte n'a subi aucune modification et la masse du néoplasme est formée par des cordons épithéliaux solides et des canalicules plus ou moins parfaits qui rappellent absolument le rein embryonnaire. Je crois que tous les caractères de ces adénomes s'expliquent facilement, si l'on admet qu'ils se développent aux dépens des canalicules embryonnaires que j'ai décrits et dont ils reproduisent absolument la structure : cette hypothèse explique que ces tumeurs soient quelquefois encapsulées et parfois au contact direct de la substance rénale, car les noyaux aberrants d'origine peuvent se trouver plus ou moins près de la substance rénale.

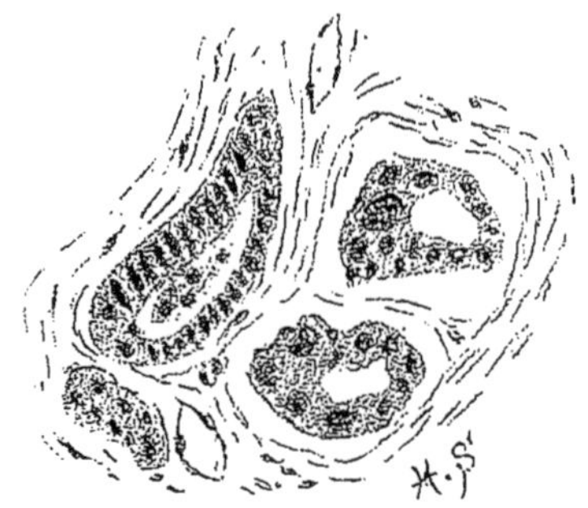

Fig. 79. — D'après Luzzatto. Carcinome du rein développé aux dépens des débris pararénaux d'Albarran.

« Je n'ai pas besoin d'insister pour constater une fois de plus le rôle des débris embryonnaires dans le développement des tumeurs, et je me contenterai de rappeler qu'il existe dans le rein d'autres tumeurs dont la genèse est impossible à comprendre si on ne fait pas intervenir des formations embryonnaires incluses, tels les rhabdomyomes et les ostéochondromes. »

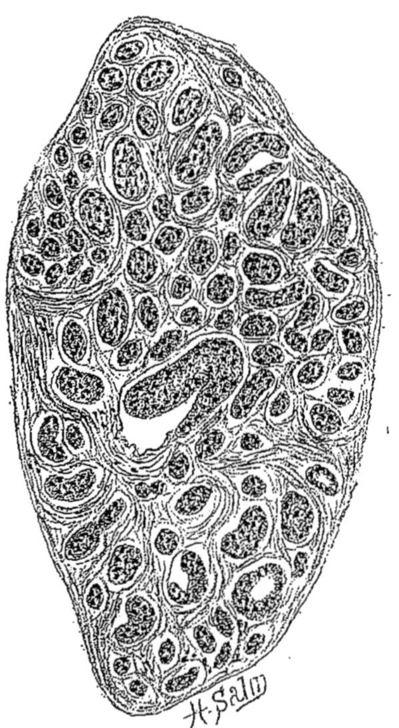

Fig 80. — D'après d'Antona. Cordons et tubes épithéliaux du rein développés dans le tissu conjonctif périrénal.

Les idées que nous exprimons dans ce travail ont reçu une confirmation éclatante par la publication d'une observation de Luzzatto. La tumeur se trouvait sur le bord convexe du rein, immédiatement au-dessous de la capsule; elle était de la grosseur d'une noix, de couleur blanc grisâtre et peu consis-

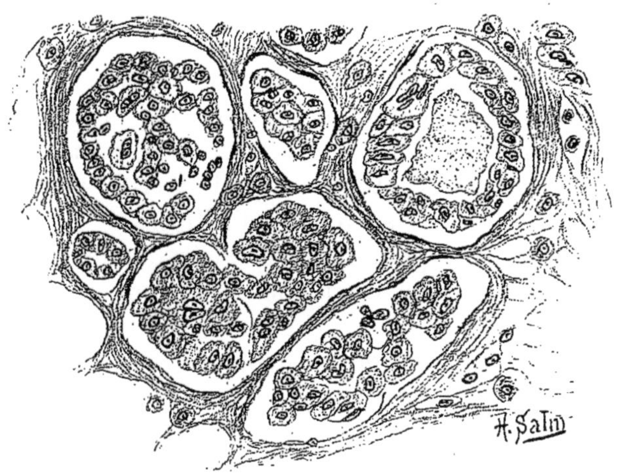

Fig. 81. — Transformation de l'épithélium des tubes dans le même cas que celui qui est représenté dans la figure précédente.

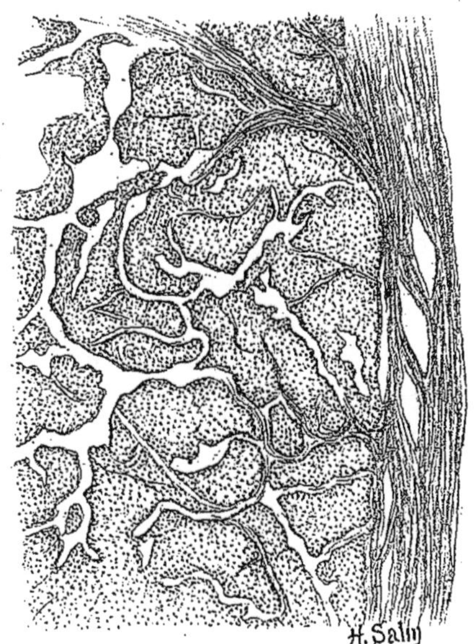

Fig. 82. — Portion cancéreuse dans le même cas que celui représenté fig. 80.

tante : elle était complètement distincte et bien limitée du tissu rénal. A l'examen microscopique, la tumeur se montre formée par une série de groupes de cellules épithéliales atypiques disposées en aréoles au milieu d'un stroma plus ou moins dense. La tumeur est nettement séparée du tissu rénal par une capsule fibreuse épaisse qui se continue avec la capsule fibreuse du rein et qui contient même, dans certains endroits du tissu adipeux. Cette capsule présente exclusivement du côté de la tumeur, en aucun point au voisinage du rein, des formations tubulaires très semblables aux canalicules droits; il n'est pas rare de voir l'épithélium de ces tubes proliférer et remplir leur cavité. On voit dans plusieurs endroits le passage évident de ces éléments à ceux qui constituent la portion centrale du néoplasme. Quoique ces tubes ressemblent beaucoup aux canalicules du rein, il n'y a aucun contact direct entre les uns et les autres, et on ne voit dans le parenchyme rénal aucune trace de prolifération (figure 79). Luzzatto pense que la tumeur qu'il décrit, s'est développée aux dépens des débris pararénaux d'Albarran.

La même origine peut être attribuée à une observation de carcinome de d'Antona, dont nous parlerons plus loin (fig. 80, 81, 82).

B) *Pathogénie des adénomes cavitaires.* — Lorsqu'on jette un coup d'œil sur les figures que nous avons données de ces tumeurs, il semble qu'il s'agisse là de néoplasmes semblables à ceux qui, en bien d'autres points, se développent aux dépens de l'épithélium : les tumeurs villeuses de la vessie, par exemple.

On a cependant rattaché ces adénomes aux germes surrénaux aberrants. Horn a défendu cette idée en s'appuyant principalement sur l'arrangement des cellules qui affecte parfois une disposition très régulière en deux rangées, et aussi sur leur contenu graisseux. Rowsing s'est rangé à la même opinion. Mais l'arrangement régulier des cellules résulte de la forme même de la tumeur et la dégénérescence adipeuse n'a pas à notre avis l'importance qu'on lui a attribuée; nous l'avons déjà dit.

Nous pensons donc que les adénomes cavitaires se développent aux dépens de l'épithélium rénal. Les arguments ne manquent pas pour défendre cette origine. Le grand nombre des tumeurs sur un seul rein n'est nullement en rapport avec l'idée d'un germe surrénal inclus; en outre, on peut suivre sur les préparations les transitions entre les canaux urinifères et le processus adénomateux. On voit au microscope certains tubes s'élargir, des papilles s'y former et les premiers degrés de l'adénome se dessiner nettement.

Il faut remarquer aussi que, si la présence des cavités est certainement possible dans les tumeurs d'origine capsulaire, elles doivent être rares, et en outre, on n'y a pas rencontré cette abondante prolifération épithéliale et conjonctive qui aboutit à la formation de ces papilles si nombreuses et si déliées.

Cette opinion est celle qui a été défendue depuis longtemps déjà, par Sturm, Weichselbaum et Greenish, etc. : seulement, les uns faisaient provenir le néoplasme de l'épithélium de tubes contournés, les autres de celui des tubes collecteurs. Plus récemment Sabourin a repris cette idée dans une série de communications. Nous avons exposé, dans un précédent chapitre, ses principales conclusions; il faut en retenir surtout la possibilité de la transformation de ces tumeurs si bénignes en néoplasmes malins.

Plus récemment, Schütz, Ambrosius, se sont ralliés à la même opinion. Manasse repousse aussi l'origine capsulaire. Il se base sur ce fait qu'il a vu des cavités revêtues d'épithélium entrer en relation avec des tubes urinifères et d'autre part sur les différences profondes qui séparent les petites cellules adénomateuses cylindriques ou cubiques des gros éléments capsulaires polyédriques, à protoplasma granuleux ou graisseux.

Ces tumeurs résultent donc d'une prolifération de l'épithélium canaliculaire.

Quant aux papilles, elles suivent en quelque sorte le développement de l'épithélium; elles sont entraînées sous forme de lamelles de tissu conjonctif plutôt que de vraies papilles, dit Sabourin; elles distendent la cavité primitive et certaines loges paraîtraient ainsi résulter de la distension d'un seul tube. Il peut arriver probablement que deux papilles se soudent entre elles pour diviser la cavité primitive.

Sudek a émis au sujet de ces adénomes papillaires une opinion assez curieuse. Il se base sur ce fait incontestable que certaines tumeurs réunissent les caractères des adénomes alvéolaires et papillaires pour affirmer que les seconds proviennent des premiers par creusement d'une cavité au milieu de la masse épithéliale. L'épithélium, en proliférant, donnerait d'abord des cordons cellulaires pleins; puis ils se creuseraient d'une cavité tubulaire et finalement deviendraient kystiques. Quant aux papilles qui sont un peu embarrassantes pour cette théorie, il les supprime en montrant, par des coupes schématiques en séries, que ce sont des artifices de préparations et qu'en regardant les choses de près, on voit bien que ce sont des travées et non des papilles. Il y a là bien certainement une exagération évidente : les papilles existent dans ces adénomes, ce n'est pas douteux.

Ce travail de Sudeck a du reste été très vivement attaqué par Lubarsch, Manasse, etc., sur ce point et sur bien d'autres encore.

C) *Pathogénie des adénomes alvéolaires à cellules claires.* — Nous avons antérieurement exposé les caractères généraux de ces tumeurs, et surtout les analogies qu'elles offraient avec les strumes du rein de Grawitz. Il est donc naturel qu'on les ait rattachées aussi au groupe des tumeurs d'origine capsulaire. C'est là l'opinion de Grawitz et de ses élèves. Ambrosius s'y rattache ; Horn assimile sans hésiter ces néoplasmes aux strumes.

La discussion de ces idées ne sera pas faite ici, ces adénomes ressemblent en effet beaucoup aux épithéliomes à cellules claires : nous serions donc obligés de nous répéter lorsque nous discuterons ces dernières tumeurs ; et d'autre part, en renvoyant cette étude en son temps, nous aurons l'occasion de discuter plus longuement les arguments fournis.

3° **Pathogénie des épithéliomas.** — Il est toujours malaisé de rechercher le point de départ d'une tumeur ; on a fait remarquer depuis longtemps que les plus grands s'y sont trompés. C'est Arnold qui a vu des cellules épithéliales naître des leucocytes. C'est Virchow qui a vu les cellules cancéreuses provenir des éléments du tissu conjonctif. Dans un ordre d'idées plus voisin de celui qui nous occupe, Perewerseff a décrit un cas de cancer primitif dans lequel il put affirmer que le néoplasme s'était développé aux dépens de l'épithélium des canaux urinifères ; or, Recklinghausen démontra, par un examen ultérieur, qu'il ne s'agissait pas d'un cancer primitif du rein, mais d'un cancer des ganglions lymphatiques lombaires et que les noyaux rénaux étaient par conséquent secondaires ; les cavités dans lesquelles se trouvaient les cellules cancéreuses étaient simplement des canaux lymphatiques.

Il n'en est pas moins vrai que, par l'examen attentif des coupes, surtout dans les points où les tumeurs sont en voie de progression, par la discussion des arguments, il est possible de se faire, dans une certaine mesure, une opinion assez ferme.

Nous avons vu déjà quelle part importante prenaient les

capsules surrénales à la pathogénie des tumeurs du rein, d'après certains auteurs. Il importe donc de résoudre au préalable une première question : les néoplasies d'origine surrénale sont-elles conjonctives ou épithéliales, évoluent-elles dans le sens du sarcome ou dans celui du carcinome?

Grawitz a penché pour le sarcome; Horn affirme que les noyaux capsulaires aberrants peuvent dégénérer en carcinome. Benecke, malgré la ressemblance morphologique de ces néoplasmes avec les carcinomes, les considère plutôt comme des sarcomes.

En réalité, il y a là deux questions différentes qui ont été confondues quelquefois par les auteurs. La première est la suivante : les dérivés capsulaires sont-ils conjonctifs ou épithéliaux? ceci est une question embryologique que nous avons déjà tranchée. Nous avons dit, qu'à notre avis, les capsules étaient dérivées de l'épithélium péritonéal : leurs néoplasmes doivent donc être épithéliaux, ce sont des carcinomes. — La seconde question se pose au point de vue purement morphologique : les tumeurs dont les examens ont été publiés sont-elles des carcinomes ou des sarcomes ? L'apparence épithéliale, le stroma alvéolaire, sont-ce là des éléments suffisants pour que l'on soit en droit d'en faire des tumeurs épithéliales? ou bien l'aspect endothélioïde de quelques éléments, les rapports intimes des cellules avec les vaisseaux, le mode de propagation par la voie sanguine doivent-ils, au contraire, faire rejeter cette première hypothèse et conclure pour le carcinome? La question ne se pose que pour un certain groupe de tumeurs, comme nous l'avons vu dans la première partie de cette étude; nous en renverrons la discussion à la fin de ce paragraphe.

A) *Pathogénie des épithéliomas carcinoïdes.* — Dans les examens qui ont été faits des tumeurs de ce genre, on s'est souvent efforcé de retrouver le premier stade de la prolifération néoplasique dans les parties du parenchyme rénal qui avoisinent immédiatement le néoplasme. Or, comme l'a fait remarquer l'un de nous, cette recherche ne peut donner de résultats. Il faudrait, en effet, que la tumeur s'accrût par l'adjonction successive d'une prolifération épithéliale périphérique née en dehors d'elle et non par la multiplication de ses éléments propres. Mais il n'en est pas ainsi : dans le rein comme ailleurs, lorsqu'un épithélioma se développe, il s'accroît par la multiplication de ses propres éléments, tandis que le reste de l'organe se borne à subir des phénomènes réactionnels de voisinage. C'est donc la portion périphérique du néoplasme lui-même qu'il faut examiner.

En outre, il y a d'autre causes d'erreur. D'abord certains tractus cancéreux peuvent figurer des cavités glandulaires, c'est-à-dire donner l'impression de tubes urinifères distendus par la prolifération épithéliale. En outre, et l'erreur est plus grave, il peut se faire que des cavités vasculaires remplies de cellules néoplasiques soient prises pour des tubes urinifères.

On voit donc toutes les difficultés de ce genre de recherches.

Nous pensons cependant que les arguments qui établissent l'origine de ces tumeurs aux dépens de l'épithélium urinifère sont suffisamment convaincants.

D'abord, en certains points de prolifération plus active de la tumeur, on voit les boyaux néoplasiques arriver au contact des tubes urinifères et confondre leurs cellules avec les éléments épithéliaux dont rien ne les distingue. Cette similitude des éléments jeunes de la tumeur et des cellules des canalicules est un argument de valeur en faveur de l'origine canaliculaire.

En outre, on aperçoit fréquemment dans les points les plus jeunes du néoplasme des formes canaliculaires qui rappellent absolument les tubes urinifères. Nous savons que le tissu de la capsule surrénale peut évoluer dans le sens cavitaire; mais nous n'avons rien vu de nature à nous faire supposer qu'il soit apte à donner de vraies formations canaliculaires : cette constatation est donc en faveur de l'origine rénale.

Enfin et surtout, on a pu voir souvent des formes de transition entre les boyaux néoplasiques et les tubes urinifères. Nous avons dit plus haut que cette constatation nécessitait quelques réserves. On ne peut pourtant la mettre de côté, surtout quand elle a été faite par une série d'observateurs. Waldeyer a vu, dans un cas de cancer du rein, des tubes contournés élargis, grossis, avec des prolongements cylindriques ou en massue. Dans un autre cas, il a vu, au voisinage du tissu rénal normal, des canalicules élargis et irréguliers avec des cellules semblables à celles des tubes urinifères. Lissard a vu dans un cas de cancer primitif la néoformation provenir directement d'un tube rectiligne de la substance médullaire. Manasse a vu — nous en avons donné le dessin plus haut — une image contournée qui d'un côté se continuait avec un canalicule, et de l'autre avec des tractus cancéreux vrais. Depage, Bellati, ont fait des constatations analogues. Albarran a pu voir dans deux observations des canalicules dont l'épithélium était en partie normal, en partie proliféré en continuation directe avec les alvéoles cancéreux. Enfin, il ne faut pas oublier que nous avons décrit sous le nom d'adénocarcinomes des néoplasmes constitués en partie par un tissu de structure carcinomateuse et en partie par des formations adénomateuses. La juxtaposition de ces deux genres de tumeurs montre bien que l'une et l'autre ont une commune origine : l'épithélium urinifère.

Nous ajouterons, qu'à notre avis, les épithéliomas carcinoïdes peuvent se développer aux dépens de l'épithélium urinaire adulte ou aux dépens des canalicules embryonnaires pararénaux. Nous avons déjà signalé, à propos des adénomes canaliculaires, l'observation si caractéristique de Luzzato. Voici des dessins (fig. 80, 81 et 82) empruntés à d'Antona qui démontrent le développement d'un épithélioma *extra rénal* aux dépens de tubes urinifères : la tumeur, enlevée chez une femme, s'était complètement développée dans le tube conjonctif qui entoure en arrière le bassinet; c'est à peine si elle adhérait au pôle supérieur du rein. On peut suivre, dans les figures, toutes les phases de la prolifération de l'épithélium des tubes rénaux jusqu'à la formation du carcinome : il s'agit bien d'un adénocarcinome qui ne peut être né que dans du tissu rénal aberrant.

B) *Pathogénie des épithéliomas à cellules claires.* — C'est surtout à l'occasion de ces tumeurs que l'on a discuté l'origine surrénale. Dès longtemps, en effet, on avait été frappé des caractères assez singuliers de ces néoplasmes, de leur tendance à envahir les veines, etc.; c'est certainement à ces particularités que l'on doit les longues discussions soulevées à ce sujet.

Les arguments par lesquels on a défendu l'idée du développement de ces tumeurs aux dépens des germes capsulaires sont du même genre que ceux que l'on a proposés en ce qui concerne les strumes de Grawitz : nous sommes donc obligés de les reprendre. Il ne faut pas oublier aussi que les adénomes alvéolaires du rein se rattachent à ce groupe par leur origine.

La situation de ces tumeurs, superficielle ou profonde, n'a pas, nous l'avons vu, une grande importance. Très important, au contraire, est ce fait négatif, que les tumeurs malignes, qui seraient relativement fréquentes dans les germes surrénaux inclus dans le rein, sont au contraire exceptionnelles dans les autres variétés de capsules accessoires.

La capsule de la tumeur est évidemment un fait assez intéressant : Si, en effet, l'on voit des noyaux entrer au contact direct du tissu rénal, d'ordinaire ils en sont séparés par une enveloppe conjonctive : cette dernière est due à la réaction de voisinage du rein bien que Lubarsch prétende que, dans les tumeurs d'origine surrénale, la capsule fibreuse renferme beaucoup moins d'éléments atrophiés du rein que dans les autres tumeurs. Le fait de l'encapsulement qui nous paraissait très ordinaire lorsqu'il s'agissait de tumeurs bénignes, acquiert certainement ici une signification plus importante.

La structure de ces tumeurs n'a souvent rien de très caractéristique. Bien que la disposition alvéolaire soit d'ordinaire bien marquée, on ne retrouve plus d'habitude dans ces néoplasmes inclus l'arrangement assez spécial qui a été souvent indiqué dans les strumes de Grawitz. Au contraire, quoi qu'on en ait dit, on y rencontre souvent des formations cavitaires, soit kystes vrais, soit tubes pourvus d'une lumière : or, nous savons que la capsule surrénale de l'homme ne présente pas d'images glandulaires analogues. Bien plus, si l'on se rapporte aux différentes figures que nous avons données de ce genre de tumeurs, on y voit en certains points des proliférations papillaires, non pas sans doute ces végétations exubérantes que nous avons vues dans les adénomes, mais des soulèvements assez nets par place et qui ne rappellent que de loin, il faut l'avouer, la structure de la capsule surrénale. Nous avons vu pourtant que les formations papillaires peuvent se rencontrer dans des néoplasmes développés dans l'intérieur même des capsules surrénales. Un autre détail de structure est plus en faveur de la théorie de Grawitz. Nous avons signalé, en effet, les rapports intimes qu'affectent avec les vaisseaux, les éléments néoplasiques : il semble qu'endothélium et épithélium soient vraiment juxtaposés l'un à l'autre : or, il est indéniable que ces figures rappellent celles que nous avons données d'après Vialleton et qui sont relatives à la capsule surrénale. On y constate, en effet, comme dans les tumeurs, l'absence de tissu conjonctif.

De la dégénérescence amyloïde des vaisseaux nous n'avons rien à dire de plus que ce qui a été dit à propos des strumes.

On sait l'importance que Grawitz attache au contenu graisseux de ces tumeurs. Dans aucune tumeur d'aucun organe, dit Lubarsch, on ne voit une pareille régularité dans la disposition de la graisse; les adénomes du foie et du rein n'ont nullement cette tendance et même lorsque le parenchyme viscéral voisin est infiltré de graisse, le protoplasma de la tumeur n'en montre pas. Nous avons eu déjà l'occasion de nous expliquer à ce sujet : il n'est pas douteux que l'épithélium rénal peut présenter des infiltrations graisseuses absolument semblables; en outre, l'un de nous a trouvé, dans un cas d'épithélioma du rein, qu'il a publié, en plein parenchyme rénal, un tube coupé en long dans lequel une partie des cellules épithéliales avait pris le type des cellules claires, tandis que les autres conservaient encore leur protoplasma habituel. Nous avons vu depuis, dans d'autres tumeurs du rein, des dispositions analogues, et des figures de ce genre ont même été rencontrées dans des reins non néoplasiques.

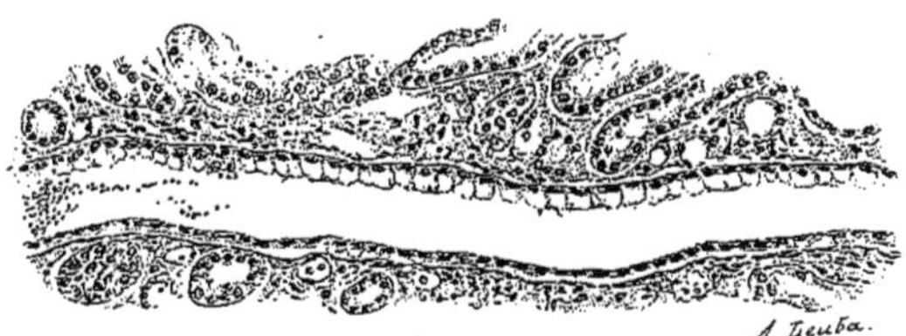

Fig. 83. — D'après Albarran. *Ann. gén. ur.*, 1897. Transformations épithéliales dans un tube urinifère au voisinage d'un carcinome.

Nous n'avons rien à ajouter sur le glycogène et la lécithine, à ce que nous avons dit, à savoir que leur importance pathogénique reste encore à prouver. Il en est de même de l'existence des cellules géantes et des réactions chromatiques des cellules (corpuscules nucléaires de Lubarsch, coloration en brun par les sels chromiques de Manasse).

Le fait de la présence, dans la capsule surrénale, de tumeurs dont la structure est la même que celle des tumeurs rénales alvéolaires, est incontestable et constitue en définitive un des meilleurs arguments pour les partisans de la théorie de Grawitz.

Il en est de même de la tendance des tumeurs du rein à faire de bonne heure irruption dans les veines; elle concorde avec la tendance semblable que Manasse reconnaît aux tumeurs de la capsule.

L'absence de figures de mitose dans le parenchyme rénal qui entoure la tumeur, l'absence habituelle de figures de transition entre les tubes du rein et les formations néoplasiques, n'a rien qui doive nous étonner après ce que nous avons dit du mode de développement de ces tumeurs qui s'accroissent par multiplication de leurs éléments et non par transformations successives des segments du rein primitivement sains. On ne peut donc trouver là un argument en faveur de la théorie capsulaire.

Est-il possible de tirer une conclusion ferme de toute cette discussion ? On peut dire d'abord que les arguments donnés sont d'inégale valeur. Parmi ceux qui doivent être retenus, il en est qui rendent au moins très vraisemblable le développement des tumeurs malignes à cellules claires du rein aux dépens des noyaux surrénaux aberrants; mais il n'est pas douteux que certains néoplasmes d'apparence identique ne puissent prendre leur origine dans l'épithélium du rein. L'avenir nous apprendra sans doute à les distinguer[1].

4° Pathogénie des tumeurs décrites sous le nom d'angiosarcomes ou d'endothéliomes. — Nous avons suffisamment indiqué, dans la première partie de cette étude, les caractères de ces tumeurs d'après les auteurs qui ont créé ce genre. Nous rappellerons seulement que ce sont des néoplasmes qui, morphologiquement, diffèrent complètement des vrais sarcomes. Voici maintenant les principales conclusions du travail de de Paoli et

1. Bien des fois, nous écrit Grawitz, en décembre 1899, j'ai pu, par l'examen de petites parcelles, faire le diagnostic de tumeur capsulaire maligne dans des cas où personne ne se doutait de l'origine de la tumeur; l'autopsie confirmait mon diagnostic.

Nous avons fait nous-même des diagnostics analogues, ce qui est d'autant moins surprenant que les épithéliomas à cellules claires ne peuvent guère être confondus qu'avec certaines tumeurs osseuses mal déterminées. Mais, sans préjuger la nature de la tumeur, nous nous contentions de dire : épithélioma à cellules claires.

les raisons qu'il donne à l'appui de son opinion, c'est-à-dire de l'origine vasculaire de ces tumeurs.

« La structure alvéolaire qu'on voit par endroits n'est qu'apparente et due à la dégénérescence hyaline des cellules et à l'atrophie du tissu conjonctif et des vaisseaux, si bien que la forme en cylindre disparaît.

« Les cellules de ces tumeurs peuvent ressembler aux cellules épithéliales ; mais, par leur origine, ce sont toujours des éléments conjonctifs.

« L'origine conjonctive des éléments, la présence d'un fin réseau, l'existence de cavités au centre des alvéoles rendent possible le diagnostic de l'angiosarcome et du cancer. »

Driessen, revenant sur cette question quelques années plus tard, conclut dans le sens de de Paoli, de la façon suivante :

« C'est le glycogène qui, lorsqu'il est en suffisante quantité dans les cellules, leur donne un aspect épithélioïde caractéristique.

« Beaucoup de tumeurs, décrites sous le nom d'angiosarcomes, proviennent non de l'endothélium des vaisseaux sanguins, mais de celui des fentes lymphatiques ; le meilleur nom est donc celui d'endothéliomes.

« Il y a dans le rein des endothéliomes qui ne proviennent pas des noyaux capsulaires aberrants.

« Ces tumeurs sont de nature conjonctive et ne peuvent être considérées comme des cancers. »

On voit que Driessen repousse l'origine surrénale que de Paoli avait laissée de côté. Ses arguments contre les idées de Grawitz se résument en somme de la façon suivante :

1° Si la plupart des tumeurs du rein étaient d'origine surrénale, ce fait viendrait à l'encontre de ce principe général qui veut que la majorité des néoplasmes proviennent de la prolifération des éléments du tissu mère.

2° Les caractères assignés par Grawitz et ses élèves aux strumes surrénales se rencontrent aussi dans des tumeurs osseuses et ce serait aller évidemment trop loin que d'attribuer ces dernières à des capsules surrénales aberrantes dans le tissu osseux.

3° Les caractères épithélioïdes des cellules ne constituent pas une preuve suffisante, car des éléments de ce genre peuvent se rencontrer dans des sarcomes bien légitimes.

4° Les plaques claires et brillantes décrites par de Paoli dans les éléments de la tumeur appartiennent à une substance colloïde et non à la graisse.

Enfin, nous avons vu que Hildebrand, l'un des rares auteurs qui se soient rangés à l'opinion de Paoli-Driessen, insiste sur l'abondance, dans ces tumeurs, de vaisseaux à parois minces, sur les rapports intimes des cellules avec la paroi vasculaire, sur la présence de cellules néoplasiques dans les cavités lymphatiques, sur l'existence de formes de transition entre les cellules périthéliales et néoplasiques.

Ces idées ont été combattues de divers côtés. Horn qui considère, probablement à tort, les foyers de dégénérescence hyaline de Driessen comme des vacuoles graisseuses, ne peut admettre que des cellules qui ont une apparence aussi nettement épithéliale, soient périthéliales. Lubarsch, Ambrosius, etc., sont du même avis.

En vérité, l'argument le plus puissant peut-être que l'on ait donné en faveur de l'origine endothéliale de certaines tumeurs du rein, est tiré de la présence de ce stroma extrêmement nombreux que nous avons décrit; nous avons vu, en effet, que le tissu conjonctif périalvéolaire envoie dans l'intérieur des masses néoplasiques, de fins prolongements fibrillaires limitant des alvéoles secondaires qui renferment un petit nombre de cellules, quelquefois une seule. Il y a là incontestablement un fait curieux qui vient s'ajouter encore aux diverses particularités de ces tumeurs, mais qui ne nous semble pas ruiner la théorie de l'origine surrénale.

Un autre argument très important en faveur de l'origine endothéliale de ces néoplasmes, est l'existence de tumeurs très analogues aux néoplasmes de Grawitz, dans d'autres tissus, et en particulier dans les os. Du coup, l'existence même des hypernéphromes a été mise en doute. A la première observation de Driessen qui trouve, dans le tissu osseux, une tumeur absolument semblable à celles décrites par Grawitz, est venue s'ajouter une observation de Ritter accompagnée de dessins très démonstratifs. Ces exemples démontreraient d'une manière certaine, que des tumeurs semblables peuvent naître du tissu osseux, c'est-à-dire sans l'intervention originelle d'un noyau surrénal, à moins cependant qu'il ne s'agisse dans ces cas d'une tumeur osseuse secondaire à un néoplasme ignoré de la capsule surrénale. Ce doute est légitime, parce que dans une observation de Löwenhardt, les symptômes faisaient penser à une tumeur de la clavicule alors que, en réalité, il s'agissait d'un noyau secondaire à un néoplasme primitif de la capsule surrénale.

Les autres arguments nous paraissent être de moindre valeur. Que le fait de l'origine surrénale soit contraire à une loi générale, comme le dit Driessen, cela n'est pas pour nous étonner de la part de néoplasmes qui présentent d'ailleurs bien d'autres singularités. En outre, en examinant ces tumeurs, on a vraiment l'impression qu'il s'agit de carcinomes et non pas de sarcomes : la preuve n'est sans doute pas décisive; encore serait-il nécessaire que la preuve inverse fût donnée sans contestation possible. L'abondance des vaisseaux à parois minces, les rapports intimes des cellules endothéliales et néoplasiques reproduisent trop nettement les images surrénales pour que nous puissions voir dans ce fait autre chose qu'un argument en faveur de Grawitz.

Voici, par exemple, la figure donnée par Luzzatto (fig. 84). Il est évident, quoique l'auteur ne le dise pas, que les formes de transition que l'on voit ici côte à côte, ont été prises dans différentes parties de la préparation. Ce dessin est d'autant moins convaincant que la préparation provient d'une tumeur du rein gauche d'un malade, dont l'autre rein présentait un hypernéphrome. Y a-t-il bien dans ce cas, comme le croit Luzzatto, deux tumeurs d'origine distincte coexistant simultanément, une dans chaque rein? Le doute est légitime.

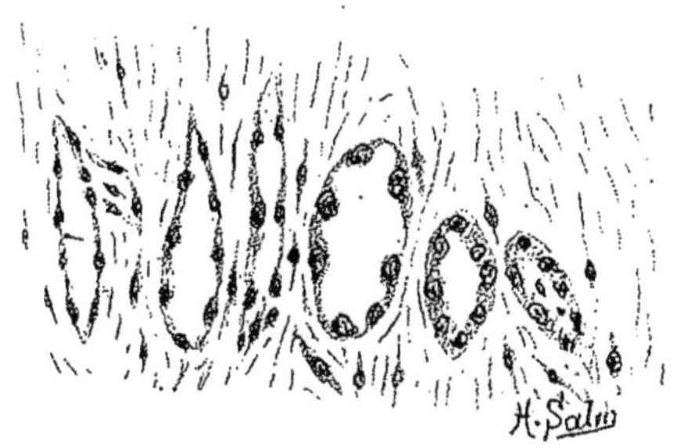

Fig. 84. — D'après Luzzatto. Endothéliome du rein. Transformation progressive de l'endothélium.

Quant à l'existence des formes de transition, les figures qui en ont été données ne nous ont pas convaincus davantage. Nous avons vu combien il fallait se méfier des formes de transition lorsqu'il s'agit de tout un système hautement différencié, comme les tubes urinifères ; bien plus fréquentes encore doivent être les erreurs quand on considère uniquement une série d'éléments cellulaires accolés les uns aux autres.

Pour conclure, nous pensons que les tumeurs décrites par de Paoli, Driessen, etc., sous le nom d'endothéliome, d'angiosarcome, etc., se rattachent en partie du moins aux carcinomes à cellules claires et en particulier à celles de ces tumeurs qui prennent leur origine dans un noyau surrénal aberrant.

5° **Pathogénie des tumeurs mixtes.** — Les idées pathogéniques que nous avons exposées jusqu'à présent sont en majeure partie hypothétiques ; il faut reconnaître cependant qu'elles le sont beaucoup moins que celles dont il nous reste à faire l'étude. En vérité, il s'agit ici d'une œuvre d'imagination plutôt que de véritables conceptions scientifiques. Pourtant ces questions ont été activement discutées en Allemagne dans ces dernières années ; elles ont provoqué l'apparition d'hypothèses fort ingénieuses, très intéressantes au demeurant ; c'est ce qui nous a engagés à ne pas les passer sous silence ; mais nous tenons à prévenir, dès à présent, le lecteur contre la précision apparente des démonstrations qui vont suivre.

On n'a guère présenté jusqu'à présent que trois hypothèses destinées à expliquer la production des tumeurs mixtes[1]. Nous ne devons sans doute pas désespérer d'en voir apparaître un plus grand nombre ; d'autant plus que si elles offrent toutes des arguments notables, elles prêtent le flanc à bien des critiques. Il ne faut pas oublier, en effet, que, avant qu'une théorie mérite d'être combattue, elle doit être étayée suffisamment pour supporter la discussion.

Les uns voient dans les éléments normaux du rein l'origine de ces tumeurs : c'est l'hypothèse la plus simple. D'autres les rattachent à des inclusions dans le rein de parties aberrantes du corps de Wolff ; d'autres enfin, remontant plus haut dans l'histoire du développement, les font provenir de fragments aberrants du myotome. Il n'est point difficile, comme nous l'avons

1. Nous laissons de côté une idée émise par Brosin et d'après laquelle ces tumeurs seraient des endothéliomes.

dit en donnant la description de ces tumeurs, d'expliquer la présence des dérivés conjonctifs, des fibres musculaires lisses, voire même du cartilage; tout cela se trouve en nature ou en puissance dans le rein, on l'a vu; il en est de même des formations glandulaires; mais ce qui est moins aisé à comprendre, c'est l'existence de ces fibres musculaires striées que l'on rencontre en si grand nombre quelquefois. C'est autour de cet élément que se sont produites les discussions principales; il n'existe pas normalement dans le rein, il est donc assez difficile d'en indiquer la provenance. Il faut ajouter encore, comme donnée compliquant le problème, l'existence de ces singuliers amas de cellules rondes qui paraissent se transformer suivant un processus glandulaire.

Grawitz et son élève Busse ont défendu l'idée que les tumeurs mixtes prenaient leur origine dans les éléments normaux de l'organe. Nous avons vu, en effet, qu'ils pouvaient fournir le tissu conjonctif et ses dérivés, même les fibres musculaires lisses, bien que, dans les néoplasmes, elles soient bien indépendantes des vaisseaux qui leur donnent naissance. Il faut se souvenir, en effet, que Jardet et Albarran ont décrit dans l'intérieur du rein des fibres musculaires lisses, qui s'hypertrophient même dans les inflammations rénales chroniques; elles arrivent normalement jusqu'à la limite de deux substances corticale et médullaire, et permettent en somme de comprendre la formation du tissu contractile lisse dans les tumeurs. Quant aux fibres musculaires striées, élément embarrassant, elles résultent, dit Busse, d'une métaplasie, d'une transformation des fibres lisses. Le nombre de figures de transition serait si grand que cette hypothèse serait très vraisemblable. En outre, ajoute Busse, les fibres striées dans les tumeurs se comportent non pas comme des fibres striées somatiques, mais comme les fibres lisses qui les entourent (c'est-à-dire qu'elles ne sont pas organisées en faisceaux, mais disséminées çà et là). Il faut ajouter encore comme argument d'une certaine valeur, la présence de fibres striées là où l'on ne devrait trouver que des fibres lisses, comme dans les sarcomes de la portion vaginale de l'utérus par exemple, et les faits de Girode (*Sem. méd.*, 1892, p. 48) et Nehrkom (*Virchow's Archiv.*, Bd 151, p. 52) qui ont trouvé des fibres striées dans l'utérus gravide et qui les rattachent à la métaplasie des fibres lisses. Enfin, les reins incomplètement développés renfermeraient beaucoup plus de fibres musculaires embryonnaires que les reins adultes. Tels sont, en résumé, les arguments fournis par Grawitz et Busse pour expliquer la présence des fibres striées.

Quant aux figures qui nous montrent des éléments ronds se transformant en cellules épithéliales, il est incontestable qu'elles rappellent assez nettement les coupes du rein embryonnaire ; or, si l'on a présent à l'esprit que ces tumeurs se développent presque exclusivement chez des enfants, probablement même dans bien des cas, pendant la vie intra-utérine, on peut bien admettre à ce moment la prolifération d'un territoire épithélial encore embryonnaire, prolifération si désordonnée qu'elle aboutirait non pas à des formations glandulaires adultes, mais à un tissu conservant ses caractères embryonnaires. C'est ainsi, croyons-nous, que l'on doit interpréter les idées de Grawitz et de Busse. On voit donc que, d'après cette théorie, les divers éléments des tumeurs mixtes pourraient trouver leur origine dans le tissu rénal embryonnaire. Cette hypothèse n'est sans doute pas démontrée, mais elle est au moins simple et claire : c'est un mérite qui n'est pas à dédaigner en ces matières.

Voici maintenant une seconde hypothèse : elle a été émise et défendue par Birch-Hirschfeld, bien qu'elle ait été formulée pour la première fois par Eberth, qui dit à propos d'un rhabdomyome, que l'on peut voir de nombreuses cellules musculaires embryonnaires dans le tissu interstitiel du corps de Wolff. Dans son premier article de 1894, Birch-Hirschfeld dit qu'il a pu examiner des coupes d'embryon à différents stades et qu'il a pu se rendre compte des rapports très étroits qui unissaient le corps de Wolff et les germes rénaux; ces rapports permettent de concevoir la possibilité d'une union durable entre une partie de l'organe fœtal et le germe rénal; il s'agirait en somme de noyaux aberrants, analogues aux noyaux capsulaires accessoires. Birch-Hirschfeld a formulé cette opinion à diverses reprises, avec des arguments d'une portée un peu faible, il faut bien le reconnaître. Cette pathogénie, dit-il, expliquerait la présence de la tumeur au centre même du tissu rénal; elle permettrait aussi de comprendre que le tissu rénal est refoulé et non pas envahi; enfin cela cadrerait avec ce que l'on sait de la formation de l'organe aberrant de Giraldès. Faut-il ajouter que, toujours d'après le même auteur, les tumeurs embryonnaires de l'enfant se voient surtout chez les petites filles et que la partie génitale du corps de Wolf, chez elles, se comporte comme un organe embryonnaire qui aurait en quelque sorte du superflu? Nous craignons que la première affirmation ne soit pas suffisamment certaine, ainsi qu'il résulte de nos statistiques, et la seconde suffisamment démonstrative.

L'idée de Birch-Hirschfeld est certainement intéressante; elle expliquerait surtout les amas de cellules rondes et épithéliales mélangées; d'autre part, elle cadre assez mal, il faut le reconnaître, avec la présence des fibres musculaires striées et du cartilage qui comporterait l'inclusion de fragments protovertébraux. Mais le grand reproche à lui faire est en somme le défaut absolu de démonstration. Rien ne démontre que le corps de Wolff fournit des germes aberrants anormaux; il n'en a jamais été rencontré ni dans le rein, ni ailleurs, bien que sa structure soit très reconnaissable. Enfin, même si l'on rencontrait des germes de ce genre, il resterait à discuter la possibilité de leur transformation en tumeur maligne; alors, mais alors seulement, la discussion aurait chance d'aboutir.

Nous arrivons enfin à la dernière hypothèse, la plus récente et aussi la plus conjecturale : les tumeurs mixtes des enfants se développeraient aux dépens de germes émanés des feuillets primitifs et inclus dans le rein. Elle a été formulée par Wilms; mais pour bien la comprendre, il est nécessaire de revenir auparavant sur quelques points d'histologie pathologique.

Nous avons signalé déjà plusieurs fois ces amas de cellules rondes que l'on a souvent rencontrées dans ces tumeurs. Or, Wilms considère ces éléments comme très jeunes, et si peu avancés dans leur développement, qu'ils peuvent fournir des tissus très différents. Il faut bien se pénétrer de cette idée si l'on veut comprendre ce qui va suivre.

Donc, au début de la différenciation qui conduira ces jeunes cellules à l'âge adulte, on voit certaines cellules prendre une forme étoilée ou en fuseau, évoluant en somme vers le sens conjonctif ou musculaire lisse; ces cellules en voie de différenciation s'organisent en travées isolant les amas de cellules rondes : il en résulte, à un faible grossissement, l'aspect d'un carcinome alvéolaire. Mais il ne faut pas oublier que, tandis que ces phénomènes se produisent au centre de la tumeur, le tissu embryonnaire primitif prolifère à la périphérie, non pas en tant que tissu mixte, mais à titre d'organe encore purement embryonnaire et susceptible de se différencier ultérieurement. On s'explique ainsi que ces parties jeunes subissent à leur tour l'évolution qui les porte vers l'état adulte et l'on comprend en définitive que l'on rencontre dans les tumeurs, les tissus musculaires, cartilagineux, etc., non point à l'état de noyaux volumineux ou même uniques, mais disséminés et comme diffus dans la masse de la tumeur.

La différenciation progressant, les amas de cellules rondes se trouvent mieux limités par le stroma conjonctif, puis apparaît une lumière autour de laquelle les cellules se disposent radiairement et les petites glandes apparaissent, noyées dans les cellules rondes et enveloppées d'un stroma d'apparence sarcomateuse. Tantôt le processus, trop actif probablement, ne dépasse pas ce degré d'organisation : il rappelle alors les images de développement du corps de Wolff et du rein définitif; tantôt il aboutit à l'édification d'un véritable adénome avec canaux, kystes, épithélium à une ou plusieurs couches, fibres musculaires striées, etc. Pendant ce temps, le stroma s'organise en tissu conjonctif de toutes espèces, en fibres musculaires, en tissu graisseux, en cartilages, en fibres musculaires lisses.

La tumeur s'est donc développée aux dépens d'un noyau primitif qui semble emprunté aux tissus embryonnaires dans les premiers stades du développement. Les métastases se font avec ce tissu, par greffe de cellules non encore différenciées et l'on comprend dès lors la présence, dans leur épaisseur, des éléments multiples de la tumeur primitive. On comprend aussi que le néoplasme repousse le tissu rénal sans tendance à l'envahir.

Jusqu'à présent nous nous sommes bornés à interpréter les faits et les images fournies par le microscope. Sans doute il serait nécessaire de contrôler et de confirmer tous ces détails; mais on peut en somme les accepter provisoirement. Nous devons faire remarquer, en effet, que si ce mode d'évolution s'accorde avec la théorie de Wilms, comme on le verra tout à l'heure, il pourrait tout aussi bien s'accommoder des idées de Birch-Hirschfeld ou même de Grawitz.

Il reste maintenant à connaître la provenance de ce tissu embryonnaire, de ce *Keimgewebe* qui donne tous les autres. C'est ici que nous entrons dans le domaine de la pure hypothèse.

Nous avons vu que les fibres musculaires striées du corps proviennent du myotome. Conclusion : celles que l'on rencontre dans les tumeurs mixtes résultent d'un fragment aberrant du myotome. Quant à démontrer cette aberrance, il n'en saurait être question. Et il ne faut pas oublier que le rhabdomyome pur n'existant pas dans le rein, cette première hypothèse est insuffisante.

Il faut encore expliquer la présence du cartilage. Or, nous avons vu le myotome fournir la masse destinée à l'édification de la colonne vertébrale, le sclérotome. Cela permet de comprendre que le fragment aberrant du myotome ait entraîné avec lui des germes cartilagineux.

Les divers tissus conjonctifs ne sont guère embarrassants. Qu'il s'agisse de graisse, de tissu cellulaire ou fibreux, nous savons en trouver l'origine dans le mésenchyme; or, le mésenchyme lui-même a des origines multiples et un peu vagues; il tire en particulier quelques noyaux du myotome. On s'explique encore que le fragment aberrant de ce dernier organe ait entraîné avec lui quelques germes mésenchymateux et par conséquent du tissu conjonctif, des muscles lisses, des vaisseaux.

Les formations glandulaires présentent quelques difficultés. Comme on ne peut en retrouver l'origine dans le myotome, comme d'autre part elles ressemblent assez aux premiers stades du corps de Wolff (de même qu'elles ressemblent du reste à ceux du rein définitif), il faut bien les rattacher à cet organe. C'est donc ici le néphrotome, le blastème wolffien qui entrent en action et, par ce côté, la théorie de Wilms se rapproche sensiblement de celle de Birch-Hirschfeld. Donc, noyau aberrant du blastème wolffien, telle est l'origine des formations glandulaires.

En somme nous avons vu que, d'après Wilms, les divers

tissus qui entrent dans la composition des tumeurs du rein proviennent :

a) Du myotome.

b) Du mésenchyme formé en partie aux dépens du myotome.

c) Du blastème wolffien ou lame moyenne.

Les tumeurs mixtes proviennent donc des cellules qui réunissent les qualités formatives du segment primordial (myotome) et du blastème wolffien; les cellules sont donc mésodermiques et les tumeurs elles-mêmes sont mésodermiques. Enfin il ne faut pas oublier qu'objectivement ces noyaux aberrants si complexes sont représentés par les amas de cellules rondes non différenciées que nous avons si souvent signalées.

La théorie de Wilms est ingénieuse; c'est un mérite qu'on ne peut assurément pas lui refuser. Elle a le défaut de manquer d'une base solide, nous voulons dire la constatation objective d'un noyau aberrant dans le blastème rénal. En outre, comment se fait-il que le cartilage et la graisse manquent parfois? Cette objection, il est vrai, n'est pas pour arrêter Wilms qui lui donne plusieurs réponses : il est possible que ces tissus ne puissent se produire que sous l'influence de certaines conditions extérieures; il est possible qu'ils aient besoin d'une croissance lente et tranquille; il est possible qu'une partie seulement du mésenchyme *déjà légèrement différenciée* se détache de la masse principale (encore que cette dernière possibilité altère singulièrement le caractère essentiel de la théorie). Sans doute tout cela est possible; reste à démontrer que c'est vrai. — Et encore, comment expliquer l'absence constante de tissu osseux puisque le cartilage est supposé provenir du sclérotome, germe du squelette vertébral. Et s'il est vrai, comme le dit Busse, que l'on trouve quelquefois dans ces tumeurs des cellules nerveuses, voilà un fait imprévu qui suppose des inclusions encore plus complexes. Et comment admettre que ces noyaux détachés conservent leur caractère de non-différenciation jusqu'à l'époque où le rein définitif se constitue? J'ai le plus grand respect pour l'embryologie, dit assez sagement Busse, mais il faut reconnaître que ses vues sont assez variables et l'on peut dire que l'idée aujourd'hui dominante de l'origine séparée des deux tissus musculaires ne comporte pas encore un degré de persuasion suffisant.

Il est incontestable en somme que ces tumeurs mixtes que l'on rencontre en d'autres organes, le testicule par exemple, constituent un groupe spécial; mais il n'est pas douteux que leur pathogénie ne demeure encore profondément obscure : jusqu'à plus démonstratives recherches et pour les raisons que nous avons indiquées, la théorie de Grawitz et Busse nous paraît être celle qui explique le plus simplement les faits observés jusqu'à présent.

CONCLUSIONS

Si, après ces longues discussions, nous jetons un coup d'œil d'ensemble sur la pathogénie des différentes variétés des tumeurs rénales que nous avons décrites, il nous semble que dans l'état actuel de nos connaissances, on peut considérer trois grands groupes de faits.

Le premier groupe comprend les adénomes tubulaires et papillaires et l'épithélioma carcinoïde avec la forme de transition constituée par l'adénocarcinome. Toutes ces tumeurs naissent soit des débris embryonnaires pararénaux, soit de l'épithélium des canalicules adultes.

Le second groupe comprend d'un côté les pseudolipomes bénins de Grawitz ainsi qu'un certain nombre d'adénomes alvéolaires et, d'un autre côté, les hypernéphromes malins qui englobent en grande partie les épithéliomas à cellules claires. Toutes ces tumeurs à évolution bénigne ou maligne peuvent provenir des débris capsulaires. Il est possible d'ailleurs qu'un certain nombre de cancers à cellures claires aient leur point de départ dans les canalicules rénaux.

Le troisième groupe comprend les sarcomes, les lipomes, les angiosarcomes vrais, originaires des tissus mésodermiques du rein.

Le quatrième groupe, enfin, les tumeurs mixtes émanées de germes embryonnaires.

Nous avons terminé ce que nous avions à dire de l'anatomie pathologique et de la pathogénie des tumeurs du rein; nous nous sommes proposé d'exposer et de discuter impartialement toutes les opinions; si l'on trouve cet exposé bien long, il faut se souvenir des nombreuses difficultés que nous avons rencontrées à chaque instant, des longues discussions, des doctrines dont beaucoup renferment une part de vérité, dont le plus grand nombre ont été démesurément généralisées. Nous avons fait notre possible pour les ramener à d'équitables proportions, nous souvenant de la phrase de Virchow, si vraie d'une vérité générale, mais qui s'applique plus spécialement peut-être aux tumeurs du rein :

« Comme toujours, l'exclusivisme conduit à ne voir qu'un seul côté des choses et aboutit à l'erreur. Chacun considère ses recherches comme les plus démonstratives et, au lieu de se demander si un autre n'aurait pas eu une vision exacte, tient pour fausses les idées qui ne concordent pas avec les siennes[1]. »

1. Nous remercions MM. Grawitz et Beneke qui ont bien voulu nous communiquer leurs idées actuelles sur les tumeurs du rein.

CHAPITRE III

ÉTIOLOGIE

Les observations que nous avons recueillies sont au nombre de 585. Nous rappelons que leur publication est toujours postérieure à 1890, notre statistique ne porte donc que sur les onze dernières années.

1° **Fréquence.** — Il est nécessaire de ne pas confondre les tumeurs primitives et secondaires; ces dernières nous intéressent peu ; elles constituent des métastases de tumeurs d'autre origine qui ne se rattachent à celles que nous étudions ni par leur structure, ni par leurs symptômes, ni par leur thérapeutique; nous les avons donc complètement mises de côté dans notre statistique. Nous nous contenterons d'indiquer les chiffres signalés par Müller dans sa thèse :

Sur 521 cas de carcinome de divers organes, il trouve des métastases rénales dans 5,7 pour 100 des cas, tandis que sur 102 cas de sarcomes, les noyaux secondaires développés dans le rein sont notés 14,8 fois sur 100; la généralisation rénale serait donc plus fréquente dans le sarcome que dans le carcinome.

Les chiffres de Kelynack ne sont pas notablement différents. Il a collationné 195 cas de tumeurs malignes, dont 126 carcinomes et 69 sarcomes. Sur ces 126 carcinomes, 10 seulement se sont accompagnés de dépôts secondaires dans les reins, soit environ 8 pour 100; 2 fois les métastases étaient bilatérales, 4 fois à droite, une fois seulement à gauche (2 cas douteux et 1 cas de cancer secondaire par extension directe). Tous les cas concernaient des adultes dont l'âge moyen était de 48 ans; en ce qui concerne le sexe, il y avait 6 hommes et 4 femmes. Il s'agissait dans 4 cas d'une tumeur primitive de l'estomac, dans

2 cas du pharynx, dans 2 cas de l'œsophage, dans 1 cas de l'utérus et du poumon.

Les 69 cas de sarcome ont présenté 10 cas de noyaux rénaux, soit 14 fois pour 100 : 8 fois par généralisation, 2 fois par extension directe; le rein droit était atteint 6 fois et le rein gauche 3 fois; il y avait 6 hommes et 4 femmes, tous adultes 5 fois il s'agissait d'une tumeur primitive du médiastin, et 5 fois d'une adénopathie abdominale, rétropéritonéale ou pelvienne

Les tumeurs primitives du rein sont relativement peu fréquentes. Reiche, sur 11 930 malades morts de cancer, trouve seulement 80 néoplasmes du rein ce qui donne une proportion d'environ 0,7 pour 100. C'est la statistique la plus récente que nous connaissions; Virchow donne 0,5 pour 100. Kelynack, sur 1400 malades examinés à la Royal Infirmery de Manchester trouve 6 cancers primitifs du rein, soit une proportion de 0,4 pour 100. Müller, sur 521 cas de carcinome, trouve 5 cas de cancer du rein, soit 0,5 pour 100. De tous ces chiffres, il faut conclure que l'épithélioma secondaire est relativement plus fréquent que l'épithélioma primitif.

Chez l'enfant, le cancer du rein paraît assurément moins fréquent qu'il ne l'est chez l'adulte. Nous n'avons relevé, en effet, dans les onze dernières années que 175 observations contre 412 chez l'adulte. Il est même vraisemblable qu'en raison de leur rareté les cas de l'enfant ont été signalés avec plus d'attention que ceux de l'adulte, et que, en conséquence, l'écart doit être en réalité plus marqué. Hirschprung, sur 29 cas de cancer de l'enfant, trouve 15 cancers du rein, plus de la moitié; della Chiesa, sur 140 cas de tumeurs malignes chez l'enfant, note 60 néoplasmes primitifs du rein.

2° **Age.** — Les statistiques montrent bien un double maximum de fréquence : on rencontre, en effet, les tumeurs du rein, soit dans les quatre premières années de la vie, soit de 45 à 55 ans. Les âges les plus atteints sont exactement séparés par un intervalle d'un demi-siècle d'après notre statistique puisque le maximum absolu se rencontre à 2 ans chez l'enfant, à 52 ans chez l'adulte. On peut même noter ce résultat curieux que l'enfant de 2 ans est beaucoup plus atteint que l'adulte de 52, puisque nous trouvons 30 observations dans le premier cas et 14 seulement dans le second. Ce fait est dû simplement à ce que le cancer est beaucoup plus groupé dans le jeune âge que dans les époques avancées de la vie.

Il est donc nécessaire que les statistiques envisagent séparément adultes et enfants. On éprouve ici une première difficulté de classification. Dans les hôpitaux, on compte d'ordinaire jusqu'à l'âge de 15 ans les malades comme étant des enfants; peut-être serait-il préférable, comme le propose Puig, de reporter la limite à 20 ans; bien des tumeurs notées après 15 ans ont en effet débuté avant cet âge; et, d'autre part, l'anatomie pathologique nous a démontré que l'on rencontre le type infantile jusqu'à 20 ans et même au delà. Nous nous conformerons cependant à la règle habituelle. Au reste, il s'agit là d'un point de détail dont l'importance est minime en raison du petit nombre de tumeurs signalées entre 15 et 25 ans.

Voici d'abord les résultats de notre statistique en ce qui concerne les adultes :

16 ans	1	26 ans	8	36 ans	6	46 ans	15	56 ans	13	66 ans	3
17 —	4	27 —	1	37 —	6	47 —	7	57 —	5	67 —	3
18 —	5	28 —	5	38 —	9	48 —	13	58 —	12	68 —	1
19 —	5	29 —	0	39 —	11	49 —	15	59 —	10	69 —	2
20 —	1	30 —	2	40 —	14	50 —	20	60 —	14	70 —	1
21 —	5	31 —	2	41 —	4	51 —	5	61 —	7	71 —	1
22 —	4	32 —	2	42 —	4	52 —	21	62 —	4	72 —	1
23 —	2	33 —	6	43 —	10	53 —	9	63 —	5	» »	»
24 —	2	34 —	4	44 —	12	54 —	10	64 —	7	» »	»
25 —	2	35 —	5	45 —	11	55 —	15	65 —	8	» »	»
	31		35		87		130		85		12
					+ 1						
					88						

Groupant les chiffres par décades, nous arrivons aux résultats suivants :

16 à 25 ans.	31 =	7 pour 100
26 à 35 ans.	35 =	9 pour 100
36 à 45 ans.	88 =	23 pour 100
46 à 55 ans.	130 =	34 pour 100
56 à 65 ans.	85 =	22 pour 100
66 à 75 ans.	12 =	3 pour 100

Le maximum de fréquence est donc très nettement prononcé de 46 à 55 ans avec 130 cas sur 381 dans lesquels l'âge exact a été donné.

Kelynack, pour 73 observations, donne le tableau suivant qui présente un véritable intérêt comparatif parce que ses cas, en majeure partie, ne font pas double emploi avec les nôtres :

16	ans	0	26	ans	0	36	ans	2	46	ans	0	56	ans	3	66	ans	0
17	—	0	27	—	0	37	—	4	47	—	0	57	—	2	67	—	0
18	—	1	28	—	1	38	—	3	48	—	3	58	—	4	68	—	0
19	—	1	29	—	1	39	—	2	49	—	2	59	—	3	69	—	1
20	—	2	30	—	1	40	—	1	50	—	3	60	—	2	70	—	0
21	—	2	31	—	1	41	—	0	51	—	2	61	—	0	»	»	»
22	—	0	32	—	1	42	—	1	52	—	6	62	—	1	»	»	»
23	—	0	33	—	0	43	—	0	53	—	1	63	—	0	»	»	»
24	—	1	34	—	3	44	—	3	54	—	1	64	—	3	»	»	»
25	—	0	35	—	1	45	—	4	55	—	0	65	—	3	»	»	»
		7			9			20			18			21			1

Groupant ces chiffres par décades, nous obtenons les résultats suivants comparés aux nôtres :

	Stat. pers.	Stat. Kelynack.
	—	—
16 à 25 ans.	7 pour 100	9.5 pour 100
26 à 35 ans.	9 pour 100	12.5 pour 100
36 à 45 ans.	23 pour 100	23.5 pour 100
46 à 55 ans.	34 pour 100	24.6 pour 100
56 à 65 ans.	22 pour 100	28.8 pour 100

On voit que les chiffres de Kelynack se distinguent surtout des nôtres par ce fait que les cas sont moins groupés et se répartissent à peu près également de 36 à 65 ans. Nous ferons remarquer cependant que ses chiffres sont beaucoup moins considérables que les nôtres. On trouvera du reste dans le livre de Kelynack les statistiques de Walshe, Ebstein, Roberts, Rosenstein; elles confirment en général les nôtres, tout en étant beaucoup moins importantes. Nous n'indiquerons que les chiffres suivants de White et Martin, d'après Senator :

10 à 20 ans.	15 = 5 pour 100
20 à 30 ans.	34 = 11 pour 100
30 à 40 ans.	45 = 15 pour 100
40 à 50 ans.	42 = 14 pour 100
50 à 60 ans.	96 = 32 pour 100
60 à 70 ans.	57 = 19 pour 100
70 à 80 ans.	13 = 4 pour 100

Bien que groupés d'une manière différente ces chiffres montrent un maximum de 50 à 60 ans, correspondant par conséquent à celui que nous avons indiqué.

Nous pouvons donc conclure en disant que l'époque de fréquence maxima est autour de la 50e année.

3° **Sexe.** — Chez l'adulte, il semble que le cancer du rein soit un peu plus fréquent chez l'homme que chez la femme. Guillet compte 64 hommes pour 35 femmes; la statistique de Kelynack indique une prédominance moindre pour le sexe masculin : 35 hommes pour 34 femmes. Il en est de même de Reiche qui note 37 hommes pour 43 femmes. White et Martin, d'après Senator, trouvent 199 hommes et 106 femmes. Bruno, 51 hommes et 19 femmes.

Enfin notre statistique personnelle nous donne les résultats suivants, sur 402 observations dans lesquelles le sexe est indiqué :

Hommes 227, Femmes 175.

Nous nous sommes demandés si le maximum se produisait au même âge chez les hommes et chez les femmes. Voici nos résultats :

Hommes		Femmes	
De 16 à 25 ans. . .	9	De 16 à 25 ans. . .	22
De 26 à 35 ans. . .	20	De 26 à 35 ans. . .	15
De 36 à 45 ans. . .	35	De 36 à 45 ans. . .	52
De 46 à 55 ans. . .	84	De 46 à 55 ans. . .	46
De 56 à 65 ans. . .	59	De 56 à 65 ans. . .	26
De 66 à 72 ans. . .	7	De 66 à 69 ans. . .	5
Hommes dont l'âge n'est pas déterminé	13	Femmes dont l'âge n'est pas déterminé	9
	227		175

On voit que si le maximum chez l'homme s'observe dans la décade 46-55 ans, chez la femme les tumeurs rénales s'observent aussi fréquemment dans cette décade que dans la décade précédente 36-45, c'est-à-dire que le cancer se développe un peu plus tôt chez elle.

4° **Côté.** — Nous avons déjà dit que le cancer bilatéral du rein est absolument exceptionnel chez l'adulte.

En ce qui regarde le côté affecté, notre statistique nous donne sur un ensemble de 342 tumeurs rénales, 174 du côté droit et

168 du côté gauche. Rohrer indique 34 cas à droite contre 29 à gauche; Kelynack 52 à droite et 54 à gauche. En réalité, il n'y a pas de prédominance marquée pour un des deux côtés droit ou gauche.

5° **Race.** — Nous manquons de documents sur l'influence de la race, notre statistique ne portant que sur la race blanche. Cependant, nous rappellerons que Geddings et Ferréol ont décrit chacun un cas de cancer rénal chez un petit nègre. (Geddings, *Trans. Am. gynæc. Soc.*, 1878, p. 479; Ferréol, *Soc. méd. des hôp.*, 1875.)

6° **Hérédité.** — Comme pour les autres variétés de cancer, l'hérédité a été notée quelquefois; il faut tenir compte assurément de l'insuffisance habituelle des observations à ce sujet. Cependant, le nombre des cas est assez faible pour que l'on ne puisse guère attribuer d'importance à ce détail. Nous trouvons, en effet, l'hérédité notée 5 fois sur nos 173 tumeurs de l'enfant et 5 fois aussi sur nos 412 tumeurs de l'adulte, soit un pourcentage de 3 pour 100 environ dans un cas et de 1 1/2 pour 100 dans l'autre.

Walker, sur 145 cas chez l'enfant, note l'hérédité 8 fois.

7° **Traumatisme.** — Le traumatisme a-t-il quelque influence ? C'est possible. Cependant, lorsqu'on lit avec soin les observations, on se rend compte qu'elles sont souvent sujettes à critique. Tantôt c'est un malade qui fait une chute plusieurs années avant qu'apparaisse une hématurie; tantôt c'est un enfant qui tombe et chez lequel, en l'examinant, on trouve une tumeur, etc. Il est assez vraisemblable, par contre que, en quelques cas, le traumatisme a pu, par hémorragie ou par tout autre mécanisme, produire une augmentation rapide d'une tumeur antérieurement existante. Quoi qu'il en soit, nous avons noté ce facteur étiologique 2 fois seulement sur nos cas d'enfants et 7 fois chez les adultes. Walker, sur 142 observations (enfant), note 30 fois le traumatisme sous forme de chutes, coups de pied, coup de poing, sauts brusques, efforts de vomissements.

8° **Calculs.** — On a noté quelquefois la coexistence des calculs avec une tumeur. Nous avons déjà étudié (p. 148) les observations personnelles et les cas des auteurs où cette particularité est notée. Il est probable, du reste, sans que l'on puisse l'affirmer, que plusieurs hypothèses sont susceptibles d'expliquer cette coïncidence. Il est vraisemblable que : 1° quelquefois il y a simple hasard, ce sont les cas dans lesquels on trouve par exemple une tumeur d'un côté, un calcul de l'autre; 2° dans certains cas, l'irritation provoquée par la présence d'un calcul entraînerait le développement d'une tumeur maligne; 3° enfin, dans des conditions différentes, un rein cancéreux infecté peut présenter secondairement des calculs dont la nature phosphatique trahit l'origine.

9° **Arrêts de développement.** — Un point qu'il serait fort intéressant de résoudre, mais sur lequel malheureusement nous manquons de documents, serait celui des arrêts de développement. Nous avons vu, en effet, que la plupart des tumeurs de l'enfant et bon nombre de celles de l'adulte doivent être rattachées à une origine embryonnaire; ce vice de développement doit être vraisemblablement associé à d'autres lésions du même genre; il faut avouer cependant que, en dehors de ce que nous dirons sur le rein polykystique, nous ne connaissons aucun fait à l'appui de cette hypothèse.

CHAPITRE IV

SYMPTOMES

On vient de voir que l'anatomie pathologique des tumeurs malignes du rein s'est trouvée profondément modifiée par les travaux parus en ces dernières années. Les cadres se sont précisés, les espèces se sont créées: l'étude histologique surtout a largement bénéficié des recherches entreprises principalement dans le sens pathogénique. Quant à la pathogénie elle-même, si elle ne nous a certes pas fourni de notions solidement assises, indiscutables, nous lui devons des aperçus ingénieux et fort intéressants.

Pendant que nos connaissances anatomiques subissaient ces profondes transformations, tandis que la thérapeutique s'engageait dans une voie plus hardie et tendait vers les interventions précoces, les seules qui aient donné des résultats appréciables, nos connaissances cliniques, bien établies depuis longtemps, demeuraient quelque peu stationnaires : à part quelques points de détail, tels que l'étude comparée de la sécrétion des deux reins, on peut dire que le tableau symptomatique ne se différencie pas profondément de ce qu'il était il y a quelques années.

Il resterait cependant une œuvre à accomplir; il serait intéressant et utile de superposer les types cliniques, bien connus depuis longtemps, aux espèces anatomiques que nous avons déterminées. Un pareil travail est encore impossible à l'heure qu'il est, en admettant qu'il puisse être fait un jour. Les variétés anatomiques en effet ne sont point encore établies sur des bases suffisamment solides : ce qui le démontre bien, ce sont les curieux résultats que l'on obtient lorsqu'on tente une statistique; on ne tarde pas à se rendre compte que le nombre des cas de chaque espèce varie dans des proportions considérables suivant les auteurs. Tel chirurgien n'a vu que des carcinomes, tel anatomo-pathologiste n'a rencontré que des strumes surrénales, tel autre n'a observé que des angiosarcomes. Il est trop évident qu'il ne faut voir là que le résultat de l'exclusivisme naturel à chaque théorie. Essayer dans ces conditions d'établir la concordance entre l'anatomie et la clinique, c'est se livrer à un travail frappé d'avance de stérilité. Il y aurait cependant grand intérêt à résoudre ce problème : le diagnostic de la variété anatomique donnerait au chirurgien de précieuses indications et les interventions y gagneraient certainement en précision. Dans l'impossibilité où nous sommes de donner des règles précises, nous nous bornerons, en étudiant le diagnostic, à fournir les bases fragiles sur lesquelles on peut édifier un diagnostic différentiel bien vague, nous contentant, dans ce chapitre de sémiologie, de donner une classification essentiellement clinique.

La première qui se présente à l'esprit est naturellement la division en tumeurs primitives et tumeurs secondaires. Ainsi que nous l'avons fait jusqu'ici, nous laisserons ces dernières de côté et nous n'en parlerons qu'occasionnellement; nous aurons donc en vue les tumeurs primitives du rein.

S'il est un point sur lequel l'anatomie pathologique concorde avec la clinique, c'est certainement en ce qui concerne l'âge des malades. Nous avons montré, dans un précédent chapitre, que les tumeurs du rein se rencontrent aux âges extrêmes de la vie, dans la première enfance et vers la cinquantième année; nous avons vu aussi que l'histologie pathologique a distingué depuis longtemps les tumeurs spéciales à chacune de ces deux périodes : on trouve, en effet, dans tous les livres classiques, cette notion que les tumeurs des enfants sont des sarcomes, tandis que celles des adultes sont des carcinomes. Or, les travaux les plus récents, s'ils ont profondément modifié nos connaissances histologiques, n'en ont pas moins maintenu cette distinction fondamentale. Nos conceptions cliniques la corroborent parfaitement; nous verrons en effet plus loin que la symptomatologie des tumeurs de l'enfant, en dehors de la notion d'âge, est très notablement différente de celle des tumeurs de l'adulte. Il y a donc lieu, à tous égards, d'en faire une étude particulière; nous leur consacrerons plus tard un chapitre spécial, nous bornant, pour le moment, aux *tumeurs malignes du rein chez l'adulte.*

Nous commencerons par exposer l'étude de chaque symptôme en particulier et, dans une seconde partie, nous grouperons les divers symptômes en formes cliniques distinctes.

Les signes des tumeurs du rein se divisent en :

Signes physiques . . { Hématurie, Tumeur.

Signes fonctionnels . { Douleurs, Caractères de l'urine, troubles de la miction, Troubles de compression, Symptômes accessoires.

Signes généraux.

Nous commencerons par les plus importants, les signes physiques.

I. — Hématurie.

L'hématurie est le signe le plus fréquent des tumeurs malignes du rein chez l'adulte; elle est au contraire exceptionnelle chez l'enfant.

Les caractères des hématuries rénales ont été depuis longtemps indiqués de main de maître par M. Guyon : nous ne savons encore aujourd'hui guère plus que ce qu'il nous a appris.

Le pissement de sang est spontané dans son apparition, il survient par crises et n'est pas modifiable par le repos ou le mouvement; il est indolore ; le sang est abondant et colore uniformément toute l'urine d'une ou de plusieurs mictions.

Fréquemment, presque dans la moitié des cas, l'hématurie est le *premier symptôme* d'une tumeur du rein. Sur 83 cas d'adultes réunis par Heresco, l'hématurie s'est montrée 34 fois avant tout autre symptôme, soit 41 fois pour 100 cas. Israël l'a notée 70 fois sur 100, Denaclara 65 fois sur 100 cas.

Sur 257 observations de notre statistique d'adultes utilisables à ce point de vue, l'hématurie a été dans 137 cas le symptôme de début, soit une proportion de 54 pour 100. Ces cas se répartissent ainsi, suivant la variété de la tumeur :

Adénomes	10 cas. Hématurie, 1er symptôme. 2	seule	2
Epithéliomes. . .	118 cas. Hématurie, 1er symptôme. 65	seule	53
		avec douleurs. .	10
		avec tumeur . .	2
Hypernéphromes .	63 cas. Hématurie, 1er symptôme. 36	seule	31
		avec douleurs. .	5
		avec tumeur . .	1
Sarcomes	34 cas. Hématurie, 1er symptôme. 18	seule	16
		avec douleurs. .	2
Tumeurs diverses.	52 cas. Hématurie, 1er symptôme. 17	seule	14
		avec douleurs. .	3

On voit d'après ces chiffres que, sauf pour les adénomes dans lesquels l'hématurie est rare, le saignement est le premier symptôme le plus fréquent dans toutes les variétés de néoplasme sans différence bien marquée à cet égard entre les différentes variétés. Le plus souvent, l'hématurie initiale constitue à elle seule le premier symptôme; dans un cas sur 5 ou 6, elle s'accompagne de douleurs; rarement on voit en même temps l'hématurie et la tumeur constituer ensemble les premiers symptômes.

Nous venons de dire que l'hématurie constitue le plus souvent le premier symptôme des tumeurs du rein, mais il ne s'en suit pas que ce soit un symptôme précoce. L'étude des nombreux malades que nous avons observés, nous conduit à penser au contraire que le plus souvent l'hématurie est un symptôme tardif, n'apparaissant que lorsque le néoplasme a déjà acquis un développement notable. Le saignement attire souvent l'attention sur le rein, mais déjà lorsqu'il apparaît la tumeur évolue depuis longtemps. La grande expérience de notre maître Guyon l'a conduit à faire la même remarque.

L'hématurie peut exister seule, sans aucun autre signe, pendant longtemps; Hildebrandt a rapporté le cas de malades qui, 8 ans, 12 ans auparavant, avaient constaté très certainemen la présence du sang dans les urines.

Même dans les cas où l'hématurie n'est pas le premier symptôme d'une tumeur du rein, elle apparaît dans la plupart des cas pendant son évolution. Roberts l'a signalée 39 fois sur 52 cas, Guillet, 38 fois sur 65; Lotheissen évalue sa fréquence à 40 pour 100; Chevalier à 75 pour 100; Albarran de 70 à 80 pour 100, Israël 92 fois sur 100 (sur 100 obs.). Notre statistique porte sur 357 cas : l'hématurie est signalée 235 fois, soit dans une proportion de 68 pour 100.

En ce qui regarde les caractères macroscopiques des tumeurs, nous pouvons seulement dire qu'il n'y a aucune relation entre la fréquence et l'intensité des hématuries d'une part et le volume de la tumeur d'autre part : on voit souvent de petites tumeurs donner lieu à de fortes hématuries et de grosses tumeurs qui ne saignent pas ou inversement. De même le siège central ou périphérique de la tumeur n'a pas une influence marquée sur le saignement : on peut pourtant dire que l'hématurie, sans être constante, est plus fréquente dans les tumeurs primitives du bassinet ou dans celles qui, nées dans le parenchyme rénal, ont secondairement envahi le bassinet.

La confusion de la terminologie histologique dans les néoplasmes du rein empêche de se rendre compte d'une manière exacte des *variations des hématuries suivant la variété histologique de la tumeur*. Laissant de côté les tumeurs de l'enfant, qui sont le plus souvent des sarcomes ou des tumeurs mixtes et qui saignent peu, nous ne trouvons dans les auteurs que des notions peu précises sur ce point important. Wagner nous paraît exagérer lorsqu'il évalue la fréquence des hématuries dans les sarcomes à 67 pour 100; Guillet ne trouve que 22 fois l'hématurie sur 60 sarcomes.

Voici comment se répartissent nos cas à ce point de vue :

		Cas avec Hématurie	Hématurie seule	Hématurie et Tumeur	Hématurie et Douleurs	Hématurie Tumeurs Douleurs
		—	—	—	—	—
Adénomes	13 cas	6	2	2	1	1
Épithéliomas. . .	145 —	107	10	41	12	44
Hypernéphromes.	77 —	58	4	28	4	22
Sarcomes.	72 —	31	1	14	2	14
Tumeurs diverses.	50 —	33	6	9	4	14

D'après ces chiffres, l'hématurie apparaît à un moment quelconque de l'évolution du néoplasme avec les proportions suivantes, selon la variété.

Épithéliomas	73 pour 100
Hypernéphromes	75 —
Adénomes	46 —
Sarcomes.	43 —
Tumeurs diverses	66 —

Le *début de l'hématurie* est d'habitude absolument insidieux : le malade est pris de l'envie d'uriner et constate que l'urine émise est sanglante, alors que dans la précédente miction elle ne l'était pas. Cette spontanéité des hématuries qui surviennent *sans cause* appréciable, aussi bien le jour que la nuit, pendant la fatigue que lorsque le malade est au repos, est un des meilleurs caractères du saignement néoplasique. Mais ce caractère n'est pas constant. Il n'est pas rare de voir des malades dont les crises hématuriques sont annoncées par de la pesanteur ou des douleurs sourdes dans la région lombaire; plus rarement le début coïncide avec des douleurs urétérorénales plus vives, et dans ce cas la crise peut être accompagnée de l'expulsion de caillots moulés dans l'uretère. Dans d'autres cas, comme celle des calculeux, l'hématurie des néoplasiques paraît être nettement provoquée par la marche. L'un de nous a publié un cas de sarcome du rein dans lequel l'hématurie ne survenait que lorsque la malade avait marché (obs. 318).

La *durée* de l'hématurie est très variable : d'habitude elle n'est pas très longue et ne dépasse guère quelques jours. Quelques malades n'urinent du sang qu'une ou deux fois pendant toute l'évolution de leur maladie; d'autres ont des hémorragies fréquentes durant chacune plusieurs jours; certains, comme Dickinson en cite un exemple, ont pendant plusieurs mois des hématuries qui disparaissent ensuite jusqu'à la mort; le plus fréquemment l'hémorragie se renouvelle à plusieurs reprises et devient plus fréquente à mesure que la maladie avance. Souvent nous avons vu des hémorragies néoplasiques se prolonger sans interruption pendant plusieurs semaines, et récemment encore nous avons observé un malade atteint d'un énorme néoplasme du rein gauche chez lequel l'hématurie, installée depuis plus de deux ans, ne s'est jamais arrêtée; elle a varié d'intensité, mais elle a persisté, absolument rebelle à toute médication.

Les *alternances du saignement* avec des urines claires pendant la crise hématurique peuvent être un caractère important des hématuries néoplasiques. On voit parfois l'hématurie disparaître brusquement pour réapparaître avec la même brusquerie quelques mictions après. Ce caractère est très frappant lorsqu'on recommande aux malades d'uriner à chaque miction dans un verre différent ; on voit alors, à côté de mictions fortement colorées, d'autres mictions qui sont absolument claires : ce fait peut se reproduire plusieurs fois au cours d'une attaque d'hématurie, 3 ou 4 fois dans la même journée par exemple et il acquiert alors une grande signification au point de vue de l'origine rénale du saignement. Dans la plupart des cas, on peut expliquer cette alternance des hématuries parce que l'uretère du côté malade se trouve momentanément obstrué par un caillot ; c'est ainsi que nous avons vu, dans plusieurs de nos cas, les moments où l'urine était claire coïncider avec des douleurs néphrétiques du côté malade. D'autres fois on ne trouve pas de caillots dans l'urine et le malade ne souffre pas.

L'*hématurie n'est pas modifiée par le repos ou par le mouvement*. Ce caractère a une importance diagnostique de premier ordre parce que, si on peut le rencontrer dans d'autres affections rénales, et même dans les tumeurs de la vessie, il manque exceptionnellement dans les néoplasmes du rein. Malheureusement ce caractère n'est pas absolu. Nous avons déjà cité le cas de cette dame chez qui la première hématurie fut nettement provoquée par la marche ; chez elle, pendant toute l'évolution de la tumeur, le saignement fut toujours provoqué par la marche. Il suffisait à la malade de rester au repos pour ne plus saigner et elle pouvait à volonté avoir des urines rouges en marchant pendant quelque temps. Comme cette malade ne souffrait pas et que nous n'arrivions à sentir aucun des deux reins par la palpation, ce caractère des hématuries nous servit pour pratiquer l'examen cystoscopique après avoir fait marcher la malade : il nous fut aisé de voir le sang couler en abondance du côté droit. Dans ce cas il s'agissait d'un petit sarcome, gros comme une cerise, siégeant dans la substance corticale du rein. Chez un autre malade atteint d'un épithélioma ayant dépassé le volume du poing, les hématuries ne survenaient aussi qu'après la fatigue, particulièrement après la marche.

L'hématurie est indolore et le plus souvent le malade voit son urine devenir sanglante sans éprouver aucune souffrance ; c'est parfois, le matin, au réveil, que le malade voit dans le vase l'urine sanglante, émise sans s'en apercevoir pendant la nuit. Il n'est pourtant pas rare de constater, en même temps que le saignement, quelques sensations douloureuses du côté des lombes, parfois même de véritables douleurs prenant tous les caractères d'une violente colique néphrétique (caillots urétéraux). D'autres fois le malade souffre en même temps de phénomènes douloureux, du côté de la vessie, que nous étudierons bientôt.

L'*abondance* de l'hématurie est des plus variables. D'habitude, l'urine est fortement colorée en rouge et il n'est pas rare qu'elle contienne quelques caillots formés dans la vessie. Nous avons dit que l'hématurie, tout en étant généralement assez forte, n'est qu'exceptionellement de très longue durée et, en somme, il est rare de voir une hématurie rénale, en cas de néoplasme, mettre en danger la vie du malade. On est parfois étonné de voir combien facilement les malades supportent la perte de sang : c'est ainsi que celui dont nous avons parlé plus haut et dont les mictions sanglantes n'ont pas cessé pendant plus de deux ans, ne paraissait nullement anémié par ces spoliations sanguines incessantes. Dans certains cas pourtant, l'hématurie constitue, par son abondance, un symptôme grave. A plusieurs reprises, nous avons vu l'accumulation de caillots dans la vessie donner lieu à des rétentions d'urine qui nous ont obligé à pratiquer l'aspiration des caillots avec la sonde à lithotritie; chez un malade nous dûmes pratiquer dans l'espace de 5 jours jusqu'à 8 fois l'aspiration d'abondants caillots dans la vessie. Une autre fois l'un de nous a dû pratiquer la néphrectomie chez un malade tellement anémié par le saignement, qu'il était presque exsangue : c'était le malade de l'observation 166 de notre tableau. Depuis six semaines cet homme saignait sans interruption et il était arrivé à un tel degré de faiblesse, que nous crûmes prudent, pendant l'opération du volumineux néoplasme dont il était porteur, de prier un de nos internes de faire par la veine saphène une injection intraveineuse de un litre de sérum. Grâce à cette précaution il fut possible d'opérer et guérir ce malade. Pierre Delbet dut aussi intervenir d'urgence pour empêcher la mort par hémorragie au 22e jour d'une hématurie : ce malade guérit de l'opération.

Le *moment de la miction pendant lequel a lieu le saignement* peut présenter des caractères importants.

Chaque miction hématurique est constituée par un liquide rouge *uniformément coloré du commencement à la fin de la miction* :

c'est la variété d'hématurie que Guyon a nommée *totale* par opposition aux hématuries initiales ou terminales dans lesquelles le sang ne se voit qu'au début ou à la fin de la miction, ou est plus abondant à ce moment, ce qui se voit plus particulièrement dans les hématuries d'origine prostatique ou vésicale.

Quelque affirmatif que soit le malade, sur les caractères de sa miction hématurique, on ne doit jamais se contenter du compte rendu de ce qu'il a observé lui-même, et, après l'interrogatoire, le chirurgien doit se rendre compte, de visu, du caractère terminal de l'hématurie.

Dans ce dessein, M. Guyon nous a appris à faire une triple exploration : 1° on fait d'abord uriner spontanément le malade ; 2° on cherche ensuite par le cathétérisme, avec une sonde molle, à surprendre l'hémorragie terminale ; 3° on examine la coloration du liquide qu'on a employé pour le lavage de la vessie.

1° Il est toujours utile de faire uriner le malade au moins dans deux et même dans trois verres différents ; on le prie de verser dans le premier verre les premières gouttes d'urine, de recueillir ensuite dans le second verre le milieu de sa miction et de réserver le troisième verre pour les dernières gouttes d'urine : les trois parties de la miction sont recueillies dans trois verres coniques semblables, de même grandeur, et, pour les comparer, il est utile, dans les cas difficiles, de mettre dans chacun une égale quantité de liquide; si on ne prenait pas cette précaution, la plus grande épaisseur du liquide dans un des verres pourrait faire croire à une coloration plus foncée. En examinant les trois verres par transparence, il arrive souvent qu'on ne remarque pas de différence entre le premier et le second, tandis que le troisième est manifestement plus rouge. Lorsque le liquide du premier verre est plus foncé que celui des autres, on peut penser à une hémorragie provenant de la prostate ou encore à un néoplasme placé très près du col ; et, dans ce cas, on voit souvent aussi que le dernier verre contient une plus grande quantité de sang que le second.

2° Plus positifs encore sont les renseignements fournis par le cathétérisme, mais, pour que ces renseignements acquièrent toute leur valeur, il est nécessaire de pratiquer l'exploration de la vessie avec une sonde parfaitement souple pour se mettre à l'abri de tout soupçon de traumatisme. Comme on le fait pour le liquide que le malade urine spontanément, on recueille celui qu'on retire par la sonde dans trois verres séparés et on compare leur coloration; lorsque les différences ne sont pas très tranchées, il est utile, après l'évacuation complète de la vessie, de laisser la sonde en place pendant quelques instants, en la fermant avec un fausset. Si, malgré toutes ces précautions, le doute persiste, on retire la sonde molle en la pressant entre deux doigts et on laisse s'écouler, dans un verre propre, le liquide qu'elle contient dans son intérieur; de cette manière, on est bien sûr de recueillir les dernières gouttes du liquide que contenait la vessie.

3° L'exploration précédente doit toujours être complétée par le lavage de la vessie. En se servant toujours de la sonde molle, on lave largement la vessie avec de l'eau boriquée jusqu'à ce que le liquide revienne le plus clair possible; on pousse alors dans la vessie une dernière seringue de liquide qu'on laisse revenir par la sonde en l'examinant attentivement : la première portion du liquide qui sort doit être négligée, car la sonde a gardé dans sa cavité un peu du liquide injecté qui n'a pas pénétré jusque dans la vessie. Mais, cette portion une fois écoulée, on recueille dans un verre une petite quantité du liquide, et l'écoulement fini, on recueille dans un autre verre les dernières gouttes du liquide qui restent dans l'intérieur de la sonde et qui sont toujours les plus colorées dans les hématuries terminales.

Si nous avons décrit si minutieusement la manière d'examiner une hémorragie terminale, c'est qu'on ne saurait faire avec trop d'attention l'étude de ce symptôme. Dans la plupart des cas de tumeur de la vessie, une exploration grossière suffit pour constater cette modalité du saignement, mais chez un grand nombre d'autres malades, aucune précaution ne sera superflue, tant l'exploration est délicate.

Le terme d'hématurie terminale ne veut pas seulement dire que l'urine de la fin de la miction est plus foncée en coloration, il signifie aussi que cette coloration est plus vive, qu'elle rappelle les caractères du sang fraîchement répandu, du sang récemment sorti des vaisseaux. Il s'agit en effet de déterminer si la vessie saigne elle-même ou si elle contient du sang qui, parti d'un autre organe, s'est accumulé dans le réservoir. On comprend, à cet égard, l'importance de la qualité du sang : supposons, en effet, une hématurie rénale, dont le sang tombant dans la vessie s'accumule dans le bas-fond avant d'être rejeté au dehors; dans ce cas la fin de la miction sera plus foncée, mais le sang ne sera plus frais. Dans ce même exemple, le lavage permettra d'ailleurs de faire le diagnostic, car, une fois la vessie bien lavée, il n'y aura plus de sang accumulé pour rougir les dernières gouttes du liquide. Ainsi comprise, la valeur du saignement terminal est très grande et doit faire penser à l'origine vésicale de l'hématurie; mais cette valeur n'est pas absolument pathognomonique. Il est, en effet, une circonstance où l'on peut observer tous les caractères des hématuries terminales, même la coloration rutilante du sang retiré de la lumière de la sonde après le lavage, et cela sans que la vessie soit en cause : c'est lorsqu'on examine un malade, qui présente une abondante hématurie rénale en pleine crise hématurique.

L'examen des urines au cours d'une crise hématurique ne fournit pas de renseignements importants en dehors des caractères que nous avons donnés. On a dit que la coloration brune ou noire, et même que l'aspect rutilant du sang était un signe d'hématurie rénale; mais il faut se souvenir que les modifications de couleur du sang proviennent de son abondance variable et aussi de son séjour plus ou moins prolongé dans le bassinet ou la vessie; il est donc impossible de tirer de ce caractère un renseignement de quelque précision.

Nous avons vu qu'on trouve parfois dans l'urine des *caillots*. Parmi ces caillots, il en est qui, nés dans la vessie, ne présentent aucune forme déterminée; d'autres caillots allongés, moulant l'uretère, ayant jusqu'à 20 ou 22 centimètres de longueur, qu'on peut trouver dans l'urine, sont au contraire caractéristiques d'une hématurie rénale. Nous avons eu occasion d'observer un grand nombre de malades qui urinaient des caillots semblables. Entre autres, l'un de nous a publié le cas d'un malade qui, pendant plusieurs semaines, eut des coliques néphrétiques plus ou moins prononcées, qui se renouvelaient tous les deux ou trois jours : à la suite de ces coliques on était toujours sûr de trouver dans les urines un ou plusieurs caillots urétéraux.

On peut dire que les caillots moulés, cylindriques, dont la

longueur dépasse 10 centimètres, sont caractéristiques d'une hématurie rénale[1]; en effet, le sang coagulé dans l'urètre postérieur peut bien, en se moulant, prendre la forme d'un caillot cylindrique, mais en aucun cas, quelle que soit l'augmentation de volume de la prostate, ces caillots moulés dans l'urètre ne pourront avoir 12, 15 ou 20 centimètres de longueur. Nous croyons même que si des caillots moulés ne dépassant pas 6 ou 8 centimètres de longueur sont expulsés à la suite d'une colique néphrétique, on est en droit d'affirmer leur origine rénale, surtout si rien dans l'examen du malade ne nous autorise à soupçonner la possibilité d'une hématurie prostatique. Mais il ne faut pas croire que les caillots urétéraux sont toujours accompagnés de douleurs néphrétiques et, si l'expulsion de ces caillots peut parfois provoquer des douleurs semblables à celles de la colique néphrétique des calculeux, très souvent elle ne détermine que quelques douleurs vagues dans les lombes ou les flancs; parfois même le malade n'accuse aucune sensation douloureuse. La constatation des longs caillots cylindriques dans les urines a donc une grande importance lorsqu'il s'agit de distinguer une tumeur vésicale d'un néoplasme du rein; ce symptôme, il est vrai, n'est pas fréquent; mais on peut, quand on examine souvent et minutieusement les malades, le saisir au passage dans un certain nombre de cas.

Israël considère encore, comme caractéristiques des tumeurs du rein, certaines hématuries dans lesquelles on trouve de petits caillots rouges, jaunâtres ou blancs, de la grosseur et de la forme des filaments blennorragiques; ils ont souvent 2 centimètres de long. Au microscope, on y voit des hématies, des leucocytes, des globules graisseux et des cellules épithéliales.

L'hématurie s'accompagne assez rarement de *troubles de la miction*. Quelquefois, elle s'annonce par des besoins un peu fréquents ou par des douleurs spontanées plus ou moins sourdes siégeant à l'hypogastre, aux reins. Mais habituellement, l'hématurie elle-même est indolore et le malade accuse même parfois une sensation de soulagement due probablement à la diminution du mouvement congestif du début. Cepen-

1. Nous nous contentons de signaler l'erreur grossière qui consisterait à confondre les caillots urétéraux avec ceux qui pourraient se former dans une sonde mise à demeure.

dant il n'en est pas toujours ainsi, surtout lorsque la perte de sang est très abondante. On observe alors des troubles de la miction, qui ne se rencontrent d'habitude que dans les néoplasmes très hémorragiques de la vessie : mictions fréquentes, douloureuses, avec expulsion de caillots. Nous avons observé ainsi un malade atteint de néoplasme rénal qui, dans sa jeunesse, avait présenté des signes d'hémophilie. Le diagnostic d'hématurie rénale fut porté grâce à l'examen cystoscopique : l'hématurie, qui survenait par crises, était extrêmement abondante et elle s'accompagnait très habituellement de rétention complète d'urine, péniblement soulagée par le cathétérisme : lorsque la miction demeurait possible, elle était extrêmement douloureuse et s'accompagnait de l'expulsion de volumineux caillots, expulsion qui durait souvent plusieurs jours.

Tels sont les principaux caractères des hématuries néoplasiques.

Si nous les résumons, nous voyons qu'elles sont :

Spontanées : elles surviennent sans cause et disparaissent de même. Les mouvements sont sans influence sur leur apparition; cependant, nous avons vu que ce caractère n'était pas absolument constant.

Capricieuses, avec des alternances d'urines claires : c'est là un des meilleurs signes des hématuries rénales.

Totales, c'est-à-dire que le sang se trouve en égale proportion au commencement et à la fin de la miction : c'est encore là un caractère sur lequel il ne faut pas compter d'une façon absolue.

Répétées et d'abondance variable.

De tous ces caractères, aucun n'est absolument démonstratif; mais leur réunion constitue un tableau clinique assez net pour que, par le seul interrogatoire du malade, il soit possible, bien souvent, de poser un diagnostic, avec de grandes probabilités. Il n'en est pas du reste toujours ainsi, comme nous aurons à le dire en traitant du diagnostic.

Pathogénie des hématuries. — Lorsqu'on connaît la grande vascularité des tumeurs malignes du rein, la fragilité de leurs capillaires, les lacs sanguins dont elles sont creusées et la fréquence extrême des hémorragies dans le parenchyme des tumeurs, il semble naturel d'admettre que l'hématurie est due à la rupture de quelques capillaires et à l'issue directe du sang de la tumeur dans le bassinet. Il n'est pas douteux, en effet, que dans bon nombre de cas, il n'en soit ainsi, notamment lorsque la tumeur en est arrivée à faire saillie dans le bassinet.

D'un autre côté, comme l'un de nous l'a écrit, il nous paraît certain que dans un grand nombre d'autres cas c'est le parenchyme rénal lui-même et non la tumeur qui saigne. La démonstration de ce fait est donnée par la malade dont le rein est représenté dans les figures 41 et 42 ; chez cette dame, les hématuries, très abondantes, étaient dues à une petite tumeur corticale sans communication aucune avec les calices et il faut bien admettre que c'était le rein congestionné et non la tumeur elle-même qui saignait. Une autre preuve de ce que nous avançons se trouve dans les hémorragies interstitielles qu'on voit parfois à l'œil nu ou avec le microscope dans le parenchyme rénal encore conservé, loin du néoplasme : cette particularité était des plus nettes dans le rein du malade de l'observation 166, opéré par nous et représenté dans les figures 8 et 9.

D'après Rowsing, il faudrait admettre que, dans certains cas, l'hémorragie provient non du rein néoplasique, mais bien de celui du côté opposé congestionné par réflexe et en hyperactivité fonctionnelle par hypertrophie compensatrice. Si cette opinion était démontrée, les difficultés du diagnostic, déjà si grandes, seraient encore accrues, mais nous n'avons pas trouvé dans le mémoire de Rowsing des observations concluantes. Toutes les fois que nous avons examiné au cystoscope un malade atteint de néoplasme rénal pendant la crise hématurique, nous avons vu le sang venir exclusivement du côté malade ; or, cet examen, nous l'avons fait dans plus de vingt cas différents. Nous ne considérons pourtant pas comme une chose impossible que, dans certains cas, le rein non néoplasique puisse saigner et cela d'autant plus que nous avons vu parfois ce rein atteint de néphrite ; une poussée congestive pourrait déterminer ce saignement. C'est ainsi que dans un cas de Kreke, l'hématurie se produisit après une néphrectomie gauche et dura cinq jours ; dans ce cas, on peut invoquer la suractivité fonctionnelle postopératoire et l'irritation épithéliale déterminée par le chloroforme. Il est possible que d'autres causes produisent des effets semblables, mais il faut retenir que si l'hématurie peut provenir du rein qui n'est pas néoplasique, ce ne peut être que dans des cas absolument exceptionnels.

II. — Tumeur rénale.

On peut dire que toute néoplasie du rein doit forcément se manifester par une augmentation de volume de l'organe. Mais il ne faut pas oublier que nos procédés d'investigation ne présentent pas, sur ce point, toute la précision désirable. Dans certains cas de néoplasmes infiltrés, sans irrégularités de la surface, le rein paraît plutôt augmenté de volume dans son ensemble que dans un point localisé par le développement d'une tumeur; il peut être alors bien difficile de dire si en réalité le rein est plus gros qu'un rein normal. Parfois, même avec des tumeurs corticales bien localisées, la saillie peut être assez petite pour ne pouvoir être appréciée. Tel ce petit sarcome que l'un de nous a opéré et dont le volume ne dépassait pas celui d'une cerise. Dans d'autres cas, comme chez notre opéré de l'observation 166, il s'agit d'une petite tumeur centrale, ne faisant aucune saillie à la surface du rein et ne déterminant aucune augmentation de volume de l'organe.

Parfois encore le néoplasme est développé dans la partie supérieure du rein et par conséquent inaccessible à la palpation. Enfin, il ne faut pas oublier que les résultats de l'exploration sont parfois très variables suivant que le médecin est expert ou non dans les manœuvres de palpation, suivant aussi que la paroi abdominale est plus ou moins grasse, plus ou moins tendue, que le malade est plus ou moins docile. Ces réserves faites, il est permis de se demander quelle est la proportion des tumeurs constatées au moment où le malade vient consulter son médecin et surtout quelle est la proportion des cas dans lesquels ce signe est constaté avant tous les autres.

Sur 83 cas d'adultes, la tumeur, dit Heresco, s'est montrée 19 fois avant tout autre symptôme, soit dans 25 pour 100 des cas. Notre statistique, portant sur 257 cas, nous donne 53 fois la tumeur comme premier symptôme : soit une proportion de 20 pour 100.

Ces cas se répartissent ainsi, suivant la variété de la tumeur :

Adénomes	10 cas. Tumeur, 1er symptôme. 3	seule 3
Épithéliomas	118 cas. Tumeur, 1er symptôme. 26	seule . . . . . . 19 avec hématurie . 2 avec douleurs. . 5
Hypernéphromes . .	63 cas. Tumeur, 1er symptôme. 12	seule . . . . . . 10 avec hématurie . 1 avec douleurs. . 1
Sarcomes	34 cas. Tumeur, 1er symptôme. 6	seule . . . . . . 5 avec douleurs. . 1
Tumeurs diverses . .	32 cas. Tumeur, 1er symptôme. 7	seule . . . . . . 7 avec douleurs. . 0

Comme nous le verrons plus loin, chez l'enfant, la tumeur est beaucoup plus fréquente à titre de symptôme primitif.

Quant à la fréquence absolue de la constatation d'une tumeur pendant l'évolution de la maladie, elle est beaucoup plus grande. Guillet n'a noté l'absence de ce signe que quatre fois. Voici les résultats que nous donne notre statistique personnelle.

		Cas avec Tumeur	Tumeur seule	Tumeur et Hématurie	Tumeur et Douleurs	Tumeur Hématurie Douleurs
		—	—	—	—	—
Adénomes	13 cas	10	3	2	4	1
Épithéliomas. . .	145 —	120	24	41	11	44
Hypernéphromes.	77 —	69	13	28	6	22
Sarcomes.	72 —	59	29	14	12	14
Tumeurs diverses.	50 —	40	15	9	2	14

On voit que sur 303 cas dans lesquels les symptômes sont notés, la tumeur est constatée 255 fois, soit 84 fois sur 100. La tumeur est donc un symptôme encore plus fréquent que l'hématurie; nous avons vu, en effet, que la fréquence de l'hématurie chez l'adulte peut être évaluée à 65 pour 100 des cas.

La proportion des cas avec tumeur suivant la variété de néoplasme, est la suivante :

Épithéliomas	82	pour 100
Hypernéphromes	89	—
Adénomes	75	—
Sarcomes.	81	—
Tumeurs diverses.	80	—

Le volume de la tumeur est extrêmement variable. Israël, par son procédé de palpation, a pu reconnaître des néoplasmes de dimensions extrêmement réduites, comme une cerise. Trop souvent l'augmentation de volume du rein est beaucoup plus marquée : le néoplasme arrive à occuper toute la moitié de l'abdomen dans laquelle il est développé. Dans la majorité des cas que l'on observe, il déborde les fausses côtes et arrive à la ligne ombilicale ou la dépasse.

1° **Inspection.** — A l'inspection de la région abdominale, on constate quelquefois une différence entre les deux côtés : le fait est naturellement d'autant plus évident que le néoplasme a pris un développement plus considérable : il faut pour cela examiner avec soin et par comparaison les deux côtés de l'abdomen. L'épaisseur et le degré de tension de la paroi sont aussi à considérer. Chez des malades à paroi chargée de graisse, une tumeur passe aisément inaperçue alors que la même tumeur, sans présenter d'accroissement notable, devient très facile à percevoir lorsque le malade a subi un certain degré d'amaigrissement qui est l'indice de la cachexie commençante. C'est surtout chez les enfants que l'on peut ainsi, à la simple inspection, faire le diagnostic de la tumeur. La circulation abdominale complémentaire n'est pas un signe bien fréquent ; on ne l'a guère observée que dans les tumeurs très volumineuses, principalement chez des enfants. Elle serait due à l'oblitération de la veine porte et serait par conséquent bien plus habituellement observée à droite qu'à gauche. Lorsque la veine cave est complètement oblitérée, on peut voir, outre la dilatation des veines abdominales superficielles, l'inversion du cours du sang dans les veines, ce dernier se faisant de bas en haut vers le thorax.

Il est rare que l'inspection de la région lombaire donne des résultats appréciables ; on sait que la déformation de cette région est due beaucoup plus souvent aux collections périnéphrétiques ; on ne l'observe pour ainsi dire jamais, dit Guyon, dans le cas de tumeurs. Dickinson l'aurait cependant constatée dans un cas de tumeur maligne du rein extrêmement vasculaire.

2° **Palpation.** — La technique de l'exploration du rein par la palpation s'est très notablement améliorée dans ces dernières années. A côté de la palpation simple ont pris place des procédés plus perfectionnés, ceux de Guyon et d'Israël, qui permettent souvent de saisir une tumeur du rein presque à son début. Nous décrirons successivement ces divers procédés, mais nous donnerons au préalable quelques indications sur les manœuvres destinées à en faciliter l'application.

La recherche du rein par la palpation, quel que soit le procédé employé, donne des résultats très inégaux suivant les malades, suivant le côté, etc. L'épaisseur de la paroi abdominale atténue, en effet, très sensiblement, la précision des résultats : tel malade présentera une paroi épaisse, tendue, sous laquelle passera quelquefois inaperçu un néoplasme de moyen volume. Au contraire un abdomen souple, dépressible, permettra de reconnaître facilement une légère augmentation de volume. On comprend que dans ces conditions, on ait cru indiqué, dans quelques circonstances, de recourir à l'anesthésie générale qui relâchera la paroi abdominale et rendra l'exploration beaucoup plus facile. Dans tous les cas, si nous croyons inutile de recourir à la chloroformisation dans le seul but de faciliter le palper, il est bon de ne pas oublier cette exploration, avant toute intervention, lorsque le malade aura été endormi dans un autre but. Il faut savoir aussi que les renseignements donnés par la palpation sont variables selon le côté de l'abdomen que l'on explore. A droite, en effet, le rein est immédiatement en rapport avec la grosse masse de foie qui ne lui permet pas de remonter au-dessus de sa situation normale : toute augmentation de volume tendra donc à abaisser le rein, à lui faire dépasser le rebord des fausses côtes et à le rendre par conséquent appréciable à la palpation. Il n'en est pas de même à gauche : de ce côté, en effet, l'organe peut parfaitement se développer du côté du diaphragme sous lequel une tumeur peut se cacher longtemps avant de devenir perceptible. Il n'est pas jusqu'au siège de la tumeur qui n'ait de l'importance : un néoplasme du pôle supérieur du rein aura de la tendance à se développer en haut ; il échappera par conséquent à la palpation : même lorsqu'il sera devenu assez considérable pour repousser au-dessous des fausses côtes l'extrémité inférieure de l'organe, celle-ci n'étant pas modifiée dans son volume, ne donnera pas la sensation de tumeur : or, l'on sait que bien souvent la région inférieure du rein est seule perceptible à la palpation. Ajoutons que le rein sain, non déplacé, n'est pas appréciable à la palpation.

a) **Palpation simple.** — Ce procédé n'est plus que rarement employé. Le malade étant couché, dans le décubitus dorsal, la paroi abdominale relâchée au maximum, le chirurgien se place soit du côté du rein malade, soit du côté opposé : il applique les deux mains sur la région rénale et déprime progressivement la paroi abdominale en suivant les mouvements de la respiration. On peut arriver ainsi à obtenir, profondément, la sensation de tumeur, à reconnaître son volume, sa forme, sa résistance. Mais il est nécessaire que le néoplasme ait pris un développement assez considérable. Dans les tumeurs de petit volume, ce mode d'exploration ne donne aucun résultat : c'est qu'en effet, la résistance de la paroi, lorsque la tumeur est profonde, se confond avec celle du rein et ne peut être aisément distinguée. Pour obvier à cet inconvénient, il faut avoir grand soin de palper en cadence et de déprimer la paroi abdominale à chaque expiration, en conservant pendant l'inspiration suivante le terrain gagné.

La palpation simple de la paroi abdominale n'a pas une importance directe très grande dans les tumeurs du rein ; elle ne doit pourtant pas être négligée, parce qu'elle nous renseigne mieux que tout autre moyen d'exploration sur la portion du foie qui peut dépasser le niveau des fausses côtes. Depuis bien des années, Albarran a insisté sur les erreurs grossières qu'on commet souvent dans l'appréciation du volume des tumeurs du rein, parce qu'on ne tient pas compte du foie. Il est très fréquent de voir le bord antérieur du foie descendre à plusieurs centimètres au-dessous des fausses côtes ; une lame hépatique se trouve ainsi placée devant le rein qui paraît très augmenté de volume lorsqu'on l'explore par la palpation bimanuelle ou par le ballottement. Il est facile d'éviter cette cause d'erreur en ne négligeant pas d'explorer le foie par la percussion ou la phonendoscopie et plus simplement encore par le palper pendant les mouvements respiratoires qui font bien sentir le bord tranchant à direction oblique de la glande.

La *palpation de la région lombaire* est à peu près inutile et ne donne aucun renseignement important. Les tumeurs du rein, en se développant, deviennent en réalité des tumeurs abdominales. On peut bien, parfois, en couchant le malade sur le ventre ou sur le côté, trouver un peu moins de dépressibilité du côté malade : cela n'apprend pas grand'chose. Il faut savoir d'ailleurs que le plus souvent, lorsque le malade est placé sur le côté sain ou sur le ventre, la tumeur se déplace en avant et la région lombaire devient aussi dépressible que celle de l'autre côté.

Nous indiquerons encore, sans attacher d'autre importance à cette constatation, que Guillet a pu, chez un malade, en le plaçant dans la position genu-pectorale, en soupesant le flanc avec une main appliquée sur l'abdomen, et en comparant entre elles les régions symétriques, acquérir la notion que l'un des flancs était plus pesant que celui du côté opposé.

Ce sont là de petits moyens qu'on laissera de côté d'habitude, pour se borner aux procédés d'exploration vraiment utiles.

b) **Palpation bimanuelle.** — Lorsque, comme nous venons de l'indiquer, on applique les deux mains sur la paroi abdominale antérieure pour la refouler et arriver au contact du rein, on a bien des chances de repousser ce dernier sous les fausses côtes et par conséquent, de ne pas obtenir de résultats. Il faut que la tumeur soit assez volumineuse pour qu'il en soit autrement : chez les enfants, par exemple, ce procédé d'exploration réussit souvent. Mais il est bien préférable de maintenir le rein au moyen de la main appliquée sur la région lombaire et de chercher à prendre l'organe entre les deux mains. Il est nécessaire, pour cela, de bien placer la main lombaire, et la première condition est d'apprécier bien nettement l'angle costo-sacro-lombaire : il est très facile de reconnaître le bord saillant de la masse musculaire sacro-lombaire et la dernière côte, et de placer l'extrémité des doigts dans l'angle formé par ces deux saillies : on est sûr, ainsi, en déprimant la région, d'arriver sur la face postérieure du rein et non au-dessous de son pôle inférieur comme cela se produit lorsqu'on applique la main dans l'espace qui sépare la crête iliaque de la dernière côte. De la sorte, on maintient bien le rein par sa face postérieure, à la condition de déprimer la région lombaire avec l'extrémité des doigts recourbés en crochet. L'autre main, appliquée sur la paroi abdominale antérieure, la refoulera progressivement en profitant de chaque expiration, et l'on pourra arriver à saisir ainsi l'organe entre les deux mains : il sera possible alors d'en apprécier le volume, la forme, la consistance, la sensibilité, etc.

Pour procéder à cette exploration, il est nécessaire que le malade soit couché et dans le relâchement musculaire le plus complet, les jambes allongées. Pour explorer le rein droit, le chirurgien se place à la droite du malade : il insinue la main gauche entre le lit et le corps du malade et l'applique sur la région lombaire à l'endroit indiqué, tandis que la main droite va déprimer la paroi abdominale au-dessous des cartilages costaux à peu près au niveau du bord externe du muscle droit en essayant de s'insinuer le plus possible au-dessous des côtes. Pour le rein gauche, la position est inverse : l'opérateur se met à gauche du malade : il insinue sous lui sa main droite et applique sa main gauche sur la paroi abdominale; mais ici, en raison de l'absence du foie, il est plus facile de refouler un peu la paroi au-dessous des fausses côtes, afin de remonter le plus haut possible et de bien atteindre la face antérieure du rein, plus élevé de ce côté.

Ce procédé d'exploration donnera d'habitude des résultats bien supérieurs à ceux de la palpation simple.

c) **Ballottement rénal de Guyon.** — Guyon nous a fait connaître, sous le nom de ballottement, un procédé de palpation qui rend des services journaliers en clinique. A notre avis, c'est de tous les moyens d'exploration manuelle du rein, celui qui donne, dans la plupart des cas, le plus de renseignements.

Voici comment l'un de nous l'a sommairement décrit[1].

Le malade est couché sur le dos, la tête basse; exceptionnellement, dans certains cas de rein mobile, on le place à demi-assis, le tronc relevé. Le chirurgien se place sur le côté à examiner, à droite pour le côté droit, à gauche pour le côté gauche, sans essayer de passer les mains par-dessus le malade, pour sentir le rein de l'autre côté. La main du chirurgien qui correspond à la tête du malade, la main gauche pour le côté droit, est placée

1. ALBARRAN. In *Traité de chir.* de Le Dentu-Delbet, t. VIII, p. 601.

en arrière, dans l'angle que forme la dernière côte avec la masse sacro-lombaire, comme nous l'avons dit pour la palpation simple : cette main ne change pas de place pendant toute l'exploration. La main antérieure est placée à plat sur la paroi abdominale latérale, vers le bord externe du muscle droit, la pointe des doigts au-dessous de la dernière côte : cette main suit les mouvements respiratoires, et déprime doucement la paroi avec la pulpe des doigts qui restent étendus et non recourbés en crochet. Les mains ainsi disposées, on imprime avec les doigts de la main postérieure qu'on fléchit brusquement, une série de petites secousses, et la main antérieure se borne à recueillir les sensations que peut donner le rein déplacé par les secousses qu'on lui imprime. Si on ne sent rien, il faut déplacer la main de devant, l'enfoncer un peu plus, la mettre un peu plus en dehors ou en dedans, mais toujours, la main postérieure restant à la même place imprime ses secousses dans l'angle formé par la masse sacro-lombaire et la dernière côte.

A l'état normal, même chez les individus maigres et à paroi souple, le ballottement du rein n'existe pas. Pour que ce ballottement soit perçu, il faut ou que le rein soit mobile et déplacé, ou qu'il soit augmenté de volume.

Le ballottement ne permet pas seulement d'apprécier la mobilité du rein et le volume de la glande; il donne encore de précieux renseignements sur sa forme, sa consistance et sa sensibilité, et permet souvent une grande précision dans le diagnostic.

Le ballottement lombaire n'est pas un signe pathognomonique d'augmentation de volume ou de déplacement du rein. Albarran a montré, en 1890, et plusieurs autres observations ont confirmé ce fait, que le ballottement peut se rencontrer dans différentes affections des organes voisins du rein, mais à la condition qu'il y ait contact avec la paroi lombaire. C'est ainsi que le ballottement a été constaté dans un cancer du jejunum (Albarran), dans le carcinome du foie et dans la distension de la vésicule biliaire (Broca, Le Dentu), dans le cas d'adhérences du côlon et du mésentère avec le foie (Le Dentu), dans les foyers enkystés de péritonite tuberculeuse (Sachs), dans l'appendicite (Reclus), dans un kyste du pancréas (Hartmann), et dans le foie mobile (Genouville, Albarran). Ces faits sont d'ailleurs exceptionnels, et, dans la clinique courante, le procédé du ballottement reste le meilleur mode d'exploration du rein.

Nous compléterons ce qui a trait au ballottement rénal en reproduisant les pages que M. Guyon consacre, dans ses *Leçons*, à son procédé[1].

« Le ballottement rénal supplée en partie à ces insuffisances c'est un adjuvant fort utile de la palpation. Grâce à un artifice d'exploration que nous allons décrire, on peut en le déterminant reconnaître très aisément, et examiner avec précision la face antérieure du rein pour peu qu'elle déborde les côtes. Cela nous met donc en mesure de constater les premiers degrés d'un déplacement ou d'une augmentation de volume; mais cela nous permet aussi d'étudier avec fruit ce que nous arrivons à sentir.

« C'est en effet le précieux avantage de ce mode de palpation que la netteté des sensations qu'il fait si facilement et si rapidement recueillir. Elles permettent de déterminer la position du rein, de dessiner ses contours, d'en faire la mensuration, de le délimiter exactement, de reconnaître l'état lisse, de sentir les bosselures et même de présumer la consistance. S'en tenir à la simple constatation de choc pour admettre qu'il y a « ballottement rénal », serait donc fort insuffisant. L'on pourrait, en procédant de la sorte, facilement arriver à l'erreur. Le soulèvement de la paroi postérieure de l'abdomen, pour peu que la main qui doit agir sur la région lombaire soit « mal placée », peut en effet transmettre un choc, à plus forte raison cette sensation serait-elle fournie par toute partie interposée entre les deux parois. Il ne faut pas seulement avoir une sensation de choc pour admettre qu'il y a « ballottement rénal »; il faut la bien définir, il faut aussi bien placer la main, afin que la manœuvre qui le produit se fasse dans des conditions déterminées.

« La position de la main postérieure ou plutôt des doigts est, nous l'avons déjà dit, soumise à une règle fixe. Pour procéder à la palpation simple, de même que pour déterminer le ballottement rénal, « il faut agir dans l'aire du triangle costo-vertébral ». C'est là que le rein a normalement contact avec la paroi lombaire, et c'est encore là, on ne peut trop s'en souvenir, que persiste ce contact, lorsqu'il y a augmentation de volume sans

1. Tome II, p. 260-265.

déplacement. La condition de la production du ballottement rénal est précisément dans ce contact. J'ai particulièrement insisté sur ce fait.

« On ne peut oublier que seul de tous les organes intra-abdominaux, le rein occupe normalement la fosse lombaire et qu'il est entièrement sous-péritonéal. On constate, en étudiant la mobilité de cet organe, qu'il peut entièrement abandonner la fosse lombaire, déserter son habitation, mais on l'y ramène aisément.

« L'étude de l'évolution des tumeurs rénales démontre de plus que, si leur développement les oblige à se diriger vers l'abdomen, elles ne cessent pas d'être lombaires. Elles deviennent « lombo-abdominales » et ne sont purement abdominales que lorsque l'ectopie a précédé la néoformation. Le rein ne perd pas aisément le contact lombaire, le contact originel, ou le reprend facilement. Les tumeurs qui ont conservé le contact lombaire ou auxquelles on le fait reprendre, sont donc celles qui ont les chances les plus sérieuses d'être rénales.

« Aussi ne faut-il pas croire qu'il suffise qu'une tumeur de l'abdomen soit mobilisée par des pressions exercées à travers la paroi postérieure du flanc, pour que le ballottement ainsi obtenu mérite d'être appelé rénal. Il ne peut être ainsi qualifié, nous le répétons, que lorsque la pression qui le détermine a été exercée d'une façon précise dans l'angle costo-vertébral, le plus possible vers son sommet. C'est la condition essentielle.

« Pour *obtenir le ballottement rénal*, le sujet doit être couché dans la position dorsale que nous avons déjà décrite, les mains du chirurgien placées comme pour la palpation. Plus encore que pour cette exploration, il importe de se mettre du côté même que l'on examine. Chercher à produire le ballottement en passant les mains par-dessus le malade, expose toujours à faire une manœuvre imparfaite. La main abdominale n'a pas besoin d'exercer de pression ; très intimement appliquée à la paroi, elle la déprime à peine. Une pression trop énergique irait contre le but qu'on se propose ; il faut, au-devant du rein, un espace libre dans lequel il puisse se mouvoir, et il ne faut pas provoquer les muscles. Les secousses se succèdent rapidement, elles se font sur place. Elles sont imprimées par la flexion répétée des phalanges, et non par les doigts tout entiers ; on agit ainsi directement dans l'aire du triangle qu'on ne s'expose pas à quitter. Changer la position de la main postérieure pour piétiner la paroi lombaire pourrait conduire à ne pas propulser le rein ou à propulser autre chose, à déterminer des contractions musculaires ou du chatouillement. Nous savons quel est l'endroit précis où l'on se met en communication avec la face postérieure du rein, c'est là qu'il faut agir. Les secousses peuvent être multipliées autant que le chirurgien le jugera utile; nous n'avons jamais vu le moindre inconvénient à prolonger ou à répéter l'exploration, à la faire pratiquer par les assistants après l'avoir exécutée nous-mêmes.

« Lorsque nous avons, pour la première fois, perçu le phénomène, lorsque nous avons constaté qu'il pouvait être reproduit toutes les fois que le rein était augmenté de volume, nous avons cru que notre petite découverte avait une double portée. Il était, en effet, naturel de penser que la condition nécessaire à la production du ballottement était la mobilité du rein. Aussi, lorsque nous eûmes l'occasion de parler de ce nouveau symptôme, devant le congrès français de chirurgie de 1886, à propos du diagnostic des néoplasmes vésicaux, nous étions-nous cru autorisés à dire que toutes les fois que le rein augmentait de volume il devenait mobile. Cependant il nous fut bientôt démontré par les autopsies que, malgré leur mobilisation possible, les tumeurs rénales n'étaient pas réellement mobiles ; alors même que des adhérences les attachaient à la paroi lombaire, le ballottement pouvait néanmoins se produire. Le ballottement témoignait donc seulement de l'augmentation de volume du rein, mais n'impliquait pas qu'il fût libre de liens pathologiques. La mobilité n'a de valeur au point de vue de la non-adhérence du rein que lorsque l'organe peut être aisément déplacé dans le sens transversal et dans le sens vertical. La mobilisation dans le sens antéro-postérieur (c'est-à-dire le ballottement) lorsqu'elle est isolée, n'a pas de signification.

« C'est un soulèvement en masse qui est opéré par les secousses imprimées au niveau de la fosse lombaire; le rein n'est pas lancé en avant pour retomber ensuite sur le doigt qui l'a poussé, on ne sent pas de choc en retour. Aussi, le phénomène, lorsqu'on l'analyse, diffère-t-il de celui qui porte en obstétrique le nom de ballottement fœtal. Mais si le mécanisme diffère, la sensation est identique. La dénomination de ballottement que nous avions primitivement donnée à ce phénomène, nous a paru devoir être néanmoins conservée. Nous n'insisterons pas sur cette question du mécanisme; elle a été étudiée dans tous ses points, dans la description de notre élève M. Clado. C'est de la valeur du ballottement pour le diagnostic des augmentations de volume du rein que nous devons en ce moment nous occuper.

« Un premier fait ressort de la description que nous venons de faire : la manœuvre du ballottement perfectionne et étend le champ de l'exploration directe du rein. Jusqu'à quel point l'étend-elle? Nous ne saurions le dire, mais elle fait certainement surprendre de très légers déplacements et de faibles augmentations de volume. Nous en avons eu souvent la preuve en explorant, pendant et après leurs accès, des malades atteints de coliques néphrétiques, d'accès aigus de néphrite ou des sujets offrant des pointes de néphroptose. Chez les premiers, le rein perçu au-dessous des côtes, cessait d'être reconnaissable lorsqu'elles étaient terminées.

« Nous avons pu, d'autre part, nous assurer, par des examens réitérés, qu'à l'état normal le rein ne pouvait être senti. Même chez la femme et à droite, ce n'est que très exceptionnellement que nous avons eu le contact de son extrémité inférieure. Il est donc légitime de conclure que, lorsque la pointe ou la face antérieure du rein sont nettement perçues par le ballottement, il y a une petite augmentation de volume ou un léger déplacement. Cette constatation, rapprochée de celles que permet l'étude des troubles fonctionnels, peut aider de la façon la plus efficace à établir ou à confirmer le diagnostic.

« Mais par cela même que le ballottement ne saurait faire sentir le rein normal, il est plus incapable encore de servir à l'étude si importante de l'amoindrissement de son volume et de son absence.

« Le ballottement ne peut être utilisé que pour deux choses : il permet de constater le déplacement du rein, de le surprendre dès son début et de nettement apprécier l'augmentation de volume. L'on peut, grâce à lui, se rendre compte de l'augmentation d'une façon plus certaine et plus précise qu'avec la palpation, et par cela même la découvrir de bonne heure. Ce mode d'exploration aide efficacement à établir le diagnostic précoce des tumeurs du rein. »

d) **Ballottement croisé.** — Nous décrirons sous ce nom un procédé de palpation rénale qui nous a été indiqué par un de nos internes les plus distingués, M. Jean Petit (de Niort), et qui nous a permis dans quelques cas de sentir des augmentations de volume du rein que nous n'avions pu constater par les autres procédés.

Au lieu de se placer du côté à examiner, le chirurgien se place de l'autre côté du malade. Soit une exploration du rein gauche. Le malade étant couché sur le dos et le chirurgien placé à sa droite, on passe l'avant-bras gauche au-dessous du malade pour aller insinuer les doigts dans sa région lombaire gauche, dans l'angle formé par la masse sacro-lombaire et la dernière côte; la main droite du chirurgien, passant par-dessus l'abdomen du malade, va se placer sous le rebord costal, au niveau du bord externe du muscle droit. Les secousses imprimées au rein par la main gauche placée au-dessous du malade, déplacent l'organe qui vient heurter la main droite placée en avant.

e) **Procédé d'Israël.** — Israël a fait connaître, en 1889, un procédé de palpation souvent utile; mais pour tirer de ses manœuvres toute l'utilité possible, il est nécessaire de réunir de bonnes conditions d'examen. Il faut que la paroi soit peu chargée de graisse, qu'elle ne présente aucune résistance soit par le fait de la contraction des muscles abdominaux, soit par distension gazeuse de l'intestin; il faut encore qu'il n'y ait pas un trop grand éloignement entre les dernières côtes et la crête iliaque : la lordose physiologique, très prononcée chez certaines femmes, est une condition favorable, qui rapproche les reins de la paroi abdominale antérieure. Enfin, il est bon, avant l'exploration, de vider complètement le gros intestin qui constitue un obstacle sérieux.

On met le malade dans le décubitus latéral qui relâche la paroi et porte le rein en avant; les cuisses et les jambes doivent être fléchies, la respiration lente et profonde, la bouche ouverte. Pour examiner le rein gauche, par exemple, il faut que le malade soit couché sur le côté droit; le chirurgien est tourné vers la tête du malade ; il applique les doigts de la main droite sur la région lombaire, la main gauche reposant sur la région correspondante de la paroi abdominale, de façon que la pulpe de l'index et du médius se trouve environ à deux travers de doigts au-dessous de l'union des 9e et 10e côtes. A la fin d'une inspiration profonde, et au commencement de l'expiration suivante, la région lombaire est légèrement déprimée par la main droite, tandis que la main gauche refoule la paroi abdominale par de légers mouvements de flexion et d'extension imprimés aux doigts ; les doigts de la main gauche poussent le rein qui se trouve dans sa position la plus basse à ce moment-là, c'est-à-dire à la fin de l'inspiration ; lorsque l'expiration se produit, le rein remonte et ce mouvement d'ascension facilite beaucoup l'examen.

On a dit que le rein était immobile et on a fait même de ce caractère un élément important de diagnostic différentiel entre les tumeurs du rein et celles du foie et de la rate qui s'abaissent à chaque mouvement du diaphragme. Israël fait remarquer que c'est là une erreur : il suffit en effet d'avoir assisté à une opération sur le rein pour se rendre compte que cet organe est parfaitement mobile avec les mouvements de la respiration : il n'en est pas de même, bien entendu, lorsque le rein est fixé par des adhérences. Mais dans le premier stade d'une tumeur, ces adhérences sont exceptionnelles et les mouvements imprimés à la tumeur par le diaphragme facilitent beaucoup la perception du rein et de ses inégalités.

Lorsqu'un rein de grosseur normale n'est pas anormalement mobile, dit Israël, on peut toujours palper son tiers inférieur et même sa moitié inférieure. On sent alors une surface lisse, légèrement convexe, à bords arrondis, sans angles. Si, à gauche, on perçoit un organe à bord antérieur saillant, on est sur la rate, c'est-à-dire trop en dehors. A droite, le seul organe qui puisse créer une confusion est le foie ; il se caractérise par son bord antérieur tranchant qui doit se séparer nettement du rein par une dépression dans laquelle on peut introduire l'extrémité des doigts.

Tel est le procédé d'exploration d'Israël : on voit qu'il repose essentiellement sur ce fait que, le malade étant couché sur un côté, le rein du côté opposé, de même que les autres organes abdomimaux, ont de la tendance à descendre dans l'abdomen et à abandonner l'abri costal qui gêne l'exploration dans le décubitus dorsal. Nous ajouterons qu'il est nécessaire de consacrer beaucoup de temps à ces manœuvres de palpation méthodique. De même que dans une chambre obscure il faut habituer ses yeux, dit Israël, de même, ici, il faut éduquer sa sensibilité.

Par l'application correcte de ce procédé, son auteur a obtenu des résultats vraiment remarquables. L'une des observations les plus intéressantes est la suivante qu'il a publiée dans la *Deutsche medicinische Wochenschrift*, 1896, n° 22. Chez un homme de 45 ans, il parvint, avec beaucoup de peine et de patience, à sentir sur la face antérieure du rein gauche, une tumeur demi-sphérique, grosse comme un noyau de cerise; comme il y avait des hématuries, on pensa que la tumeur proéminait dans le bassinet. Ce diagnostic si précis pouvant inspirer quelque doute, Israël fit faire, avant l'opération, dans un journal, un schéma de l'examen et de la situation topographique de la tumeur. L'opération permit de vérifier le diagnostic dans tous ses détails.

Israël a publié encore nombre d'autres observations : chez un enfant de 14 ans, atteint de sarcome du rein droit, il put reconnaître un rein non augmenté de volume à gauche, constatation importante au point de vue opératoire ; il en fut de même chez une femme de 35 ans, avec calcul du rein droit. Chez une femme de 50 ans, qui présentait une tumeur lisse, mobile, facilement réductible dans la région lombaire, il put s'assurer par l'appréciation de la grosseur et de la forme exactes, que ce n'était pas le rein et il put sentir très bien cet organe lui-même derrière la tumeur.

Nous avons nous-mêmes très souvent recours au procédé de palpation d'Israël qui nous a donné de précieux renseignements chez un grand nombre de malades. D'une manière générale nous croyons pourtant que le procédé du ballottement de Guyon est préférable. On voit en somme que le procédé d'exploration d'Israël peut donner des résultats très précis et mérite d'être conservé. Il est à remarquer du reste que comme le ballottement, ce procédé ne permet pas de reconnaître les tumeurs de la partie supérieure du rein.

f) **Procédé de Glénard.** — M. Glénard a décrit sous le nom de palpation néphroleptique, un procédé d'exploration qui est plutôt destiné à mettre en évidence la mobilité anormale d'un rein en ectopie qu'à palper une tumeur. Il comprend trois temps : l'affût, la capture et l'échappement. Le malade étant couché sur le dos, les cuisses étendues ou légèrement fléchies, on exécute successivement les trois temps. Pour le premier temps il faut placer les mains de la façon suivante : la main droite, si c'est le rein gauche, la main gauche, si c'est le rein droit, saisit le flanc, le pouce étant placé en avant, les autres doigts étant en arrière. La pince que forment le pouce et les autres doigts, saisit ainsi toute l'épaisseur de la région sous-costale, tandis que la main restée libre est appliquée sur la région abdominale antérieure, sur le prolongement du pouce. Les deux mains étant ainsi disposées, on recommande au malade de faire des inspirations profondes; le rein s'abaisse alors, et la main disposée en pince, perçoit un corps arrondi, résistant, qui glisse sous le pouce. Le 2e temps, la capture, consiste à saisir le rein : lorsque l'opérateur s'est bien assuré, au cours de deux ou trois inspirations successives, de l'abaissement du rein, il saisit le moment où, à la fin d'une inspiration profonde, le rein est dans la position la plus basse : il ferme alors la main appliquée sur le flanc, tandis que l'autre main, déprimant la paroi abdominale, empêche le rein de s'échapper. Pour que cette manœuvre réussisse bien, il faut naturellement que le rein soit saisi aussi près que possible de son extrémité supérieure, c'est-à-dire tout près des fausses côtes. Dans le 3e temps, l'échappement, la main qui a saisi le rein le laisse échapper en l'énucléant comme un noyau de cerise; cette manœuvre permet de sentir les inégalités de la surface de l'organe.

Lorsqu'on veut se rendre compte du volume d'une tumeur rénale et en apprécier les caractères, il ne faut pas s'adresser exclusivement à un des procédés de palpation que nous venons de décrire; il convient, au contraire, de varier le mode d'exploration suivant les cas et de contrôler par un procédé les résultats qu'un autre aura donnés. En procédant ainsi, nous avons pu souvent diagnostiquer de petites augmentations de volume du rein et préciser même l'existence de sillons ou de petites bosselures à sa surface.

3° Recherche de la mobilité du rein. — Elle résulte des manœuvres que nous venons de décrire.

La mobilité spontanée existe, nous l'avons vu, dans nombre de cas de tumeurs du rein; mais s'il est facile de l'apprécier après l'incision de la paroi lombaire, il est beaucoup moins aisé de la mettre en évidence par le simple examen du malade. M. Tillaux conseille de marquer avec un crayon dermographique le point culminant de la tumeur; puis, il recommande au malade de faire de profondes inspirations : lorsque la tumeur est mobile, elle se déplace alors par rapport au point de repère et il devient possible d'apprécier le degré de ce déplacement. Mais nous répétons que les tumeurs du rein, surtout lorsqu'elles ont atteint un certain volume, contractent des adhérences qui suppriment plus ou moins sa mobilité.

On peut aussi apprécier le déplacement de la tumeur d'une autre façon : il arrive quelquefois que, le malade étant debout, elle descend dans la cavité abdominale et peut même arriver jusqu'à la symphyse. Morris a vu une tumeur du rein descendre d'un pouce au moment des grandes inspirations et tomber de son propre poids vers la région hypogastrique, lorsque le malade se levait. Hildebrandt dit même que dans les cas de ce genre, la tumeur peut être prise pour un rein mobile et il cite, à l'appui de ce fait, un cas dans lequel l'erreur de diagnostic fut commise. Il semble qu'elle ne puisse guère se produire que si le rein n'a pas subi un notable accroissement.

Il ne faut d'ailleurs pas oublier que le rein mobile peut être néoplasique; nous avons opéré trois fois des tumeurs s'étant développées dans des reins mobiles.

Quant à la mobilité provoquée, elle peut être constatée soit par le ballottement, soit par des manœuvres particulières.

Le ballottement provoque bien la mobilité du rein, comme nous l'avons vu, mais c'est une mobilité en masse; il peut parfaitement exister alors même que des adhérences fixent la tumeur aux organes voisins; la possibilité de cette manœuvre ne prouve donc pas absolument que le rein n'a pas contracté une union plus ou moins intime avec les tissus qui l'entourent. Avec quelque habitude du ballottement, on distingue pourtant très bien les mouvements qu'on imprime à une tumeur libre de ceux que l'on peut communiquer à une tumeur adhérente;

maintes fois il nous est arrivé de diagnostiquer ainsi les adhérences et de voir notre diagnostic confirmé par l'opération. Il est possible aussi, en agissant directement sur l'organe au moyen des mains appliquées sur l'abdomen et sur les lombes, de reconnaître, non pas la mobilité d'avant en arrière, mais la mobilité de dedans en dehors et de haut en bas.

4° **Battements et bruits de souffle.** — Nous savons, d'après notre étude anatomique, à quel point les tumeurs du rein sont quelquefois vasculaires. Elles peuvent l'être tellement qu'elles présentent parfois des pulsations isochrones à la systole cardiaque et même un bruit de souffle. Guillet rapporte que Ballard diagnostiqua un anévrysme de l'artère rénale alors qu'il s'agissait d'une tumeur du rein; mais ces constatations et ces erreurs de diagnostic sont en somme fort rares : elles forment la contre-partie du cas de Hodenpyl dans lequel un anévrysme de l'aorte fut pris pour un néoplasme rénal.

5° **Percussion.** — Nous avons dit en étudiant l'anatomie pathologique que, en règle générale, les tumeurs du rein se trouvent situées derrière le côlon : leur face antérieure doit donc être parcourue par une zone de sonorité correspondant à cette partie de l'intestin. Autrefois, en l'absence d'autres signes plus précis, on attachait une grande importance à cette constatation : elle en possède moins aujourd'hui. Au reste, elle est beaucoup moins fréquente qu'on ne le supposait. Sur 36 observations, Guillet a trouvé 11 fois la sonorité et 25 fois la matité : il s'en faut donc que la sonorité soit la règle. Notre expérience personnelle nous a donné des résultats analogues.

Ce phénomène est du reste variable suivant le côté. Guillet, sur 24 tumeurs siégeant à droite, les a trouvées 18 fois mates et 6 fois sonores; à gauche, sur 12 tumeurs, la matité existait 7 fois et la sonorité 5 fois.

Cette absence de sonorité peut tenir à diverses causes : ou bien le côlon a été rejeté à côté de la tumeur ou bien il se trouve bien au-devant d'elle, mais tellement aplati, qu'il ne donne plus de sonorité; il peut même être simplement rempli de matières fécales.

Le premier cas se présente assez fréquemment. Il nous suffira de rapporter comme exemple le fait de Malcolm dans lequel une tumeur du rein gauche présentait de la résonance en arrière, les trois cas de Guillet dans lesquels l'autopsie découvrit que le rein était en rapport immédiat avec la paroi abdominale, et plusieurs constatations analogues que nous avons faites en opérant.

Il arrive au moins aussi fréquemment que l'intestin, très aplati, ne donne pas de sonorité : c'est une constatation d'autopsie assez habituelle, et il faut savoir que les compressions larges ne donnent nullement naissance, d'habitude, aux accidents d'obstruction intestinale ; il est donc difficile de les reconnaître. Cependant, lorsque la paroi abdominale est souple et peu épaisse, on arrive à distinguer à la palpation une sorte de cordon épais à direction verticale, et lorsqu'on examine le malade pendant plusieurs jours, on voit quelquefois le cordon se gonfler et dessiner à la surface de la tumeur la saillie du côlon. On a même conseillé, afin de mettre ce signe en évidence, de dilater le rectum par des gaz (méthode de Minkowsky et Naunynn) ; mais cette manœuvre, qui pouvait présenter autrefois un certain intérêt, est aujourd'hui complètement abandonnée.

Nous venons de voir que la présence d'une bande sonore en avant de la tumeur n'est pas constante et qu'en somme la matité est la règle. La sonorité, lorsqu'elle existe, n'en présente pas moins une certaine importance : elle indique, en principe, que la tumeur est rétropéritonéale ; or, les tumeurs du rein ne sont pas les seules dans ce cas ; celles du pancréas, du mésentère, etc., repoussent aussi l'intestin en avant et sont, par conséquent, recouvertes d'une bande sonore. Il faut se souvenir aussi que d'autres tumeurs, ordinairement en contact avec la paroi abdominale, peuvent, par suite d'adhérences ou d'un développement anomal, en être séparées par une anse intestinale ; les tumeurs de la rate, du foie, de l'utérus, sont quelquefois dans ce cas ; mais le fait se présente surtout pour les kystes de l'ovaire. On voit donc que les tumeurs du rein ne sont pas les seules à donner une zone de sonorité antérieure ; mais en raison de la rareté relative des autres tumeurs présentant la même particularité, ce signe doit néanmoins, d'une façon générale, faire pencher le diagnostic vers un néoplasme rénal.

La percussion de la région abdominale est susceptible de

donner encore un autre renseignement. Du côté droit, en effet, la tumeur n'est pas d'habitude immédiatement adjacente au foie : elle en est séparée par une bande sonore qui peut fournir quelquefois un élément du diagnostic différentiel entre les tumeurs du foie et du rein ; mais cette deuxième zone de sonorité n'est pas plus constante que la première.

La percussion de la région lombaire est encore plus infidèle. Dickinson, Morris avaient pensé y trouver un signe distinctif des tumeurs de la rate ; celles-ci seraient séparées de la colonne vertébrale par une région sonore, tandis que le caractère essentiel de la matité rénale serait de se continuer sans interruption avec celle du rachis. Il faut bien reconnaître cependant que les résultats de la percussion lombaire manquent de précision. D'une part, à droite, la matité rénale se confond avec celle du foie ; d'autre part, le rein ne dépasse que très légèrement la masse sacro-lombaire qui le masque. En outre, M. Guyon fait remarquer qu'il suffit d'une contraction des muscles lombaires pour modifier le degré de matité. Enfin, lorsqu'on percute la région lombaire d'un sujet néphrectomisé, on n'observe aucune différence entre les deux côtés.

Le principal avantage de la percussion, c'est de servir, dans quelques cas, à compléter les renseignements donnés par le palper en permettant de mieux apprécier le volume des tumeurs rénales développées sur place. Dans certains cas, en effet, et surtout du côté gauche, le rein peut être très augmenté de volume et rester presque complètement au-dessous des côtes. C'est alors que la percussion peut réellement être utile en faisant constater la matité sous-costale que détermine la tumeur rénale.

6° **Phonendoscopie.** — Depuis plusieurs années, l'un de nous applique dans le service de notre maître, M. Guyon, la phonendoscopie de Bianchi à la recherche des augmentations de volume du rein.

Le phonendoscope de Bianchi se compose essentiellement d'une cupule métallique qui sert de chambre de résonance.

Cette cupule est formée d'un côté par une plaque percée de deux orifices où s'emboîtent deux tubes en caoutchouc, munis d'embouts qu'on introduit dans les oreilles ; de l'autre côté, par une lame d'ébonite flexible et maintenue par un ressort à boudin contenu dans la cavité de la cupule. Une deuxième lame d'ébonite est fixée au-dessus de la précédente : elle est percée d'un orifice garni d'un bouton fileté où vient se visser une petite tige cylindrique munie d'un bouton aplati. C'est ce bouton qui est appliqué sur la peau au niveau de l'organe examiné.

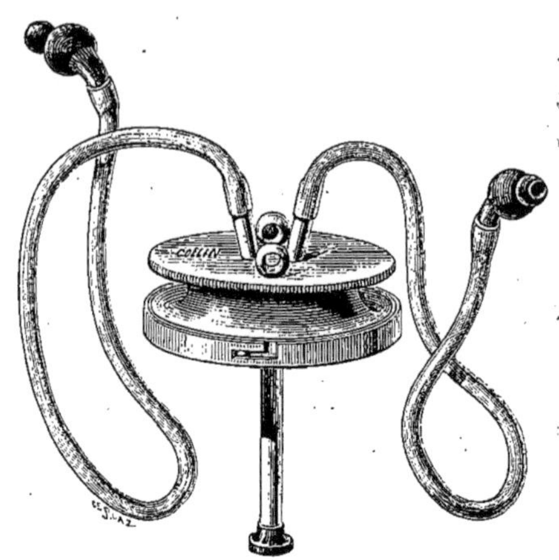

Fig. 85. — Phonendoscope.

Les embouts introduits dans les oreilles et l'appareil reposant par sa tige boutonnée sur l'un des points de projection de l'organe sur la paroi, on maintient légèrement le phonendoscope entre deux doigts de la main gauche, tandis qu'un doigt de la main droite exerce de légers frottements sur la peau circonvoisine. On entend alors des vibrations intenses qui s'éteignent dès que le doigt a dépassé les limites de l'organe. On note le point limite au crayon dermographique, et en répétant la même expérience en divers points, on arrive à établir une série de traits qui déterminent les lignes de démarcation des organes.

A l'aide du phonendoscope on peut bien délimiter les contours du rein lorsque cet organe est déplacé ou augmenté de volume. On peut même délimiter le rein normal, mais nous n'avons pu le faire dans tous les cas; il nous est arrivé de rester en doute sur l'existence même du rein. La recherche des tumeurs rénales et leur différenciation d'avec les organes voisins (foie, côlon, estomac surtout) sont, en échange, assez faciles dans un bon nombre de cas et on peut rapidement apprendre suffisamment la phonendoscopie pour pouvoir pratiquer ces explorations. Il est pourtant indispensable d'être familiarisé avec ce moyen d'exploration avant de se fier aux indications qu'il donne. Dans certains cas difficiles, le phonendoscope nous a rendu de réels services en nous permettant de délimiter avec une grande précision les contours respectifs de la tumeur, du foie et du côlon.

7° **Radiographie.** — A plusieurs reprises nous avons fait radiographier des tumeurs rénales sans que, dans aucun cas, nous ayons pu déduire de cette exploration une donnée diagnostique de quelque valeur. Hartmann, dans un cas, a vu l'ombre produite par la tumeur rénale et nous avons fait des constatations analogues, mais toujours en cas de grosse tumeur facile à diagnostiquer par tous les moyens employés : même dans ces cas nous n'avons obtenu que des contours peu distincts de la tumeur. Dans les cas difficiles, lorsque les tumeurs n'étaient pas grosses, nous avons échoué. Il faudra encore des perfectionnements techniques avant que la radiographie puisse être appliquée avec avantage au diagnostic des tumeurs du rein.

8° **Évolution clinique de la tumeur.** — Nous venons d'exposer les divers procédés propres à mettre en évidence une tumeur du rein. Nous devons maintenant suivre l'évolution clinique du néoplasme et noter ses caractères aux diverses périodes. A l'exemple de Guillet, nous distinguerons trois phases, suivant que la tumeur est petite, moyenne ou très grosse.

Au *début*, l'augmentation du volume de l'organe est faible : elle échappera donc à la plupart de nos moyens d'exploration. Cependant on pourra, même dans ces conditions, apprécier le néoplasme au moyen des divers procédés que nous avons indiqués.

Le ballottement donne dès cette époque de bons éléments d'appréciation. On pourra, grâce à lui, limiter nettement la tumeur et apprécier dans une certaine mesure sa mobilité. Il ne faut pas oublier du reste que le ballottement ne donne qu'une notion : l'augmentation de volume du rein; il faudra donc d'autre part reconnaître la cause de cette hypertrophie et la rattacher aux néoplasmes. Or, il est bien évident que lorsqu'on sera amené à explorer le rein, on sera guidé par un signe quelconque, l'hématurie par exemple, et, dans ce cas, la simple augmentation de volume de l'organe offrira un grand intérêt. Il ne faut pas oublier aussi, ainsi que nous l'avons fait remarquer, que des tumeurs autres que celles du rein peuvent ballotter.

Mais c'est surtout, semble-t-il, à cette période que le procédé d'Israël doive donner d'excellents résultats : son auteur a pu ainsi, on l'a vu, diagnostiquer des néoplasmes du rein de volume très réduit et même en indiquer les principaux caractères. Nous insistons encore sur les minutieuses précautions à prendre avant de pratiquer ce mode d'exploration, évacuation de l'intestin, relâchement des parois abdominales et même, au besoin, anesthésie générale; le diagnostic, à cette période, présente, ainsi que nous le montrerons, une trop grande importance pour qu'il soit permis de négliger cette ressource dans des cas exceptionnels.

A cette période de début de la tumeur, c'est en somme en s'adressant à l'un ou à l'autre de ces procédés d'exploration que l'on pourra reconnaître l'augmentation de volume de l'organe.

Dans la *deuxième période*, la tumeur a acquis un développement tel qu'elle dépasse le rebord des fausses côtes et devient facilement appréciable. A ce moment, on peut reconnaître à la simple inspection de l'abdomen une voussure du côté malade, ou même parfois une projection en avant des côtes inférieures. Tous les procédés de palpation permettent de sentir une tumeur profonde, aisément perceptible; mais c'est au ballottement que l'on devra les renseignements les plus importants à son sujet; il sera possible de la délimiter très nettement, d'en apprécier la forme, la situation, etc. La percussion permettra surtout à cette époque de reconnaître en avant de la tumeur la présence d'une bande sonore, car le côlon n'est pas encore refoulé et, d'autre part, le volume du néoplasme n'est pas suffisamment considérable pour le comprimer et le vider complètement. C'est encore à cette période que l'on devra s'adresser à la palpation et à la percussion de la région lombaire. Enfin, peut-être y aura-t-il lieu aussi de s'adresser à la radiographie. Dans le cas d'Hartmann, cité plus haut, la paroi abdominale était si tendue qu'il était impossible de percevoir le rein : les rayons de Röntgen permirent de constater sous la voûte diaphragmatique la présence d'une tumeur donnant une ombre à contour arrondi. Il faut se souvenir cependant qu'il est souvent bien difficile d'interpréter toutes les variations de teintes d'une radiographie abdominale et qu'un amas de matières fécales situé dans la région du rein pourra parfaitement donner l'impression d'une tumeur.

Enfin, dans une *dernière période*, la tumeur a envahi la plus grande partie de la cavité abdominale : tandis que jusqu'à présent, le difficile était de reconnaître l'existence même d'une tumeur, il devient très facile à ce moment de la constater, mais on est parfois gêné pour la rattacher au rein. Ici, en effet, plus de ballottement : impossible d'aller à la recherche du rein du même côté, dans le cas où la tumeur ne lui appartiendrait pas. On est obligé de s'en rapporter aux autres signes et en particulier aux hématuries : chez les enfants on n'a pas cette ressource et l'on est alors obligé de faire un diagnostic de probabilités, en se basant sur la fréquence des tumeurs malignes du rein à cet âge. En outre, la tumeur prend alors des adhérences avec d'autres organes et peut même pousser des prolongements qui deviennent la source d'erreurs de diagnostic ; les adhérences se font avec tous les viscères voisins, surtout avec le mésentère, le gros intestin, l'intestin grêle, l'épiploon : il peut même se produire des infiltrations néoplasiques multiples. Dans un cas de Graupner, un prolongement de la tumeur avait envahi le ligament large et l'ovaire et pénétrait ainsi jusque dans le petit bassin. Enfin c'est encore l'époque des métastases multiples dans les divers organes, métastases au milieu desquelles il est parfois difficile de discerner le point de départ de l'affection.

III. — Douleur.

La douleur, dans le cancer du rein, n'est ni constante, ni caractéristique, ainsi que Lancereaux l'a fait remarquer depuis longtemps. Elle peut se présenter suivant des modalités très diverses. D'autre part, sauf cas exceptionnels, son apparition est tardive ; elle ne saurait donc avoir une grande importance diagnostique. Cependant, nous avons remarqué que chez l'enfant, elle pouvait survenir assez souvent à titre de symptôme primitif. Ce n'est pas l'opinion de Heresco, qui a noté la tumeur, premier symptôme chez l'adulte, dans 27 cas sur 83, soit 33 pour 100, et chez l'enfant dans 6 cas sur 42, soit 14 fois pour 100.

D'une façon absolue, Guillet signale la douleur 63 fois sur 79 observations et déclare aussi qu'elle fait souvent défaut chez l'enfant.

En comptant les cas de notre statistique utilisables à ce point de vue, nous trouvons sur 257 observations 91 fois la douleur signalée comme premier symptôme chez l'adulte; soit une proportion de 45 pour 100. Ces cas se répartissent ainsi :

Adénomes	10 cas. Douleur, 1er symptôme . . . 2	seule . . . 2
Épithéliomas	118 cas. Douleur, 1er symptôme . . . 45	seule . . . 30 avec hématurie . 10 avec tumeur . . . 5
Hypernéphromes	63 cas. Douleur, 1er symptôme . . . 20	seule . . . 14 avec hématurie . 5 avec tumeur . . . 1
Sarcomes	34 cas. Douleur, 1er symptôme . . . 13	seule . . . 10 avec hématurie . 2 avec tumeur . . . 1
Tumeurs diverses	52 cas. Douleur, 1er symptôme . . . 11	seule . . . 8 avec hématurie . 3 avec tumeur . . . 0

Dans le cours de la maladie, la douleur, avec des caractères variables, est assez fréquente : sur 303 cas, nous la trouvons notée 134 fois, soit dans une proportion de 44 pour 100. Le tableau suivant indique les différences qui existent à ce point de vue dans les différentes variétés de tumeurs rénales.

		Cas avec Douleur	Douleur seule	Douleur et Hématurie	Douleur et Tumeur	Douleur Hématurie Tumeur
Adénomes	13 cas.	6	0	2	4	1
Épithéliomas	145 —	70	3	12	11	44
Hypernéphromes	77 —	32	0	4	6	22
Sarcomes	72 —	28	0	2	12	14
Tumeurs diverses	50 —	20	0	4	2	14

Ce tableau montre que le symptôme douleur est à peu près aussi fréquent quelle que soit la variété histologique de la tumeur; il montre aussi combien sont rares les cas où la douleur constitue à elle seule tout le cadre symptomatique.

La douleur est donc un signe inconstant mais qui n'est pas à négliger et qui indiquera parfois le côté atteint bien avant que les signes physiques ne viennent confirmer le diagnostic.

Son intensité est variable, modérée d'ordinaire; cependant, elle peut être extrêmement violente : le malade de Wagner était affecté de névralgies très douloureuses, analogues aux névralgies lombo-abdominales; celui de Péan avait été obligé, par l'intensité des symptômes douloureux, à s'aliter pendant plusieurs mois ; dans le cas de Brault, les douleurs amenèrent la mort par épuisement. Tout cela n'est cependant pas la règle et il n'est point rare d'observer des malades atteints de tumeurs volumineuses du rein et qui n'ont jamais ressenti de vraies douleurs. Tout au plus se plaignent-ils d'une pesanteur dans l'abdomen et dans la région lombaire.

Au reste, les caractères de ces phénomènes douloureux, très variables en eux-mêmes, semblent bien indiquer que l'origine n'en est pas unique.

Ils siègent très habituellement dans la région rénale et l'hypocondre : c'est ordinairement une douleur sourde, spontanée ; la marche, les mouvements, les secousses, l'exploration et même la pression exercée sur la tumeur ne les provoquent ni ne les augmentent ; mais les malades sont sujets à des exacerbations très douloureuses, de véritables crises qui peuvent s'irradier, soit vers le thorax, soit dans l'abdomen ou le testicule, soit dans la fesse et la cuisse du côté atteint. La propagation dans la région rachidienne doit faire penser à un envahissement des vertèbres par le néoplasme. Ces crises douloureuses n'ont aucun rapport avec les mouvements et surviennent aussi bien la nuit que le jour. Ces caractères les distinguent nettement de celles que l'on observe dans la lithiase rénale.

Il est probable que les causes en sont multiples. Comme dans tous les cancers, les phénomènes névralgiques avec irradiations sont dus vraisemblablement à des compressions nerveuses. Il est possible aussi, comme le pense Heresco, que la simple distension d'un kyste hématique, la congestion même de l'organe les provoquent. On peut les observer aussi au cas d'obstruction de l'uretère par un caillot : il s'agit alors de véritables coliques néphrétiques dues en partie à la migration du corps étranger, en partie à la distension du bassinet et de l'uretère. Il en était certainement ainsi dans un cas d'Albarran ; les crises douloureuses se reproduisaient tous les quatre ou cinq jours et précédaient toujours l'hématurie ; l'opération suivie d'examen microscopique démontra qu'il s'agissait d'un épithéliome à cellules claires. Ce sont là, du reste, des faits sur lesquels M. Guyon a depuis longtemps appelé l'attention. Il a fait remarquer que les douleurs des néoplasiques surviennent non seulement avant, mais encore pendant l'hématurie, ce qui prouve bien qu'elles sont dues à l'expulsion des caillots. On trouvera plusieurs exemples de ce genre dans nos tableaux d'observation.

En dehors des irradiations que nous avons indiquées, la douleur du cancer peut se localiser en des régions plus ou moins éloignées du rein. On l'observe quelquefois à l'hypogastre, soit qu'il s'agisse d'une cystite due au cathétérisme, soit qu'elle résulte simplement d'une irradiation de la douleur rénale. Les douleurs pourraient même être si exactement localisées à la vessie qu'on les aurait quelquefois rattachées à une lésion vésicale. Enfin, il ne faut pas oublier que lorsque l'hématurie est abondante, elle détermine la formation de caillots dans la vessie : les mictions peuvent dans ces cas devenir extrêmement douloureuses, et il peut être difficile de savoir si l'on a affaire à une lésion de la vessie ou des reins.

Il arrive que ces phénomènes douloureux ne sont pas localisés à l'appareil urinaire ; parfois, comme dans le cas de Griffon et Dartigues, une douleur épigastrique n'est que l'expression symptomatique d'une généralisation stomacale ou œsophagienne. Mais on voit aussi se produire des crises gastralgiques, d'une intensité parfois très pénible, difficiles à expliquer et créant une symptomatologie des plus troublantes. Kelynack, par exemple, rapporte un cas (222) dans lequel les douleurs, accompagnées de vomissements, apparurent plusieurs années avant que l'attention fût attirée du côté du rein ; il en fut de même pour un malade de Delagenière et l'on porta, dans ce cas, le diagnostic d'hydronéphrose intermittente. On a signalé aussi dans quelques cas l'existence de douleurs, parfois très intenses, à caractère névralgique, siégeant dans le testicule (obs. de Nitze, Swift). Enfin, il faut noter encore une observation de Kelynack dans laquelle l'affection débuta par une céphalalgie persistante.

IV. — Caractères de l'urine ; troubles de la miction.

1° Caractères de l'urine. — D'habitude, l'analyse chimique des urines ne donne pas de renseignements importants.

La *quantité* n'est pas modifiée, ce qui n'a rien de bien sur prenant, même avec un néoplasme très volumineux, car la quantité de l'urine éliminée par un rein n'est nullement en rapport avec son pouvoir fonctionnel. On sait, en effet, que les reins hydronéphrotiques réduits à une poche d'apparence fibreuse peuvent fournir encore une grande quantité de liquide. Il faut se souvenir aussi que la tumeur n'a généralement pas envahi tout le rein et qu'une grande partie du parenchyme peut encore fonctionner utilement. Guillet dit cependant que l'oligurie a été notée dans un cas de Wagner; il s'agissait d'un sarcome diffus des deux reins et peut-être, en effet, la diminution des urines aurait-elle quelque importance pour le diagnostic de la bilatéralité de la lésion. Gussenbauer signale deux observations dans lesquelles à la suite des hématuries, on constata une anurie de durée variable qui céda spontanément.

Il y a quelques années, on attachait beaucoup d'importance au dosage de l'*urée* chez les cancéreux; Thiriar, Rommelaere, etc., en avaient fait un signe important; il semble bien établi actuellement que la diminution de l'élimination azotée chez les cancéreux est due simplement à l'insuffisance de l'alimentation; tout au plus pourrait-on rechercher ce signe au cas de tumeur difficilement appréciable par d'autres procédés. Encore trouverait-on de nombreuses observations de cancer dans lesquelles l'azoturie était normale ou même supérieure à la normale. Albarran n'a jamais trouvé l'hypoazoturie que dans le cas de cachexie avancée. Il faut encore noter la diminution de la quantité d'urée qui peut être observée dans les tumeurs bilatérales : c'est ainsi que Rowsing fit le diagnostic de cancer du rein en se basant sur la diminution de l'urée dans un cas où il s'agissait, comme chez le malade de Wagner, d'un cancer bilatéral.

Il n'y a donc pas lieu de donner ici, à la diminution de l'excrétion azotée étudiée dans la totalité de l'urine émise par les deux reins, plus d'importance qu'on ne lui en accorde pour les autres tumeurs. Nous verrons plus loin qu'il n'en est pas de même lorsqu'on considère la seule excrétion d'urée du rein malade et qu'on la compare à celle du rein sain.

L'*albuminurie* est très fréquente dans les tumeurs du rein. Hildebrandt l'a trouvée constamment dans ses observations. Nous l'avons rencontrée nous-mêmes chez plusieurs de nos malades. Très fréquemment, elle est en relation avec des hématuries antécédentes ou concomitantes. Il faut se méfier à ce sujet de ces petites hémorragies microscopiques qui sont suffisantes à déterminer l'apparition de l'albumine. Il ne faudrait pas croire cependant qu'il en est toujours ainsi : bien souvent, l'albuminurie existe indépendamment de l'hématurie, et il suffira de faire remarquer à ce sujet qu'elle est très fréquente chez les enfants, alors que chez eux, le sang apparaît très rarement dans les urines. Il faut assurément incriminer ici cette néphrite interstitielle périnéoplasique dont nous avons déjà indiqué les caractères anatomiques. Au reste, l'albuminurie est bien rarement abondante; habituellement, elle ne s'élève pas au-dessus de quelques centigrammes par litre.

La présence du *sucre* paraît exceptionnelle dans les observations; cependant Hildebrandt aurait rencontré la glycosurie dans tous les cas. Chez tous nos malades, l'analyse chimique de l'urine a été faite : dans aucun cas, nous n'avons trouvé du sucre.

Il est rare que l'*examen microscopique* des urines, hors le cas d'hématurie, donne des résultats appréciables. Cependant, à part les globules rouges, on peut rencontrer du pus, des cylindres hématiques, du carbonate de chaux et des *cellules néoplasiques*. Ce dernier élément est de beaucoup le plus important, il est malheureusement peut-être aussi le plus rare. En outre, il faut se souvenir que les cellules cancéreuses n'ont rien de caractéristique par elles-mêmes : on ne pourrait guère tirer de conclusions précises de la présence, dans le champ du microscope, d'éléments isolés; d'autre part, ceux-ci s'altèrent assez rapidement dans l'urine. Il est donc nécessaire, en réalité, d'examiner de véritables débris de tumeur si l'on veut tirer parti de ce détail : mais le cas est bien exceptionnel. Lauer, Anderson, Whitehead, Penrose ont pu trouver dans l'urine des débris de sarcome. Dans un cas de Bräuninger, le malade apporta à la consultation un petit caillot qui fut examiné et dans lequel on trouva des cellules fusiformes et de grosses cellules rondes en dégénérescence graisseuse; il s'agissait d'une strume surrénale qui fut opérée et guérie. Dans une observation de Busse, l'examen des urines montra, à côté des hématies, des débris cellulaires et de grosses cellules provenant du rein. Graser trouva aussi des particules de la tumeur dans l'urine de son malade. Rowsing, dans deux cas d'hématurie néoplasique sans tumeur, trouva dans l'urine des cellules atypiques rondes ou fusiformes, avec forte dégénérescence graisseuse ; chez un autre malade qui n'avait pas d'hématuries, on trouva dans l'urine des cellules rondes non assimilables aux leucocytes.

En somme, on peut se demander si, dans bien des cas, les observateurs n'ont pas pris l'épithélium du bassinet pour des éléments néoplasiques. Et d'autre part, le plus souvent, la présence de débris de la tumeur dans les urines n'a été notée qu'à une époque où le diagnostic ne demeurait nullement douteux; nous les avons souvent cherchés dans des urines hématuriques sans parvenir à les rencontrer. Il y a donc lieu de ne pas accorder à cette recherche plus d'importance qu'elle n'en comporte.

Rowsing attache de l'importance à la constatation du *carbonate de chaux* dans les urines; ce sel serait fréquent dans le cancer et rare dans la lithiase.

Il faut rappeler encore l'existence de *cylindres hématiques*, rares d'ailleurs, mais dont la présence est bien l'indice d'une hématurie rénale. Lorsque l'hématurie n'est pas évidente, il sera bon de centrifuger les urines et d'en examiner les dépôts; on y pourra rencontrer alors ces *hématuries microscopiques* dont l'importance diagnostique est grande.

Enfin, on trouve parfois du *pus* dans les urines des néoplasiques; cela ne provient pas bien évidemment de la tumeur, mais de quelque complication. A la suite des rétentions d'urines consécutives aux hématuries abondantes, on observe des cystites dues au cathétérisme; mais parfois aussi la suppuration est d'origine rénale : la coexistence du cancer avec une pyélonéphrite n'est en effet pas absolument exceptionnelle : tantôt les deux affections évoluent sur le même organe, chacune pour son compte, tantôt l'un des reins est atteint de carcinome tandis que l'autre est en suppuration ; on a rencontré même dans les urines, le bacille tuberculeux : peut-être, comme le dit Hildebrandt, y a-t-il eu quelque confusion avec le bacille du smegma qui lui ressemble beaucoup morphologiquement. Dans l'observation de Malcolm, la néphrectomie fut pratiquée chez une jeune fille de 19 ans pour un gros sarcome du rein gauche avec adénopathies multiples; la malade ne mourut que cinq mois après de cachexie, bien que le rein droit fût en pleine suppuration par suite de la présence d'un calcul dans le bassinet; il y avait partout de petits abcès multiples; le bassinet et les uretères étaient fortement dilatés et remplis de muco-pus. Dans un autre fait d'Albarran, les hématuries totales, spontanées, peu abondantes, non douloureuses, coïncidaient avec des urines troubles et l'élimination de petits graviers phosphatiques. Le cathétérisme des uretères permit de reconnaître que l'urine trouble provenait du rein droit; après avoir extirpé le rein entouré de foyers purulents, on constata, outre les lésions tuberculeuses, l'existence d'un cancer qui fut démontré par l'examen histologique. On comprend que, dans ce cas, la présence du pus dans les urines puisse constituer une importante cause d'erreur, l'hématurie et la tumeur pouvant alors être mises sur le compte soit de la tuberculose soit de la lithiase.

2° **Troubles de la miction.** — Les troubles de la miction sont exceptionnels dans les tumeurs du rein; on les y rencontre néanmoins; quelquefois ils sont en relation avec l'existence d'une hémorragie en caillots et l'on comprend facilement dans ces cas la rétention, la pollakiurie, etc. Mais dans d'autres circonstances, il en est tout autrement. Dans une observation de Sykow, une rétention d'urine se produisit, bien que l'hématurie fût peu abondante; chez un malade de Lotheissen, le symptôme de début fut même une rétention. D'autres fois, les malades se plaignent seulement de mictions fréquentes et plus ou moins douloureuses. C'était le cas des malades de Karewski, de Loumeau, de Bierhoff, de Swift, de Lewi et Claude, et d'Albarran (2 observations).

Comme nous l'avons fait remarquer plus haut, cette fréquence des besoins d'uriner est d'ordinaire en rapport avec une hématurie plus ou moins abondante. Mais quelquefois, comme dans les deux dernières observations que nous venons de signaler et dans un cas que nous observons en ce moment, il est expressément noté que les urines sont normales; il semble alors que l'on ne puisse attribuer la rétention ou la fréquence des mictions qu'à un phénomène réflexe à point de départ rénal.

V. — Troubles de compression.

Les troubles de compression dans les tumeurs du rein sont rarement très accentués, malgré le volume énorme que peut atteindre l'organe. On a vu l'œdème des membres inférieurs, l'ascite par compression veineuse; on a signalé la pleurésie du côté atteint, l'hypertrophie du ventricule gauche et la tachycardie (Wagner). Mais les phénomènes compressifs les plus marqués sont assurément ceux qui s'exercent sur l'uretère (uronéphrose, hématonéphrose) et sur le système veineux (varicocèle); il faut y joindre les compressions nerveuses et intestinales.

1° **Compressions nerveuses.** — Il faut citer les névralgies que nous avons déjà étudiées et qui sont dues quelquefois à l'action exercée par la tumeur sur les ramifications nerveuses. Chez un enfant de 16 ans opéré par Bilhaut, les troubles de la sensibilité furent très curieux : quatre ans après le début de l'affection, la sensibilité s'émoussa au niveau des membres inférieurs; puis la paraplégie s'installa progressivement et fut complète un mois après le début des accidents anesthésiques; puis se produisit l'incontinence de l'urine et des matières; le malade ayant été mis dans un bassin de porcelaine afin de parer à l'incontinence, une profonde escarre apparut quarante-huit heures après. Lorsque le chirurgien vit le malade, il songea d'abord à une lésion primitive du rachis; c'était une tumeur du rein très volumineuse. Le malade fut néphrectomisé et guérit opératoirement, mais la paraplégie ne disparut pas. Cornil a aussi rapporté une observation dans laquelle le néoplasme avait ulcéré la colonne vertébrale et déterminé une paraplégie complète par compression de la partie inférieure de la moelle.

2° **Compression de l'uretère.** — Lorsque la tumeur a pris un certain développement, elle peut comprimer l'uretère et mettre obstacle, au moins d'une façon temporaire, à l'évacuation de l'urine de ce côté. Il faut vraisemblablement expliquer ainsi quelques-uns des cas dans lesquels on ne trouve dans les urines ni sang, ni albumine. Il en était ainsi, par exemple, dans un cas présenté par Charon à la Société belge de chirurgie : la tumeur, qui était un sarcome à cellules rondes, avait oblitéré l'uretère par l'intermédiaire d'un prolongement néoplasique et s'était opposée ainsi à l'hématurie. Cependant il ne faut pas oublier que les tumeurs chez les enfants sont très peu hémorragiques par elles-mêmes et que cela suffit, chez eux, à expliquer l'absence du sang. Chez l'adulte, d'ailleurs, l'hématurie manque souvent dans des tumeurs du rein alors que l'uretère est parfaitement libre.

D'autres fois, l'oblitération de l'uretère se traduit par des phénomènes plus marqués : il se produit alors une distension du bassinet, une véritable *hydronéphrose*; cela arrive soit par compression externe du conduit urétéral comme dans une observation de Busse, soit par une véritable occlusion au moyen d'un prolongement, comme dans le curieux cas d'Albarran, que nous avons cité dans l'anatomie pathologique (page 136); l'oblitération urétérale peut même être due à un fragment détaché de la tumeur comme dans une des observations d'Allen et Cherry. Dans l'observation 8 de Busse, on nota que le bassinet était élargi et l'uretère repoussé; la substance corticale était très amincie, les papilles aplaties : cette distension était due probablement à des noyaux secondaires qui avaient envahi le hile du rein. Dans un autre cas de Manasse, la tumeur siégeant sur la partie inférieure du rein avait déterminé une hydronéphrose de sa partie supérieure. Dans le cas de Drews, il s'était produit une hydropyonéphrose par envahissement urétéral.

Au lieu d'urine, le bassinet peut renfermer une quantité plus ou moins considérable de sang : il est dilaté par l'*hématonéphrose*. Dans un cas, communiqué par Lévi à la Société anatomique, en 1894, l'occlusion de l'uretère avait été produite non par une compression extérieure mais par les caillots qui en remplissaient la lumière; le bassinet était distendu par une certaine quantité de liquide sanglant. L'hématonéphrose peut, dans certains cas, se révéler par des symptômes assez caractéristiques : c'est ainsi que certains malades atteints d'hématurie accusent par crises des douleurs rénales intenses et que, en même temps, on peut constater l'augmentation de volume du rein et la diminution ou la disparition du sang dans les urines; la crise disparaît en même temps que le malade urine une grande quantité de sang. Chez un malade que l'un de nous a observé avec M. Guyon, l'hématonéphrose ne se révélait par aucun signe particulier; l'accumulation de sang dans le bassinet fut diagnostiquée par le cathétérisme urétéral : lorsque la sonde arriva dans le bassinet, il s'écoula 80 grammes d'urine sanglante et infectée qui était accumulée dans sa cavité. Nous dirons plus loin que nous avons fait semblable constatation dans un cas d'épithélioma du bassinet.

3° **Varicocèle.** — Le varicocèle dont nous étudierons plus loin la pathogénie, constitue un signe des plus curieux et quelquefois des plus utiles, des tumeurs du rein. Segond, dans son article du dictionnaire de Jaccoud, rapporte le passage suivant de J.-L. Petit : « Ceux qui ont des tumeurs squirreuses dans le ventre, le long du cordon des veines spermatiques, et ceux qu ont les glandes lombaires gonflées, enfin ceux qui ont les reins affectés ou qui y ont quelques pierres retenues, sont également sujets au varicocèle, parce que, dans toutes ces maladies, les vaisseaux spermatiques sont continuellement pressés et comprimés. » J.-L. Petit paraît donc avoir connu le varicocèle symptomatique; il est même permis de voir dans cette description la première esquisse de la théorie pathogénique de Legueu, puisqu'il parle de glandes lombaires gonflées. Il est à présumer cependant que nous serions restés ignorants de ces dilatations veineuses si particulières, si Guyon ne les avait pas de nouveau signalées. C'est en 1881 qu'il attira l'attention sur elles : depuis ont paru d'autres travaux, parmi lesquels ceux de Legueu, Albarran, Herescо, Hauser, etc. La description symptomatique telle que l'avait donnée Guyon ne s'est pas modifiée : mais la pathogénie en a été précisée. Il n'est que juste de dire que Morris, ignorant les travaux antérieurs de Guyon, avait constaté, lui aussi, l'existence du varicocèle symptomatique comme signe de tumeurs rénales.

Voici comment s'exprimait Guyon, dans ses *Leçons cliniques*, de 1881 : « Nous avons eu l'occasion d'observer 6 fois le varicocèle symptomatique dans une tumeur rénale. Chose assez bizarre, nous l'avons rencontré 3 fois à droite et 3 fois à gauche. Il n'y a donc pas à tenir compte de la prédisposition bien connue du côté gauche pour ce genre d'affection. Dans tous ces cas, sauf un, la tumeur rénale était déjà volumineuse et pouvait être facilement sentie. Dans ce cas, la tumeur qui, depuis, a pris d'énormes proportions, et a déterminé la mort, n'avait encore qu'un volume moyen. Il nous serait donc difficile de dire que, grâce au varicocèle symptomatique, des tumeurs de rein encore latentes pourront être diagnostiquées ou tout au moins soupçonnées. Cependant, la constatation d'un varicocèle de date relativement peu ancienne doit toujours engager à examiner la région rénale correspondante, même s'il est à gauche. C'est ce que nous avons fait chez un jeune musicien qui nous avait été adressé par un très distingué confrère pour un varicocèle douloureux qu'il désirait faire opérer. L'examen du flanc gauche nous fit découvrir une tumeur rénale. L'immense majorité des porteurs de varicocèle est cependant exempte de tumeurs de rein, mais chez eux la constatation de l'état variqueux du plexus spermatique a été faite depuis si longtemps que cela seul éloigne l'idée d'une compression symptomatique. Dans le varicocèle symptomatique, l'apparition du gonflement des bourses date d'une époque relativement récente; sa marche a été progressive et assez rapide. Deux fois, nous l'avons vu se compliquer d'hydrocèle. Le varicocèle symptomatique n'est douloureux que lorsque la distension des veines est très prononcée et qu'il prend de très grandes proportions, ce que nous n'avons vu qu'une fois dans un varicocèle gauche; il peut être encore très douloureux lorsque les branches nerveuses sont comprimées en même temps que les veines, ce que nous n'avons également observé qu'une seule fois. »

« Depuis que cette note a été écrite, ajoute Guyon, dans son édition de 1896, j'ai bien des fois observé le varicocèle symptomatique des tumeurs rénales; d'autres chirurgiens ont également constaté ce symptôme actuellement bien connu et classique, mais qui était alors signalé pour la première fois. »

Il y a peu de chose à ajouter à cette magistrale description. La fréquence de ce signe peut difficilement être appréciée d'une manière précise; bien des observations, en effet, ne constatent ni sa présence ni son absence et il doit passer inaperçu bien souvent, surtout dans les observations étrangères. Il peut, en effet, être absolument ignoré si le malade n'attire pas l'attention sur lui et principalement lorsque le sujet est couché: il faut avoir la précaution de le faire marcher pendant quelques instants avant de procéder à l'examen. En dehors de nos observations personnelles, ce signe ne figure que sept fois dans notre statistique. En outre, quelle que soit la notion pathogénique à laquelle on se rallie, il est certain que le varicocèle n'est pas un signe précoce : il n'apparaît habituellement que lorsque la tumeur a pris déjà un développement tel qu'elle est devenue perceptible à nos procédés d'exploration.

Cependant, Legueu a communiqué au Congrès d'urologie de 1897 une observation dans laquelle une énorme tumeur de la rate fut prise cliniquement pour une tumeur du rein ; à l'autopsie on trouva un petit néoplasme rénal gros comme une noisette ; il est vrai qu'il existait à côté, de volumineuses masses ganglionnaires. Carlier a publié, en 1897, une observation dans laquelle le varicocèle avait été noté déjà en 1887 ; enfin, il a été indiqué comme signe de début dans une observation de Duveyrier et Claude.

Le varicocèle se montre du côté qui est le siège de la tumeur : or, nous avons vu que les deux côtés sont atteints à peu près avec une égale fréquence : on le trouvera donc indistinctement à droite et à gauche. Mais le varicocèle ordinaire a pour siège presque exclusif le côté gauche : en conséquence, c'est principalement lorsqu'il se montrera à droite que ce signe aura une grande importance. Quoi qu'il en soit, il sera toujours indiqué, chez un malade atteint de distension de veines spermatiques, d'explorer l'hypocondre correspondant; on arrivera ainsi à reconnaître des tumeurs déjà assez développées, mais sur lesquelles le malade n'attirait nullement l'attention. Guillet ajoute encore, comme signe distinctif, que les deux groupes antérieur et postérieur des veines du cordon sont atteints simultanément, le groupe antérieur étant cependant plus développé d'habitude; et que les veines sont plus souples, moins bosselées et surtout moins épaisses que dans le varicocèle ordinaire. La tumeur se réduit très facilement; elle se reproduit lorsque l'on comprime avec le doigt l'orifice externe du canal inguinal. Il serait rationnel de penser que la dilatation des veines du cordon ne va guère sans œdème des jambes, dilatation de veines abdominales, etc. La coexistence de ces signes n'est pourtant pas signalée dans la plupart des observations. Enfin, il faut noter encore que le varicocèle symptomatique apparaît souvent à un âge avancé, tandis que le varicocèle ordinaire est généralement constaté beaucoup plus tôt.

Pour comprendre le mode de formation du varicocèle dans les tumeurs du rein, il est nécessaire de rappeler quelques notions d'anatomie.

Les veines spermatiques prennent leur origine dans un réseau veineux issu du testicule et de l'épididyme. Le réseau veineux se divise en deux groupes, l'un antérieur, situé en avant du canal déférent, et accompagnant l'artère spermatique, c'est le plus important; l'autre, postérieur, moins volumineux. Ainsi se trouve constitué le plexus spermatique ou pampiniforme qui accompagne le cordon jusqu'à l'orifice externe du canal inguinal. Il se réduit alors à trois ou quatre troncs veineux qui accompagnent d'abord le canal déférent, puis remontent avec l'artère spermatique le long de la face antérieure du psoas : du côté droit, ils longent le bord interne du cœcum tandis qu'à gauche, ils passent au-dessous de l'S iliaque. Puis le nombre des troncs diminue à mesure qu'on se rapproche de l'embouchure dans la veine cave; au niveau de l'angle sacro-vertébral, il n'y en a plus que deux et un peu plus haut il n'en reste qu'un seul de chaque côté de la ligne médiane. C'est la veine spermatique qui, à droite, se jette dans la veine cave inférieure sous une incidence très oblique, tandis qu'à gauche, elle s'abouche dans la veine rénale en direction presque perpendiculaire. Les veines spermatiques, à leur terminaison, sont donc très rapprochées du rein; il faut ajouter qu'elles présentent très peu de valvules : il n'y en a pas en effet dans leur portion intra-abdominale : elles sont peu nombreuses et insuffisantes dans leur trajet scrotal.

Hauser a cherché à préciser davantage les rapports du rein avec les veines spermatiques. Par des mensurations obtenues sur douze cadavres pour le rein droit, sur six seulement pour le rein gauche, il a montré que la terminaison supérieure de la veine spermatique était éloignée de la lèvre antérieure du hile du rein de 2 cm. 9 en moyenne à droite, de 2 cm. 8 à gauche; mais la corne inférieure du rein se rapproche un peu plus de la veine : la distance n'est que de 2 cm. 3 à droite, de 2 cm. 4 à gauche. Il est donc nécessaire que le rein ait pris déjà un certain volume pour qu'il puisse agir sur les veines spermatiques.

Le varicocèle est dû très vraisemblablement à la compression des veines spermatiques par le néoplasme : mais dans quelles conditions se produit-il? Est-il possible de tirer de sa présence des conclusions cliniques? C'est ce que l'étude de la pathogénie exacte pourra nous apprendre.

Legueu a essayé d'établir que le varicocèle était l'indice d'une adénopathie assez volumineuse. Jusqu'à ces dernières années on avait pensé que c'était la tumeur elle-même qui produisait la compression. A vrai dire, il est bien difficile souvent, même à l'autopsie, d'indiquer exactement en quel point siège l'obstacle à la circulation veineuse; cependant Guillet cite un cas de Morris dans lequel les veines spermatiques et la mésentérique inférieure étaient tordues et recourbées sur la face antérieure et le bord interne de la tumeur; dans une autre observation de Terrier, on put voir, à l'extrémité inférieure de la tumeur un véritable plexus veineux très développé. Ces faits semblent venir à l'appui de la théorie d'après laquelle la gêne circulatoire serait due à la tumeur elle-même. Cependant Legueu fait remarquer que dans tous les cancers du rein, accompagnés ou non de varicocèle, le plexus veineux périrénal est très développé et surtout que de toutes les diverses variétés d'augmentation de volume du rein, celle qui reconnaît pour cause le cancer est la seule à produire la dilatation des veines spermatiques.

L'argumentation de Legueu est basée sur deux ordres de faits: ceux dans lesquels une tumeur très volumineuse du rein ne s'accompagne pas de varicocèle, et ceux dans lesquels un néoplasme de petit volume, mais avec gros ganglions, présente cette complication.

Les faits du premier groupe sont fréquents, il faut tenir compte, en effet, que bien des observateurs doivent avoir négligé ce signe. Il est plus difficile de trouver des faits de varicocèle nettement dus à l'adénopathie. On a vu combien rarement l'état des ganglions est noté dans la plupart des observations : il ne peut guère en effet être nettement indiqué que par l'autopsie, car les ganglions peuvent être séparés du rein, et, à ce titre, être méconnus pendant l'opération. Hauser, défendant les idées de Legueu, avoue que le dépouillement des observations de cancer rénal à ce point de vue lui a procuré une profonde déception. Cependant Legueu a pu donner quelques faits intéressants : un malade de Necker, auquel on pratiqua une laparotomie exploratrice qui montra, à côté d'une énorme tumeur, des masses ganglionnaires volumineuses ; un autre fait dans lequel la tumeur rénale, très grosse, restait cependant à un bon centimètre des vaisseaux spermatiques : le varicocèle ne pouvait s'expliquer que par la présence de ganglions néoplasiques jetés comme un pont sur la veine spermatique. Dans un troisième cas, que nous avons déjà cité et qui est dû également à Legueu, le varicocèle coexistait avec une volumineuse tumeur abdominale que l'on prit pour un cancer du rein ; mais par la laparotomie, on s'aperçut que c'était une tumeur de la rate, et à l'autopsie, on trouva dans le rein droit un noyau cancéreux qui n'en modifiait pas sensiblement la forme et les dimensions ; par contre, il existait le long de la colonne vertébrale et au niveau du hile, une adénopathie considérable qui était manifestement la cause du varicocèle.

Legueu explique en outre l'état stationnaire du varicocèle dans certains cas, par ce fait que l'abondant réseau veineux périrénal pourrait rétablir la circulation.

Ces faits pourraient faire penser avec Legueu que le varicocèle est dû à l'adénopathie bien plus qu'à la tumeur elle-même ; ces idées, si elles se confirmaient, auraient donc une réelle importance, parce qu'elles permettraient le diagnostic préopératoire de l'envahissement ganglionnaire, ce qui, en matière de cancer rénal, comme pour toutes les tumeurs malignes, est une indication de premier ordre. Or, depuis que Legueu a attiré l'attention sur ce point, d'autres observateurs ont cherché à contrôler ses affirmations.

Heresco a communiqué au Congrès d'Urologie de 1898 le résultat de ses recherches à ce sujet. Il divise les faits en deux groupes : 1° cas dans lesquels l'absence de varicocèle est notée, malgré l'envahissement du hile par les ganglions ; 2° cas de varicocèle sans ganglions.

Dans le premier groupe, il classe les faits déjà publiés de Bérard et Lantzenberg chez des enfants, et deux observations inédites d'Albarran et de Pierre Delbet ; tous ces cas sont caractérisés par l'existence d'une adénopathie très prononcée, tandis que l'absence de varicocèle est notée expressément. On pourrait ajouter encore une observation de Braun dans laquelle le varicocèle n'est pas noté, bien que l'auteur signale des dilatations veineuses à l'abdomen ; or, il existait de gros ganglions et la veine rénale — c'était une tumeur du côté gauche — était oblitérée. Il est du reste à remarquer que le varicocèle est très rarement signalé chez les enfants, malgré les énormes tumeurs du rein avec adénopathie qui remplissent tout l'abdomen. Dans le second ordre de faits notés par Heresco, le varicocèle existe, bien que les ganglions ne soient pas notés : il existe des observations de ce genre dues à Boinet, Le Dentu, Israël, et surtout un fait très intéressant de Morestin : chez un malade atteint de varicocèle, auquel ce chirurgien pratiqua une néphrectomie transpéritonéale, il fut impossible de découvrir des ganglions, et, fait plus démonstratif encore, le malade guéri, le varicocèle avait disparu. Cette observation, comme le dit Heresco, a la valeur d'une expérience.

Nous ajouterons à ces faits une observation de Galimir et trois autres inédites qui nous sont personnelles. Galimir a publié le cas d'un sarcome ayant probablement pris naissance dans la capsule fibreuse du rein ; bien que les ganglions ne soient pas signalés dans l'observation très complète avec autopsie, il existait depuis le début de l'affection un varicocèle assez considérable et très douloureux.

Voici le résumé des observations inédites d'Albarran.

Premier fait. — Le malade n° 162 de notre tableau, âgé de 56 ans, porteur d'une très grosse tumeur rénale du côté gauche ayant déterminé la formation d'un très volumineux varicocèle du même côté, fut néphrectomisé par la voie lombaire le 20 février 1899. Pendant l'opération nous n'avions pas constaté l'existence de ganglions au niveau du hile ; nos recherches à cet égard étaient restées infructueuses. Le lendemain de l'opération, à la visite du matin, nous fîmes constater aux élèves de la clinique de Necker que le varicocèle avait disparu. Ce malade succomba et à l'autopsie nous constatâmes qu'il n'existait aucun engorgement ganglionnaire.

Deuxième fait. — Malade de 64 ans, n° 169 de notre tableau, porteur d'une tumeur rénale avec varicocèle volumineux : néphrectomie le 1er mai 1900, avec recherche infructueuse des ganglions. Le varicocèle disparut après l'opération et ne se reproduisit pas pendant les 19 mois que le malade survécut à son opération.

Troisième fait. — Malade n° 175, porteur d'une tumeur rénale gauche et d'un varicocèle peu douloureux, mais qui le préoccupe beaucoup, développé depuis six mois. Néphrectomie le 17 septembre 1901 ; je cherche les ganglions sans les trouver. Après l'opération, disparition du varicocèle qui ne s'est pas reproduit jusqu'à ce jour.

Nos deux dernières observations sont analogues à celle de Morestin; la première est, si possible, plus probante encore, puisque la recherche intentionnelle des ganglions à l'autopsie donna un résultat négatif.

Ces observations démontrent que le varicocèle dans les tumeurs du rein n'est pas toujours dû à la même cause. Au reste, indépendamment d'une compression due à la tumeur ou aux ganglions, le varicocèle pourrait reconnaître pour cause ces thromboses que l'on trouve fréquemment dans les veines rénales et jusque dans la veine cave. Ces obstructions veineuses sont dues quelquefois à un simple caillot, mais dans un certain nombre de cas, il s'agit d'un véritable prolongement de la tumeur qui pénètre dans la lumière de la veine : enfin les deux lésions sont fréquemment associées. Le résultat en est une obstruction veineuse qui peut s'étendre extrêmement loin dans la veine cave et jusque dans l'oreillette, comme nous l'avons vu page 126. L'influence de ces oblitérations vasculaires sur le varicocèle doit être variable suivant le côté atteint. A gauche, en effet, la simple obstruction de la veine rénale supprimera la circulation dans la veine spermatique et pourra produire la dilatation de ses branches d'origine; tandis qu'à droite, des troubles de ce genre ne pourront se produire qu'à la condition que le caillot obstrue la veine cave elle-même. Enfin, il ne faut pas oublier que ces thromboses sont tardives et qu'elles ne sauraient expliquer la production d'un varicocèle précoce.

On peut conclure de tous ces faits en disant :

1° Que le varicocèle symptomatique des néoplasmes du rein existe fréquemment sans qu'il y ait généralisation ganglionnaire de la tumeur ;

2° Que dans certains cas le varicocèle peut être dû à la compression déterminée par les ganglions ;

3° Qu'il peut exister des ganglions dégénérés volumineux sans qu'il y ait varicocèle.

4° **Compression de l'intestin.** — L'occlusion intestinale dans les tumeurs malignes du rein est une complication fort rare : nous ne la trouvons relatée dans aucune de nos observations qui ont été publiées, comme nous l'avons dit, de 1890 à 1901. Un exemple instructif de cet accident a été communiqué par M. Jeannel au Congrès de chirurgie de 1886. Il s'agissait d'un malade, syphilitique, qui fut pris d'accidents d'obstruction intestinale, sans acuité, mais incontestables; dans le flanc gauche existait une tumeur pâteuse masquée par le météorisme abdominal et qu'on ne pouvait par conséquent explorer d'une manière complète : il était impossible de tirer du malade aucune espèce de renseignement. On conclut à un embole fécal, on intervint par la laparotomie et on tomba sur une tumeur du rein qui fut extirpée : c'était un sarcome à gros kyste; mort le lendemain. La tumeur était infiltrée dans le mésentère, à l'égal d'une tumeur qui y serait née, et il faut attribuer sans doute à cette particularité, d'une part l'apparition d'une complication aussi rare, d'autre part l'impossibilité du diagnostic. Ajoutons que Rayer a signalé un cas de perforation intestinale dû à l'envahissement des parois de l'intestin par la tumeur.

VI. — Symptomes accessoires.

En dehors des symptômes principaux signalés dans les précédents chapitres, il en est d'autres observés beaucoup plus rarement et sur lesquels nous n'insisterons pas. C'est ainsi que, dans un cas de Karewski, le malade se plaignait de *troubles dyspnéiques*. En deux observations de Kelynack, nous trouvons noté l'*ictère*; il s'agissait, il est vrai, dans ces deux cas, de tumeurs volumineuses ayant déjà fortement compromis la santé générale des malades, avec fièvre et albuminurie dans un cas, albuminurie et œdème des membres inférieurs dans l'autre.

L'*anasarque* et l'*œdème des membres inférieurs*, bien que moins fréquents que chez l'enfant, ont été notés quelquefois; de même que le signe précédent, l'œdème n'apparaît que tardivement et semble indiquer une fin prochaine. La malade de

Karewski, dont nous venons de parler, présentait des *métrorragies*. La *grossesse* a pu être menée à terme dans un cas de Marchand. Mais l'observation de Warthin est plus curieuse à ce point de vue : une première grossesse arriva à terme, mais fut très gênée par l'existence d'une tumeur abdominale; mais, par la suite, plusieurs avortements provoqués ou spontanés se produisirent. Il s'agissait d'une tumeur du rein qui fut traitée et guérie par la néphrectomie.

VII. — PHÉNOMÈNES GÉNÉRAUX.

Les symptômes généraux sont des plus variables dans les tumeurs du rein. Sans doute, on observe à la fin de leur évolution le *dépérissement général* et la *cachexie* qui terminent l'histoire de tout cancer. Mais il n'est pas rare que la bonne santé générale persiste longtemps; cela se voit surtout chez les adultes : les tumeurs évoluent chez eux avec une certaine lenteur et l'on est surpris souvent de constater en même temps qu'une tumeur abdominale volumineuse, une santé générale florissante. Si l'on note quelquefois, dès le début de l'affection, un *dégoût prononcé pour les aliments* et surtout pour la viande, il n'est pas rare que les malades, surtout les enfants, conservent presque jusqu'au bout leur appétit. Guillet rapporte cependant un cas dans lequel Guyon fut porté à rechercher et à découvrir une tumeur du rein en raison de l'amaigrissement notable du malade.

Un phénomène assez curieux, noté avec une certaine fréquence, est l'élévation de la température avec un *état fébrile*; Israël a même vu l'hyperthermie disparaître après l'ablation du néoplasme et reparaître avec la récidive; Max Jordan a vu aussi dans un cas de sarcome du rein la fièvre disparaître après la néphrectomie. Il nous a paru, d'après notre statistique, que l'état fébrile se rencontrait avec une particulière fréquence chez les enfants. Ces faits rentrent sans doute dans le cadre général de la fièvre des néoplasmes sur laquelle ont jadis insisté Esmarch et Verneuil. Israël pense qu'elle est due à l'absorption de substances pyrétogènes et qu'elle indiquerait par conséquent une tumeur déjà très développée. Ordinairement, il s'agit d'une fièvre légère et continue, ne dépassant guère 38°; d'autres fois, comme dans une observation d'Israël, il y a de véritables accès avec frissons, si bien que l'on a pù penser, dans ces cas, à une lésion infectieuse suppurée. Enfin, il faut noter que, si les élévations thermiques ne s'observent d'habitude que vers la fin de la maladie, on a pu, dans certains cas, les noter tout à fait au début.

VIII. — Marche.

Chacun des divers signes principaux que nous avons indiqués peut servir de début à l'affection. Tantôt c'est l'état général qui s'altère, ou même des métastases apparaissent avant toute autre manifestation du côté du rein, comme dans les cas de Curtis, Hartmann et Villaret; d'autres fois survient une hématurie qui attire l'attention du côté des urines, ou bien le malade s'aperçoit de la production d'une tumeur abdominale, ou encore des douleurs surviennent dans l'hypocondre, toujours du même côté. Il arrive que le début peut se faire brusquement par une hématurie abondante que rien n'avait fait prévoir. Ces divers modes de début s'équivalent à peu près comme fréquence : Guillet, sur 60 cas, constate comme symptôme de début 16 fois les hématuries, 17 fois les douleurs lombaires, 16 fois la tumeur et 11 fois l'amaigrissement et la perte des forces. Enfin, il n'est pas rare, comme le fait remarquer Hildebrandt, que tumeur et hématurie soient associées dès le début. Heresco a noté comme premier signe, 41 fois sur 100 l'hématurie, 23 fois la tumeur, 35 fois la douleur.

Notre statistique nous donne, à ce point de vue, les résultats suivants : Sur 257 cas ayant débuté par l'un des trois symptômes fondamentaux, le signe de début a été 53 fois la tumeur, 137 fois l'hématurie, 117 fois la douleur (il s'agit toujours de l'adulte, bien entendu), ce qui donne les proportions suivantes sur 100 observations :

Tumeur : 20 pour 100; hématurie : 54 pour 100; douleur : 45 pour 100.

On voit que ces chiffres diffèrent beaucoup de ceux d'Heresco par la plus grande fréquence de la tumeur comme premier symptôme isolé ou associé aux autres. Il est à noter du reste que, dans bien des cas, les douleurs initiales sont associées à des hématuries. (Voyez à ce sujet l'étude de chaque symptôme en particulier.)

Mais à côté de ce mode de début classique en quelque sorte, il en est qui mettent volontiers sur la voie d'une erreur de diagnostic. C'est ainsi que, dans une observation de Gangitano, l'affection débuta par des troubles digestifs et des vomissements ; ce ne fut que plusieurs mois après qu'apparut une tumeur abdominale à développement rapide ; il en fut de même dans un cas de Kelynack déjà cité ; au reste, ces troubles digestifs initiaux, si fréquents chez l'enfant, se voient de temps à autre chez l'adulte. Dans un cas de Delagenière, le début fut si brusque par les vomissements et les douleurs que l'on fit le diagnostic d'hydronéphrose intermittente.

Dans d'autres circonstances, les douleurs du début de l'affection affectent le caractère de la colique néphrétique et l'on peut alors prendre un rein néoplasique pour un rein calculeux. Enfin, quelquefois les divers œdèmes, dont nous avons déjà signalé la possibilité, sont des signes avant-coureurs ; nous ne citerons à ce sujet que l'observation curieuse de Rowsing dans laquelle un œdème du pied apparut bien avant que l'on pût songer au rein.

Nous insistons encore ici sur ce fait important que, quel que soit le premier symptôme qui appelle l'attention du malade, il n'est que trop fréquent de constater au premier examen l'existence d'une tumeur ayant déjà acquis de grandes proportions : il est exceptionnel en clinique d'observer les néoplasmes du rein au début de leur évolution.

Le premier symptôme une fois apparu, il arrive fréquemment que l'affection semble demeurer stationnaire de longues années. Il n'est pas exceptionnel de voir ces malades présenter de temps à autre des hématuries, du reste peu abondantes, auxquelles ils n'accordent qu'une importance relative ; seulement, si l'on vient à les examiner, on constate l'existence d'une tumeur abdominale dont le développement se fait suivant une rapide progression. Il est tout à fait exceptionnel que les hématuries soient assez nombreuses et suffisamment abondantes pour atteindre sérieusement l'état général : nous avons observé un malade qui, atteint depuis plusieurs mois d'hématurie continuelle, sans aucun arrêt, conservait cependant un état général satisfaisant. Les forces, l'appétit, le sommeil, se conservent longtemps et l'on est bien souvent surpris de la contradiction qui existe entre une bonne santé apparente et un volumineux néoplasme de l'abdomen. Il est très exceptionnel aussi que l'intensité des douleurs soit suffisante pour troubler le repos.

Si la marche est lente, elle est constamment progressive et l'on ne rencontre guère ici de ces pseudo-guérisons qui, ailleurs, peuvent faire illusion sur le résultat final ; bien qu'irrégulières, comme nous l'avons dit, les hématuries reviennent habituellement avec une périodicité désespérante et la tumeur passe progressivement de l'hypocondre dans le flanc, la fosse iliaque, la région ombilicale, refoulant tous les organes autour d'elle.

Les choses restent ainsi en l'état pendant quelques années parfois, puis survient le dégoût des aliments : l'amaigrissement ne tarde pas à apparaître et la cachexie s'installe. Nous avons vu que le varicocèle est un signe tardif des néoplasmes rénaux ; comme l'œdème des tuberculeux, il indique en effet l'approche des accidents graves. A dater de ce moment, la marche de l'affection s'accélère et la mort ne tarde pas à arriver. Nous avons cherché à établir une relation entre l'apparition du varicocèle et la date de la mort, mais les observations dans lesquelles ce signe est noté ne sont pas assez nombreuses pour donner des indications suffisamment exactes.

IX. — Terminaisons.

La maladie se termine toujours par la mort, mais le mode de terminaison varie quelque peu.

La *cachexie* est le mode le plus habituel ; nous avons vu qu'elle s'installe tardivement, hâtée peut-être quelquefois par l'abondance des hémorragies ; la mort survient rapidement à la suite.

Les *accidents urémiques* ne sont pas signalés avant l'opération dans les observations que nous avons recueillies ; cependant, ils ont été notés à la période terminale par Diettrich, Lancereaux, et Guillet les a relevés deux fois dans les observations qu'il a pu réunir. Leur rareté s'explique facilement par les considérations que nous avons exposées plus haut, à savoir l'intégrité relative du rein non malade et d'une bonne partie du rein néoplasique.

Les *hématuries* hâtent quelquefois la cachexie, mais n'amènent guère la mort par elles-mêmes. Il semblerait que ces tumeurs molles, extrêmement vasculaires, aisément déchirables, dussent fréquemment se rompre dans le péritoine et déterminer des hémorragies mortelles ; nous n'en avons pas trouvé un seul cas dans notre tableau d'observations ; cependant, Bright aurait observé une fois cette complication.

La mort peut aussi survenir à la suite d'une des complications que nous avons signalées. Nous avons signalé les *compressions nerveuses*, la *perforation intestinale* dans un cas de Rayer, l'*occlusion intestinale* dans un fait de Jeannel, l'*embolie de l'artère pulmonaire* par un caillot parti de la veine rénale ou de la veine cave. Mais de toutes ces causes de mort, la plus fréquente est assurément la cachexie.

X. — Formes cliniques.

Les symptômes que nous avons décrits dans les pages précédentes ne se rencontrent pas réunis d'ordinaire. C'est tantôt l'un, tantôt l'autre qui fait défaut; il en résulte des aspects cliniques variés suivant la prédominance de tel ou tel signe, ou l'absence de tel ou tel autre. Chaque malade présente assurément son expression symptomatique particulière; cependant il est utile, au point de vue descriptif, de faire des groupes distincts; or, nous avons vu que les deux signes principaux des tumeurs du rein sont l'hématurie et la tumeur; il est donc aisé de prévoir la possibilité des trois formes distinctes : forme complète avec hématurie et tumeur, forme avec hématurie sans tumeur, forme avec tumeur sans hématurie : ce sont là en effet les trois types principaux; on peut assurément en créer de secondaires; nous pensons cependant qu'il n'y a pas avantage à multiplier les divisions.

Rayer est le premier auteur qui nous donne à ce sujet des notions précises. Les cas de cancer du rein, dit-il, peuvent être rangés en *trois catégories* : la *première* comprend les cas de dépôt de matière encéphaloïde dans le rein, sans augmentation notable du volume des organes et sans hématurie (cancer latent); la *seconde*, les cas de cancer du rein ou du bassinet principalement caractérisés par des douleurs rénales et par une hématurie habituelle sans augmentation de volume du rein ; enfin une *troisième catégorie* se compose des cas de cancer annoncés par une tumeur rénale dure, facilement appréciable au toucher et par une hématurie habituelle. On remarquera dans cette classification l'absence de la variété caractérisée par la présence d'une tumeur sans hématurie; l'omission est d'autant plus singulière que Rayer, quelques pages plus haut, parle de tumeurs rénales cancéreuses sans hématuries qui ont été plus d'une fois l'occasion d'erreurs de diagnostic, et que, plus loin, il intitule sa deuxième série d'observations : tumeur rénale sans hématurie; il n'est pas douteux que cette forme n'existe; la forme complète et la forme hématurique de Rayer sont aussi parfaitement légitimes.

On n'en peut dire autant du cancer latent. Il n'y a pas de fausses grossesses, disait Pajot, il n'y a que des erreurs de diagnostic. On pourrait dire de même : il n'y a pas de cancers latents, il n'y a que des cancers méconnus ou non encore développés, ou même secondaires. C'est ainsi que Rayer rapporte le cas d'une femme morte d'infection puerpérale, dans l'un des reins de laquelle existait une masse encéphaloïde grosse comme une noix ; d'autres observations se rapportent à un cancer primitif du foie avec noyaux probablement secondaires dans les reins; dans un autre cas, il s'agit d'un cancer du cœcum avec métastases rénales ; dans l'observation 4, le point de départ est difficile à indiquer, mais il existait au-dessous du mésentère une masse volumineuse, dure, occupant la petite courbure de l'estomac et la fin de l'œsophage : les reins ne participaient à la maladie que par un noyau encéphaloïde situé dans le rein droit; la malade de l'observation 6, chez laquelle du reste le cancer avait atteint la vessie, les uretères, le bassinet, en respectant le rein, avait eu plusieurs hématuries ; on ne pouvait donc dire que la lésion fût latente.

Luna, qui a repris pour son compte la variété latente, apporte à l'appui des observations qui ne nous paraissent guère plus démonstratives; dans l'observation 15, bien que le rein fût doublé de volume, il était masqué par un cancer généralisé du péritoine et il existait en outre des lésions cancéreuses dans le foie et le pancréas. Dans l'observation 16, il existait un volumineux abcès froid ayant pris son point de départ dans l'os iliaque; le rein droit était remplacé par une masse composée de lobules graisseux séparés par des tissus fibreux; il n'est pas sûr qu'il se soit agi dans ce cas de cancer et, du reste, la mort fut due à des phénomènes infectieux avec phlébite de la veine fémorale. — Enfin, le malade de l'observation 17 paraît avoir succombé à la tuberculose : du reste, l'épaisseur du rein, dit Luna, était considérablement augmentée; il pesait 520 grammes; il est à présumer qu'une pareille augmentation de volume n'échapperait pas actuellement à nos procédés d'exploration. Nous pourrions ajouter encore à cette petite statistique une observation de Gangitano dans laquelle on trouva, à l'autopsie d'une malade morte d'hypertrophie du cœur, une strume du poids de 265 grammes, et un autre cas de Wenner dans lequel la malade succomba trois jours après une extirpation vaginale de polypes utérins ; à l'autopsie, on trouva des adénocystomes des deux reins.

Il nous paraît, en définitive, que cette forme latente ne mérite pas d'être conservée; on a réuni, en effet, sous ce nom des cas très dissemblables; tantôt il s'agit de noyaux métastatiques issus d'un autre organe, tantôt de tumeurs auxquelles une maladie intercurrente mortelle n'a pas donné le temps d'évoluer; ou bien encore la tumeur existait bien, mais elle était masquée soit par une autre affection comme cela peut arriver dans toute maladie, soit par son extension même et la participation de divers organes; il serait excessif de qualifier de latent un cancer aussi étendu.

En dehors de cette première forme, Luna en distingue cinq autres résultant de la combinaison de trois symptômes : douleur, tumeur, hématurie; mais nous avons vu que la douleur était d'habitude un signe très secondaire dans les néoplasmes malins du rein ; elle n'acquiert une importance réelle que dans des circonstances exceptionnelles, à titre de complication, pour ainsi dire; néanmoins, comme ce dernier cas existe, nous préférerions, avec Guillet, distinguer une forme douloureuse, moins fréquente à vrai dire que les autres, se complétant d'habitude par un symptôme autre que la douleur, mais pouvant exister en définitive.

Nous admettrons donc quatre formes cliniques :

La forme régulière ou plutôt complète, caractérisée par l'hématurie et la tumeur;

La forme hématurique, sans tumeur;

La forme avec tumeur, sans hématurie;

Et enfin la forme douloureuse.

La *forme complète* est celle dont nous avons décrit la marche et l'évolution : nous n'y reviendrons pas, nous bornant à rappeler qu'elle se manifeste par la tumeur et les hématuries, et se termine par la cachexie.

La *forme hématurique* est caractérisée par la présence du sang dans les urines, sans tumeur; à vrai dire, considérée ainsi, cette forme est absolument exceptionnelle et n'est guère plus légitime que la forme latente : elle ne peut exister qu'à une certaine période de la maladie, alors que le rein n'a pas pris encore un volume bien considérable : on ne saurait par exemple rattacher à cette variété l'observation qu'y range Luna et dans laquelle le rein gauche avait le volume d'un fœtus à terme! Cependant, il arrive que les malades viennent se plaindre d'uriner du sang, alors qu'il est impossible de mettre en évidence une augmentation de volume du rein. La forme hématurique mérite donc d'être conservée à titre de forme transitoire.

On prononce encore quelquefois le nom de forme hématurique à propos de malades chez lesquels l'hématurie, sans être le seul symptôme, est prédominante et occupe en quelque sorte le premier plan. Nous avons observé un malade dont les urines renfermaient constamment du sang : il ne se produisit à aucun moment un arrêt de l'hématurie; nous en avons soigné un autre chez lequel l'écoulement de sang n'était pas constant, mais se produisait avec une abondance inquiétante par intervalles : chez l'un et l'autre, la tumeur était volumineuse et parfaitement appréciable; c'est à ce genre d'évolution qu'on donne quelquefois le nom de forme hématurique.

Sur les 357 observations que nous avons réunies, 23 fois

l'hématurie a constitué le seul symptôme pendant toute l'évolution de la maladie : d'après cela la forme hématurique est rare et ne s'observe que dans 6 pour 100 des cas. Nous devons noter que dans les sarcomes de l'adulte, on n'a observé que dans un cas l'hématurie comme seul symptôme. Les 23 néoplasmes à forme hématurique se répartissent ainsi :

Epithéliomes . . .	sur	145 cas,	10	formes hématuriques
Hypernéphromes .	—	77 —	4	—
Adénomes	—	13 —	2	—
Sarcomes.	—	72 —	1	—
Tumeurs diverses.	—	50 —	6	—
		357	23	

La *forme avec tumeur sans hématurie* est beaucoup plus fréquente : cela résulte du nombre relativement considérable de tumeurs du rein chez l'enfant : or, on sait que chez eux l'hématurie est exceptionnelle. Le tableau clinique n'est du reste pas sensiblement changé : mais il faut se souvenir que dans ces cas, le signe révélateur de la localisation urinaire n'existe pas et que le diagnostic peut être par conséquent beaucoup plus hésitant. Guillet évalue la fréquence de cette forme à 57 sur 117. Roberts la trouve 25 fois sur 49 observations, Estienne 24 fois sur 50.

Dans notre relevé d'observations, nous trouvons chez l'adulte, sur 357 cas, 84 fois la tumeur comme seul et unique symptôme, soit une proportion de 23 pour 100. Ces cas se répartissent ainsi suivant la variété de la tumeur.

Epithéliomes. . .	145 cas,	tumeur,	seul symptôme	24 = 16	pour 100
Hypernéphromes.	77 —	—	—	13 = 16	—
Adénomes	13 —	—	—	3 = 23	—
Sarcomes	72 —	—	—	29 = 40	—
Tumeurs diverses	50 —	—	—	15 = 30	—

On voit d'après ce tableau que, même chez l'adulte, c'est dans les sarcomes que la tumeur se rencontre seule le plus souvent (40 pour 100 au lieu de 24 pour 100 dans les épithéliomes).

La *forme douloureuse* correspond à ces cas dans lesquels les phénomènes douloureux sont très prononcés : ils sont rares du reste.

Enfin Israël a signalé, dans un cas de cancer du rein, un ensemble de symptômes, fièvre, maux d'estomac, nausées qu'il qualifie *forme toxique*.

Est-il possible d'établir une relation entre la forme clinique et anatomo-pathologique? Ici, comme dans toutes les questions de ce genre, nous sommes dans l'incertitude, du fait même des discussions histologiques. Guillet qui se borne à distinguer les tumeurs en carcinomes et en sarcomes trouve :

Sur 57 cas de carcinomes :	36 fois la forme complète.
— —	21 fois la forme sans hématurie.
Et sur 60 cas de sarcome :	22 fois la forme complète.
— —	38 fois la forme sans hématurie.

Notre statistique nous donne à ce point de vue les résultats suivants :

Sur 145 épithéliomas	85 fois la forme	complète (tumeur et hématurie) dont 44 avec douleur.
	10 — —	hématurique seulement.
	24 — —	tumeur seulement.
Sur 77 hypernéphromes	50 fois la forme	complète (tumeur et hématurie) dont 22 avec douleur.
	4 — —	hématurie seulement.
	13 — —	tumeur seulement.
Sur 13 adénomes	5 fois la forme	complète (tumeur et hématurie) dont 1 avec douleur.
	2 — —	hématurie seulement.
	5 — —	tumeur seulement.
Sur 72 sarcomes	28 fois la forme	complète (tumeur et hématurie) dont 22 avec douleur.
	1 — —	hématurie seulement.
	29 — —	tumeur seulement.

XI. — Pronostic.

Le cancer du rein est toujours mortel, mais son évolution présente, suivant les malades, de très grandes différences. Chez l'enfant, l'évolution est habituellement rapide et progressive; chez l'adulte, et surtout chez le vieillard, il est fréquent de voir plusieurs années s'écouler entre l'apparition du premier symptôme révélateur et la cachexie terminale : cette considération doit fortement influer sur les déterminations opératoires.

Il n'est pas rare de trouver des observations dans lesquelles la tumeur a duré de nombreuses années. Dans un cas d'Ulrich, il s'agissait d'une strume surrénale maligne se prolongeant dans le bassinet et la veine rénale; elle mesurait 16 centimètres sur 17 et fut enlevée par la néphrectomie, en 1894; or, les douleurs étaient apparues, à titre de premier symptôme, en 1870, vingt-quatre ans avant l'opération, tandis que les hématuries dataient de 1893, un an auparavant. Askanazy rapporte l'histoire d'un malade qui, à l'âge de 20 ans, présenta les symptômes d'une tumeur rénale; le néoplasme resta ensuite sans donner lieu à aucun phénomène et les symptômes reparurent lorsque le malade était âgé de 55 ans. Dans le cas publié par Loumeau, une femme de 47 ans ressentait des douleurs rénales depuis quinze ans. Dans les observations de Stüwe et d'Albarran, les douleurs rénales avaient commencé 20 ans auparavant. Une observation de Carlier concerne un homme de 55 ans qui, depuis dix ans, était atteint de douleurs et de varicocèle; les hématuries avaient apparu depuis huit ans : la tumeur avait le volume d'une tête d'adulte et malgré cela, l'état général était encore excellent. Hildebrandt parle d'un malade dont les premières hématuries furent séparées par un intervalle de huit ans.

Il ne nous paraît pas douteux que, chez quelques-uns des malades dont nous venons de parler, et dans d'autres cas analogues, il n'y ait des réserves à faire au point de vue de la néoplasie. Si on admet que certains adénomes d'origine rénale puissent tardivement prendre les allures rapides du carcinome, si la même transformation est possible dans les hypernéphromes, il faut penser aussi à la coexistence d'autres maladies rénales, développées avant le cancer et dont les symptômes ont pu être attribués au néoplasme; il en est ainsi de certaines néphrites hématuriques, de quelques calculs rénaux, etc. D'autres fois, l'erreur de diagnostic paraît probable; tel le malade d'Andrews dont la tumeur cancéreuse aurait évolué en quatorze années et qui paraît très probablement avoir été atteint de tuberculose.

Chez d'autres malades, comme celui de Carlier, il ne paraît

pas douteux que la tumeur ait évolué très lentement, et l'un de nous a connu deux malades qui étaient encore en état de vaquer à leurs occupations trois et cinq ans après que nous avions constaté, avec M. Guyon, de très grosses tumeurs du rein. Même chez l'enfant, Manasse rapporte le fait d'une tumeur ayant 25 centimètres sur 15, qui était apparue 4 ans auparavant.

En présence de ces cas, qui atténuent dans une certaine mesure la gravité du pronostic, d'autant plus qu'il s'agit de malades plus âgés, on comprend que les chirurgiens se soient demandé, s'il convenait vraiment de procéder à une intervention opératoire dont la gravité demeure encore très grande. Aussi a-t-on cherché à établir avec précision quelle était la durée moyenne de la survie après l'apparition du premier symptôme.

Les statistiques sont assez nombreuses : celle de Guillet porte sur 33 malades. Il est vrai qu'il a séparé les sarcomes des carcinomes; nous avons vu déjà ce qu'il fallait penser de ces distinctions, tel auteur nommant sarcome ou angiosarcome ce que tel autre appelle strume ou cancer; nous nous conformerons néanmoins à cette règle, sans nous faire aucune illusion sur son caractère très artificiel. Donc Guillet, sur 33 malades atteints de carcinome, trouve que la durée a varié de 5 mois à 16 ans.

Au-dessous de 1 an.	6
De 1 à 4 ans	16
De 4 à 10 ans.	5
10 ans et au-dessus.	6

En prenant la moyenne on arriverait à conclure que la durée du carcinome du rein est de 4 ans et demi : mais quelques-uns de ces chiffres étant un peu exagérés, Guillet propose de la réduire à 3 ans et demi. D'autre part, il faut se souvenir que nombre de malades insoucieux ou négligents ne s'aperçoivent de leur affection que longtemps après sa première manifestation apparente. Assurément le début pratique d'une maladie ne doit être noté que du jour de la constatation du premier symptôme. Cependant tel malade peut laisser passer inaperçue une première hématurie et ne lui accorder aucune importance et l'on peut bien dire cependant que le début clinique de la tumeur date de ce jour. On ne peut s'empêcher de penser qu'il doit en être ainsi pour quelques-uns des 6 cas de Guillet dont la durée a été inférieure à un an, et pour le malade de Delestre et Raimond qui mourut 4 mois après l'apparition des hématuries.

Quant aux sarcomes, Guillet pense que leur durée est un peu plus longue que celle du carcinome : bien que ne donnant pas de statistique, il l'évalue à 5 ou 6 ans.

Nos recherches nous donnent les résultats suivants, classés suivant la variété anatomo-pathologique, avec les réserves déjà faites et comprenant la durée de la maladie depuis l'apparition du premier symptôme jusqu'à l'opération ou la mort. La très grande majorité des cas que nous avons rassemblés concerne des opérés. La durée de la maladie est dans ces cas, habituellement de 1 à 3 ans, rarement de 3 à 4 ans, exceptionnellement de plus de 4 ans. La durée moyenne jusqu'à la mort spontanée est de 3 à 5 ans.

(Voir le tableau ci-contre, page 292) :

DURÉE DE LA MALADIE DEPUIS L'APPARITION DU PREMIER SYMPTOME JUSQU'A L'OPÉRATION OU LA MORT SPONTANÉE.

	MOINS d'un an	DE 1 à 2 ans	DE 2 à 3 ans	DE 3 à 4 ans	DE 4 à 5 ans	DE 5 à 6 ans	DE 6 à 7 ans	DE 7 à 8 ans	DE 8 à 9 ans	DE 9 à 10 ans	DE 10 à 11 ans	DE 11 à 12 ans	DE 12 à 13 ans	DE 15 à 16 ans	
Adénomes.	5	5	1			1			1 (Richardson)					(Témoin) 1	
Épithéliomes. . . .	38	25	21	8	5	2	5	1		1 (Williams)	1 (Israël)			1 (?) (Schwartz)	20 ans avant 2 Stüwe. Albarran.
Hypernéphromes.	15	18	14	4	1	6		1			1 (Israël)		1 (Israël)		
Sarcomes. .	16	11	8	2	2										
Tumeurs diverses et tumeurs de nature inconnue. . .	11	7	5	1	5			1	1 (Wyss)		1 (Carlier)			2 (Loumeau) (Wyss)	Depuis l'âge de 12 ans, opéré par Picqué à l'âge de 35 ans. 1

CHAPITRE V

DIAGNOSTIC

Lorsqu'on veut étudier le diagnostic des néoplasmes du rein, il faut tout d'abord se bien pénétrer de la nécessité de suivre une méthode clinique rigoureuse. Il ne faut pas s'attacher à l'étude d'un seul symptôme; il ne faut pas non plus, en esprit exclusif ou systématique, limiter son exploration à un seul instrument ou à un seul procédé : il faut, au contraire, associer tous les modes d'examen, et faire appel à toutes les ressources de la clinique traditionnelle et moderne ; c'est pourquoi il faut savoir combiner entre elles les notions que l'interrogatoire et l'exploration peuvent nous donner et les grouper suivant leur importance.

On doit ensuite étudier l'évolution des symptômes et s'attacher à saisir les nuances délicates qui résultent de leur association. Ce n'est qu'à ces conditions qu'on fait œuvre de clinicien, et qu'on arrive, dans presque tous les cas, à formuler un diagnostic précis.

Nous consacrerons différents chapitres au diagnostic des tumeurs du rein. Nous exposerons d'abord la méthode qu'il convient de suivre dans l'examen des malades et nous étudierons à ce propos les moyens d'exploration dont il n'a pas encore été parlé : la cystoscopie et la séparation des urines des deux reins par différents procédés; la ponction et l'incision exploratrices. Nous étudierons ensuite le diagnostic différentiel des néoplasmes suivant leurs modalités cliniques, et en troisième lieu le diagnostic de la variété de la tumeur. Nous compléterons ce chapitre par l'étude de l'opérabilité de la tumeur, qui comprend d'un côté le diagnostic des adhérences et de la généralisation de la tumeur, et d'un autre côté la détermination de l'état du rein du côté opposé.

I. — MÉTHODE GÉNÉRALE D'EXAMEN CLINIQUE

A. — Examen général du malade.

Les *antécédents héréditaires* sont, habituellement, négligeables. Ils ne présentent quelque importance qu'en cas de soupçon de tuberculose ou de lithiase. Par contre, il faut s'informer avec le plus grand soin des *antécédents urinaires*, en s'attachant tout particulièrement à savoir si le malade est un lithiasique, s'il a présenté de la gravelle, s'il a eu ou non des coliques néphrétiques.

Souvent le malade parle d'une *hématurie* au début de sa maladie; s'il néglige d'en parler, il faut appeler son attention sur ce symptôme d'importance capitale. Quand et comment eut lieu la première hématurie? A ce moment le malade souffrait-il dans la vessie ou dans le rein? remarquait-il alors une plus grande fréquence des mictions? Le sang était-il plus rouge à la fin de la miction? Le saignement était-il ou non influencé par le repos et le mouvement ou par les médicaments employés? Quelle fut l'abondance et quelle fut la durée de l'hématurie? Disparut-elle brusquement ou au contraire d'une manière insensible? Quels ont été les caractères des hématuries successives? Autant de questions qu'il faut poser aux malades, parce que les réponses seront souvent autant de précieux renseignements.

On interrogera ensuite le malade sur l'existence ou l'absence de *douleurs rénales*, et, lorsqu'elles existent, on lui demandera d'en préciser les caractères. De même, si le malade s'est aperçu de l'existence d'une tumeur abdominale, on se renseignera sur l'époque à laquelle la tumeur fut constatée et sur la rapidité de son développement.

Il ne faudra jamais négliger de demander au malade s'il a déjà été sondé, si ses urines ont toujours conservé leur transparence, s'il y a remarqué la présence de caillots et si ces caillots avaient une forme déterminée. De plus, on fera uriner le malade pour pratiquer l'étude comparative des urines émises au début, au milieu et à la fin de la miction par *l'épreuve des trois verres* dont nous avons parlé plus haut. Une fois en possession de ces renseignements, on passera à l'examen physique du malade.

On commencera par se rendre compte de la sensibilité et du volume des deux reins.

Pour explorer physiquement la *sensibilité* du rein, on appuie avec la pointe des doigts réunis dans l'angle que forment la masse sacro-lombaire et la dernière côte; presque toujours c'est à ce niveau que siège la douleur provoquée. Parfois, mais beaucoup plus rarement, c'est en avant, au-dessous des côtes, sur le bord externe du muscle droit de l'abdomen, qu'il faut exercer la pression pour éveiller la sensibilité rénale.

On cherchera ensuite, en examinant successivement les deux reins, à déterminer leur *volume*, leur forme, leur consistance et à apprécier leur mobilité. On mettra en pratique les différents procédés de palpation que nous avons décrits : d'abord la palpation simple, qui permet de bien savoir si une lame de foie recouvre le rein; puis le ballottement de Guyon, les procédés de Glenard et d'Israël, le ballottement croisé. Ces différentes manœuvres se complètent souvent l'une l'autre et permettent d'acquérir des notions très précises, que compléteront l'emploi de la percussion et la phonendoscopie.

Il faut ensuite examiner en détail tout l'appareil urinaire : l'*urètre*, dont il importe de connaître le calibre pour l'examen cystoscopique indispensable; la *prostate*, qu'on touchera par le rectum; la *vessie*, dont on explorera l'épaisseur des parois par le double palper et la capacité par l'injection d'eau boriquée ou d'eau bouillie; les *uretères*, qu'on explorera par l'abdomen et par le toucher rectal ou vaginal.

Il faudra encore examiner l'*état général* du malade, ausculter le *cœur* et les *poumons* et ne pas négliger l'examen de l'*appareil génital*. On cherchera la tuberculose par le palper des épididymes et le toucher de la prostate et de la vessie. On interrogera le malade sur l'existence possible d'un *varicocèle* et sur ses caractères, tout en se souvenant que le varicocèle symptomatique passe souvent inaperçu; aussi le cherchera-t-on en faisant lever le malade.

On ne négligera pas enfin la recherche des *ganglions* engorgés le long de la colonne vertébrale dans la fosse iliaque, dans les aines et les aisselles ainsi que dans la région sus-claviculaire.

Quelque complet que paraisse cet examen, il est indispensable de le compléter encore pour ne pas s'exposer à de grossières erreurs dans certains cas, pour acquérir dans d'autres des notions de la plus haute importance. Dans tous les cas il faut faire pratiquer l'*examen chimique et microscopique des urines* rendues spontanément par le malade dans les 24 heures. Il faut examiner la vessie au cystoscope et recueillir séparément, à fin d'analyse, les urines émises par le rein droit et par le rein gauche. L'analyse de l'urine globale nous renseigne sur l'état général de la nutrition du malade, sur l'existence possible de l'albumine ou du sucre, sur les hématuries microscopiques ainsi que sur la présence ou l'absence d'éléments cellulaires néoplasiques ou du pus. L'*analyse séparée de l'urine de chaque rein* peut, dans des cas douteux de tumeur sans hématurie, préciser la nature rénale de la tumeur en constatant la diminution des excrétions du côté malade; elle nous donne encore les indications les plus précises sur l'état du rein du côté opposé et nous permet ainsi de poser sur des bases solides les indications opératoires. La *cystoscopie* enfin est indispensable parce que certaines tumeurs vésicales qui compriment un uretère ou des néoplasmes nés dans la portion terminale de l'uretère et qui font saillie dans la vessie, peuvent donner tous les symptômes d'un néoplasme rénal : l'hématurie, l'augmentation de volume du rein, les douleurs lombaires.

Nous avons déjà parlé page 263 de l'analyse des urines; nous nous bornerons à étudier ici la cystoscopie et la séparation des urines des deux reins.

B. — Cystoscopie.

Nous laissons volontairement de côté tout ce qui regarde la technique de la cystoscopie qui ne présente ici aucune particularité, renvoyant pour son étude à la leçon que l'un de nous a publiée dans les *Cliniques* de M. Guyon[1].

1. Albarran in Guyon. *Leçons cliniques*, 5e édition, vol. III. p. 217.

Le moment où il faut pratiquer l'examen cystoscopique varie suivant les circonstances et suivant le but qu'on se propose en pratiquant cet examen. La cystoscopie appliquée au diagnostic des tumeurs rénales peut nous renseigner : 1° sur l'existence d'un néoplasme vésical; 2° sur le côté malade en nous faisant voir le sang qui sort de l'uretère; 3° sur l'existence de deux orifices urétéraux laissant couler de l'urine. Étudions ces trois ordres de renseignements.

1° Il importe dans tous les cas de se rendre compte de l'existence possible d'une tumeur de la vessie : une tumeur vésicale peut en effet coexister avec la néoplasie du rein; en outre les tumeurs de la vessie peuvent simuler les tumeurs rénales. La coexistence de néoplasmes dans la vessie et dans le rein a été signalée dans plusieurs observations. Sans parler des rares cas constatés à l'autopsie, nous signalerons les observations d'Israël, de Kummel, de Czerny et deux observations d'Albarran dans lesquelles des touffes villeuses nées dans l'uretère faisaient saillie dans la vessie à travers l'orifice urétéral. L'examen cystoscopique peut seul, dans ces cas, préciser suffisamment le diagnostic pour déterminer la nécessité et l'étendue de l'indication opératoire.

Une des observations d'Albarran donnera idée des difficultés de l'examen cystoscopique dans certains cas. Il s'agissait d'une malade âgée de 32 ans, qui, depuis deux ans, présentait des hématuries ayant les caractères d'abondance, de spontanéité et d'indolence connus dans les saignements néoplasiques : un examen cystoscopique, pratiqué par un autre chirurgien, avait démontré l'existence d'un néoplasme vésical. Albarran fit un nouvel examen au cystoscope : au niveau de l'uretère gauche s'implantait une tumeur longue de 1 centimètre et demi et de la grosseur du petit doigt; l'orifice urétéral était complètement caché par la tumeur. Pour étudier l'implantation du néoplasme, il se servit de son cystoscope urétéral et, avec la sonde saillante dans la vessie, essaya de soulever la tumeur : il réussit ainsi à voir très nettement que le néoplasme venait en réalité de l'uretère dont l'orifice très élargi entourait sa base. L'opération confirma ce diagnostic; en réalité il s'agissait d'une tumeur pédiculée née de la paroi urétérale à 2 centimètres de la vessie, qui avait dilaté l'orifice urétéral pour pénétrer dans la vessie.

Lorsqu'une tumeur née dans la vessie elle-même siège au niveau de l'uretère, elle peut rétrécir ou oblitérer l'orifice de ce conduit et donner lieu à l'augmentation de volume du rein par hydronéphrose; dans ces cas le malade peut souffrir du rein qui est augmenté de volume et, comme, d'autre part, le néoplasme donne lieu à des hématuries spontanées, abondantes, non modifiables par le repos ou le mouvement, l'ensemble des phénomènes peut conduire au diagnostic de tumeur rénale. A. Broca a publié une observation, et Albarran trois autres faits dans lesquels l'erreur eût été commise sans le secours du cystoscope.

Lorsque la cystoscopie est pratiquée dans le but de rechercher les lésions vésicales possibles, le côté malade étant connu, il vaut mieux faire l'examen dans l'intervalle des hématuries.

2° Le cystoscope peut servir à diagnostiquer quel est le côté malade, mais il faut pour cela que l'examen soit fait pendant une période hématurique. Lorsque la tumeur rénale est assez peu développée pour ne pas être sentie par les différents moyens d'exploration que nous avons étudiés, il peut être indispensable d'avoir recours au cystoscope pour déterminer quel est le côté malade. C'est ainsi que, chez cette dame dont il a déjà été question et opérée par Albarran d'un sarcome rénal de la grosseur d'une cerise, il n'existait aucun signe permettant de déterminer quel était le côté malade; l'examen cystoscopique permit de voir le sang jaillissant du côté droit. Nous avons observé d'autres faits analogues. Nous citerons comme exemple des erreurs possibles, une observation dans laquelle le malade souffrait du côté droit, qui d'ailleurs contenait des calculs, alors que le sang venait de l'uretère du côté opposé : c'était le rein de ce côté qui était néoplasique.

Nous avons déjà dit (page 256), que le rein non néoplasique pourrait, dans des cas rares, être la source de l'hématurie; mais ces faits sont si exceptionnels que, en bonne clinique, on doit considérer que le rein néoplasique est celui qui correspond à l'uretère qui saigne.

3° La détermination de l'existence des deux reins à l'aide du simple examen cystoscopique est plus aléatoire. Un rein unique peut exister avec deux uretères s'ouvrant dans la vessie, l'un d'eux se terminant en cul-de-sac près de la vessie. Il peut même se faire qu'un rein unique déverse son urine dans la vessie par deux uretères normalement placés. Ce sont là des faits rares, mais qu'il est indispensable de connaître.

Si l'existence de deux uretères ne prouve pas qu'il existe deux reins, on peut dire qu'il n'y a qu'une glande rénale lorsqu'on ne trouve dans la vessie qu'un seul orifice urétéral. Mais il est bien difficile d'affirmer qu'il n'existe qu'un seul orifice urétéral; il est si fréquent d'avoir affaire à un orifice urétéral difficile à voir que, malgré une grande habitude de la cystoscopie, nous n'oserions affirmer l'existence d'un seul uretère qu'après avoir fait la recherche de l'autre orifice en nous aidant de la sonde urétérale.

C. — Séparation des urines des deux reins.

Les recherches concernant l'analyse comparée des deux sécrétions rénales ont été à peu près complètement négligées dans les tumeurs des reins. Nous ne connaissons à ce sujet que les travaux d'Albarran sur le cathétérisme urétéral. Or, d'après nous, cet examen présente la plus grande importance : il peut, au point de vue du diagnostic, donner de précieux renseignements et, en ce qui regarde le pronostic opératoire, éviter des erreurs fatales au malade.

Nous transcrirons ici ce qui, dans le travail d'Albarran, concerne le fonctionnement du rein cancéreux et du rein du côté opposé.

« 1° **Modifications dans les fonctions du rein cancéreux.** — Les altérations anatomiques étendues à tout le parenchyme du rein cancéreux déterminent des modifications dans son fonctionnement. J'ai étudié la physiologie pathologique de ces reins en recueillant isolément, par le cathétérisme urétéral, l'urine qu'ils fournissent; j'ai pu ainsi me rendre compte de la quantité et de la qualité de l'urine sécrétée, de la perméabilité du rein au bleu de méthylène, et étudier au point de vue cryoscopique les urines comparées des deux reins.

« *Quantité d'urine.* — Dans deux cas elle a été recueillie

pendant 24 heures. Chez le premier malade il s'agissait d'un gros épithélioma ayant détruit plus du tiers du rein malade; je trouvai :

Rein droit sain	1100 c. c.
— malade.	650 c. c.

« Chez mon deuxième malade le néoplasme était aussi très développé et les lésions de néphrite fort avancées; en 24 heures les deux reins donnèrent :

Rein sain	1500 c. c.
— malade.	470 c. c.

« *Composition de l'urine.* — L'analyse comparative de l'urine des deux reins a été pratiquée dans trois cas. En voici les résultats :

Premier cas.

	Rein droit sain gr. par litre.	Rein gauche malade gr. par litre.
	—	—
Densité.	1014	1010
Urée	10,80	8,30
Chlorures.	9,40	6,20
Acide phosphorique. . . .	1,55	0,80
Albumine.	0,50	4,00

« Dans l'appréciation de la quantité d'albumine, il faut dans ce cas tenir compte de l'hématurie. Chez ce malade, les deux reins présentaient des lésions étendues de néphrite diffuse.

« Chez le malade de l'Observation II, l'analyse de l'urée a donné :

Deuxième cas.

Rein droit malade.	6 gr. 50 par litre
— gauche sain.	8 gr. 92 —

« Dans ce cas le rein malade présentait en son milieu un épithélioma de la grosseur d'une noix.

« Chez un autre malade j'ai trouvé :

Troisième cas.

	Rein gauche malade	Rein droit sain
	—	—
Quantité.	470 c. c.	1 500 c. c.
Densité	1 000 —	1 008 —
Urée.	5 gr. 40 par litre	9 gr. » par litre
Chlorures	3 50 —	5 80 —
Acide phosphorique . .	0 40 —	0 70 —
Albumine	0 70 —	0 80 —

« Il s'agissait dans ce cas d'un volumineux néoplasme que je refusai d'opérer, parce que le rein du côté sain me paraissait lui-même trop profondément atteint.

« Chez ces trois malades l'analyse de l'urine du rein malade montre une notable diminution dans la quantité des produits normaux sécrétés par le rein malade; dans un de ces cas, l'urine du rein malade, examinée en dehors de toute hématurie, contenait 70 centigrammes d'albumine. »

Dans un quatrième cas (L. Imbert. *Ann. gén. ur.*, février 1901), nous avons trouvé :

	Rein gauche malade	Rein droit sain
	—	—
Quantité.	550 c. c.	580 c. c.
Densité	1 015 —	1 009 —
Urée.	13 gr. 8 par litre	8 gr. 12 par litre
Sucre	0 —	» —
Albumine	traces	traces

Dans ce cas, le rein malade paraissait fonctionner mieux que le rein sain; il renfermait un petit fibromyome.

« 2° **Épreuve du bleu de méthylène.** — L'élimination du bleu de méthylène a été étudiée dans deux observations.

« Dans l'Observation I, l'élimination se fit sous forme de chromogène pendant les 21 premières heures, ensuite jusqu'à la 52e heure, les urines contenaient à la fois du bleu et du chromogène.

« Chez le malade de l'Observation VII, malgré la profonde modification dans le fonctionnement du rein malade, révélée par l'analyse chimique, l'élimination du bleu de méthylène fut à peu près normale, avec un peu de retard dans son apparition et une intensité un peu faible. Le bleu apparut dans l'urine du rein cancéreux après une heure et demie, acquit sa plus grande intensité, faible d'ailleurs, à la 12e heure, et se continua ainsi jusqu'à la 20e heure ; je dus alors retirer la sonde et l'expérience ne put être continuée.

« Chez ces deux malades nous constatons en somme des modifications dans la perméabilité du rein au bleu de méthylène ; dans un cas, retard dans l'apparition du bleu et élimination peu intense sans chromogène ; dans l'autre cas, élimination du chromogène, faible pendant 24 heures, puis élimination légère de bleu.

« 3° **Cryoscopie.** — L'examen cryoscopique des urines sécrétées par le rein malade a été fait dans l'Observation III. Le point de congélation de l'urine, ou point Δ, comparé des deux reins, était :

Rein malade, point Δ	0,70
— sain, point Δ.	1,48

« Ici encore l'abaissement notable du point de congélation de l'urine démontre la profonde modification dans le fonctionnement du rein malade, que traduit la moindre concentration moléculaire de l'urine.

« Je puis conclure de ces différents examens concordants, que l'anatomie pathologique et l'étude physiologique du rein malade démontrent que, dans le rein cancéreux, les portions de l'organe épargnées par le néoplasme sont profondément malades et fonctionnent mal.

« 4° **Étude physiologique du rein supposé sain.** — Les constatations que j'ai pu faire sont les suivantes :

« 1° *Analyse des urines après la néphrectomie.* — Chez les deux malades des Observations V et VI, atteints tous deux de volumineux néoplasmes, j'ai pu constater, plus d'un mois après la néphrectomie, que l'urine sécrétée par le rein laissé en place contenait une petite quantité d'albumine.

« 2° *Analyse comparative des urines des deux reins.* — Par les chiffres donnés plus haut, concernant les malades des observations I, II, VII et X, on voit que le rein supposé sain élimine en petite quantité les éléments normaux de l'urine; c'est ainsi que le chiffre de l'urée éliminée par litre d'urine a été dans ces cas, de 10gr,80, 8gr,92, 9 grammes et 8gr,12 et qu'on a constaté des diminutions semblables pour les autres sels de l'urine. Dans les trois premiers cas d'ailleurs, le rein du côté opposé au cancer, quoiqu'insuffisant au point de vue fonctionnel, sécrétait mieux que le rein cancéreux lui-même.

« Les résultats de l'étude anatomique et physiologique démontrent donc à l'évidence que le rein du côté opposé au cancer peut présenter, lui aussi, des lésions de néphrite analogues à celles que nous avons décrites dans les portions du rein malade non envahies par l'épithélioma.

« Je m'empresse d'ajouter que ces lésions ne sont pas constantes. Chez trois malades, j'ai fait des constatations différentes dont la concordance tend à prouver l'intégrité du rein non cancéreux. Chez le malade de l'observation I, l'analyse de l'urine pratiquée un mois après la néphrectomie démontrait des urines normales. Chez celui de l'observation III, l'examen cryoscopique de l'urine sécrétée par le rein sain démontrait une concentration moléculaire normale (point $\Delta = -148$). Dans ce cas, le résultat cryoscopique présente une réelle importance, parce qu'il a été obtenu sur l'urine du rein sain avant toute intervention chirurgicale, le rein cancéreux étant encore en place, ce qui ne permet pas de penser à l'amélioration dans le fonctionnement du rein du côté opposé après l'extirpation du rein cancéreux.

« L'existence de lésions fréquentes de néphrite dans le rein cancéreux et la possibilité d'altérations analogues dans le rein du côté opposé, me paraît bien établie par la série des constatations que j'ai pu faire. En ce qui regarde leur interprétation pathogénique, il me semble qu'on peut penser à la possibilité de lésions préexistantes au cancer ou au développement de ces lésions consécutivement à la présence de l'épithélioma.

« Il paraît établi que l'épithélioma du rein peut se développer consécutivement à la néphrite, comme les travaux de Sabourin l'ont démontré; mais il est difficile d'admettre que les lésions que je décris aujourd'hui se soient toujours développées avant la naissance de l'épithélioma. Dans les cas de Sabourin, la néphrite relève des formes banales du mal de Bright avec des granulations brightiques; dans nos cas, ce sont des lésions diffuses au point de vue anatomique, sans granulations, sans adénome intermédiaire entre l'inflammation et la néoplasie; au point de vue symptomatique, nous ne voyons pas le cadre du brightisme. D'un autre côté, ces lésions peuvent être unilatérales, ce qui ne s'accorde guère avec la notion classique de la bilatéralité des néphrites de Bright.

« Il me semble plus raisonnable d'admettre que les néphrites que nous étudions se trouvent sous la dépendance d'une toxémie déterminée par le néoplasme. L'altération sanguine peut reconnaître pour origine les toxines que le néoplasme produit par son activité cellulaire propre; elles peuvent encore être dues aux modifications plus générales que l'existence du néoplasme peut déterminer dans le fonctionnement de toutes les cellules de l'organisme. L'hypothèse d'une hématotoxémie consécutive au développement du néoplasme rend bien compte du différent degré des lésions de néphrite consécutive et même de leur absence ou de leur amélioration après la néphrectomie : il suffit pour le comprendre de considérer que, pendant un temps, la néoplasie n'est qu'une lésion localisée et que, plus tardivement, elle fera sentir son influence sur tout l'organisme. L'élimination par les reins de produits toxiques variables dans leur quantité et dans leur qualité aboutira à des lésions variables elles aussi. L'altération du sang précédant la néphrite explique encore l'existence des lésions souvent constatées dans les deux reins, sans qu'on soit en droit de s'étonner du degré plus accusé des altérations toxémiques dans le rein cancéreux que dans celui du côté opposé : le rein atteint d'épithélioma, en partie annihilé par la présence même du néoplasme, représente en effet un *locus minoris resistentiæ* dans lequel les mêmes causes doivent produire des effets plus accusés.

« L'importance de ces constatations physiologiques sur le fonctionnement du rein cancéreux et de son congénère est d'autant plus grande que, comme nous l'avons vu en étudiant l'anatomie pathologique, les lésions de néphrite dans le rein cancéreux sont extrêmement fréquentes et qu'elles ne sont pas exceptionnelles dans le rein du côté opposé. »

Dans certains cas difficiles, alors que la tumeur existe seule sans hématurie, lorsqu'on est en doute entre un néoplasme du rein et une autre variété de tumeur abdominale, l'examen comparé des urines des deux reins peut être d'une importance capitale, et ce serait une raison pour diagnostiquer une tumeur rénale que de constater du côté malade une diminution notable de l'urée, des chlorures et de l'acide phosphorique, ou l'abaissement du point de congélation en même temps qu'une moindre quantité d'urine.

Au point de vue du pronostic opératoire, l'analyse comparée de l'urine des deux reins n'est pas moins importante. Nous avons été très frappés en 1899 par la mort du malade de l'observation n° 132 de notre tableau. L'opération fut rapide et simple malgré le développement de la tumeur; tout permettait de croire que le malade guérirait de son opération et, malgré cela, sans aucune complication infectieuse, la mort survint le 4e jour dans une crise comateuse. A l'autopsie nous trouvons que le rein laissé en place présentait des lésions avancées de néphrite. Instruits par ce cas, nous avons refusé d'opérer le malade de l'observation page 301 dont l'analyse a été donnée plus haut, parce que le rein non cancéreux nous paraissait trop atteint. Nous connaissons un cas d'Israël dans lequel l'opération eut un bon résultat malgré l'existence avérée d'une néphrite assez intense du côté opposé, s'accompagnant de cylindrurie; mais sans prétendre que la néphrite du rein non cancéreux soit toujours une contre-indication opératoire, nous croyons qu'elle doit entrer en ligne de compte dans le pronostic et commander l'abstention lorsqu'elle est très développée. Nous sommes confirmés dans cette manière de voir par l'étude des nombreuses observations de néphrectomie dans lesquelles la mort est attribuée à l'insuffisance fonctionnelle du rein qui reste en place.

L'utilité de l'examen comparé des urines des deux reins étant bien établie, il nous faut dire quelques mots sur le meilleur procédé à employer pour les recueillir séparément, car c'est bien par crainte des difficultés techniques que cette séparation des urines n'est pas plus souvent pratiquée. Quatre procédés différents sont employés actuellement : le cathétérisme urétéral; le séparateur des urines de Harris modifié par Downes et Nicolich, le séparateur de Luys et le diviseur des urines de Cathelin. Ces différents moyens d'exploration étant encore peu connus, nous croyons utile de les décrire ici sommairement.

5° **Cathétérisme des uretères.** — Nous ne décrirons que le cathétérisme cystoscopique à lumière directe. C'est la méthode de choix et qui a fait entrer le cathétérisme urétéral dans la pratique. Les premières tentatives, faites avec les cystoscopes de Brenner et de Boisseau du Rocher, ne donnèrent guère de résultats. En 1896, les cystoscopes urétéraux de Nitze et de Casper réalisèrent un grand progrès en permettant de pratiquer le cathétérisme urétéral chez l'homme et chez la femme, mais ces instruments sont difficiles à manier et ne furent guère employés que par leurs auteurs. En 1896, l'un de nous a fait construire son cystoscope, qui est d'un maniement facile et a été employé par un grand nombre de chirurgiens; depuis, Nitze a adopté, pour son cystoscope modifié, le principal dispositif de notre instrument.

a) **Description du cystoscope d'Albarran.** — Cet instrument se compose de plusieurs pièces distinctes : *a*) la portion optique de l'instrument a la disposition générale d'un cystoscope ordi-

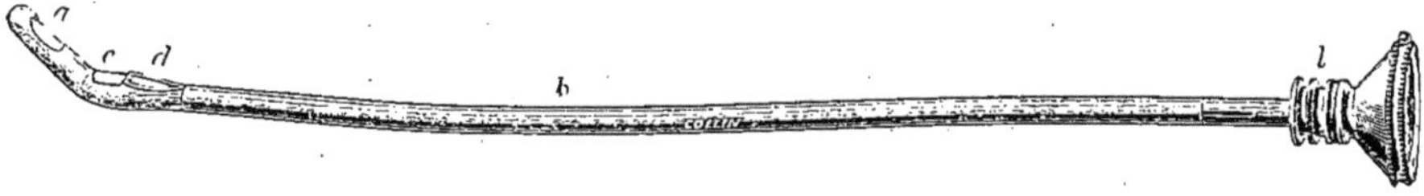

Fig. 86. — Cystoscope d'Albarran. Portion optique.
a, lampe; *b*, tige du cystoscope renflée à son extrémité inférieure pour recevoir le prisme *c*, et présentant au-dessus du prisme une encoche *d*.

naire de Nitze. Les modifications portent : 1° sur la longue tige de l'instrument qui est très mince et qui se continue en bas avec la portion renflée qui porte le prisme; sur la face antérieure de cette portion droite du cystoscope, tout près du point où elle se continue, avec le prisme, se trouve une encoche, qui reçoit l'onglet dont est munie la portion urétérale de l'instrument; 2° sur le mode de transmission du courant électrique destiné à allumer la lampe; dans la gorge de l'instrument se trouve un anneau avec lequel viennent se mettre en contact les conducteurs; cet anneau permet de tourner le cystoscope en tous sens sans que les fils s'enroulent et sans que le contact soit interrompu.

La portion optique de l'instrument constitue à elle seule un cystoscope complet pour les usages courants : elle est douée

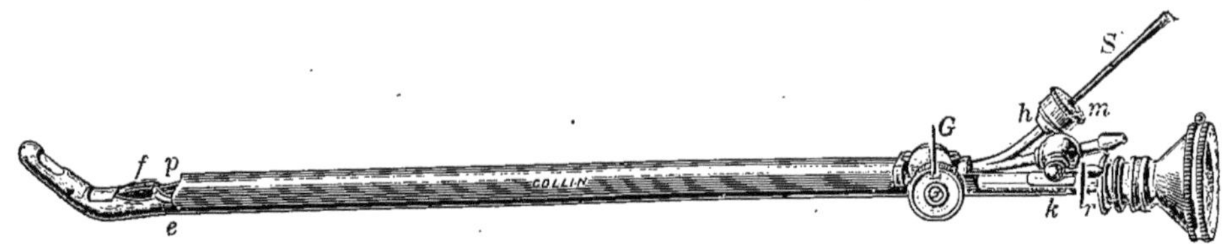

Fig. 87. — Cystoscope d'Albarran, avec la pièce urétérale montée.
e, tiges métalliques qui, actionnées par la roue excentrique G, font mouvoir l'onglet *f* sur lequel repose la sonde *s*, lorsque, en la poussant, on la fait sortir par l'orifice *p*; *m*, vis de pression contenant dans son intérieur une rondelle de caoutchouc percée pour laisser passer la sonde *s*; *r*, canal irrigateur muni d'un robinet (chez l'homme, l'introduction de l'instrument est facilitée par un mandrin qu'on peut placer dans ce canal; le bout arrondi de ce mandrin cache les irrégularités de la partie *f p* de l'instrument); *k*, indicateur correspondant à deux traits : vertical et horizontal, gravés dans la portion optique sur laquelle il repose : lorsque ces deux traits affleurent aux bords de l'indicateur, l'onglet se trouve bien en face de la gouttière qui lui est destinée et vient s'y loger lorsqu'il est abaissé.

d'un large champ visuel et possède une grande puissance éclairante.

Sur cette portion optique, peut se monter à volonté la portion urétérale.

b) La pièce urétérale est formée par une demi-gouttière qui s'emboîte parfaitement sur la portion optique.

Le long des parties latérales de cette gouttière se trouvent deux fines tiges d'acier, qui, du côté de la portion optique du cystoscope, viennent s'articuler avec un onglet. Cet onglet est articulé avec la demi-gouttière, et peut prendre toutes les positions intermédiaires entre l'horizontale et un angle de 150°; lorsque l'onglet occupe cette dernière position, il s'emboîte parfaitement avec la partie terminale de la gouttière; c'est la position de repos de l'instrument. Les mouvements de l'onglet

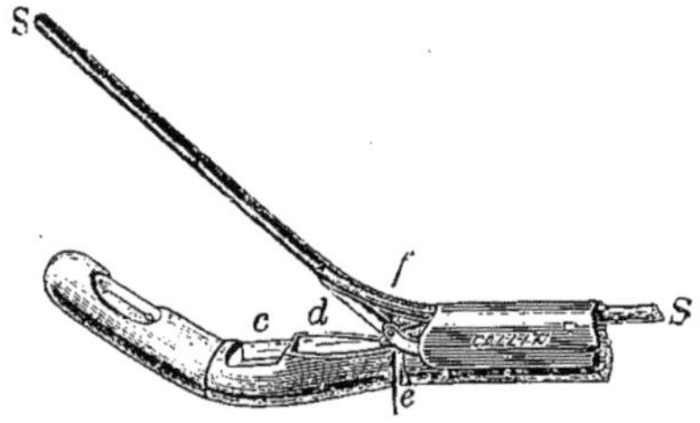

Fig. 88. — Détail de l'extrémité de l'instrument. L'onglet *f* est relevé et fait mouvoir la sonde *S*.

s'obtiennent à l'aide d'une roue qui, placée près de l'extrémité oculaire de l'instrument, a pour fonction de faire glisser les tiges d'acier que j'ai signalées et, par leur intermédiaire, d'élever ou d'abaisser l'onglet. La voûte de la demi-gouttière, qui constitue la pièce urétérale, est parcourue par un canal destiné à laisser passer la sonde; cette sonde sort en bas par l'orifice placé en avant de l'onglet; aussi se trouve-t-elle reposer sur celui-ci, lorsqu'on la pousse. Cette disposition permet, en manœuvrant la roue, de donner au bec de la sonde la position que l'on veut entre l'horizontale et un angle de 140°; on peut ainsi changer à volonté, et avec la plus grande précision, l'inclinaison de la sonde. Le conduit destiné à la sonde urétérale présente au niveau de son orifice extérieur une petite boîte vissée, qui contient une rondelle en caoutchouc percée pour le passage de la sonde; en serrant plus ou moins la vis, on aplatit la rondelle de caoutchouc qui s'applique sur la sonde; et, par cet artifice, tout en laissant à la sonde des mouvements libres de glissement, on empêche le liquide vésical de sortir au dehors.

Sur le conduit de la sonde urétérale, vient se souder un autre conduit, muni d'un petit robinet : ce conduit sert, pendant l'examen, à pratiquer des injections vésicales, destinées, si besoin est, à nettoyer le prisme ou la glace, ou encore à modifier la quantité de liquide contenue dans la vessie, ou à le changer s'il est trouble.

Lorsque la pièce urétérale est montée, par simple pression, sur la portion optique de l'instrument, le cystoscope dans son ensemble présente un calibre n° 25 Charrière. Lorsqu'on pousse la sonde urétérale, on aperçoit son extrémité vésicale aussitôt que celle-ci dépasse la pointe de l'onglet, tandis que cet onglet lui-même reste invisible; cette disposition permet de suivre, avec la plus grande facilité, les mouvements d'avant en arrière exécutés par la sonde, sans que la vue puisse être gênée par les parties métalliques de l'instrument.

b) **Technique du Cathétérisme des uretères.** — Pour mieux faire comprendre ce moyen d'exploration, nous décrirons plusieurs temps successifs :

1° *Préparation de l'instrument.* — Il est indispensable de bien stériliser non seulement le cystoscope en entier mais encore les sondes, la pince et les fils conducteurs de l'électricité, c'est-à-dire toutes les parties de l'instrument que le chirurgien doit toucher. Parmi les procédés de stérilisation connus, le seul qui puisse être employé sans détériorer l'instrument est le procédé par l'*étuve thermo-formogène* d'Albarran : la stérilisation est parfaite en une demi-heure.

Les instruments étant stérilisés et les mains du chirurgien lavées comme pour pratiquer une opération, on commence par s'assurer que tout marche à souhait. On vérifie si les mouvements de l'onglet s'exécutent facilement et, lorsque la pièce urétérale a été montée par simple pression sur la partie optique, on s'assure que l'onglet est bien relevé et qu'il est logé dans l'encoche que lui présente l'extrémité de la pièce urétérale. On introduit alors la sonde urétérale dans le canal qui lui est destiné et, suivant son diamètre, on serre plus ou moins la vis de manière que la sonde, un peu huilée, glisse à frottement doux.

On vérifie encore si le champ visuel de l'instrument est clair et si la lampe s'allume bien.

2° *Préparation du malade.* — Ce sont les précautions ordinaires de la cystoscopie sur lesquelles nous n'insistons pas. Je me borne à rappeler que, chez l'homme, l'urètre doit avoir son calibre normal ou que, tout au moins, il doit laisser passer une sonde n° 25. Dans les deux sexes il faut laver la vessie de manière à obtenir un champ clair, et garnir le réservoir avec une quantité d'eau boriquée qui sera, si possible, de 150 à 200 grammes et au minimum de 50 à 60 grammes. On doit aussi laver l'urètre et le méat.

3° *Introduction de l'instrument.* — On trempe l'extrémité du cystoscope dans la glycérine ou l'huile de vaseline et on l'introduit comme on fait d'ordinaire pour les instruments métalliques.

Chez la femme il suffit de pousser le cystoscope en appuyant un peu sur la paroi postérieure de l'urètre.

Pour pratiquer aseptiquement le cathétérisme des uretères il est nécessaire d'avoir un aide destiné à soutenir la sonde urétérale et à l'empêcher de toucher aux cuisses du malade.

4° *Recherche de l'orifice urétéral.* — C'est là encore une manœuvre de cystoscopie courante sur laquelle nous ne pouvons insister ici. Nous nous bornerons aux indications suivantes.

Le cystoscope est introduit assez loin pour que son extrémité soit libre dans la cavité vésicale; on le tourne ensuite le bec en bas et en dehors, de manière à donner à ce bec une inclinaison d'environ 30 degrés sur la ligne horizontale. Lorsque le cystoscope est dans cette situation, on tient l'instrument avec la main gauche et on établit le contact pour allumer la lampe : souvent on verra de suite l'uretère; d'autres fois il faudra tâtonner un peu, tourner un peu plus à droite ou à gauche le bec du cystoscope, ou bien encore l'enfoncer un peu plus ou un peu moins.

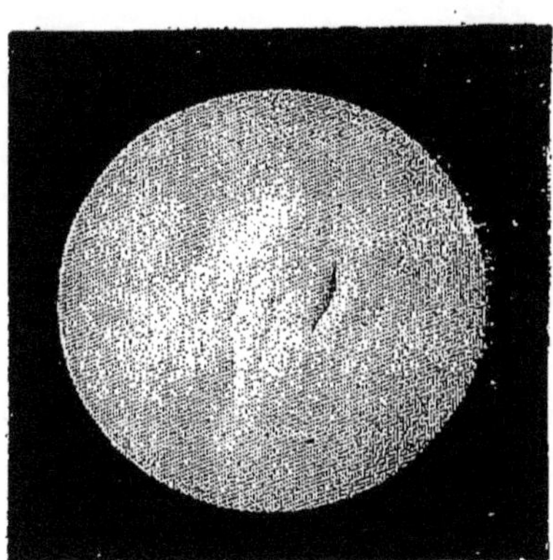

Fig. 89. — Orifice urétéral normal, vu au cystoscope.

5° *Pousser modérément la sonde urétérale.* — Lorsqu'on a reconnu l'orifice de l'uretère, on place le cystoscope de manière que le méat urétéral se trouve vers le milieu du champ de l'instrument ou au-dessous du milieu et un peu vers le côté qu'on veut cathétériser. On abaisse alors complètement l'onglet et on pousse lentement la sonde urétérale, jusqu'à ce qu'on aperçoive bien distinctement son extrémité.

6° *Incliner dans la direction de l'uretère l'extrémité vésicale de la sonde.* — Il suffit, pour cela, de tourner la roue avec la main droite qui reste toujours libre, la gauche tenant le cystoscope : à mesure qu'on tourne la roue, on voit le bec de la sonde se relever et se placer dans la direction de l'orifice urétéral. Lorsqu'on croit être en face de l'orifice on pousse, toujours lentement, la sonde; et comme on la voit avancer on peut juger si elle va bien dans la direction de l'orifice. Au besoin lorsque le bec de la sonde est déjà tout près de l'uretère, on rectifie sa position en le faisant légèrement avancer ou reculer, à l'aide de la roue extérieure. A ce moment le bec de la sonde se trouve en face de l'orifice urétéral et dans la direction voulue pour y pénétrer.

Dans presque tous les cas la manœuvre de la roue suffit à

elle seule pour arriver à faire pénétrer la sonde dans l'uretère; dans quelques cas pourtant, la pointe de la sonde va un peu trop à droite ou à gauche. Comme le champ visuel de l'instrument est très grand, on peut alors changer un peu dans son ensemble la direction du cystoscope, sans perdre de vue l'uretère.

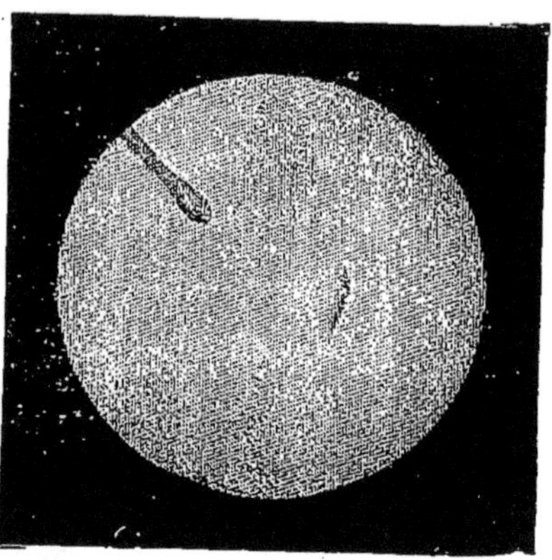

Fig. 90. — Image cystoscopique lorsqu'on a dirigé le bec de la sonde vers l'orifice urétéral.

7° *Faire pénétrer la sonde dans l'uretère.* — Lorsqu'on a exécuté la manœuvre précédente on pousse la sonde qui pénètre dans l'uretère; si elle vient à s'arc-bouter et ne pénètre pas bien, on rectifie légèrement la position en manœuvrant la roue toujours par des mouvements doux et de très courte étendue. Lorsque la sonde pénètre dans l'uretère, on continue à la pousser aussi loin qu'on veut aller et on suit du regard les progrès de cette pénétration; si un obstacle quelconque empêche la progression, on voit la portion de la sonde qui est dans la vessie se plier au lieu de continuer à avancer. Pour bien recueillir l'urine du rein, *il suffit de faire pénétrer la sonde de 5 à 10 centimètres dans l'uretère* sans qu'il soit besoin, comme nous le croyions autrefois, de la faire aller jusqu'au bassinet.

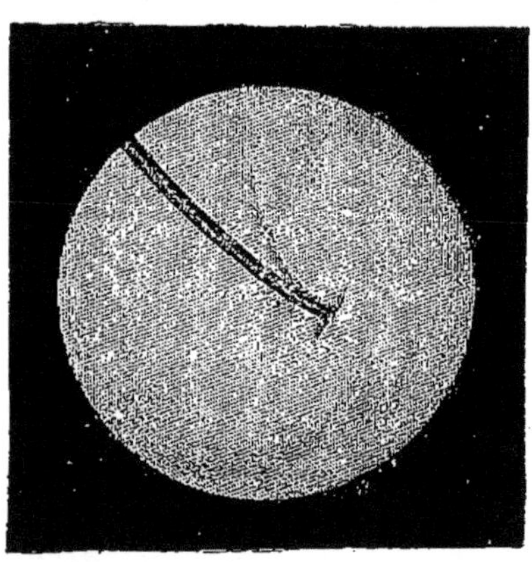

Fig. 91. — Image cystoscopique lorsque la sonde a pénétré dans l'uretère.

8° *Retirer le cystoscope, en laissant la sonde en place.* — Lorsque la sonde a été, suivant le cas, poussée suffisamment loin, on abaisse complètement l'onglet de manière à le placer dans l'axe de l'instrument, on éteint la lampe, puis on soutient et même on pousse un peu la sonde avec une main, tandis qu'on fait sortir le cystoscope, qui glisse ainsi d'arrière en avant sur la sonde. On continue ainsi jusqu'à ce que le bec de l'instrument se trouve au niveau du méat : à ce moment, on prend avec deux doigts la sonde au niveau du prisme du cystoscope, tandis que, de l'autre main, on finit de dégager l'instrument en le faisant glisser sur la sonde.

Pour recueillir l'urine des deux reins tout en ne pratiquant le cathétérisme urétéral que d'un seul côté, il suffit de placer une sonde dans la vessie pendant que la sonde urétérale reste en place. Lorsque le cystoscope a été retiré et que la sonde urétérale est bien placée, on introduit dans la vessie une sonde béquille n° 14 ou 15 (ou une sonde conique) en la faisant passer dans l'urètre au-dessus de la sonde urétérale. On évacue par cette sonde le liquide contenu dans la vessie et qu'on a introduit pour pratiquer le cathétérisme, et on recueille séparément dans deux récipients aseptiques l'urine de la sonde urétérale et celle de la vessie. Comme il pourrait rester dans la vessie une petite quantité du liquide introduit qui, en se mélangeant à l'urine du rein non cathétérisé, pourrait donner de fausses indications, nous avons l'habitude de négliger le liquide recueilli par les deux sondes pendant les 10 premières minutes et de ne pratiquer que l'analyse des deux urines recueillies à partir de ce moment.

Si, pour des recherches scientifiques exactes, il faut analyser l'urine des 24 heures, il suffit en pratique de recueillir de 15 à 20 centimètres cubes de chaque urine pour pouvoir faire les analyses nécessaires à la clinique. Ce résultat est obtenu généralement en moins d'une demi-heure.

9° *Contrôler la réalité de la parfaite séparation des deux urines.* — Pour se mettre en garde contre l'erreur qui pourrait résulter de ce qu'une partie de l'urine du rein cathétérisé peut couler le long de la sonde et venir se mélanger dans la vessie à celle de l'autre rein, il est bon, au moindre doute, de ne pas retirer la sonde urétérale avant d'avoir injecté dans l'uretère 1 gr. 50 de la solution de bleu de méthylène à 1 pour 100; si le liquide coule le long de la sonde, l'urine vésicale sera teintée. Nous avons renouvelé maintes fois cette expérience sans constater, sauf exception très rare, de mélange des deux urines.

6° **Séparateur des urines de Harris.** — L'instrument de Harris a été modifié avantageusement par Downes et par Nicolich. Voici comment le décrit ce dernier auteur :

« Cet instrument comprend deux pièces; l'une est introduite par l'urètre dans la vessie, tandis que l'autre est placée dans le vagin chez la femme, dans le rectum chez l'homme; cette dernière a une courbure plus forte que celle qui sert pour la femme. La pièce que l'on introduit dans la vessie est la même pour les deux sexes; elle est composée de deux petits tubes en forme de cathéter avec un œil latéral à l'extrémité vésicale et un robinet à l'autre extrémité; ces deux tubes sont maintenus ensemble par une plaque métallique et ils peuvent tourner chacun sur leur axe longitudinal. Avant d'introduire cette pièce dans la vessie, on doit bien laver cette dernière, et la laisser distendue (100 grammes de liquide sont suffisants). L'introduction est facile : on doit procéder comme pour un cathéter métallique; le calibre de l'instrument correspond au numéro 23 de la filière française. Quand cette pièce est arrivée dans la vessie, on met dans le vagin chez la femme, dans le rectum chez l'homme, l'autre pièce qui doit servir à former la paroi qui divise la vessie en deux moitiés; elle doit être placée juste au milieu entre les deux tubes, et on la fixe dans cette position à l'aide d'une vis qui se trouve à son extrémité externe. On tourne alors les deux tubes d'à peu près 135°; de cette manière leurs extrémités vésicales vont se placer l'une à droite, l'autre à gauche sur la paroi postéro-inférieure de la vessie très près des orifices des uretères. Quand l'instrument est bien placé, le bas-fond de la vessie forme comme deux petites poches dans lesquelles se trouvent les deux yeux des tubes.

« On ouvre alors les deux robinets de l'extrémité externe des tubes pour vider la vessie du liquide injecté, et après on recueille l'urine qui coule goutte à goutte. On comprend facilement que l'urine à peine sortie de l'uretère descend dans la poche correspondante et de là dans le tube de l'instrument.

« Quand on a recueilli une quantité suffisante d'urine et qu'on veut retirer l'instrument, on tourne la vis qui tient fixée la pièce vaginale ou rectale, on retire cette pièce, et avant de faire tourner et de retirer les deux tubes de la pièce vésicale, on injecte par un de ces tubes 100 grammes de liquide dans la vessie pour permettre aux tubes de tourner sans érailler la muqueuse vésicale. »

7° **Séparateur des urines de Luys.** — Voici la description donnée par l'auteur : « Ce séparateur des urines se compose de trois pièces : deux sondes et une pièce métallique intermédiaire. Les deux sondes métalliques sont de petit calibre : elles sont juxtaposées et ont toutes deux la courbure d'un cathéter métallique de Guyon. Près de leur bec sont percées des ouvertures, tant à leur face externe qu'à leur face interne.

« Elles sont séparées l'une de l'autre par une lame métallique indépendante, de même courbure que les sondes et qui est recouverte d'une chemise en caoutchouc. Cette chemise de caoutchouc est soulevée au niveau de la concavité de la lame métallique par une petite chaîne analogue à la chaîne de l'écraseur de Chassaignac, qui peut se tendre ou se détendre.

« La manœuvre de celle-ci est commandée par une vis située à l'autre extrémité de l'instrument, de sorte que lorsque la chaîne est tendue, elle forme la corde de l'arc décrit par le bec de la lame métallique, et lorsqu'elle est détendue elle vient se mouler sur la concavité de l'instrument. C'est de cette manière qu'on peut élever ou abaisser une cloison entre les deux sondes.

« Les trois pièces de l'instrument sont aisément séparables les unes des autres, ce qui facilite singulièrement le nettoyage mécanique de chacune d'elles.

« Ajoutons que, sur l'instrument monté et prêt à servir, la convexité de la lame métallique, recouverte de sa chemise caoutchoutée, dépasse légèrement la convexité des deux sondes, de telle manière qu'aussi bien par sa convexité que par sa concavité, la lame métallique forme une véritable cloison entre les deux sondes.

« L'ensemble de l'instrument a la forme d'un explorateur métallique de Guyon[1] ; son calibre total est celui d'un 42 Beniqué environ. Sa stérilisation est facile ; il suffit pour cela de le jeter tout monté dans l'eau bouillante.

« Il en existe deux modèles de construction identique, mais

1. Le nouveau modèle de cet instrument a une courbure analogue à celle des bougies Beniqué mais encore plus prononcée.

de longueurs différentes, l'un pour l'homme, l'autre pour la femme.

« Pour utiliser l'instrument, nous commençons par faire un lavage soigné de la vessie avec une sonde molle et de l'eau boriquée jusqu'à ce que l'eau ressorte claire. A ce moment nous laissons 100 grammes environ d'eau boriquée dans la vessie, et nous retirons la sonde molle. L'instrument est alors introduit fermé dans la vessie, et cette introduction est aussi facile, même chez l'homme, que celle d'un cathéter métallique. Aussitôt, l'eau boriquée tend à sortir par les orifices des sondes, mais l'évacuation en est empêchée en bouchant provisoirement les orifices. Tournant alors la vis située dans le manche de l'instrument, la cloison de caoutchouc est déployée dans la vessie, et cette manœuvre étant opérée dans une vessie remplie de liquide n'est pas douloureuse. Le malade étant mis alors en position assise, le manche de l'instrument est relevé ensuite vers l'abdomen et maintenu fixé dans cette position de telle manière que la convexité de l'instrument vient appuyer assez fortement sur le bas-fond vésical qu'il déprime en s'appliquant exactement sur lui.

« L'application est très exacte, ainsi qu'on peut s'en rendre compte par le toucher rectal ou vaginal.

« Mais dans cette position de l'instrument à manche élevé, l'évacuation de l'urine est absolument impossible de par le fait de la pesanteur. Il est donc nécessaire de procéder à l'aspiration du liquide, ce qui se fait grâce à un système aspirateur, comprenant une poire en caoutchouc et deux flacons.

« Aussitôt l'instrument en place, on commence donc par évacuer d'abord l'eau boriquée qui peut rester dans la vessie. On vide alors les flacons, ou bien on les remplace par d'autres et on procède à la récolte de l'urine qui s'écoule lentement dans chacun des flacons.

« On comprend facilement comment aussitôt qu'une goutte sort de l'uretère, elle est d'abord forcée, de par le fait de la pesanteur, de gagner la dépression en cul-de-sac formée par la pression de l'instrument, et ensuite d'être aspirée au dehors par la sonde métallique.

« On comprend aussi comment, par le fait de l'aspiration s'exerçant continuellement dans la cavité vésicale, les parois de celle-ci, aussi bien la supérieure que les latérales s'accolent les unes aux autres et que de ce fait le cloisonnement est d'autant plus parfait. »

8° **Diviseur vésical gradué de Cathelin.** — M. Cathelin décrit ainsi son instrument : « Cet appareil est basé sur un principe nouveau, à savoir l'introduction dans l'intérieur de la vessie d'une *cloison souple, extensible, et développable à volonté.*

« Il se compose d'un tube répondant au n° 25 de la filière Charrière et dont le bec cannelé a les dimensions et la forme d'un lithotriteur n° 2. Ce tube commun en renferme 3 autres :

« α. Un tube médian, aplati transversalement, dans lequel se meut à frottement doux un mandrin *gradué*, la *tige porte-membrane*, à l'extrémité vésicale duquel est fixé par un mécanisme automatique un ressort métallique recourbé sur lui-même et qui peut sortir du tube en se développant sous forme de large raquette.

« Ce ressort est entouré d'une membrane de caoutchouc simple, tendue dans son plan et fixée en position de détente maxima du ressort.

« Le mandrin retiré plisse la membrane de caoutchouc et aplatit le ressort, le tout rentrant dans le tube médian à la manière d'un éventail.

« β. Deux tubes latéraux laissent passer des sondes à index qui sortent par deux yeux obliques disposés latéralement à l'extrémité du tube commun et de chaque côté de la rainure destinée elle-même à maintenir la membrane dans la verticale.

« On peut faire aisément glisser la tige porte-membrane comme le piston d'une seringue; une vis de serrage permet d'arrêter le jeu du piston, dont l'étanchéité est garantie en dehors par un tambour.

« La *graduation*, calculée aussi exactement que possible, répond aux grands diamètres de sphéroïdes de 10 à 300 grammes de capacité.

« *Technique.* — 1° Placer le malade dans le décubitus horizontal, sur une table ou sur son lit.

« Bien laver la vessie jusqu'à ce que le liquide ressorte clair. Prendre la capacité *exacte* et laisser 10 à 30 grammes d'eau dans la vessie pour faire siphon et éviter ainsi l'aspiration qui ventouse.

« 2° Introduire l'instrument comme un explorateur ou un lithotriteur, puis, une fois dans la vessie, pousser les deux sondes de 2 centimètres environ, ensuite repérer le col en attirant l'instrument jusqu'à ce qu'on éprouve une résistance, correspondant à l'accrochement du pubis par le bec.

« 3° Maintenir l'instrument en position horizontale; actionner alors la tige porte-membrane en lisant la graduation et s'arrêter exactement au chiffre correspondant à la capacité vésicale, déjà connue.

« 4° Fixer l'appareil sur une tige verticale vissée sur le couvercle de la boîte et reposant sur la table ou le lit; l'instrument tient ainsi tout seul dans un plan bien médian et l'urine coulant goutte à goutte par les deux sondes est reçue dans deux tubes-éprouvettes : il faut de 10 à 20 minutes pour une récolte suffisante d'urine.

« 5° Enlever l'instrument en retirant d'abord les sondes, puis les membranes et le tube commun lui-même d'après les règles ordinaires. »

9° **Choix du procédé pour séparer les urines des deux reins.** — Nous avons négligé toute description historique des différents procédés employés et nous n'avons décrit que ceux qui nous paraissent présenter quelque utilité. Nous ne ferons pas non plus une critique détaillée et générale de ces procédés, nous bornant à les envisager au point de vue de leur application au diagnostic des tumeurs du rein.

Le *cathétérisme urétéral* a été très critiqué par des chirurgiens qui, souvent, ne savent pas le pratiquer et par quelques-uns même qui ne l'ont jamais vu employer.

Lorsque le cathétérisme urétéral est fait dans une vessie saine par un chirurgien habitué à ce mode d'exploration, on ne détermine pas de douleur et toute la manœuvre ne dure que deux ou trois minutes. Entre le moment où le cystoscope est allumé dans la vessie et celui où la sonde est introduite dans l'uretère, il ne s'écoule souvent que vingt ou trente secondes; maintes fois nous l'avons fait vérifier par nos élèves.

Le danger d'infecter le rein sain, celui que nous conseillons de cathétériser en cas de néoplasme, n'existe pas si l'on prend les précautions aseptiques ordinaires. La question du danger qu'on fait courir au malade est jugée depuis que nous avons montré, Pasteau et nous-mêmes, qu'il a été fait à Necker plus de mille cathétérismes urétéraux sans aucun accident. Chez les néoplasiques rénaux en particulier, sauf exception rare, la vessie est aseptique et il suffit d'opérer aseptiquement pour ne pas craindre d'infection.

Les principaux avantages du cathétérisme urétéral en cas de cancer du rein sont :

1° Qu'on peut en même temps examiner la vessie au cystoscope. Nous avons vu que l'examen cystoscopique est indispensable toutes les fois qu'on soupçonne une tumeur du rein ; or, avec les instruments dits séparateurs des urines, il est toujours nécessaire de faire deux explorations, une pour voir la vessie, une autre pour séparer les deux urines ;

2° Lorsqu'on recueille directement avec la sonde urétérale l'urine du rein sain, on a la certitude absolue que l'urine obtenue vient de ce rein. Les séparateurs d'urine ne peuvent donner une certitude que lorsque la composition chimique ou les caractères physiques des urines des deux reins sont très différents ; dans le cas contraire, on peut toujours craindre un mélange des deux urines dans la vessie dû au mauvais fonctionnement du séparateur ou à une disposition anormale des uretères. Or, en cas de néoplasme rénal, la différence des deux urines, sauf lorsqu'il y a hématurie, est souvent peu accusée.

A côté de ces avantages, le cathétérisme urétéral présente l'inconvénient d'exiger des manœuvres nécessitant un plus long apprentissage. D'un autre côté, si peu d'inconvénients qu'il y ait à le faire, il est toujours préférable de ne pas sonder sans nécessité les uretères, de même qu'on ne doit pas, sans qu'il en soit besoin, cathétériser la vessie.

En principe, il vaut mieux recueillir séparément les urines des deux reins dans la vessie que de les aller puiser directement dans les reins, comme, pour un examen ordinaire de l'urine, il vaut mieux faire uriner le malade que de le sonder. Si nous passons à l'application pratique de ce principe, nous devons reconnaître que, dans l'état actuel de nos connaissances, il est impossible d'apprécier à leur juste valeur les différents séparateurs des urines : une expérience plus prolongée pourra seule nous fixer à cet égard. Pour le moment, du moins, il sera bon de contrôler le fonctionnement de ces appareils en faisant, comme nous venons de le conseiller pour le cathétérisme urétéral, une injection de bleu de méthylène dans un des côtés de la vessie avant de retirer l'instrument.

Le *séparateur de Downes* peut être appliqué sans grande gêne pour le malade lorsque la vessie est normale, ce qui est habituel en cas de néoplasme rénal. Il n'en est pas de même lorsqu'il existe un certain degré de cystite : l'application de l'instrument est alors douloureuse. Carlier a signalé la difficulté qu'il peut y avoir dans certains cas à refermer en les tournant les deux tubes de la pièce vésicale. Chez un de ses malades, ce chirurgien a vu les deux tubes s'accrocher aux parois de la vessie, ce qui rendit très laborieuse et pénible l'extraction de l'instrument.

En dehors des cas de cystite, l'application de l'instrument n'est pas possible lorsqu'il y a des lésions du rectum ou du vagin. Mais l'inconvénient principal du séparateur, c'est qu'il peut donner des indications fausses, lorsque par suite de l'asymétrie des orifices urétéraux ou par mauvaise application de l'instrument, les deux uretères s'ouvrent dans la même poche de la vessie; le liquide coule alors par un seul tube et on peut croire que l'autre rein ne fonctionne pas. Il peut d'ailleurs se faire que le cloisonnement vésical ne soit pas parfait et que les deux urines se mélangent.

En fait, sur 16 malades chez qui Nicolich a employé l'instrument de Downes, il a obtenu 11 résultats positifs et 5 négatifs. Nous avons nous-mêmes expérimenté le séparateur de Downes modifié dans plusieurs cas, et si nous avons obtenu parfois une bonne séparation des urines, il nous est arrivé, chez d'autres malades, que l'appareil a donné de fausses indications.

Le *séparateur de Luys* peut aussi rendre des services en permettant de séparer les urines des deux reins. Ses principaux inconvénients nous paraissent être : 1° d'être assez souvent d'une application pénible pour le malade; 2° de faire saigner facilement la vessie, même lorsqu'on ne fait pas d'aspiration; cet inconvénient a pour résultat de ne pas permettre de diagnostiquer une hématurie légère ni de doser l'albumine contenue dans l'urine puisqu'il s'y ajoute l'albumine du sang; 3° de ne pas donner plus de certitude que l'instrument de Downes sur la séparation réelle et complète des deux urines; 4° l'incommodité de son emploi.

Le *séparateur de Cathelin* est d'un maniement plus facile, quoique délicat, et son application n'est pas douloureuse. D'après notre courte expérience de cet appareil, qui vient à peine d'être construit, il peut permettre réellement de séparer les urines des deux reins. Si l'expérience confirme les premiers résultats obtenus par Cathelin, on pourra, pour séparer les urines des deux reins en cas de néoplasme rénal, se servir du diviseur.

Les instruments de Harris modifié, de Luys et de Cathelin peuvent séparer les deux urines, mais ils exposent à des erreurs, lorsque, comme dans les analyses comparées des urines des deux reins en cas de cancer, on étudie deux urines qui souvent ne diffèrent pas beaucoup l'une de l'autre : ces appareils ne nous donnent pas un degré de certitude tel que leur emploi nous paraisse suffisant, si on ne contrôle pas leur fonctionnement par le procédé de l'injection de bleu que nous venons d'indiquer.

Lorsque, pour une raison quelconque, les séparateurs n'auront pu donner un résultat concluant, lorsque, malgré leur emploi, il restera quelque doute, il faudra avoir recours au cathétérisme urétéral pratiqué sur le rein du côté sain.

D — Ponction.

A première vue la ponction ne peut guère donner de renseignements lorsqu'il s'agit d'une tumeur maligne du rein; elle demeure en effet négative, ou bien fournit un liquide plus ou moins sanglant qui indique seulement qu'il s'agit d'un néoplasme vasculaire. Cependant, par l'examen microscopique de débris retirés en même temps que le liquide, on a pu faire un diagnostic anatomique précis. C'est ainsi que, dans un cas, Manasse retira par la ponction des éléments qu'il reconnut pour des fibres musculaires striées; il s'agissait en effet d'un rhabdomyosarcome. Il est donc indispensable que cette petite opération soit immédiatement suivie d'un examen microscopique, si l'on veut en retirer quelque utilité. Au reste, elle n'est guère employée que dans les tumeurs que l'on suppose liquides. On a fait ainsi parfois le diagnostic d'hydronéphrose. Il ne faut pas oublier cependant qu'il y a des tumeurs malignes renfermant des kystes; Busse en a publié une observation à contenu aqueux : si l'aiguille pénètre dans une de ces cavités, le liquide clair retiré par la ponction pourra égarer le diagnostic.

La ponction est, en somme, un moyen de diagnostic très insuffisant : elle est en outre dangereuse. On peut, en effet, perforer des vaisseaux importants ou des organes autres que celui que l'on veut atteindre, notamment l'intestin. Nous croyons qu'en raison de ces inconvénients, il faut repousser dans tous les cas la ponction : nous ne la croyons jamais indiquée.

E. — Incision exploratrice.

L'incision exploratrice peut trouver son indication dans deux ordres de cas différents : 1° lorsque nos moyens habituels d'exploration n'ont pu suffire à poser nettement le diagnostic de néoplasme rénal; 2° lorsque, le diagnostic de la tumeur étant certain, on reste en doute sur la possibilité et l'utilité de la néphrectomie. Non seulement le but que le chirurgien se propose est différent dans ces deux cas, mais la technique elle-même de l'incision exploratrice se trouve modifiée.

1° Diagnostic de l'existence du néoplasme. — Nous verrons bientôt combien il importe d'opérer de bonne heure les néoplasmes du rein; l'opération hâtive est moins grave et incomparablement supérieure au point de vue des résultats éloignés.

Quelque soigneux que soit l'examen clinique du malade, on peut rester dans le doute, particulièrement lorsque les deux symptômes principaux, tumeur, hématurie, manquent, ou lorsqu'un de ces deux symptômes existe seul.

Lorsqu'il n'y a ni tumeur ni hématurie, la cachexie, la diminution du taux de l'urée, ne constituent pas de raisons suffisantes pour avoir recours à l'incision exploratrice : cependant, lorsque ces symptômes s'associent à d'autres constatations plus significatives, telles que l'existence d'un varicocèle ou de douleurs lombaires, l'exploration sanglante devient parfaitement acceptable.

Les douleurs lombaires persistantes sont un symptôme fréquent au début des néoplasmes du rein : il suffit pour s'en convaincre de jeter un coup d'œil sur notre tableau d'observations. Wagner va jusqu'à recommander de faire une incision exploratrice dans les cas de douleurs rénales inexpliquées, même si les urines sont normales et si les explorations faites sous l'anesthésie n'ont donné aucun résultat. Nous ne sommes pas éloignés de partager cet avis en cas de douleurs persistantes que rien ne pourrait expliquer ; mais, dans des cas semblables, nous ne négligerions jamais les précieuses indications que peut donner l'étude séparée des urines des deux reins.

D'une manière générale, toute augmentation appréciable de volume du rein relève du chirurgien : dans ces cas, on ne doit pas attendre pour éclairer le diagnostic et mieux vaut faire une exploration sanglante qui se terminera par une opération différente suivant qu'on trouvera un néoplasme malin, un kyste hydatique, une hydronéphrose, etc.

On peut dire, aussi, que toute hématurie de cause inconnue doit faire soupçonner un néoplasme et conduire à une intervention exploratrice lorsque la clinique reste impuissante. En dehors des hématuries hémophiliques vraies et des hématuries de la grossesse, tous les autres saignements du rein qui peuvent être confondus avec l'hématurie des néoplasmes sont justiciables d'une intervention opératoire : telles sont les hématuries de la tuberculose et des calculs, celles des néphrites chroniques, du rein mobile ou des hydronéphroses. En cas de doute, il ne faut pas craindre de pratiquer l'incision exploratrice parce qu'on peut perdre un temps précieux.

Dans tous les cas que nous venons d'énumérer, lorsqu'il s'agit d'affirmer le diagnostic du néoplasme, c'est, croyons-nous, à l'incision lombaire qu'on doit avoir recours, même lorsqu'on est en doute sur le côté malade.

L'incision transpéritonéale a sans doute l'avantage de permettre de toucher les deux reins et de constater ainsi que les deux organes existent. Mais on ne saurait trop dire combien l'exploration rénale par le simple palper est insuffisante. Sans insister sur ce que, à travers le ventre, on ne peut qu'examiner la face antérieure du rein, ce qui laisse méconnues les lésions de la face postéro-interne de l'organe, il suffit de dire que les lésions parenchymateuses peu étendues, néoplasmes encore inclus dans le parenchyme, tubercules, calculs même, peuvent passer complètement inaperçues. Pour bien explorer un rein, il faut le décortiquer, examiner sa surface, le palper, l'inciser en examinant la section du parenchyme, introduire le doigt dans le bassinet et pratiquer alors le palper combiné; il faut, en outre, si le cathétérisme urétéral n'a pas été fait de bas en haut, le pratiquer de haut en bas. L'incision lombaire seule permet de pratiquer cette exploration minutieuse, vraiment chirurgicale.

L'avantage de toucher les deux reins à travers une incision abdominale n'est pas aussi grand qu'il paraît à première vue. Nous avons déjà dit qu'il faut, avant toute exploration sanglante, recueillir séparément les urines des deux reins, ce qui est presque toujours facile en cas de néoplasme : par cette exploration, on sait déjà si les deux reins existent, et mieux encore on connaît la valeur fonctionnelle de chacun d'eux. Le simple palper ne montre que l'existence des deux reins, il ne nous apprend rien sur leur état fonctionnel et peut faire méconnaître des lésions importantes, telles certaines néphrites qui contre-indiquent la néphrectomie.

Mais, dira-t-on, lorsque non seulement on est en doute sur la nature de la maladie, mais encore sur le côté atteint, il vaudra mieux avoir recours à l'incision abdominale. Nous pensons que, même dans ce cas, il serait préférable de pratiquer l'incision lombaire. Israël admet qu'on peut dans des cas semblables, ouvrir le péritoine pour déterminer le côté malade, refermer ensuite l'incision abdominale et opérer par la voie lombaire. Nous préférerions inciser une des régions lombaires et, si nous ne trouvions rien, inciser l'autre. Nous aurions ainsi des chances de tomber dès l'abord sur le rein malade et de ne faire qu'une seule incision. Si ce rein était sain, nous saurions au moins avec certitude qu'il n'est pas malade, parce que nous aurions pu l'explorer convenablement, ce qui, nous l'avons montré, est impossible par le simple palper à travers une incision antérieure.

Nous ajouterons en faveur de l'incision lombaire, dans les opérations ayant pour but de fixer le diagnostic, que dans ces cas il s'agit toujours de petites tumeurs qui peuvent être bien extirpées par la voie lombaire, quoique, d'une manière générale, nous préférions dans les cas de néoplasme la néphrectomie transpéritonéale. Ces petites tumeurs sont surtout confondues avec des calculs, avec des hématuries par néphrite, avec la tuberculose rénale; or, dans tous ces cas, les chirurgiens sont unanimes à préférer les opérations par la voie lombaire à celles pratiquées à travers le péritoine. L'opération exploratrice devant se terminer à peu près invariablement par une intervention curatrice appropriée au diagnostic établi, il vaut mieux choisir la voie lombaire qui répond au plus grand nombre d'indications possibles.

2° **Diagnostic de l'opérabilité par l'incision exploratrice.** — Nous verrons bientôt dans quelles conditions il nous paraît légitime d'opérer une tumeur du rein : le problème est souvent difficile à résoudre et l'enjeu est la vie du malade. Lorsque les conditions générales du sujet et l'état du rein du côté opposé justifient une intervention opératoire, le doute peut encore exister sur les conditions locales de la tumeur : la mobilité de la tumeur est douteuse et l'on peut craindre des adhérences par continuité, des phénomènes même de généralisation au foie, au péritoine, à l'intestin, l'envahissement des veines ou l'existence de gros paquets ganglionnaires.

Lorsqu'on doute ainsi, l'incision exploratrice est justifiée, mais il faut bien savoir que, dans ces cas, il s'agit presque toujours de très gros néoplasmes et que l'*incision exploratrice peut être grave* et ne donner elle-même que des renseignements incomplets.

On dit généralement que l'incision exploratrice ne présente aucune gravité. Sans doute, lorsqu'on se borne à ouvrir la paroi abdominale ou la région lombaire, à voir et à palper la tumeur, l'opération n'est point grave, mais très souvent on n'acquiert ainsi que des notions très insuffisantes. D'autre part, si l'on va plus loin, si pour reconnaître les adhérences, on commence la décortication de la tumeur, on va souvent plus loin qu'on n'aurait dû, et l'on se trouve conduit à enlever quand même une tumeur qu'on aurait dû laisser. Si même l'opération est arrêtée, le malade court certains risques; c'est ainsi que nous avons relevé plusieurs cas d'incision exploratrice terminée par la mort.

Dans les tumeurs volumineuses, il ne peut être question, d'après nous, que de l'incision exploratrice transpéritonéale : elle seule peut nous renseigner sur la généralisation au foie et au péritoine, sur les adhérences intestinales, et, *dans certains cas seulement*, sur l'étendue de l'envahissement ganglionnaire. C'est qu'en effet, les grosses tumeurs surplombent le pédicule et peuvent cacher de gros paquets ganglionnaires qu'on ne voit qu'après leur extirpation.

De même l'incision exploratrice ne nous renseigne pas sur l'envahissement des parois de la veine rénale et de la veine cave et ne nous montre pas si la glande surrénale est envahie. Ce n'est que lorsque la décortication est déjà très avancée, souvent même après l'extirpation de la tumeur, qu'on se rend compte de ces propagations.

En résumé, l'incision exploratrice est sans gravité et très utile lorsqu'il s'agit d'établir le diagnostic dans un cas de petite tumeur; on doit alors la pratiquer par la voie lombaire. Lorsqu'il s'agit d'une tumeur volumineuse et qu'on veut déterminer son opérabilité, il vaut mieux pratiquer l'incision transpéritonéale : dans ces cas, l'opération exploratrice présente une certaine gravité et peut ne donner que des renseignements insuffisants.

II. — DIAGNOSTIC DIFFÉRENTIEL SUIVANT LES MODALITÉS CLINIQUES

L'étude du diagnostic des tumeurs du rein comprend différentes parties : après avoir constaté l'existence du néoplasme, il faut en effet essayer si possible d'apprécier sa variété, il faut enfin déterminer si elle est ou non opérable.

A. — DIAGNOSTIC DE L'EXISTENCE DU NÉOPLASME

Nous envisagerons successivement les trois grandes formes cliniques : forme complète avec hématurie et tumeur, forme avec tumeur seulement, forme hématurique.

1° HÉMATURIE ET TUMEUR RÉNALE COEXISTANT

On concluera évidemment toujours ici à une lésion rénale caractérisée par ces deux symptômes, et cependant il peut arriver que la tumeur soit indépendante de la lésion qui a déterminé l'hématurie. Il ne faudra donc pas oublier, même dans ce cas, de rechercher les signes qui permettent, indépendamment de l'hématurie, de rattacher la tumeur au rein.

Il faudra surtout se méfier de ces cas, déjà étudiés à propos de la cystoscopie, page 298, dans lesquels une tumeur de la vessie comprimant l'uretère peut déterminer une hydronéphrose; l'erreur est dans ces cas d'autant plus facile que les hématuries d'un néoplasme vésical peuvent présenter tous les caractères des saignements symptomatiques des tumeurs du rein.

Lorsqu'il est bien avéré que la tumeur est rénale par son siège et que l'hématurie a sa source dans le rein, il faudra distinguer les néoplasmes des autres affections rénales qui peuvent présenter ces deux symptômes.

1° La *tuberculose rénale* sera distinguée dans la plupart des cas, parce que, dans l'intervalle des hématuries, les urines sont troubles, purulentes, et contiennent le bacille de Koch. Lorsque la tuberculose est purement corticale, les parties centrales du rein n'étant pas atteintes, les urines peuvent conserver, en dehors des hématuries, leurs caractères normaux : la lésion en effet ne peut s'évacuer dans le bassinet; mais en général il s'agit là de tuberculoses au début qui ne s'accompagnent pas d'une augmentation de volume appréciable à nos moyens d'exploration.

Quoi qu'il en soit, le diagnostic différentiel ne peut s'appuyer, dans ces cas difficiles, que sur la constatation d'autres lésions tuberculeuses dans les différents organes et, chez certains malades, sur le volume de la tumeur rénale elle-même. Les néoplasmes du rein acquièrent un volume plus considérable que le rein tuberculeux, et cette remarque est surtout importante lorsqu'il s'agit de tuberculose corticale sans rétention uropurulente dans le rein, c'est-à-dire lorsque les urines peuvent rester claires malgré la tuberculose du rein; si, avec des urines limpides, on trouve un rein très gros, l'hypothèse de tuberculose présente peu de probabilités.

Nous signalerons pourtant des cas exceptionnels dans lesquels la tuberculose d'origine corticale peut donner au rein un très grand volume sans que le bassinet soit envahi : telle cette grosse tuberculose rénale extirpée par Albarran en 1901 et que Petit et Lorenzo ont présentée à la Société anatomique; le volume de ce rein atteignait presque celui de la tête d'un adulte. Rowsing a rapporté l'observation d'un malade chez lequel un premier médecin fit le diagnostic de tuberculose pulmonaire et rénale, puis on pensa à la lithiase et l'on fit enfin le diagnostic de tumeur en se basant sur l'amaigrissement et la constatation de carbonate de chaux dans les urines qui contenaient aussi de grosses cellules rondes. Ce sont là pourtant des symptômes bien aléatoires.

Voici le résumé d'une observation personnelle, dans laquelle le diagnostic clinique entre la tuberculose et le néoplasme fut impossible; l'examen microscopique lui-même ne put trancher la question que lorsque de nombreuses coupes furent examinées.

L..., femme âgée de 30 ans, entrée à Necker le 8 avril 1898. Pas d'antécédents personnels ni héréditaires. Il y a un an, urines sanglantes pendant deux jours. Ces hématuries sont survenues sans cause aucune, ne s'accompagnant pas de douleurs; terminales au début, elles deviennent bientôt totales. Depuis cette première crise, bonne santé jusqu'au 6 avril 1898; ce jour-là, elle fut prise brusquement le matin d'une hématurie terminale d'abord, puis totale, présentant les mêmes caractères d'indolence et de spontanéité que la première. Le lendemain, nombreux caillots dans l'urine, dont quelques-uns rubanés longs de 4 centimètres, et douleurs vives dans la région rénale gauche; deux jours après, violente colique néphrétique à gauche avec 40 degrés de température, puis vomissements et anurie durant toute une journée. Le 15 avril, de nouveau la malade souffre beaucoup et reste en anurie. Le 16, elle est mieux et rend 3750 grammes d'urine; l'hématurie cesse. — *Examen du 18 avril* : Rein droit abaissé, non augmenté de volume, paraît un peu globuleux. Rein gauche abaissé, un peu gros, sensible à la pression. Le 19 avril, on voit au cystoscope que la vessie est saine; l'uretère gauche donne un peu de sang : cathétérisme urétéral du rein sain (le droit); la sonde très bien supportée est laissée en place 24 heures. L'urine du côté droit est un peu moins abondante, mais plus chargée en sels que celle du côté gauche, en sorte que la quantité d'urée, de chlorures, etc., éliminée dans les 24 heures, est la même pour les deux reins. L'urine gauche contient beaucoup de sang. Pas de microbes ni d'un côté ni de l'autre : très rares leucocytes à gauche. — 25 avril : *Néphrectomie* lombaire par M. Albarran. Le rein énucléé paraît normal, sauf un point de consistance plus ferme donnant la sensation d'un noyau intra-rénal. Le pédicule étant pincé, on fend le rein sur son bord convexe; cette section met à nu un noyau de la grosseur d'une noisette qui présente les caractères d'un épithélioma. La néphrectomie est immédiatement pratiquée. Guérison. La malade est revue en excellente santé en mars 1902, près de quatre ans après l'opération.

Le rein examiné est d'apparence normale dans son ensemble : près du tiers supérieur, en plein parenchyme, empiétant sur les substances corticale et médullaire, on voit un noyau arrondi de la grosseur d'une noisette, de consistance ferme, de couleur rouge sombre. Nous pensons à un épithélioma. L'examen histologique nous fait croire d'abord à un sarcome, mais, après avoir étudié de nombreuses coupes, nous arrivons à nous démontrer qu'il s'agit d'un cas de tuberculose.

2° Le *calcul du rein* peut se manifester aussi par une tumeur rénale coexistant avec des hématuries. Le diagnostic est généralement plus facile que dans le cas précédent, parce que le pissement de sang présente presque toujours des caractères particuliers : il est accompagné de douleurs plus ou moins violentes; il survient surtout à l'occasion des mouvements; enfin il s'arrête par le repos, et son abondance est, par conséquent, moindre, habituellement, que dans les néoplasmes. Le rein lui-même est souvent sensible à la pression alors que le rein néoplasique, même lorsqu'il détermine des douleurs spontanées, est habituellement indolent. Les urines des lithiasiques sont très fréquemment infectées. En outre, on peut trouver d'utiles éléments du diagnostic dans l'évolution de la maladie. Lorsque le malade aura déjà souffert de coliques néphrétiques, lorsqu'il aura été soigné pour la lithiase rénale, lorsqu'il aura rendu des calculs quelquefois assez gros, comme cela arrive fréquemment aux lithiasiques, on pensera évidemment davantage à la lithiase qu'au cancer. Il en sera de même si les hématuries se sont répétées depuis plusieurs années sans que le rein soit notablement augmenté de volume ni l'état général altéré.

La radiographie et le cathétérisme des uretères peuvent enfin éclairer le diagnostic dans un certain nombre de cas.

Nous avons vu combien peu de renseignements donne la radiographie des tumeurs : il n'en est pas de même en cas de calcul. En 1899 et 1900, l'un de nous a publié une série de cas de calculs rénaux diagnostiqués par la radiographie et depuis lors nous en avons diagnostiqué et opéré une dizaine d'autres. Malheureusement la radiographie des calculs n'est pas toujours concluante et dans l'état actuel de la technique on peut dire que, si les calculs phosphatiques et ceux formés par des oxalates sont bien vus par les rayons Röntgen, ceux formés par de l'acide urique ne peuvent être décelés que très exceptionnellement.

L'étude comparative de l'urine des deux reins ne donne aucun renseignement qui puisse nous guider dans le diagnostic différentiel des calculs et des néoplasmes du rein; dans les deux cas, le rein malade sécrète moins de principes solides que son congénère.

Le cathétérisme urétéral peut, dans des cas rares, donner un renseignement de grande valeur diagnostique : il est arrivé trois fois à l'un de nous de sentir nettement avec la sonde urétérale le frottement caractéristique du calcul, mais il ne faut pas compter sur cette sensation qui manque dans la très grande majorité des calculs du rein.

Si dans la plupart des cas une étude attentive du malade permet de différencier les tumeurs rénales des calculs, l'erreur a pu être commise par des chirurgiens expérimentés; Weir, Picqué, Rowsing, ont ainsi fait le diagnostic de lithiase alors qu'il s'agissait de cancer du rein; dans certains cas, en effet, les symptômes du cancer peuvent prendre les caractères de la lithiase, comme cela arriva chez cette dame que l'un de nous opéra d'un sarcome du rein et chez qui l'hématurie était toujours provoquée par le mouvement et s'arrêtait par le repos.

Dans d'autres cas, un des symptômes de la lithiase, en particulier l'hématurie, prend le caractère qu'il présente dans les néoplasmes du rein : en effet, si l'hématurie des calculeux est presque toujours provoquée par le mouvement et moins abondante que celle des néoplasiques, on peut voir chez les lithiasiques des hématuries spontanées très abondantes. Nous citerons comme exemple de ces hématuries anormales dans les calculs du rein l'observation d'une malade d'Albarran dont le saignement extrêmement abondant se prolongea pendant deux mois malgré le séjour au lit; l'opération démontra qu'il s'agissait d'un calcul du rein droit. Dans un autre cas du même auteur, il s'agissait d'un malade dont la première et unique hématurie remontait à 10 ans; une simple promenade provoqua un saignement très abondant avec formation de caillots dans la vessie. Hartmann a vu l'hématurie calculeuse survenir chez un malade placé depuis plusieurs jours dans un appareil plâtré après avoir subi l'ostéoclasie. Guillet cite le cas d'un malade qui eut pendant 15 jours des hématuries continues et abondantes ne cessant pas par le repos : il s'agissait d'un calcul enclavé dans la partie inférieure de l'uretère.

Il ne faut enfin pas oublier ce que nous avons dit page 148 sur la coexistence possible d'un néoplasme et d'un calcul, les deux lésions se trouvant dans le même rein ou chacune dans un rein différent. Nous avons cité jusqu'à 26 de ces observations dont 3 personnelles. Le diagnostic n'a jamais été fait dans ces cas : on pourrait tout au plus soupçonner la double lésion dans des cas analogues à ceux de Newmann et de Görl. Chez le malade de Newmann, il s'agissait d'un calcul du rein gauche dont les symptômes remontaient à 12 ans; les hématuries changèrent brusquement de caractère; elles devinrent spontanées et abondantes en même temps que le rein augmenta de volume par le développement d'un cancer. Le cas de Görl est plus curieux encore : le malade, âgé de 48 ans, souffrait de violentes douleurs rénales droites depuis 10 ans : on fit le diagnostic de calcul du rein droit, mais au cystoscope on vit que le sang provenait de l'uretère gauche, et à la palpation on nota une augmentation de volume du rein de ce côté : à l'autopsie on trouva un calcul du rein droit et un cancer du rein gauche.

5° L'*uronéphrose* peut s'accompagner d'hématuries et prêter à la confusion avec un néoplasme du rein. Albarran, qui a étudié l'uronéphrose hématurique, dont il a réuni 12 observations, a vu chez un de ses malades atteint d'uronéphrose non calculeuse, des hématuries assez abondantes pour être prises pour des hématuries néoplasiques : la néphrotomie exploratrice permit de faire le diagnostic. Les cas de ce genre sont du reste exceptionnels; l'hémorragie, qui est fort rare dans l'hydronéphrose, ne présente ni l'abondance ni la rutilance des hématuries néoplasiques.

Nous venons d'étudier le diagnostic différentiel lorsque les deux grands symptômes du cancer, tumeur rénale, hématurie, se trouvent réunis chez le même malade; les difficultés sont autrement considérables lorsqu'un de ces symptômes existe seul, à l'exclusion de l'autre.

2° AUGMENTATION DE VOLUME DU REIN SANS HÉMATURIE

Ces cas sont les plus difficiles à reconnaître, puisque rien n'indique même une lésion urinaire. Le malade se présente au médecin avec une tumeur plus ou moins volumineuse, saillante au-dessous du rebord costal. Encore faut-il se souvenir que la tumeur naît souvent de la moitié supérieure du rein et qu'elle demeure en conséquence longtemps imperceptible. Il nous semble cependant qu'on a quelque peu exagéré cette particularité pour les besoins de la théorie qui fait naître les tumeurs malignes du rein dans les germes surrénaux aberrants. Quoi qu'il en soit, il faudra ici mettre en œuvre tous les procédés d'exploration que nous avons indiqués : la palpation par la méthode d'Israël et surtout le ballottement rénal donneront bien souvent de précieuses indications. Il faudra, par la percussion, rechercher la présence de la zone de sonorité antérieure; bien qu'infidèle, ce signe, lorsqu'il existe, peut servir à corroborer les autres indications; au besoin la phonendoscopie ne sera pas négligée. Parmi les signes accessoires dont nous avons fait l'étude, il en est deux qui acquièrent ici une importance considérable : les *caractères des urines* et le *varicocèle*.

Les recherches microscopiques et chimiques effectuées sur

l'urine, souvent sans signification précise, pourront cependant quelquefois éclairer le diagnostic, hors le cas de séparation des deux urines droite et gauche. La principale constatation, celle que l'on fera le plus souvent, est assurément la présence des globules sanguins dans le dépôt urinaire centrifugé ; nous avons indiqué plus haut l'importante valeur clinique de ce signe ; Rowsing pense que l'on doit rechercher la présence du carbonate de chaux, rare dans la lithiase, mais normale dans la dégénérescence calcaire des tissus normaux et pathologiques; beaucoup plus rarement, nous l'avons vu, on trouvera des cellules néoplasiques. Mais, à côté de ces constatations positives dans le sens des néoplasmes, on en pourra faire d'autres qui, pour être négatives, n'en seront pas moins démonstratives : la présence du pus, celle de microbes et surtout du bacille tuberculeux, permettront quelquefois de trancher le diagnostic.

Si, ne se bornant pas à l'examen pur et simple de l'urine, le chirurgien procède à la séparation des urines des deux reins, il pourra les analyser séparément et conclure comme nous l'avons dit page 301 non seulement à une lésion urinaire, mais encore au côté atteint.

Le varicocèle prend lui aussi une grande importance dans les cas douteux, surtout lorsqu'il se présente nettement avec les caractères que nous lui avons assignés, et qu'il siège du côté droit. Il faut cependant se souvenir que, en raison de son indolence même, il passe fréquemment inaperçu du malade et que le chirurgien doit le rechercher avec soin et ne pas se contenter de l'examen du malade couché.

Ces indications générales nous permettent maintenant d'aborder l'étude du diagnostic différentiel de la tumeur.

a) **Diagnostic différentiel des tumeurs rénales et des autres tumeurs abdominales.** — 1° Les *tumeurs de la capsule surrénale* seront presque fatalement confondues avec les tumeurs du rein. L'erreur sera d'autant plus aisée à commettre que, nous l'avons vu, une tumeur maligne née dans la capsule peut envahir le rein. Ce n'est assurément pas l'examen histologique même qui donnerait ici la clef du diagnostic. Il nous semble donc inutile de le discuter plus longuement.

2° Le *cancer des ganglions* du hile du rein et prélombaires arriverait à constituer, d'après Rayer, une tumeur considérable, mamelonnée et très douloureuse qui simulerait une dégénérescence cancéreuse du rein. Il rapporte un cas dans lequel une semblable altération fut prise pour un cancer du rein, non seulement pendant la vie, mais encore après la mort; l'erreur ne fut reconnue que par la dissection attentive de la tumeur; on trouva le rein déformé, aplati, mais complètement exempt de cancer. En raison toutefois de la rareté des néoplasmes primitifs des ganglions, il est à présumer qu'il s'agit peut-être dans ce cas d'une adénopathie secondaire, car les détails manquent sur ce fait. Nous n'avons trouvé dans la littérature médicale aucun autre fait analogue à celui de Rayer.

3° Les *tumeurs paranéphrétiques* sont développées dans la capsule fibreuse du rein ou dans le tissu fibro-adipeux périrénal. On a groupé sous ce nom un ensemble de néoplasmes rétropéritonéaux, assez rares du reste et dont la nature histologique est variée : ce sont habituellement des sarcomes et ils peuvent prendre un volume considérable; on y a vu aussi des fibrosarcomes, des lipomes, des fibrolipomes, des angiosarcomes, etc. Développés dans la région rénale, englobant quelquefois l'organe dans leur masse, leur symptomatologie les rapproche naturellement beaucoup des tumeurs du rein. Ils se distinguent par les caractères suivants : ces néoplasmes sont plus fréquents chez la femme que chez l'homme; ils ne s'accompagnent d'aucune altération des urines (cela n'a qu'une faible importance puisque nous avons supposé le cas de tumeur rénale sans hématurie); leurs dimensions peuvent dépasser celles du cancer du rein; ils arrivent à remplir véritablement tout l'abdomen. Le varicocèle qui peut exister dans ces tumeurs paranéphrétiques constituerait plutôt une cause d'erreur. Le caractère différentiel le plus important résulte de la position du côlon qui est rejeté de côté, si bien que la tumeur vient au contact immédiat de la paroi abdominale. Ce n'est pourtant pas toujours le cas, comme le prouvent bien des observations.

Les signes différentiels sont, on le voit, des plus vagues et doivent permettre bien rarement un diagnostic exact. Israël pense pourtant qu'il peut être possible à la condition que l'on puisse sentir nettement séparés le rein et la tumeur; son procédé de palpation serait assez sensible pour permettre d'apprécier ces nuances[1].

4° Les *tumeurs de la paroi abdominale* offrent des signes distinctifs bien connus depuis longtemps : elles ne ballottent pas; mobiles transversalement lorsque les muscles sont en résolution, elles s'immobilisent au moment des contractions de la paroi abdominale; de plus, lorsqu'elles sont superficielles, elles ne disparaissent pas à ce moment, comme font toutes les tumeurs siégeant dans la cavité de l'abdomen; enfin, elles sont naturellement mates à la percussion.

5° Les *tumeurs du foie et de la vésicule* sont parfois très difficiles à reconnaître, à la condition, bien entendu, qu'elles ne s'accompagnent d'aucun symptôme fonctionnel hépatique. Les deux caractères différentiels importants sont l'absence du ballottement et l'absence d'une zone sonore entre le foie et la tumeur. Ces deux signes peuvent manquer cependant; nous avons vu en effet que les tumeurs du foie peuvent ballotter et, d'autre part, que l'intestin peut s'insinuer entre le foie et le néoplasme lorsque celui-ci a pris naissance sur la face inférieure. Les tumeurs hépatiques se terminent assez souvent par un bord bien net et se prolongent sous les côtes. Nous avons déjà indiqué la manœuvre qui consiste à introduire l'extrémité des doigts entre la face inférieure du foie et la tumeur; si l'on peut séparer les deux contours, il est très probable que le foie n'est pas en cause. La phonendoscopie rend des services dans les cas douteux, en montrant, lorsque la tumeur est hépatique, qu'elle se continue sans ligne de démarcation avec le foie : ce caractère diagnostique de premier ordre nous a permis dans plusieurs cas de rattacher au foie ou au rein des tumeurs à diagnostic douteux.

6° Les *tumeurs de la rate* peuvent être confondues avec les néoplasmes du rein gauche; nous savons en effet que ces derniers, au début de leur développement, ont de la tendance à se cacher dans l'hypocondre et à dissimuler ainsi leurs caractères. On se souviendra que la rate hypertrophiée conserve un bord antérieur net et aigu, qu'il est souvent facile d'apprécier, car il est

1. Voir, sur toute cette question, le chapitre consacré aux tumeurs paranéphrétiques.

au contact immédiat de la paroi abdominale; il en résulte que la zone de sonorité antérieure due à la présence du côlon n'existe pas dans les tumeurs spléniques; un caractère des plus importants sera fourni par le ballottement : les tumeurs de la rate en effet ne prennent pas le contact lombaire et ne peuvent par conséquent ballotter. Il est vrai, comme le dit Guillet, que l'on peut, avec une main glissée sous les lombes, imprimer à une tumeur de la rate de petites secousses, mais il ne s'agit là que d'une impulsion transmise d'un point à l'autre de la tumeur; la différence des sensations est plus facile à percevoir qu'à exposer. Dans un cas douteux, publié par Cestan, M. Guyon se basa, pour affirmer une tumeur de la rate, sur les caractères suivants : 1° la tumeur n'avait ni contact lombaire ni ballottement vrai; 2° son contour ovoïde n'offrait pas les bords parallèles en général offerts par les tumeurs rénales; 3° le grand axe n'était pas vertical comme celui des tumeurs du rein, mais oblique en bas et à droite vers l'ombilic. En somme, le ballottement, la configuration et la direction d'une rate hypertrophiée permettront ordinairement de faire le diagnostic. Lorsque, dans un cas de ce genre, le diagnostic restera en suspens, il y aura toujours lieu de faire l'examen du sang; dans le cas que nous venons de citer, il existait une leucocythémie des plus nettes. Enfin, la phonendoscopie a permis à Albarran de fixer le diagnostic hésitant, chez un enfant dont la rate, augmentée de volume, faisait penser à une tumeur rénale; on put délimiter le rein, qui présentait un volume normal.

7° Les *tumeurs du mésentère* peuvent offrir aussi des difficultés de diagnostic. Elles ont été étudiées par Tillaux, Terrillon, Augagneur, Braquehaye, etc.; elles forment des tumeurs médianes, avec une tendance à pointer vers l'ombilic, très mobiles dans le sens transversal et même dans le sens vertical. Mais leur caractère le plus intéressant, pour le point qui nous occupe, est l'existence d'une sonorité antérieure due à la présence de l'intestin grêle en avant de la tumeur; cette sonorité se prolonge en bas et sépare ainsi la tumeur du pubis; il faut ajouter à cette symptomatologie des accidents douloureux, souvent très prononcés, et, dit Terrillon, la transmission des battements de l'aorte; enfin Terrier insiste sur une sensation toute spéciale de mollesse qui lui permit de faire le diagnostic. Tous ces signes ne sont pas toujours très précis. Augagneur fait remarquer que la zone sonore située au devant de la tumeur manque souvent; la mobilité du néoplasme peut être telle qu'il peut être refoulé vers les côtés de l'abdomen et donner l'illusion d'une tumeur latérale. Mais, en somme, ce n'est guère avec une tumeur du rein que l'on pourra confondre un kyste ou un lipome du mésentère : les faits sont là pour le prouver; les tumeurs mésentériques, lorsqu'elles sont méconnues, sont ordinairement considérées comme des kystes de l'ovaire ou des fibromes de l'utérus. Dans les cas douteux, on se basera sur le siège latéral ou médian de la tumeur, sur sa plus ou moins grande mobilité, sur l'absence de ballottement et enfin sur la recherche du rein dans sa situation normale. Cependant, lorsque le cancer se développe sur un rein mobile, les signes ordinaires des tumeurs du rein peuvent faire place à ceux des tumeurs du mésentère. Il en était ainsi dans le cas de Legueu : tumeur occupant la zone latérale à l'ombilic, à contours réguliers et nets, mobilité parfaite permettant de refouler la tumeur à volonté soit dans le bassin, soit sous les côtes. Legueu fit le diagnostic par la réductibilité parfaite de la tumeur dans la fosse lombaire, mais surtout par des antécédents hématuriques. Le problème serait assurément beaucoup plus obscur en l'absence de tout symptôme fonctionnel urinaire.

8° Les *tumeurs de l'épiploon* peuvent être difficilement confondues avec un néoplasme du rein : elles sont relativement superficielles, mobiles, mates; cependant, dans un cas d'Anderson, le diagnostic demeura hésitant entre une tumeur du rein ou de l'épiploon.

9° L'*ascite* a pu donner lieu à une erreur de diagnostic. Guillet cite à ce sujet un cas de Dickinson dans lequel il s'agissait d'une tumeur très volumineuse développée très rapidement chez un enfant et ayant envahi toute la cavité abdominale; nous savons, en effet, que certaines tumeurs du rein peuvent être très molles et mêmes fluctuantes : on s'explique ainsi une erreur de ce genre; il est à supposer qu'un examen soigneux permettra toujours de l'éviter.

10° Les *tumeurs de l'ovaire* appartiennent à la région sous-ombilicale, au moins à leur début; elles se développent de bas en haut, elles sont mates sur toute leur étendue, elles sont médianes. Ces caractères suffisent largement à les distinguer d'habitude; cependant, lorsqu'on se trouve en face d'un gros kyste, de consistance irrégulière, ayant rempli à peu près tout l'abdomen, on peut rester en suspens, surtout s'il existe une zone sonore à la partie antérieure : cela peut arriver en effet; il s'agit alors d'une anse intestinale ayant contracté des adhérences avec la tumeur. Ou bien encore, un kyste de l'ovaire peut avoir un très long pédicule qui lui permet d'être refoulé dans la région lombaire. Nous avons souvenir d'un cas de ce genre qui fut pris successivement pour un rein mobile, une tumeur du mésentère, etc., et qui se trouva être un kyste ovarien à long pédicule. Bœckel a rapporté une observation dans laquelle un kyste pédiculé avait contracté des adhérences à la suite d'une grossesse et s'était fixé dans l'hypocondre gauche; on porta le diagnostic de kyste du rein et du pancréas. Inversement, dans un cas de Depage, la tumeur avait été notée six semaines avant l'opération dans la fosse iliaque droite ; elle était dure, bosselée, remplissait le cul-de-sac de Douglas : il n'existait pas de troubles urinaires. On fit le diagnostic de tumeur solide de l'ovaire, c'était un sarcome du rein. Deletrez, Lotheissen, ont commis la même erreur, et nous connaissons une dame à qui un chirurgien américain enleva par le vagin un rein croyant extirper les annexes. Dans les cas de ce genre, le meilleur moyen est le toucher vaginal combiné au palper abdominal; encore ne donne-t-il pas des résultats toujours exacts, soit que le kyste de l'ovaire, longuement pédiculé, paraisse tout à fait indépendant des organes génitaux, soit que, comme dans le cas de Depage, la tumeur du rein, profondément enfoncée dans le petit bassin, donne l'impression d'une tumeur développée dans cette cavité.

11° Les mêmes remarques peuvent s'appliquer aux *tumeurs de l'utérus*; cependant leur union ordinairement facile à reconnaître avec l'utérus, l'existence de troubles fonctionnels du côté des organes génitaux, faciliteront beaucoup le diagnostic. Nous signalerons ici le cas de Reverdin dans lequel un fibrome périrénal de 48 livres fut pris pour une grossesse extra-utérine.

12° Nous venons de donner en somme la liste des erreurs de diagnostic les plus fréquentes; il en est bien d'autres encore, quelques-unes très curieuses, que l'on peut relever dans les auteurs. Rayer cite le cas d'une femme de 55 ans dont la tumeur était si volumineuse qu'elle se présenta à l'hôpital *pour faire ses couches*, se croyant à terme. Hodenpyl a présenté en 1898 à la Pathological Society de New-York une observation des plus curieuses : il s'agissait d'un ancien syphilitique, ayant souffert de douleurs épigastriques et ayant présenté à diverses reprises des vomissements; il fut pris en outre de rétention complète d'urine; on l'admit à l'hôpital et l'examen de ce malade fit découvrir une volumineuse tumeur dans la région du rein; on conclut donc au diagnostic de tumeur du rein et l'on fit une incision exploratrice : elle conduisit sur un large hématome et donna lieu à une hémorragie profuse mortelle. A l'autopsie, on constata que la tumeur résultait de la *rupture d'un anévrisme* de l'aorte abdominale.

Dans une observation de Steele, il s'agissait d'une fillette de 4 ans environ qui fut prise subitement de douleurs dans la région droite de l'abdomen avec nausées, vomissements, constipation; devant ce tableau clinique, un médecin porta le diagnostic d'*appendicite*. Mais, en l'examinant plus attentivement, on vit qu'il existait dans la région lombaire droite une tumeur ovoïde, fluctuante, et l'on pensa alors à un sarcome du rein : la néphrectomie permit de vérifier ce dernier diagnostic.

Une erreur curieuse assez fréquemment commise est celle qui consiste à prendre une tumeur de rein pour une *pleurésie*; elle s'explique du reste par les circonstances particulières à chaque observation. Dans un cas de Kelly, la pleurésie existait bien, mais elle était due à un noyau de métastase pulmonaire, le foyer primitif ayant passé inaperçu : le néoplasme rénal fut également méconnu chez un malade de Brooks qui avait été opéré de pleurotomie et qui mourut d'embolie pulmonaire. Le malade de Magnol avait bien présenté une hématurie, mais il fut surtout soigné pour une pleurésie qui était due à des noyaux secondaires développés dans la plèvre gauche. Le cancer du rein passa de même inaperçu chez un malade de Müller atteint aussi de pleurésie purulente.

Un malade de Naunyn, cité par Manasse, fut considéré comme atteint de *néphrite syphilitique* alors que sa tumeur avait le volume d'un poing d'enfant.

Dans une observation de Dudley, on fit le diagnostic d'*anémie pernicieuse*, à cause de la fièvre et du petit nombre de globules rouges (2 400 000 par millimètre cube).

Un malade de Simpson, cité par Kelynack, atteint de paralysies successives, fut considéré comme atteint de *tumeur cérébrale*; celle-ci existait bien en réalité, mais était secondaire à un carcinome du rein.

b) **Diagnostic des différentes augmentations de volume du rein sans hématurie.** — Dans les cas que nous étudions, lorsque la tumeur rénale ne s'accompagne pas d'hématurie, il peut être fort difficile de distinguer entre elles les différentes augmentations de volume du rein.

1° Pour la *tuberculose du rein*, on se basera principalement sur la purulence des urines; lorsqu'elles demeureront claires, le diagnostic sera très difficile; mais il faut reconnaître que, dans ce cas, la tuberculose se manifeste par des hématuries bien plus que par une hypertrophie de l'organe; au contraire, lorsque les urines sont troubles, le rein peut être très nettement augmenté de volume; mais on aura alors pour se guider la douleur à la pression, presque constante, la constatation d'autres lésions tuberculeuses et enfin la recherche des bacilles; si cette dernière ne donne pas toujours des résultats positifs, il faut souvent en accuser des défauts de technique : on doit savoir en effet qu'elle est longue, laborieuse, et nécessite parfois l'examen attentif de deux ou trois préparations faites avec le dépôt des urines fraîchement recueillies et centrifugées. Il est une forme de tuberculose qui peut assez facilement prêter à la confusion, c'est la forme caséeuse fermée. Schwartz en a déposé une belle pièce au musée de l'hôpital Necker en 1898 : le rein était détruit tout entier et d'une façon complète. C'est surtout dans les cas de ce genre que le cathétérisme fournirait un élément important au diagnostic en montrant l'absence totale de sécrétion urinaire d'un côté.

2° Il en est de même dans les *pyonéphroses fermées* : les urines sont claires; mais le rein augmenté de volume est douloureux et il y a en outre fréquemment des phénomènes fébriles qui ne laissent pas de doute sur le caractère suppuratif de la lésion;

ajoutons encore que les malades de ce genre ont généralement un passé rénal, coliques néphrétiques, expulsion de calculs, etc., qui aide puissamment au diagnostic.

3° Les *hydronéphroses* fermées ne présentent pas de caractères aussi tranchés d'habitude; elles ne sont cependant guère plus difficiles à reconnaître : c'est ici le triomphe de la ponction, qui permet de retirer un liquide à contenu caractéristique; le cathétérisme urétéral donne les mêmes résultats et permet quelquefois d'évacuer complètement la poche; nous rappellerons à ce sujet l'observation communiquée en 1898 à la Société de chirurgie par Schwartz; bien que l'hydronéphrose fût complètement fermée, la sonde fut introduite par Imbert sans aucune difficulté et le diagnostic devint absolument évident lorsque, après évacuation de la poche, la tumeur eut complètement disparu. D'autre part, certaines hydronéphroses se vident plus ou moins complètement pendant l'exploration, qui donne lieu alors à un abondant écoulement d'urine; ce signe est pathognomonique.

Enfin, dans les hydronéphroses ouvertes, le cathétérisme permettra encore de recueillir le liquide contenu dans la poche rénale, et l'analyse chimique de ce liquide démontrera la diminution de l'urée, des chlorures et des phosphates, caractères beaucoup plus accusés ici que dans l'urine des reins néoplasiques.

4° Les *grands kystes séreux du rein* sont plus mobiles que les néoplasmes de même volume; ils sont quelquefois fluctuants ou rénitents; l'état général est peu atteint, malgré les dimensions considérables de la tumeur; tous ces caractères expliquent comment celle-ci a été confondue beaucoup plus fréquemment avec une hydronéphrose qu'avec un vrai cancer.

5° Le *rein polykystique* présente des caractères sur lesquels nous aurons l'occasion de nous appesantir longuement.

6° Les *kystes dermoïdes* sont si rares qu'il est superflu d'en parler.

7° Quant aux *kystes hydatiques*, leur diagnostic est souvent impossible. Cependant, il faut noter la longue durée de leur évolution, le frémissement, bien rare, la fluctuation assez fréquente et surtout le rejet d'hydatides et de crochets dans les urines, rejet que nous avons observé dans deux cas.

Nous reviendrons sur le diagnostic différentiel des différentes variétés de kystes des reins dans les chapitres consacrés à ces affections.

8° Le *rein mobile* peut donner lieu à des erreurs de diagnostic. Nous avons déjà parlé à plusieurs reprises de la possibilité du développement d'un néoplasme sur un rein mobile; on peut, dans ces cas, constater la mobilité du rein et méconnaître le néoplasme. Albarran a extirpé, cette année, un rein mobile cancéreux qui, trois mois auparavant, avait été fixé par un autre chirurgien. Cette malade n'avait que des douleurs; elles persistèrent après la néphrorrhaphie, malgré la bonne fixation du rein. Lorsque Albarran l'opéra à nouveau, il constata que le rein avait une apparence normale dans toute sa surface, mais que de son pôle inférieur partait une tumeur de la grosseur du poing.

3° HÉMATURIES SANS TUMEUR

Il est indispensable, avant toutes choses, de savoir reconnaître la présence du sang dans les urines. C'est facile d'habitude, la constatation ne laissant guère de place au doute; les malades répondent avec une précision suffisante; mais il est des cas dans lesquels l'hématurie, très peu abondante, est difficilement constatable; il faut alors avoir recours à l'examen microscopique : on pourra reconnaître dans le dépôt la présence d'hématies plus ou moins nombreuses, mais encore bien reconnaissables, malgré les modifications qu'elles ont subies. Le microscope n'est pas du reste le seul moyen de mettre en évidence une hématurie douteuse; on peut aussi recourir au spectroscope : une solution sanglante donne, on le sait, les deux bandes caractéristiques d'absorption de l'oxyhémoglobine : la première, plus étroite et plus foncée coïncide à peu près par son bord le moins réfrangible avec la raie D; la deuxième, un peu moins sombre et moins bien délimitée, se termine du côté du bleu dans le voisinage de la raie E. La largeur et l'intensité de ces bandes varient du reste suivant l'épaisseur du liquide traversé par la lumière. Entre ces deux bandes, on aperçoit une plage lumineuse jaune verdâtre, tandis qu'en avant de D le rouge se montre toujours très intense, et qu'au delà de E existe une plage lumineuse bleu verdâtre qui s'étend d'autant plus loin du côté du violet que l'on observe le sang à un état de plus grande dilution (A. Imbert, *Physique biologique*). Si l'on ajoute à l'urine quelques gouttes d'un liquide réducteur, du sulfhydrate d'ammoniaque par exemple, on réduit l'hémoglobine et l'on voit alors les deux bandes obscures disparaître, remplacées par une bande unique, la bande de Stokes, située dans la région qui séparait les bandes primitives. Tous ces phénomènes sont aisément constatables avec le petit spectroscope d'Hénocque.

L'examen chimique de l'urine donne peu de renseignements au sujet de la présence du sang : on sait seulement que l'urine, en cas d'hématurie, renferme de la sérine; si le sang est en quantité considérable, cette albumine peut s'élever jusqu'à 20 grammes par litre. Mais, comme le fait remarquer Guyon, ce qui est plus intéressant, c'est de savoir que de fortes proportions de sérum peuvent se trouver dans des urines si peu teintées que l'on pourrait douter qu'elles contiennent du sang, si l'on ne les soumettait à l'examen microscopique ou spectroscopique. L. Imbert a même publié dans les *Annales génito-urinaires*, de 1902, une observation de fibrinurie pure, sans qu'il fût possible de retrouver dans les urines les éléments figurés du sang.

Ces divers moyens nous permettent de reconnaître sûrement la présence du sang dans les urines, même en faible proportion. Il faut savoir cependant que l'on peut retrouver les caractères spectroscopiques du sang, alors qu'il ne se trouve pas dans le liquide. Il s'agit alors d'hémoglobinurie; on sait que, dans ce cas, la matière colorante, l'hémoglobine, a seule traversé le filtre rénal : l'urine a l'apparence hématique, mais ne renferme pas d'hématies; c'est à ce dernier caractère que l'on reconnaîtra l'hémoglobinurie.

Enfin, on ne doit pas oublier que la présence du sang dans les urines ne signifie pas toujours hématurie, ni même hémorragie de l'appareil urinaire. Chez les femmes, à l'époque des règles, l'urine peut se mélanger, à chaque miction, d'une quantité plus ou moins considérable de sang provenant de l'appareil génital; il en est quelquefois résulté des erreurs de diagnostic. L'attention sera du reste éveillée sur cette cause d'erreur lorsque ces hématuries reviendront régulièrement aux époques; dès lors, rien ne sera plus simple que de vérifier l'origine exacte de l'hémorragie.

La réalité de l'hématurie étant établie, il s'agit maintenant d'en déterminer le point de départ : il peut se trouver dans l'urètre, la prostate, la vessie ou le rein.

Lorsque l'*hémorragie siège en avant du sphincter membraneux*, le sang s'écoule dans l'intervalle des mictions; ce n'est pas une véritable hématurie, un vrai pissement de sang, mais une hémorragie de l'urètre; l'urine n'est colorée que dans son premier jet.

Par contre, les lésions de l'*urètre en arrière du sphincter* déterminent une hémorragie dont les caractères se rapprochent de ceux de l'hématurie vésicale. Quelquefois, elle se fait en dehors de toute miction, sous forme d'urétrorragie; mais, d'ordinaire, c'est une véritable hématurie totale ou partielle. Lorsqu'elle est partielle, elle est à la fois initiale et terminale; le premier jet d'urine entraîne en effet un caillot; les dernières gouttes sont aussi très foncées, tandis que l'urine qui s'écoule au milieu de la miction est relativement peu colorée. Cette modalité, dit Guyon, appartient en propre aux hémorragies de la prostate. Mais, lorsque l'hémorragie est abondante, elle se produit également pendant toute la durée de la miction. Le cathétérisme permet cependant d'en reconnaître l'origine; il suffit, après avoir lavé la vessie et constaté la terminalité de l'hématurie, d'attirer la sonde dans la région prostatique et de la refouler ensuite dans la vessie; lorsqu'elle y pénètre, il en sort d'abord un peu de sang, puis l'eau boriquée avec laquelle on a eu soin de la garnir. On voit donc qu'il est toujours possible de retrouver l'origine d'une hémorragie de la prostate; on n'oubliera pas, du reste, qu'il est nécessaire d'explorer cet organe dans tous les cas d'hématurie et que le toucher rectal servira à confirmer encore le diagnostic.

Les *hématuries vésicales* sont ordinairement plus faciles encore à reconnaître. Leur principal caractère est d'être terminales; lorsqu'on prend la précaution de faire uriner le malade dans deux verres, on constate que le dernier jet est plus foncé; en outre, on peut faire la même constatation après injection d'eau boriquée dans la vessie. Ces caractères permettront de faire avec probabilité, mais non avec certitude, le diagnostic (voir page 251). Enfin, il faudra attacher, à ce point de vue, une grande importance aux symptômes qui accompagnent l'écoulement du sang; s'il existe une séméiologie vésicale bien nette, si son apparition est contemporaine de l'hématurie ou tout au moins lui est à peine postérieure, on sera en droit de penser à une lésion vésicale, même dans les cas où le caractère terminal de l'hématurie ne sera pas nettement accentué. Il y a, en effet, des hématuries vésicales qui peuvent être absolument totales; cependant, on en reconnaîtra presque toujours l'origine, grâce aux caractères que nous avons indiqués.

Nous avons déjà vu, page 297, que la cystoscopie doit toujours être employée en cas de tumeur rénale, et nous avons dit que, pour le diagnostic du côté d'où provient l'hématurie, il est indispensable de faire cet examen pendant la crise hématurique. Il faut cependant, autant que possible, éviter de se servir du cystoscope dans les hémorragies très abondantes : d'une part, en effet, l'examen est alors plus difficile, le liquide injecté dans la vessie devenant rapidement opaque, et d'autre part, il n'est pas alors sans inconvénients : Guyon a vu mourir d'une hématurie déjà importante, aggravée par un examen cystoscopique, un malade qui refusa une intervention immédiate et voulut retourner chez lui; le danger d'infection est en outre plus grand pendant une crise hématurique, l'hémorragie et la congestion constituant un état de réceptivité prononcé. Lorsque le saignement est très considérable, il y aura intérêt à attendre la décroissance de l'hémorragie avant de procéder à la cystoscopie; on pourra ainsi opérer dans un milieu suffisamment transparent, et, d'autre part, on pourra vérifier directement la source de l'hémorragie.

On élimine ainsi les hématuries vésicales et urétrales. Quant aux caractères de l'*hématurie rénale*, nous les résumons de nouveau brièvement : totales, spontanées, intermittentes, répétées avec des alternances d'urine claire. Mais il faut se souvenir encore qu'une hématurie rénale peut, lorsqu'elle est abondante, prendre le caractère terminal : c'est que le rein saigne assez abondamment pour déverser du sang dans la vessie pendant la miction. Il y a encore d'autres causes d'erreur. Nous avons déjà insisté (p. 298) sur ces tumeurs vésicales qui compriment l'uretère et déterminent de l'hydronéphrose, et dans lesquelles la coexistence d'une hématurie avec une augmentation de volume du rein peut faire porter le diagnostic de tumeur rénale : c'est dans les cas de ce genre que l'examen cystoscopique permet de rectifier le diagnostic, même dans l'intervalle de deux crises hématuriques. Dans plusieurs observations que nous rapporterons à propos des tumeurs du bassinet, le même malade était porteur à la fois d'un carcinome papillaire du rein et de papillomes de la vessie. En pareil cas, l'examen cystoscopique, fait en dehors de l'hématurie, ne trancherait pas le diagnostic, puisqu'il montrerait une tumeur vésicale à laquelle on rattacherait évidemment les hématuries; mais si l'on avait la précaution de faire cette exploration pendant que les urines sont colorées, on pourrait voir le sang sourdre de l'un des uretères.

L'hématurie étant rattachée aux reins, il faut maintenant savoir reconnaître le *côté atteint* : d'ordinaire, on se base pour cela sur l'ensemble des signes cliniques indiquant que c'est le rein droit ou le rein gauche qui est malade; mais on sait que ces signes peuvent tromper, puisqu'une tumeur vésicale peut produire une hydronéphrose et peut même provoquer ainsi des coliques néphrétiques. Il ne faudra donc jamais, dans ce cas, se dispenser de l'examen cystoscopique : à moins que l'écoulement du sang ne soit d'une extrême abondance, les hématuries rénales ne gênent guère la manœuvre du cystoscope : on voit alors un jet rouge sortir de l'un des uretères. Nous n'avons jamais vu, en effet, ainsi que l'aurait observé Rowsing, le rein gauche saigner par hyperhémie compensatrice alors qu'il existe une tumeur du rein droit. Même en dehors des hématuries, le cystoscope pourra rendre des services : il arrive en effet, surtout lorsqu'il s'est formé des caillots dans l'uretère, que l'orifice vésical de ce conduit demeure dilaté, entr'ouvert, entouré d'une zone hyperhémique qui ne laisse guère de doutes sur le côté atteint. On pourrait aussi diagnostiquer quel est le rein qui saigne avec un des séparateurs d'urine, mais l'emploi de ces instruments est, dans les cas que nous étudions, très inférieur à la cystoscopie qui permet d'explorer la vessie.

Il reste enfin à trancher une dernière question : Quelle est la lésion rénale?

1° Les *traumatismes* d'un point quelconque de l'appareil urinaire se reconnaîtront facilement à leur origine; il ne faut cependant pas oublier, comme le fait remarquer Guillet, qu'un traumatisme peut provoquer une hémorragie sur un rein néoplasique; mais alors l'abondance de la perte sanguine sera presque toujours en désaccord avec l'accident qui la détermine. En outre, les malades ne renseignent pas toujours avec une suffisante précision. Témoin un malade de Guyon qui attribuait à un traumatisme les troubles vésicaux relevant d'un cancer de la vessie; aussi faut-il contrôler avec le plus grand soin les renseignements que fournissent les malades à ce sujet. En outre, une hématurie d'origine nettement traumatique peut se prolonger très longtemps : il est probable qu'elle est due dans ces cas à un foyer de néphrite provoqué par le traumatisme.

2° La *lithiase rénale* s'accompagne fréquemment d'hématuries; mais celles-ci affectent des allures sur lesquelles on a depuis longtemps attiré l'attention. Les graveleux peuvent uriner le sang dans deux circonstances : soit à l'occasion d'une colique néphrétique, soit à la suite de secousses ou de traumatismes plus ou moins prolongés, plus ou moins violents. Dans le premier cas, il arrive assez souvent que l'hématurie survient alors que le malade est au repos, quelquefois chez un malade au lit depuis quelque temps déjà; mais cette hématurie se reconnaîtra à ce qu'elle précède une colique néphrétique ou coïncide avec elle; en outre, le rein sera assez ordinairement douloureux; enfin, les antécédents du malade seront d'habitude assez significatifs : la présence de sable dans les urines ayant concordé avec d'autres hématuries, l'expulsion même de petits calculs, mettront sur la voie. Cependant, il faut savoir que la congestion déterminée par la présence du calcul peut provoquer une hématurie qui précède aussi de plusieurs jours une colique, laquelle peut même ne pas se montrer. Un calculeux peut encore rendre du sang par les urines à la suite d'une promenade en voiture, de fatigues de divers ordres; mais le saignement qui se produit dans ces conditions est peu abondant; il est de courte durée; les conditions dans lesquelles il se produit sont caractéristiques.

Il est donc bien certain que, dans les cas habituels, on aura peu de tendance à confondre l'hématurie des lithiasiques avec celle des néoplasiques. Mais il peut se produire telles circonstances dans lesquelles le diagnostic différentiel devient beaucoup plus délicat. Les néoplasmes saignent quelquefois à la suite de fatigue prononcée; et d'autre part, l'hémorragie des calculs est quelquefois abondante et continue malgré le séjour au lit. Nous avons déjà étudié ces hématuries anormales, page 330.

3° La *tuberculose rénale* présente des hématuries qui ont bien des caractères communs avec celles des néoplasiques : elles sont quelquefois abondantes, surviennent indépendamment de tout traumatisme, ne sont pas calmées par le repos, se reproduisent sans cause, à intervalles variables. Il s'agit là d'accidents précoces de la tuberculose, dus à la congestion, car, lorsque la tuberculose est bien caractérisée, elle s'accompagne rapidement de purulence des urines. Mais, au début, l'urine est absolument claire. Aussi le diagnostic est-il parfois bien difficile à cette période; l'âge du malade pourra donner d'utiles indications, la tuberculose survenant généralement avant le cancer; il faut noter aussi que les hémorragies sont d'ordinaire moins abondantes, qu'elles ont de la tendance à diminuer et à disparaître avec les progrès de la maladie et l'augmentation de volume du rein, qu'elles s'accompagnent assez souvent de cystite ou de phénomènes d'irritation vésicale.

Enfin, il faudra avoir grand soin d'examiner tous les organes et surtout l'appareil génito-urinaire; on explorera les testicules, les canaux déférents, la prostate, les vésicules séminales. On aura toujours recours à l'examen bactériologique des urines; mais les bacilles n'y apparaissent que lorsque le foyer tuberculeux est ouvert, c'est-à-dire à une période relativement tardive ; et l'on sait du reste que, même dans ce cas, on ne trouve pas toujours le bacille de Koch. Hildebrandt cite même un cas où l'on diagnostiqua une tuberculose malgré l'abondance des hématuries, en raison de la soi-disant présence des bacilles tuberculeux; il s'agissait probablement des microbes du smegma.

La néphrotomie exploratrice elle-même ne met pas toujours à l'abri d'une erreur, et, même lorsque le rein a été extirpé, il est parfois nécessaire d'examiner très soigneusement tout l'organe pour arriver à découvrir les tubercules; c'est ainsi que, dans un rein enlevé par Routier, Pilliet ne trouva qu'un seul tubercule dans une pyramide.

Albarran[1] a publié trois cas remarquables de tuberculose miliaire avec d'abondantes hématuries faisant hésiter le diagnostic entre le cancer et la tuberculose. Le principal intérêt de ces observations réside dans le diagnostic de la lésion par la néphrotomie exploratrice. Dans ces trois cas, on découvrit des reins *absolument sains en apparence*. Chez deux malades, après avoir fait saisir le pédicule entre les doigts d'un aide, le rein fut largement fendu sur le bord convexe; dans un des cas, on voyait nettement plusieurs tubercules sur la coupe et, dans la corne inférieure du rein, une petite caverne de la grosseur d'un pois. Chez l'autre malade, même après la section du rein, on pouvait hésiter; en épongeant bien, on voyait pourtant dans la substance corticale, de couleur rouge sombre, quelques points plus pâles, à peine visibles, qui firent porter le diagnostic de tuberculose et enlever le rein. Dans le troisième cas, le rein fut extirpé malgré son apparence normale, parce que le cathéthérisme urétéral avait fait reconnaître la présence de pus et de bacilles dans l'urine qu'il secrétait; il existait dans le rein quelques petits foyers tuberculeux et des petits tubercules dans la muqueuse du bassinet.

Il est remarquable de voir la différence qui existe entre l'examen du rein lorsqu'il est encore en place et lorsqu'il est déjà extirpé. Lorsque le rein est en place, un œil exercé peut à peine reconnaître la petite tache légèrement plus pâle du tubercule miliaire; dans le rein enlevé, on la distingue beaucoup plus facilement.

Pour éviter des erreurs regrettables, il faut bien savoir la difficulté de reconnaître certains tubercules miliaires lorsque le rein est largement sectionné et l'impossibilité de les voir parfois à l'examen extérieur de l'organe.

4° Les hématuries de la *pyélonéphrite* provoqueront rarement des erreurs de diagnostic : d'abord les urines sont infectées, le rein est douloureux; en outre, il s'agit moins de véritables hématuries que de stries sanguinolentes éparses dans une

1. ALBARRAN. *Ann. des Mal. Gen. Ur.*, 1896, p. 927, et *Société de Chirurgie*, 1901.

urine chargée de pus. Cependant, nous avons vu qu'un néoplasme du rein peut s'accompagner de pyélonéphrite. D'autre part, les suppurations rénales peuvent se compliquer d'hémorragies abondantes; Guillet rapporte un cas de pyélonéphrite suppurée qui était accompagnée d'hémorragies si abondantes et si répétées que le diagnostic de tumeur maligne avait été porté.

Telles sont les principales lésions rénales qui, par la production d'hématuries, peuvent amener une confusion avec les néoplasmes. Mais, depuis quelques années, on a étudié un certain nombre de variétés d'hématuries peu connues jusqu'alors. Leur étude est encore fort incomplète; il est cependant nécessaire d'en indiquer ici les résultats.

5° Sous le nom d'*hématurie essentielle*, on a décrit une variété d'hématuries qui, comme son nom l'indique, ne s'accompagnerait d'aucune lésion du tissu rénal; on comprend qu'il soit le plus souvent fort difficile de fournir la preuve absolue de l'intégrité du rein. Il faut d'abord repousser les observations purement cliniques: seuls des examens microscopiques portant sur diverses régions du rein peuvent fournir à la doctrine de l'hématurie *sine materia* une base indiscutable.

Ces hémorragies peuvent être fort abondantes, durer plusieurs jours ou plusieurs semaines, et anémier grandement les malades; elles peuvent disparaître pendant un certain temps et revenir ensuite; elles présentent les caractères d'indolence des néphrorragies néoplasiques et, comme celles-ci, ne sont modifiées ni par le repos, ni par le mouvement.

Albarran a montré (*Ann. gén. ur.*, 1898) que les Allemands ont un peu trop abusé des hématuries dites essentielles et que la plupart des observations publiées ne sont pas probantes. Il faut, en effet, comme nous l'avons dit, rejeter les observations purement cliniques qui sont toujours susceptibles d'une autre interprétation. Parmi les cas qui présentent le contrôle de l'autopsie, il en est dans lesquels on a trouvé des lésions suffisantes pour déterminer une hémorragie : c'est la lithiase, la tuberculose, etc. En se livrant à une sélection rigoureuse de toutes les observations publiées, Malherbe et Legueu en arrivent à réduire à 5 le nombre des observations sans lésion rénale. Mais, sur ces 5 cas, 3 fois la néphrotomie seule a été pratiquée : c'est évidemment insuffisant pour affirmer l'intégrité d'un organe, surtout lorsqu'on sait combien aisément se dissimulent certaines lésions très localisées. Dans les deux autres faits, l'examen histologique fut pratiqué et le rein trouvé sain. Mais Albarran a attiré l'attention sur les hématuries dues à des lésions de néphrite très peu accentuées et pouvant passer inaperçues. Les recherches antérieures ont été confirmées par un cas présenté par Nicolich à l'Association française d'urologie en 1901 : il s'agissait d'une hématurie sans cause connue; le rein extirpé fut examiné par des anatomo-pathologistes et déclaré sain; or, sur plusieurs coupes de ce rein, M. Albarran d'un côté, M. Motz de l'autre, trouvèrent des lésions évidentes de néphrite avec sclérose glomérulaire. En somme, en l'état actuel de la question, on ne peut guère parler d'hématurie vraiment essentielle. Il paraît donc inutile d'étudier le diagnostic de cette lésion.

A côté, ou plutôt au lieu des hématuries essentielles, il convient de signaler d'autres variétés de néphrorragies, peu connues jusqu'à présent, et dont le diagnostic demeure souvent douteux; ce sont celles des rétentions rénales, du rein mobile, de certaines néphrites chroniques, les hématuries hémophiliques de Senator, celles de la grossesse, décrites par Guyon. Le diagnostic clinique de toutes ces néphrorragies est souvent impossible, mais nous avons heureusement la ressource de la néphrotomie exploratrice qui permet de le trancher quelquefois. On possède aujourd'hui nombre d'observations d'hématuries de causes indéterminées pour lesquelles on a pratiqué une intervention; certains chirurgiens, comme Broca, se sont contentés d'explorer le rein sans inciser son parenchyme; d'autres ont fait la néphrotomie; dans tous les cas, la cessation de l'hématurie a suivi l'intervention exploratrice. On peut probablement expliquer ces faits si curieux par la congestion rénale, intermédiaire obligé entre cette lésion locale, l'altération sanguine ou nerveuse causale et l'hématurie elle-même; on est en droit d'invoquer la décongestion déterminée par le saignement de la plaie et la mise en jeu réflexe du système nerveux.

6° L'*hémophilie* peut produire des hémorragies dans le rein, comme en divers points. Cette variété d'hématurie a été signalée surtout en Allemagne, où l'on a certainement exagéré sa fréquence. Senator, Klemperer et d'autres en ont publié des observations. Ces hématuries sont quelquefois extrêmement longues, pouvant même durer plusieurs semaines. Il est rare, cependant, qu'elles provoquent la mort par le seul fait d'une déperdition sanguine abondante. Lorsqu'une néphrorragie est véritablement d'origine hémophilique, elle s'accompagne d'habitude d'autres hémorragies qui mettent aisément sur la voie du diagnostic. L. Imbert a publié une observation de ce genre bien démonstrative : il s'agissait d'un jeune homme qui, depuis sa naissance, avait présenté les caractères bien nets de l'hémophilie : il avait eu des épistaxis, des hémorragies sous-cutanées et musculaires survenant à la suite de traumatismes tout à fait insignifiants. Il eut, à diverses reprises, des hématuries qui s'arrêtèrent, du reste, spontanément, par le repos. Les hémorragies devinrent, par la suite, de moins en moins fréquentes. Il est à présumer qu'une intervention chirurgicale, dans un cas de ce genre, s'accompagnerait d'hémorragies qui mettraient en danger la vie du malade. Il y a donc ici un intérêt de premier ordre à faire le diagnostic de la cause de l'hématurie.

Chez un autre malade, dont nous avons également publié l'observation, il s'agissait véritablement d'un néoplasme du rein; mais il avait eu, dans son enfance, sinon une hémophilie parfaitement caractérisée, du moins des hémorragies nombreuses, abondantes, sans cause appréciable; l'hématurie du néoplasme était elle-même d'une abondance considérable. On tenta la néphrectomie par la voie lombaire; mais l'hémorragie, qui se faisait en nappe, fut si abondante, et, d'autre part, la tumeur était si adhérente, que l'intervention dut se borner à confirmer le diagnostic.

7° On observe quelquefois des *hématuries dans les néphrites*. Albarran a attiré l'attention sur ces faits dont il a donné plusieurs observations personnelles; il a montré que les pertes sanguines peuvent, dans ce cas, être très abondantes et se prolonger durant plusieurs semaines, si bien que l'anémie croissante a pu être considérée comme une indication opératoire; il en était ainsi dans le cas de Demons, qui fut opéré avec succès, dans celui de Keersmæcker, également suivi de guérison après néphrectomie, et dans plusieurs autres, dont un opéré dernièrement par Albarran : chez ce malade, l'hématurie durait depuis un an et disparut après la néphrotomie. Il est certain que bien des cas d'hématuries, qualifiées comme essentielles, reconnaissent pour cause la néphrite chronique. On peut observer ces néphrorragies : 1° dans les néphrites infectieuses subaiguës (grippale et pneumonique) ; 2° dans le mal de Bright ; 3° dans certaines néphrites chroniques mal connues s'accompagnant ordinairement d'albuminurie ; mais, quelquefois, il n'en est pas ainsi, et l'hématurie peut devenir alors la seule expression clinique d'une néphrite chronique.

Ces hématuries sont donc bien différentes de celles que l'on observe dans les néphrites aiguës : celles-ci sont courtes, peu abondantes, et ne conduisent pas, comme les premières, à une détermination opératoire.

Le diagnostic présente les plus grandes difficultés : chez la plupart des malades, l'hématurie est abondante, indolore, spontanée ; elle dure souvent plusieurs jours et disparaît ensuite, pour revenir sans cause appréciable. On a pu, dans quelques cas, vérifier *de visu*, par la cystoscopie, l'origine rénale de l'hémorragie. On ne pourra évidemment penser, avec quelque vraisemblance, à la néphrite chronique que si les malades en présentent les signes ; or, les petits signes du brightisme de Dieulafoy étaient absents chez tous les malades examinés par Albarran. D'autre part, si l'examen des urines, au point de vue de l'albumine et des cylindres, a donné parfois des résultats positifs, il est quelquefois demeuré absolument négatif. Les difficultés du diagnostic seront donc très grandes ; dans bien des cas où l'on se trouve amené à pratiquer la néphrotomie exploratrice, celle-ci montrera l'intégrité relative du parenchyme rénal et du bassinet ; il est arrivé, en effet, dans plusieurs cas, que les lésions étaient inappréciables par l'examen direct du rein ; ou bien on trouvera à la surface des inégalités, des dépressions, des adhérences, des changements, de coloration qui n'en imposeront pas pour une tumeur maligne.

8° Les hématuries peuvent avoir une *origine nerveuse* ; le cas paraît cependant être fort rare ; Gilles de la Tourette se contente de signaler cette complication dans son *Traité de l'hystérie*. On a publié un certain nombre de cas sous le titre de *néphralgies hématuriques*. Mais ces observations déjà anciennes datent d'une époque où les notions sur la pathogénie des hématuries étaient fort incomplètes. L'observation classique de Sabatier, longtemps considérée comme un exemple typique de névralgie hématurique, a été rangée par Albarran parmi les néphrites hématuriques; il existait des lésions de sclérose qui nous paraissent aujourd'hui avoir été la cause des hémorragies. Albarran, après avoir soumis à une critique attentive toutes les observations du même genre, a trouvé dans tous les cas une cause expliquant à la fois les douleurs et le saignement : il s'agit dans tous ces cas d'oxalurie, de lithiase urique, de rétention rénale, de rein mobile ou de néphrite chronique.

9° La *grossesse* provoque quelquefois des hématuries : des faits de ce genre ont été étudiés par Guyon en 1897 dans les *Annales génito-urinaires* et par Guyon et Albarran à la Société d'urologie en 1899. Lorsque le sang apparaît dans les urines au cours d'une grossesse, on n'aura guère de difficultés à en soupçonner tout au moins la cause. Mais il n'en est pas toujours ainsi : il arrive que l'hématurie se produit après l'accouchement et même au cours de l'allaitement. Il en était ainsi dans l'observation de Guyon. La malade qui en était le sujet avait vu apparaître l'hématurie trois mois après le dernier accouchement et elle ne s'était pas arrêtée depuis cinq mois, si bien que la malade était très anémiée : le rein droit était un peu douloureux, un peu gros, avec une grosse inégalité à sa face antérieure. En raison de ces signes et bien que l'hémorragie se fût arrêtée en même temps que la malade avait interrompu l'allaitement, on fit une néphrotomie qui démontra l'intégrité du rein. Ce cas prouve bien que les hématuries de la grossesse peuvent faire penser à un cancer du rein, puisque l'erreur fut commise, bien qu'avec des réserves; le seul moyen de reconnaître cette variété serait d'attendre la fin de la grossesse ou de faire cesser l'allaitement.

10° L'hématurie est quelquefois un symptôme de *rein mobile*; Albarran en a rapporté 7 observations : dans l'un de ces cas, l'hématurie, peu abondante, dura presque sans interruption pendant plusieurs mois : on pensa à un néoplasme, mais l'incision exploratrice montra que le rein était à peu près normal et ne présentait que des adhérences de son extrémité supérieure : on le fixa et l'hématurie disparut le surlendemain. Ces hématuries peuvent présenter les caractères les plus variables et, si l'on ajoute que le cancer peut évoluer sur un rein mobile, on comprendra que le diagnostic en est des plus difficiles : il ne pourra d'ordinaire être fait que par la néphrotomie exploratrice qui permettra en même temps de fixer l'organe et de mettre ainsi un terme à l'hémorragie.

11° Les recherches expérimentales de Guyon et Albarran ont montré que la *rétention rénale* détermine une congestion qui peut aller jusqu'à l'hémorragie : le liquide d'hydronéphrose est, du reste, fréquemment hématique; Albarran a réuni 12 observations d'hydronéphrose hématurique sans néoplasme. Il ne semble pas que ces cas aient donné lieu à des erreurs de diagnostic; dans tous les cas, le cathétérisme urétéral, en révélant un obstacle ou en permettant l'évacuation de la poche, facilitera le diagnostic.

12° Il en est de même des *hématuries rénales chez les prostatiques* : elles ont été étudiées par Escat et Bazy : quelle que soit leur pathogénie, elles s'unissent à un tableau clinique assez net pour que les erreurs de diagnostic soient facilement évitables.

13° On observe quelquefois des *urines sanglantes au cours des maladies infectieuses* : elles ne sont que l'expression d'une néphrite concomitante et le diagnostic en est facile. Il en est de même des hématuries toxémiques de la *ménopause* (Castan). Enfin, on observe dans les pays chauds des *hématuries parasitaires*. Elles sont dues à la présence dans les voies urinaires de la Bilharzia, de la filaire ou du strongle géant.

B. — DIAGNOSTIC DE LA VARIÉTÉ DU NÉOPLASME

En étudiant l'anatomie pathologique, nous avons vu les difficultés qui existent, le microscope en main, pour différencier entre elles les variétés de tumeurs du rein. Alors que les anatomo-pathologistes classent sous des noms différents des néoplasmes semblables, il est impossible au clinicien de porter un diagnostic différentiel. En réalité nous ne savons guère que ceci : chez les enfants, la plupart des néoplasmes sont des tumeurs mixtes ou des adénosarcomes; chez l'adulte on voit plus fréquemment les épithéliomes ou les hypernéphromes. Les caractères cliniques distinctifs qui ont été donnés par les auteurs sont ou fantaisistes ou si vagues qu'ils perdent toute valeur.

Cette question a été reprise récemment par Burckardt. D'après ses observations personnelles et celles qu'il a pu recueillir dans les auteurs, il admet que les signes suivants caractérisent les hypernéphromes : ils atteignent un volume relativement considérable sans altérer notablement l'état général ; leur évolution est très longue ; ils produisent fréquemment des hématuries.

Nous avons dit en étudiant les différents symptômes leur fréquence relative dans les différentes variétés de tumeurs du rein. Nous pouvons résumer ainsi les résultats de nos statistiques au point de vue des caractères symptomatiques des trois variétés principales de tumeurs malignes.

Épithéliomas. — Maximum de fréquence de 40 à 70 ans; très rares avant 30 ans. Le plus fréquemment le premier symptôme est l'hématurie. Dans le cours de la maladie, la constatation de la tumeur est le symptôme le plus fréquent (81 p. 100), viennent ensuite l'hématurie (70 p. 100) et la douleur (44 p. 100). Les trois symptômes ne se trouvent réunis que dans 14 pour 100 des cas.

Hypernéphromes. — Maximum de fréquence de 40 à 60 ans; rares avant 40 et après 60 ans. La maladie débute le plus souvent par l'hématurie ; le premier symptôme le plus fréquent est ensuite la tumeur, puis la douleur. Dans le cours de la maladie, on observe : la tumeur dans 80 pour 100 des cas; l'hématurie dans 72 pour 100; la douleur dans 53 pour 100. Les trois symptômes se trouvent réunis dans 15 pour 100 des cas.

Sarcomes. — Maximum de fréquence de 40 à 60 ans, mais le sarcome est beaucoup plus fréquent que les autres tumeurs de 20 à 40 ans. Le premier symptôme est encore ici le plus fréquemment l'hématurie; viennent ensuite la tumeur et la douleur. Dans le cours de la maladie, la tumeur est le symptôme le plus commun, presque constant : l'hématurie ne se voit que dans la moitié des cas, avec une fréquence notablement moindre que dans l'épithéliome ou l'hypernéphrome. La douleur est au contraire plus fréquente que dans ces dernières tumeurs; on la voit dans 50 pour 100 des cas. Les trois symptômes réunis sont aussi plus fréquents que dans les autres variétés de néoplasme; on les voit 25 fois sur 100.

C. — DIAGNOSTIC DES ADHÉRENCES ET DE LA GÉNÉRALISATION

Il est très important pour le chirurgien d'être fixé exactement sur la présence des *adhérences*; il n'est pas toujours possible de s'en rendre compte. On pourra la soupçonner lorsqu'une tumeur moyennement développée ne ballotte pas et ne suit pas les mouvements de la respiration ou encore lorsqu'elle ne s'abaisse pas dans la station debout. Mais une tumeur volumineuse peut, bien qu'adhérente, présenter une mobilité relative et descendre plus ou moins dans l'abdomen lorsque le malade se met debout. Il sera donc bien souvent impossible de savoir à l'examen à quoi s'en tenir sur ce point.

En ce qui concerne la *généralisation*, dont l'étude constitue aussi une indication importante de la détermination opératoire, il est nécessaire de se livrer à un examen minutieux des divers organes et de se souvenir que les noyaux métastatiques peuvent se greffer dans tous les organes, dans l'encéphale, dans les os, etc. On sera bien souvent obligé de rester dans le doute; mais il faudra surtout explorer avec attention le foie et le poumon qui constituent le siège d'élection des foyers secondaires.

Le diagnostic des *adénopathies* est le plus souvent cliniquement impossible et nous avons vu que l'incision exploratrice elle-même ne peut souvent nous renseigner sur ce point que lorsque la décortication de la tumeur est déjà très avancée. Malgré ces difficultés on ne négligera pas la recherche des ganglions lombaires, si aléatoire soit-elle, par la palpation; on explorera les ganglions de l'aine, les ganglions sus-claviculaires et ceux de l'aisselle. Nous avons vu que le varicocèle symptomatique des tumeurs rénales peut exister sans qu'il y ait engorgement ganglionnaire et que des ganglions peuvent être envahis alors qu'il n'y a pas de varicocèle. Nous croyons pourtant que lorsque la tumeur est petite et lorsqu'il n'existe pas de symptômes de thrombose veineuse, un varicocèle indolent et à développement rapide doit faire soupçonner la propagation ganglionnaire.

La *propagation veineuse* ne peut être diagnostiquée ou soupçonnée que lorsqu'il existe de l'œdème des membres inférieurs, ou encore des signes d'une circulation veineuse collatérale dans le réseau veineux sous-cutané de l'abdomen.

D. — DIAGNOSTIC DE L'ÉTAT DU REIN DU COTÉ OPPOSÉ

Jusqu'aux travaux d'Albarran, les chirurgiens ne se sont guère préoccupés, dans le cancer du rein, que du diagnostic de l'existence du rein du côté opposé. Nous avons vu qu'il faut en outre connaître le fonctionnement de ce rein qui peut être atteint de lésions assez graves pour contre-indiquer toute tentative. Il est donc indispensable d'avoir recours aux moyens de diagnostic capables de nous renseigner sur ces lésions.

Nous avons vu, en étudiant les différents moyens d'exploration, que la cystoscopie simple, la phonendoscopie et l'incision exploratrice, peuvent renseigner plus ou moins exactement sur l'existence des deux reins. Ces moyens sont insuffisants.

Certains auteurs prétendent que l'examen du mode d'élimination du bleu de méthylène, après injection sous-cutanée de cette substance (procédé d'Achard et Castaigne) ou l'étude de la glycosurie artificielle provoquée par l'injection de phloridzine, peuvent nous indiquer avec précision l'état des deux reins. Nous croyons ces examens utiles, mais non décisifs. Albarran et Bernard ont démontré que dans l'étude de l'élimination du bleu de méthylène, il faut plus tenir compte de l'intensité de l'élimination que du moment de l'apparition du bleu dans les urines. Or, le rein malade sécrétant de l'urine peu colorée qui se mélange dans la vessie à l'urine plus bleue du rein sain, affaiblit l'intensité de la coloration de l'urine totale. D'un autre côté, si, comme cela peut se voir notamment dans les sarcomes, une portion du rein malade est saine, l'urine éliminée pourra avoir des caractères normaux alors même que les deux reins seraient malades.

En réalité, l'épreuve du bleu ou celle de la phloridzine peuvent démontrer, lorsque l'élimination est très mauvaise, que les deux reins sont malades. Une élimination bonne ne démontre pas qu'un des deux reins est sain; de même une élimination médiocre ne prouve rien. Une observation d'Albarran le démontre : il s'agit d'un gros rein tuberculeux avec fièvre et une capacité vésicale de 12 centimètres cubes, ne permettant pas d'appliquer aucun procédé de séparation des urines. L'élimination du bleu de méthylène commença dans les délais voulus et acquit une bonne intensité : sur cette indication, le rein qui présentait de nombreuses et vastes cavernes et n'avait qu'un uretère fut extirpé; or, ce malade mourut d'anurie le onzième jour, parce qu'il avait un rein unique comme le démontra l'autopsie. Reste, en somme, pour établir le diagnostic de l'état des deux reins, à étudier leur fonctionnement en recueillant séparément les urines sécrétées par chacun des deux organes : ces urines seront étudiées au point de vue chimique, histologique et bactériologique. Nous avons longuement décrit les procédés qui permettent de recueillir séparément les urines des deux reins et nous aurons à revenir sur l'importance de l'étude des deux urines droite et gauche en étudiant le pronostic opératoire. (Voir pages 299 et 385.)

CHAPITRE VI

TRAITEMENT

Le 4 juin 1861, l'américain Walcott extirpa le premier un rein cancéreux. Il s'agissait d'une femme de 58 ans qui depuis 6 ans portait une tumeur abdominale diagnostiquée kyste du foie. La malade fut opérée par laparotomie et mourut le 15e jour après l'opération. La seconde néphrectomie pour cancer fut faite en 1868 par Pearlee qui avait diagnostiqué une tumeur de l'ovaire.

En 1875, Langenbuch, après avoir diagnostiqué une tumeur du rein chez une femme âgée de 32 ans, pratiqua la néphrectomie par la voie lombaire : la malade guérit, mais on a mis en doute dans ce cas la réalité du cancer. La première néphrectomie lombaire pour cancer du rein serait celle de Jessop qui opéra avec succès, en 1877, un enfant de 2 ans et demi; la récidive survint 9 mois après.

La première opération transpéritonéale faite délibérément pour un cancer du rein paraît être celle de Kocher; la malade était une femme de 35 ans qui mourut de péritonite trois jours après l'opération.

Le premier succès par laparotomie est celui de Byford qui opéra en 1878 : sa malade âgée de 39 ans vivait sans récidive deux ans après.

En France, la première néphrectomie pour cancer du rein fut pratiquée par Périer en juillet 1883 : le malade, âgé de 65 ans, fut opéré par laparotomie médiane et succomba peu après. Le premier succès fut obtenu par Péan l'année suivante; il opéra aussi par la voie transpéritonéale.

Avant d'aborder la difficile étude des indications opératoires dans les tumeurs du rein, il nous paraît logique d'étudier les différentes ressources que nous offre la thérapeutique,

Sachant bien ce que l'on peut faire, on juge mieux de ce qu'on doit faire dans un cas déterminé.

Laissant complètement de côté le traitement médical, qui se borne à remplir les indications palliatives banales communes à toutes les tumeurs des organes abdominaux, nous étudierons d'abord et nous comparerons entre elles les différentes méthodes opératoires. Nous déterminerons ensuite les indications opératoires.

Dans le but de guérir les tumeurs du rein on peut faire la néphrectomie partielle ou l'extirpation totale du rein. Ces deux opérations peuvent être pratiquées par la voie extrapéritonéale ou à travers le péritoine. Nous décrirons d'abord les néphrectomies totales par les voies lombaire et abdominale et nous étudierons ensuite les néphrectomies partielles.

I. — NÉPHRECTOMIE LOMBAIRE

Sans discuter les différents procédés employés par les auteurs, sans donner en trop grand détail les différents temps de la néphrectomie, nous nous bornerons ici à décrire l'opération telle que nous la pratiquons, en n'insistant que sur les remarques opératoires qui concernent spécialement les néoplasmes du rein.

Lorsqu'on se propose d'extirper une tumeur du rein, il faut prévoir des difficultés et des dangers opératoires dus aux adhérences de la tumeur, à la grosseur ou à la friabilité du pédicule, à l'envahissement des ganglions ou des grosses veines. Pour opérer avec le moins de danger possible il faut opérer à l'aise, dans une vaste plaie, largement ouverte, en voyant toujours ce que l'on fait.

1° **Incision de la paroi lombaire.** — L'incision, très oblique, commence en haut et en arrière sur la 12e côte au niveau du bord externe de la masse sacro-lombaire, elle se dirige en bas et en avant et passant à deux travers de doigt au-dessus du point le plus saillant de la crête iliaque, elle se prolonge plus ou moins loin sur la paroi abdominale suivant le volume de la tumeur. Même si le néoplasme est de petit volume, l'incision dépassera en avant de 4 centimètres le point le plus élevé de la crête iliaque et il ne faudra pas craindre par la suite, si besoin en est, de couper la paroi abdominale jusqu'au niveau et au delà de l'épine iliaque antérosupérieure. Après avoir coupé la peau et le tissu cellulaire sous-cutané, on sectionne toutes les masses musculaires y compris le feuillet profond de l'aponévrose du transverse : en haut, du côté de la côte, on prend soin de refouler la graisse au-dessous du ligament vertébrocostal pour éviter la plèvre. Le nerf abdominogénital étant refoulé en arrière, on effondre le fascia rétrorénal au niveau du bord du carré lombaire, sur la lèvre postérieure de la plaie. Nous n'insistons pas sur ces différents temps communs à toute néphrectomie lombaire.

2° **Décortication du rein.** — Nous avons dit, en étudiant l'anatomie pathologique, la fréquente propagation des néoplasmes du rein à la capsule propre, ce qui impose, *dans tous les cas*, la décortication extracapsulaire du rein. Il importe même de ne pas déchirer la capsule propre, et pour éviter cette déchirure, d'agir avec prudence, sans tiraillements excessifs. D'un autre côté il est nécessaire de contourner le rein, en ne s'éloignant pas de sa surface pour éviter ainsi de déchirer les larges veines qui entourent la tumeur.

Lorsque le fascia rétrorénal a été incisé ou déchiré avec une pince, on voit la couche graisseuse d'un jaune pâle qui entoure le rein. Les deux index se dirigeant en avant et en dedans, du côté du rein, écartent à longs coups longitudinaux cette couche de graisse et bientôt sentent la fermeté du tissu rénal. En avant et en arrière de la route que font les doigts, on saisit avec des pinces à cadre l'atmosphère adipeuse. L'aide soutient ces pinces et le chirurgien dépouille méthodiquement la tumeur de la graisse qui l'entoure. Les doigts travaillent d'abord en avant et en arrière, puis, plus péniblement, en haut, pour contourner l'extrémité supérieure : il faut ici suivre de très près la surface ferme du rein, parcourir toute son extrémité supérieure, sentir ensuite son bord antérieur et le suivre jusqu'aux environs du hile. On continue ensuite la décortication de l'extrémité inférieure du rein, habituellement plus facile, et qui n'a pas besoin d'être, d'emblée, poussée trop loin : il suffit de bien voir l'extrémité inférieure, arrondie, de la tumeur, sans qu'il y ait utilité à vouloir, de suite, former le pédicule; à ce moment de l'opération, ce serait difficile; plus tard, lorsque l'uretère aura été sectionné, on aura de beaucoup plus grandes facilités.

Presque toujours on réussit bien la décortication de la tumeur avec les doigts seuls; mais lorsqu'on trouve des tractus solides ou des vaisseaux volumineux, il vaut mieux les couper entre deux petits clamps ou entre deux ligatures, pour éviter autant que possible le saignement : on est ainsi parfois obligé de faire plusieurs pédicules secondaires avant d'arriver au pédicule du rein. Dans des cas exceptionnels, les adhérences de l'extrémité supérieure de la tumeur rendent dangereuse et aveugle la décortication de cette partie de la tumeur : il ne faut pas craindre dans ces cas de réséquer une ou deux côtes pour se donner du jour.

3° **Section de l'uretère.** — Lorsque l'extrémité inférieure du rein est dégagée, on la soulève avec les doigts en faisant exécuter au rein un mouvement d'antéversion : c'est chose facile lorsque la décortication a été bien faite au niveau de l'extrémité supérieure. Le pôle inférieur du rein étant ainsi attiré dans la plaie, il reste au-dessous de lui un vaste champ opératoire dans lequel on trouvera d'autant plus facilement l'uretère, que le mouvement de bascule imprimé au rein, tend ce conduit. A deux travers de doigt au-dessous du rein, dans la couche de graisse qui forme le fond de la plaie, les doigts cherchent à sentir le cordon urétéral : en écartant la graisse avec les doigts on peut voir l'uretère; il est plus facile encore de le sentir. Lorsque le rein est bien relevé, la recherche de l'uretère n'est pas difficile; si pourtant on ne pouvait le trouver, on se rappellera que c'est en avant, du côté du péritoine et non en arrière, qu'on le trouvera. En effet, lorsque pendant la décortication de la tumeur les doigts ont refoulé la graisse périrénale, il arrive souvent que l'uretère se trouve repoussé en avant du côté du péritoine auquel il adhère davantage qu'à la paroi postérieure.

Lorsque l'uretère a été senti, on l'accroche avec le doigt passé au-dessous de lui, on l'attire alors vers la plaie et on l'isole de la graisse qui l'entoure dans une étendue de 3 à 4 centimètres. Il devient alors facile de passer au-dessous de l'uretère un double fil de catgut et de faire une double ligature du côté du rein et du côté de la vessie. Les choses ainsi disposées on passe une compresse au-dessous de l'uretère et on sectionne le conduit au thermo-cautère en ayant soin de bien brûler sa muqueuse au niveau de la section.

4° **Dégagement du bassinet.** — Lorsque l'uretère a été sectionné, on l'attire en haut avec le rein et il est alors facile, en le suivant de près avec le doigt, de dégager le bassinet en l'isolant bien de la graisse qui l'entoure. C'est là une manœuvre importante : si on ne dégage pas bien le bassinet on ne peut bien former le pédicule et on s'expose, lors de l'énucléation du rein, à des tiraillements dangereux.

5° **Énucléation du rein.** — Nous avons vu que la propagation de la tumeur aux veines rénales et à la veine cave est possible; nous savons les adhérences que la tumeur peut contracter avec la veine cave. Ces dispositions anatomiques doivent être présentes à l'esprit; elles commandent de ne pas exercer de violentes tractions sur la tumeur pour l'énucléer de force. D'un autre côté, en dehors même des ruptures vasculaires, il faut se souvenir de la possibilité d'embolies dues à des caillots ou à des fragments néoplasiques. Lorsqu'on connaît les accidents dont nous avons parlé page 129 on comprend que, en cas de néphrectomie pour néoplasme, plus encore que dans les autres néphrectomies, il faut pousser la décortication aussi loin que possible avant d'énucléer le rein.

Lorsqu'on a bien isolé le bassinet de bas en haut, le pédicule est presque fait et il est facile d'énucléer le rein en manœuvrant avec les deux mains : une main soutient et attire l'extrémité inférieure qui sort la première, les doigts de l'autre main accrochent et tirent alors sur l'extrémité supérieure qui vient ensuite.

6° **Formation et ligature du pédicule.** — Lorsque le rein est énucléé on continue et on achève complètement la décortication de la tumeur : les doigts travaillent en haut, en avant et en arrière du pédicule jusqu'à ce qu'ils puissent librement contourner les vaisseaux.

Lorsque le pédicule est assez mince, on place, en la guidant avec les doigts, une pince clamp qui étreint tous les vaisseaux au delà du bassinet : lorsque le pédicule est épais et situé un peu haut il peut être nécessaire de placer deux clamps en sens inverse pour bien comprimer les vaisseaux.

Avant d'enlever la tumeur nous plaçons, au delà du clamp, une ligature qui partage le pédicule en deux moitiés supérieure et inférieure. Une aiguille mousse enfilée avec un gros fil de catgut double, passe d'avant en arrière au milieu du pédicule pour le partager en deux portions; l'aiguille, manœuvrée avec douceur, s'insinue entre les vaisseaux sans entamer leurs parois. Lorsque les deux fils, non entre-croisés, ont été solidement noués, on enlève la tumeur, en coupant le pédicule sur la concavité et au ras du clamp; c'est dire que le clamp reste en place lorsque le rein est enlevé.

Pendant que le clamp est encore en place, après l'extirpation de la tumeur, nous plaçons une autre ligature de renfort en masse. Ce nouveau catgut étreint la totalité du pédicule plus près de la colonne vertébrale que le fil double primitivement placé. Lorsque ce fil de renfort est noué, on enlève le clamp et on prend avec des pinces de Kocher, sur la tranche du pédicule, les vaisseaux qu'on voit nettement pour les lier encore séparément.

7° **Extirpation de la capsule surrénale et des débris de la capsule graisseuse.** — Il faut craindre, en cas de cancer, la propagation invisible de la tumeur à la capsule adipeuse. Aussi, lorsque le rein a été enlevé et le pédicule bien lié, il convient d'extirper le mieux possible cette capsule adipeuse. Il faut, pour cela, attirer les débris capsulaires avec les doigts ou avec des pinces, et les détacher des tissus voisins en plaçant quelques ligatures au catgut dans les parties qui saignent. Il faut aussi se souvenir de l'envahissement fréquent de la capsule surrénale et, en enlevant les débris de la capsule graisseuse, l'explorer soigneusement.

8° **Extirpation des ganglions.** — Nous croyons plus prudent d'opérer comme nous l'avons dit sans essayer d'emblée d'enlever les ganglions; lorsque la tumeur est enlevée, on peut travailler plus sûrement. En poursuivant méthodiquement l'extirpation de la graisse périrénale, on rencontre parfois des ganglions qu'on n'avait pas sentis; en tout cas, il ne faudra jamais négliger la recherche systématique des glandes lymphatiques, non seulement au niveau du pédicule, mais encore au-dessus et au-dessous, le long des gros vaisseaux. L'extirpation de masses ganglionnaires considérables peut être menée à bien en agissant avec prudence, décollant avec soin les glandes engorgées sans exercer de tiraillements : la plus grande prudence doit spécialement être recommandée lorsqu'on opère du côté droit, à cause des adhérences des ganglions à la veine cave.

9° **Fermeture de la plaie. Drainage.** — Après l'extirpation d'un rein cancéreux, il reste toujours une vaste cavité dont les parois donnent lieu à un suintement sanguin assez considérable. Nous plaçons habituellement un drain en bas, au fond de la cavité, un autre drain en haut et une mèche de gaze, peu tassée, au milieu. La paroi musculaire est fermée par des points de suture séparés au catgut, et la peau au crin de Florence, en ne laissant que l'ouverture pour les drains et la gaze.

II. — NÉPHRECTOMIE ABDOMINALE

Lorsqu'on enlève un rein par néphrectomie transpéritonéale, il persiste toujours, en arrière du péritoine, une large loge, *cavité rétropéritonéale*, dans laquelle peuvent s'accumuler les liquides. Cette large cavité, à parois irrégulières, donne un suintement sanguin abondant, et la moindre infection trouvera pour s'y développer les conditions les plus favorables.

Aussi la nécessité d'un drainage s'impose, et la plupart des chirurgiens ont accepté, dès le début, après néphrectomie transpéritonéale, le drainage lombaire. Il est rare que les conditions opératoires permettent d'enlever le rein, de suturer le péritoine et de fermer ensuite la paroi abdominale sans avoir à se préoccuper du drainage. La cavité rétropéritonéale qui persiste après la néphrectomie, peut être drainée par la région lombaire ou directement par la paroi abdominale antérieure. De là deux procédés de néphrectomie transpéritonéale : celui de Terrier, généralement adopté en France et que nous trouvons préférable, et le procédé avec drainage lombaire, plus communément mis en pratique à l'étranger.

A) **Procédé de Terrier.** — 1° *Incision de la paroi abdominale.* — L'incision de la paroi abdominale porte sur la ligne médiane ou sur le bord externe du muscle droit (incision de Langenbuch). Lorsque la tumeur très volumineuse atteint et dépasse la ligne médiane, empiétant sur l'autre côté de l'abdomen, l'incision médiane est préférable. Dans les cas les plus fréquents, la tumeur bombe nettement sur le côté de l'abdomen, et j'emploie alors de préférence l'incision latérale, sur le bord du grand droit. En haut, l'incision commence sur le rebord costal; en bas, elle se prolonge au-dessous de la tumeur, étant toujours assez étendue pour qu'on puisse manœuvrer à l'aise. Lorsque le péritoine pariétal aura été incisé avec le bistouri, on introduit l'index gauche dans l'abdomen et on agrandit aux ciseaux son ouverture jusqu'aux deux extrémités de la plaie pariétale : deux ou trois pinces à pression, placées sur chaque bord de l'incision péritonéale, permettront à la fin de l'opération de la suturer facilement.

2° *Incision du péritoine qui couvre le rein.* — Dès que la cavité péritonéale aura été ouverte, on refoulera du côté du rein sain, au moyen de compresses aseptiques, les anses intestinales qui se présenteront, et en particulier le côlon ascendant ou descendant suivant le côté. Il importe de bien refouler le côlon, de manière à *inciser, au-devant du rein, le feuillet externe du mésocôlon*, en évitant le feuillet interne sous lequel rampent les vaisseaux de l'intestin. Quand on opère à droite, la tumeur a déjà déplacé le côlon en bas et en dedans, et ne se trouve recouverte que par le péritoine pariétal et le feuillet externe du mésocôlon ascendant déplissé : il est facile d'inciser longitudinalement ce péritoine prérénal sans s'inquiéter des vaisseaux coliques. Lorsque la tumeur siège du côté gauche, on peut trouver le côlon descendant plaqué au-devant d'elle et le mésocôlon complètement déplissé; si l'incision de la paroi a été faite sur la ligne médiane, on ne pourra parfois couper au-devant du rein que le feuillet interne du mésocôlon. On devra alors éviter les vaisseaux sous-séreux en faisant au besoin une incision péritonéale un peu oblique. Si l'incision de la paroi a porté sur le bord du muscle droit, on peut toujours inciser le feuillet externe du mésocôlon, ce qui rend l'énucléation de la tumeur plus aisée. Pour cette raison, je fais presque toujours l'incision latérale de préférence à l'incision médiane.

Lorsque le feuillet péritonéal qui couvre la tumeur est bien en vue, on l'incise avec le bistouri et on agrandit son incision avec les ciseaux de manière à se donner assez de jour pour pouvoir énucléer le rein. En pratiquant cette incision, on doit avoir soin de rester à quelques centimètres en dehors du côlon; si on néglige cette précaution, on sera gêné à la fin de l'opération pour suturer le péritoine prérénal au péritoine pariétal. Les deux lèvres de l'incision du péritoine viscéral sont repérées avec quelques pinces à pression. Ce temps de l'opération, — repérage des deux feuillets péritonéaux, — spécial au procédé de Terrier, est de la plus haute importance; il permet de retrouver intactes, à la fin de l'opération, les deux lèvres de l'incision péritonéale et de pratiquer avec facilité le dernier temps opératoire : la suture du péritoine postérieur au péritoine antérieur.

3° *Énucléation de la tumeur.* — Ce temps est commun aux différents procédés de néphrectomie transpéritonéale. Quelques auteurs, comme Le Dentu et Terrier, conseillent d'énucléer la tumeur avant de faire le pédicule; d'autres, avec Morris, préfèrent décortiquer rapidement la partie antérieure de la tumeur, arriver au pédicule, le lier et continuer ensuite l'énucléation de la tumeur.

Voici comment je procède habituellement : les deux lambeaux péritonéaux qui tapissent la face antérieure de la tumeur rénale sont d'abord décollés avec les doigts, de manière à dégager le mieux possible le rein en dedans et en dehors. On continue ensuite à isoler la tumeur rénale en dehors et à sa partie inférieure en terminant par la partie supérieure et interne, la plus délicate à énucléer. Il est rare que l'énucléation puisse se faire ainsi, méthodique et régulière; le plus souvent, on rencontre des adhérences extrêmement vasculaires, et la surface de la tumeur est parcourue par d'énormes veines qui obligent à former une série de pédicules secondaires avant d'arriver au vrai pédicule rénal. Lorsque, dans la marche progressive du décollement, on rencontre de ces adhérences, il faut les couper entre deux ligatures ou entre une ligature et une pince longuette qu'on laisse du côté de la tumeur,

On reprend ensuite le décollement de la tumeur sans s'efforcer d'aller toujours jusqu'au bout dans une direction déterminée, en avant, en arrière, en haut ou en bas; mieux vaut avancer d'un certain côté, tant qu'on ne rencontre pas de grandes difficultés, et, lorsqu'on doit s'arrêter, continuer à décoller dans une autre partie de la tumeur, pour revenir ensuite à l'endroit que l'on a quitté ; en opérant ainsi, on va plus sûrement et plus facilement vers le pédicule qu'on s'efforce d'isoler le mieux possible en l'amincissant autant que faire se peut.

4° *Ligature de l'uretère.* — Il arrive souvent que, pendant la décortication de la partie inférieure et interne de la tumeur, on rencontre l'uretère, surtout si, comme je le fais, on a soin de le chercher; ce n'est guère que dans les tumeurs très volumineuses et très adhérentes qu'on peut ne pas trouver ce conduit. Lorsqu'on a trouvé l'uretère, il convient de l'isoler immédiatement dans une certaine étendue, de passer en dessous un fil de catgut double et de le couper entre ces deux ligatures, en ayant soin de placer une compresse au-dessous du conduit avant de le sectionner. La section de l'uretère sera faite au thermo-cautère et on aura soin de bien brûler la muqueuse urétérale des deux bouts. Lorsque l'uretère a été sectionné, on saisit avec la tumeur son bout central qu'on décortique en le suivant jusqu'au pédicule; on isole ainsi le bassinet et le pédicule rénal se trouve réduit aux seuls vaisseaux.

Lorsqu'on n'a pu trouver l'uretère avant de former le pédicule, il faut s'efforcer de le trouver dans le pédicule même : dans ce cas, il ne sera coupé qu'après les vaisseaux. On passe un clamp autour des vaisseaux, laissant l'uretère au-dessous ; on lie le pédicule vasculaire, puis on coupe ce pédicule entre le clamp et la tumeur. Celle-ci vient alors facilement : elle n'est plus retenue que par l'uretère qui s'isole facilement dans une étendue de quelques centimètres, et qu'on coupe entre une pince du côté de la tumeur et une ligature du côté vésical.

Il est parfois impossible de reconnaître l'uretère et de l'isoler dans le pédicule ; dans ce cas, on est forcé de placer un clamp qui étreint tout le pédicule, uretère compris, et de lier ce conduit avec une partie des vaisseaux.

5° *Ligature du pédicule.* — Lorsque le pédicule a été isolé le mieux possible, on énuclée la tumeur en l'attirant en dehors du ventre et on achève la décortication pour réduire autant que possible le volume du pédicule. Comme nous l'avons dit, à propos de la néphrectomie lombaire, il faut éviter soigneusement les tractions inconsidérées sur la tumeur, qui exposent à des accidents redoutables : l'embolie, la déchirure des vaisseaux.

Le pédicule étant bien dégagé, on passe au-dessous de lui l'index de la main gauche qui servira de guide à un grand clamp peu courbe qui doit entre ses branches étreindre les vaisseaux. Je place ensuite, *avant d'extirper le rein*, les premières ligatures, ce qui met en garde contre le danger d'un dérapage des pinces; on peut observer cet accident au moment de l'extirpation de la tumeur.

Avec une aiguille mousse courbe, armée d'un double fil de gros catgut on traverse le pédicule d'avant en arrière en son milieu : l'aiguille doit faire sa route en s'insinuant sans violence entre les vaisseaux. Chacun des deux fils qui ont été ainsi passés à travers le pédicule sert à lier les deux moitiés supérieure et inférieure. Lorsque la ligature est ainsi faite (et pour éviter le glissement du catgut il convient de la faire à triple nœud) on enlève la tumeur en sectionnant le pédicule en deçà du clamp. Je place alors un autre fil de sécurité plus près de l'aorte que la première ligature double : c'est encore un fil de catgut, unique cette fois, qui étreint tout le pédicule et qu'on serre fortement pendant qu'un aide enlève le clamp. On peut encore, si on voit des vaisseaux sur la tranche du pédicule, les lier isolément.

Lorsque le pédicule est très large, il peut être nécessaire de le partager en trois parties pour que les fils étreignent mieux les vaisseaux.

Il est parfois possible, surtout lorsque les vaisseaux se divisent tardivement, de lier séparément la veine et l'artère rénales : dans ce cas on aura soin de lier d'abord l'artère pour empêcher l'afflux du sang dans la tumeur qui serait la conséquence de la ligature de la veine. L'avantage de la ligature isolée des vaisseaux consiste en ce que les fils n'étreignent pas des lambeaux de tissu cellulaire et que, tout en étant plus minces, ils tiennent mieux.

6° *Hémostase, exploration des ganglions. Régularisation de la cavité.* — Lorsque le rein a été enlevé et le pédicule lié, il reste une large cavité anfractueuse, tapissée en partie par des débris de l'atmosphère périrénale. Des examens histologiques répétés m'ont démontré que presque toujours ces adhérences scléro-graisseuses péricancéreuses sont simplement inflammatoires; parfois pourtant il y a propagation de la tumeur au niveau des adhérences qui ont été détachées du rein, aussi est-il plus prudent d'enlever aussi complètement que possible ce qui reste dans la plaie de l'atmosphère périrénale : on y arrive assez facilement en se bornant à placer quelques catguts.

Pendant qu'on extirpe ainsi la capsule graisseuse du rein, on parfait soigneusement l'hémostase de toute la cavité pour éviter ensuite un suintement sanguin exagéré.

C'est encore pendant qu'on explore ainsi soigneusement la loge rénale qu'on peut se rendre compte de l'envahissement de la capsule surrénale ou de l'existence de ganglions engorgés et de la possibilité de les extirper comme il a été dit page 364.

7° *Isolement de la cavité rétropéritonéale.* — Les bords de l'incision péritonéale postérieure sont faciles à retrouver, grâce aux pinces qui les jalonnent. Si l'incision est très longue, on la rétrécit en haut et en bas avec quelques points au catgut. La partie moyenne qui n'a pas été suturée est attirée en avant et suturée aux lèvres de l'incision péritonéale antérieure. Comme cette incision antérieure du péritoine pariétal est très longue il convient de la rétrécir avec quelques points de suture en haut et en bas; sa partie moyenne, non suturée, sera fixée à l'ouverture du péritoine viscéral. La suture des deux séreuses antérieure et postérieure est faite par un long surjet au catgut n° 2; elle n'offre aucune difficulté si l'on a eu soin au début de l'opération d'inciser le péritoine pariétal à quelques centimètres en dehors du côlon; si l'on a incisé le péritoine trop près de l'intestin on peut se voir obligé à faire le surjet trop près du côlon, ce qui exposerait ensuite à des tiraillements douloureux.

De cette façon, dit Terrier, la grande cavité péritonéale est absolument close et isolée de la cavité rétropéritonéale occupée jadis par la tumeur, et s'il s'exhale des parois de cette dernière une certaine quantité de sérosité, celle-ci peut facilement s'écouler à l'extérieur, grâce aux tubes à drainage qu'on introduit dans l'orifice suturé à la paroi abdominale antérieure.

8° *Fermeture de la paroi abdominale.* — Au-dessus et au-dessous de la bouche rétropéritonéale, on ferme la paroi abdominale comme dans une laparotomie quelconque; nous faisons un premier plan musculaire avec du catgut par suture entrecoupée et un plan cutané au crin de Florence.

9° *Drainage. Pansement.* — On place dans la cavité rétropéritonéale deux tubes à drainage, et, si l'orifice qu'on laisse est très large, une ou deux mèches de gaze peu tassée. Pansement à la gaze stérilisée avec une bonne couche d'ouate, le tout soutenu par un bandage de corps bien serré.

B) **Autres procédés opératoires.** — Il est utile de connaître quelques variantes des différents temps opératoires qui peuvent trouver leur indication dans certains cas :

1° *Ligature du pédicule.* — Dans le procédé de Terrier, tel qu'il est décrit par son auteur, on ne fait pas, comme dans le manuel opératoire que nous venons de décrire, la ligature de l'uretère avant de former le pédicule. Terrier façonne le pédicule le mieux possible sans toucher à l'uretère et lorsque le pédicule est isolé il place un clamp ne comprenant que les vaisseaux; il coupe alors le pédicule entre la tumeur et le clamp et, attirant la tumeur qui ne tient plus que par l'uretère, il finit par la section de ce conduit. Ce n'est qu'alors qu'il lie, à la soie, le pédicule vasculaire.

La technique que nous indiquons nous paraît préférable. Lorsqu'on peut isoler et lier l'uretère avant de placer le clamp pédiculaire, on opère plus facilement : il n'est pas toujours facile lorsque le pédicule comprend à la fois les vaisseaux et l'uretère de placer le clamp sans prendre entre ses mors une partie du bassinet, ce qui a l'inconvénient de déterminer un certain écoulement d'urine au moment où on détache la tumeur. Si, au contraire, on a coupé d'abord l'uretère et bien suivi ce conduit de bas en haut, on arrive à isoler le bassinet et à placer le clamp au delà de ses parois.

Nous craignons aussi, dans un pédicule presque toujours court, d'enlever la masse néoplasique alors que seul le clamp est en place, sans aucune ligature : nous avons vu à plusieurs reprises le clamp déraper, et c'est grâce à la ligature préalable que nous n'avons pas eu d'hémorragie. Nous préférons enfin le catgut à la soie pour la ligature du pédicule parce qu'on se met plus sûrement en garde contre la fistulisation de la plaie.

Un certain nombre d'auteurs, et Morris appuie cette manière de faire de sa grande autorité, placent *un clamp sur les vaisseaux avant de décortiquer la tumeur* : l'avantage de cette manière de faire est d'éviter en grande partie l'hémorragie pendant la décortication. Il faut savoir, pourtant, qu'en dehors des vaisseaux pédiculaires il existe dans presque tous les cas de néoplasme, dans les plus gros et les plus difficiles à opérer surtout, une circulation collatérale suffisante pour donner lieu à un saignement assez sérieux, même lorsque les vaisseaux du pédicule sont liés. Les artères capsulaires sont la source principale de cette circulation complémentaire ; parfois encore on trouve des vaisseaux rénaux accessoires.

Il y aurait avantage à lier le pédicule ou à le pincer avant la décortication si la manœuvre était aisée : elle ne l'est point. Il est plus facile de dire qu'on décolle le péritoine qui recouvre la partie antérieure de la tumeur, qu'on arrive au pédicule et qu'on y met un clamp, que de le faire. Lorsque la tumeur n'a pas été au préalable décortiquée, il est très malaisé de former un pédicule ; on n'aboutit le plus souvent qu'à pincer en bloc les vaisseaux, l'uretère et une grande masse de tissu cellulaire. Je crois qu'il vaut mieux réserver la ligature ou le pincement préalable du pédicule pour les cas dans lesquels on est très gêné par le sang, par exemple lorsque des tractions inconsidérées ont déchiré la tumeur et qu'une compresse tassée ne parvient pas à étancher le sang.

2° *Isolement préalable de la cavité péritonéale.* — Vaillard, de Lyon, a modifié le procédé de Terrier dans un détail. Aussitôt après avoir incisé le péritoine prérénal, il suture les deux lèvres de cette incision aux deux lèvres péritonéales de l'incision antérieure : la grande cavité péritonéale se trouve ainsi isolée dès le début de l'opération et ne risque pas d'être contaminée. En cas de néoplasme rénal, cet avantage a très peu d'importance : sauf des cas exceptionnels la tumeur est aseptique et on ne risque pas d'infection péritonéale. Ce n'est que lorsque la néphrectomie transpéritonéale est faite pour des lésions septiques que la modification de Vaillard est réellement utile. Mais l'isolement préalable de la grande cavité péritonéale présente aussi des inconvénients. Si on fait dès le début une très longue incision du péritoine pariétal prérénal, on laisse à la fin de l'opération une ouverture abdominale beaucoup trop grande. Si on n'incise pas très largement, on voit mal en décollant et on perd ainsi le principal avantage de la voie transpéritonéale qui est d'opérer à ciel ouvert. Pour ces raisons nous n'employons pas, dans la néphrectomie transpéritonéale pour néoplasmes, l'isolement préalable de la cavité abdominale.

5° *Drainage.* — Dans le procédé classique de néphrectomie transpéritonéale, on isole la cavité rétropéritonéale que la tumeur occupait, en suturant entre elles les deux lèvres de l'incision du péritoine prérénal et on établit le drainage par les lombes. La tumeur enlevée, on fait une incision longitudinale le long du bord externe du carré lombaire et on coupe toute la paroi lombaire; on met les drains, qu'on fait sortir en arrière, et on ferme ensuite par un surjet la plaie postérieure du péritoine, puis la plaie de la paroi abdominale antérieure par trois plans de suture, péritonéal, musculaire et cutané. La cavité péritonéale est ainsi complètement indépendante de la loge rénale. On peut même, comme le fait Morris, ne pas suturer les deux lèvres du péritoine postérieur : des adhérences s'établissent rapidement entre les deux feuillets et la grande cavité abdominale se trouve, par le fait, isolée.

Morris a fait un ardent plaidoyer en faveur du drainage lombaire. Il reproche au drainage antérieur de Terrier d'être beaucoup plus prolongé que le drainage postérieur; il base son argumentation sur le nombre de jours de drainage indiqué par Terrier dans son article, 10 ou 12 jours dans les cas aseptiques. Morris oublie que cette recommandation était faite en 1887 et que si aujourd'hui nous ne laissons le drainage lombaire que deux ou trois jours, rien n'empêche d'en faire autant dans les cas de drainage antérieur.

Un autre reproche adressé au procédé de Terrier est celui de favoriser l'occlusion intestinale. Morris écrit : « M. Thornton paraît avoir suivi ce procédé dans un cas, il survint une occlusion intestinale qui nécessita l'entérotomie et le malade mourut. » Nous n'avons pu trouver d'autres renseignements sur ce cas malheureux et nous n'en connaissons pas d'autre, quoique le drainage antérieur soit souvent employé en France.

Le drainage lombaire dans les néphrectomies antérieures a l'inconvénient sérieux d'exiger le nettoyage complet de la paroi lombaire en même temps que celui de la paroi abdominale; il faut en outre, avant de fermer le ventre, changer le malade de place pour pratiquer la contre-ouverture, ce qui expose davantage aux fautes d'asepsie.

4° *Incision en T de la paroi abdominale.* — L'incision longitudinale de la paroi abdominale est pratiquée le long du bord externe du muscle droit et comprend, avec le péritoine, toute l'épaisseur de la paroi : de la partie médiane de cette incision part une autre incision transversale qui se dirige vers la paroi lombaire. L'opération est continuée ensuite comme il a été décrit.

Dans la plupart des cas, il est inutile de faire une aussi large brèche à la paroi abdominale; l'incision longitudinale suffit. En cas de très grandes difficultés opératoires et de tumeur très volumineuse, il pourra être exceptionnellement utile d'ajouter une incision transversale.

L'*incision transversale* de la paroi abdominale a été recommandée par Péan. D'autres chirurgiens pratiquent de longues incisions obliques, suivant la direction des fibres du grand oblique de l'abdomen.

III. — DIFFICULTÉS ET DANGERS PENDANT L'OPÉRATION

Nous revenons sur un certain nombre d'accidents opératoires.

1° **Adhérences péritonéales.** — On peut trouver le péritoine adhérent à la tumeur en sorte qu'il est impossible de le détacher complètement. En cas de néoplasme on doit enlever avec la tumeur les parties de la séreuse qu'on ne peut détacher. Si on a dû procéder ainsi on s'efforcera, l'opération finie, de réunir ce qui reste du péritoine prérénal pour le suturer le mieux possible au péritoine antérieur : on ne pourra plus isoler régulièrement et complètement la grande cavité péritonéale de la loge rénale, mais on pourra toujours fermer partiellement cette loge, soit en unissant entre eux les lambeaux du péritoine postérieur, soit en les suturant au péritoine antérieur. Lorsqu'on aura suturé le mieux possible le péritoine, on jugera, suivant le cas, s'il ne vaut pas mieux drainer par la région lombaire que par la partie antérieure.

2° **Blessure de l'intestin.** — En opérant soigneusement, on pourra éviter cet accident; si pourtant il arrivait, il faudrait immédiatement suturer l'intestin avec de la soie fine par des points séparés à la Lembert.

3° **Déchirure de la tumeur.** — Les néoplasmes du rein présentent souvent des portions très friables qu'on peut aisément crever avec les doigts. Si la tumeur vient à être déchirée il peut en résulter une abondante hémorragie pouvant entraîner la mort. Lorsque cet accident arrive, le mieux est de tamponner le point qui saigne et gagner rapidement le pédicule pour placer un clamp sur les vaisseaux. En cas de besoin on ferait la compression de l'aorte pendant qu'on va à la recherche du pédicule.

4° **Hémorragie pendant la décortication.** — Nous avons vu, que, souvent, au niveau des points adhérents de la tumeur, il existe de nombreux vaisseaux qui peuvent saigner beaucoup; parfois encore on trouve une artère rénale accessoire qui peut être déchirée. Pour éviter ce saignement toujours gênant et parfois dangereux, il faut ne jamais sectionner une adhérence ou un cordon solide sans l'avoir préalablement pincé ou lié. Si, malgré ces précautions, la décortication est trop sanglante et si le saignement en nappe empêche de placer des ligatures, il vaut mieux tamponner les points qui saignent et, abandonnant pour le moment la décortication méthodique, se diriger en avant et en dedans de la tumeur, vers le hile, pour placer un clamp sur le pédicule; on continue ensuite la décortication.

5° **Déchirures du pédicule et de la veine cave.** — Cet accident redoutable peut survenir lorsqu'on exerce des tractions inconsidérées sur la tumeur ou encore lorsque la tumeur étant déjà en grande partie énucléée et attirée vers les bords de la plaie, elle vient à retomber en glissant brusquement des mains qui la soutiennent; les vaisseaux peuvent être alors violemment attirés et déchirés par la lourde masse de la tumeur. On évitera ces accidents en les connaissant, en se souvenant toujours que les tractions violentes peuvent être dangereuses, surtout lorsqu'on opère sur le rein droit. En cas de déchirure des gros vaisseaux, il faudrait comprimer immédiatement l'aorte et la veine cave pour se donner le temps de placer des pinces et, si la veine cave est ouverte, de suturer ses parois. Heresco a même lié la veine cave dans un cas de pyonéphrose : le malade guérit, mais à moins d'impossibilité absolue, il vaut mieux faire la suture des parois veineuses.

La déchirure des veines au moment de l'extirpation de la tumeur n'est pas exceptionnelle. Lücke, dans un cas qui se termina favorablement, déchira la veine cave en enlevant la tumeur. De même Helferich, extirpant un fibromyome strié, a dû fermer par une ligature la veine cave déchirée; la malade ne rendit après l'opération que quelques centimètres cubes d'urine et mourut deux jours après. Dans la onzième observation de Grohé on lit que, au moment où on enlevait des ganglions, il se produisit dans la veine cave une déchirure de la grosseur d'une lentille qui fut immédiatement suturée; le malade mourut en 24 heures. Dans un cas de Morris la déchirure porta sur une branche de la veine rénale. Dans un de nos cas personnels, au moment de la formation du pédicule il se produisit une énorme hémorragie veineuse qui fut arrêtée par un clamp; le saignement venait de la veine rénale qui dut être liée très près de la veine cave; ce malade guérit. Dans l'observation de Schede, il s'agissait d'une déchirure de la veine cave; en séparant la tumeur au-dessous de la ligature élastique, il se produisit une déchirure de 2 centimètres dans la paroi de la veine cave qui dut être suturée.

Dans d'autres cas l'envahissement des parois veineuses par le néoplasme a obligé les opérateurs à laisser en place une partie de la tumeur ou à pratiquer des manœuvres dangereuses. C'est ainsi que dans un cas, Israël dut réséquer la veine rénale si près de la veine cave, qu'il ne put lier et dut laisser des pinces à demeure. Zöge von Manteuffel trouva la tumeur adhérente à la veine cave; il dut réséquer les parois de la veine dans une étendue de 9 centimètres en longueur et de 2 cent. 1/2 en largeur : le malade guérit. Moins heureux, Giordano qui réséqua aussi une partie de la veine cave qu'il sutura ensuite, perdit son malade. Küster enleva aussi un gros morceau de la veine cave, mais il ne s'en aperçut qu'à l'examen de la pièce : le malade mourut d'embolie 26 heures après.

6° **Difficultés dans la formation du pédicule.** — Le pédicule des néoplasmes du rein ne présente que très exceptionnellement ces masses scléro-graisseuses épaisses qu'on rencontre souvent dans les lésions inflammatoires ou tuberculeuses; on peut généralement avoir un pédicule mince et parfois même lier séparément l'artère et la veine rénales. Des difficultés particulières à la ligature du pédicule dans les néoplasmes sont dues dans certains cas à l'existence de masses ganglionnaires ou encore à ce qu'une partie de la tumeur surplombe et cache les vaisseaux. Lorsqu'il existe des masses ganglionnaires, il serait dangereux de vouloir les enlever avant d'extirper la tumeur; le mieux est de faire le pédicule sans s'inquiéter de laisser des ganglions, et d'enlever la tumeur. On pourra alors mieux examiner le pédicule et les parties environnantes, et, agissant prudemment, enlever les ganglions. Lorsque la tumeur s'étend du côté du pédicule, on sera parfois obligé de placer un clamp en se guidant uniquement par le toucher; on transfixe ensuite et on lie le pédicule, ce qui permet d'extirper la tumeur. Le champ opératoire étant alors débarrassé de la masse néoplasique, on peut voir le pédicule et placer mieux une seconde ligature ou lier isolément les vaisseaux.

IV. — NÉPHRECTOMIE PARTIELLE

Nous serons très bref au sujet de la néphrectomie partielle dans les néoplasmes du rein : cette opération n'est que très exceptionnellement indiquée et n'a été pratiquée que 8 fois.

Lorsque, le rein ayant été bien décortiqué, on reconnaît l'existence d'un néoplasme présentant des conditions que l'on juge favorables à la néphrectomie partielle, il convient d'abord de pousser la décortication aussi loin que possible sans toucher à l'uretère. Le rein est alors attiré vers la plaie cutanée, et on confie à un aide exercé la compression du pédicule toujours mieux faite avec les doigts qu'avec des pinces quelconques. Pour ne pas s'exposer à faire une extirpation incomplète, nous pensons qu'il convient, comme l'a fait Albarran dans l'observation 318, de commencer par inciser longitudinalement le rein de manière à fendre la tumeur en deux et bien voir, de tous côtés, quelles sont ses limites. On enlève ensuite une tranche du rein en forme de V comprenant tout le néoplasme et une partie de tissu sain autour de la tumeur. Les surfaces cruentées du rein sont ensuite réunies par plusieurs points de suture profonds et superficiels au catgut, avant de faire cesser la compression du pédicule. On termine ensuite l'opération comme à l'ordinaire.

V. — INDICATIONS OPÉRATOIRES

Les indications opératoires ne peuvent être bien établies que si l'on peut comparer d'un côté l'évolution de la maladie et d'un autre côté la gravité opératoire et les résultats de l'opération au point de vue de la survie. Ces deux données essentielles peuvent être établies approximativement d'une manière générale, mais lorsqu'il s'agit d'un cas particulier, les difficultés d'appréciation sont vraiment très grandes. Dans les cas types on peut bien dire qu'il faut opérer ou que mieux vaut s'abstenir; mais bien d'autres fois on aura des doutes que seule l'expérience personnelle permettra de résoudre. Nous ne pouvons prétendre ici qu'à donner des règles de conduite très générales.

Est-il légitime d'extirper les tumeurs malignes du rein?

Nous connaissons l'évolution spontanée fatalement progressive de ces tumeurs qui aboutit avec certitude à la mort. Nous dirons bientôt qu'il existe des exemples non douteux de guérison radicale, sans récidive, après de nombreuses années. Par là cette première question est résolue affirmativement. D'une manière très générale il faut opérer et l'espoir de guérir est légitime.

A. — Gravité de l'opération.

1° **Mortalité générale.** — Il y a quelques années la néphrectomie pour cancer était grevée d'une effroyable mortalité; aujourd'hui encore, malgré les progrès du diagnostic qui commandent d'opérer plus tôt et ceux de la technique opératoire qui permettent d'opérer mieux et plus complètement, cette opération est la plus grave de celles qui se pratiquent sur les voies urinaires. L'abaissement progressif de la mortalité ressort avec évidence des chiffres suivants :

En 1886, Brodeur réunit 18 opérations pour cancer du rein dont 12 suivies de mort, soit une mortalité de 66 pour 100.

Guillet.	en 1888	donne une	mortalité	de 72 pour 100
Siegrist.	1889	—	—	54 —
Chevalier.	1891	—	—	58 —
Barth.	1892	—	—	42 —
Max Jordan. . . .	1895	—	—	20 —
Küster	1897	—	—	25 —
Rowsing	1895	—	—	20 à 25 p. 100
Heresco.	1898	—	—	24 pour 100
Albarran et Imbert	1902	—	—	22 —

Ces quatre dernières statistiques Küster, Rowsing, Heresco, Albarran et Imbert, ne comprennent que des malades opérés depuis 1890. Avant 1890 les statistiques opératoires accusent une mortalité de 60 à 70 pour 100. Après 1890 la mortalité s'abaisse jusqu'à 21 pour 100, chiffre de notre statistique comprenant 324 malades opérés.

Il y a eu un progrès très considérable entre ces deux périodes partagées par l'année 1890. Si nous considérons maintenant les résultats opératoires en partageant notre statistique en deux séries, l'une de 1890 à 1895, l'autre de 1896 à 1901, nous trouvons :

De 1890 à 1895. . .	100 cas	21 morts,	soit 21 pour 100
De 1896 à 1901. . .	224 —	50 —	— 22 —

La différence en faveur de la dernière période n'existe plus : les perfectionnements de la technique dans ces dernières années, peu considérables d'ailleurs, sont compensés par la hardiesse des chirurgiens, qui, plus habitués à l'opération, se sont attaqués à des cas plus graves.

A côté de ces statistiques comprenant des malades opérés par des chirurgiens différents, il est intéressant de connaître les résultats obtenus par les chirurgiens qui ont une pratique assez étendue de la néphrectomie. Voici des chiffres concernant les opérations pratiquées sur des adultes :

Israël[1]	sur 37 opérés.	9 morts,	soit 24 pour 100	
Czerny[2]	18 —	6 —	— 33	—
Riedel	14 —	5 —	— 35	—
Albarran	19 —	3 —	— 15	—

On voit d'après ces chiffres que, même entre des mains exercées, la mortalité opératoire reste considérable. La mortalité moyenne des chirurgiens que nous venons de citer est de 26 pour 100, mortalité supérieure à celle de l'ensemble de notre statistique. Nous trouvons l'explication dans ce fait que les chirurgiens habitués à opérer sur le rein s'attaquent souvent à des cas plus difficiles et à ce qu'ils ont publié leurs statistiques intégrales, tandis que dans les observations isolées, un grand nombre d'insuccès ne sont pas publiés. Aussi croyons-nous que la *vraie* mortalité opératoire dans les tumeurs du rein est, actuellement, en moyenne de 20 à 25 0/0.

2° **Mortalité suivant la voie opératoire.** — Il est de notion courante que la néphrectomie transpéritonéale est beaucoup plus grave, chez l'adulte surtout, que la néphrectomie lombaire. Dans son livre, publié en 1901, Israël, sans indiquer des chiffres, donne à cette opinion l'appui de sa grande autorité.

Pour juger cette importante question il faut encore comparer les résultats obtenus avant et après 1890.

Dans les statistiques antérieures à 1890 nous trouvons :

	lombaire. —	transpéritonéale. —
Gross	37 pour 100	51 pour 100
Brodeur	38 —	50 —
Fischer.	16 —	52 —
Siegrist	24 —	58 —
Guillet	33 —	62 —
Chevalier.	24 —	59 —

1. Nous ne nous occupons ici que des adultes; nous donnerons plus loin les six opérations pratiquées par Israël sur des enfants et son observation de tumeur du bassinet. Nous suivons la même règle pour les autres auteurs et pour nos propres opérations.

2. Les neuf derniers opérés de Czerny ont tous survécu à l'opération.

Ces statistiques comprennent à la fois les adultes et les enfants : elles indiquent toutes une mortalité beaucoup plus considérable dans les opérations transpéritonéales.

Dans les statistiques ultérieures nous trouvons, chez l'adulte :

Heresco.	Néphrect. lombaires	64 cas	14 morts	— 21,90 p. 100
	— transpér.	40 —	9 —	= 22,50 —
Albarran et Imbert.	Néphrect. lomb.	175 cas	41 morts	= 23 —
	— transpér.	123 —	26 —	= 21,10 —

Notre statistique portant sur un très grand nombre de cas, nous sommes autorisés à penser qu'elle permet de juger assez bien la gravité relative des deux voies extra et transpéritonéale.

La différence si marquée en faveur de la voie lombaire qui existait avant 1890 a disparu depuis : d'après la statistique, les opérations transpéritonéales ne sont pas aujourd'hui plus graves que celles qu'on pratique par la voie lombaire. En analysant ces chiffres, même en ne tenant pas compte des petites différences indiquées par la statistique, on pourrait dire que les opérations transpéritonéales sont les moins dangereuses. En effet, les chirurgiens n'ont habituellement recours à la voie transpéritonéale que lorsqu'il s'agit de tumeurs volumineuses, difficiles ou impossibles à extirper par l'incision lombaire; ces cas étant les plus difficiles et les plus graves, la statistique des opérations abdominales ne comprend en réalité que de mauvais cas, tandis que celle des opérations extrapéritonéales est favorisée d'un grand nombre d'opérations faciles.

Si, comme nous l'avons fait pour la mortalité générale, nous comparons la mortalité post-opératoire des opérations extra et transpéritonéales de 1890 à 1895 et de 1895 à 1902, nous trouvons :

Opérations extra-péritonéales. .	De 1890 à 1895. .	46 cas	12 morts	= 26 pour 100
	De 1895 à 1902. .	129 —	29 —	= 22 —
Opérations trans-péritonéales. .	De 1890 à 1895. .	39 cas	6 morts	= 16 pour 100
	De 1895 à 1902. .	84 —	20 —	= 23 —

On voit, d'après ces chiffres, que la mortalité des opérations extrapéritonéales s'est abaissée dans ces dernières années de 26 à 27 pour 100, tandis que celle des interventions transpéritonéales est montée de 16 à 23 pour 100. On peut expliquer ces différences parce que les progrès du diagnostic permettant d'opérer de meilleure heure, n'ont guère profité qu'aux opérations par la voie lombaire appliquées aux tumeurs de petites dimensions. Les opérations transpéritonéales se trouvent au contraire grevées de tous les mauvais cas qu'on n'opérait pas autrefois et que la hardiesse des chirurgiens ne respecte plus aujourd'hui. C'est ainsi que, dans la statistique personnelle d'Albarran, sur 14 opérés par la voie lombaire, nous ne trouvons qu'un cas de mort, soit une mortalité de 7 pour 100.

En considérant les observations publiées de janvier 1890 à janvier 1902, nous trouvons, pour la voie lombaire, une mortalité de 22 pour 100 et pour la voie transpéritonéale de 25 pour 100. Nous croyons pouvoir conclure par cette proposition : *Actuellement la néphrectomie transpéritonéale dans les tumeurs du rein n'est pas plus grave que la néphrectomie lombaire.*

Nous verrons l'importance de ce fait lorsque nous discuterons les indications opératoires.

3° **Gravité de l'opération suivant la nature histologique de la tumeur.** — Voici les chiffres de notre statistique :

Adénomes	14	opérés	2	morts	mortalité	= 14	pour 100
Epithéliomes . . .	134	—	28	—	—	= 20,80	—
Hypernéphromes .	70	—	15	—	—	= 21,50	—
Sarcomes.	66	—	19	—	—	= 28,78	—
Tumeurs diverses.	41	—	8	—	—	= 19,56	—

Nous donnons ces chiffres, qui ne nous paraissent avoir aucune importance, à titre de simple curiosité : nous avons accepté le diagnostic histologique des auteurs et nous avons déjà dit que chacun étiquète les tumeurs rénales à sa manière; tel auteur ne voit jamais que des sarcomes, tel autre des hypernéphromes ou des épithéliomes. En l'absence d'une terminologie qui permette aux différents auteurs de comprendre sous le même nom des tumeurs semblables, il est impossible d'étudier la gravité comparée de la néphrectomie suivant la variété histologique des néoplasmes.

4° **Gravité de l'opération suivant le volume de la tumeur.** — D'une manière générale, il est certain que l'opération dans les tumeurs très volumineuses est plus grave que dans les néoplasmes de petit volume, mais il faut dire aussi que de très grosses tumeurs ont pu être extirpées avec succès. Nous en avons nous-même enlevé avec succès d'aussi grosses qu'une tête d'adulte.

5° **Gravité opératoire lorsqu'il existe des ganglions.** — La présence de masses ganglionnaires aggrave toujours le pronostic opératoire. Dans certains cas les ganglions sont si développés, si adhérents et étendus à de si lointaines distances, qu'il faudra renoncer à les extirper : c'est ainsi que chez un de nos malades, qui avait une tumeur du rein gauche ne dépassant pas le volume d'une mandarine, on trouva pendant l'opération une énorme masse ganglionnaire qui englobait l'aorte et qui se prolongeait jusque sur le côté droit de la colonne vertébrale : on dut laisser le rein en place et refermer le ventre.

D'autres fois on peut, sans grand danger, enlever quelques ganglions le long des vaisseaux, près du hile : si on opère avec prudence on peut fort bien réussir dans certains cas. Parfois encore, même en poursuivant assez loin la recherche des ganglions, on peut avoir des succès immédiats, mais la gravité opératoire augmente, en dehors des accidents possibles, avec la longueur de l'acte opératoire.

6° **Gravité dans les cas de thrombus des veines rénales et de la veine cave.** — Lorsqu'il y a thrombose simple ou néoplasique des grosses veines, la gravité opératoire devient très grande : il faut craindre dans ces cas l'embolie qui peut tuer immédiatement le malade et les accidents d'hémorragie.

Nous avons déjà cité (p. 129) le malade de Küster qui mourut d'embolie sur la table d'opération au moment du pansement, et celui qu'Imbert a vu mourir à la fin d'une laborieuse opération. Nous ajouterons une observation d'Israël avec mort sur la table d'opération vraisemblablement par embolie d'un morceau du thrombus qui remplissait la veine rénale dans toute son étendue : une autre de Rowsing dont le malade mourut d'embolie 10 heures après l'opération et le malade de Nicolich, mort d'embolie le 11e jour après l'opération.

Lorsque l'envahissement est limité à la portion de la veine rénale la plus rapprochée du rein, on peut avoir assez de place pour mettre une bonne ligature près de la veine cave et le malade guérit comme dans les cas ordinaires : ainsi guérit l'homme dont nous avons parlé plus haut, chez qui une déchirure de la veine rénale obligea Albarran à lier ce vaisseau tout près de la veine cave; de même dans une observation rapportée par Grohé, Riedel vit, après avoir lié le pédicule, que la section de la veine rénale portait sur la partie du vaisseau envahie par le néoplasme; il put heureusement placer une seconde ligature plus loin et son malade guérit de l'opération.

Dans d'autres cas, il faut enlever toute la veine rénale et on doit suturer la veine cave ou laisser des pinces à demeure : dans un cas, Israël dut ainsi laisser deux pinces et le malade mourut 48 heures après.

Il peut encore se faire que la veine rénale contienne un caillot ou un bourgeon néoplasique non adhérent à ses parois; on peut alors essayer, si le caillot est court, de le repousser du côté du rein pour lier la veine au delà du thrombus. Si le caillot s'avance jusque dans la veine cave, Israël conseille de comprimer cette veine, de sectionner la veine rénale près d'elle et de saisir avec des pinces le caillot dans l'intérieur du vaisseau. Ce sont là manœuvres dangereuses auxquelles on ne se résignera que contraint et forcé.

7° **Gravité suivant les adhérences.** — Les tumeurs mobiles sont beaucoup moins dangereuses que celles qui sont fixées. C'est ainsi que dans les cas rapportés par Grohé on trouve :

Sur 6 tumeurs non mobiles	4 morts	(66 p. 100)
Sur 7 — mobiles	1 —	(14 —)

Albarran a opéré :

7 tumeurs non mobiles	2 morts	(28 p. 100)
11 — mobiles	1 —	(10 —)

Dans six autres cas, les adhérences nous ont paru dès le début de l'opération si étendues, que l'opération a été simplement exploratrice.

Lorsqu'il ne s'agit que d'adhérences avec le péritoine qui recouvre la tumeur, la gravité opératoire, quoique plus grande qu'à l'ordinaire, n'est pas encore très considérable, mais lorsqu'il existe des adhérences étendues au foie ou à la rate, à l'intestin, aux gros vaisseaux surtout, il faut craindre la triste nécessité d'une opération à la fois incomplète et grave. La blessure ou la déchirure de la veine cave est surtout à craindre dans ces cas. Parmi les observations de déchirure de la veine cave ou de résection d'une partie de la paroi veineuse dont nous avons connaissance, nous trouvons :

Observation de	Lücke	guérison.
—	Helferich.	mort.
—	Grohé.	mort.
—	Israël.	mort.
—	Zöge von Manteuffel	guérison.
—	Giordano.	mort.

Il nous a été raconté en outre une observation inédite de mort pendant l'opération, par déchirure de la veine cave : enfin nous ignorons le sort du malade dans le cas de Schede. Au total, sur 8 blessures de la veine cave, un résultat inconnu, 2 guérisons et 5 morts rapides.

8° **Gravité de l'opération suivant l'état du rein du côté opposé.** — Israël, dans sa nouvelle édition, développe cette idée, que les contre-indications opératoires dépendant de l'état de l'autre rein, n'ont guère d'importance dans la néphrectomie pour néoplasme. D'après cet auteur, ni la lithiase, ni la néphrite chronique, ni le rein artérioscléreux, ne contre-indiquent la néphrectomie. Le plus souvent on ne saurait dire si, malgré son affection, le rein qui reste fonctionne bien, et rien ne peut nous renseigner à cet égard, ni le cathétérisme urétéral, ni le procédé de Koranyi : à l'appui de son dire, Israël cite un malade chez qui il enleva une tumeur du côté droit, malgré une néphrite chronique avec abondante élimination de cylindres; l'opération eut des suites particulièrement favorables et le malade est en bonne santé, 2 ans et 2 mois après l'intervention.

Nous pensons, contrairement à Israël, que les lésions du rein du côté opposé ont une très grande importance dans le pronostic de la néphrectomie pour cancer du rein.

Dans quelques cas de mort consécutive à l'opération, on trouve notée la bilatéralité du cancer : il en fut ainsi dans l'observation déjà citée de Terrier, dans un myxosarcome opéré par Vandervelde : chez un malade, opéré pour carcinome, qui mourut un an après, Israël note la récidive dans la vessie et dans l'autre rein. Mais les lésions néoplasiques bilatérales sont, en somme, fort rares.

La néphrite dans le rein qui reste en place est, d'après Albarran, une cause fréquente de mort après la néphrectomie : si les auteurs ne parlent guère de cette cause de mort, c'est parce qu'ils ont négligé d'étudier les reins, malgré qu'Albarran ait appelé l'attention sur ce point important depuis trois ans. « Voici ce que j'ai personnellement observé. Sur 18 néphrectomies pour néoplasme, j'ai perdu 3 malades : deux d'entre eux, porteurs de très gros néoplasmes, sont morts le quatrième jour après l'opération. Chez l'un, je note une néphrite épithéliale intense dans le rein opposé au cancer; chez l'autre une néphrite diffuse très intense. Mon troisième malade, porteur lui aussi d'une très grosse tumeur, mourut dans des phénomènes urémiques dix jours après l'opération : l'examen du rein qui lui restait montrait des lésions de nécrose épithéliale très intense avec œdème interstitiel. De même, dans l'autopsie du malade de la quatrième observation de Grohé, je note que le rein du côté opposé présentait des lésions de néphrite parenchymateuse et que le malade mourut urémique. »

Il est intéressant, à ce point de vue, d'étudier les résultats de l'autopsie dans les trois seuls cas où Israël a examiné les reins au microscope. Dans le premier, il y avait des lésions parenchymateuses faibles que l'auteur attribue à l'ischémie consécutive à l'abaissement de la pression sanguine. Dans le deuxième cas, il y avait de la sclérose des vaisseaux rénaux avec un léger degré d'altération en rapport avec la dégénérescence hyaline de quelques glomérules, mais ces altérations étaient peu étendues, et insuffisantes pour expliquer la cessation de la fonction urinaire. Dans le troisième cas enfin, plusieurs canalicules et tubes de Henle présentaient la dégénérescence graisseuse; les glomérules contenaient des leucocytes; les anses étaient par places thrombosées : chez ce malade pourtant, avant l'extirpation de la tumeur, le rein fonctionnait bien.

Réunissant tous ces faits, nous trouvons sur 7 malades dont le rein restant en place a été examiné au microscope : 4 fois des lésions graves de néphrite (2 faits d'Albarran, ceux de Grohé et d'Israël) ; 1 fois des lésions assez intenses (Albarran); 2 fois des lésions légères (Israël).

Israël ne pense pas que la mort puisse être attribuée aux lésions de ce second rein, premièrement par le peu de temps qui s'est écoulé entre l'opération et la mort (de 12 à 40 heures dans ses observations), alors que les malades morts d'insuffisance rénale ne succombent guère avant 3 jours. En second lieu, Israël fait observer que, dans tous ses cas, il n'y avait aucun symptôme d'urémie, et en particulier que la conservation de l'intelligence jusqu'à la mort doit éloigner l'idée d'une intoxication urémique. L'argument qui concerne le délai précédant la mort ne me paraît pas avoir grande importance, de même que cette remarque d'Israël que le rein fonctionnant bien avant l'opération, on ne peut attribuer à ses lésions l'arrêt de sa fonction. Cela démontre tout au plus que ce n'est pas par l'évolution progressive de leur néphrite que ces malades meurent, et n'infirme en rien le rôle important que joue la lésion rénale dans le mécanisme de la mort. Avant l'opération, le malade vivait dans un état d'équilibre instable et le rein non cancéreux suffisait à sa fonction, aidé plus ou moins par les parties encore sécrétantes du rein néoplasique : après l'opération il y a suppression de la fonction du rein malade, et le rein qui reste en place doit, seul, assurer la vie, alors que le choc opératoire, l'anesthésie toujours prolongée, l'action souvent défaillante du cœur, le placent dans des conditions de remarquable infériorité fonctionnelle. Si ce rein est lui-même malade, il fonctionnera encore plus mal, son rôle d'élimination se trouvera supprimé, ou diminué, et la résistance du malade se trouvera amoindrie. L'absence de phénomènes urémiques consécutifs à la diminution ou à la suppression de la fonction rénale après la néphrectomie lorsque le rein qui reste en place est atteint de néphrite, ne doit pas plus nous surprendre que l'absence de ces phénomènes après l'extirpation expérimentale des deux reins. Chez l'homme, dans les cas où l'on a extirpé un rein unique, on voit une survie de 8 à 11 jours et les malades conservent intacte leur intelligence jusque près de la mort. Les phénomènes urémiques ont été observés plusieurs fois après l'extirpation du rein cancéreux. Nous citerons l'opéré d'Albarran, qui mourut dix jours après l'opération, et celui de Grohé, qui avait une néphrite parenchymateuse.

L'un de nous a insisté sur ce fait que les malades porteurs d'un cancer du rein sont intoxiqués par leur néoplasme, que cette toxémie dissémine ses effets sur les différents organes, en particulier sur le rein et sur le cœur, peut-être aussi le foie, et que c'est à l'ensemble des lésions qu'elle détermine qu'il faut attribuer la mort des malades. Les lésions rénales déterminées par l'élimination des poisons ont une importance considérable au point de vue du pronostic opératoire. Le chirurgien doit explorer par tous les moyens l'état du rein du côté opposé au néoplasme et savoir que la gravité opératoire augmente proportionnellement au degré de néphrite de ce rein.

9° **Gravité de l'opération suivant l'état du cœur.** — Sébileau a étudié d'une manière générale les lésions du cœur dans les grosses tumeurs abdominales et bien montré les dangers qu'elles font courir aux opérés. Israël attribue à la paralysie cardiaque 5 des 8 morts qu'il a eues chez ses opérés de tumeurs du rein. Dans 4 cas, l'autopsie révéla des altérations organiques graves du cœur et une fois de l'atrophie brune avec fragmentation des fibres cardiaques. Dans un autre cas, l'atrophie brune existait en même temps qu'un fort amincissement des parois ventriculaires; chez un autre malade, les artères coronaires étaient fortement sclérosées et le quatrième avait une dégénérescence étendue du myocarde. Dans le 5e cas, il n'y eut pas d'autopsie, mais le genre de mort fut identique et caractéristique. Chez tous ces malades, le pouls, après l'opération, monta à 112 ou 132 pulsations avec forte diminution de la tension, parfois arythmie, abaissement de la température, refroidissement des extrémités et, dans les derniers moments, des sueurs froides, agitation, angoisse, dyspnée; les malades ont la sensation d'une mort imminente. Chez un malade atteint de sarcome que Rowsing perdit à la suite de l'opération, je trouve noté à l'autopsie : cœur gras.

L'un de nous a observé, chez trois malades atteints de cancer du rein, des phénomènes cardiaques graves. Le premier avait une tumeur assez volumineuse, qu'on pouvait pourtant extirper, mais le pouls était si dépressible, l'action du cœur si irrégulière, que je m'abstins de toute intervention. Chez un autre malade, nous avons pratiqué une incision exploratrice et refermé la plaie après avoir reconnu l'impossibilité d'opérer : pendant plus d'un mois ce malade présenta des accidents cardiaques graves que M. Dieulafoy attribua à une myocardite, et il finit par mourir de syncope. Le troisième malade subit lui aussi une laparotomie exploratrice qui montra l'envahissement néoplasique du foie et du péritoine : lorsque, son incision déjà guérie, le malade commençait à se lever, il fut pris d'accidents de dyspnée avec arythmie, pouls rapide et dépressible. Dupré dut le soigner pendant quelques semaines pour de la myocardite. Ce malade mourut subitement quelque temps après.

Depuis longtemps les médecins ont signalé le cœur rénal dans le cancer du rein (Potain, Debove, etc.). Nous avons vu nous-mêmes, avec Dupré, un malade porteur d'un volumineux néoplasme du rein droit présenter une hypertrophie manifeste du cœur gauche avec bruit de galop : ce malade mourut d'urémie.

B. — Causes de la mort après la néphrectomie.

Les éléments dont nous disposons sont insuffisants pour préciser les différentes causes qui ont déterminé la mort des malades qui ont succombé à la suite de l'opération; nous croyons pourtant utile de passer rapidement en revue les causes de la mort post-opératoire. On jugera mieux ainsi combien de morts pourraient être évitées, si on établissait avec plus de soin les indications.

Les causes de la mort après la néphrectomie pour néoplasmes, dépendent de l'état général du sujet ou des conditions locales de l'opération.

1° Causes de mort dépendant de l'état général. — La plupart des morts consécutives à la néphrectomie sont dues au shock opératoire; or, le shock dépend beaucoup moins de l'opération elle-même que du sujet qui la subit. Si on étudie un peu le cas de ces malades qui meurent dans les deux ou trois premiers jours qui suivent l'opération, et ce sont les plus nombreux, on trouve chez les uns des métastases de la tumeur, étendues aux différents organes, chez d'autres des lésions cardiaques, ailleurs encore des altérations du rein du côté opposé. On comprend bien le peu de résistance que des malades semblables peuvent offrir à une longue intervention avec anesthésie générale. Nous répétons encore que les malades porteurs d'un cancer du rein avancé dans son évolution, sont en état de toxémie, et qu'il importe de juger sainement du degré de l'intoxication et de la force de résistance du malade avant de procéder à une intervention, surtout lorsque l'opération paraît devoir être longue et difficile. Il faut notamment étudier la sécrétion comparée des deux reins, interroger avec soin l'action du muscle cardiaque, examiner les fonctions du foie ; au clinicien de dire si les conditions du malade permettent d'enlever la tumeur, source de la toxémie.

2° **Causes de mort dépendant des conditions locales.** — Nous n'insistons pas sur les accidents infectieux, qui peuvent être presque sûrement évités, ni sur les hémorragies pédiculaires qui ne sont guère à craindre lorsqu'on opère en voyant ce que l'on fait. Nous passons aussi sur le volume de la tumeur, dont nous avons étudié plus haut l'influence sur la mortalité opératoire.

Nous insistons ici sur le rôle capital que jouent les adhérences de la tumeur elle-même et des ganglions, dans la mortalité opératoire. Nous avons vu en détail comment la gravité augmente avec les adhérences, et combien redoutables sont ces laborieuses opérations où l'on doit pincer ou suturer la veine cave, réséquer des parties de l'intestin, etc.

Presque tous les malades opérés pour des tumeurs très adhérentes sont morts rapidement après l'opération; les survivants n'ont guère vécu longtemps. Voici la funèbre statistique de Riedel donnée par Grohé : sur 5 cas de tumeurs non mobilisables, 4 morts opératoires; le cinquième mourut trois mois après de généralisation. Il est des limites à la néphrectomie, mais il est malaisé de les indiquer avec précision : nous y reviendrons à propos des indications opératoires.

C. — Résultats éloignés de la néphrectomie.

L'expérience chirurgicale aujourd'hui acquise est insuffisante pour étudier avec fruit l'importante question de la survie des opérés. Nous ne pouvons qu'analyser les documents incomplets que nous possédons.

La statistique que nous avons dressée, ne comprenant que les tumeurs du parenchyme rénal chez l'adulte, les kystes exceptés, opérés de 1890 à 1902, se résume ainsi :

Nombre des opérés		324
Morts de l'opération		71
Survivants		253
Morts ultérieurement. 95	de récidive	85
	de différentes causes	10
Revus bien portants		90
Pas de nouvelles ultérieures		68

Nous donnons des chiffres plus détaillés concernant les 184 malades dont nous avons des nouvelles ultérieurement à l'opération. (Voir le tableau page 392.)

Tableau des 184 malades revus après l'opération.

	ADÉNOMES	ÉPITHÉLIOMES	HYPERNÉPHROMES	SARCOMES	TUMEURS VARIÉES	TOTAUX
REVUS BIEN PORTANTS						
Dans les 6 premiers mois	1	3	6	6	3	19
De 6 mois à 1 an	»	8	5	2	1	16
De 1 à 2 ans	3	10	1	4	4	22
De 2 à 3 —	»	6	1	1	2	10
De 4 à 5 —	»	2	3	»	1	6
De 5 à 6 —	»	4	1	2	»	7
De 6 à 7 —	»	1	2	1	1	5
De 9 à 10 —	»	»	»	1	»	1
De 11 à 12 —	»	1	1	»	»	2
De 15 à 16 —	»	2	»	»	»	2
Nombre des cas	4	37	20	17	12	90
RÉCIDIVES						
Dans les 6 premiers mois	»	20	8	7	7	42
De 6 mois à 1 an	2	10	3	4	3	22
De 1 à 2 ans	»	6	3	3	2	14
De 2 à 3 —	»	1	2	1	»	4
De 3 à 4 —	»	»	1	2	»	3
Nombre des cas	2	37	17	17	12	85
MORTS DE DIFFÉRENTES CAUSES						
Dans la 1re année	»	1	2	1	»	4
De 1 à 2 ans	1	1	1	»	»	3
De 2 à 3 —	»	»	»	»	1	1
De 3 à 4 —	»	1	»	»	»	1
Nombre des cas	1	3	3	1	1	9

1° **Fréquence de la récidive.** — L'étude de ces tableaux nous enseigne la très grande fréquence de morts par récidive de la tumeur. Sur 184 malades suivis après l'opération, il en est 85 chez qui la récidive est expressément notée; 9 autres malades sont morts de 1 à 4 ans après l'opération d'affections différentes, sans qu'on puisse suspecter le retour de la néoplasie. Nous verrons, en étudiant de plus près la mortalité post-opératoire, que les deux tiers des opérés qui ne succombent pas à l'opération meurent de récidive.

2° **Époque de la récidive.** — Il est intéressant de savoir combien de temps après l'opération survient la récidive. Dans la grande majorité des cas, la mort a lieu dans la première année qui suit l'opération; c'est ainsi que 64 malades sur 85 sont morts dans les 12 premiers mois. Ces chiffres nous indiquent que 76 pour 100 des récidives surviennent dans le cours de la première année.

14 autres malades ont succombé de 1 à 2 ans après l'opération; 7 parmi eux ont vécu jusqu'à 2 ans, ce sont les malades de :

Lotheissen .	myxoadénosarcome . .	+ 2 ans	après de	cachexie.
Herczel . . .	sarcome	+	—	récidive.
Israël	hypernéphrome	+	—	?
Grohé. . . .	hypernéphrome	+	—	récidive.
Villeneuve. .	épithéliome	+	—	récidive.
de Rouville .	épithéliome	+	—	récidive.
Ricard.. . .	épithéliome	+	—	récidive.

Plusieurs malades sont morts plus de 2 ans après l'opération; voici ces cas :

Czerny	angiosarcome. .	+ 2	ans après de	récidive.
Israël.	hypernéphrome.	+ 2 1/2	—	récidive.
Grohé.	hypernéphrome.	+ 2 1/2	—	récidive.
Griffon et Dartigues.	épithéliome . . .	+ 3	—	récidive.
Albarran	épithéliome . . .	+ 3 1/2	—	?
Rowsing	sarcome.	+ 4	—	récidive.
Guttermann.	hypernéphrome.	+ 4	—	récidive.

Parmi ces 7 malades qui ont succombé malgré une longue survie, il en est un, celui d'Albarran, mort de cause inconnue 3 ans et 9 mois après l'opération, peut-être de tuberculose, car dans le rein de ce malade on trouvait à la fois de la tuberculose caverneuse et un cancer. *Six autres malades sont morts de récidive dans un délai variant de 2 ans 1/2 à 4 ans après l'opération*[1].

1. Il faut ajouter à ces 7 cas une observation d'Helferich rapportée par Wagner; la récidive survint trois ans et demi après l'opération. En outre, un malade de Rowsing, qui opéré pour un sarcome, fut amputé du bras trois ans après pour une tumeur métastatique : ce dernier cas figure dans notre statistique de récidives.

On peut conclure de cette étude que la récidive survient le plus souvent dans la première année après l'opération ; qu'elle est encore assez fréquente de 1 à 2 ans après et qu'on peut même l'observer tardivement, de 3 à 4 ans après l'ablation de la tumeur.

3° **La récidive suivant la variété de la tumeur.** — Si nous considérons la fréquence des récidives suivant la variété histologique de la tumeur, nous ne trouvons guère de différences. Voici les résultats de notre statistique, en ne comprenant que les malades dont on a eu des nouvelles après l'opération.

Sur	6 adénomes.	2	récidives	=	33	pour 100
—	74 épithéliomes . . .	37	—	=	50	—
—	37 hypernéphromes .	17	—	=	45	—
—	34 sarcomes	17	—	=	50	—

En réalité, ces chiffres ne peuvent permettre aucune appréciation sur la fréquence des récidives d'après la variété de tumeur maligne. Notons seulement que les adénomes peuvent se comporter comme des tumeurs malignes, récidiver sur place et se généraliser. Je remarquerai aussi que les récidives qui surviennent plus de 2 ans et demi après l'opération peuvent s'observer dans les épithéliomas (2 cas) ou les hypernéphromes (3 cas) aussi bien que dans les sarcomes (2 cas).

4° **La récidive dans les cas de tumeurs adhérentes et de propagation ganglionnaire.** — Il y aurait le plus grand intérêt à connaître les résultats éloignés de l'intervention dans les cas de tumeurs adhérentes et de propagation ganglionnaire. Malheureusement, les documents font défaut et tout ce qu'il est permis de dire, c'est que dans de très rares cas où des ganglions néoplasiques ont été enlevés, on a vu une assez longue survie.

C'est ainsi que, parmi les opérés d'Albarran, il en est un qui, aujourd'hui encore, 2 ans et demi après l'opération, est en bonne santé malgré l'extirpation de deux ganglions pédiculaires au moment de la néphrectomie : il s'agissait dans ce cas d'un épithélioma. De même parmi les tumeurs avec adhérences dangereuses, nous citerons l'observation 10 de Grohé; il s'agissait d'une tumeur maligne avec développement considérable des veines de la capsule rénale et grande dilatation de l'artère rénale qui avait acquis un volume trois fois supérieur à son volume normal : malgré une sérieuse hémorragie opératoire, le malade vivait en bonne santé 5 ans après l'opération.

5° **Les récidives suivant la voie opératoire.** — Seul Küster envisage la question des récidives suivant la voie opératoire, mais sa statistique comprend l'ensemble des cas chez l'enfant et chez l'adulte.

D'après cet auteur, la voie abdominale donne 44 pour 100 de récidives, et la voie lombaire 39 pour 100; il explique la plus grande fréquence des récidives dans les opérations transpéritonéales, parce que ces opérations sont réservées aux cas les plus difficiles et parce qu'elles comprennent en plus grand nombre les observations des premiers malades opérés.

Voici les résultats de notre statistique comprenant les malades adultes opérés depuis 1890.

Parmi ces malades, on en trouve 157, dont on a des nouvelles ultérieures à l'opération et chez qui la voie opératoire est indiquée.

Voie abdominale 62 cas.	Récidives.	33 = 53	pour 100
	Guérisons	29 = 47	—
	Guérisons dépassant 2 ans.	11 = 16	—
Voie lombaire 95 cas.	Récidives.	39 = 41	pour 100
	Guérisons	56 = 58	—
	Guérisons dépassant 2 ans.	25 = 26	—

D'après ces chiffres, la récidive est plus fréquente dans les opérations par la voie transpéritonéale (53 pour 100) que dans celles pratiquées par la voie lombaire (41 pour 100). De même la guérison persiste au delà de 2 ans dans 26 pour 100 des opérations extrapéritonéales et seulement dans 16 pour 100 des transpéritonéales.

Ces résultats, qui étonnent à première vue, s'expliquent facilement si on tient compte de ce fait important, que les opérations transpéritonéales ont été appliquées jusqu'à ce jour presque exclusivement aux plus mauvais cas.

6° **Survie après la néphrectomie pour tumeurs du rein. Guérison radicale.** — Heresco avait déjà réuni 62 adultes opérés sur lesquels il avait pu avoir des renseignements ultérieurs; 36 de ces malades avaient été revus bien portants, parmi lesquels il y en avait 24 dont la guérison persistait depuis plus d'un an et 12 qui étaient guéris depuis 2 à 7 ans.

Parmi les 324 adultes opérés depuis 1890 dont nous avons réuni les observations, 253 ont survécu à l'opération. Nous avons des renseignements ultérieurs sur 184 de ces opérés, parmi lesquels 90 ont été revus bien portants un temps variable après l'opération. Le tableau donné page 392 résume ces 90 observations.

Nous voyons d'après ce tableau que 57 malades ont été revus bien portants moins de deux ans après l'opération et que le nombre de ceux qui ont été revus bien portants plus de 2 ans après l'opération est encore de 33.

Est-il possible, d'après les observations, d'espérer la guérison radicale des tumeurs malignes du rein chez l'adulte? Dans quelle proportion cette guérison radicale a-t-elle été obtenue? Pour essayer de résoudre ces importantes questions, il nous faut analyser avec quelques détails les chiffres de notre statistique.

Nous avons vu, en étudiant les récidives, que le retour de la tumeur ou sa généralisation peut s'observer jusqu'à 4 ans après l'opération; on ne peut donc compter comme très probablement guéris que les malades survivant plus de 4 ans à l'opération[1]. Nous connaissons 26 observations de malades revus bien portants après ce délai :

4 ans	Mac Weeney. . .	strume.
4 —	Forgue.	carcinome.
4 — 3 mois. . . .	Albarran.	épithélioma.
4 — 3 —	Bellati.	épithélioma.
4 — 6 —	Bräuninger. . . .	hypernéphrome.

1. Parmi les 7 malades ayant vécu quatre ans et au-dessus, donnés par Heresco, il en est un que je ne compte pas ici, celui de Giordano, qui était un épithélioma du bassinet.

5 ans.	Lennander	épithélioma.
5 —	Israël	hypernéphrome.
5 —	Grohé	?
5 —	Mouchet.	épithélioma.
5 —	Bazy.	épithélioma.
5 — 3 mois. . . .	Perthes	carcinome.
5 — 6 —	Albarran.	sarcome.
5 — 9 —	Jordan.	sarcome.
6 —	Israël.	hypernéphrome.
6 —	Israël.	hypernéphrome.
6 —	Braun	?
6 —	Verhoogen	carcinome.
6 — 2 mois. . . .	Rowsing.	sarcome.
7 —	Ulrich	hypernéphrome.
9 — 5 mois	Rowsing.	sarcome.
11 — 9 mois. . . .	Israël	hypernéphrome.
15 — 7 —	Israël	carcinome.
11 — 2 —	Quénu	épithélioma.
16 —	Krölein	adénocarcinome.

Les 24 malades dont il vient d'être question figurent tous dans notre statistique : quoique l'un de ceux d'Israël et celui de Krönlein aient été opérés avant 1890, nous les avons inclus en raison de leur importance exceptionnelle [1]. Nous connaissons en outre deux autres cas de guérison durable : un malade dont Clémenti donna l'observation en 1889 survivait 5 ans après l'extirpation d'un volumineux sarcome du rein ; la même année Schede parle d'une femme de 39 ans, opérée d'un sarcome du rein, qui restait guérie au delà de la 4e année. Si nous voulions comprendre dans les cas de longue survie les observations de tumeurs du bassinet, nous pourrions ajouter à cette liste les observations d'Israël, de Giordano et d'Albarran, qui seront données plus loin, et dans lesquelles la survie dépasse 4 ans, le malade restant en bon état. Cela fait un total de 29 néoplasmes malins du rein ou du bassinet, dont la survie post-opératoire dépasse 4 ans.

A ne considérer que les malades compris dans notre statis-

1. Nous ne croyons pas pouvoir considérer comme probablement guéris deux autres malades de notre statistique survivant 4 ans après la néphrectomie. Un de ces malades, celui de Tuffier, n° 80 *bis*, opéré pour un épithélioma, est revu 4 ans après avec une récidive dans la cicatrice considérée comme une greffe opératoire. Le second de ces malades, celui de Rowsing, n° 337, opéré pour un sarcome en 1898, subit, en août 1901, l'amputation du bras pour un ostéosarcome métastatique : en septembre 1902, il n'avait pas de récidive locale de la région rénale.

tique de tumeurs du parenchyme rénal il nous faut penser que, à côté des 24 malades dont les nouvelles suffisamment éloignées, permettent d'espérer la guérison définitive, il en est certainement un grand nombre d'autres qui ont échappé à la récidive, mais qui n'ont pas été revus assez longtemps après l'opération. Nous pouvons essayer d'en déterminer approximativement le nombre.

Si nous faisons le total des malades qui ont été revus jusqu'à un an après l'opération, en comptant d'un côté ceux qui étaient bien portants et d'un autre côté ceux qui présentaient des signes de récidive, nous trouvons :

Malades revus dans la 1re année.	99
— bien portants.	35
— avec récidive.	64

Ce qui donne une proportion de 64 pour 100 de récidives. Comme nous savons que les récidives deviennent de moins en moins fréquentes à mesure qu'on s'éloigne de l'opération, nous pouvons penser que, sur les 35 malades revus bien portants, il y aura tout au plus 64 pour 100 de récidives : c'est dire que sur ces 35 malades 22 récidiveront probablement et 13 auront de grandes probabilités de guérison définitive.

Si nous faisons le même raisonnement pour les malades revus de 1 à 4 ans après l'opération, nous trouvons :

Malades revus de 1 à 4 ans.	53
— bien portants.	32
— avec récidive.	21 = 40 pour 100

Sur ces 52 malades revus en bonne santé, les 40 pour 100, c'est-à-dire 13, auront probablement une récidive et 19 resteront guéris. Nous arrivons ainsi à considérer comme guérisons durables :

	22 malades revus bien portants plus de 4 ans après l'opération[1].
	13 — parmi ceux revus en bon état la 1re année.
	19 — — — de 1 à 4 ans.
Total	54

Sur les 184 malades qui ont pu être suivis après l'opération,

1. Nous ne comprenons pas dans ce chiffre les malades de Krönlein, d'Israël, de Schede et de Clementi, opérés avant 1890.

nous avons ainsi 54 guérisons probables, soit le 28 pour 100 de ces malades. Ces chiffres n'ont qu'une valeur relative parce qu'un grand nombre d'insuccès ne sont pas publiés. Ils permettent pourtant de se faire une idée approximative des résultats d'ensemble de la néphrectomie pour néoplasmes. Ces résultats sont beaucoup plus encourageants qu'on ne le dit :

Sur 100 opérés on peut compter de 20 à 30 guérisons définitives probables, 20 morts opératoires et de 50 à 60 récidives.

Nous ne savons que trop les erreurs inhérentes à toute statistique médicale, aussi notre optimisme relatif n'est pas basé que sur elles : nous tenons compte surtout de ce que nous avons vu nous-mêmes, de ce que nous avons observé sur les malades que nous avons opérés et que nous avons pu suivre après leur opération. Voici la statistique personnelle d'Albarran :

Opérés	18
Morts	3 = 16 pour 100
Récidives	3 = 16 pour 100
Guérisons de 3 à 4 ans et demi	3 = 16 pour 100
En bon état de 1 an à 26 mois	3
Opérés trop récemment ou sans nouvelles	6

Nous croyons pouvoir améliorer encore ces résultats non seulement parce que nous pouvons mieux établir aujourd'hui les indications opératoires, mais aussi parce que, nous l'espérons, il nous sera peut-être donné d'opérer plus précocement.

7° Conditions présentées par les malades à guérison durable.— Il y aurait le plus grand intérêt à prévoir, d'après les conditions particulières à chaque malade, la possibilité de la guérison définitive. Pour cette étude, nous ne pouvons nous baser que sur les 26 malades qui ont été revus bien portants plus de 4 ans après l'opération. Quelque incomplètes que soient les remarques qui suivent, elles présentent un certain intérêt.

Age des malades. — Sur les 26 malades que j'étudie en ce moment, 15 étaient âgés de 43 à 64 ans, les autres de 21, et 39 ans. Cette constatation montre bien que l'âge assez avancé des malades ne doit pas faire perdre l'espoir d'une guérison définitive.

Sexe. — Deux fois plus de femmes que d'hommes : 14 femmes, contre 7 hommes

Côté. — Les guérisons se voient aussi bien dans les tumeurs du côté gauche (8 cas) que dans celles du côté droit (8 cas).

Date du début de la maladie. — La date du début est indiquée dans 14 observations : 8 fois les premiers symptômes remontaient de 3 mois à 1 an ; 6 fois de 14 mois à 5 ans. Dans les cas de Bellati et de Jordan, la maladie existait depuis 3 ans, et dans la remarquable observation de Bräuninger, depuis 5 ans. Ces faits démontrent qu'il ne faut pas attacher une grande importance à l'époque où remontent les premiers symptômes : les tumeurs malignes du rein peuvent évoluer pendant des années avant de se généraliser.

Volume de la tumeur. — 5 fois, il est indiqué par les auteurs que la tumeur était de petit volume, ne dépassant guère les dimensions d'une cerise. Mais il faut bien savoir qu'il n'y a pas que les petites tumeurs qui puissent donner des guérisons durables. C'est ainsi qu'un des malades d'Israël avait un rein ayant 16 centimètres sur 13 ; que celui de Bellati avait une tumeur de la grosseur d'une tête de fœtus ; chez les malades de Clementi, Rowsing, Quénu et Mouchet, la tumeur avait le volume d'une tête d'adulte ; dans le cas de Mac Weeney, le volume était celui d'un melon et dans celui de Perthes, d'une tête d'enfant.

Adhérences. — Dans aucun des cas de longue survie il n'est dit que la tumeur fût, cliniquement, adhérente. Huit fois les auteurs remarquent pendant l'opération qu'il n'existe pas d'adhérences ; deux fois seulement il paraît y en avoir eu. Dans l'observation de Grohé, il y eut déchirure de la veine cave, accident qui ne se serait pas produit avec une tumeur mobile. Bräuninger extirpa un hypernéphrome qui siégeait dans l'extrémité inférieure du rein ; il abandonna dans la plaie un point suspect vers le hile : il s'agissait là très probablement de ces adhérences inflammatoires sur lesquelles j'ai insisté à propos de l'anatomie pathologique.

Ganglions. — Dans aucun des 26 cas il n'est fait mention de ganglions extirpés.

Voie opératoire. — 9 fois nous trouvons la voie lombaire, 8 fois la voie transpéritonéale.

Nature histologique. — Toutes les variétés de tumeurs malignes sont représentées dans les cas de longue guérison :

1 adénome, 10 épithéliomes, 7 hypernéphromes, 6 sarcomes. Les épithéliomes sont pourtant en majorité.

8° **Opérations itératives.** — Nous connaissons 5 observations dans lesquelles la récidive de la tumeur a nécessité une deuxième intervention.

Perthes rapporte le cas d'un médecin âgé de 50 ans, dont le néoplasme s'était manifesté un an auparavant par des hématuries : on fit la néphrectomie transpéritonéale et il arriva que pendant l'opération, la capsule de la tumeur se déchira et que la plaie fut contaminée. Il s'agissait d'un sarcome alvéolaire ; 5 mois et demi après, on trouva des nodules dans la cicatrice et il survint une nouvelle hématurie : on extirpa ces nodules. 14 mois après l'opération, on extirpa une nouvelle récidive dans la cicatrice et le malade mourut 6 mois plus tard.

Rowsing opéra en 1895 par néphrectomie lombaire un malade âgé de 59 ans, chez qui les hématuries dataient déjà de près d'un an : il s'agissait ici encore d'un sarcome ; 5 ans et demi après, il y eut récidive dans la cicatrice. Excision de la cicatrice ; réunion ; pas de récidive dans les ganglions lombaires. Ce malade est encore bien portant 9 ans et 5 mois après la première opération.

Chez un malade d'Israël, âgé de 67 ans, porteur d'un hypernéphrome, la maladie avait débuté un an auparavant par des hématuries : le rein fut extirpé par la voie lombaire en juin 1898. En décembre 1899, récidive qui fut extirpée ; guérison.

Le malade de Czerny était un homme de 53 ans, atteint d'un angiosarcome du rein droit ; en 1887, on fit la néphrectomie partielle et la récidive obligea, en 1890, à pratiquer la néphrectomie totale ; le malade succomba peu de temps après cette dernière opération.

On voit, par ces quelques exemples, que les opérations itératives n'ont donné jusqu'ici qu'une seule guérison durable constatée.

9° **Néphrectomie partielle.** — Je ne connais que 8 observations de néphrectomie partielle pour néoplasmes du rein, les kystes exceptés.

En 1887, Czerny opéra par la voie lombaire un homme de

30 ans qui, depuis un an et demi, présentait des hématuries et des douleurs rénales. Au niveau de l'union du tiers supérieur avec les deux tiers inférieurs du rein, on trouva une tumeur tendue, élastique, de la grosseur d'une mandarine : on incisa la tumeur qui contenait une matière grumeleuse bien limitée par une capsule conjonctive, et on la réséqua ensuite en suturant la plaie rénale. Il s'agissait d'un angiosarcome (plutôt, je pense, d'un hypernéphrome). La tumeur récidiva et, deux ans plus tard, on dut extirper le rein : le malade mourut 5 mois après la deuxième opération.

Burckhardt fit la néphrectomie partielle par la voie lombaire chez un homme de 43 ans qui portait un volumineux sarcome du rein droit. La tumeur, qui avait 16 centimètres de long sur 11 de large et adhérait au diaphragme, fut enlevée par résection transversale du parenchyme rénal. Récidive rapide. Wagner considère le cas de Burckhardt comme une néphrectomie totale.

Nous ne connaissons pas le diagnostic microscopique du malade de Jones : il s'agissait d'un homme de 56 ans dont le néoplasme se manifestait par la triade symptomatique : tumeur, douleur, hématurie. La néphrectomie partielle fut pratiquée par la voie lombaire ; peu après les hématuries réapparurent.

Bloch enleva la moitié du rein dans un cas d'adénome ou d'adénosarcome : le malade allait bien 9 mois après. Tuffier fit la résection partielle pour un fibrome et dans un cas d'adéno-épithéliome ; les deux malades guérirent, mais le résultat ultérieur est inconnu.

Chez la femme de 28 ans dont Reid a donné l'observation, il s'agissait d'un rhabdomyosarcome, cliniquement reconnaissable au développement de la tumeur rénale. J'ignore le résultat de la néphrectomie partielle qui fut pratiquée.

Albarran a fait résection partielle du rein pour un cas de sarcome limité (fig. 41 et 42). Il s'agit d'une malade de 39 ans qui, depuis 14 mois, présentait comme unique symptôme des hématuries toutes les fois qu'elle faisait une marche un peu longue; aucun des deux reins ne paraissait augmenté de volume; celui du côté droit était un peu mobile. Ayant déterminé par la cystoscopie que le sang venait du rein droit, l'opération fut pratiquée par la voie lombaire en novembre 1896. Sur le bord convexe du rein, à peu près en son milieu, se trouvait une petite tumeur arrondie de la grosseur d'une noisette. Incision en long (coupe d'autopsie) pour voir jusqu'où pénètre la tumeur : dans l'intérieur du rein elle est circonscrite mais non encapsulée et s'étend jusqu'à la base des pyramides. Résection cunéiforme du rein pénétrant jusque dans le bassinet. Suture. Cette malade guérit rapidement, mais continua encore, dans les deux premières années qui suivirent l'observation, à avoir assez fréquemment des hématuries tout en jouissant d'une excellente santé. Nous avons eu de ses nouvelles tout dernièrement, cinq ans et demi après l'opération, et j'ai appris que les hématuries ont disparu depuis plus d'un an ; la santé générale est toujours très bonne. Pendant longtemps nous avons cru à une récidive, et pourtant, lorsque plus de deux ans après l'opération, nous eûmes l'occasion d'examiner à nouveau ma malade, il nous fut impossible de sentir le rein opéré. Aujourd'hui, nous croyons devoir la considérer comme guérie de son néoplasme. La persistance des hématuries pourrait s'expliquer par des lésions de néphrite coexistantes, comme le ferait penser l'existence de 55 centigrammes d'albumine par litre d'urine constatée par une analyse pratiquée deux ans après l'opération.

Cette observation présente un grand intérêt en ce qu'elle démontre que le retour des hématuries après l'opération n'établit pas d'une manière certaine le diagnostic de récidive. D'autres observations viennent à l'appui de cette manière de voir. Parmi les néphrectomies partielles, nous citerons l'observation de Kümmel dans laquelle le retour des hématuries était dû à un néoplasme siégeant dans la vessie. Nous citerons encore un malade de Czerny opéré d'abord d'un polype de la vessie, puis d'un angiosarcome du rein ; pendant 2 ans et demi après l'opération vésicale, le malade resta en bonne santé ; il eut ensuite dans l'espace de quelques mois plusieurs hématuries ; mais cinq ans et demi après l'opération, la cicatrice était en bon état et le rein, qui était resté en place, paraissait normal. Probablement le saignement était dans ce cas d'origine vésicale.

Nous considérons comme très douteuse au point de vue de l'existence d'un néoplasme, l'observation souvent citée de Kümmel : c'était un malade âgé de 54 ans ; lorsque le rein fut mis à nu par la voie lombaire, on trouva, au niveau de son extrémité supérieure, une tumeur d'aspect plus pâle que le tissu rénal, bien distincte de l'organe et ayant la grosseur d'une noix. Excision cunéiforme, suture et tamponnement du rein. Six semaines après, on reconnut l'existence d'une tumeur de la vessie qui fut extirpée par la taille hypogastrique; deux mois et demi après le malade mourut. A l'autopsie, dans le rein adhérent et atteint de néphrite interstitielle, on ne pouvait trouver trace de l'opération pratiquée. Pas de diagnostic histologique.

L'expérience clinique, dont nous venons de résumer les éléments, ne nous permet pas de porter un jugement définitif sur la néphrectomie partielle dans les néoplasmes du rein. Sans doute, lorsqu'il est possible de n'enlever qu'une partie du rein dans un cas de fibrome ou de lipome, il paraît logique de préférer la néphrectomie partielle à l'extirpation totale du rein; mais les cas seront exceptionnels où le diagnostic macroscopique pourra être porté avec certitude. En ce qui regarde les adénomes, les épithéliomes, les hypernéphromes et les sarcomes, nous pensons qu'il vaut mieux enlever le rein : toutes ces néoplasies doivent être regardées comme des tumeurs malignes, et malgré leur limitation apparente, elles peuvent s'accompagner d'envahissement ganglionnaire; or, sauf dans les cas très favorables, on n'explore, en réalité, les ganglions que lorsque le rein est déjà enlevé. C'est en opérant de bonne heure et complètement ces tumeurs, encore limitées, qu'on pourra obtenir des guérisons définitives.

D. — Indications opératoires.

Connaissant d'un côté l'évolution spontanée des néoplasmes du rein et d'un autre côté les résultats obtenus par les néphrectomies partielles et totales, nous sommes en mesure d'étudier rapidement les indications opératoires. Nous venons de dire que la néphrectomie partielle n'est justifiée que dans les cas très rares où le diagnostic de tumeur bénigne peut être posé avec certitude pendant l'opération; il ne sera question ici que de la néphrectomie totale.

La néphrectomie, en cas de néoplasmes du rein, peut être pratiquée dans un but curatif ou palliatif.

1° Opération radicale. — Nous savons l'évolution, nécessairement fatale, des sarcomes et des épithéliomes du rein; nous avons vu que les hypernéphromes doivent être, dans presque tous les cas, considérés comme des tumeurs malignes; les adénomes et les hypernéphromes bénins peuvent eux-mêmes prendre, à un moment donné, tous les caractères des néoplasmes malins. Dans tous ces cas, l'opération est indiquée d'une manière générale. Les néoplasmes bénins des reins sont d'une grande rareté, les kystes exceptés, et leur différenciation clinique d'avec les tumeurs malignes encore impossible : il en résulte qu'au point de vue des indications opératoires, ces tumeurs doivent être confondues avec les néoplasies malignes.

La possibilité de la guérison radicale des tumeurs du rein est aujourd'hui indiscutable : nous avons pu réunir jusqu'à 26 observations de malades opérés pour tumeurs malignes depuis 4 à 16 ans qui n'avaient pas trace de récidive et se trouvaient en excellente santé au dernier examen. Ces faits justifient définitivement la néphrectomie dans les tumeurs malignes du rein.

En étudiant les observations publiées, nous sommes arrivés à cette conclusion que, parmi les malades opérés depuis 1890 dont l'observation a été publiée, 20 pour 100 au moins peuvent être considérés comme ayant de grandes probabilités de guérison définitive. Cette proportion de guérisons est encore faible, mais en somme consolante, lorsqu'on pense que tous les malades guéris devaient fatalement mourir de leur néoplasme; elle l'est encore, si on la compare aux statistiques opératoires des autres cancers viscéraux.

La chirurgie rénale est arrivée à un point où il nous est possible de prétendre à mieux. Par un choix judicieux des cas que l'on doit opérer, on pourra obtenir un plus grand nombre de guérisons définitives.

Opérer de bonne heure, lorsque la tumeur est encore bien limitée, doit être le but; on ne peut l'atteindre qu'en perfectionnant le diagnostic. Il est indispensable de faire connaître aux médecins la grave responsabilité qu'ils peuvent encourir par leur ignorance. Si on ne peut exiger que chacun ait une grande habitude de l'exploration rénale, on peut enseigner que toute hématurie est suspecte et exige un examen minutieux, et que le danger est plus grand lorsque le saignement ne s'accompagne pas d'autres symptômes. Mon maître Guyon a longuement insisté sur ce point; il faut y revenir sans se lasser, bien convaincu que le jour où tous les hématuriques seront bien examinés, la chirurgie urinaire aura réalisé un grand progrès. Nous avons étudié avec soin le diagnostic des hématuries, et nous nous bornerons ici à répéter qu'en cas de doute sur le diagnostic, la néphrectomie exploratrice est indiquée: ce serait une grave faute, en présence d'un cas douteux, que de s'en remettre à l'évolution de la maladie pour éclairer le diagnostic.

Quelque grand que soit notre désir de ne refuser à aucun malade les bénéfices de l'opération, il faut connaître les limites de l'action chirurgicale et tenir compte des contre-indications opératoires : ces contre-indications existent de par l'état général du malade, ou de par les conditions locales de la tumeur.

La *généralisation de la tumeur* est ici, comme dans toute tumeur maligne, une contre-indication absolue à toute intervention : point n'est besoin d'insister sur l'exploration détaillée de tous les organes que le chirurgien doit pratiquer pour reconnaître la formation de noyaux secondaires.

La *cachexie cancéreuse* est généralement considérée comme une contre-indication formelle de l'opération. Il est nécessaire de bien s'entendre à ce sujet.

Je pense que les phénomènes cachectiques chez les cancéreux, les infections secondaires mises de côté, doivent être regardés comme une toxémie qui prend sa source dans les toxines élaborées par la tumeur, toxines plus ou moins dangereuses suivant la variété histologique de la tumeur; le cancer est une véritable glande à sécrétion interne. Si l'empoisonnement de l'organisme est trop profond, l'opération sera trop grave et inutile : l'examen des différents organes, et notamment du cœur, du foie, de l'autre rein, nous renseignera sur ce point. Dans d'autres cas, l'état général du malade, quoique mauvais, peut permettre encore une intervention opératoire, et il est logique de supprimer le cancer, source qui alimente la toxémie cachectisante : chez ces malades, on ne devra intervenir qu'après avoir soigneusement étudié tous les organes et lorsque les conditions locales de la tumeur permettent une opération complète. En fait, j'ai pratiqué plusieurs fois la néphrectomie chez des malades dont l'état général était profondément atteint, et je les ai vus engraisser, devenir plus forts, reprendre leurs occupations habituelles; malheureusement, j'ai vu aussi la récidive survenir plus tard. J'ai pourtant un de mes malades, opéré dans un très mauvais état de profonde cachexie il y a 5 ans, qui est encore exempt de récidive et en excellente santé.

Nous avons dit en étudiant la gravité opératoire, l'importance de l'*état du cœur* dans le pronostic immédiat. Nous insisterons encore sur ce point important parce que la plupart des chirurgiens se bornent à examiner très légèrement le cœur des malades qui vont être opérés au seul point de vue des lésions valvulaires. Ce qui importe surtout, c'est de bien se rendre compte de l'état du muscle cardiaque; l'étude très attentive du pouls et une auscultation minutieuse permettront parfois de reconnaître des lésions de myocardite de la plus grande importance, le shock opératoire amenant souvent une issue fatale chez ces malades.

Nous connaissons aussi l'importance des lésions du rein qui doit rester en place. La *néphrite toxémique* des cancéreux varie dans son degré et ne doit pas être considérée d'une manière absolue comme contre-indiquant l'opération : nous avons vu en effet une légère albuminurie avec desquamation épithéliale, persistant après l'opération, disparaître ensuite. Les néphrites légères peuvent guérir lorsque, le cancer enlevé, il ne s'élimine plus par les reins des produits toxiques. Lorsque les lésions sont plus graves, lorsque la cylindrurie du rein non cancéreux est abondante, lorsque l'urée et les chlorures sont en trop faible proportion, il vaut mieux ne pas opérer.

On pourra encore trouver dans l'*étude du foie* des éléments de pronostic capables de modifier les indications opératoires. Sans parler des augmentations parfois considérables du volume du foie et des noyaux néoplasiques secondaires qui peuvent s'y développer, il y aurait utilité à étudier le fonctionnement de la glande hépatique. Les modifications que la toxémie cancéreuse détermine dans les fonctions du foie, pourraient donner d'importants renseignements; malheureusement nous ne connaissons encore rien sur ce sujet.

Les *conditions locales* de la tumeur peuvent être telles que l'opération soit contre-indiquée en dehors de toute considération tenant à l'état général, mais il faudra toujours tenir compte de ce dernier : des conditions locales suffisantes pour empêcher d'opérer tel ou tel malade dont l'état général est médiocre, ne sauraient contre-indiquer l'intervention lorsque la santé générale est bonne. Au point de vue local, il importe surtout de considérer les adhérences, l'envahissement des ganglions et des veines.

Nous avons vu la gravité extrême de l'opération elle-même dans les cas de *tumeurs adhérentes*, et en étudiant les résultats éloignés de l'opération, nous n'avons guère trouvé que deux cas de tumeurs adhérentes définitivement guéries. Lorsque de volumineux néoplasmes se trouvent fortement fixés, je m'abstiens d'opérer : dans ces cas, il ne faut même pas faire, à mon avis, d'opération exploratrice. Dans ces conditions, l'opération exploratrice est grave (voir page 324) et on se trouve souvent conduit à pratiquer à regret une opération incomplète, parce que les manœuvres exploratrices ont été poussées trop loin avant qu'il soit démontré qu'il vaut mieux ne pas opérer.

Lorsque les tumeurs paraissent jouir d'une mobilité limitée, on peut essayer, avec prudence, la laparotomie exploratrice; encore faut-il savoir que si le néoplasme s'est surtout développé au-dessous des côtes, l'opération ne donnera guère de résultat : lorsque, au contraire, la tumeur est située presque tout entière au-dessous des côtes, on a des chances de trouver des adhérences moins dangereuses. Il est en effet probable, lorsque la tumeur reste en grande partie cachée sous les côtes, que des adhérences précoces ont empêché sa descente; il faut craindre aussi, dans ces cas, l'envahissement des capsules surrénales.

L'*envahissement ganglionnaire* limité ne peut pas être considéré comme une contre-indication opératoire : nous savons en effet que l'opération a été bien supportée dans plusieurs de ces cas. Nous ne possédons pas de documents nous permettant de dire l'avenir éloigné de ces malades; ce n'est que dans quelques années qu'on pourra être fixé sur ce point.

Les *thromboses* simples ou cancéreuses encore limitées à la veine rénale peuvent permettre la guérison immédiate; de même nous avons vu que des portions de la veine cave elle-même ont pu être extirpées avec succès, mais nous connaissons la gravité effroyable de ces interventions et nous pouvons penser que les malades qui échappent à l'opération mourront presque certainement de récidive. Ces opérations hardies ne peuvent être justifiées que lorsque, au cours de l'opération, on se trouve en présence de difficultés qu'il faut vaincre coûte que coûte, mais lorsque l'exploration de la tumeur au début de l'opération fait craindre qu'on soit obligé d'en venir à réséquer une partie de la veine cave, il vaut mieux s'abstenir et refermer le ventre.

Choix de la voie opératoire. — Il est admis aujourd'hui par presque tous les chirurgiens que la voie extrapéritonéale, étant beaucoup moins grave, doit être employée de préférence dans la presque totalité des néphrectomies pour néoplasmes du rein et que les opérations transpéritonéales doivent être réservées aux néoplasmes très volumineux. Nous avons même partagé cette opinion et opéré la plupart de nos malades par néphrectomie lombaire. Nos idées ont changé sur ce point.

Il est incontestable que la voie lombaire, en ajoutant au besoin à l'incision ordinaire une incision transversale, et en pratiquant, s'il est nécessaire, une résection costale, suffit pour opérer des tumeurs même très volumineuses. Mais quiconque a opéré plusieurs malades à travers le péritoine et par voie lombaire doit reconnaître que le champ opératoire est plus vaste dans le premier cas; on voit surtout mieux ce que l'on fait du côté du pédicule et on est à même de mieux extirper les ganglions et d'agir avec la prudence nécessaire sur les veines. Ces avantages existent dans tous les cas et sont surtout appréciables dans les cas difficiles de tumeurs adhérentes où il peut être parfois avantageux de commencer par lier le pédicule avant de décortiquer la tumeur.

Si la voie lombaire est si employée, c'est qu'on la croit moins meurtrière sur la foi des statistiques et que, toute question d'infection (qu'on doit éviter) étant mise à part, l'opération transpéritonéale paraît devoir donner lieu à un shock plus considérable. En étudiant les opérations pratiquées dans ces dernières années, nous avons vu (page 381) que sur 122 opérés par la voie transpéritonéale, il y a eu 26 morts, soit une proportion de 21,30 pour 100 et que 174 opérations extrapéritonéales donnent 40 morts, soit presque la même proportion : 23 pour 100. Nous sommes loin des statistiques anciennes sur lesquelles à été basée l'opinion des chirurgiens, celle de

Chevalier par exemple, qui accuse une mortalité de 24 pour 100 pour la voie lombaire et de 59 pour 100 pour la voie transpéritonéale. Si même on tient compte de ce fait que jusqu'à ce jour les opérations transpéritonéales ne sont guère exécutées que dans les plus mauvais cas, nous pouvons dire que leur gravité est en réalité moindre que celle des opérations pratiquées par la voie lombaire.

Le grand argument de la gravité opératoire n'existant plus et la voie transpéritonéale permettant d'opérer plus largement, c'est aux opérations à travers le péritoine que nous donnons la préférence d'une manière générale. Nous croyons en effet qu'il faut surtout se préoccuper de ne pas laisser des parties suspectes au niveau du pédicule et d'explorer soigneusement les ganglions; c'est en opérant plus complètement qu'on ne l'a généralement fait qu'on peut espérer un plus grand nombre de guérisons définitives.

Nous préférerons la voie lombaire lorsque, la tumeur étant de petites dimensions et le diagnostic hésitant, l'opération commence par être une exploration simple du rein; dans ces cas, la voie extrapéritonéale permet d'opérer à l'aise et elle a l'avantage de mieux s'adapter aux besoins des différentes maladies qu'on peut trouver aux lieu et place du néoplasme soupçonné : calcul, tuberculose, simple néphrite, etc.

2° **La néphrectomie comme traitement palliatif.** — Il est certain qu'un grand nombre des malades morts de récidive après l'opération ont bénéficié d'un état de santé meilleur pendant un temps variant de quelques mois à plusieurs années. Nous avons déjà insisté sur l'amélioration de l'état cachectique lorsque la tumeur est enlevée; dans d'autres cas des douleurs violentes disparaissent, parfois encore une hémorragie dangereuse est arrêtée. Dans certains cas on pourra se décider à opérer alors même qu'on ne peut espérer une guérison radicale. Ces opérations palliatives ne devront être exécutées que lorsqu'une indication pressante les impose, telles que des douleurs intolérables ou une hématurie abondante et prolongée qui met en danger les jours du malade.

DEUXIÈME PARTIE

TUMEURS DU REIN CHEZ L'ENFANT

CHAPITRE PREMIER

ÉTIOLOGIE

1° **Fréquence**. — Les tumeurs du rein sont particulièrement fréquentes chez l'enfant, un peu moins peut-être que chez l'adulte puisque nous n'en avons relevé que 173 cas contre 416 cas de tumeurs chez l'adulte. La fréquence apparaît surtout avec évidence lorsqu'on compare avant quinze ans le nombre des cancers du rein à celui des cancers en général : Hirschprung (Wagner, *Abriss der Nierenchirurgie*, 1893), sur 29 cas de cancer, trouve 15 fois le rein atteint, et della Chiesa 60 fois sur 140 cas.

2° **Age**. — Sous les réserves que nous avons faites plus haut (V. p. 218), nous trouvons 165 cas dans lesquels l'âge est noté. Ils nous donnent les résultats suivants :

Nouveau-né	1 cas	De 6 à 7 ans	8 cas
De 1 à 6 mois	2 cas	De 7 à 8 ans	4 cas
De 6 mois à 1 an . .	14 cas	De 8 à 9 ans	9 cas
De 1 à 2 ans.	33 cas	De 9 à 10 ans	4 cas
De 2 à 3 ans.	39 cas	De 10 à 11 ans	1 cas
De 3 à 4 ans.	19 cas	De 11 à 12 ans	2 cas
De 4 à 5 ans.	9 cas	De 13 à 14 ans	2 cas
De 5 à 6 ans.	14 cas	De 14 à 15 ans	2 cas
		De 15 à 16 ans	2 cas

Soit en groupant par période de trois ans :

De 0 à 3 ans	89 cas =	53,90 pour 100
De 4 à 6 ans	42 cas =	25,50 pour 100
De 7 à 9 ans	21 cas =	12,70 pour 100
De 10 à 12 ans	7 cas =	4,30 pour 100
De 13 à 15 ans	6 cas =	3,60 pour 100

Kelynack donne les chiffres suivants :

Au-dessous de 1 an . . .	12	4 ans	6
1 an	23	5 ans	6
2 ans.	16	7 ans	1
3 ans.	17	8 ans	3

Roberts donne les chiffres suivants :

Au-dessous de 1 an. . . .	2	3 ans à 5 ans.	8
1 an.	6	7 ans.	2
2 ans	6	10 ans.	1

Starr, sur 54 cas, en trouve 44 au-dessous de cinq ans.

Voici la statistique donnée par Walker :

Pendant la vie embryonnaire.	3	5 ans	10
Au-dessous de 1 an. . . .	34	6 ans	6
1 an	27	7 ans	3
2 ans.	19	8 ans	0
3 ans.	20	9 ans	1
4 ans.	13	10 à 11 ans.	0
		12 à 14 ans.	2

Taylor trouve 20 pour 100 des cas au-dessous d'un an, 24 pour 100 entre un et deux ans, 17 pour 100 entre deux et trois ans, 21 pour 100 entre trois et quatre ans, soit 61 pour 100 au-dessous de trois ans.

Nous avons pensé qu'il pourrait être intéressant de donner les résultats comparés des statistiques les plus importantes. Le nombre total de cas envisagés est de 704, dont un certain nombre, du reste, font double emploi.

Tableau comparé des différentes statistiques.

AGE	D'ESPINE ET PICOT 99 CAS	ROHRER 57 CAS	MONTI 47 CAS	DELLA CHIESA (D'après Concetti.) 47 CAS	MINERVINI 85 CAS	WALKER 140 CAS	KELYNACK 84 CAS	ALBARRAN ET IMBERT 165 CAS	MOYENNE
Au-dessous de 1 an.	26.2	16.5	25.4	10.6	15.3				
1 an	31.5	27.»	25.6	12.7	20.»				
	} 100	} 70.5	} 85.»	} 63.8	} 65.8	74.5	80.9	53.9	74 0/0
2 ans.	22.2	10.8	17.»	21.3	21.2				
3 ans.	20.5	16.2	17.»	19.2	9.3				
4 ans.	»	13.5	4.2	8.6	11.8				
5 ans.	»	} 21.[illegible]	} 10.6	} 29.9	} 22.4	21.»	14.5	25.5	18.2 0/0
6 ans.	»	8.1	6.4	21.3	10.6				
7 ans.	»								
8 ans.	»	8.1	6.4	6.5	11.8	3.»	4.8	12.7	6.6 0/0
9 ans.	»								
10 ans.	»	»	»	»	»		»		
11 ans.	»	»	»	»	»		»	4.3	0.7 0/0
12 ans.	»	»	»	»	»	1.5	»		
13 ans. . . .	»	»	»	»	»		»		
14 ans.	»	»	»	»	»		»	3.6	0.5 0/0
15 ans.	»	»	»	»	»		»		

Bien qu'assez notablement différentes, toutes ces statistiques démontrent bien l'énorme prédominance des tumeurs du rein dans les trois premières années de la vie ; on peut admettre que près des trois quarts des néoplasmes des enfants se montrent avant l'âge de quatre ans.

En outre, il est à remarquer que nombre de fois, la tumeur se développe dans les douze premiers mois de la vie ; on l'a vue à la naissance. Jacobi et Kocher ont rapporté deux cas de sarcome rénal trouvés chez des fœtus à terme, Semb un cas chez un mort-né ; Weigert un autre cas, bilatéral, chez un nouveau-né, Monti chez un enfant de deux mois, Max chez un enfant de un mois et demi ; Ollivier chez un enfant de trois mois. Il y a donc lieu de penser que, dans bien des cas, peut-être dans la majorité, la tumeur prend naissance pendant la vie intra-utérine, surtout si l'on songe que la durée d'évolution de la tumeur est souvent supérieure à six mois et peut même dépasser un an.

3° **Sexe.** — Chez les enfants, la prépondérance du sexe masculin paraît un peu plus prononcée que chez l'adulte. White et Martin indiquent au-dessous de dix ans, 58 garçons et 38 filles. Walker 55 garçons, 51 filles. Kelynack seul a remarqué une fréquence plus grande dans le sexe féminin : 36 filles et 30 garçons. Concetti note une prédominance des deux tiers environ pour le sexe masculin. Bruns trouve 17 garçons contre 12 filles.

Notre statistique personnelle nous donne les résultats suivants : 80 garçons, 55 filles.

Ces chiffres présentent quelque intérêt. On verra plus loin en effet que Birch-Hirschfeld, se basant du reste sur des vues purement théoriques, estimait que les filles étaient plus atteintes que les garçons : nos chiffres sont en contradiction formelle avec ces idées, et l'on voit qu'ils sont confirmés par la plupart des auteurs.

4° **Côté.** — Très ordinairement, chez l'adulte, les tumeurs du rein sont unilatérales. Il n'en est pas de même de l'enfant chez lequel la bilatéralité n'est pas rare. Il nous suffira de signaler à cet égard les observations de Gairdner, Hansen, Cohnheim, Weigert, Landsberger et Cohnheim, Meckel, dans lequelles des tumeurs se sont développées sur les deux reins. Il est à remarquer en outre que bien des pièces proviennent de néphrectomies et que la mort, qui ne tarde malheureusement guère, n'a pas toujours été suivie d'autopsie, de sorte que des tumeurs bilatérales ont pu passer inaperçues. Nous pensons donc qu'il faut considérer les tumeurs de l'enfant comme atteignant assez fréquemment les deux reins. Dans notre statistique qui comprend 157 observations dans lesquelles le côté est indiqué, nous avons trouvé la bilatéralité signalée quatre fois : dans l'un des cas, dû à Napier, il s'agissait d'un enfant de treize mois dont la mort survint un mois après la constatation de la tumeur et qui présenta une hématurie ; la seconde observation de Box, concerne un enfant de onze mois qui mourut très rapidement de cachexie avec albuminurie ; la tumeur atteignait les deux reins, mais paraissait avoir complètement détruit le rein droit. Dans le cas de Warthin, il s'agissait d'un rhabdomyosarcome bilatéral ; enfin pour le malade de Fisher, il s'agissait d'une découverte d'autopsie.

Il faut avoir soin du reste de distinguer les cas de bilatéralité véritable, de ceux dans lesquels un foyer rénal primitif a provoqué la formation de métastases du côté opposé ; on verra plus loin que nous avons rencontré six fois des cas de ce genre. Nous pensons qu'il en est peut-être de même pour la statistique de Kelynack qui, sur 118 cas, trouve 12 tumeurs bilatérales et pour celle de Walker qui en trouve 10 sur 145.

En ce qui concerne le côté le plus fréquemment atteint, notre statistique nous fournit 69 cas développés sur le rein gauche et 65 sur le rein droit.

Il est curieux de voir que les chiffres de Rohrer sont analogues aux nôtres (18 fois à gauche, 14 à droite) ; mêmes résultats encore pour Walker qui trouve 73 fois la tumeur à gauche et 68 à droite. La différence en faveur du côté gauche est peu prononcée.

5° **Siège.** — Nous avons déjà vu (p. 36) que sur 19 cas dans lesquels le début est indiqué, 12 fois le néoplasme siégeait sur le pôle inférieur, 4 fois sur le pôle supérieur, 3 fois sur la partie moyenne de l'organe.

6° **Race, hérédité.** — Rappelons, en ce qui concerne la race, que Geddings et Ferréol ont décrit chacun un cas de cancer rénal chez un petit nègre, et en ce qui concerne l'hérédité qu'elle est notée 5 fois sur nos 175 cas.

7° **Traumatisme.** — Nous l'avons noté seulement 2 fois; mais Walker sur 142 observations l'a trouvé 30 fois sous forme de chutes, coups de pied, coups de poing, sauts brusques, efforts de mouvements.

Tumeurs rénales dans les encéphalopathies tubéreuses de l'enfance. — A l'autopsie des idiots dont l'encéphalopathie offre le type de la sclérose hypertrophique tubéreuse étudiée par Bourneville et Brissaud, Richardière, etc., on trouve dans les reins des tumeurs blanc jaunâtre, demi-molles, du volume d'une noisette ou d'une noix, d'une forme conique à la coupe, et parfois accompagnées de petits kystes.

La nature de ces tumeurs n'est pas bien connue. Il est probable qu'elle est analogue à celle des tubérosités qui caractérisent la sclérose hypertrophique de cette variété d'encéphalopathie. Le processus de la sclérose cérébrale hypertrophique, rapporté jadis (1880) par Bourneville et Brissaud à une variété d'inflammation chronique, précoce, avec prolifération intense de la névroglie, est actuellement considéré par certains histologistes (Hartlegen, Ziegler, etc.) comme une sorte d'affection néoplasique : il s'agirait de neurogliomes disséminés dans l'encéphale. Les études plus récentes d'Oberthür (Congrès de Grenoble, 1902) démontrent que ces productions tubéreuses sont des néoplasies purement gliomateuses sans participation des cellules nerveuses.

Des examens histologiques seraient nécessaires pour éclairer la nature de ces tumeurs rénales et préciser leurs rapports avec les tubérosités gliomateuses de l'encéphale. Il est probable, d'après Dupré, qu'il s'agit de productions métastatiques. Ces tumeurs rénales n'ont pas d'histoire clinique connue.

CHAPITRE II

ANATOMIE PATHOLOGIQUE

Nous avons dû, afin de faire un exposé complet, étudier dans un même chapitre l'anatomie pathologique des tumeurs de l'adulte et celle des tumeurs de l'enfant. (V. p. 102.) Bien qu'assez différentes en effet, il nous a paru qu'il y avait avantage à procéder ainsi. Nous devons donc nous borner actuellement à rappeler sommairement les principales notions histologiques et pathogéniques développées plus haut.

On admet généralement que les tumeurs de l'enfant sont des sarcomes; en réalité, il n'en est pas ainsi d'ordinaire, ou du moins, il ne s'agit pas de sarcomes purs : l'un de nous a publié un cas très intéressant à ce point de vue; une tumeur antérieurement examinée par un histologiste compétent et considérée d'abord comme sarcome, fut soumise à un nouvel examen qui permit de se rendre compte qu'il s'agissait en réalité d'une tumeur mixte.

C'est qu'en effet les tumeurs de l'enfant sont généralement des tumeurs mixtes dans lesquelles, il est vrai, le tissu conjonctif embryonnaire (ou tout au moins un tissu morphologiquement semblable) se trouve prédominant, mais où l'on peut trouver des éléments absolument distincts.

Macroscopiquement, les cancers de l'enfant ressemblent assez à de véritables cancers; ils peuvent prendre des proportions énormes et détruire toute la substance rénale. Lorsqu'on les examine au début, ce qui est rare, il est aisé de constater en général qu'ils sont limités du côté du rein par une capsule fibreuse. A leur surface se présentent souvent des bosselures, molles généralement, et renfermant quelquefois, comme les tumeurs de l'adulte, des noyaux hémorragiques plus ou moins abondants. A la coupe, cependant, elles présentent plutôt l'aspect sarcomateux : au lieu d'être divisée par des travées fibreuses, la tumeur forme une sorte de masse sans consistance, dans laquelle le doigt pénètre avec la plus grande facilité.

Au microscope, on voit, comme nous l'avons dit, que le tissu conjonctif embryonnaire domine : il peut même exister seul et l'on a alors un véritable sarcome; mais il est ordinairement combiné à d'autres tissus qui donnent au néoplasme sa véritable signification de tumeur mixte ou adénosarcome. Cette dernière appellation a l'avantage d'attirer l'attention sur les formations épithéliales, adénoïdes, disposées en cavités irrégulières ou tubulaires et qui constituent l'une des particularités les plus curieuses de ces sortes de tumeurs. Quels sont les rapports respectifs de ces deux sortes de cellules, embryonnaires et épithéliales? Birch-Hirschfeld avait émis l'idée que les premières proviennent des secondes; nous pensons plutôt avec Wilms que le processus est inverse. Il s'agirait là de modifications analogues à celles qui transforment en éléments épithéliaux les cellules en apparence conjonctivo-embryonnaires du corps de Wolff ou du rein définitif peu avancé dans son développement.

A côté de ces éléments, cellules rondes et épithéliales, qui sont fondamentaux, il en est bien d'autres : des fibres musculaires striées d'abord, groupées en faisceaux ou disséminées dans les différentes régions de la tumeur; elles forment parfois comme une capsule contractile autour d'un kyste. Les fibres musculaires lisses sont encore plus fréquentes : on les a rattachées soit à la capsule fibreuse qui en contient normalement, soit aux vaisseaux; il est probable cependant qu'il s'agit encore d'éléments anormalement inclus dans le rein.

On a rencontré aussi dans ces tumeurs des noyaux cartilagineux hyalins, surtout dans les observations qui concernent des malades relativement âgés, 11 et 18 ans. Enfin, on y voit toujours du tissu conjonctif sous ses différentes formes, du tissu fasciculé, de la graisse, des fibres élastiques, du tissu muqueux.

Tels sont les caractères généraux des tumeurs du rein que l'on rencontre habituellement chez les enfants : ce sont soit des sarcomes, soit plus fréquemment peut-être des tumeurs mixtes. Ne peut-on trouver aussi chez eux les types néoplasiques de l'adulte? Si nous nous en rapportons aux titres des observations, nous voyons mentionnés des carcinomes, des strumes, etc.; mais, d'une part, ces tumeurs sont rares comparativement aux sarcomes ou aux tumeurs mixtes, et d'autre part les examens histologiques ne sont pas à l'abri de toute critique. Nous ne voulons pas nier qu'on puisse rencontrer chez l'enfant des tumeurs autres que des sarcomes ou des adénosarcomes, mais nous estimons du moins qu'elles doivent être chez lui absolument exceptionnelles. Voici, du reste, ces réserves faites, les chiffres fournis par notre statistique (nous mettons de côté les tumeurs qualifiées angiosarcomes, endothéliomes etc., qui rentrent dans la catégorie des sarcomes) :

Sur nos 170 cas, nous trouvons seulement 4 adénomes, 7 carcinomes ou épithéliomes, 2 adénocarcinomes, 4 strumes ou hypernéphromes.

CHAPITRE III

PATHOGÉNIE

Nous nous bornerons, comme pour le chapitre précédent, à rappeler les notions longuement exposées plus haut. (V. p. 207.)

On a proposé trois théories pathogéniques principales :

1° Birch-Hirschfeld a émis l'idée, étant donnés les rapports étroits du corps de Wolff et du germe rénal, qu'il s'agissait d'une inclusion du premier dans le second : un noyau wolffien demeurerait inclus dans le rein et, par sa prolifération, donnerait lieu à une tumeur. Mais comme nous l'avons dit plus haut, il serait nécessaire, avant même de discuter cette théorie, que la réalité de cette inclusion fût démontrée ; et même alors il faudrait fournir la preuve que des germes ainsi inclus sont susceptibles de produire des néoplasmes ; en somme, cette idée nous paraît devoir être rejetée.

2° Wilms pense que les amas de tissu embryonnaire que l'on trouve dans les adénosarcomes sont des noyaux émanés des feuillets primitifs aux premiers stades du développement et inclus dans le rein. Mais il faut alors s'adresser à des régions bien différentes si l'on veut s'expliquer la présence de tous ces tissus disparates ; les fibres musculaires striées ne peuvent provenir que du myotome ; les divers tissus conjonctifs du mésenchyme; les formations glandulaires du néphrotome. Cette théorie explique très facilement la présence dans le néoplasme de tissus si différents; on ne peut lui reprocher comme à la précédente que l'absence de tout commencement de démonstration.

3° En somme, nous nous rallions à la théorie de Grawitz, formulée par son élève Busse.

Ce qui est surtout difficile à comprendre dans ces tumeurs, c'est la présence du tissu musculaire strié et de formations adénomateuses mélangées au tissu sarcomateux, tous les autres tissus pouvant provenir d'éléments semblables à ceux du rein normal.

Pour expliquer la combinaison de l'adénome avec le sarcome, Grawitz admet que le néoplasme résulterait, non pas de la prolifération d'une région d'un rein adulte, mais de la multiplication désordonnée des éléments d'un rein conservant encore la structure embryonnaire. Quant aux fibres musculaires striées, elles proviendraient, par métaplasie, des fibres musculaires lisses, normalement contenues dans le rein; et Grawitz donne à l'appui de cette opinion des raisons que nous avons discutées plus haut.

CHAPITRE IV

SYMPTOMES

1° **Début.** — Le symptôme de début est habituellement l'apparition d'une tumeur; tandis, en effet, que chez l'adulte, l'attention est attirée, tantôt par les hématuries, tantôt par la tumeur, tantôt même par la douleur, chez l'enfant, c'est presque toujours l'augmentation du volume de l'organe qui constitue le premier symptôme; souvent du reste, elle résume toute l'histoire de la maladie jusqu'au jour de l'apparition de la cachexie commençante. Guillet, sur 29 cas, trouve que le signe révélateur a été 18 fois la tumeur (62 pour 100), 5 fois l'hématurie (18 pour 100), 2 fois les douleurs lombaires (7 pour 100), 4 fois l'amaigrissement et la cachexie (13 pour 100). Cette dernière peut en effet apparaître dès le début de l'affection. Il faut remarquer toutefois que, dans la plupart des cas de ce genre, le premier examen pratiqué a révélé la présence d'une tumeur souvent fort volumineuse; la tumeur doit donc être considérée ici comme le premier symptôme; mais elle passe inaperçue jusqu'à ce qu'elle ait atteint des dimensions insolites. Morgan note l'hématurie au début, 12 fois sur 100, et Seibert la tumeur 36 fois sur 50. La statistique de Walker est un peu différente : sur 90 cas dans lesquels le premier symptôme est indiqué, il note 38 fois la tumeur, 14 fois des douleurs, 14 fois l'hématurie, 10 fois la faiblesse générale, 7 fois des vomissements, 2 fois des troubles de l'appétit, 2 fois l'ictère, 1 fois la constipation, 1 fois la péritonite, 1 fois l'albuminurie, 1 fois la diarrhée, 1 fois l'ascite, 1 fois la toux (le total est supérieur à 90). Les chiffres de Walker diffèrent donc assez notablement de ceux de Guillet, surtout par la moins grande fréquence de la tumeur et le plus grand nombre de cas à début douloureux.

Chevalier, sur 100 cas, note 60 fois la tumeur comme symptôme de début.

Notre statistique personnelle nous donne les chiffres suivants : Sur 98 cas dans lesquels le mode de début a été noté, nous trouvons une énorme prédominance pour la tumeur qui a été observée 58 fois, soit dans 59 cas sur 100, auxquels il faudrait ajouter 11 observations, dans lesquelles la maladie a débuté par augmentation de volume du ventre, au total 69 cas, soit 71 pour 100. La douleur vient ensuite : notée 19 fois, proportion 20 pour 100. L'hématurie n'a constitué le symptôme initial que 5 fois, 5 pour 100. Une fois la maladie a débuté simultanément par la tumeur et les douleurs, 1 fois par les douleurs et les hématuries, 2 fois par l'amaigrissement, 1 fois par des douleurs stomacales. Nous ferons remarquer du reste que cette statistique ne saurait être faite avec beaucoup de précision. Dans bien des cas, les douleurs ne font qu'attirer l'attention du côté de l'abdomen où l'on trouve une tumeur déjà volumineuse.

Il faut retenir en somme de tous ces chiffres que la tumeur est le symptôme de début dans la grande majorité des cas. Mais la maladie peut manifester sa présence par bien d'autres signes. C'est ainsi que dans une observation de Little (*J. of med. sc.*, 1875, p. 101), le symptôme de début fut une brusque rétention d'urine qui se répéta à diverses reprises, et qui paraissait due à une substance molle et tenace dans laquelle le microscope ne put faire reconnaître d'élément distinct.

2° **Tumeur abdominale.** — La tumeur qui est si souvent le premier signe des tumeurs du rein chez les enfants, en résume aussi quelquefois toute la symptomatologie jusqu'à l'apparition de la cachexie. Nous la trouvons notée 132 fois sur 137 cas. Le développement en est très rapide : en quelques mois, parfois quelques semaines, le néoplasme a pris des dimensions énormes. Tandis que chez l'adulte, il demeure longtemps confiné dans la région lombaire, il envahit de bonne heure l'abdomen chez l'enfant; il repousse les fausses côtes, refoule l'intestin du côté opposé et donne au corps du petit malade un aspect uniformément globuleux, contrastant avec la maigreur des membres. Il n'est pas rare que la tuméfaction remonte jusqu'au mamelon, dépasse la ligne médiane; elle paraît même, dans certains cas, avoir produit une déviation de la colonne vertébrale. Chipault a opéré, en 1899, une tumeur de 4 kilogrammes chez un enfant qui en pesait 11; Israël a rapporté un cas de 8500 grammes; Spencer Wells trouva chez un enfant de quatre ans une tumeur de 9 kilogrammes et Van der Byl un néoplasme de 15 kilogrammes! On comprend que ces énormes tumeurs doivent très habituellement s'accompagner de gêne circulatoire et par conséquent provoquer la formation d'un réseau veineux superficiel très marqué; il en est fréquemment ainsi : l'abdomen du petit malade est parcouru d'un abondant lacis veineux très aisément appréciable et souvent plus développé du côté de la tumeur; la gêne circulatoire est donc indéniable; et cependant, il est exceptionnel que le varicocèle ait été noté; il y a là assurément un point à éclaircir; on sait en effet que les tumeurs des enfants, bien que dénommées sarcomes par la plupart des auteurs classiques, s'accompagnent assez souvent d'adénopathie quelquefois très volumineuse. Les troubles circulatoires peuvent même parfois être assez prononcés pour provoquer des hémorragies sous-cutanées (Walker). La peau de l'abdomen est sèche et tendue; le point culminant de la tumeur se trouve d'habitude dans les environs de l'ombilic.

La *palpation* donne à peu près les mêmes renseignements que pour les tumeurs de l'adulte ; mais comme, en raison de la rareté des hématuries, l'enfant est amené plus tardivement, il n'est pas nécessaire ici de se livrer à une exploration très minutieuse pour trouver une tumeur à contours arrondis, irréguliers, de consistance variable, tantôt dure, tantôt molle au point que l'on a pu faire le diagnostic d'ascite, quelquefois pulsatile.

On a discuté la question de savoir si ces tumeurs étaient mobiles avec les mouvements de la respiration ; bien des auteurs pensent qu'elles ne le sont pas, en se basant sur les faits observés. Il est indéniable en effet que la plupart des tumeurs que l'on observe sont immobiles; cela tient assurément à leur grand volume; mais au début ces tumeurs du rein chez l'enfant, comme les autres augmentations de volume du rein en général, s'abaissent pendant l'inspiration. Nous ne voyons donc pas la nécessité du mécanisme invoquée par Concetti, qui pense au contraire que les tumeurs sont d'abord immobiles puis mobiles : lorsque, dit-il, la tumeur a contracté des adhérences avec le foie, elle devient alors solidaire, avec lui, des mouvements de la respiration, mais au début, tant qu'elle est indépendante du foie, elle demeure immobile. Nous pensons que ces idées sont en désaccord avec les faits. En outre, si, comme le recommande Israël, on applique la main à plat sur la paroi abdominale de l'enfant et que, de l'extrémité des doigts recourbés, on exerce des pressions, on arrive ainsi à délimiter la tumeur et le foie, et à reconnaître leur indépendance relative.

Nous avons dit qu'il n'était point nécessaire de se livrer à une exploration minutieuse pour reconnaître la tumeur à la palpation ; aussi n'a-t-on guère recours aux modes d'exploration plus ou moins compliqués que nous avons décrits ; procédés de Glénard, Israël, etc. Cependant, par la méthode du *ballottement rénal de Guyon*, on peut acquérir une notion qui a son importance, à savoir que la tumeur a le contact lombaire. Si le chirurgien, après avoir placé les deux mains comme il a été dit plus haut, imprime au rein de brusques mouvements de propulsion, la main placée sur l'abdomen perçoit très nettement la transmission en masse. Mais il ne s'agit pas ici du véritable ballottement qui réclame, pour se produire, une tumeur de moyen volume.

La *percussion* prend chez l'enfant une réelle importance; en raison de l'absence des signes fonctionnels, il y a lieu en effet de se demander quel est le point de départ de la tumeur et, en dehors du calcul des probabilités qui fait presque toujours conclure au rein, la réponse n'est pas toujours facile. La constatation de la sonorité caractéristique du côlon devient donc ici très importante. Il ne semble pas du reste qu'elle soit différente de celle que l'on observe chez l'adulte : Comme pour ce dernier, il y a deux zones de sonorité, l'une située entre la tumeur et le foie, à droite, l'autre, plus importante, occupant la face antérieure de la tumeur, mais susceptible d'être déviée, soit en dedans, soit en dehors et n'existant, comme la précédente, que du côté droit. Il arrive, plus souvent que chez l'adulte peut-être, que le côlon, complètement aplati, n'est pas appréciable à la percussion; il peut alors être mis en évidence par une palpation attentive ou même à la simple inspection, comme dans les cas de Baginsky, Hutinel, etc.; dans une observation de Martineau, les mouvements péristaltiques de l'intestin étaient aisément appréciables à la vue. Enfin Walker, dans deux cas, a noté la présence du *duodénum*, passant sur la face antérieure de la tumeur et reconnaissable à la percussion.

La *phonendoscopie* peut rendre de grands services dans l'exploration des tumeurs rénales chez les enfants. Nous avons décrit plus haut ce procédé d'exploration qui nous a permis de préciser le diagnostic dans des cas douteux.

L'*auscultation* a permis, dans quelques cas, de percevoir des frottements dus sans doute à des lésions de péritonite sèche.

Nous ne ferons pas le procès de la *ponction*, nous contentant de signaler que, chez l'enfant comme chez l'adulte, la péritonite s'est produite dans trois cas relevés par Walker et terminés par la mort. Israël conseille, lorqu'on la fait, de retirer l'aiguille en même temps que l'on fait l'aspiration; on a ainsi quelque chance d'entraîner une parcelle de la tumeur; mais en vérité, à quoi cela aboutira-t-il? à montrer des cellules rondes ou fusiformes, c'est-à-dire au diagnostic de sarcome. Or, ce qui est en question ici, ce n'est point la nature de la tumeur qui reste souvent douteuse malgré l'examen anatomique le plus consciencieux; ce qui nous intéresse, c'est son point de départ; la ponction ne peut donner à ce sujet aucune espèce de renseignement.

L'évolution du néoplasme peut, comme chez l'adulte, être divisée en trois périodes: tumeur non appréciable à la vue, tumeur de moyen volume appréciable à la vue, tumeur très volumineuse, occupant tout un côté de l'abdomen. Il est utile cependant de signaler ce détail que, chez l'enfant, en raison de l'élasticité du squelette thoracique, la tumeur refoule en avant la paroi costale antérieure; la tuméfaction, chez lui, porte donc non seulement sur l'abdomen, mais encore sur le thorax; c'est ce qui contribue à donner au corps des petits malades cette forme ovoïde signalée par la plupart des observations.

3° **Hématurie.** — C'est un symptôme relativement rare des tumeurs de l'enfant. Guillet ne la trouve que 10 fois sur 38 sarcomes de l'enfant; sur 7 cas, Kœnig ne l'a pas vue une seule fois; Dumont ne l'a trouvée notée que 16 fois sur 85 observations, Walker 35 fois sur 120 observations. Taylor dans 50 pour 100 des cas environ. Cependant, ce dernier fait remarquer que les résultats statistiques diffèrent si l'on divise les malades par catégories; au-dessous d'un an, l'hématurie n'existe que dans 37,50 pour 100 des cas; tandis que de un à cinq ans, on l'observe 56 fois sur 100. Enfin si, au lieu de ne tenir compte que des observations dans lesquelles l'absence ou la présence de l'hématurie est expressément signalée, on la considère comme faisant défaut dans toutes les observations qui ne la mentionnent pas, on trouve seulement 11 pour 100 au-dessous d'un an et 44 pour 100 au-dessus; ces derniers chiffres nous paraissent se rapprocher davantage de la réalité, l'hématurie passant rarement inaperçue. Notre statistique nous indique que l'hématurie a été constatée 22 fois sur 140 cas, soit 16 pour 100.

Tous les auteurs s'accordent à reconnaître que les hématuries de l'enfant présentent les mêmes caractères que celles de l'adulte; elles surviennent plutôt dans le début de la maladie qu'à la fin; elles sont spontanées, indolores, assez abondantes, et se produisent par crises qui ne sont pas influencées par le repos ni le mouvement; elles sont quelquefois accompagnées de phénomènes douloureux que nous étudierons plus loin.

Les crises hématuriques, survenues sans cause appréciables, peuvent durer quelques heures ou quelques jours ; comme chez l'adulte, il se produit parfois des alternatives de mictions claires et sanglantes : ce phénomène est dû à l'occlusion temporaire de l'uretère du côté malade par un caillot. Les mictions sont uniformément rouges du commencement à la fin; il arrive cependant que le dernier jet soit plus coloré. L'hématurie peut être parfois assez abondante pour que le sang soit expulsé en caillots et même, disent Dumont, Braun, Walker, en caillots allongés reproduisant le moule de l'uretère comme chez l'adulte.

La perte de sang peut être si peu abondante qu'elle ne devient appréciable qu'au microscope; ordinairement elle se reproduit à plusieurs reprises et peut même causer la mort par son abondance comme dans un cas de Seibert.

Enfin l'hématurie n'est pas modifiée par le repos ou le mouvement. Nous avons vu que ce caractère présente un grand intérêt chez l'adulte, dont les calculs provoquent au contraire une hématurie calmée par le repos, provoquée par les mouvements. Il n'en est pas ainsi chez l'enfant, les hématuries calculeuses étant rares chez lui.

4° **Douleurs.** — D'après la plupart des auteurs, les phénomènes douloureux sont rares et peu marqués ; il n'en est pas tout à fait ainsi si nous en croyons nos observations. Walker note la douleur dans 54 cas ; 14 fois elle constituait le symptôme initial; nous l'avons rencontrée dans 25 cas sur 140, soit 18 fois pour 100. Elle peut se produire en deux circonstances différentes : tantôt elle est spontanée et continue, tantôt elle survient sous forme de crises liées ordinairement aux hématuries. Les douleurs spontanées sont généralement sourdes, continues, localisées à la région lombaire du côté du rein malade ; il est bien possible que leur rareté soit due simplement à ce que les petits malades ne peuvent les signaler avec précision ; elles provoquent seulement chez eux des modifications du caractère, de la tristesse, de l'inappétence. Il faut quelquefois chercher ce signe pour le découvrir : une pression large exercée sur la région lombaire ou sur l'abdomen le provoque dans ce cas.

D'autres fois, la douleur est secondaire et symptomatique comme celle qui coexiste avec l'hématurie : ce sont alors des crises rappelant celles que l'on observe chez l'adulte, et dues soit au passage des caillots dans l'uretère, soit à leur accumulation dans la vessie et aux difficultés d'évacuation; dans les observations de Jacobi, Wood, dans celle d'Abele, les douleurs étaient dues à la rétention d'urine. Il peut arriver aussi que la douleur affecte le caractère névralgique; elle est due alors à la compression d'un nerf intercostal, du plexus lombaire, ou même du nerf sciatique; elle peut s'irradier vers la tête et le bras ou bien vers les membres inférieurs. Quelquefois, elle est due à la péritonite sèche qui, comme nous l'avons vu, peut donner lieu à des frottements perceptibles à l'auscultation.

5° **Modifications de l'urine.** — Il est rare que les observations comportent une étude complète des urines, en dehors de l'hématurie; il faut noter cependant que, dans bien des cas, on signale l'absence d'albumine et l'aspect normal de l'urine.

La *quantité* est généralement peu modifiée; on sait en effet qu'il suffit d'une faible partie de parenchyme rénal sain pour sécréter des urines d'abondance normale. En dehors des cas de rétention et d'incontinence, dont nous dirons un mot plus loin, on a noté quelquefois l'oligurie et l'anurie; Walker a trouvé une diminution notable dans 8 cas; dans 4 cas, il y avait suppression complète des mictions : il s'agit là ordinairement, bien entendu, d'un symptôme terminal; cependant il n'en est pas toujours ainsi. Walker cite une observation dans laquelle l'anurie dura quelques jours, puis disparut. Quelle est la cause de cette diminution ou de cette suppression des urines? Il est assez difficile de le dire, il ne s'agit assurément pas d'une suppression fonctionnelle des deux reins : le phénomène ne pourrait se produire dans ce cas que si les deux reins étaient atteints; or, sur 10 cas de tumeurs bilatérales du rein chez l'enfant, rapportés par Dumont, l'oligurie n'est signalée qu'une fois; elle se termina du reste par l'anurie; la quantité d'urine était normale dans 3 cas; dans toutes les autres observations, elle n'était pas signalée. Walker pense que l'anurie est due à la compression du rein et de l'uretère du côté opposé; peut-être s'agit-il plutôt d'une anurie réflexe analogue à celle que l'on observe dans la lithiase rénale : mais l'étude des faits publiés ne permet pas de trancher cette question.

L'*albuminurie* existe quelquefois : Dumont l'a notée 3 fois. Walker, sur 20 observations dans lesquelles les caractères de l'urine sont notés, relève 7 fois le présence de ce symptôme ; une fois l'urine était alcaline avec une grande quantité de phosphates et 2 fois elle contenait du pus. Il semble donc en somme que l'albuminurie soit moins rare qu'on ne l'a cru jusqu'à présent, ce qui concorderait avec la fréquence des lésions de néphrite. Braun pense qu'elle est due aussi quelquefois soit à la congestion active du rein malade, soit à la congestion passive du rein sain par compression des veines rénales.

La *quantité d'urée* est assez habituellement normale ; on l'a trouvée quelquefois diminuée. Dumont rapporte un cas dans lequel elle s'était abaissée à 2 gr. 50.

Dans quelques cas, le *sédiment* de l'urine examiné au microscope renfermait des débris de tumeurs (Carr, Graser).

6° **Troubles de la miction.** — Ils sont rares dans les tumeurs du rein chez l'enfant ; on a noté quelquefois la pollakiurie coïncidant d'ordinaire avec des douleurs ; habituellement ce symptôme est dû à une hématurie abondante coagulée dans la vessie et difficile à évacuer ou bien à une cystite ; cependant il paraît s'être présenté quelquefois à l'état isolé : il est dû probablement dans ce cas à la compression de la vessie par la tumeur ou à des troubles réflexes.

La rétention d'urine a été notée quelquefois ; dans une curieuse observation de Little, le début de l'affection se fit, chez un garçon de 5 ans, par une rétention d'urine survenue brusquement ; l'urètre semblait obstrué par une substance molle sur la nature de laquelle on ne put être fixé malgré plusieurs examens, à cause de son état de décomposition. Dans un cas de Helferich, rapporté par Busse, la rétention qui avait nécessité d'abord le cathétérisme disparut ensuite spontanément.

L'*incontinence* a été notée par Walker dans deux cas ; elle est considérée par Dickinson comme résultant de la compression de la moelle et serait un signe avant-coureur de la paraplégie.

Cependant elle était à la fois diurne et nocturne chez un enfant observé par Ramm et chez lequel la néphrectomie fut suivie de succès. L'incontinence a été également signalée mais disparut après néphrectomie dans l'observation de Bilhaut.

La cystite survient parfois et aggrave le tableau clinique, car elle persiste jusqu'à la fin de la maladie et détermine des douleurs très vives : Walker l'a signalée 4 fois : il l'attribue à l'irritation déterminée dans la vessie par la présence des débris néoplasiques qui favorisent la pénétration et la pullulation des microorganismes ; peut-être faut-il y voir de préférence le résultat de cathétérismes intempestifs. — Enfin il convient de signaler encore une observation de Holmes dans laquelle le cancer, s'étant développé sur un rein droit unique, se termina par urémie.

7° **Troubles de compression.** — On comprend avec quelle facilité ces énormes tumeurs des enfants peuvent déterminer des troubles de compression sur les organes environnants. Tous les viscères, les vaisseaux, les nerfs, le rachis, etc., peuvent être atteints et leur fonctionnement modifié par le contact de la tumeur.

On a observé, comme chez l'adulte l'occlusion de l'uretère et la *rétrodilatation du rein*, soit du côté sain, soit du côté malade. L'une des observations de Busse en est un exemple. Martin a rapporté, en 1894, à la Société des sciences médicales de Lyon, le cas d'un enfant de cinq mois, porteur d'une tumeur si volumineuse qu'elle avait comprimé l'uretère du côté opposé ; il s'était produit une dilatation consécutive de l'uretère et des bassinets, et la substance rénale, dont l'épaisseur était amoindrie, était distendue par l'hydronéphrose ; par contre, l'uretère correspondant à la tumeur n'était pas oblitéré ; c'était donc vraisemblablement le rein malade qui, à lui seul, suffisait à l'élimination de l'urine.

Nous ne reviendrons pas sur les *compressions nerveuses* : nous avons vu en effet que, indépendamment des douleurs dues aux difficultés d'évacuation du rein ou de la vessie, il existe parfois des troubles névralgiques pouvant atteindre une grande intensité; ils sont dus à la compression des branches nerveuses : nerfs intercostaux, branches du plexus lombaire, grand sciatique, etc.; on a noté aussi dans un cas l'anesthésie partielle due à la compression du grand sciatique.

La *colonne vertébrale* n'est pas quelquefois sans se ressentir de la présence si rapprochée d'un volumineux néoplasme; il est même probable que sa déviation serait notée plus fréquemment qu'elle ne l'a été si l'on avait soin d'examiner à ce point de vue les petits malades. Nous n'avons cependant relevé ce détail que dans une observation de Dumont. Il s'agissait d'une très volumineuse tumeur développée à gauche; or, le rachis présentait précisément une incurvation à droite dans la région lombaire; elle était du reste compensée par une seconde courbure gauche dans la région dorsale.

A côté de ces déviations simples, il faut ranger l'envahissement du rachis par le néoplasme et la compression de la moelle dont l'étui osseux a été perforé : il s'ensuit une paraplégie dont le premier symptôme, dit Walker, est un engourdissement des membres inférieurs avec incontinence d'urine. Nous avons signalé déjà une observation de Bilhaut : paraplégie, anesthésie, incontinence de l'urine et des matières, sans que, cependant, on ait noté, au cours de l'opération, une altération du rachis.

La *circulation complémentaire*, si développée au niveau de la paroi abdominale est due vraisemblablement à la gêne circulatoire; la dilatation veineuse peut atteindre les veines de la cuisse; assez souvent elle est surtout marquée du côté de la tumeur. Il ne semble pas que les tumeurs du côté droit, plus rapprochées de la veine cave, la déterminent plus fréquemment que celles du côté gauche; cependant, nous voyons que dans les trois faits de Hutinel (Th. Dumont), le réseau veineux n'existait que dans le cas de tumeur du rein droit, tandis qu'il était absent ou presque dans les deux cas de cancer du rein gauche.

Nous avons déjà fait remarquer cette particularité curieuse, à savoir que le *varicocèle* est très rare chez l'enfant et le réseau veineux abdominal fréquent, tandis que chez l'adulte, au contraire, on observe le fait inverse : circulation complémentaire plutôt rare par rapport au varicocèle. Nous n'avons relevé qu'un cas bien net de varicocèle chez l'enfant : c'est une observation de Czerny (*Arch. f. Kinderheilk.*, 1890) relative à un enfant de 3 ans et demi chez lequel on nota une circulation veineuse très développée et particulièrement au niveau du cordon et du testicule où existait un véritable varicocèle. Walker dit avoir noté deux fois le varicocèle et l'hydrocèle, mais pas à un degré prononcé.

A ces dilatations veineuses, il faut rattacher les *œdèmes* qui sont très fréquents; ils sont dus soit à la gêne circulatoire, soit à la cachexie, soit enfin à la néphrite toxémique. L'œdème du membre inférieur est le plus habituel; Walker l'a noté 19 fois : il commence par le pied et envahit progressivement tout le membre et même le tronc; on a noté aussi l'œdème des membres supérieurs; dans quelques cas, l'infiltration œdémateuse atteint seulement le membre du côté où siège la tumeur; son apparition est généralement tardive. Enfin on a vu quelquefois le début de l'œdème par la face, comme dans le mal de Bright (obs. Braun).

En même temps que l'œdème, existe assez fréquemment *l'ascite*; Walker l'a notée 6 fois; elle est généralement consécutive à l'œdème, mais peut le précéder; son abondance varie de quelques centimètres cubes à plusieurs litres : le liquide est habituellement citrin et limpide, mais on l'a vu aussi plus ou moins fortement coloré par des épanchements sanguins; il est probable que les lésions de péritonite chronique, que l'on rencontre quelquefois, contribuent à augmenter la quantité de liquide.

8° **Troubles fonctionnels.** — A côté de ces lésions résultant en majeure partie de la compression produite par la tumeur, il faut en signaler d'autres qui ne relèvent pas uniquement de ce mécanisme.

Il faut d'abord mentionner *la toux* qui paraît assez souvent pouvoir exister sans aucune lésion du côté du poumon; il s'agit probablement d'une toux réflexe. Mais on observe aussi des phénomènes plus prononcés. Indépendamment de ceux qui se rattachent à l'urémie, on a noté *la dypsnée* allant jusqu'à l'orthopnée et à l'asphyxie : il semble que dans certains cas, la gêne respiratoire causée par une volumineuse tumeur puisse entraîner la mort d'un enfant très affaibli d'autre part. Walker a noté la dyspnée dans 20 observations. La cause de ces accidents pulmonaires est assez variable; dans un cas d'Eberth, il s'agissait simplement de nodules sous-péritonéaux au niveau du diaphragme ; ou bien c'est une congestion hypostatique des deux poumons : ou bien encore, ce qui n'est pas très rare, des noyaux secondaires déposés dans le parenchyme pulmonaire s'y développent d'abord silencieusement : puis ils provoquent de la toux, des hémoptysies et enfin une dyspnée plus ou moins prononcée par compression d'une grosse bronche. Enfin, dans deux cas, la mort fut attribuée à une embolie pulmonaire, ce qui n'a pas lieu de surprendre.

La *péritonite* est une cause de mort assez fréquente : elle résultait, autrefois surtout, d'une intervention plus ou moins étendue ou même d'une simple ponction. Mais, même en dehors de ces cas qui ne se rencontrent plus guère, la péritonite a pu se produire par ulcération de l'intestin par la tumeur (2 obs. de Walker dans lesquelles cette complication se révéla par une diarrhée sanglante et profuse). Dans une autre observation d'Abele, chez une petite fille de 3 ans, la tumeur se fit jour à travers la peau ulcérée de l'hypocondre droit, entraînant avec elle une anse intestinale perforée ; il s'ensuivit un anus contre nature qui persista jusqu'à la mort survenue cinq jours après.

Les troubles digestifs sont, on le comprend, très habituels surtout dans les dernières périodes de la maladie.

L'*appétit* est souvent conservé dans les débuts, mais il ne tarde pas à diminuer; d'autres fois, l'enfant présente une véritable voracité; enfin, dans un cas de Gardner, il existait une curieuse perversion du goût : l'enfant, dit Walker, dévorait le plâtre qu'il détachait des murailles.

La *constipation* est assez fréquente; elle prend quelquefois la forme de l'occlusion chronique probablement par compression intestinale. La *diarrhée* aussi a été souvent notée : elle est quelquefois sanglante par envahissement de l'intestin par la tumeur. On a signalé aussi *l'ictère*, peut-être par compression des voies biliaires.

On trouve signalés dans quelques observations des troubles assez curieux du côté de la *peau* : une petite fille de 8 ans, observée par Kühn présenta dans les quatre dernières semaines de sa vie de la pigmentation de la peau et un développement anormal du système pileux. Heydenreich, d'autres observateurs, ont publié des faits de ce genre; quelquefois à ces signes s'ajoute la déformation hippocratique des ongles. Il est possible, comme le pense Lancereaux, qu'il s'agisse dans ces cas, d'envahissement de la capsule surrénale par le néoplasme : on s'expliquerait ainsi le syndrome addisonnien.

Enfin un dernier signe sur lequel il faut insister, c'est la constatation d'un mouvement fébrile; *la fièvre*, avec soif, etc., est signalée en effet dans nombre d'observations : elle est peu élevée en général, ne dépassant guère 38,5 ou 39, mais elle est continue avec une légère exacerbation vespérale assez souvent; on ne peut guère la rattacher, pensons-nous, qu'à la résorption des toxines sécrétées par la tumeur. Ce phénomène peut acquérir une telle importance que chez une petite fille de 2 ans et demi, observée à Paris, à l'hôpital Trousseau, on porta le diagnostic de fièvres intermittentes, le néoplasme rénal ayant été considéré comme une grosse rate (Martineau, *Soc. méd. des hôp.*, 1875). Ces poussées fébriles ont été constatées dans les observations de Durante, Chipault, Brun, Kopal, Lazarus, etc.

9° **Formes cliniques.** — Elles sont analogues à celles de l'adulte; on pourrait donc distinguer chez l'enfant les trois grands types de l'adulte : complet, hématurie sans tumeur, tumeur sans hématurie. Mais, en raison de la rareté des hématuries d'une part, du développement précoce de la tumeur d'autre part, la deuxième variété est tout à fait exceptionnelle. Il y a donc deux grandes formes de tumeur maligne chez l'enfant : la plus fréquente est caractérisée par l'augmentation de volume de l'organe, sans hématurie, sans symptôme fonctionnel défini, sans modification des urines, à tel point que le diagnostic repose d'ordinaire dans ces cas sur la fréquence relative de ce genre de néoplasmes; c'est la forme habituelle : nous l'avons rencontrée 96 fois sur 140 cas; en y ajoutant les observations dans lesquelles la tumeur est associée à la douleur, nous arrivons à un total de 115 cas sur 140. La forme complète est plus rare : elle s'accompagne d'hématuries et réalise par conséquent le type clinique des tumeurs de l'adulte; les difficultés du diagnostic sont beaucoup moindres, puisque la présence du sang dans les urines fixe l'attention sur le rein; nous l'avons trouvée 25 fois sur 137 cas. Quant à la forme hématurique sans tumeur, elle est si exceptionnelle que l'on peut dire qu'elle n'existe pas; toujours en effet, lorsque les urines étaient sanglantes, une exploration attentive a révélé la tumeur.

Enfin deux fois seulement, la maladie s'est manifestée uniquement par des douleurs.

10° **Marche.** — Elle est progressive et la tumeur atteint de bonne heure un développement considérable ; la physionomie de la maladie, assez semblable à elle-même, n'est guère modifiée que par la combinaison variable de la cachexie avec la tumeur : tantôt la cachexie débute en même temps qu'elle ou même avant que la tuméfaction soit devenue cliniquement appréciable ; la perte d'appétit, l'amaigrissement, l'œdème sont précoces dans ce cas. D'autres fois, la cachexie est relativement tardive : les petits malades conservent encore leur appétit, avec un état général satisfaisant, un sommeil tranquille alors que la tumeur a pris déjà un volume considérable ; c'est seulement dans les dernières semaines de l'affection que l'état général s'altère : l'aggravation est alors très rapide et conduit bientôt à la mort. On n'observe donc guère chez l'enfant ces rémissions que nous avons signalées chez l'adulte et qui se caractérisent surtout par l'arrêt des hématuries : cela tient sans doute à l'absence d'hématuries d'une part, mais surtout à la rapidité d'évolution du mal, qui ne permet guère ces accalmies.

11° **Durée.** — La durée de l'affection ne varie que dans des limites assez restreintes : de quelques mois à 2 ans et demi, ce dernier chiffre étant bien rarement atteint. Roberts donne comme moyenne 7 mois, Rohrer 8 mois, Guillet 3 mois à 2 ans et demi, Taylor 7 mois un quart.

Notre statistique nous donne les résultats suivants :

Sur 20 malades non opérés chez lesquels la durée totale de la maladie a pu être relevée, 14 sont morts moins de 6 mois après le début, 3 moins d'un an, 3 moins d'un an et demi ; un seul a survécu 3 ans.

On voit donc que le cancer du rein chez l'enfant entraîne la mort, d'habitude, moins d'un an après l'apparition des premiers symptômes.

12° **Terminaison.** — La mort est d'habitude le résultat de la cachexie; elle est assez souvent hâtée par une maladie intercurrente : congestion pulmonaire, etc. C'est quelquefois l'urémie qui termine la scène; nous avons vu cependant qu'elle n'était pas très fréquente, même dans les lésions bilatérales. Chez un enfant de 3 mois, qui succomba à l'anurie, l'autopsie montra que le cancer avait atteint un rein unique (Wood). Enfin quelques malades ont succombé à une embolie pulmonaire, aux complications médullaires, etc.

La propagation par continuité et la généralisation, sont relativement rares; il ne faut pas oublier en effet que ces tumeurs demeurent longtemps encapsulées. On observe cependant des noyaux métastatiques, plus fréquents peut-être que la simple extension aux organes voisins, témoin cette petite malade de Durante (âgée de 2 ans) chez laquelle on trouva des greffes secondaires dans le crâne, au niveau du bulbe, dans le foie et dans les ganglions du médiastin, de l'abdomen, des régions cervicales et inguinales. Comme chez l'adulte, les organes les plus fréquemment atteints par la métastase sont d'abord les poumons et en deuxième ligne le foie; six fois nous avons trouvé des noyaux secondaires dans le rein du côté opposé. La tumeur peut contracter des adhérences avec les organes voisins; elles sont moins fréquentes qu'on ne pourrait le supposer eu égard à son volume. Sur 54 observations étudiées à ce point de vue par Taylor, 14 fois les adhérences étaient absentes ou très légères, 14 fois elles ne se faisaient qu'avec le côlon; 26 fois seulement elles étaient étendues et unissaient la tumeur avec le foie surtout, et aussi avec le pancréas, l'intestin grêle, l'estomac, le duodénum, etc.

Les adénopathies sont assez fréquemment notées.

Nous avons trouvé l'hypertrophie ganglionnaire expressément signalée dans 14 observations. Comme pour les tumeurs de l'adulte, il faut distinguer les résultats cliniques et ceux des opérations ou des autopsies. Au point de vue clinique, l'hypertrophie ganglionnaire a été signalée deux fois au cou, une fois dans la région inguinale. Peut-être y a-t-il là un signe présentant un certain intérêt au point de vue opératoire. Dans tous les autres cas, on a trouvé à l'autopsie ou pendant les opérations une hypertrophie des ganglions du mésentère et du hile du rein.

Il est impossible d'affirmer que l'adénopathie soit plus fréquente avec telle forme anatomique qu'avec telle autre; on la trouve signalée, en effet, également dans un cas de strume chez l'enfant, chez des malades atteints de sarcome, de carci nome, de rhabdomyosarcome, d'adénosarcome; c'est-à-dire qu'aucune des variétés de tumeur du rein chez l'enfant ne paraît jouir d'une immunité quelconque à ce point de vue.

CHAPITRE V

DIAGNOSTIC

Le diagnostic de néoplasmes du rein chez les enfants est souvent plus facile que chez l'adulte, parce que chez eux la présence d'une tumeur abdominale doit toujours faire penser à une lésion du rein. Cependant, il est nécessaire d'indiquer les points principaux du diagnostic différentiel. Nous ne dirons rien ni de la ponction, ni de l'incision exploratrice, nous bornant à renvoyer à ce que nous en avons dit au sujet des tumeurs de l'adulte.

Les difficultés du diagnostic seront variables suivant la forme clinique à laquelle on aura affaire. Il est donc nécessaire d'envisager d'une part les cas dans lesquels les symptômes sont au complet, et d'autre part, ceux qui ne se manifestent que par la présence d'une tumeur.

1° Coexistence d'une tumeur avec l'hématurie. — Ici surtout, le diagnostic est plus facile que chez l'adulte; on n'a pas signalé en effet, chez l'enfant, ces hématuries rénales congestives que nous avons étudiées dans les néphrites hématuriques, l'hydronéphrose, le rein mobile, sans compter les variétés encore mal définies.

La première chose à faire est d'établir que l'hématurie vient réellement du rein.

Les *tumeurs de la vessie* existent chez l'enfant, bien qu'elles soient rares; nous avons déjà suffisamment insisté sur ce point pour n'y plus revenir; rappelons simplement que l'examen cystoscopique n'est pas toujours possible.

La *tuberculose rénale* sera reconnue assez facilement : d'une part, en effet, elle est rare chez l'enfant en dehors d'une généralisation tuberculeuse et, d'autre part, ses hémorragies sont moins abondantes; le pus apparaît de bonne heure dans les urines, dans lesquelles on peut trouver le bacille de Koch; les néoplasmes acquièrent un volume bien supérieur à celui qu'atteint un rein tuberculeux; enfin celui-ci est toujours un peu douloureux à la pression.

La *lithiase rénale* existe chez les enfants avec une certaine fréquence : Bokay, faisant une enquête à ce sujet auprès des médecins de Hongrie, a pu en réunir plus de 1600 observations. Il est certain que, à Paris, la lithiase rénale est plus rare chez les enfants. Elle se traduit par des hématuries ou par des coliques, les deux symptômes étant d'habitude combinés. Lorsque l'hématurie existe seule, le diagnostic pourra présenter de réelles difficultés; si, en effet, le rein n'a pas encore pris un développement assez considérable, on se demandera s'il s'agit de lithiase ou de néoplasme : on ne pourra guère se baser que sur la faible augmentation de volume de l'organe et surtout sur les antécédents qui montreront que l'enfant a présenté antérieurement des crises néphrétiques, qu'il a rendu du sable, etc. Le diagnostic est moins difficile lorsque, à l'hématurie s'allient les phénomènes douloureux. Sans doute, nous avons vu que les tumeurs du rein s'accompagnent assez fréquemment de douleurs; mais les caractères en sont différents : la crise lithiasique est très intense; les petits malades tiennent pendant toute sa durée leur cuisse constamment fléchie sur leur ventre : enfin elle cesse brusquement et le malade recouvre très rapidement un bon état de santé; les douleurs des néoplasiques, au contraire, plus sourdes, ne disparaissent que rarement et jamais avec cette brusquerie. Il faut noter aussi que les douleurs, en cas de tumeur du rein, prennent une intensité particulière avant l'hématurie et cessent par le pissement de sang; elles sont dues probablement à la mise en tension du rein; chez les calculeux, au contraire, les douleurs persistent d'ordinaire pendant toute la durée de l'hématurie.

Les *néphrites aiguës* consécutives aux maladies infectieuses s'accompagnent très habituellement, chez l'enfant, d'une hématurie, microscopique d'habitude, mais qui peut, par ses caractères et sa durée, prendre une allure insolite : l'absence d'augmentation de volume du rein, la fièvre, la constatation de la maladie causale, etc., permettront de faire aisément le diagnostic. Le même ensemble symptomatique peut se présenter dans les formes aiguës survenant au cours d'une néphrite chronique.

En somme, il ne semble pas jusqu'à présent, qu'en aucun cas l'hématurie ait pu conduire à une erreur de diagnostic ; toujours, chez les néoplasiques, elle s'accompagne d'une augmentation de volume du rein telle que le diagnostic exact n'est guère douteux. Il est possible même que, dans l'avenir, l'attention attirée sur ce signe puisse permettre le diagnostic d'un néoplasme au début ; il sera indispensable, dans ce cas, d'examiner avec attention les caractères de l'hématurie : elle pourrait, en effet, permettre d'opérer à temps des tumeurs que nous opérons aujourd'hui beaucoup trop tardivement en raison de leur silence symptomatique dans leurs premiers stades.

2° **La tumeur seule existe.** — Le diagnostic demeurerait ici beaucoup plus douteux si l'on ne savait la fréquence relative des tumeurs du rein par rapport aux autres néoplasmes abdominaux chez l'enfant. La progression rapide, l'apparition de la cachexie ne tarderont pas à lever les doutes, mais feront défaut au début, à l'époque où l'exactitude du diagnostic est encore autre chose qu'une simple satisfaction.

Les *tumeurs du foie* sont rares chez l'enfant ; d'habitude, elles n'ont pas le contact lombaire et ne ballottent pas ; mais nous avons vu que ces signes avaient moins d'importance chez l'enfant que chez l'adulte. En outre, comme l'intestin ne s'interpose pas entre le foie et la tumeur, il en résulte que la matité se continue sans ligne de démarcation de l'une à l'autre. Le bord antérieur du foie est net, mince, tranchant, tandis que les tumeurs rénales sont arrondies. Un néoplasme développé dans le foie refoule en avant la paroi costale, mobile, plutôt que la paroi abdominale ; mais nous avons vu que les tumeurs du rein offraient précisément ce caractère chez l'enfant. Enfin les tumeurs du foie s'accompagnent quelquefois d'ictère : la teinte jaune des téguments n'indique pas forcément une tumeur du foie; mais en raison de sa rareté dans les néoplasmes du rein, elle pourra servir à éliminer ce dernier diagnostic. Tous ces signes ne sont pas absolument caractéristiques, loin de là, et si l'on se souvient qu'une tumeur du foie peut ballotter, on comprendra que le diagnostic différentiel entre kyste hydatique du foie et tumeur du rein puisse devenir douteux. C'est dans les cas de ce genre qu'une incision exploratrice pourra être justifiée. C'est ainsi qu'Heydenreich fut obligé de recourir à la ponction pour éliminer l'hypothèse de kyste hydatique du foie.

Les *tumeurs de la rate* donneront rarement lieu à des erreurs de diagnostic : l'erreur peut plutôt se produire en sens inverse; nous avons rapporté, en effet, un cas dans lequel la fièvre avait fait penser à une grosse rate. Les causes d'hypertrophie de la rate sont très nombreuses chez les enfants, mais ils sont rarement atteints de véritables néoplasmes. On se souviendra que le bord antérieur de la rate est saillant et mince, qu'il existe une zone de sonorité entre la tumeur et le rachis, que le côlon ne passe pas en avant du néoplasme; enfin, dans quelques cas, l'examen du sang pourra trancher la question; l'erreur a été commise dans une observation communiquée par Charon à la Société belge de chirurgie. Dans un cas de diagnostic difficile, le phonendoscope nous permit de reconnaître qu'il s'agissait d'une augmentation de volume de la rate.

Les *tumeurs du pancréas* ont été rencontrées chez l'enfant; il en existe plusieurs observations, mais elles sont si rares qu'elles ne peuvent guère causer d'erreurs.

Nous avons vu qu'une tumeur du rein, chez un enfant, avait pu être prise pour une *ascite* (Dickinson) et que, en d'autres cas, on a pensé à des tumeurs liquides; un examen attentif ne peut guère, croyons-nous, laisser de doute à ce sujet.

Les *tumeurs du mésentère, de l'intestin* sont également très rares et ne se distinguent pas de celles de l'adulte au point de vue du diagnostic.

La *tuberculose des ganglions mésentériques* ou carreau est, au contraire, assez fréquente et mérite d'être distinguée : elle forme des tumeurs multiples, mamelonnées, situées vers la région ombilicale; elle s'accompagne de fièvre, d'épanchement ascitique; il y a souvent d'autres adénopathies tuberculeuses; les troubles digestifs existent habituellement; la constatation de ces signes suffira d'ordinaire pour le diagnostic.

Il en est de même de la *péritonite tuberculeuse chronique*, fréquente aussi dans le jeune âge, et difficile parfois à distinguer. La fièvre existe aussi, nous l'avons vu, dans les tumeurs du rein; les autres localisations de la tuberculose ne se rencontrent pas toujours. Lorsqu'il s'agit d'une péritonite généralisée, la bilatéralité des lésions, l'épanchement ascitique, l'existence de masses indurées, empâtées, mal délimitées mettront sur la voie; mais en cas de péritonite localisée, les erreurs sont plus faciles; dans une observation de Marfan, on pratiqua la ponction qui ne donna que du sang et on fit le diagnostic de péritonite tuberculeuse alors qu'il s'agissait d'un sarcome du rein. On se souviendra que la tumeur du rein est beaucoup plus nette, a des contours plus précis, est plus mobile, au moins au début.

Les *tumeurs de l'ovaire* sont exceptionnelles chez l'enfant; elles existent cependant; leur diagnostic se fera comme chez l'adulte; à défaut d'exploration vaginale, on pourra quelquefois recourir au toucher rectal. Allingham, Cullen ont cru à des kystes de l'ovaire alors qu'il s'agissait de tumeurs du rein développées chez des enfants. Enfin, on a pu prendre des *abcès du psoas*, des *abcès périnéphrétiques*, etc., pour des tumeurs du rein.

Le siège du néoplasme étant localisé dans le rein, il n'est guère que l'*hydronéphrose* qui puisse être mise en discussion : elle est assez fréquente chez l'enfant et forme une tumeur quelquefois volumineuse et se développant comme un néoplasme. Il ne faut pas trop compter sur la fluctuation qui manque souvent; mais c'est ici que la ponction pourrait rendre quelques services; on se souviendra aussi que l'hydronéphrose se développe lentement et ne s'accompagne pas de modifications de l'état général; elle est quelquefois précédée de coliques néphrétiques et peut s'accompagner de modifications de volume très caractéristiques.

Les *kystes hydatiques* du rein chez l'enfant sont de pures curiosités, de même que les *kystes congénitaux*; du reste les uns et les autres présentent des signes qui les rapprochent davantage de l'hydronéphrose que des tumeurs malignes.

Les *pyonéphroses*, qui peuvent se rencontrer, s'accompagnent d'urines purulentes, de phénomènes fébriles, de douleurs à la pression qui ne laisseront guère de doutes ; cependant, lorsque la tumeur est douloureuse, ne ballotte pas et détermine un certain mouvement fébrile, il est difficile de ne pas se tromper ; c'est ce qui est arrivé dans un cas d'Estor (Th. Marquez).

Enfin nous avons déjà indiqué les éléments du diagnostic pour la *tuberculose rénale*. Signalons encore que, dans bien des cas, la tumeur a été découverte tout à fait par hasard.

On voit, en somme, que le diagnostic différentiel, pour une tumeur du rein, ne doit guère porter que sur le foie à droite, la rate à gauche et la tuberculose péritonéale et ganglionnaire. Lorsqu'on sera assuré que le rein est bien le siège de la tumeur, on hésitera surtout entre tumeur maligne et hydronéphrose.

Après ce que nous avons dit de l'anatomie pathologique des tumeurs malignes du rein chez l'enfant, il est inutile, pensons-nous, de revenir sur l'impossibilité de reconnaître cliniquement la variété anatomique.

Un point de diagnostic beaucoup plus intéressant, c'est l'étude fonctionnelle du rein du côté opposé. En dehors de l'examen chimique de l'urine, deux moyens sont à notre disposition pour cela : le bleu de méthylène ou la phloridzine employés comme nous l'avons indiqué à propos des tumeurs de l'adulte, et les différents procédés pour recueillir séparément les urines des deux reins. Malheureusement, ces derniers moyens sont à peu près inapplicables chez l'enfant ; il faudra les remplacer par l'examen cystoscopique qui permettra d'abord de s'assurer de l'existence du rein du côté opposé et ensuite d'apprécier les caractères physiques de l'urine qui s'en écoule. Malheureusement, l'examen cystoscopique n'est pas toujours possible.

En ce qui concerne la propagation, les adénopathies, la généralisation, nous n'avons rien à ajouter à ce que nous en avons dit à propos des tumeurs de l'adulte, si ce n'est que ces complications sont plus rares chez l'enfant.

L'*incision exploratrice* est grave chez les enfants et ne doit être employée que très exceptionnellement. Nous relevons, dans notre statistique, quatre fois l'incision exploratrice (malades de Mauderlé, Walker, Baginsky et Brun) ; les quatre malades ont succombé consécutivement à l'opération.

Le pronostic ressort des considérations que nous avons présentées sur la durée de l'affection : il ne saurait être plus sombre.

CHAPITRE VI

TRAITEMENT

Depuis que Hueter extirpa, en 1876, un sarcome du rein chez une fillette de quatre ans, un grand nombre de néphrectomies ont été pratiquées chez l'enfant. Nous avons pu en réunir 155 cas, dont 123 opérés depuis 1890. Le nombre des opérations pratiquées en France est peu considérable, et jusqu'au travail publié par l'un de nous en 1898, on voyait la plupart de nos auteurs conseiller l'abstention. Cette conduite était basée sur ce que, chez l'enfant, le diagnostic est presque toujours posé très tardivement, et sur la foi de statistiques dont le taux de mortalité est effrayant :

Guillet. . . .	sur 15	néphrectomies . . .	9	morts.
Chevalier . .	— 25	— . . .	19	—
Fischer . . .	— 30	— . . .	14	—

A côté de cette énorme mortalité opératoire, on faisait valoir la courte survie des opérés ; c'est ainsi que la plus longue survie dans les cas de Fischer est de un an et demi.

A l'étranger, Kœnig, Hildebrandt, Döderlein, Ardle, Israël, etc., défendaient au contraire l'intervention, parce que la maladie conduit fatalement à la mort :

En 1894, Döderlein donne une mortalité de 40 pour 100 sur 49 opérés, et la même année, Ardle trouve sur 26 opérés 20 pour 100 de morts. En 1898, Albarran donne la statistique suivante :

	NOMBRE DES OPÉRÉS	GUÉRIS	RESTÉS GUÉRIS APRÈS PLUS D'UN AN	RÉCIDIVES	SANS NOUVELLES ULTÉRIEURES
De 1876 à 1890. .	34	16	0	16	4
De 1890 à 1897. .	63	50	11	27	12
TOTAL. . .	97	66	11	43	16

Dans l'ensemble, j'arrivais à un total de 97 cas avec une mortalité de 31, soit 30 pour 100, et je trouvais 11 malades guéris depuis plus d'un an après l'opération. En comparant la mortalité opératoire avant et après 1890, je trouvais pour la première période 52 pour 100 de mortalité et seulement 20 pour 100 pour la seconde.

Dans la même année, Lewy, sur 62 cas, trouve une mortalité opératoire de 28 pour 100, et Heresco, en ne comptant que les malades opérés de 1890 à 1897, trouve sur 40 enfants opérés 7 morts, soit 17 pour 100.

Nous avons de nouveau résumé les observations que nous avons pu trouver de 1890 à 1902 :

Nombre des cas opérés 122
Morts de l'opération. . . . . . . 30 = 24 pour 100.

Ces chiffres ne peuvent que donner une idée approximative de la gravité opératoire; en ajoutant aux malades dont l'observation a été publiée quelques cas inédits, dont très probablement un assez grand nombre de morts opératoires, on peut estimer que la néphrectomie pour tumeur du rein chez l'enfant, donne actuellement de 25 à 30 pour 100 de mortalité. L'amélioration des statistiques, très remarquable en comptant les cas avant 1890 et de 1890 à 1895, n'existe plus pour la période de 1895 à 1902. Nous trouvons en effet :

De 1876 à 1890 : 34 cas . . 18 morts = 52 pour 100.
De 1890 à 1895 : 32 cas . . 7 morts = 21 pour 100.
De 1895 à 1902 : 90 cas . . 23 morts = 25 pour 100.

En réalité, dans ces dernières années, les cas de mort ont été plus nombreux, ce qu'on peut expliquer par la publication intégrale de plusieurs statistiques, et parce que des malades jugés autrefois inopérables ont été opérés.

1° **Gravité suivant la voie opératoire.** — Dans le relevé de 1898, Albarran trouvait :

Voie lombaire . . . . . . 29 pour 100 de mortalité.
Voie abdominale . . . . . 21 pour 100 de mortalité.

Heresco, en ne comprenant que les malades opérés de 1890 à 1897, trouve :

Voie lombaire . . . 6 cas, 0 morts = 0 pour 100.
Voie abdominale. . 34 cas, 7 morts = 20 pour 100.

Notre statistique actuelle s'étendant de 1890 à 1902 nous donne :

Voie lombaire. . . 24 cas, 7 morts = 28 pour 100.
Voie abdominale. . 77 cas, 20 morts = 26 pour 100.

Les chiffres de notre statistique actuelle concordant avec ceux que nous avions obtenus autrefois, nous permettent de dire que, chez l'enfant, l'opération transpéritonéale est moins grave que l'opération par la voie lombaire. Cette différence se comprend si on réfléchit que, chez l'enfant, on opère souvent des néoplasmes très volumineux et que, dans ces conditions, l'opération extrapéritonéale est très laborieuse.

2° **Gravité suivant l'âge.** — Les plus jeunes enfants opérés n'avaient que six mois. L'opération peut très bien réussir chez les très jeunes : parmi les 41 qui étaient âgés de deux ans et au-dessous, nous trouvons 5 morts opératoires et 36 guérisons; 7 d'entre eux étaient bien portants, de six mois à trois ans après l'opération.

3° **Gravité suivant le volume.** — Le très grand volume de la tumeur aggrave l'opération, mais on peut réussir même dans les cas de très grosse tumeur ; quelques enfants ayant de très volumineux néoplasmes ont été revus bien portants assez longtemps après l'opération.

4° **Récidives.** — *Fréquence.* — Nous avons vu que dans les anciennes statistiques, on ne trouvait guère de malades exempts de récidive. Fischer ne parle que d'un cas, Döderlein en compte 5. Même en 1897, Albarran ne trouve que 11 malades ayant vécu plus d'un an après l'opération et deux seulement dépassaient un an et demi. Dans la statistique d'Heresco, nous trouvons (de 1890 à 1897) :

Opérés	55
Renseignements ultérieurs sur	24
Morts de récidive	16
Revus bien portants	8

Sur ces 8 malades, il y en a 4 chez qui la guérison se maintient de trois à six ans et demi après l'opération.

Voici les chiffres que nous obtenons chez les malades opérés de 1890 à 1902 :

Opérés	122
Morts de l'opération	30
Morts de récidive	42
Morts d'autres maladies	2
Revus bien portants	23
Sans nouvelles ultérieures	25

Pour juger de la fréquence réelle des récidives, il faut ajouter aux 42 malades qui figurent ci-dessus et chez lesquels la récidive a été constatée, un grand nombre d'autres parmi ceux qui ont été revus bien portants dans un délai qui n'est pas suffisamment éloigné de l'opération ; de même parmi les malades qui n'ont plus donné de leurs nouvelles il doit y avoir un certain nombre de récidives.

Nous verrons bientôt, en analysant les cas de guérison, que le nombre de récidives parmi les malades qu'on a revus guéris ou dont on n'a pas de nouvelles peut être estimé à 33 : en ajoutant ces 33 malades aux 42 dont la récidive a été constatée, nous avons un total de 75 récidives probables sur les 92 malades qui ont survécu à l'opération, soit 81 pour 100.

La proportion de 81 pour 100 de récidives parmi les malades qui ne succombent pas à l'opération est énorme. En ajoutant aux cas de mort opératoire les morts de récidive, nous trouvons l'effrayante mortalité générale, pour les tumeurs du rein opérées chez l'enfant, de 86 pour 100. Nous avons vu que chez l'adulte elle peut être estimée de 70 à 80 pour 100.

Époque de la récidive. — Notre statistique nous donne :

Dans les 6 premiers mois.	29	récidives.
De six mois à 1 an	10	—
A 3 1/2 ans	1	—
A 4 —	1	—
A 5 —	1	—
Total. . . .	42	

On voit que, comme chez l'adulte, la presque totalité des récidives se voit dans la première année, mais que, dans certains cas, la récidive peut être très tardive. Elle a été observée après 3 ans 1/2 par Abbe, chez un enfant âgé de 2 ans qu'il opéra pour un adénosarcome. Un autre malade du même auteur présentait, 4 ans après l'opération, des symptômes faisant penser à la récidive dans le rein du côté opposé. Dans le cas de Perthes, il s'agit d'un enfant âgé de 9 ans qui depuis 4 ans déjà avait une tumeur abdominale lorsqu'on pratiqua la néphrectomie ; 5 ans après l'opération il mourut de récidive.

Les observations que nous venons de citer doivent nous imposer une grande réserve dans l'appréciation des résultats éloignés de la néphrectomie pour tumeur du rein chez l'enfant.

5° **Survie après la néphrectomie.** — Nous avons dit que sur les 121 cas d'opérations pratiquées de 1890 à 1902, nous avons :

Morts opératoires.	30
Morts de récidives	42
Revus bien portants	23
Sans nouvelles ultérieures.	25

Parmi les 23 malades revus bien portants, nous trouvons[1] :

Revus bien portants,	de quelques mois à 2 ans,	après l'opération.	16
—	3 ans	—	5
—	4 à 11 ans	—	4

Les malades ayant atteint ou dépassé 3 ans de survie en bon état sont les suivants :

1. Je ne donne pas le cas de Döderlein et Birch-Hirschfeld qu'Heresco fait entrer dans sa statistique, parce qu'il s'agissait d'une tumeur périrénale ; 5 ans après l'opération, cet enfant était en bonne santé.

AUTEURS	AGE DU MALADE	TEMPS DE SURVIE	NATURE DE LA TUMEUR
Schmidt	6 mois.	3 ans.	Sarcome.
Warthin.	13 mois.	3 ans.	Hypernéphrome.
Munus	9 mois.	3 ans.	Adénosarcome.
Küster	9 mois.	4 ans.	Carcinome.
Abbe.	13 mois.	6 ans 1/2.	Rhabdomyosarcome.
Israël.	6 ans.	7 ans 1/2.	Sarcome.
Israël.	14 ans.	11 ans.	Sarcome.

Je ferai remarquer que les longues guérisons ont pu être obtenues même chez des enfants opérés lorsqu'ils n'avaient que 6 ou 9 mois.

Je noterai aussi, en ce qui regarde le volume de la tumeur, que, si dans le cas de 11 ans de survie d'Israël, la tumeur n'avait que le volume d'une cerise, le petit malade d'Abbe, qui était bien portant 6 ans 1/2 après l'opération, était porteur d'une énorme tumeur pesant 7 livres et demie alors que l'enfant n'était âgé que de 13 mois.

Parmi les malades opérés, quels sont ceux qui peuvent être considérés comme guéris radicalement?

Nous avons vu les récidives survenir jusqu'à 3, 4 et 5 ans après l'opération. Tous les malades qui ont été revus avant ce délai de 5 ans peuvent être soupçonnés de récidive ultérieure et nous ne pouvons parler avec grande probabilité de guérison radicale que pour les malades revus bien portants plus de 5 ans après l'opération. Parmi les opérés il en est 4 qui ont été vus en bonne santé de 4 à 11 ans après l'opération : il est légitime de penser qu'ils resteront guéris.

Quels sont les autres guéris probables parmi les 23 autres malades revus bien portants? Nous ne pouvons répondre à cette question que par un calcul de probabilité. Parmi ces 23 malades, 16 ont été vus bien portants de quelques mois à 2 ans après l'opération. Le total des malades revus jusqu'à 2 ans est de 62 dont 39 sont morts de récidive, soit le 62 pour 100 : il est probable que sur les 16 malades dont nous parlons, la même proportion de 62 pour 100 succombera = 11 ; il ne nous reste que 5 guéris probables sur 16 malades. Il est 3 autres enfants qui ont été vus en bon état 3 ans après l'opération ; on peut estimer que l'un d'entre eux récidivera et que les 2 autres resteront guéris.

Quel est le sort ultérieur probable des 25 malades guéris de l'opération et qui n'ont pas été revus ? Nous pouvons penser qu'ils se comporteront pareillement à ceux dont nous avons des nouvelles. Ceux-ci sont au nombre de 62 parmi lesquels 11 seulement paraissent avoir guéri ; la même proportion appliquée à nos 25 cas sans nouvelles nous donne 5 guéris probables.

D'après ces calculs, les guérisons définitives probables seraient :

	Malades.	Guérisons définitives probables.
	—	—
Vus bien portants, de 4 à 11 ans après l'opération	4	4
Vus bien portants, 3 ans après l'opération.	3	2
Vus bien portants, de quelques mois à 2 ans après l'opération.	16	5
Guéris de l'opération et non revus. . . .	25	4
Total.		15

Ces 15 guérisons définitives probables mises en regard des 122 opérations ne nous donnent que 12 pour 100 de guérisons, chiffre très inférieur à celui que nous avons trouvé chez l'adulte. Nous avons vu en effet que chez les adultes, la proportion de guérisons définitives probables peut être évaluée à plus de 20 pour 100.

6° **Indications opératoires.** — La possibilité de la guérison définitive des néoplasmes du rein chez l'enfant nous paraît indiscutablement démontrée ; la légitimité de l'intervention est justifiée d'une manière générale.

Préciser les indications et les contre-indications opératoires est œuvre impossible dans l'état actuel de nos connaissances. Il me suffira de dire que ni le très jeune âge des malades, ni le volume énorme de la tumeur ne constituent des contre-indications absolues. C'est dans l'étude des conditions générales du petit malade que le chirurgien trouvera le guide le plus sûr.

TROISIÈME PARTIE

NÉOPLASMES PRIMITIFS DU BASSINET ET DE L'URETÈRE

Nous croyons devoir décrire dans un seul chapitre les néoplasmes primitifs du bassinet et de l'uretère. L'anatomie pathologique et les caractères cliniques des néoplasmes siégeant dans l'uretère proprement dit ou dans le bassinet, ne sauraient être décrits séparément sans de constantes redites. D'ailleurs les néoplasmes siègent fréquemment à la fois dans le bassinet et dans l'uretère. Nous nous limiterons à indiquer les particularités cliniques et anatomiques que présentent ces tumeurs suivant qu'elles siègent plus ou moins haut.

Les néoplasmes primitifs du bassinet et de l'uretère sont des tumeurs rares. Nous avons pu pourtant en réunir 65 observations inédites ou déjà publiées avec plus ou moins de détails sans compter plusieurs autres cas qui nous paraissent douteux[1]. Parmi ces 65 cas il en est 5 que l'un de nous a personnellement étudiés.

Mentionnées depuis Rayer, qui en donne 2 observations, ces néoplasies ont été plus complètement décrites par Lancereaux, Dickinson et Drew. Plus récemment Pantaloni et Poll ont étudié, dans de bons travaux, les formes papillaires. L'un de nous a publié un travail plus complet dans le *Traité de Chirurgie* de Le Dentu et Delbet et dans une autre publication, en 1900, a réuni jusqu'à 43 cas de tumeurs primitives du bas-

1. Nous paraissent douteuses les obs. 4 et 5 de Cattani et celle de Collina; malgré la structure papillaire et les cellules cylindriques de ces néoplasmes, les auteurs ne signalent pas l'envahissement du bassinet et leur attribuent une origine canaliculaire.

sinet et de l'uretère qui ont permis une étude d'ensemble. En 1901, Morris consacre à ces néoplasmes un excellent chapitre.

Les variétés histologiques jusqu'ici décrites dans le bassinet et l'uretère sont : les papillomes et épithéliomes, les endothéliomes, les sarcomes et les rhabdomyomes. Nous étudierons séparément d'un côté les tumeurs épithéliales (papillomes et épithéliomes) et d'un autre côté les néoplasmes mésodermiques (endothéliomes, sarcomes, myxomes et rhabdomyomes).

NÉOPLASMES ÉPITHÉLIAUX

CHAPITRE PREMIER

ANATOMIE PATHOLOGIQUE

Une première division s'impose au point de vue de la structure : les néoplasmes épithéliaux du bassinet et de l'uretère peuvent être papillaires ou non papillaires. Parmi les tumeurs papillaires les unes sont de simples papillomes bénins, les autres des néoplasies malignes n'ayant avec les premières qu'une grossière analogie de structure : la limite entre le papillome vrai et l'épithélioma papillaire est souvent difficile ou impossible à saisir, parce que la même tumeur qui pendant son évolution est d'abord un papillome, peut se transformer plus tard en épithéliome. Nous étudierons ces transformations, mais nous croyons qu'il est légitime aujourd'hui de séparer dans la description anatomique des tumeurs épithéliales du bassinet trois groupes distincts : les papillomes, les épithéliomas papillaires et les épithéliomas non papillaires.

I. — Papillomes.

Parmi les 54 tumeurs épithéliales primitives du bassinet et de l'uretère que nous avons réunies, 22 paraissent être de vrais papillomes; plusieurs autres cas décrits par leurs auteurs comme des papillomes n'étaient en réalité que des néoplasies en voie de transition épithéliomateuse. Les observations de papillomes vrais sont celles de Rayer, Lebert, Lancereaux, Murchison, Neelsen; les cas de Guy's Hospital, de Kohlrath, Roberts et Morgan, Kauffmann, Jebens, Thornton, Le Dentu et Albarran, Fenwick, Heresco, Ricard, Albarran, Roux : probablement aussi étaient des papillomes les tumeurs de Hebb, Kellock, Gould, Billroth et un cas du musée de University College.

1° **Siège.** — Les papillomes se développent primitivement au niveau du bassinet et plus rarement ils débutent dans l'intérieur de l'uretère : fréquemment une tumeur née dans le bassinet se propage à l'uretère.

Dans les 9 observations de Lebert, Guy's Hospital, Murchison, Roberts et Morgan, Kellock, Gould, University College, Billroth et Ricard, le bassinet était le siège du néoplasme qui ne se propageait pas à l'uretère. Dans les 7 cas de Rayer, Kohlrath, Lancereaux, Thornton, Fenwick, Roux et Hebb, le bassinet et l'uretère étaient atteints en même temps.

La localisation primitivement urétérale des papillomes est notée dans les 6 observations de Neelsen, Kauffmann, Jebens, Albarran et Le Dentu, Heresco et Albarran; sauf dans le cas de Jebens où la tumeur siégait à 9 centimètres de la vessie, on voit de préférence la localisation aux deux extrémités du conduit : dans le cas de Neelsen à l'extrémité supérieure et au niveau de l'orifice urétéral, dans celui de Kauffmann à la partie inférieure de l'uretère et au niveau de l'orifice dans la vessie; dans celui de Le Dentu et Albarran aux deux extrémités supérieure et inférieure de l'uretère avec intégrité de la partie moyenne; dans ceux d'Heresco et d'Albarran à l'extrémité inférieure de l'uretère. Lorsque la tumeur née dans le bassinet se propage à l'uretère, l'invasion du conduit peut se limiter à sa partie supérieure (cas de Kohlrath, de Rayer, de Thornton) ou s'étendre à toute la muqueuse urétérale (Lancereaux, Fenwick, Hebb).

2° **Nombre, aspect.** — La muqueuse du bassinet ou de l'uretère peut être simplement couverte de fines villosités dont les touffes plus serrées constituent par places de petites tumeurs. Plus souvent on trouve plusieurs néoplasmes distincts, s'implantant sur la muqueuse par un pédicule et s'épanouissant en forme de chou-fleur; à côté d'une masse principale on trouve d'autres tumeurs plus ou moins développées que séparent des intervalles de muqueuse saine. Examinés sur place, les néoplasmes forment des masses molles, mamelonnées, rouges ou grisâtres, dont la surface est glissante comme si elle était recouverte de mucus. Lorsqu'on plonge la pièce dans l'eau, on voit que ces tumeurs sont constituées par des masses arborescentes, ramifiées, papillaires : ce n'est qu'après immersion dans l'eau qu'on peut voir les fines villosités, parfois fort longues, qui tapissent la muqueuse sans constituer de véritables tumeurs.

D'autres fois les tumeurs papillaires ressemblent à de petits polypes pédiculés dont la surface est plus ou moins irrégulière ; ces tumeurs pédiculées et non villeuses paraissent être assez souvent uniques.

3° **Propagation.** — Les tumeurs qui conservent la structure papillaire simple, sans transformation épithéliomateuse, sont des néoplasies bénignes qui n'infiltrent pas les parois des conduits et n'envahissent pas le système ganglionnaire. Elles ne peuvent se propager que le long de la muqueuse urinaire, par véritable greffe des parcelles détachées de la tumeur principale. Nous avons vu la fréquence de l'envahissement direct de l'uretère par progression d'un papillome du bassinet et nous avons dit que, parfois, les touffes néoplasiques siègent dans la partie supérieure et inférieure de l'uretère avec intégrité de la partie moyenne. Parfois encore la vessie elle-même est envahie lorsque le bassinet seul est pris, comme dans le cas de Murchison, ou, comme dans celui de Neelsen, lorsque la tumeur primitive siège au niveau de la partie supérieure de l'uretère. L'envahissement vésical peut d'ailleurs se voir par propagation directe comme dans l'observation de Kauffmann.

Nous verrons, en étudiant les épithéliomas papillaires, que dans cette variété de tumeur on peut observer aussi le long de la muqueuse de l'uretère et jusque dans la vessie des formations néoplasiques secondaires avec intégrité d'une portion de la muqueuse entre ces néoplasmes et ceux qui siègent plus haut.

A côté de la propagation par continuité nous devons admettre de véritables greffes néoplasiques, analogues à celles qu'on observe parfois dans les tumeurs de la vessie et qu'on trouve particulièrement dans les néoplasmes villeux. L'un de nous[1] a insisté autrefois sur ces greffes des néoplasmes vésicaux, qui s'observent au niveau où la muqueuse saine se trouve en contact avec la tumeur. On comprend facilement que dans les tumeurs du bassinet et de l'uretère, les cellules néoplasiques entraînées par l'urine puissent se greffer dans toute l'étendue de l'uretère, ou que, arrêtées seulement au niveau du point rétréci du conduit qui correspond à son entrée dans la paroi vésicale, ce soit à ce niveau que se développe la tumeur secondaire. Chez ces malades, d'ailleurs, la greffe est d'autant plus facile que l'existence même du néoplasme primitif démontre la vitalité anormale des épithéliums.

4° **Structure.** — Les papillomes du bassinet et de l'uretère, très analogues à ceux de la vessie, sont, presque toujours, des tumeurs villeuses, formées par un axe conjonctif ramifié qui constitue la charpente de la tumeur; recouvrant les villosités, une couche épithéliale d'épaisseur variable complète le néoplasme.

L'axe conjonctif est en continuité directe avec le tissu sous-muqueux du bassinet ou de l'uretère, et contient parfois, près de son point d'implantation, des cellules musculaires lisses; dans ce tissu conjonctif, et se ramifiant avec lui, montent des vaisseaux sanguins fort développés, à parois très minces. Dans les plus fines villosités, le capillaire central peut être très dilaté, et ne se trouve guère séparé de l'épithélium de revêtement que par de minces fibrilles conjonctives. La couche épithéliale de revêtement présente une épaisseur très variable; entourant un axe conjonctif mince, on voit par places plusieurs assises de cellules épithéliales; ailleurs, ces cellules se sont desquamées, et la villosité avec ses divisions apparaît à nu. Les cellules épithéliales sont allongées, de forme cylindrique plus ou moins régulière; certaines d'entre elles, surtout dans les couches les plus profondes, présentent un prolongement caudal filiforme.

Lorsqu'on examine histologiquement ces tumeurs, on peut parfois rencontrer, suivant les incidences de la coupe, des amas épithéliaux qui peuvent faire croire à une transformation maligne : une étude attentive de la pièce suffit presque toujours à éviter l'erreur. On commettra plus facilement l'erreur inverse

1. Albarran. *Les tumeurs de la vessie*, Paris, 1892.

en qualifiant de papillome simple une tumeur épithéliomateuse papillaire parce qu'on n'aura pas examiné un nombre suffisant de coupes. Dans d'autres cas, plus rares, les tumeurs de l'uretère présentaient la structure des adéno-papillomes. Il en était ainsi dans le cas d'Heresco, dans celui de Jona (petite tumeur trouvée à l'autopsie dans un uretère surnuméraire, et dans la 2e observation d'Albarran (fig. 92). Dans la profondeur du tissu conjonctif on voit des tubes glandulaires coupés trans-

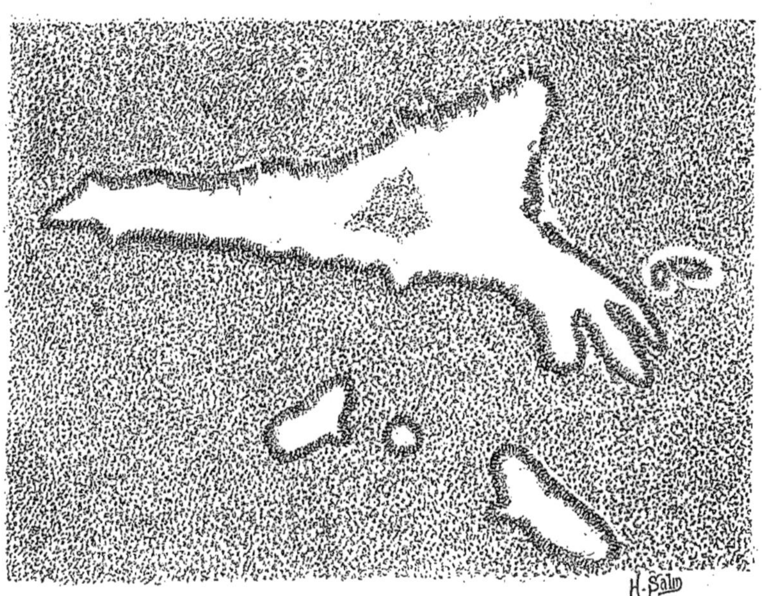

Fig. 92. — Adénome papillaire de l'uretère. Extirpation par Albarran (n° 21 du tableau).

versalement, dilatés parfois, un peu ramifiés et sinueux. De la périphérie de ces tubes on voit partir des papilles conjonctives qui repoussent la membrane propre des glandes et forment ainsi des excroissances papillomateuses ou filiformes dans l'intérieur des glandes. Ces excroissances sont tapissées d'un épithélium cylindrique et, par places, presque cubique.

Nous ne connaissons pas d'observation d'adéno-papillome du bassinet, mais Grohé décrit deux cas de carcinome adénomateux qui siégeaient dans le bassinet sans envahir l'uretère. Ces faits présentent une grande importance parce qu'ils établissent la transition entre l'adénome bénin et le cancer.

II. — Épithéliomas papillaires.

Sur 54 tumeurs épithéliales primitives du bassinet et de l'uretère, 16 étaient des épithéliomas papillaires. Ce sont les

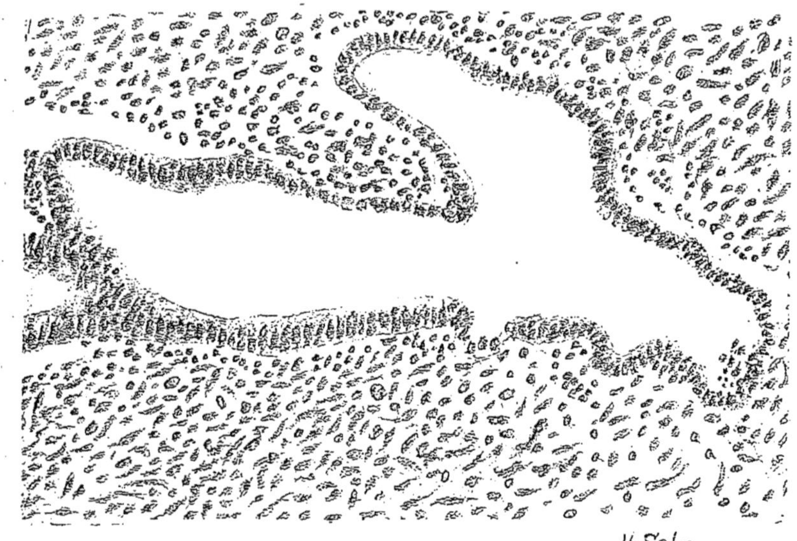

Fig. 93. — Adénome papillaire du bassinet. Même cas que fig. 92. Un tube épithélial vu à un fort grossissement.

cas de Rayer (2e), Drew, Poll, Battle, Toupet et Guéniot, Pantaloni, Albarran (3e), Albarran (4e), Jona, Volcker, Reynès, Grohé (1er), Grohé (2e), Israël (1er), Israël (2e), Jones.

1° **Siège.** — Comme les simples papillomes, les épithéliomas papillaires peuvent siéger exclusivement dans le bassinet ou dans l'uretère, ou envahir à la fois ces deux conduits.

On ne trouvait de néoplasmes que dans le bassinet dans les 8 observations de Rayer (2e), Pantaloni, Albarran (3e), Albarran (4e), Battle, Grohé (1re), Grohé (2e) et Jones.

Tous ces cas ne sont pas absolument probants. Chez les malades opérés qui n'ont pas été revus, les propagations de la tumeur aux parties inférieures de l'uretère peuvent passer inaperçues : c'est ainsi que Reynès avait cru extirper complètement une tumeur qui n'envahissait que le bassinet, alors que plusieurs mois plus tard une récidive au niveau de l'embouchure de l'uretère dans la vessie vint démontrer l'existence d'un autre noyau à ce niveau. Chez un de ses malades, Israël extirpa le rein et vit, un an après, la récidive au niveau de la vessie et de l'uretère. De même, chez le malade de Fenwick, la récidive se fit dans l'uretère. Le bassinet et l'uretère étaient pris à la fois dans les observations de Rayer (2e), Drew, le deuxième cas d'Israël et celui de Poll.

Dans les trois premiers de ces quatre cas, non seulement tout l'uretère était envahi mais la vessie elle-même présentait des végétations. Chez le malade de Poll le néoplasme s'arrêtait dans l'uretère près de la vessie. La tumeur était exclusivement limitée à l'uretère dans les observations de Toupet et Gueniot, de Volcker et de Jona. Chez le premier de ces malades le néoplasme envahissait l'orifice urétéral du bassinet, laissait ensuite une portion du conduit parfaitement indemne et recommençait plus bas. Dans les cas de Jona et de Volcker la tumeur siégeait primitivement dans la portion inférieure de l'uretère.

2° **Nombre, aspect.** — Les épithéliomas papillaires peuvent présenter la même apparence que les simples papillomes (fig. 94), quoiqu'ils paraissent généralement être moins finement villeux et plus largement implantés; l'examen histologique très attentif de différentes parties de la tumeur peut seul éviter dans ces cas l'erreur de diagnostic.

D'autres fois la tumeur forme dans une partie quelconque une masse dure, un noyau franchement cancéreux, que recouvrent des végétations plutôt en forme de chou-fleur que de fines papilles. Dans certains cas, la tumeur présente à l'œil nu l'aspect d'un cancer végétant, ou même d'une tumeur du rein, et sa structure papillaire ne peut être reconnue que par un examen très attentif ou seulement à l'étude microscopique. C'est ainsi que lorsque, après l'avoir extirpée, j'ouvris la tumeur représentée figure 94, je crus d'abord qu'il s'agissait d'un cancer du rein ayant secondairement envahi le bassinet. La coupe du parenchyme rénal était parsemée de gros noyaux grisâtres d'aspect encéphaloïde ; mais une étude plus attentive me fit voir que la tumeur était née dans le bassinet et avait pénétré dans les calices largement dilatés pour s'infiltrer jusque dans le tissu rénal ; dans certaines cavités de calices dilatés on voyait encore nettement à l'œil nu la disposition papillaire ; on la reconnaissait presque partout au microscope.

3° **Structure.** — Dans la plupart des cas les portions non papillaires de la tumeur présentent la structure d'un épithé-

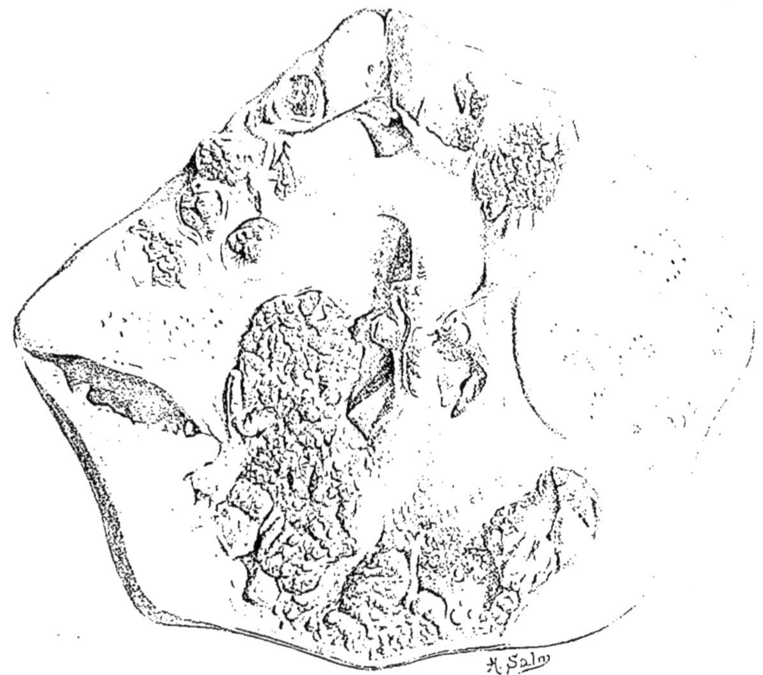

Fig. 94. — Épithélioma papillaire du bassinet simulant un néoplasme du rein. Néphrectomie par Albarran (n° 34 du tableau).

lioma à cellules cylindriques, tandis que dans d'autres parties la structure est celle des papillomes. D'autres fois, au contraire, on croit avoir affaire à un papillome, mais dans un point quelconque, au niveau du pédicule surtout, on voit l'épithélium pousser de profonds prolongements qui s'insinuent entre les faisceaux conjonctifs et infiltrent à des distances variables la paroi du bassinet. Parfois encore on ne trouve pas l'infiltration épithéliale qui caractérise histologiquement la transformation maligne ; on ne voit que des villosités recouvertes de cellules épithéliales typiques comme dans un simple papillome et la récidive de la tumeur vient seule démontrer la véritable nature du néoplasme (cas de Pantaloni et de Reynès).

Il n'est pas rare que dans les portions de la tumeur qui sont du vrai cancer, la forme cylindrique des cellules finisse par disparaître; on voit alors un carcinome plus ou moins nette-

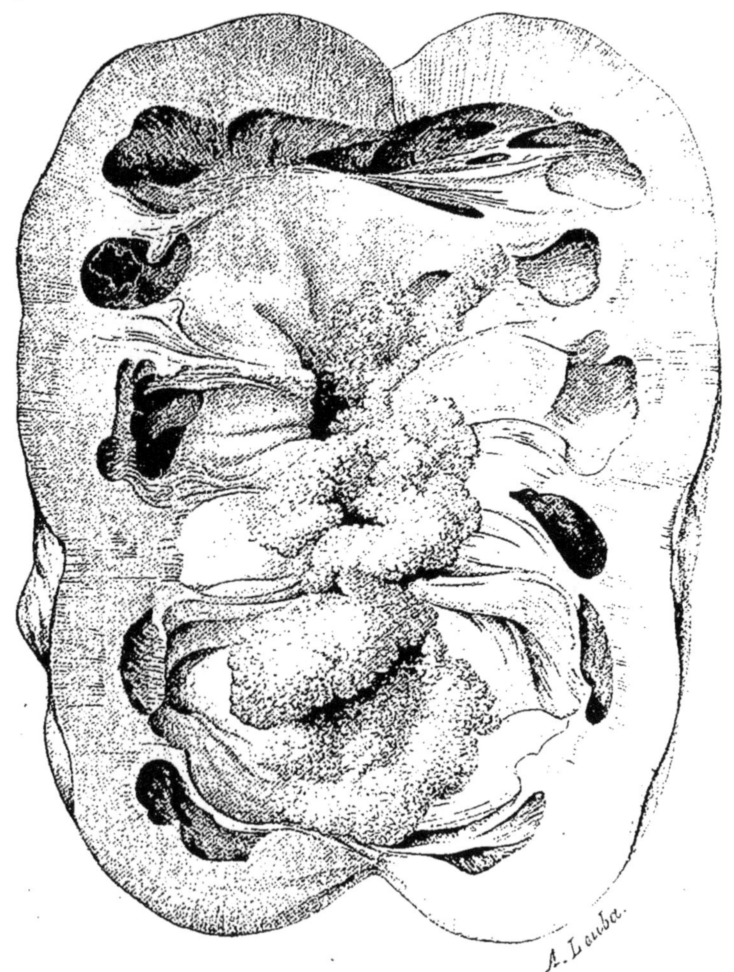

Fig. 95. — Épithélioma papillaire du bassinet : hématonéphrose. Néphrectomie par Albarran (n° 30 du tableau).

ment alvéolaire avec des cellules irrégulières. Dans quelques observations on note l'existence de formations canaliculaires tapissées de cellules cubiques donnant à la coupe la disposition caractéristique des adénomes, avec par places, la structure d'un adéno-carcinome (obs. de Grohé). Ces formes doivent être rapprochées des adéno-papillomes dont nous avons parlé plus haut.

4° **Propagation. Généralisation.** — Les épithéliomas papillaires sont des tumeurs malignes pouvant se propager par continuité aux tissus voisins, envahir les ganglions lymphatiques et se généraliser aux organes éloignés : ils peuvent en outre, à l'égal des papillomes, se greffer dans l'uretère au-dessous de leur point d'origine ou même dans la partie de la vessie qui avoisine l'orifice urétéral. Nous insisterons à nouveau sur la *propagation par greffe* dans la muqueuse urinaire. Dans les observations de Rayer, de Drew et dans les deux d'Israël, avec le bassinet, tout l'uretère était pris et la tumeur s'étendait jusque dans la vessie. Dans le cas de Reynès, le bassinet seul contenait des végétations, l'uretère paraissait sain : une récidive au niveau de l'orifice urétéral dans la vessie démontra plus tard la greffe à ce niveau. Il est à noter que dans l'observation de Reynès, la tumeur principale était un papillome alors que la greffe observée paraissait être épithéliomateuse : dans le cas de Drew, au contraire, le bassinet présentait un cancer papillaire alors que dans l'uretère et la vessie il n'y avait que des papillomes. Ces faits montrent bien la parenté de toutes les tumeurs papillaires et la transformation des papillomes en épithéliomes : nous y reviendrons.

Le *propagation par continuité* se voit notamment le long de l'uretère, dans le bassinet lui-même ou dans la vessie.

La *propagation au rein* a été observée dans plusieurs cas. Il s'agit au début d'une simple dilatation des calices due à l'hydronéphrose concomitante et à la propagation de la tumeur dans les calices ainsi dilatés (fig. 94) ; à la coupe du rein on peut croire à l'existence de noyaux parenchymateux, mais on arrive à déterminer que ces noyaux ne sont pas situés dans le parenchyme rénal lui-même, mais bien dans les calices dilatés. Plus tard le néoplasme pousse des prolongements dans l'intérieur du parenchyme rénal : il en est ainsi dans l'observation de Drew, dans laquelle on voit la tumeur infiltrer le rein de noyaux néoplasiques. Dans une observation personnelle, presque tout le rein était envahi par l'épithélioma ; dans les deux observations de Grohé et dans la deuxième d'Israël on note aussi la propagation au rein.

L'*envahissement ganglionnaire* est indiqué dans plusieurs observations d'épithéliomas papillaires. Dans le second cas de Rayer, les ganglions mésentériques étaient cancéreux. Le malade de Drew avait des ganglions envahis le long de l'aorte, et la même propagation est notée par Valcker. Dans la 2e observation de Grohé une masse ganglionnaire comprimait et coudait l'uretère. Chez le malade de notre 4e observation, nous extirpâmes un paquet de ganglions adhérents à la veine cave.

La généralisation au foie est notée par Rayer et par Valcker dont le malade présentait aussi des noyaux *pulmonaires*.

5° **Transformation des papillomes en épithéliomes.** — Il ne nous paraît pas douteux que, à l'égal des papillomes de la vessie, ceux de l'uretère et du bassinet ne puissent se transformer en épithéliomas. L'un de nous a longuement insisté, à propos des tumeurs de la vessie, sur la fréquence de cette transformation : l'étude clinique pouvait la faire prévoir par la longue évolution de quelques cancers; l'examen histologique nous l'a démontrée.

Parmi les observations de tumeurs papillaires du bassinet et de l'uretère nous en trouvons plusieurs qui sont intéressantes à étudier au point de vue de la transformation des papillomes en épithéliomes.

Dans le cas de Battle les premiers symptômes remontaient à 6 ans et demi : dans une première opération les villosités du bassinet enlevées par le grattage furent considérées, à l'examen histologique, comme provenant d'un simple papillome. Cette tumeur récidiva bientôt après, et on vit, le rein enlevé, qu'il s'agissait d'un épithélioma.

Plus intéressante encore est la tumeur du malade opéré par Pantaloni : les symptômes d'hydronéphrose remontaient à vingt-sept ans, et lorsque le rein fut enlevé, le soigneux examen de Pilliet ne fit voir que des papillomes; bientôt après la tumeur récidiva sous forme de cancer dans la cicatrice et se généralisa. Si, comme cela se voit dans un grand nombre de cas, on considère dans cette observation que l'hydronéphrose s'est développée consécutivement à l'obstruction de l'uretère par le néoplasme, il faut admettre que depuis plus de vingt-sept ans la tumeur existait; or, il est impossible de penser qu'un épithélioma ait eu une aussi longue évolution, et on doit se rattacher à l'hypothèse de transformation maligne d'un néoplasme qui, pendant longtemps évolua comme une tumeur bénigne.

Une des observations d'Albarran présente, au point de vue de ces transformations, un réel intérêt. La tumeur représentée figure 95 est, au point de vue histologique, un simple papillome arborescent recouvert d'épithélium cylindrique; mais dans un point du pédicule on remarque une infiltration récente de cellules épithéliales et, à ce niveau, le néoplasme prend les caractères de l'épithélioma. La transformation du papillome en cancer épithélial est vue au début, mais elle est indiscutable.

Dans l'observation de Reynès, il s'agit d'un malade opéré d'une tumeur du bassinet, se présentant sous forme d'abondantes végétations, occupant à la fois l'intérieur du rein (les calices dilatés, pensons-nous) et l'intérieur du bassinet. C'était une prolifération papillomateuse, sans envahissement du rein ni de l'uretère, sans ganglions engorgés; la tumeur avait à ce point l'apparence bénigne que l'auteur écrit : « Il est fâcheux que l'opération n'ait pas été faite plus tôt, car, si les lésions avaient été moins étendues, j'aurais pu me contenter de gratter, de curetter toutes les végétations, en conservant un rein dont le microscope montre l'intégrité parenchymateuse. » Or, dans ce cas, moins de deux ans après, on dut intervenir à nouveau pour une récidive épithéliomateuse envahissant l'orifice vésical de l'uretère.

Chez le malade de la 4e observation d'Albarran (n° 34 du tableau), nous voyons la tumeur débuter 11 ans 1/2 auparavant par des hématuries bien caractérisées; au moment de l'opération, la structure papillaire est reconnaissable encore, mais la tumeur est devenue un épithélioma malin infectant les ganglions et récidivant six mois après la néphrectomie.

L'observation de Drew présente aussi un grand intérêt. Dans le bassinet on trouva un carcinome propagé au rein et recouvert de villosités : dans l'uretère des touffes papillaires simples et au niveau de l'orifice vésical de l'uretère un gros papillome. Il est probable que la tumeur la plus ancienne est celle du bassinet; la disposition papillaire est encore conservée, mais déjà le néoplasme s'est transformé en épithélioma malin; plus bas dans l'uretère et la vessie, la néoplasie conserve encore ses caractères primitifs de papillome simple.

Chez le malade de Jones, comme chez celui de Battle, on enleva par le grattage les villosités du bassinet; 9 mois après on dut enlever le rein. Israël, dans sa première opération, enleva le rein pour une petite tumeur papillaire de la grosseur d'une cerise; un an après, récidive sous forme de tumeurs papillaires dans la vessie, et, plus tard encore, noyaux néoplasiques dans la cicatrice lombaire provenant du moignon urétéral.

La généralisation cancéreuse dans une tumeur paraissant être un simple papillome est encore démontrée par la remarquable observation de Roux (de Lausanne), étudiée par Tikhoff : en 1890, néphrectomie pour une tumeur villeuse du bassinet envahissant l'extrémité supérieure de l'uretère que l'examen histologique montre être un papillome; 10 *ans après*, en 1900, récidive locale et extirpation d'un noyau cancéreux alvéolaire; mort de généralisation.

Toutes ces observations démontrent que les papillomes du bassinet et de l'uretère peuvent se transformer en épithéliomas malins. Cliniquement on peut affirmer qu'il existe dans le bassinet et dans l'uretère des néoplasmes papillaires qui sont de vrais épithéliomas; ils peuvent récidiver sur place et se généraliser.

III. — ÉPITHÉLIOMAS NON PAPILLAIRES.

La fréquence de ces tumeurs est à peu près la même que celle des épithéliomas papillaires; nous avons pu en réunir seize observations. (Voir observations du n° 38 au n° 53). Dix fois le néoplasme siégeait exclusivement dans le bassinet (obs. de Rayer, Giordano, Wehr, Gaucher, Cattani, Hildebrandt, Hartmann, 2 cas de Kundrat, obs. personnelle, n° 42) : 4 fois l'uretère était envahi en même temps (cas de Hartmann, Kundrat, Hedenius et Waldeström, Wirsing). Dans deux autres observations la tumeur avait débuté par l'uretère sans envahir secondairement le bassinet (cas de Rundle et de Henckten).

1° **Siège.** — Il est analogue à celui des tumeurs précédemment étudiées, et nous devons encore ici noter la fréquence de l'envahissement primitif ou secondaire de l'uretère. Lorsque l'uretère est envahi secondairement à un cancer du bassinet, on peut observer la propagation par continuité du néoplasme, s'étendant parfois à presque tout l'uretère; c'est ainsi que dans le cas d'Hedenius et Waldeström il y avait plusieurs nodules dans le bassinet en même temps que tout l'uretère était envahi jusqu'à 1 centimètre de la vessie. Nous ne connaissons pas de cas de propagation qui puisse être attribuée à la greffe dans ces épithéliomas non papillaires.

Les cancers non papillaires du bassinet présentent l'aspect de nodosités infiltrant la paroi et plus ou moins saillantes dans la cavité qu'elles circonscrivent (fig. 96). Ces nodosités, uniques ou multiples, sont de couleur rouge ou grise, friables et même ulcérées, mais dans tous les cas elles donnent au toucher la sensation d'une tumeur dure, infiltrée. Lorsque l'uretère est envahi, il se présente sous la forme d'un gros cordon induré, à parois infiltrées par la masse néoplasique; à la coupe sa lumière centrale est très réduite, irrégulière, parfois difficile à trouver.

2° **Structure.** — C'est celle du carcinome alvéolaire (Heckten, Hartmann, Wirsing et Blix, Cattani, Hildebrandt, Albarran); plus rarement celle de l'épithélioma cylindrique (Giordano). L'épithélioma cylindrique correspond le plus souvent aux tumeurs papillaires épithéliomateuses (obs. de Toupet et Guéniot et obs. personnelle, n° 34).

Il existe une forme particulière de cancer du bassinet, l'*épithélioma pavimenteux*, encore très incomplètement étudiée. Kundrat a signalé cette variété d'épithélioma en décembre 1891, à la Société impériale des médecins de Vienne; nous n'avons malheureusement pu nous procurer que des résumés de sa communication[1]. Parmi les exemples cités par Kundrat se trouvent :

1° Un rein provenant d'un homme de 49 ans, ayant acquis le volume de la tête et adhérant à la rate; la partie supérieure du

1. On trouve des résumés du travail de Kundrat dans la *Semaine médicale*, 1891, p. 487, et dans l'*Internationale klin. Rundschau*, 1891, p. 1966. Le travail est signalé dans la *Wiener med. Wochenschrift*, 1891, p. 941, avec cette remarque : « Sera publié *in extenso* »; or, ni dans le même journal de 1891, ni dans celui de 1892, il n'en est fait mention. Je n'ai pas non plus trouvé ce travail dans d'autres publications.

rein présentait de la dilatation des calices; la partie inférieure était transformée en un néoplasme dur et blanc dont on pouvait exprimer les bouchons caractéristiques des cancers épidermoïdaux. Dans les calices se trouvait une pierre avec embranchements qui avait été probablement la cause de l'irritation.

2° Chez un homme de 73 ans, le rein droit était deux fois plus gros que normalement; il n'y avait pas de dilatation du bassinet

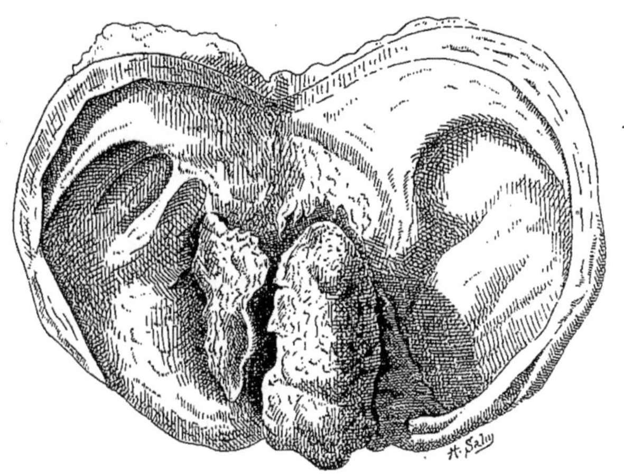

Fig. 96. — Épithélioma non papillaire du bassinet : hydronéphrose. (Albarran, n° 49 du tableau.)

ni des calices, mais le rein était si complètement dégénéré qu'il n'en restait que des traces. Le bassinet et les calices cancéreux étaient rétrécis et l'uretère infiltré dans l'étendue de 4 centimètres.

3° Le troisième cas, opéré par Billroth, a trait à un homme de 56 ans. Le rein était quatre fois plus gros que normalement et entouré d'une capsule et d'une enveloppe graisseuse très épaissies. Le rein était presque entièrement remplacé par le cancer épidermoïdal. Dans ce cas, le cancer s'était également propagé du bassinet et des calices au rein proprement dit.

Nous avons trouvé deux autres observations encore plus incomplètes qui pourraient être considérées comme des épithéliomas pavimenteux.

Dans l'observation de Battle (voir obs. 25), il est dit qu'on trouva dans le bassinet une tumeur villeuse, sans induration autour, occupant une surface d'environ 1 pouce et demi d'étendue. Au point de vue histologique, l'auteur se contente de dire que ces villosités, qu'il enleva à la curette furent « regardées par les anatomo-pathologistes comme un *carcinome squameux* ». Cette observation est pour le moins douteuse. Dans aucune autre on ne signale la présence de fines villosités lorsque l'épithélioma est pavimenteux, et pareille apparence macroscopique ne se retrouve pas dans les cancers squameux de la vessie.

L'examen histologique est encore très incomplet dans l'observation de Rundle (obs. 44). Il s'agit d'un néoplasme envahissant la partie inférieure de l'uretère droit, mesurant dans son plus grand diamètre 4 pouces et présentant les caractères de friabilité et de blancheur ordinaires dans les cancers pavimenteux. Les coupes microscopiques montrèrent que la tumeur était un épithélioma à cellules squameuses et que la couche musculaire de l'uretère était infiltrée dans une grande étendue.

Malgré la concision des détails histologiques, les observations de Kundrat et celle de Rundle démontrent l'existence des cancroïdes épidermiques du bassinet et de l'uretère. A première vue, on comprend mal la formation de semblables néoplasies dans la muqueuse tapissée de cellules allongées du bassinet et des uretères, mais nous savons par l'étude des leucoplasies que cet épithélium peut se transformer en épithélium pavimenteux analogue à celui de la peau. Rokitansky avait signalé la possibilité de cette transformation cholestéatomateuse et plusieurs auteurs l'avaient déjà décrite lorsque, dans un beau mémoire, Hallé la démontra définitivement. Plus récemment encore, une observation de Morris, étudiée anatomiquement par Targett, montre bien l'épidermisation de la muqueuse urétérale due à l'irritation chronique déterminée par le séjour prolongé de calculs. Dans la vessie, dont l'épithélium ne s'éloigne guère de celui du bassinet, on peut observer la transformation pavimenteuse cornée de l'épithélium, et Hallé a bien montré les phases successives qui peuvent conduire à la production de véritables épithéliomas cornés. Ces tumeurs cancroïdales pavimenteuses de la vessie ne sont pas absolument exceptionnelles; elles sont connues depuis l'observation de Sanders (1864); nous en avons nous-même donné quatre observations en 1892, et Hallé en a réuni plusieurs autres, dont quatre personnelles.

Connaissant d'un côté l'existence des leucoplasies du bassinet et de l'uretère et celle des cancroïdes pavimenteux dans ces conduits; sachant d'un autre côté que les leucoplasies vésicales, comme celles des autres muqueuses, peuvent se transformer en vrais cancroïdes cornés, nous sommes fondé à penser qu'un certain nombre de cancers pavimenteux du bassinet et de l'uretère ont pour point de départ une plaque leucoplasique.

3° **Propagation. Généralisation.** — Sur 16 observations de néoplasmes non papillaires de l'uretère et du bassinet nous trouvons 13 fois signalée la propagation aux organes voisins ou la généralisation, ce qui atteste la haute malignité de ces néoplasies. Dans 8 cas, le rein est envahi secondairement au bassinet : 2 fois la tumeur s'étend au tissu cellulaire périnéphrétique ou périurétéral, 3 fois au péritoine. La tumeur s'étendait à la vessie chez les malades de Henckten et de Rundle, au péritoine chez ceux de Gaucher et Wissing et Blix; les ganglions étaient pris dans les observations de Henckten et de Rundle; dans ce dernier cas, il y avait des noyaux dans les poumons et dans le foie, et on voyait des métastases dans le pancréas dans le cas de Gaucher et dans la plèvre chez le malade de Wehr.

4° **Lésions secondaires du rein dans les néoplasmes épithéliaux du bassinet et de l'uretère.** — Le développement d'une tumeur dans le bassinet rétrécit souvent l'ouverture supérieure de l'uretère; l'envahissement primitif ou secondaire de l'uretère aboutit toujours à une diminution plus ou moins considérable de son calibre qui gêne le libre cours de l'urine. Ces conditions mécaniques aboutissent à la rétention rénale d'urine avec dilatation du bassinet et des calices constituant l'*hydronéphrose*; souvent encore une quantité plus ou moins considérable de sang se trouve mélangée au liquide du bassinet, et la rétention rénale prend le nom d'*hématonéphrose*; la rétention d'urine ou de sang dans le bassinet peut s'infecter secondairement, et la transformation purulente du liquide constitue la *pyonéphrose*. Il est fréquent de trouver une de ces trois variétés de rétention rénale : hydronéphrose, hématonéphrose ou pyonéphrose, dans les néoplasmes du bassinet et de l'uretère.

Nous les trouvons notées dans 28 observations. En outre, dans 7 autres cas, la tumeur elle-même développant ses franges néoplasiques dans le bassinet et les calices dilatés finit par les remplir complètement; dans ces cas il n'y a pas, en réalité, de rétention rénale au moment où l'on examine la pièce, mais à une période antérieure de l'évolution de la maladie la rétention a existé. Il en fut ainsi dans les observations de Roberts et de Morgan, Lancereaux, Fenwick, Kellock, Israël, Reynès et dans notre 4e observation (fig. 94).

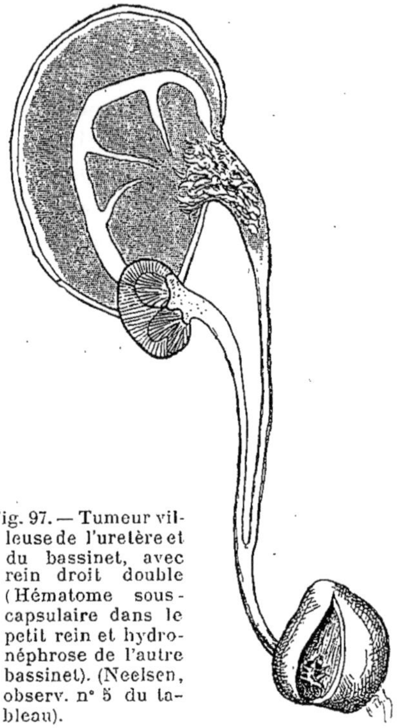

Hydronéphrose. — La plus fréquemment signalée des rétentions rénales accompagnant les néoplasmes du bassinet et de l'uretère est l'hydronéphrose: nous la trouvons signalée dans 19 observations dont 8 papillomes, 5 épithéliomas papillaires et 6 cancers non papillaires. Dans la remarquable observation de Neelsen le rein droit était double : dans l'uretère du rein supérieur un papillome détermina la formation d'une uronéphrose considérable (fig. 5).

Fig. 97. — Tumeur villeuse de l'uretère et du bassinet, avec rein droit double (Hématome sous-capsulaire dans le petit rein et hydronéphrose de l'autre bassinet). (Neelsen, observ. n° 5 du tableau).

Dans les examens histologiques du rein que nous avons pratiqués dans nos trois observations, nous avons noté que, sans trace d'infection, le parenchyme rénal présentait des lésions de sclérose plus marquées que dans les hydronéphroses ordinaires; les tubes urinifères eux-mêmes présentaient des épithéliums profondément altérés. Il y a longtemps que l'un de nous[1] a démontré que les lésions de sclérose accompagnent toujours les hydronéphroses, même complètement aseptiques;

1. ALBARRAN. *Le rein des urinaires.* Thèse Paris, 1889.

dans les tumeurs du bassinet ces lésions de néphrite diffuse avec sclérose sont plus accentuées, et nous croyons devoir les rapprocher en partie des lésions de néphrite diffuse qu'Albarran a trouvées dans les cancers du rein et qui semblent être en rapport avec l'élimination par le rein des toxines que la tumeur produit.

Hématonéphrose. — La rétention d'un liquide sanglant dans le bassinet et les calices distendus a été vue dans les observations

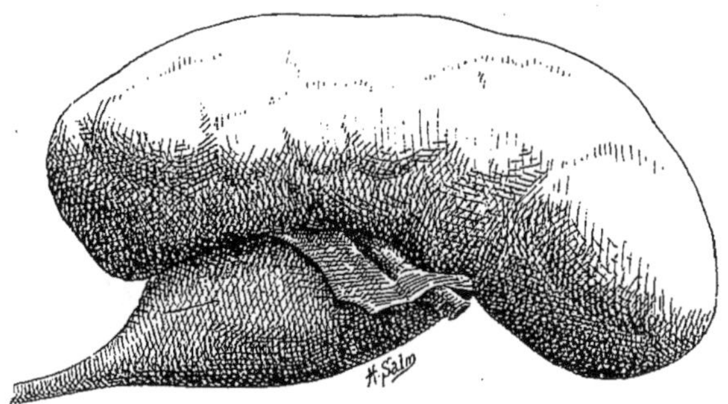

Fig. 98. — Épithélioma papillaire du bassinet : hématonéphrose. Néphrectomie par Albarran (même rein que dans figure 95, obs. n° 30 du tableau).

de Pantaloni, de Toupet et Guéniot et dans notre troisième observation personnelle (fig. 98), qui sont des cas d'épithélioma papillaire; elle est encore signalée dans trois cas de papillomes : ceux de Murchison, de Neelsen et de Ricard. On comprend d'ailleurs que la poche d'une hydronéphrose puisse, si elle est observée au moment d'une hémorragie, contenir du sang, et que, le sang évacué, elle redevienne, comme avant, simple hydronéphrose. L'hématonéphrose a d'ailleurs été fréquemment observée dans les cas de tumeurs primitivement rénales ayant secondairement envahi le bassinet, et nous verrons, à propos du diagnostic, que la rétention rénale sanglante peut encore s'observer en dehors de tout néoplasme.

Pyonéphrose. — Comme toutes les rétentions rénales, celles qui sont déterminées par les néoplasmes du bassinet peuvent s'infecter et devenir des pyonéphroses, l'infection se faisant dans la plupart des cas par la voie sanguine. Nous connaissons dans les tumeurs du bassinet trois observations de pyonéphrose, celles de Hartmann, de Drew et de Kauffmann; chez le malade de Battle il pouvait s'agir d'une infection du rein secondaire à une première intervention et non d'une vraie pyonéphrose. L'infection de la rétention rénale modifie beaucoup la physionomie clinique de la maladie, mais ne présente pas, au point de vue anatomique, des particularités dignes de remarque.

CHAPITRE II

ÉTIOLOGIE

L'étiologie des néoplasmes de l'uretère et du bassinet est aussi peu connue que celle des tumeurs du parenchyme rénal.

1° **Age**. — Tandis que les néoplasmes d'origine mésodermique sont beaucoup plus fréquents chez l'enfant, les tumeurs épithéliales n'ont été observées que chez l'adulte.

Voici comment se répartissent les 46 observations dans lesquelles l'âge des malades est indiqué :

De 20 à 30 ans	2 cas
De 30 à 40 ans	10 cas
De 40 à 50 ans	10 cas
De 50 à 60 ans	12 cas
De 60 à 70 ans	8 cas
De 70 à 80 ans	5 cas
De 80 à 90 ans	1 cas

La plus grande fréquence est de 55 à 65 ans ; avant 30 et après 70 ans les tumeurs du bassinet et de l'uretère sont absolument exceptionnelles. On ne peut établir aucune différence dans l'âge des malades suivant qu'il s'agit d'un papillome ou d'un épithéliome.

2° **Sexe**. — Les deux sexes sont atteints par les papillomes et épithéliomes sans aucune prédilection suivant la variété du néoplasme.

Dans l'ensemble, le sexe masculin est représenté par un plus grand nombre de cas : 35 hommes pour 11 femmes.

3° **Côté.** — 20 fois la tumeur siégeait à droite ; 13 fois à gauche et 2 fois les deux côtés étaient simultanément atteints ; nous avons vu que, chez les adultes, les tumeurs du parenchyme rénal sont encore plus exceptionnellement bilatérales.

4° **Coexistence avec des calculs.** — C'est une circonstance étiologique digne de remarque que la coexistence assez fréquente des calculs du bassinet avec les néoplasmes épithéliaux. Nous trouvons l'existence des calculs indiquée dans 8 observations sur les 53 de notre statistique : ce sont les cas de Thornton, Guy's Hospital, University College, Kauffmann, Albarran et Le Dentu, qui sont des papillomes, et ceux de Battle et Hartmann, qui sont des épithéliomes. Dans une des observations de Kundrat, plus haut mentionnées, on signale aussi la coexistence des calculs et d'un épithélioma pavimenteux du bassinet. Au total sur 53 néoplasmes épithéliaux du bassinet et de l'uretère, nous en trouvons 8, plus de 15 pour 100, accompagnés de calculs. Cette fréquence considérable des concrétions pierreuses fait penser que les calculs, par l'irritation chronique qu'ils déterminent, jouent un rôle dans le développement des néoplasies épithéliales. On comprend qu'il puisse en être ainsi lorsqu'on connaît la production des plaques de leucoplasie dans les vieilles lésions calculeuses de la vessie, du bassinet et de l'uretère et lorsqu'on sait que, dans les muqueuses urinaires comme dans les autres muqueuses, la leucoplasie peut ne représenter que le premier stade d'un vrai épithélioma.

La coexistence des calculs de la vessie avec les néoplasmes de cet organe n'est pas très rare, et, dans la vésicule biliaire, Frerichs signalait déjà l'action pathogène qu'exerçait, au point de vue des néoplasmes, la présence des calculs biliaires.

5° **Coexistence avec des vices de développement.** — Nous signalerons encore que, dans deux cas, des néoplasmes épithéliaux se sont développés dans des uretères congénitalement anormaux. Dans l'observation de Neelsen déjà citée, un uretère bifurqué aboutissant en haut à deux reins distincts présentait un papillome dans sa branche supérieure, près du bassinet, qui lui-même était envahi par le néoplasme.

Dans une autopsie, Jona trouva près de la vessie un petit diverticule de l'uretère de la grosseur d'une noisette : ce diverticule présentait la structure de l'uretère, modifiée surtout par le développement de l'élément épithélial. L'épithélium présentait en certains points de forts nodules qui s'avançaient dans la lumière centrale ou pénétraient dans la paroi sous forme de cordons pleins ou creux.

CHAPITRE III

SYMPTOMES

A l'égal des cancers primitifs du rein, les néoplasmes épithéliaux qui siègent dans le bassinet ou l'uretère se manifestent habituellement par trois grands symptômes : l'hématurie, la tumeur et la douleur. Ces symptômes présentent dans la plupart des cas les mêmes caractères que dans les néoplasmes du rein, et nous renvoyons, pour leur étude détaillée, à l'article sur les tumeurs du parenchyme rénal, page 223. Nous ne décrirons ici que les particularités qui ont été observées dans les néoplasmes épithéliaux du bassinet et de l'uretère.

1° **Hématurie.** — Le plus souvent l'hématurie est le premier phénomène en date : sur 32 cas dans lesquels le mode de début est indiqué, nous trouvons 12 fois signalée au début l'hématurie seule, trois fois le saignement en même temps que la douleur et une fois en même temps que l'on constatait l'existence d'une tumeur. Les caractères de l'hématurie sont généralement ceux de ce symptôme dans les tumeurs du rein ; c'est dire que le saignement, spontané dans son apparition, survient par crises de durée variable, qu'il colore uniformément l'urine, n'est pas modifiable par le repos et le mouvement, que souvent il est indolore et abondant.

Il n'est pas très rare que l'hématurie manque : sur 38 cas dans lesquels les symptômes sont indiqués nous en trouvons 8 où ce symptôme n'est signalé à aucun moment de l'évolution de la maladie.

Nous avons dit que, comme dans les néoplasmes du rein, souvent l'hématurie est indolore : il n'est pourtant pas rare qu'elle soit accompagnée de douleurs plus ou moins vives simulant parfois la colique néphrétique ; nous trouvons 16 fois sur 38 cette coexistence des douleurs et de l'hématurie.

Le saignement apparaît d'habitude sans cause appréciable et disparaît de même sans raison apparente ; cette spontanéité est un de ses meilleurs caractères ; exceptionnellement l'hématurie peut être augmentée par les exercices que fait le malade, comme cela arrivait chez le malade de Giordano.

L'intermittence de l'hématurie s'observe aussi bien dans les tumeurs du bassinet que dans celles du rein ou de la vessie et ne présente guère de valeur au point de vue du diagnostic. On a parlé théoriquement de l'hématonéphrose intermittente comme d'un caractère important des tumeurs du bassinet ; or, en compulsant les observations, nous ne trouvons guère que le cas de Pantaloni où ce phénomène a été observé. Nous verrons d'ailleurs que l'hématonéphrose intermittente peut exister indépendamment de tout néoplasme de l'appareil urinaire.

2° **Tumeur rénale.** — 5 fois sur 32 la tumeur a été le premier symptôme observé dans les néoplasmes épithéliaux du bassinet et de l'uretère. Dans le cours de la maladie la tumeur rénale est notée dans 27 cas sur 39 ; on comprend la grande fréquence de ce symptôme lorsqu'on sait que la rétention rénale est une complication habituelle des néoplasmes du bassinet et de l'uretère.

Nous ne voyons rien de spécial à signaler dans les caractères généraux de la tumeur, qui ressemble à toutes les tumeurs rénales déterminées par les néoplasmes ou les rétentions rénales : la tumeur est constatée par les différents modes d'exploration bien connus : l'inspection, la palpation, le ballottement, la percussion et la phonendoscopie.

Nous devons noter pourtant que dans trois observations, celles d'Israël, de Pantaloni et de Neelsen, on a constaté des variations de volume de la tumeur. Ces changements de volume démontrent l'existence d'une rétention rénale et acquièrent une véritable importance lorsqu'on les observe chez un malade qui présente en même temps des hématuries à caractères néoplasiques.

3° **Douleur.** — Elle a été dans 15 cas sur 55 le premier symptôme et parmi ces 15 cas, dans 10 elle existait, au début, comme seul symptôme. Dans le cours de la maladie la douleur est notée 25 fois sur 59 malades, presque aussi fréquemment que la constatation de la tumeur, mais elle peut manquer complètement. Lorsqu'elle existe, la douleur ne présente pas de caractères particuliers : elle est généralement sourde et peu importante; parfois elle acquiert les caractères de la *colique néphrétique* et doit alors être attribuée à l'oblitération momentanée de l'uretère par la tumeur elle-même, par un calcul ou par un caillot. Dans quelques observations il est noté que depuis de longues années le malade présentait des coliques qui souvent ont été mises sur le compte de la lithiase; la lithiase peut d'ailleurs coexister avec la tumeur.

A côté des phénomènes que nous venons d'étudier, il existe d'autres symptômes plus particuliers aux néoplasmes épithéliaux du bassinet et de l'uretère ; ces symptômes peuvent être constatés par l'examen histologique des urines, par la cystoscopie et par le cathétérisme urétéral.

4° **Examen des urines.** — Dans l'étude des urines réunies des deux reins que le malade émet spontanément, on ne trouve aucun caractère de composition chimique qui soit spécial aux néoplasmes que nous étudions. Par l'examen histologique on peut, au contraire, trouver dans l'urine de nombreuses cellules épithéliales de forme allongée, plus ou moins nettement cylindriques, qui peuvent acquérir une véritable importance au point de vue du diagnostic. Lorsque ces éléments cellulaires, produit de la desquamation épithéliale des néoplasmes, sont abondants, on peut penser à l'existence d'un néoplasme sans que pourtant l'étude des cellules puisse donner une indication précise sur le siège de la tumeur. Des éléments épithéliaux absolument semblables peuvent être observés dans les tumeurs de la vessie, des uretères et du bassinet, mais on ne saurait les rencontrer dans les cancers du rein.

Nous trouvons notée l'existence dans les urines de nombreuses cellules néoplasiques dans l'observation de Cattani. Dans un autre cas, Israël ayant trouvé dans l'urine de nombreuses cellules allongées, soupçonna l'existence d'une tumeur du bassinet. Dans sa première observation, Albarran put diagnostiquer d'une manière ferme une tumeur du bassinet parce qu'il recueillit dans le bassinet malade, par le cathétérisme urétéral, de l'urine sanglante contenant un grand nombre de cellules cylindriques.

5° **Examen cystoscopique.** — Il peut permettre la constatation directe de touffes papillaires faisant saillie dans la vessie à travers l'orifice urétéral. Cette constatation a été faite pour la première fois par Albarran dans sa première observation personnelle. Dans ce cas il s'agissait d'un malade qui avait été opéré pour une hydronéphrose dont l'origine resta inconnue, et que notre maître Le Dentu nous adressa ensuite pour déterminer si la fistule lombaire consécutive à l'opération pouvait être guérie. En pratiquant l'examen cystoscopique, nous vîmes dans la vessie, au niveau de l'orifice urétéral droit, un très minime papillome ayant un pédicule si fin qu'il était invisible, et une portion épanouie qui n'avait guère que 2 ou 3 millimètres de longueur. Albarran s'aida dans ce cas de la sonde urétérale conduite sur son cystoscope qui permit, en imprimant des mouvements variés à la petite tumeur, de constater que c'était bien un papillome et qu'il sortait de l'intérieur de l'uretère. Nous conseillons d'employer cette petite manœuvre et de faire l'irrigation pendant l'examen cystoscopique, lorsqu'on voit une tumeur papillaire au niveau de l'orifice urétéral; il est nécessaire dans ces cas d'imprimer à la tumeur des mouvements pour bien déterminer son point d'implantation et ne pas confondre une tumeur urétérale avec un papillome de la vessie dont la portion épanouie peut obstruer plus ou moins complètement l'uretère. L'un de nous a eu occasion récemment de vérifier la grande utilité de ces manœuvres endovésicales qu'il avait recommandées il y a quelques années. La malade de notre 2e observation personnelle (n° 21 de la statistique) nous fut envoyée avec le diagnostic tumeur de la vessie : elle avait des hématuries terminales, ne souffrait pas du rein et par la cystoscopie on avait constaté l'existence de la tumeur. Désirant vérifier le diagnostic, nous pratiquâmes de nouveau la cystoscopie qui nous permit de constater l'existence d'une tumeur allongée, ayant la forme de la dernière phalange du petit doigt, implantée dans la région de l'uretère gauche qu'elle cachait; voulant nous rendre compte exactement des rapports de la tumeur avec l'orifice urétéral nous nous servîmes du cystoscope urétéral pour passer une sonde au-dessous du néoplasme et le soulever. Cette manœuvre nous permit de voir très nettement que, en réalité, la tumeur venait de l'uretère et qu'elle pénétrait dans l'intérieur de la vessie à travers l'orifice très élargi de l'uretère : l'apparence était celle d'un fibrome utérin passant dans le vagin à travers le col dilaté. L'opération pratiquée ensuite confirma le diagnostic.

Nous signalerons encore le diagnostic cystoscopique de tumeur urétérale fait par notre cher élève et ami Heresco (de Bucarest) qui vit nettement dans la vessie un petit polype qui sortait de l'orifice urétéral.

6° **Cathétérisme urétéral.** — Il peut, dans certains cas, permettre le diagnostic des tumeurs de l'uretère et du bassinet. On comprend aisément que, par la sonde urétérale, on puisse constater que l'uretère est plus ou moins rétréci par le développement d'un néoplasme, et on comprend encore qu'on puisse, à l'aide de cette sonde, évacuer l'hydronéphrose ou la rétention sanglante du bassinet consécutive au néoplasme. Ces constatations, quelque importantes qu'elles soient, ne peuvent suffire au diagnostic : elles démontrent l'existence d'un obstacle au cours de l'urine et la rétention qui en est la conséquence, mais ne peuvent en indiquer la cause. Mais la sonde urétérale recueille encore isolément l'urine du bassinet malade dont l'analyse peut avoir un grand intérêt : au point de vue chimique on notera seulement la diminution de l'urée, des chlorures et des phosphates habituelle à toutes les rétentions, mais l'examen histologique pourra révéler l'existence des cellules néoplasiques caractéristiques. C'est ainsi que chez un de nos malades, le diagnostic de tumeur papillaire du bassinet fut porté parce que, par la sonde urétérale, nous trouvâmes 80 grammes d'urine sanglante retenue dans le bassinet, et que dans cette urine le microscope montra en abondance des cellules épithéliales cylindriques et quelques cellules pavimenteuses, éléments qui n'existent pas dans les épithéliomas primitifs du rein.

CHAPITRE IV

DIAGNOSTIC

Dans un grand nombre de cas, la symptomatologie des néoplasmes du bassinet se confond avec celle des tumeurs du rein : dans d'autres cas, les phénomènes observés sont ceux que déterminerait un calcul ; parfois encore on constate le développement d'une rétention rénale dont la cause échappe. Ce polymorphisme clinique a, jusqu'à présent, empêché les auteurs de faire le diagnostic : les seuls faits positifs que nous connaissions sont une observation d'Israël qui soupçonna une tumeur du bassinet, les trois cas publiés par Albarran, dans lesquels il porta, d'une manière ferme, le diagnostic de tumeur papillaire du bassinet et de l'uretère et celui déjà cité d'Heresco. Ce diagnostic peut être porté dans différentes éventualités :

1° *Lorsque, avec des symptômes de tumeur rénale, on constate l'existence d'une hydronéphrose ou d'une hématonéphrose et on voit dans l'urine des cellules néoplasiques.* — Les phénomènes de rétention rénale, sanglante ou non, pourront être reconnus aux changements de volume de la tumeur s'accompagnant ou non d'évacuation intermittente du liquide retenu, ou encore par le cathétérisme urétéral qui permet de recueillir directement dans le bassinet le liquide qu'il contient. Nous avons vu la fréquence de l'hématonéphrose et celle plus grande encore de l'uronéphrose dans les tumeurs primitives ou secondaires du bassinet et de l'uretère. Si la rétention rénale est constatée lorsque les autres symptômes, et en particulier les hématuries avec leurs caractères bien connus, font penser à une tumeur du rein, on pourra supposer que le néoplasme gêne le cours de l'urine dans l'uretère et qu'il s'agit d'une tumeur primitive ou secondaire du bassinet. Lorsque en même temps il existe des hématuries néoplasiques et une tumeur rénale et que l'examen de l'urine révèle la présence de nombreuses cellules atypiques, qui sont très rares dans les tumeurs rénales, on a de sérieuses raisons de croire à une tumeur du bassinet; cet ensemble de symptômes guida Israël dans le cas où il soupçonna ce diagnostic. Même dans ces circonstances, le diagnostic ne pourrait être posé qu'après avoir pratiqué l'examen cystoscopique de la vessie. Lorsqu'une tumeur de la vessie obstrue plus ou moins complètement un des uretères, on peut voir à la fois une hydronéphrose simple et des hématuries à caractères néoplasiques sans qu'il existe de néoplasme du bassinet ni de l'uretère.

2° *L'hématonéphrose est constatée sans autres symptômes.* — Si on constate l'existence d'une hématonéphrose, soit par des phénomènes d'intermittence évidents, soit encore en recueillant directement le liquide par le cathétérisme urétéral, *on ne pourra que soupçonner l'existence d'un néoplasme du bassinet.* La rétention rénale d'urine sanglante n'est en effet pas exclusive aux néoplasmes du bassinet : on peut l'observer dans les traumatismes du rein et dans les calculs avec rétention rénale, enfin dans les hydronéphroses simples.

Les observations d'uronéphrose simple hématurique étaient passées inaperçues lorsque Albarran appela sur elles l'attention, en 1896; depuis on a publié de nouveaux exemples, et le même auteur a pu en citer douze observations dont deux personnelles, auxquelles viennent s'ajouter deux nouveaux exemples personnels observés ultérieurement. Ces observations sont celles de Andersen, Lauenstein, Reclus, Siraud, Israël, Annequin, Monod, Allingham, Bazy, Loison, Albarran (quatre cas). Cette série de cas démontre bien que, pour que l'hématonéphrose acquière une valeur diagnostique sérieuse dans les néoplasmes du bassinet, elle doit être accompagnée d'autres symptômes; tels les caractères particuliers des hématuries néoplasiques, ou la constatation, dans le liquide de la rétention, des éléments cellulaires caractéristiques des néoplasmes.

3° *On recueille directement par le cathétérisme urétéral dans l'urine du bassinet les cellules de la tumeur.* — Dans un cas Albarran a pu, par ce moyen, faire le diagnostic. Lorsqu'on étudie les éléments cellulaires recueillis de la sorte, on ne pourra affirmer qu'il s'agit en réalité d'une tumeur du bassinet que si les cellules étudiées sont nettement différenciées et appartiennent à des variétés qui ne se rencontrent pas dans les néoplasmes du rein; or, on ne trouve que deux variétés de cellules propres aux tumeurs du bassinet : 1° les cellules cylindriques, qui révèlent les tumeurs villeuses ; 2° les cellules pavimenteuses cornées des cancroïdes. Dans les néoplasmes primitifs du rein on ne rencontre pas ces variétés cellulaires, mais on peut les observer dans les pyélites chroniques. Il n'est pas très rare en effet de trouver dans les vieilles pyélites une abondante desquamation des cellules allongées de la muqueuse du bassinet, fort analogues à celles des néoplasmes papillaires : dans certaines pyélites chroniques, la muqueuse du bassinet peut présenter un épithélium cornifié dont les cellules sont semblables à celles des cancroïdes. Il ne suffit donc pas de trouver ces différents éléments cellulaires pour dire qu'il s'agit de néoplasme et non d'inflammation chronique ; il faut encore que l'absence de pus dans le liquide éloigne l'idée d'inflammation chronique, ou que la constatation d'une rétention rénale sanglante ou des hématuries fasse penser à un néoplasme.

4° *Par le cystoscope on voit dans la vessie des touffes papillaires ou une tumeur polypeuse sortant de l'orifice urétéral.* — Dans ce cas le diagnostic n'est pas douteux. Nous avons déjà dit comment l'un de nous observa deux fois ce signe réellement pathognomonique et les précautions qu'il convient de prendre pour distinguer les végétations urétérales de celles d'une tumeur vésicale implantée au niveau du méat urétéral.

En terminant ce chapitre de diagnostic, nous devons signaler la coexistence possible de *lésions de salpingite* avec une tumeur urétérale et les erreurs qu'on peut commettre dans ce cas. Nous en avons été prévenu par la malade de notre 3e observation personnelle. Chez cette femme, nous étions arrivé, comme il a été dit plus haut, à déterminer par la cystoscopie, l'existence d'un néoplasme en forme de polype naissant dans l'intérieur de l'uretère et venant faire saillie dans la vessie à travers l'orifice urétéral élargi. En pratiquant le toucher vaginal et le palper combiné on sentait dans le cul-de-sac latéral gauche du vagin, correspondant à l'uretère malade, une masse indurée qui nous fit penser que la tumeur que nous voyions dans la vessie n'était qu'une portion d'un néoplasme cancéreux englobant toute la partie inférieure de l'uretère. Nous proposant d'extirper tout l'uretère, et prévoyant de grandes difficultés par la voie extrapéritonéale, la laparotomie fut pratiquée. En explorant le petit bassin, nous constatâmes l'existence d'une salpingite adhérente ; lorsque la trompe et l'ovaire furent enlevés, je sentis que l'uretère ne présentait aucune induration : il nous parut alors qu'il valait mieux ne pas faire d'emblée l'urétéro-néphrectomie et que, peut-être, il s'agissait d'un simple papillome pédiculé que nous pourrions extirper par la vessie. Après avoir fermé la plaie péritonéale la vessie fut ouverte ; la tumeur put alors être facilement attirée dans l'intérieur de la vessie, ce qui permit de bien sectionner son pédicule après avoir fendu l'orifice de l'uretère. Opérée depuis 7 mois cette malade est encore guérie, mais je surveille la possibilité d'une récidive pour pratiquer alors la néphro-urétérectomie.

CHAPITRE V

PRONOSTIC

Nous avons longuement insisté, à propos de l'anatomie pathologique, sur la haute gravité des tumeurs épithéliales non papillaires, et nous avons démontré que si les tumeurs villeuses sont souvent des papillomes, elles peuvent présenter la structure des épithéliomas vrais, récidiver sur place et se généraliser. Nous avons vu aussi qu'une tumeur évoluant pendant longtemps comme un papillome peut se transformer ensuite en épithéliome malin. C'est dire que toute tumeur épithéliale du bassinet et de l'uretère doit être considérée comme une affection grave, menaçant les jours du malade. Dans les cas en apparence les plus simples, il faut, en outre de la transformation possible du néoplasme, tenir compte de la tendance de ces tumeurs à se propager le long de l'uretère, soit par extension continue directe, soit par de véritables greffes. Ajoutons encore les lésions secondaires du rein, dues à la fréquence des rétentions rénales, et la facilité des infections secondaires de ces rétentions.

CHAPITRE VI

TRAITEMENT

Voici les résultats des interventions opératoires que nous avons pu réunir.

1° **Papillomes.** — Dans six cas, le rein a été extirpé, et les six malades ont guéri de l'opération. Thornton enleva avec succès le rein par la voie transpéritonéale; Kundrat et Ricard, opérant par la voie lombaire, ont obtenu aussi la guérison. Chez ces trois malades, nous ignorons le résultat éloigné de l'opération. Dans un cas de papillome étendu à tout l'uretère, Albarran extirpa avec succès, par la voie lombaire, le rein et tout l'uretère ; le malade guérit rapidement et restait guéri, sans trace de récidive, quatorze mois après l'opération. Un autre malade, chez qui Fenwick enleva le rein par la voie lombaire, eut une récidive urétérale un an après ; on dut alors pratiquer l'urétérectomie : la seconde opération fut heureuse, mais le sort ultérieur du malade est inconnu. Roux fit la néphrectomie lombaire pour un papillome du bassinet : le malade resta guéri pendant 10 ans ; il eut alors une récidive locale sous forme de cancer médullaire et il mourut de généralisation. Ce fait a une grande importance parce qu'il démontre la possibilité des récidives à échéance très éloignée.

Chez le malade d'Heresco il s'agissait d'un petit polype de la partie terminale de l'uretère qui faisait saillie dans la vessie; Leonté enleva cette tumeur par la taille hypogastrique, mais des accidents d'infection rénale obligèrent ensuite à pratiquer la néphrectomie : le malade guérit.

L'*extirpation de la tumeur par la voie endovésicale* a été pratiquée par Albarran dans le cas si particulier dont nous avons parlé plus haut. Chez cette malade, le polype faisait saillie dans la vessie, et son point d'implantation dans la muqueuse urétérale était si proche de la vessie, que le pédicule, a pu être sectionné à sa base en attirant la tumeur dans l'intérieur de la vessie ouverte par la taille. Pour bien voir le pédicule il a suffi de couper avec des ciseaux le bord supérieur de l'orifice urétéral. Cette opération ne peut être qu'exceptionnellement conseillée, parce que les tumeurs urétérales sont souvent multiples et qu'on est trop exposé à la récidive : si nous nous sommes décidés à la pratiquer, c'est qu'une erreur partielle du diagnostic nous avait conduits à faire une laparotomie qui permit de faire l'exploration directe de l'uretère. Croyant à un épithélioma englobant toute la partie inférieure de l'uretère, parce qu'on sentait une induration dans le cul-de-sac du vagin, nous pratiquâmes la laparotomie, résolus à enlever complètement tout l'uretère avec le rein correspondant : ayant trouvé une salpingite adhérente qu'il fallut d'abord extirper, et constatant alors que l'uretère était souple et de volume normal, nous décidâmes de pratiquer la taille, pensant avec raison que la tumeur serait accessible par l'intérieur de la vessie. Malgré que nous ayons pu, dans ce cas, palper par le ventre toute la longueur de l'uretère qui paraissait normal et que le cathétérisme de l'uretère n'ait fait constater l'existence d'aucun point rétréci, nous craignons dans l'avenir la récidive et nous pratiquerons à la moindre menace la néphro-urétérectomie totale. Chez cette malade, la tumeur était un adénopapillome, et la récidive paraît moins à craindre que dans les cas de tumeurs villeuses : dans les trois cas d'adénopapillome connus (Jona, Heresco, Albarran), le néoplasme était unique, tandis que les tumeurs villeuses sont habituellement multiples.

2° **Épithéliomas papillaires.** — Les opérations qui ont été pratiquées dans cette variété de tumeur du bassinet et de l'uretère sont : 1° le grattage du bassinet; 2° la néphrectomie.

La *néphrotomie avec grattage du bassinet* a été faite trois fois; dans un cas le malade est mort (Drew), dans les deux autres la tumeur a récidivé et la néphrectomie a dû être pratiquée quelques mois après (cas de Battle et de Jones).

La *néphrectomie lombaire* a été faite chez 6 malades : le malade de Poll est mort; les cinq autres, qui sont ceux de Battle, Albarran (3e cas), Israël, Reynès et Jones, ont tous guéri de l'opération.

Sur 4 *néphrectomies transpéritonéales*, nous comptons 1 mort (2e obs. de Grohé) et 3 guérisons opératoires (cas de Pantaloni, 1er de Grohé et 4e d'Albarran).

Résultats éloignés de l'intervention opératoire dans les épithéliomas papillaires. — Les observations se résument ainsi : 3 grattages du bassinet, 1 mort, 2 récidives ; 10 néphrectomies, 2 morts, 5 récidives, 2 résultats ultérieurs inconnus, 1 malade bien portant depuis 4 ans. Ce seul malade restant guéri assez longtemps après l'opération est celui de la troisième observation d'Albarran chez qui la néphrectomie fut pratiquée en 1898, et qui est actuellement en excellente santé : chez ce malade on enleva, avec le rein, plusieurs centimètres de l'uretère qui était sain.

3° **Épithéliomas non papillaires.** — 7 malades ont été opérés. Deux, ceux de Rundle et de Hartmann, ont subi la néphrotomie et sont morts tous deux. Un autre malade, dont l'observation a été donnée par Wehr, a succombé aux suites de la néphrectomie transpéritonéale. Les 4 autres malades, opérés de néphrectomie par la voie lombaire, ont tous guéri de l'opération. Nous n'avons pas de renseignements ultérieurs sur trois de ces quatre malades (cas de Hildebrandt et 5e obs. personnelle). La femme opérée par Giordano était en bonne santé 6 ans après l'opération. Le malade de Hartmann est mort de récidive (2e obs.).

4° **Indications opératoires.** — Nous pouvons établir les indications opératoires en nous appuyant sur l'expérience déjà acquise et sur ce que nous savons de l'anatomie pathologique et de l'évolution de ces tumeurs.

Il convient tout d'abord de faire remarquer que, même dans

les cas les plus simples de papillome du bassinet, il ne faut pas se borner à extirper ou à gratter la tumeur en laissant le rein en place : cette conduite a été suivie dans trois cas d'épithélioma papillaire; dans deux la récidive rapide obligea à la néphrectomie et le troisième malade mourut. A côté de ces résultats malheureux, il faut placer ces notions anatomo-pathologiques d'importance majeure : souvent l'uretère présente des tumeurs que rien ne révèle; souvent encore, même après examen microscopique, on croit avoir affaire à un papillome, alors que, en réalité, il s'agit d'un épithélioma.

Nous croyons que *dans tous les cas de tumeur épithéliale du bassinet il faut pratiquer la néphrectomie*, si toutefois les conditions primordiales de toute extirpation rénale existent chez le malade; c'est-à-dire si le rein opposé est sain, s'il n'existe pas de signes de généralisation et si l'état général du malade permet l'intervention.

La *néphrotomie simple* n'est justifiée que comme pis-aller, pour remédier momentanément à des accidents graves de rétention rénale, en cas de tumeur inopérable : les deux malades ainsi opérés sont morts tous deux.

La *néphrectomie* a donné des résultats immédiats assez bons dans toutes les variétés de tumeurs puisque nous trouvons :

Papillomes	6 opérés : 0 mort
Épithéliomas papillaires.	10 opérés : 2 morts
Épithéliomas non papillaires . .	5 opérés : 1 mort

au total sur 21 opérés, 3 morts. Mais les résultats sont tout autres si nous considérons l'avenir éloigné des opérés. Sur les 18 survivants nous avons 6 résultats ultérieurs inconnus, 8 récidives et 4 malades revus bien portants après un délai variable. Il y a le plus grand intérêt à étudier de plus près ces observations de récidives et de malades revus bien portants.

5° **Récidives.** — Un cas de Fenwick de tumeur villeuse du bassinet, récidive dans l'uretère, moins d'un an après la néphrectomie. Dans les observations de Pantaloni et dans notre quatrième cas, la récidive se fait sur place quelques mois après l'opération, cela malgré l'extirpation des ganglions et de la capsule adipeuse pratiquée chez notre malade. Le malade de Grohé mourut de cause inconnue 8 mois après l'opération; celui de Hartmann récidiva peu de temps après l'opération. Dans les deux observations d'Israël et de Reynès la récidive eut lieu dans la partie inférieure de l'uretère et dans la vessie. Chez le malade de Roux la récidive ne survint que 10 ans après l'opération.

Nous voyons que *sur 8 récidives 3 se font dans la portion restante de l'uretère et même dans la partie voisine de la vessie*. Ceci vient confirmer ce que nous avons déjà appris sur l'envahissement fréquent de l'uretère par continuité et sur l'existence possible de greffes néoplasiques dans la partie inférieure de l'uretère et dans la vessie, même avec intégrité de la portion intermédiaire du conduit.

L'un de nous disait dans un précédent travail : « On ne se bornera pas à enlever largement toute la partie de l'uretère qui pourra paraître envahie, mais on cathétérisera en outre ce conduit de haut en bas avec grand soin, et si quelque chose fait soupçonner la propagation de la tumeur, on n'hésitera pas à agrandir l'incision et à enlever complètement l'uretère. » Nous pensons aujourd'hui que *dans tous les cas de tumeur épithéliale du bassinet, et notamment dans les tumeurs villeuses, il faut pratiquer, d'emblée, la néphro-urétérectomie totale*.

Les trois observations de guérison durable après la néphrectomie confirment ce que nous venons de dire. Un malade, celui de Giordano, vit en bon état 6 ans après la néphrectomie simple : dans ce cas il s'agit d'un cancer non papillaire. Le deuxième cas de longue survie est celui de la deuxième observation d'Albarran ; il s'agit d'un épithélioma villeux avec intégrité de l'uretère dont une partie a été extirpée avec le rein : 4 ans après l'opération ce malade va bien. Le troisième et dernier cas est celui de la première observation d'Albarran : c'était une tumeur papillaire étendue du collet du bassinet à tout l'uretère ; la néphro-urétérectomie totale fut pratiquée et la dernière fois que nous vîmes le malade, 14 mois après l'opération, il était en excellente santé et ne présentait pas trace de récidive. Ce malade est le seul chez qui la néphro-urétérectomie totale ait été pratiquée d'emblée.

Dans certains cas, la néphro-urétérectomie totale devra être complétée par la résection partielle de la vessie. Nous savons, en effet, que les néoplasmes de l'uretère peuvent s'étendre jusque dans la vessie et que, dans les tumeurs papillaires, la muqueuse vésicale elle-même peut présenter des tumeurs que la cystoscopie permet de reconnaître. Si on constatait l'existence de néoplasmes dans la muqueuse vésicale au niveau ou au delà de l'embouchure urétérale, il faudrait, dans une seconde opération, aborder ces néoplasmes par la taille et réséquer la portion de la vessie qui serait envahie ainsi que le moignon urétéral qui reste après l'urétérectomie. Nous pensons qu'il vaut mieux, dans ces cas, ouvrir la vessie pour bien voir les limites de la tumeur et l'extirper complètement; si on se bornait à une opération extravésicale, on serait très gêné pour opérer et on risquerait une opération incomplète.

Le quatrième cas de survie sans récidive est celui de la deuxième observation d'Albarran — adénome de l'uretère; — la malade est en bon état, sans trace de récidive 8 mois après l'opération.

6° **Néoplasmes siégeant dans la partie inférieure de l'uretère.** — Il est difficile de préciser les indications opératoires lorsque la tumeur paraît limitée à la portion juxtavésicale de l'uretère. Lorsque la partie de l'uretère située au-dessus du néoplasme est saine, lorsque, en même temps, le rein est fonctionnellement utile, il paraît logique d'extirper la portion malade de l'uretère et une partie de la vessie elle-même si elle est envahie, en greffant ensuite le bout central de l'uretère dans la plaie vésicale ou dans l'intestin. Mais le diagnostic clinique ne permet souvent pas de dire avec certitude que le rein et l'uretère sont en bon état et il est nécessaire de pratiquer l'opération de manière à déterminer d'abord quel est l'état de la partie supérieure de l'uretère ou du rein et à pouvoir ensuite, suivant les cas, pratiquer l'urétérocystostomie, la greffe de l'uretère dans l'intestin ou la néphro-urétérectomie.

L'un de nous a distingué plusieurs cas dans ces tumeurs siégeant dans la partie inférieure de l'uretère.

1° Dans un premier groupe de faits on aura diagnostiqué l'existence d'une tumeur au niveau de la partie inférieure de l'uretère et on aura constaté en même temps l'existence d'une rétention rénale. Dans ces cas nous pensons que le sacrifice du rein s'impose. Sans doute la rétention rénale peut être uniquement sous la dépendance de l'oblitération plus ou moins complète de la partie inférieure de l'uretère par le néoplasme, mais l'anatomie pathologique nous enseigne qu'il existe trop fréquemment d'autres tumeurs situées plus haut, pour que nous soyons en droit de risquer une opération incomplète pour conserver un rein déjà altéré. Lorsque le sacrifice du rein est ainsi décidé d'emblée, nous pensons qu'il faut suivre la conduite que nous avons indiquée lorsqu'une tumeur du bassinet s'étend jusqu'à la partie inférieure de l'uretère : pratiquer la néphro-urétérectomie par la voie extrapéritonéale en enlevant, si on le peut, par cette voie, toute la portion malade de l'uretère, comme nous l'avons fait dans notre première observation. Si la section de l'uretère ne peut porter *sûrement* au delà du néoplasme, si la vessie est envahie, il vaut mieux ne pas s'efforcer de terminer quand même l'opération par la voie choisie. Nous préférerions sectionner l'uretère le plus bas possible et pratiquer de suite dans les cas favorables, ou dans une séance ultérieure dans les autres, la résection transvésicale de la partie inférieure de l'uretère.

2° Lorsque le néoplasme siège dans la partie inférieure de l'uretère et que le rein paraît sain, l'opération doit commencer par être exploratrice. Trois cas principaux doivent être considérés : suivant que la tumeur fait saillie dans la vessie en forme de polype sans qu'il y ait induration de l'uretère; suivant que le conduit paraît induré; suivant enfin que la tumeur paraît déborder l'uretère et qu'il y a de l'induration périurétérale.

a) *L'uretère n'est pas induré; la tumeur fait saillie dans la vessie comme un polype.* — Dans ce cas on peut, comme Léonté[1] et Albarran l'ont fait avec succès, ouvrir la vessie, saisir le polype avec une pince et sectionner le pédicule en suturant la plaie déterminée au niveau du point d'implantation. Au besoin, pour mieux voir l'insertion du pédicule, on sectionnera longitudinalement la partie inférieure de l'uretère en introduisant une des lames des ciseaux par l'orifice urétéral. On pratiquera ensuite le cathétérisme de l'uretère pour bien s'assurer qu'il n'existe

1. Observation d'Heresco.

pas d'autres tumeurs plus haut placées et pour contrôler qu'il n'existe pas de rétention rénale.

Si on ne pouvait attirer suffisamment le point d'implantation de la tumeur, on agirait comme dans le cas suivant :

b) *Le néoplasme de la partie inférieure de l'uretère détermine l'induration du conduit qui conserve sa forme arrondie.* — Nous pensons que, dans ces conditions, on pourrait commencer par la taille hypogastrique et, circonscrivant par une incision elliptique l'orifice urétéral, réséquer à travers la vessie toute la portion malade de l'uretère : comme dans le cas précédent on explorerait alors la portion restante de l'uretère et, si elle est saine, on fixerait la section urétérale à la partie la plus haute de la plaie vésicale. C'est l'opération que l'un de nous a conseillée en 1892 pour les tumeurs vésicales siégeant à l'embouchure de l'uretère et qui, depuis, a été pratiquée avec succès par Vincini, Küster, Amour et par nous-même. Le malade opéré par Albarran était atteint d'un épithélioma de l'embouchure urétérale ayant déterminé de l'hydronéphrose : l'opération eut lieu en mars 1896 ; en janvier 1900 nous avons revu ce malade, et l'examen cystoscopique nous a démontré qu'il n'existait pas trace de récidive. Au mois de juin 1902, plus de 6 ans après l'opération, ce malade s'est suicidé et nous avons su que, jusqu'à la fin, il n'y avait pas eu de symptômes de récidive.

c) *Le néoplasme s'accompagne d'induration périurétérale.* — On doit craindre alors que la voie intravésicale soit insuffisante et mieux vaut aborder franchement l'uretère en dehors de la vessie. Chez l'homme on peut, à la rigueur, opérer par la voie sous-péritonéale ou par la voie sacrée, mais on serait certainement gêné pour enlever, comme on doit le faire, l'uretère avec son insertion vésicale ; on peut même être obligé d'extirper une partie de la vessie. On travaillera mieux par la voie transpéritonéale. Dans notre observation nous avions préféré la voie transpéritonéale en position de Trendelenburg. Quelle que soit la voie d'accès qu'on ait choisie, on enlèvera complètement la tumeur et, après avoir exploré le bout supérieur de l'uretère, on pratiquera comme dans le cas précédent, si cela est possible, l'urétérocystonéostomie, au besoin, même, la greffe de l'uretère dans l'intestin.

Dans les trois circonstances que nous venons d'envisager,

nous avons supposé que l'exploration révèle l'intégrité du rein et de la portion restante de l'uretère et nous avons conseillé, après l'extirpation du néoplasme, de pratiquer l'urétérocystostomie. Mais lorsque la portion enlevée de l'uretère est trop étendue, ou lorsque l'exploration révèle des lésions de siège élevé, il sera indispensable de pratiquer la néphrectomie.

La néphrectomie, dans ces cas, pourra être pratiquée immédiatement ou dans une séance ultérieure, lorsque l'état du malade ne permettra pas de continuer l'opération. En cas de néphrectomie immédiate, on pourrait lier le bout supérieur de l'uretère, suturer la vessie et la paroi abdominale, pour finir par l'extirpation du rein par la voie lombaire. En cas de néphrectomie différée, on peut, dans les cas aseptiques, se contenter de lier solidement le bout central de l'uretère en attendant la seconde opération : dans le cas de lésions rénales infectées, on fixerait le bout supérieur de l'uretère à la peau, en créant ainsi une fistule temporaire. Dans une séance ultérieure en enlèverait le rein et ce qui reste de l'uretère.

NÉOPLASMES MÉSODERMIQUES

Les néoplasmes mésodermiques du bassinet et de l'uretère sont beaucoup plus rares que les tumeurs épithéliales. Nous n'avons pu en réunir que 11 observations, dont deux, celles de Bräuninger et de Graham ne sont pas absolument démonstratives : il pourrait s'agir dans ces deux cas de l'envahissement secondaire du bassinet par une néoplasie primitivement rénale. Le Dentu et d'autres auteurs signalent l'observation 1 de Catani comme un myxosarcome de l'uretère; en réalité il s'agit d'un cancer médullaire du rein.

OBSERVATIONS DE NÉOPLASMES MÉSODERMIQUES DU BASSINET ET DE L'URETÈRE

Obs. LIV. Ribbert, *in Witzel, Beitr. z. Chirurg. der Bauchorgane. Deutsche Zeitschrift für Chirurgie*, vol. XXIV, 1886, p. 557, 5e cas. — Petite fille de 4 ans, entrée à la clinique le 25 août 1885. Jusqu'à il y a six semaines toujours bien portante. A cette époque le ventre a pris un développement considérable et la mère crut remarquer que le gonflement était plus marqué à droite.

Enfant affaiblie, répondant difficilement. Ventre tendu, réseau de veines bleuâtres dilatées. A droite on sent une tumeur arrivant jusqu'à la ligne médiane; en haut sa matité se continue avec celle du foie; en bas la tumeur touche à la symphyse. Urines normales.

Diagnostic : tumeur du rein droit ou du foie. 29 août, laparotomie latérale. On trouva une tumeur sphérique, adhérente de toutes parts et qui ne put être qu'incomplètement enlevée. L'enfant resta affaiblie les jours suivants et mourut de collapsus le sixième jour.

La tumeur représentait dans son ensemble un énorme kyste rempli de masses cancéreuses. La surface était formée par un tissu conjonctif lâche servant de capsule. Au-dessous, la surface du rein, parfaitement lisse, se continuait par en bas avec l'urètre.

Le kyste n'est autre chose que le bassinet très dilaté : il est rempli de tumeurs qui toutes, naissent de sa paroi et sont recouvertes par le tissu rénal. Ce sont des tumeurs pédiculées de dimensions variables. L'examen histologique, pratiqué par Ribbert, montra qu'il s'agissait d'un *myosarcome à cellules striées.*

Obs. LV. Lange, *New York Monatschrift*, 1891, p. 460. — Il s'agit d'un malade vu avec Cehligel pour lequel, en raison des hématuries, de la pyurie et des douleurs rénales, nous fîmes le diagnostic de calcul du rein droit avec augmentation de volume de ce rein. Le malade refusa l'opération, puis se décida lorsqu'apparurent des phénomènes d'occlusion urétérale avec fièvre.

Incision lombaire; suppuration du rein. En ouvrant le bassinet il survient une violente hémorragie et le doigt touche une masse polypeuse. Tamponnement.

Quelque temps après, intervention radicale, résection de la 12e côte et néphrectomie.

La tumeur, très volumineuse, envoyait un prolongement en haut, du côté de la colonne vertébrale. Des prolongements polypiformes s'étaient développés dans le bassinet et étaient vraisemblablement cause des phénomènes d'occlusion observés. L'uretère fut enlevé sur une longueur de 5 centimètres. Les polypes du bassinet avaient la structure des polypes du nez : il s'agissait d'un *myxome dégénéré.*

Obs. LVI. Frisch, *Collège Médical de Vienne*, 7 mars 1892. — *Semaine médicale*, 1892, p. 108. — M. Frisch a présenté un homme qui, à son entrée à l'hôpital, était atteint d'hématurie et d'une tumeur fluctuante située au-dessous du rebord costal gauche; cette tumeur suivait les mouvements respiratoires. Dans le sédiment urinaire on ne trouva pas autre chose que des globules rouges. M. Frisch mit à nu la tumeur par une incision lombaire et en évacua par la ponction 5 litres d'un liquide hémorragique: les bassinets étaient énormément dilatés. Extirpation du rein; guérison en trois semaines. A l'examen microscopique, on reconnut qu'il s'agissait d'un angiosarcome primitif du bassinet et d'une hydronéphrose consécutive à une insertion anormale de l'uretère.

Obs. LVII. Perthes, *Deutsche Zeitschrift für Chirurgie*, 1875, p. 215, 1er cas. — Enfant de 2 ans et demi chez qui, depuis six mois, on notait le développement exagéré du ventre; jamais il n'avait eu d'hématurie.

12 *juillet* 1889. — Néphrectomie transpéritonéale : mort de récidive trois mois après. La tumeur était située dans le bassinet. Elle était sphérique, nodulée, mesurant 15 centimètres de longueur sur 9 de largeur et 8 d'épaisseur. Partant du bassinet, la tumeur envoyait des prolongements qui, en partie, restaient libres dans le bassinet et en partie envahissaient les calices. Le rein, complètement atrophié, entourait la tumeur comme une capsule.

L'examen microscopique démontra qu'il s'agissait d'un myosarcome striocellulaire.

Obs. LVIII. Perthes, 2e cas. *Loc. cit.* — Enfant de 5 ans, souffrant du ventre depuis longtemps; quinze jours avant son entrée à l'hôpital, on constate une tumeur abdominale; depuis, à deux reprises, le malade eut des hématuries. L'exploration du ventre conduit au diagnostic : tumeur du rein gauche présentant le volume d'une tête d'enfant.

Néphrectomie transpéritonéale le 27 septembre 1890. Mort le 14 avril 1891, de récidive, avec généralisation à la paroi thoracique latérale.

La tumeur de forme ovalaire, était bien séparée du rein; elle avait son point de départ dans la paroi du bassinet où elle s'implantait par un pédicule de 3 centimètres de longueur et large de 3 centimètres. La tumeur remplissait presque complètement le bassinet. La substance rénale forme comme une capsule autour du bassinet: Thrombus de la veine rénale.

L'*examen histologique* démontra un sarcome avec des fibres musculaires lisses et striées.

Obs. LIX. Freund, *in Manasse, Virchow's Arch.*, vol. CXLIII, 1896, p. 307, cas 18 de ce travail. — B..., Marie, 55 ans. Depuis deux ans, douleurs dans le bas-ventre. Depuis cinq mois, le ventre a grossi et peu à peu on constate le développement progressif d'une tumeur.

Laparotomie par Freund, qui constate une tumeur du rein gauche et pratique la néphrectomie. Mort neuf jours après l'opération.

La tumeur provenait du sinus rénal, c'est-à-dire du tissu conjonctif du bassinet. De là elle s'était étendue latéralement. Elle avait gagné le bord convexe du rein, si bien que les deux pôles du rein, supérieur et inférieur, étaient superposés à la tumeur. La tumeur tout entière représentait un kyste volumineux séparé nettement du tissu rénal et dont la paroi était plus ou moins épaisse. Le point le plus épais se trouvait au niveau de son origine, c'est-à-dire du bassinet : on voyait là un noyau épais, blanc comme de la neige, gros comme un œuf, qui représentait visiblement l'origine de la tumeur.

L'*examen histologique* de la tumeur démontra un endothéliome lymphatique.

Obs. LX. Martin, *Société des sciences médicales de Lyon*, mai 1896. — *Annales génito-urinaires*, 1897, p. 42. — Le 11 mai dernier, un enfant de 5 mois entrait à la crèche de la Charité, service de M. le Dr Colrat, pour une affection abdominale indéterminée.

Son père et sa mère sont en bonne santé. Il est venu à terme. L'accouchement a été normal. Au moment de sa naissance, il était gros et bien portant. Sa mère le nourrissait au sein.

A partir du deuxième mois, la mère s'aperçut que le ventre de son enfant grossissait. Une hernie ombilicale se déclara, pour laquelle on appliqua un bandage au diachylon.

La tuméfaction abdominale persista, surtout prononcée dans la fosse iliaque droite. L'enfant était considéré comme ayant le carreau. Aucune modification de l'urine ou des selles ne fut notée. Pas d'hématurie.

Il entra à cette époque dans le service de M. Pollosson à la Charité, où il ne séjourna que quelques jours.

Petit à petit, l'abdomen augmenta de volume. L'enfant perdit ses forces; l'amaigrissement fit de grands progrès. La mère, sur ces entrefaites, prit la jaunisse et, ne pouvant plus nourrir son enfant, le mit à la crèche.

Voici l'état dans lequel il se trouvait lorsqu'il fut soumis à l'examen de M. Colrat : la maladie remontait à trois mois. L'état général est des plus inquiétants, le visage est ridé, la peau présente une coloration jaunâtre, caractéristique, d'une cachexie avancée.

L'abdomen est énormément distendu, la peau est luisante, sillonnée par de grosses veines bleuâtres.

La percussion permet de reconnaître une zone de matité franche, occupant tout l'hypocondre droit et la fosse iliaque droite et se continuant sans interruption avec la matité hépatique. L'hypocondre gauche, au contraire, est le siège d'une sonorité gazeuse.

Les selles sont normales. L'enfant mouille bien ses langes. L'urine est de coloration normale. Rien aux poumons, rien au cœur. Il est à noter que nous sommes en présence d'un hypospade : le méat urinaire est situé à la base de la verge; les testicules sont dans les anneaux. A première vue, on croirait à un cas d'hermaphrodisme.

Le toucher rectal est pratiqué; le doigt est arrêté par une masse dure environ à 2 centimètres de l'anus. Une sonde en gomme ne peut franchir cet obstacle.

En présence de ces symptômes, on conclut à une tumeur du rein droit. Au bout de quelques jours, la mort ne tarde pas à survenir.

Autopsie. — Une énorme tumeur adhérente à la paroi abdominale en avant, au foie à la partie supérieure, au mésentère et au côlon, occupe toute la région rénale droite et envahit la fosse illiaque du même côté. L'intestin est refoulé du côté gauche, donnant lieu à la zone de sonorité dont nous avons parlé.

L'uretère gauche a été comprimé par la tumeur au niveau de son passage au détroit supérieur. La partie comprise entre le rein et la portion comprimée est dilatée et remplie d'urine limpide. Le bassinet est distendu. Le rein est volumineux, adhérent à la tumeur par la capsule surrénale qui semble être envahie par le néoplasme.

A l'ouverture on constate la distension des calices par l'urine. La substance rénale est amoindrie et coiffe, pour ainsi dire, l'hydronéphrose que nous venons de décrire. La partie inférieure de l'uretère est de calibre normal, perméable, et il y a de l'urine dans la vessie.

La tumeur est énucléée facilement Les adhérences à la paroi musculaire postérieure sont friables. Son poids est de 2200 grammes. Elle est entourée d'une coque blanchâtre, très dure et très épaisse. Une section faite perpendiculairement au grand axe montre le tissu rénal non altéré, enfermé dans la coque et comme étalé à la partie supérieure de la tumeur. Le tissu néoformé semble s'être développé au niveau du hile du rein. L'uretère longe la partie supérieure de la tumeur et n'est pas oblitéré, le rein devait continuer ses fonctions. L'aspect macroscopique du tissu constituant la tumeur rappelle celui du myome. Il est dur, résistant à la coupe, et, seulement en certains points, mou et comme fluctuant.

Aucun noyau de généralisation soit dans les poumons, soit dans le foie. La rate est petite.

Examen histologique. — M. le professeur Bar a eu l'obligeance d'examiner les préparations histologiques que nous avons faites, et voici son opinion au sujet de la constitution interne de cette tumeur. La coque est composée de tissu conjonctif dense dans lequel sont emprisonnées quelques fibres musculaires lisses. Ce tissu conjonctif serait d'origine inflammatoire et développé secondairement. Dans les parties centrales, l'aspect est tout autre. On trouve dans toutes les coupes des fibres musculaires en grande abondance, étalées en coupes transversalement comprises dans un réseau conjonctif très peu développé. A un fort grossissement, on aperçoit nettement la striation transversale dans de nombreuses fibrilles et des points de prolifération des fibres musculaires. Nous sommes donc en présence du type musculaire développé probablement aux dépens des fibres musculaires du bassinet et de l'uretère. Nous devons noter ici l'indépendance absolue de la tumeur avec les muscles striés de la paroi postérieure (psoas iliaque). Cette tumeur est relativement bénigne, à développement plutôt lent, et ne présente aucune tendance à la généralisation.

Obs. LXI. Bräuninger, *Beitr. z. klin. Chir.*, 1897, vol. I, p. 496. 2e observation de ce travail. — Enfant de 2 ans et 9 mois, soigné depuis trois semaines pour des vomissements et des douleurs dans la région lombaire. On constate une tumeur grosse comme un œuf qui augmente rapidement de volume. Entré à la clinique du professeur Socin le 23 janvier 1889; le 27, néphrectomie lombaire.

Poids de la tumeur : 500 grammes. A la partie supérieure du rein le tissu rénal paraît bien conservé; la tumeur est molle et semble provenir de la partie inférieure du bassinet; il existait deux gros noyaux néoplasiques au niveau de l'orifice urétéral.

Histologiquement, il s'agit d'un sarcome médullaire à cellules fusiformes.

Mort six heures après l'opération.

Obs. LXII. Graham, *Jour. Amer. Med. Assoc. Chicago*, 1895, t. XXIV, p. 558. — Enfant de 18 mois. Environ six mois avant l'opération on découvrit dans le côté droit de l'abdomen une tumeur qui augmenta graduellement de volume.

M. Graham vit le malade dans la dernière semaine de septembre 1894. La tumeur occupait tout le côté droit de l'abdomen s'étendant en bas jusque dans le petit bassin. Incision de Langenbeck : le côlon est poussé vers la ligne médiane : le péritoine recouvrant la tumeur est sectionné et séparé avec les doigts : énucléation de la tumeur et ligature du pédicule. Mort de son opération quatre heures après.

La substance rénale se trouve à la partie supérieure de la tumeur; la capsule semble avoir été déchirée.

Le néoplasme semble s'être développé comme un fongus dans le bassinet, s'étendant vers la ligne médiane du corps et même entourant la veine cave.

Examen microscopique : sarcome à cellules rondes.

Obs. LXIII. Powel White, *Trans. of the Pathological Society London*, 1898, p. 178. — Enfant de 6 ans, soigné dans l'hôpital de Birmingham par le Dr Saundbry. Depuis six mois l'enfant souffrait d'ascite; il ne présentait aucun symptôme pouvant faire penser à une affection du rein.

On voit dans le rein, située entre la membrane muqueuse du bassinet et les pyramides, une masse néoplasique rouge qui n'envahit pas le parenchyme rénal. Le rein lui-même n'est pas augmenté de volume et ne présente pas de trace de néoplasie lorsqu'on examine sa surface extérieure. La muqueuse du bassinet est souple. La tumeur sort au niveau du hile et s'étend le long de l'uretère. Elle passe aussi au-dessous de la capsule surrénale et, traversant la ligne médiane, elle arrive jusqu'à l'autre rein. Les tissus périrénaux sont très épaissis par l'inflammation chronique.

On trouve des noyaux secondaires dans les couches submuqueuses et subséreuses de l'intestin; on les voit surtout dans le côlon transverse qui est très épaissi et hypertrophié. On voit encore des métastases dans le mésentère et dans le pancréas.

Au microscope la tumeur paraît formée par des cellules rondes à gros noyau contenues dans un tissu réticulé, très délicat. La tumeur ne pénètre pas dans la substance rénale. Il s'agissait d'un *lymphosarcome*.

Obs. LXIV. Willutzki, *thèse de Königsberg*, 1891. — Homme de 25 ans, admis le 28 juillet à la Clinique médicale. Depuis 4 mois le malade souffre de céphalée, gastralgies, douleurs dans le ventre, constipation. Il y a un mois un médecin constata sous les côtes, à gauche, une tumeur, arrivant jusqu'à la ligne médiane, douloureuse à la palpation et aussi spontanément. Dans le cours de ce dernier mois la tumeur n'a pas augmenté, mais elle est devenue plus douloureuse. Le malade mourut brusquement sans avoir été opéré.

Autopsie. — L'uretère gauche ne peut d'abord être trouvé; il était entouré par une tumeur très volumineuse, née dans ses parois et obstruant presque complètement sa lumière. La muqueuse urétrale a disparu. Le rein est situé au-dessus de la tumeur qui se prolonge jusqu'au bassinet; il présente des lésions d'hydronéphrose avancée.

Examen microscopique. — Dans le suc extrait par pression de la tumeur, nombreuses cellules rondes avec noyaux vésiculaires et de nombreux noyaux, libres, ronds. Une grande partie de la tumeur est alvéolaire : la capsule conjonctive est formée de travées plus au moins larges, très vasculaires. La séparation entre le stroma et la substance même de la tumeur est tranchée et rappelle le carcinome; en d'autres points la disposition de la tumeur fait davantage penser au sarcome.

Diagnostic. — Sarcome globo-cellulaire alvéolaire développé dans l'uretère.

CHAPITRE PREMIER

ANATOMIE PATHOLOGIQUE

Nous avons vu que les tumeurs épithéliales du bassinet et de l'uretère présentent toutes ce caractère commun : elle naissent au niveau de la muqueuse et se développent dans l'intérieur de la cavité du bassinet, des calices ou de l'uretère, avec ou sans pénétration profonde dans les autres tuniques de ces conduits. Dans les tumeurs mésodermiques il nous faut distinguer deux groupes de cas : dans l'un la tumeur est cavitaire et grandit dans l'intérieur de la lumière des conduits de l'urine; dans l'autre la tumeur prend un développement excentrique, sans pénétrer dans l'intérieur du bassinet ou de l'uretère.

Lorsque la tumeur est *cavitaire*, elle peut revêtir la forme d'une masse largement implantée, ou prendre l'aspect de polypes plus ou moins pédiculés : dans ces cas, le néoplasme ressemble plus ou moins à une tumeur épithéliale. Dans ces variétés, les rétentions rénales dans leurs différentes modalités sont communes. C'est ainsi que nous voyons l'uronéphrose dans le cas de Ribbert, la pyonéphrose dans celui de Lange et l'hématonéphrose dans l'observation de Frisch.

Lorsque la tumeur, née dans les parois du bassinet, présente un développement *excentrique*, nous voyons, comme dans les observations de Martin et de Manasse, une tumeur de volume variable se développant en dehors des cavités. Si, comme dans le cas de Martin, on peut voir l'hydronéphrose, celle-ci se développe par la compression qu'exerce, de dehors en dedans, la masse de la tumeur sur l'uretère. On peut se demander si en réalité il s'agit dans ces cas de tumeurs nées dans les parois du bassinet ; on pourrait à juste titre comprendre ces néoplasmes dans le groupe des tumeurs paranéphrétiques[1].

Au point de vue de la *structure*, les 11 tumeurs d'origine mésodermique que nous connaissons se répartissent ainsi : 4 rhabdomyosarcomes, dont 1 contenant, en outre des fibres

1. Voir le chapitre : *Tumeurs paranéphrétiques*, p. 579.

musculaires striées, des fibres lisses; 2 sarcomes à cellules rondes, 1 à cellules fusiformes; 1 myxome, 1 angiosarcome, 1 endothéliome lymphatique et 1 lymphosarcome.

La fréquence des sarcomes contenant des fibres musculaires striées à différents stades de développement, est très remarquable. En étudiant les néoplasmes du rein chez l'enfant, nous avons vu que les fibres musculaires striées sont souvent signalées dans les cas de sarcome et dans les tumeurs mixtes.

CHAPITRE II

ÉTIOLOGIE

Sur nos 11 observations, il s'agit dans 7 cas d'enfants âgés de quelques mois à 6 ans. Parmi les 4 adultes, il se trouve un homme de 25 ans, une femme âgée de 55 ans et deux hommes dont nous ignorons l'âge. Ces faits confirment ce que nous avons dit plus haut sur la fréquence beaucoup plus grande des tumeurs mésodermiques chez l'enfant que chez l'adulte.

CHAPITRE III

SYMPTOMES

Au point de vue des symptômes, on ne peut faire aucune différence entre les tumeurs mésodermiques du bassinet et celles du rein. Nous remarquerons que dans 10 cas sur 11, la tumeur abdominale, facile à constater cliniquement, presque toujours très volumineuse, fut le principal symptôme. Chez 5 des 7 enfants la tumeur existait seule, sans modification appréciable des urines, sans hématurie. L'hématurie ne fut observée chez l'enfant que dans le deuxième cas de Perthes; nous la trouvons, au contraire, sur les 4 malades adultes, dans les deux observations de Lange et de Frisch.

CHAPITRE IV

PRONOSTIC — TRAITEMENT

L'évolution rapide de ces tumeurs, la gravité de l'opération, la fréquence des récidives leur impriment un cachet particulier de malignité. Sur trois adultes opérés, l'un, celui de Frisch, guérit; celui de Freund est mort 9 jours après l'opération; nous ignorons le résultat opératoire dans le cas de Lange.

3 enfants ont été opérés : l'un, celui de Ribbert, mourut le sixième jour; les 2 autres observations de la clinique de Trendelenburg que Perthes a publiées, concernent des enfants qui guérirent de l'opération et succombèrent quelques mois après à la récidive. Dans les deux cas de Bräuninger et de Graham, il s'agit de 2 enfants âgés de 18 mois et de 2 ans et demi qui succombèrent tous deux quelques heures après l'opération.

QUATRIÈME PARTIE

KYSTES DU REIN

Il n'est pas rare, dans les autopsies, de trouver dans les reins des cavités kystiques de nombre et de volume variables. Ordinairement il s'agit de petits kystes qui ne méritent pas le nom de tumeur, et qui du reste ne sont pas appréciables à l'examen clinique. Mais dans d'autres cas, le volume de ces productions peut devenir considérable, soit par le développement prépondérant ou même unique d'une cavité, soit par la juxtaposition d'une foule de petits kystes qui s'accumulent en quelque sorte sur l'organe atteint. Il en résulte alors une augmentation de volume telle que l'organe devient accessible à la palpation sous la forme d'une véritable tumeur abdominale. On comprend que, dans ces conditions, une intervention chirurgicale puisse s'imposer.

Il y a donc des variétés différentes de kystes du rein.

Nous mettrons d'abord de côté les kystes hydatiques et les kystes dermoïdes dont l'individualité ne saurait prêter à la discussion.

On trouve souvent à l'autopsie des sujets morts de diverses affections, à la surface des reins, des petits kystes, gros ordinairement comme une lentille ou un pois, situés sous la capsule du rein, dont le nombre est variable, mais jamais très grand. Ce sont les kystes, bien connus depuis longtemps, de la néphrite interstitielle; ils ne présentent aucun intérêt chirurgical, mais ils prêtent à quelques considérations intéressantes; c'est pour cela que nous leur consacrerons un court chapitre.

Parmi les autres formes, il en est une qui est caractérisée par le développement excessif d'un seul kyste : ce dernier évolue sur le rein dont il égale rapidement le volume pour le dépasser largement dans bien des cas. Il s'agit là d'une tumeur analogue à celles que l'on rencontré sur d'autres organes, et dont la constatation est aisée. Mais quelquefois ce n'est pas une seule tumeur qui se développe, il y en a généralement 2, 3, 4, jusqu'à 6 ou 7; parfois leur nombre est plus considérable. Serait-il légitime de créer une variété de rein pauciloculaire; nous ne le pensons pas, car chacun de ces kystes ressemble par son aspect et ses caractères microscopiques au kyste unique dont nous venons de parler. D'autre part il diffère, comme on le verra plus loin, de ces kystes multiples qui parsèment le rein, non plus par unités, mais par douzaines et même par centaines. Nous rangerons donc dans une seule catégorie les kystes du rein uni et pauciloculaires.

Enfin on rencontre quelquefois des reins volumineux, farcis de cavités kystiques, qui se trouvent souvent réparties sur les deux organes. C'est là le véritable rein polykystique, pour lequel on a proposé bien des explications et dont la pathogénie demeure encore, malgré tout, pleine d'obscurités. On rencontre ces lésions à deux époques bien différentes : chez les nouveau-nés qui sont souvent des mort-nés, et à l'âge adulte, de 40 à 50 ans; les deux affections se ressemblent et relèvent probablement d'une origine commune; mais d'autre part elles méritent une étude séparée, ne serait-ce que par la possibilité, chez l'adulte, de suivre l'affection et de la combattre chirurgicalement. On avait cru, jusqu'à ces dernières années, qu'il n'y avait pas d'intermédiaire, entre la maladie des nouveau-nés et celle de l'adulte; mais nous montrerons plus loin que le rein polykystique chez l'enfant, pour être rare, n'en existe pas moins; c'est pour cela que nous avons cru devoir rompre avec l'habitude des classiques et décrire sommairement une troisième variété de rein polykystique, celui qui se rencontre chez les enfants.

Nous avons donc en somme 5 variétés de kystes du rein :

A) Les kystes des néphrites;

B) Les kystes uni- ou pauciloculaires, habituellement nommés kystes séreux;

C) Le rein polykystique :
   a) congénital,
   b) chez l'enfant,
   c) chez l'adulte,
D) Les kystes hydatiques;
E) Les kystes dermoïdes[1].

LES KYSTES DANS LES NÉPHRITES

Ils ne présentent, avons-nous dit, aucun intérêt chirurgical : ils se développent sur des reins atteints de néphrite interstitielle chronique : leur fréquence est très grande dans les autopsies; ils sont généralement multiples et fort petits; cependant il est incontestable qu'on les a vus quelquefois prendre des dimensions relativement considérables et acquérir même le volume d'une mandarine. Ils reconnaissent bien évidemment pour cause la compression déterminée par la sclérose interstitielle sur certains canalicules urinifères et la rétrodilatation du tube par accumulation du produit sécrété.

Ainsi présentés, les kystes des néphrites constituent un simple accident; leur aspect est si caractéristique, que l'on n'éprouve aucune difficulté à les reconnaître. Mais il est des cas embarrassants, dans lesquels ces caractères se modifient : si les kystes deviennent plus gros, ils ressemblent beaucoup aux kystes séreux; s'ils deviennent plus nombreux, ils se rapprochent du rein polykystique. Il ne s'agit pas là d'une simple vue de l'esprit; les cas intermédiaires, s'ils ne sont pas fréquents à la vérité, existent incontestablement. Roche a publié dans les *Annales génito-urinaires* de 1898, sous le nom de rein polykystique, une observation curieuse. Il s'agit d'un malade qui est pris subitement, après plusieurs jours d'exposition au froid, de douleurs lombaires, avec œdème des membres inférieurs; il succombe au bout de quelques jours, et l'on trouve à l'autopsie un rein droit à peu près normal et dans le rein gauche, trois poches

1. Pour ne pas augmenter encore les dimensions déjà considérables de ce volume, nous laisserons de côté les kystes hydatiques qui n'ont aucun rapport avec les néoplasmes du rein, et les kystes dermoïdes dont on connaît à peine quelques observations.

kystiques renfermant chacune un calcul. Morris (*Surg. dis. of the kidney*), donne une figure reproduisant un kyste du rein : la tumeur est aussi grosse que le rein lui-même; il y a d'autres cavités plus petites disséminées dans la substance rénale; un calcul assez volumineux occupe l'un des bassinets (ce rein était pourvu de deux bassinets et de deux uretères). Nous avons rangé ces faits dans la catégorie des kystes séreux; mais il existait probablement dans les deux cas une néphrite interstitielle qui peut sans doute expliquer leur développement. Ces deux exemples montrent donc des formes de transition entre les grands kystes séreux et les kystes de néphrites. Il y a également des intermédiaires entre ces derniers et les reins polykystiques. Albarran a opéré un malade de 58 ans qui présentait tous les symptômes d'un calcul du rein gauche avec légère rétention uropurulente; l'organe était long de 20 centimètres, manifestement scléreux et présentait à sa surface un nombre considérable de kystes à différents degrés de développement, quelques-uns à peine visibles, les plus gros de la grosseur d'un pois chiche; on retira un calcul volumineux, et la néphrotomie permit de constater qu'il y avait d'autres kystes dans l'intérieur du parenchyme rénal. Dans une autre observation de Lannelongue (de Bordeaux), on enleva par la néphrectomie un rein polykystique pesant 600 grammes, et dont le bassinet contenait un calcul ayant déterminé de l'hydronéphrose. Depage a communiqué, en 1894, à la Société belge de chirurgie, l'observation d'une femme de 52 ans, chez laquelle la tumeur avait débuté 15 ans auparavant : on fit le diagnostic d'hydronéphrose calculeuse, et on extirpa un rein polykystique; mais peu de temps après, la malade eut encore une crise de colique néphrétique et rendit un calcul.

On ne peut affirmer, assurément, que dans tous ces cas, le rein polykystique est le résultat d'une néphrite interstitielle; mais cela est possible, et l'on peut admettre qu'un certain nombre de succès opératoires dans le rein polykystique sont dus à cette forme qui serait plus fréquemment unilatérale. Mais il ne s'agit que de similitudes purement extérieures, et nous persistons à penser que les kystes des néphrites sont entièrement différents des grands kystes séreux, d'une part, et du véritable rein polykystique, de l'autre.

GRANDS KYSTES SÉREUX

La dégénérescence polykystique des reins est encore peu connue : les grands kystes séreux le sont bien moins encore. Il est même difficile de s'entendre exactement sur leur définition. Il s'agit ordinairement de kystes solitaires; mais il se peut aussi qu'il y en ait deux, trois, davantage encore. Or, il faut se souvenir que, d'après Virchow, certains reins polykystiques peuvent ne renfermer qu'une, deux ou trois douzaines de kystes. Et même, on trouve des observations de reins polykystiques bien légitimes, dans lesquels la lésion est unilatérale, le rein opposé présentant seulement 1, 2, 3 kystes plus ou moins volumineux, tel le malade de Luzet qui avait un rein polykystique gauche, et seulement 3 ou 4 kystes dans le rein droit. Ces faits montrent bien en somme qu'entre les grands kystes séreux et la dégénérescence polykystique la parenté est évidente. Il est cependant d'usage de les décrire dans un chapitre séparé, et cet usage nous paraît devoir être conservé : d'une part, en effet, leur symptomatologie s'écarte notablement, on le verra, de celle que nous décrirons dans le chapitre suivant, et d'autre part la thérapeutique chirurgicale est beaucoup plus encourageante pour les grands kystes.

1° **Étiologie.** — On sait naturellement fort peu de chose sur les causes qui leur donnent naissance :

Les femmes paraissent plus atteintes que les hommes. Brackel, dans une statistique de 21 cas, les trouve 14 fois chez la femme. La nôtre ne confirme pas ce résultat; elle donne 13 hommes contre 10 femmes (obs. publiées depuis 1890).

On rencontre surtout ces tumeurs à l'âge adulte, de 20 à 45 ans; la moyenne de nos 25 cas dans lesquels l'âge est indiqué est de 46 ans. Notons que nous avons sur le nombre un enfant de 16 mois (celui de Kosinsky), 2 malades de 18 ans, 2 de 19, etc.; le malade le plus âgé avait 77 ans.

En ce qui concerne le côté atteint, Lejars indique 13 fois le rein droit et 8 fois le rein gauche : nous avons trouvé des chiffres un peu différents : 7 reins droits pour 14 reins gauches. Mais constatation curieuse, nous avons rencontré une énorme proportion de kys es bilatéraux, puisque nous en avons recueilli 7 observations. Or, comme souvent l'état du rein opposé demeure inconnu, il faut probablement en conclure que les kystes séreux sont ordinairement bilatéraux.

Enfin le traumatisme a été noté dans un certain nombre d'observations : peut-être y a-t-il lieu de le faire entrer en ligne de compte pour l'explication des kystes à contenu hématique.

2° Anatomie pathologique. — Le nombre, avons-nous dit, est variable; ces kystes ne sont pas forcément uniques; il peut y en avoir 2, 3, 4; mais ils sont toujours en *petit nombre*. Leur volume peut être considérable; celui qui a été opéré par Rendu renfermait 10 litres de liquide. Leur forme est arrondie, quelquefois plus ou moins vaguement fusiforme. Ils occupent parfois la partie moyenne du rein, mais siègent de préférence à l'un des pôles, surtout le supérieur.

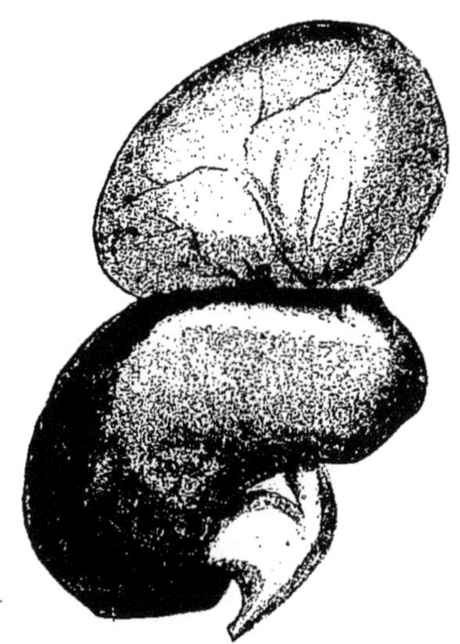

Fig. 99.
D'après Morris. Kyste séreux du rein.

La surface du kyste présente une coloration grisâtre ou bleuâtre, elle est régulière, quelquefois bi- ou trilobée; elle est intimement adhérente sur une partie de son pourtour avec la substance rénale dont il est impossible de la séparer. Albarran a pu constater, dans un cas, qu'une mince couche de la substance rénale s'étalait sur la paroi du kyste, en s'amincissant de plus en plus dans une étendue de 2 centimètres.

La paroi du kyste, fibreuse, peut être amincie ou au contraire indurée et épaissie; on peut même la trouver infiltrée de sels calcaires. La surface interne est lisse et régulière habituellement. Cependant on y peut trouver des saillies, des travées, des débris de cloisons qui paraissent quelquefois témoigner de la multiplicité originelle des kystes. Lejars a présenté à la Société anatomique un fait de kyste hématique, dans lequel il existait des brides et des demi-cloisons qui rappelaient les piliers et les cordages tendineux du cœur. La paroi fibreuse du kyste, habituellement assez résistante, peut s'amincir cependant au point de se rompre; cette ouverture spontanée peut se faire dans un viscère creux quelconque, comme la vessie, etc.; mais ordinairement elle se fait dans le bassinet; il en était probablement ainsi pour un de nos cas dans lequel, parmi les kystes découverts dans le rein, il s'en trouvait un qui s'abouchait dans l'uretère.

Le contenu des grands kystes séreux du rein est très analogue à l'urine : on y trouve en effet de l'urée, de l'acide phosphorique, des chlorures, de l'albumine, le tout plus ou moins dilué, mais habituellement facile à déceler. Mais il est une variété de kystes dont le contenu est différent : ce sont les kystes sanguins. Les kystes à contenu hématique peuvent renfermer soit du sang plus ou moins liquide avec des caillots provenant d'une hémorragie relativement récente, soit une masse granuleuse, rougeâtre, jaunâtre, dans laquelle on peut retrouver certains des éléments du sang. Quant aux kystes à contenu gazeux, nous n'en connaissons que le fait de Lannelongue; encore s'agissait-il sans doute d'un kyste hydatique et non pas d'un kyste séreux ainsi qu'on le dit d'habitude.

Les constatations microscopiques sont de nul intérêt : paroi fibreuse conjonctive, tapissée d'un épithélium cubique plus ou moins aplati qu'il est souvent difficile du reste de retrouver : en somme, caractères très banals qui ne sauraient jeter aucun jour sur la pathogénie. Quant au parenchyme rénal voisin, il est atteint par la sclérose de compression; mais ces altérations disparaissent en s'éloignant du kyste et, à une certaine distance, le tissu du rein paraît normal. Il est à remarquer en somme qu'en dehors de ces lésions de voisinage, la néphrite interstitielle est beaucoup moins prononcée dans les grands kystes séreux que dans le rein polykystique.

3° **Pathogénie.** — Nous ne savons rien du mode de formation de ces tumeurs : il semble bien qu'elles doivent en somme se rattacher au rein polykystique. Nous avons vu en effet une observation, celle de Kosinsky, que l'on pourrait peut-être ranger dans cette dernière catégorie et dans laquelle il n'existait que 7 kystes : ce fait nous a paru se rapprocher davantage en définitive des kystes séreux, et comme il concerne un enfant de 16 mois, il établirait la congénitalité possible de cette affection. D'autre part, nous savons qu'il existe des faits dans lesquels des kystes peu nombreux ont été constatés sur l'un des reins, tandis que l'autre était affecté de dégénérescence polykystique. En outre, nous avons vu que, comme les reins polykystiques, les kystes séreux étaient souvent bilatéraux. Ces diverses considérations nous portent donc à penser qu'il s'agit d'une seule et même affection. Quant à en reconnaître l'origine, cela paraît fort difficile. Un seul fait paraît probable, c'est la formation des kystes aux dépens des cavités préexistantes (canalicules et capsules de Bowmann). Il ne semble pas qu'il puisse s'agir ici de lésions localisées de néphrite interstitielle : peut-être doit-on songer à un néoplasme à forme kystique, bien que cette idée ne soit guère appuyée par la faible vitalité apparente d'un épithélium qui manque en bien des points et ne montre nulle part trace de prolifération active.

Pour les kystes hématiques, il s'agit quelquefois d'hématomes enkystés consécutifs à un traumatisme : il en est de même de ces cavités à contenu sanguin que l'on voit dans les néoplasmes et sur lesquelles nous avons longuement insisté dans la première partie de ce livre. Les vrais kystes hématiques sont ceux qui ont été primitivement séreux et dans lesquels les vaisseaux contenus dans les parois ont déversé une partie de leur contenu.

4° **Symptômes.** — Rien de plus indécis que la symptomatologie de cette affection. Elle n'a presque pas de signes en dehors de la constatation même de la tumeur.

Les malades se plaignent quelquefois de douleurs plus ou moins vives dans la région lombaire, comme dans le cas de Récamier; mais on trouve aussi notés au début : la dyspnée et l'œdème des membres inférieurs, une hématurie succédant ou non à un traumatisme, la fréquence des mictions. Rien de tout cela, sauf l'hématurie, ne peut attirer l'attention du côté du rein ; et, du reste, tous ces signes peuvent parfaitement manquer et la tuméfaction abdominale demeurer absolument la seule manifestation symptomatique.

La tumeur est de volume variable : il faut savoir qu'elle peut être énorme et en imposer pour un kyste de l'ovaire ; elle peut être franchement fluctuante ou rénitente ou même élastique et résistante lorsqu'il s'agit d'un kyste à contenu hématique. Elle ne proémine guère dans la région lombaire et tend à se développer immédiatement vers l'abdomen. En somme, son développement est très analogue à celui du rein polykystique dont on ne peut la distinguer que par l'unilatéralité et l'apparence lisse de la tumeur. Elle présente du reste tous les caractères des néoplasmes du rein sur lesquels nous avons déjà longuement insisté : nous nous bornerons donc à renvoyer sur ce sujet à ce qui en a été dit plus haut. Un caractère assez particulier a été noté souvent dans les tumeurs de moyen volume, c'est la mobilité très prononcée du néoplasme, mobilité qui porte immédiatement à faire le diagnostic d'uronéphrose dans un rein mobile.

La marche de l'affection est des plus lentes : bien des malades ne s'en sont jamais aperçus; c'est par des années que se chiffre la période d'observation des malades : 8, 10 ans et même davantage.

5° **Diagnostic.** — Il est difficile et rarement posé avec certitude :

Il y a lieu d'abord de se demander s'il s'agit bien d'une tumeur rénale : c'est encore un point sur lequel nous nous sommes étendus trop longuement plus haut pour qu'il soit utile d'y revenir. Nous rappelons seulement que l'erreur a été fréquemment commise avec un kyste de l'ovaire et nous signalons encore à ce sujet les précieux renseignements fournis par la phonendoscopie.

Ce premier problème résolu, il faut maintenant savoir de quel genre de tumeur rénale il s'agit. On arrive aisément à éliminer la plupart des causes d'augmentation de volume du rein, sauf cependant l'hydronéphrose; celle-ci, en effet, ressemble beaucoup à un kyste : même contenu parfois fluctuant, même paroi lisse, etc., le diagnostic différentiel doit donc être souvent impossible en l'absence d'antécédents de coliques néphrétiques. Cependant le cathétérisme urétéral permettra, lorsque la sonde ne peut pénétrer jusque dans le bassinet, de recueillir une urine rénale qui sera normale dans le cas de kyste et plus ou moins altérée dans le cas d'hydronéphrose : lorsque la sonde urétérale pénètre dans le bassinet elle permet, en retirant le liquide, le diagnostic ferme d'hydronéphrose.

Voici, à titre de curiosité, la liste des diagnostics cliniques posés d'après la statistique de Lejars.

Sur 27 cas, 8 fois le diagnostic exact a été posé, avec ou sans ponction, 6 fois on crut à un kyste de l'ovaire, 5 fois à un kyste du foie ou encore à une affection maligne de l'épiploon, à un kyste hydatique de l'hypocondre gauche, à un abcès du foie, à une péritonite enkystée; 6 fois le diagnostic ne fut pas posé : mais, constatation curieuse, en aucun cas, ajoute Lejars, la tumeur ne fut prise pour une hydronéphrose.

Le *pronostic* est en somme bénin puisque l'affection évolue longuement, mais elle peut déterminer des phénomènes de compression ou se terminer par le tableau de l'urémie, par la suppuration, etc. Elle oblige donc à une intervention qui, ainsi que nous allons le voir, n'est pas dénuée de danger.

6° **Traitement.** — On n'hésite plus guère actuellement qu'entre la néphrectomie totale et les extirpations partielles portant seulement sur la tumeur.

La ponction est à peu près abandonnée aujourd'hui comme procédé de traitement; Lejars cependant en relève 7 cas sur 26 malades opérés; ces 7 cas ont fourni 3 guérisons et 4 morts : la mortalité est donc bien supérieure à celle des opérations plus complexes dont il nous reste à parler.

L'incision simple suivie de drainage est une méthode moins dangereuse puisque Morris sur 5 cas opérés note 5 guérisons opératoires; mais il faut savoir que ce procédé expose beaucoup aux fistules, puisque 3 de ces malades subirent cette complication. Lejars a relevé 3 cas de ponction avec injection iodée : les 3 malades succombèrent à la péritonite, à l'infection purulente, à la septicémie; cette méthode doit être définitivement condamnée.

Les opérations dirigées actuellement contre les kystes séreux sont au nombre de trois : la néphrectomie totale qui sacrifie en même temps que la tumeur la totalité du parenchyme rénal; la néphrectomie partielle qui consiste à disséquer le kyste dans le parenchyme rénal, à faire ainsi son extirpation complète et à suturer la glande; la résection de la paroi, opération beaucoup plus simple qui se borne à enlever la plus grande partie possible de la paroi du kyste.

En ce qui concerne la néphrectomie totale, Quénu trouvait en 1882 pour les grands kystes du rein, 5 morts et 2 guérisons sur 7 cas. Lejars dans sa *Revue générale* de 1889 en rapportait 16 observations (dont 2 seulement avec diagnostic exact) avec 9 guérisons et 7 morts. Nous avons recueilli depuis 7 autres interventions du même genre, toutes terminées par la guérison : on voit donc que le pronostic opératoire s'est fortement amélioré depuis 1890.

En somme, il est bien certain que la néphrectomie totale a notablement perdu de son ancienne gravité : elle n'en a pas moins le grave inconvénient de supprimer un organe qui, dans la grande majorité des cas, est presque entièrement sain. Aussi comprend-on fort bien que les chirurgiens se soient préoccupés de faire des dégâts moins étendus. Ils se sont donc rattachés aux deux opérations conservatrices dont nous venons de parler.

Les néphrectomies partielles ont été pratiquées assez souvent puisque nous en relevons 5 cas. Les observations appartiennent à Bardenhauer, Tuffier, Brackel, Morris, Ricard. Elles ont toutes été suivies de guérison ; cependant, dans le cas de Bardenhauer, on fut obligé de pratiquer secondairement la néphrectomie totale en raison des phénomènes infectieux.

Des opérations qui se bornent à la résection de la paroi kystique, nous ne connaissons que les trois exemples de Récamier, d'Antona et Albarran, avec 3 guérisons.

Ces chiffres sont assurément insuffisants à juger la question : ils montrent cependant avec évidence que les opérations conservatrices sont moins graves à tous les points de vue : c'est donc à elles qu'il faut recourir.

Quant à la voie à suivre, il est à remarquer que, ordinairement, on interviendra pour une erreur de diagnostic; dans ces conditions on pratiquera évidemment la laparotomie. Mais en principe, il nous paraît préférable de suivre la voie lombaire ou parapéritonéale pour arriver sur la tumeur.

REIN POLYKYSTIQUE

Nous avons déjà dit que le rein polykystique se rencontrait à deux périodes très différentes de la vie : chez le nouveau-né et chez l'adulte de 40 ou 50 ans. Il est probable qu'il s'agit chez l'un et chez l'autre d'affections analogues. Elles méritent néanmoins une étude séparée. D'une part, en effet, les lésions ne sont pas absolument semblables; d'autre part et surtout, le rein polykystique de l'adulte offre une symptomatologie souvent très prolongée, que l'on ne peut trouver naturellement chez le nouveau-né, et peut quelquefois être traité chirurgicalement.

Enfin les cas rares, mais bien constatés, observés de la naissance à 20 ans, nous ont permis de décrire, contrairement aux traités classiques, un troisième chapitre, celui du rein polykystique chez l'enfant.

HISTORIQUE

Les kystes du rein, connus depuis de longues années, n'ont été bien étudiés que dans ces derniers temps. On compte encore les examens anatomo-pathologiques précis et détaillés et leur pathogénie est bien loin d'être élucidée. La première observation, concernant un vieillard de 80 ans, est rapportée par Fabrice de Hilden; Othmar Heer publie en 1790 dans sa thèse le premier cas de rein polykystique congénital; Willis, Bonnet, Léger, Bosc, Van Dœveren, s'en occupent; Plater et Morgagni attribuent à leur rupture la production de certaines ascites. Sandifort, Chaussier, au commencement du XIXe siècle, en publient des exemples.

En 1826, Meckel fait paraître dans l'*Archiv für Anatomie und Physiologie*, une observation très curieuse dans laquelle il avait noté d'un côté la dégénérescence kystique, et de l'autre, l'absence complète du rein. Ce fait est très intéressant, parce qu'il attire dès ce moment l'attention sur les malformations congénitales concomitantes des kystes des reins. Osiander en 1821,

Heusinger en 1827, font connaître des cas semblables. Mais ce fut Rayer qui, dans son *Traité des maladies du rein*, établit véritablement au point de vue anatomo-pathologique, l'existence de la dégénérescence enkystée générale. C'est depuis cette époque que cette affection prit une place dans les traités de pathologie. Depuis, son appellation a été bien souvent modifiée. Rayer la nomma dégénérescence kystique des reins; Cruveilhier, transformation kysteuse; Lejars, gros rein polykystique; Bouchacourt, dégénérescence hydatique et hydatiforme des reins chez le fœtus, d'autres cysto-adénome, etc.

Puis on s'aperçut que la maladie kystique était rarement isolée et dès 1856, Bristowe signalait la coexistence des kystes du foie, qui furent étudiés plus tard par Frerichs, Lancereaux, Rolleston et Kantack, Bar et Rénon, etc.

Les notions pathogéniques étaient encore des plus vagues, lorsque Virchow publia, en 1855, une observation de dégénérescence kystique des reins avec atrésie complète du bassinet et des papilles; il proposa alors une explication pathogénique basée sur la présence dans les capsules et les canicules urifères élargis de cristaux d'urate qui les obstruaient : le rein polykystique devenait alors, conformément à la théorie défendue pour d'autres productions kystiques, une distension simple des voies urinaires, par obstruction et rétention. Virchow ne tarda pas du reste à modifier son opinion: il chercha à établir que la distension par rétention était bien évidente, mais qu'elle résultait d'une sorte de néphrite, une papillite fœtale interstitielle qui, par prolifération du tissu conjonctif, aboutissait à la sclérose et à l'oblitération des tubes. Nous aurons l'occasion de discuter plus longuement ces idées. Quoi qu'il en soit, la théorie de Virchow eut un retentissement considérable; elle fut unanimement acceptée et défendue avec quelques variantes dans des mémoires successifs, par Beckmann, Erichsen, Hertz, Frerichs, etc.

Mais quelques années plus tard apparaissait une nouvelle interprétation. En 1876, Michalowicz étudie la dégénérescence kystique du foie et des reins; sous l'influence de Malassez, il rattache les kystes des reins à la maladie kystique du testicule, de la mamelle, des ovaires : il ne s'agit donc plus ici d'une lésion passive de distension, mais d'un processus actif de multiplication. Cette idée fut reprise et développée par d'autres auteurs. Brigidi et Severi, Chotinsky firent des kystes du rein de véritables adénomes; et cette théorie fut défendue ultérieurement dans de nombreux mémoires par Nauwerk et Hufschmid, Sabourin, Cornil et Brault, Hommey, von Kahlden, Couvelaire. Virchow avait déjà défendu l'identité d'origine et de structure pour les kystes des reins chez l'adulte et chez le nouveau-né; Chotinsky confirma cette idée qui rallia progressivement la grande majorité des auteurs.

Jusqu'à cette époque, les auteurs n'avaient pas paru accorder une grande importance à une constatation cependant très fréquente : la concomitance, avec le rein polykystique, d'autres malformations, le plus ordinairement multiples. Cependant, dès 1860, Koster avait émis l'idée d'un vice de développement. Cette idée fut reprise, en 1890, par Hanau dans sa thèse et précisée par Springer, en 1897, dans le sens que nous indiquerons ultérieurement.

Il faut remarquer du reste, ainsi que nous le verrons plus tard, que ces théories différentes — rétention, néoplasme, malformation — ne sont pas aussi exclusives qu'elles le paraissent au premier abord. L'idée pathogénique défendue par Virchow, la rétention, peut très bien se comprendre avec un vice de développement caractérisé par l'oblitération des canalicules urinifères, de même qu'une malformation peut parfaitement se compléter par une évolution active des éléments cellulaires.

Pendant que se poursuivaient ces recherches anatomiques et pathogéniques, on cherchait aussi à établir la physionomie clinique de l'affection, du moins chez l'adulte. Strübing en 1881, consacre un mémoire à cette étude; Chotinsky, Pawlowsky, Wagner, Ewald apportent des contributions plus ou moins importantes. Elle sont résumées dans l'excellent travail de Lejars, qui, paru en 1888, réunit nos principales notions sur la dégénérescence kystique. Depuis ont paru de nombreux articles dont on trouvera l'énumération à la bibliographie. Enfin, dans ces dernières années s'est ouverte une phase thérapeutique qui ne paraît pas du reste avoir grand avenir. Il est admis en effet depuis longtemps, et à fort juste titre, que la maladie étant d'habitude bilatérale, ne relève pas de la chirurgie; cependant quelques chirurgiens sont intervenus soit par erreur, soit de parti pris pour agir contre un symptôme dominant. Nous verrons plus loin ce qu'il faut penser de ces tentatives.

I. — REIN POLYKYSTIQUE CONGÉNITAL

CHAPITRE PREMIER

ÉTIOLOGIE

Nous savons peu de choses sur les causes mêmes de cette affection. Comme pour l'adulte, la *bilatéralité* est un phénomène très commun mais non constant. Lejars pouvait déjà, en 1889, relever 5 observations de rein kystique unilatéral; nous pourrions en ajouter plusieurs autres : un cas, sur les 30 observations de la statistique de Singer, 3 autres cas relevés par Heimann; l'un des derniers publiés est l'observation du mémoire de Brindeau et Macé[1]. Au total, 10 observations de rein kystique unilatéral (Luzzato l'a vu une fois chez un agneau). Il est même à remarquer que l'existence d'un rein kystique unilatéral coexiste fréquemment avec d'autres malformations siégeant en général du même côté du fœtus. Il importe donc de noter, dès maintenant, ce phénomène si curieux de la bilatéralité; nous pouvons le rapprocher, en effet, de ce que nous avons dit à l'occasion des tumeurs mixtes; on sait que ce genre de néoplasme, presque spécial aux enfants, atteint lui aussi assez souvent les deux reins, et nous avons vu que l'origine pouvait en être recherchée dans un vice de développement. En outre, cette bilatéralité établit un lien entre les kystes rénaux de l'enfant et ceux de l'adulte et deviendra un de nos arguments pour établir la similitude de ces affections.

D'ordinaire, les reins polykystiques se rencontrent chez des *nouveau-nés* et même, ainsi que nous le verrons plus loin, chez des *mort-nés*; certains auteurs ont attiré l'attention sur ce détail que la durée de la grossesse était assez fréquemment rac-

1. *L'Obstétrique*, 1899, p. 55.

courcie. Nous reviendrons sur ces faits. Cependant, depuis longtemps déjà, on savait que le rein polykystique est compatible avec l'existence pendant quelques mois ou même quelques années. Mais il semblait, au point de vue de l'âge, qu'il y eût une différence très nette entre la maladie kystique des enfants et celle des adultes, puisque, disait Virchow : il y a une grosse lacune vers les âges de 5, 10 et 15 ans. A vrai dire, les cas sont rares dans l'adolescence et la jeunesse, mais nous en connaissons cependant quelques-uns : le cas de Talamon à 5 ans et demi, celui de Orth à 14 ans et demi. Deux des malades de Steiner n'avaient que 10 ans. L'enfant observé par Heimann avait 11 ans, mais il mourut accidentellement de la scarlatine sans que rien eut fait soupçonner une altération rénale : ceci s'explique du reste assez facilement par ce fait que le rein droit n'était pas atteint par la dégénérescence kystique et avait même subi l'hypertrophie compensatrice. Il est probable que si cet enfant n'avait pas succombé à une maladie accidentelle comme la scarlatine, la lésion se serait développée et aurait été décrite plus tard comme maladie kystique de l'adulte. Le malade de Luzet avait 17 ans, celui d'Edmunds avait 18 ans, celle de Bar 19, celle de Höhne 19, un des malades de Hommey (Delorme) était un jeune soldat. On voit qu'en somme les termes de transition, s'ils sont rares, existent : c'est encore une considération à retenir lorsque nous discuterons plus loin les hypothèses relatives à l'unicité ou à la dualité du rein polykystique. Nous consacrerons, du reste, un chapitre spécial à l'étude du rein polykystique chez l'enfant.

Luzzato fait remarquer que l'affection paraît plus fréquente chez les enfants des *multipares* (11 fois) que chez ceux des primipares (7 fois).

Le *sexe* du fœtus n'a aucune importance : l'affection est aussi fréquente chez les petites filles que chez les petits garçons.

Il est enfin une particularité étiologique très curieuse que nous devons signaler dès maintenant : c'est l'existence de la *maladie kystique chez plusieurs membres de la même famille.* Les cas n'en sont pas rares; déjà l'un des faits étudiés par Virchow, en 1855, appartenait à cette catégorie : il s'agissait d'une femme dont trois enfants étaient morts, immédiatement après leur naissance, avec un développement anormal du ventre. Sur quatre autres enfants nés vivants, l'un mourut à 10 mois hydrocéphale; sur ce nombre, deux enfants naquirent avec un double rein polykystique. Ces cas sont précisément ceux qui servirent à Virchow à édifier sa théorie primitive de rétention par les sels de l'urine. Wolff (*Berl. klin. Wochensch.*, 1866, n° 26) publia le cas d'une mère de plusieurs enfants qui mit au monde, coup sur coup, deux enfants atteints de kystes du rein : le premier était une fille et le second un garçon. Brückner (*Virchow's Arch.*, Bd 46) parle d'une femme dont le troisième et le septième enfant étaient porteurs d'une double dégénérescence kystique des reins; chez ce dernier, Virchow reconnut une atrésie papillaire. Dans l'observation de Theilhaber, il est noté que deux sœurs, une mort-née et l'autre morte après l'accouchement, étaient atteintes de reins polykystiques. Les deux observations de Höhne, publiées dans la *D. med. Wochensch.*, 1896, p. 757, concernent la mère et la fille; la mère, qui avai les deux reins kystiques, fut ponctionnée et mourut sous le chloroforme; la fille, âgée de 20 ans, fut opérée avec succès d'un rein kystique droit, après avoir subi, du reste, une double laparotomie pour ovaires kystiques. Carrez a publié dans sa thèse une observation semblable : la mère était atteinte d'un double rein polykystique dont le diagnostic fut fait à plusieurs reprises par divers médecins; la fille présenta les symptômes de la même maladie du côté gauche et le diagnostic fut confirmé chez elle par l'incision exploratrice.

Les faits étudiés par Steiner sont plus curieux encore : les malades observés par lui n'appartenaient qu'à deux familles différentes ; dans la première famille, le père, la tante et un fils âgé de 10 ans avaient des kystes rénaux; dans la deuxième, le père, les deux tantes et le fils âgé de 10 ans étaient atteints de la même lésion; le diagnostic anatomique n'a pas été fait, bien entendu, dans tous les cas, mais le diagnostic clinique était évident, dit l'auteur.

Il faut remarquer que l'étude du caractère familial de la maladie kystique nous a conduits à mélanger les cas de kystes congénitaux et de kystes de l'adulte : c'est encore là un des arguments qui nous permettront plus tard d'établir l'unicité des deux affections.

CHAPITRE II

ANATOMIE PATHOLOGIQUE

1° Etude macroscopique. — Le *volume* des reins polykystiques est quelquefois énorme, puisqu'ils peuvent devenir une cause de dystocie : leur poids va jusqu'à 1000 ou 1200 grammes, mais ce n'est pas une règle absolue. Souvent, lorsqu'ils sont observés chez le nouveau-né, ils sont seulement plus gros que ne le comporte le poids de l'enfant; plus tard, au contraire, il peut arriver qu'ils restent relativement en arrière du développement général du corps : le fait est d'autant plus frappant, lorsqu'il s'agit d'une affection unilatérale, que l'autre rein subit d'habitude l'hypertrophie compensatrice. Dans les 5 observations de Brindeau et Macé, le poids variait de 50 à 125 grammes; dans celle de Brouha, il était de 400 grammes; dans celle de Couvelaire les dimensions atteignaient respectivement environ 7 et 15 centimètres. Il s'agit donc, en somme, d'organes volumineux, mais pas énormes.

Les kystes qui constituent la tumeur sont eux-mêmes de *nombre* et de *volume* variables. Souvent ils sont si nombreux et si développés que la substance rénale paraît avoir été complètement détruite par eux; il est même des cas dans lesquels il est probable que celle-ci n'a pas existé : à l'autopsie on trouve, à la place du rein, un amas de vésicules en continuité plus ou moins évidente avec les tractus fibreux qui représentent le bassinet et l'uretère. A côté de ces kystes macroscopiquement appréciables, il faut faire une part du reste, aux dilatations de moindre importance dont quelques-unes ne se révèlent qu'à l'examen histologique.

Ordinairement les masses kystiques font à la surface du rein une saillie appréciable; elles lui donnent ainsi l'aspect du *rein ficelé* qui a été signalé pour les kystes de l'adulte; mais il arrive aussi que les kystes soient enfouis dans la masse rénale et reconnaissables seulement à la coupe. Il semble, en somme, que les kystes les plus volumineux sont plus superficiels, les petits demeurant relativement profonds et cachés soit dans la substance médullaire, soit à l'union des deux substances, corticale et médullaire.

La *coloration* de la coupe varie de la teinte foncée du rein normal au gris rosé.

La partie la plus centrale du rein, celle qui est la plus rapprochée du hile, est souvent occupée par une masse conjonctivo-graisseuse plus ou moins dense.

Le *bassinet* du rein peut avoir conservé à peu près son aspect normal; mais souvent les *papilles* sont comme effacées et remplacées par une sorte de muqueuse blanchâtre à la surface de laquelle s'ouvrent de petits orifices.

La *forme* générale des kystes est arrondie; mais on trouve souvent dans leur intérieur des brides ou des cloisons incomplètes et l'on y a même décrit des papilles, ainsi que nous le verrons plus loin.

Le *liquide* des kystes est des plus variables. D'ordinaire cependant il est citrin et transparent, et l'on y a trouvé bien souvent les divers éléments de l'urine : l'urée, l'acide urique, l'acide hippurique, de la leucine, des matières grasses, etc. Mais il peut subir des modifications considérables : ici, il est remplacé par une sorte de bouillie rappelant la dégénérescence caséeuse; là, et le cas est des plus fréquents, il est plus ou moins fortement coloré en rouge par le sang; il peut même être purulent, avoir la consistance de la gelée, etc. Toutes ces apparences peuvent se trouver réunies sur le même rein. Beckmann y a signalé depuis longtemps des *corps en rosette*, arrondis et rayonnés et paraissant formés de substance albumineuse et colloïde; Höhne est revenu depuis sur cette constatation à laquelle il attache une certaine importance pour le diagnostic.

Généralement, avons-nous dit, les kystes du rein s'accompagnent de modifications plus ou moins profondes portant sur d'autres organes.

Les *kystes du foie* sont particulièrement fréquents[1] : s'ils ne sont pas notés plus souvent, c'est assurément que leur existence ne peut parfois être reconnue que grâce au microscope. Mais,

1. Obs. Witzel, Schlenzka, Rolleston et Kantack, Bar et Rénon, Luzzato, Guéniot, deux de Couvelaire, Brindeau et Macé.

quelquefois, leur volume est considérable et ils ont pu constituer une cause sérieuse de dystocie. Dans l'observation récemment publiée par Couvelaire, il fut nécessaire de faire une ponction à l'abdomen pour extraire un fœtus dont le foie mesurait 44 centimètres de circonférence. Il en était à peu près de même dans les deux observations de Witzel et de Guéniot. Il s'agissait dans tous ces cas de kystes assez volumineux. Ces kystes sont tapissés d'une sorte de muqueuse blanchâtre, soulevée par places par des colonnes de tissu conjonctif; on y rencontre même de véritables papilles. Ajoutons encore que Couvelaire a décrit un autre exemple de rein polykystique s'accompagnant de formations kystiques du foie et du pancréas; Kaufmann, Nichet avaient déjà rapporté des faits de *kystes du pancréas* : Hausmann en a trouvé à la *base du cerveau*, Lever dans les *plexus choroïdes*, etc.

Mais il est d'autres altérations plus fréquentes et relevant avec plus d'évidence d'un trouble dans le développement de l'embryon. Nous avons vu que, dès 1826, Meckel avait déjà noté un fait de ce genre ; depuis, il en a été publié un grand nombre. Ces *vices de développement* portent soit sur l'appareil urinaire inférieur, soit sur d'autres parties du corps plus ou moins éloignées du rein.

Du côté de l'*appareil urinaire*, les voies d'excrétion présentent des altérations plus ou moins prononcées dans la moitié des cas environ; on note souvent leur atrésie, ou même leur oblitération complète. Ordinairement la lésion porte sur les bassinets et les papilles. Virchow, Terburg, Arnold, Cohn ont ainsi noté l'imperméabilité de ces organes. Quelquefois, c'est l'uretère qui est ou bien très étroit, ainsi que Valenta l'a observé, ou bien terminé en cul-de-sac (Voss), ou enfin complètement absent (Terburg). Dans maintes observations, il est noté que la vessie est petite ou très rétractée; Höring a signalé l'atrésie de l'urètre, Ebstein son absence complète. Enfin, Virchow a vu deux fois le rein en fer à cheval. Telles sont les principales modifications indiquées du côté de l'appareil urinaire. On voit qu'elles se réduisent presque toutes à une atrophie fibreuse des voies d'excrétion.

Mais il est plus curieux et peut-être plus habituel de noter des déformations qui n'ont rien à voir avec l'appareil urinaire.

Elles atteignent les régions les plus diverses : mais il est assez remarquable de constater que la majorité peut se grouper sous trois variétés principales.

Tantôt la lésion porte sur les *centres cérébraux* : il s'agit alors soit d'une hydrocéphalie, soit d'un encéphalocèle. Schupman, Virchow, Kantzow, Schlenzka, Nieberding, Strassmann, ont publié chacun une ou plusieurs observations de reins polykystiques coïncidant avec l'encéphalocèle dans ses principales variétés. Schupman, Virchow, Siebold, Œsterlen, Wolff, Brückner, Valenta ont fait connaître des cas d'hydrocéphalie. Witzel a publié une observation d'hémicéphalie accompagnée d'autres malformations et Guéniot une autre d'anencéphalie.

Tantôt la lésion porte sur le *voile du palais*, la *voûte palatine*, l'*arcade dentaire* et les *lèvres* et l'on note alors les diverses variétés du bec-de-lièvre, jusqu'à la gueule-de-loup. De ce nombre sont les observations de Bartholin, Kantzow, Schlenzka, Voss, Nieberding.

Tantôt, enfin, les malformations atteignent principalement les *extrémités* : il s'agit habituellement, dans ces cas, de doigts surnuméraires, mais l'on voit aussi d'autres lésions ; Schlenzka, Voss, Brückner, Nieberding, Strassmann, Witzel et Guéniot ont fait connaître de ces doigts surnuméraires, Ebstein un cas de varus gauche, Höring, Voss, Strassmann des cas de pied bot double, Heusinger un cas dans lequel le pied droit ne comptait que quatre orteils.

Les trois variétés de déformations que nous venons d'indiquer sont les plus fréquentes : mais il faut remarquer que souvent elles sont associées deux à deux ou même trois à trois.

En dehors d'elles, on en trouve quelquefois d'autres : Ebstein. Hausmann notent l'ectopie testiculaire abdominale, Lambrecht, Schupmann la duplicité de l'utérus et du vagin, Witzel, Guéniot l'absence ou l'atrophie des organes génitaux externes, Couvelaire l'hydrocèle, Hausmann l'hypospadias, Witzel l'inversion totale des viscères, Nieberding l'absence du trou de Botal (constatation sur laquelle il fonde une théorie pathogénique), Heusinger l'absence du membre inférieur et du bassin du côté correspondant à un rein kystique unilatéral.

2° **Étude microscopique.** — Il est assez difficile de donner du rein polykystique une description générale, qui s'applique à tous les cas : il est bien certain, en effet, que, à part l'existence de kystes en plus ou moins grand nombre, les observations ne sont nullement superposables. Nous avons même la conviction que bien des faits publiés sous ce nom ne rentrent pas dans le cadre de la maladie qui nous occupe : on y a fait entrer certainement des hydronéphroses. Aussi pensons-nous que le meilleur moyen de fixer les idées est de donner l'examen histologique des kystes correspondant aux trois types pathogéniques que nous discuterons plus loin.

a) *Type histologique correspondant à la théorie de Virchow.* Virchow, dans un cas, trouva des canalicules urinifères et des glomérules très élargis : en même temps, il vit que les canalicules étaient encombrés par des masses d'urate d'ammoniaque : or, le liquide des kystes renfermait beaucoup d'acide hippurique et d'ammoniaque. Mais on sait qu'il renonça bientôt à l'idée d'une rétention par obstruction saline pour se rattacher à celle d'une pyélonéphrite fibreuse oblitérante, car il ne tarda pas à se rendre compte que la continuité du système urinaire n'existait pas et que les canalicules ne s'ouvraient pas dans les calices.

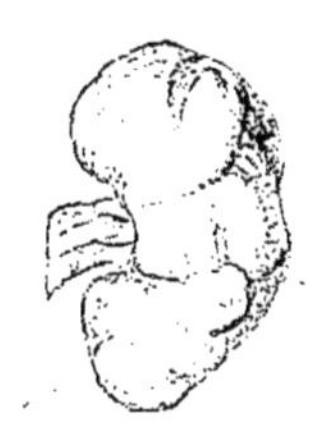
Fig. 100. D'après Arnold. Rein polykystique congénital.

Nous rapporterons dans cet ordre d'idées une observation empruntée au travail d'Arnold, *Ziegler's Beitr.*, 1890, t. VIII, p. 21 :

« Le rein droit présente de nombreux petits kystes, remplis les uns de sérosité, les autres d'une masse colloïde. Ces cavités se retrouvent également à la coupe dans la substance corticale. Les calices sont oblitérés et transformés en une masse fibreuse; le bassinet est élargi sans communication avec eux; on n'y voit pas de papilles. L'uretère est étroit mais non oblitéré. De tous ces kystes, aucun ne dépasse le volume d'une tête d'épingle; beaucoup ne sont pas visibles à l'œil nu. Leur forme est ordinairement arrondie. Leur contenu est une substance finement granuleuse, muqueuse ou hyaline qui quelquefois ne renferme pas de cellules, d'autres fois renferme des éléments ronds ou épithéliaux; presque tous les kystes sont revêtus d'un épithélium cylindrique, cubique ou très bas. Sur la paroi, on trouve souvent des amas épithéliaux ou bien des restes du réseau glomérulaire. Les canaux contournés situés entre les kystes sont remplis en beaucoup d'endroits de cellules épithéliales dégénérées : le tissu conjonctif est partout hypertrophié, parfois dans de grandes proportions. Dans la zone intermédiaire, les kystes sont moins nombreux, on y trouve beaucoup de canalicules élargis entre lesquels on en voit qui sont normaux et d'autres qui sont rétrécis. Le tissu conjonctif est aussi proliféré; mais il l'est encore davantage dans la substance médullaire. On trouve dans cette dernière des canaux plus ou moins élargis à côté d'autres qui sont normaux. On y trouve aussi quelques kystes à épithélium cylindrique, plus rarement aplati; quelquefois même, il est totalement absent. »

b) *Type histologique correspondant à la théorie de l'adénome.*

Les observations en sont assez nombreuses[1]. En voici un cas emprunté à la thèse de Hausmann :

« Le rein est creusé d'une foule de petites cavités qui le rendent semblable à une éponge. Il existe un tissu conjonctif abondant, qui se ramifie du côté de la substance corticale. Au microscope, on voit qu'il s'agit d'un tissu conjonctif très riche en noyaux, formé de faisceaux parallèles, rayonnant de la substance médullaire à la périphérie, et limitant entre eux les cavités kystiques. C'est dans la région des canaux collecteurs que le tissu est le plus épais. A mesure que l'on se rapproche de la substance corticale, il prend un aspect lacuneux ; en bien des points, on y trouve des hémorragies soit en foyer, soit diffuses. Le tissu conjonctif n'entre pas en contact avec l'épithélium de revêtement des kystes dont il est séparé par une autre couche conjonctive à disposition concentrique, plus riche en noyaux. Les kystes eux-mêmes présentent de grosses différences : il y a toutes les transitions des plus gros aux plus petits qui dépassent à peine le volume d'un canalicule urinifère;

1. Il est à remarquer que nombre de faits qui ont servi à défendre cette théorie se rapportent à l'adulte; il en est ainsi dans les cas de Nauwerk et Hufschmid, von Kahlden, etc.; nous nous limitons ici aux cas observés chez l'enfant.

quelques-uns sont arrondis, mais la plupart ont une cavité irrégulière. Leur épithélium est uniformément à une seule couche ; il est cubique ou aplati dans les gros kystes et plus élevé dans les petits. Le noyau est très net. On voit par places des figures qui rappellent l'adénome. La prolifération de l'épithélium aboutit à la production de papilles saillantes dans l'intérieur des kystes et entraîne avec lui le tissu conjonctif. Les papilles saillantes se produisant en divers points finissent par constituer des cavités anfractueuses et ramifiées rappelant les figures adénomateuses. En d'autres endroits, c'est au contraire la prolifération conjonctive qui prend le premier rang et aboutit à la constitution d'un adénofibrome. Dans beaucoup de kystes, ces formations adénomateuses réduisent considérablement la cavité ; dans d'autres, au contraire, on voit une seule papille plus ou moins saillante. En certains points, les formations papillaires sont si pressées les unes contre les autres qu'elles forment des amas épithéliaux dont il est difficile de reconnaître l'arrangement. En d'autres endroits, la prolifération épithéliale aboutit à multiplier les couches de cellules qui diminuent ainsi la cavité du kyste et deviennent polyédriques par pression réciproque. Les couches épithéliales les plus superficielles ont une tendance à la nécrose et à la desquamation, si bien que certaines coupes montrent ainsi des amas cellulaires pleins dans lesquels la chute des cellules constitue des pseudokystes. »

De cette observation, on peut rapprocher le 3e cas publié dans le mémoire de Brindeau et Macé :

« Très nombreuses cavités kystiques entre lesquelles on retrouve difficilement des traces de tissu rénal (fig. 101). Revêtement épithélial qui, par places, est cubique et régulier, mais en d'autres endroits est formé de plusieurs couches de cellules volumineuses, irrégulières, rappelant, disent les auteurs, certains épithéliums atypiques du cancer cylindrique : enfin, il existe d'assez nombreuses papilles. »

Les observations rapportées par Couvelaire sont assez analogues : on y retrouve des papilles épithéliales et des diverticules de la paroi, pleins ou creux, s'enfonçant dans le parenchyme voisin (Voy. fig. 102).

En résumé, les caractères généraux des kystes de cette deuxième catégorie sont les suivants : cavités kystiques petites et nombreuses, épithélium en voie de prolifération plus ou moins active, prolifération démontrée essentiellement par la production des papilles. Mais il faut remarquer que la multiplication cellulaire est peu abondante en général : elle n'aboutit d'ordinaire qu'à tapisser les papilles d'une seule couche épithéliale : il y en a rarement plusieurs. C'est là une constatation un peu embarrassante pour la théorie que nous aurons à indiquer tout à l'heure : aussi von Kahlden est-il obligé de reconnaître que si les kystes proviennent bien d'une prolifération épithéliale, leur accroissement est dû en grande partie à la rétention urinaire.

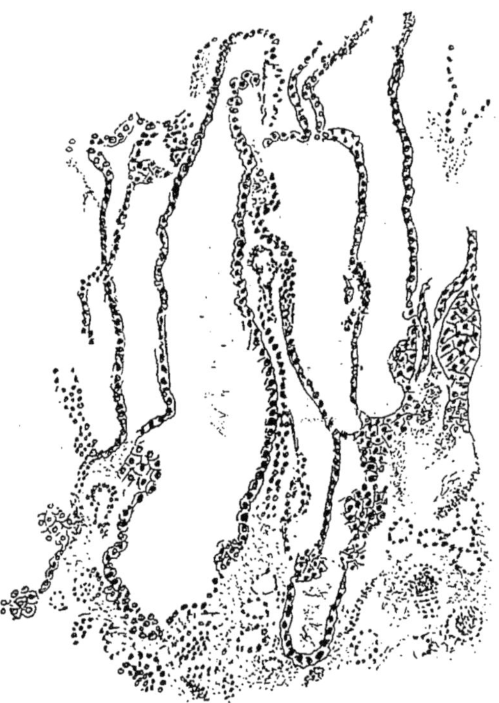

Fig. 101. — D'après Brindeau et Macé. Rein polykystique.

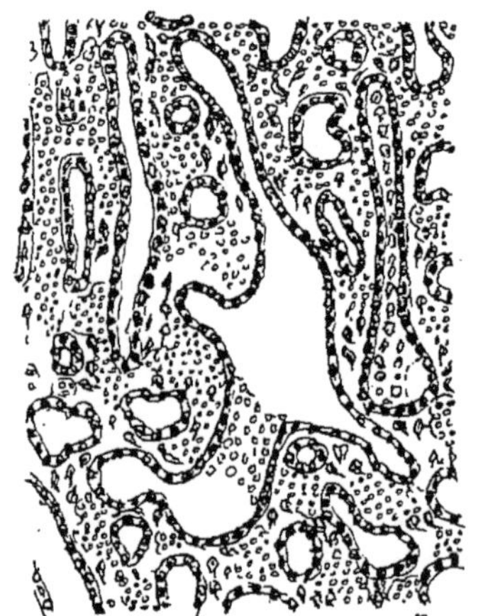

Fig. 102. — D'après Couvelaire. Rein polykystique à tendance épithélioformative.

c) *Type histologique correspondant à la théorie congénitale.* — Dans cette forme, les kystes se logent principalement dans la substance corticale. Voici à ce sujet un résumé de l'observation publiée par Heimann.

Tissu conjonctif surtout abondant au niveau du hile et autour des kystes. Les canalicules urinifères sont diminués de volume, leur épithélium est plus petit qu'à l'état normal ; certains d'entre eux sont réduits à un tractus épithélial plein. D'autres sont élargis, surtout dans les parties périphériques ; leur épithélium est cubique ; il n'y a pas trace de prolifération épithéliale anormale ; ils renferment une matière colloïde ou hyaline, avec des cellules rondes ou épithéliales desquamées. Les corpuscules de Malpighi sont peu nombreux, leur cavité est un peu distendue ; mais on trouve souvent des petites cavités dont la paroi présente une sorte de renflement conjonctif, reste probable du glomérule. Les kystes ont un diamètre de 1 à 2 centimètres ; il est impossible de trouver des cavités de grosseur intermédiaire, faisant la transition entre eux et les tubes et capsules de Bowmann élargis décrits plus haut. Dans les kystes, il n'y a pas partout un revêtement épithélial ; on retrouve seulement par places des restes d'un épithélium bas. (L'autopsie a été faite seulement 24 heures après la mort.) Nulle part il n'y a trace de prolifération épithéliale. La paroi est formée par du tissu conjonctif dans lequel on reconnaît des restes de canalicules urinifères. Les papilles, les calices et le bassinet sont remplacés par du tissu conjonctivo-graisseux ; l'uretère n'est pas perméable.

En somme, ce type histologique se distingue de l'autre par deux caractères principaux : l'existence de malformations évidentes et l'absence de toutes figures de prolifération épithéliale.

En résumé, les caractères histologiques communs à ces diverses variétés sont les suivants :

Généralement les kystes occupent une si grande place dans le rein, que les éléments normaux sont toujours très diminués de nombre et souvent de volume ; il est quelquefois difficile de les reconnaître. Souvent, ils sont atteints par une sclérose périkystique plus ou moins accentuée suivant les cas. Mais Gombault et Hommey ont montré que cette sclérose était plus marquée autour des grands kystes qu'autour des petits, constatation importante au point de vue de l'appréciation de la théorie de Virchow. Le tissu conjonctif ainsi répandu dans le rein peut affecter les caractères les plus différents, depuis le tissu embryonnaire, très riche en noyaux, jusqu'au tissu fibreux. Si les éléments normaux du rein sont comprimés et plus ou moins détruits par la néoplasie, la plupart des observations mentionnent néanmoins, par places, des dilatations des capsules de Bowmann et des tubes contournés : aussi tous les auteurs, ainsi que nous le verrons, sont-ils d'accord pour faire dériver les kystes des cavités normales préexistantes.

Le revêtement épithélial des kystes présente des caractères d'une simplicité telle qu'ils ne peuvent guère servir aux recherches pathogéniques : c'est une couche d'épithélium cubique, à gros noyau, généralement unique : il y a bien quelques papilles parfois, mais ce sont des papilles conjonctives revêtues d'une seule couche épithéliale, et il est exceptionnel de rencontrer de véritables bourgeons cellulaires. Il est rare aussi de retrouver les assises cellulaires multiples qui rapprocheraient ces tumeurs de l'épithélioma nucoïde de Malassez. Enfin le liquide présente assez généralement les caractères de l'urine.

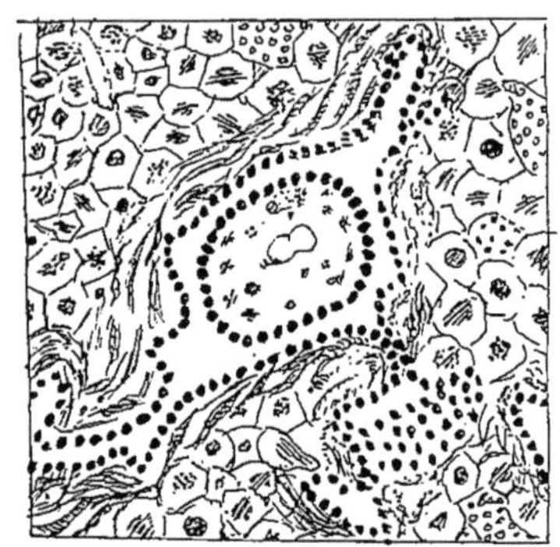

Fig. 105. — D'après Couvelaire. Lésions kystiques du foie.

Nous ajouterons encore quelques mots sur les lésions de *dégénérescence kystique du foie*.

La lésion siège dans les espaces portes. On y trouve de nombreuses cavités microkystiques irrégulières : elles présentent toutes une paroi fibreuse avec un épithélium très régulier, à gros noyau, disposé sur une seule couche. Il s'y trouve assez souvent des papilles revêtues aussi d'une seule couche épithéliale. Les canaux biliaires environnants sont dilatés et l'on peut retrouver les formes de transition entre eux et les kystes. Il faut ajouter que certains auteurs ont vu dans ces kystes un revêtement de cellules polymorphes, caliciformes, et que, dans d'autres cas, on n'a pu retrouver d'épithélium.

Ajoutons au point de vue macroscopique, que la dégénérescence kystique du foie est souvent limitée à une région de l'organe. Assez ordinairement, il est impossible de la reconnaître à l'œil nu.

CHAPITRE III

PATHOGÉNIE

On verra plus loin que l'accord est loin d'être fait sur la pathogénie du rein polykystique congénital. Le seul point qui paraisse bien établi, c'est que les kystes proviennent, en très grande majorité, des cavités préexistantes[1]. Il est toujours facile, disent Bard et Lemoine, de retrouver dans les diverses préparations toutes les formes intermédiaires entre les tubes simplement dilatés et à expansion latérale, et les kystes complètement formés. La plupart des auteurs depuis Virchow, ont exprimé la même idée. Rokitansky, Förster, Klebs, etc., etc., ont constaté les transformations successives. Cependant, Simon a émis une idée un peu différente; il pense que les canalicules, distendus par la sécrétion et les amas cellulaires peuvent éclater et s'évacuer dans le tissu cellulaire; ainsi se constitueraient les kystes. Il est certain cependant qu'ils proviennent presque toujours de la distension des cavités préexistantes; la distension peut porter soit sur les canalicules, soit sur les capsules de Bowmann. Rokitansky a déjà déclaré depuis longtemps que les kystes peuvent provenir de la métamorphose des amas cellulaires du glomérule de Malpighi. Frerichs, a exprimé la même opinion. Gildemeester a vu le glomérule accolé contre la paroi de la capsule, dont la cavité était occupée en majeure partie par un liquide clair et transparent. Brindeau et Macé ont vu, en divers points de leurs préparations, plusieurs petits kystes où la capsule de Bowmann, franchement éloignée du bouquet vasculaire, simule un stade de formation kystique; mais en aucun point ils n'ont trouvé ces kystes assez développés pour refouler et aplatir le bouquet vasculaire. En somme, il est donc bien évident que la capsule de Bowmann peut prendre sa part de la distension générale, mais peut-être faut-il admettre que les cavités qu'elle forme, sont toujours petites et de faible importance.

1. Nous ferons remarquer cependant que l'observation Heimann, résumée page 522, est contraire à cette idée.

Quant à ce qui concerne les canalicules, il est bien évident, ainsi qu'on l'a montré maintes fois, qu'ils sont presque toujours le point de départ des kystes. Ruyssenaers, Frerichs, Johnson l'ont constaté depuis longtemps. L'observation publiée par Hausmann en est un bel exemple ; à côté des canalicules normaux, qui existaient encore, bien qu'en petit nombre, on en voyait d'autres dans lesquels la prolifération et la distension commençaient à peine ; puis on pouvait voir toutes les transitions jusqu'au kyste bien développé et parcouru par de nombreuses papilles.

Il faut donc conclure de ces faits que les cavités kystiques proviennent principalement des canalicules urinifères ; quelques-unes, probablement rares et petites, sont dues à la distension des capsules de Bowmann. Enfin, il serait assurément prématuré d'affirmer qu'il n'existe pas, dans le rein polykystique, des cavités d'origine différente. Nous dirons bientôt, en effet, que la prolifération adénomateuse de l'épithélium des canalicules est aujourd'hui démontrée dans un grand nombre de cas de rein polykystique de l'enfant et de l'adulte : il est probable qu'un certain nombre de bourgeons épithéliaux néoformés subissent la transformation kystique, comme cela se voit dans tous les organes.

Ce premier point établi, nous pouvons passer maintenant à l'étude des théories pathogéniques.

Il y en a trois principales, avons-nous dit. Mais il en a été formulé bon nombre d'autres que nous devons examiner sommairement.

Terburgh aurait trouvé dans un cas des grégarines, mais il s'agissait d'un adulte. Poncet aurait trouvé un microcoque dans plusieurs cas de kystes congénitaux ; Verneuil et Clado purent y cultiver des microorganismes. Mais Lannelongue et Achard (*Annales de l'Institut Pasteur*, 1890) ne purent en découvrir dans 8 cas de kystes congénitaux bien isolés des téguments. Nous ne pensons pas que pareilles recherches aient été effectuées pour les reins polykystiques, mais il est bien probable qu'elles donneraient aussi des résultats négatifs.

Bard et Lemoine ont formulé, en 1890, une théorie curieuse : « Pour nous, disent-ils, dans la maladie kystique essentielle, les kystes sont le résultat de la dilatation des canalicules glandulaires préexistants, sans néoformation, sans prolifération épithéliale. Cette dilatation se produit non par le fait d'un obstacle situé sur le trajet des conduits, mais sous la seule influence de la pression normale du liquide sécrété, par le fait sans doute, d'un défaut de résistance de leurs parois, d'origine congénitale.... Elle constitue ainsi un véritable angiome glandulaire. » Ainsi que le fait très justement remarquer Couvelaire, il suffit de se reporter au texte même de ces auteurs pour s'apercevoir que leur démonstration manque quelque peu de rigueur : « On comprend, disent-ils, qu'il soit impossible de dire en quoi une membrane hyaline normale diffère d'une membrane hyaline anormale. La différence réside tout entière sans doute dans un défaut de qualité du tissu qui apparaît à l'usage, mais qui ne s'accuse pas par avance par des altérations morphologiques appréciables.... La démonstration de notre manière de voir ne peut être en quelque sorte que négative. »

Plus hypothétique encore est la théorie de Shattock qui admet le développement des kystes primitifs dans des restes du corps de Wolff : ces kystes primitifs provoqueraient secondairement la formation d'autres kystes par compression des tubes du rein. Cette théorie a été acceptée en partie par Bland Sutton qui pense que les kystes proviennent des restes du corps de Wolff. Tout invraisemblable qu'elle paraisse, cette hypothèse n'est peut-être pas à rejeter entièrement; on sait en effet que, pour bien des auteurs, l'inclusion dans le rein d'éléments embryonnaires est un fait acquis; il n'est donc pas impossible que ces germes aient une action sur le développement d'une maladie congénitale. Bornons-nous à constater que rien, jusqu'à présent, ne vient à l'appui de cette idée.

Il n'y a pas lieu de s'arrêter davantage à la théorie de Nieberding; chez un fœtus de 6 à 7 mois, cet auteur constata, en même temps que l'existence d'un double rein polykystique, l'absence du trou de Botal. Il s'ensuit, pense-t-il, une hypertension du système veineux, une stase rénale; et, par conséquent, une infiltration séreuse et parvicellulaire du tissu rénal, laquelle aboutirait à la compression des canalicules et des glomérules. Outre qu'elle est bien hypothétique, cette théorie est formellement contredite par les nombreux faits de kyste du rein avec persistance du trou de Botal.

Nous pouvons passer maintenant à l'étude des théories les plus généralement admises. Elles sont au nombre de trois et incriminent la sclérose, la prolifération épithéliale néoplasique ou un vice de développement.

1° **Théorie de la sclérose.** — Ainsi que nous l'avons dit plus haut, cette théorie a été défendue surtout par Virchow. Lorsqu'il observa son premier cas, il avait vu les canalicules urinifères remplis de concrétions calculeuses et il avait rattaché à ces concrétions la formation des kystes[1]. Mais l'étude de quelques cas ultérieurs lui permit bientôt de modifier ses idées. Il constata une sclérose systématisée péritubulaire et périkystique, et conclut à une néphrite ou pyélonéphrite fibreuse. L'orifice des canaux collecteurs dans les calices, disait Virchow, en 1892, à la Société de médecine de Berlin, est totalement oblitéré en bien des points. Il s'agit d'une atrésie des papilles. Lorsqu'on explore les calices, on trouve du tissu conjonctif sans orifices. Il y a bien çà et là une communication, mais la modification principale est l'atrésie papillaire, due elle-même à un processus embryonnaire que nous ne pouvons appeler que néphrite ou peut-être pyélonéphrite. C'est là du reste une explication analogue à celles que nous donnons des atrésies d'autres canaux ou orifices, qu'il s'agisse des conduits biliaires, de l'orifice aortique, etc. (*Berl. klin. Wchsch.*, 1892, p. 105). Voici également le passage de la *Pathologie des tumeurs* auquel Virchow renvoyait pour l'exposé de sa doctrine (t. I, p. 267).

« En suivant le développement de ces kystes (des reins), on reconnaît qu'ils procèdent en général des canaux urinifères, et cela de deux manières. Le processus débute quelquefois par l'atrésie des canalicules ; cela arrive notamment dans les dégénérescences cystoïdes fœtales où nous trouvons une atrésie des papilles. Ce cas n'est rien moins que rare. J'ai moi-même examiné toute une série de cas de ce genre, et j'ai précisément trouvé comme règle cette atrésie des papilles, probablement à rapporter à une inflammation fœtale, de telle sorte qu'il n'existait plus aucune communication entre les canaux urinifères et les bassinets du rein. Dans de telles conditions, il se forme des

1. Il faut reconnaître, du reste, que cette hypothèse de l'obstruction par les sels de l'urine avait été déjà formulée avant Virchow par Lehmann (*Nederl. Weekbl.*, 1853, n° 12).

kystes en si grande quantité que parfois tout le rein en est farci et que, par suite, il se forme une tumeur d'un tel volume que lorsque les mêmes altérations se rencontrent dans les deux reins, ils remplissent toute la cavité abdominale du fœtus et la distendent au point de rendre l'accouchement difficile. »

Il y a donc trois choses dans la théorie de Virchow : l'inflammation interstitielle déterminant l'atrésie des papilles et la distension secondaire des canalicules rénaux. Or, en somme, cette distension n'est guère contestée puisque les partisans mêmes de la théorie adénomateuse admettent qu'elle joue un rôle : il en est de même de l'atrésie papillaire par formation de tissu conjonctif. La partie vraiment hypothétique de la théorie de Virchow se réduit donc à la conception d'un processus inflammatoire fœtal.

Ce processus n'a jamais été bien démontré, et il paraît du reste difficile d'en fournir la preuve. Thorn put le constater dans un cas où il trouva une inflammation de l'uretère, du bassinet et des calices, caractérisée par une infiltration cellulaire; mais il s'agissait d'un adulte de 45 ans. Durlach constata chez un enfant de 6 mois l'existence de tractus conjonctifs parcourant la substance rénale ; le bassinet était étroit et ses parois étaient très épaissies; il conclut à un processus inflammatoire parti du bassinet. Le cas partout cité de Leichtenstern se rapporte encore à un adulte; nous en reparlerons plus loin. Rindfleisch admet les idées de Virchow. Dans le cas d'Arnold, concernant un nouveau-né de 1650 grammes, il y avait dans le rein des infiltrats cellulaires isolés et des dégénérations parenchymateuses; mais il existait surtout un épaississement de la muqueuse du bassinet avec oblitération des calices, néoformation conjonctive des papilles, et un peu de prolifération conjonctive de la substance corticale. Il semble donc que le processus a commencé au bassinet et aux calices pour monter vers l'écorce, que la néphropyélite fibreuse est à point de départ papillaire, ainsi du reste que le pense Virchow. Mais il est assez difficile de comprendre un processus fibreux qui aurait cette marche : aussi Leichtenstern admet-il que la lésion se propage par les artérioles; mais celles-ci étaient normales dans le cas d'Arnold.

Nous venons d'exposer la théorie de la néphrite. Il convient d'ajouter que Virchow, précisant encore, attribue cette néphrite elle-même à un principe irritant qui circulerait dans le sang maternel et passerait ensuite dans la circulation fœtale. Cette conception même permettrait d'expliquer l'hydrocéphalie si fréquemment constatée dans les observations et que Virchow attribue à une inflammation d'origine urémique des méninges, inflammation qui serait due elle-même à l'obstruction des voies urinaires[1].

Les objections à faire à cette théorie sont nombreuses. D'abord le processus inflammatoire du parenchyme rénal n'a jamais été bien démontré. Il est bien incontestable qu'on a trouvé du tissu fibro-conjonctif; mais rien ne permet d'affirmer que son origine soit inflammatoire. En outre, puisqu'il s'agit d'une lésion d'origine circulatoire, on comprend mal pourquoi elle demeure quelquefois unilatérale, permettant même l'hypertrophie compensatrice de l'autre rein. L'hypothèse de Virchow n'explique pas davantage la coïncidence si fréquente d'autres troubles du développement embryonnaire : tout au plus, avons-nous vu, peut-elle donner une explication bien fragile de l'hydrocéphalie. Comment comprendre également l'existence des kystes du foie qui sont si souvent signalés?

Il faut ajouter encore à toutes ces objections, que la théorie de la rétention pure est difficilement acceptable. Nous savons depuis bien longtemps, ainsi que le disent Cornil et Brault, que : « pour qu'un kyste se forme, il faut autre chose qu'une lésion de canalisation ; il faut que l'épithélium de revêtement subisse une évolution particulière ».

Enfin la doctrine de Virchow n'explique nullement ces proliférations épithéliales, rares il est vrai, mais bien constatées par nombre d'auteurs. En réalité elle ne permet de bien comprendre qu'une des particularités les plus curieuses du rein polykystique : sa présence chez plusieurs membres de la même famille. On comprend en effet qu'une femme puisse ainsi successivement transmettre à ses divers enfants les effets identiques d'une cause qui peut être persistante. Mais les diverses objections que nous venons d'exposer ne nous permettent pas d'accepter cette première théorie.

1. Léyv (*Gaz. hebd.*, 1857) attribue l'hydrocéphalie à un épanchement méningé analogue à l'ascite ou aux œdèmes du mal de Bright.

2° **Théorie de l'adénome.** — On connaît dans l'organisme humain des exemples de kystes qui se développent non par un processus passif de distension, mais par un processus actif de néoformation épithéliale. De ce nombre sont les kystes de l'ovaire. Malassez pensa qu'on pouvait admettre la même pathogénie pour les kystes du rein; il fit défendre cette idée par Michalowicz dans sa thèse. Sabourin, Cornil et Brault reproduisirent la même théorie, mais sans l'appliquer spécialement au rein polykystique et à plus forte raison à sa forme congénitale. Brigidi et Severi publièrent, en 1880, un important travail dans le même sens. En 1882, Chotinsky étudia un certain nombre de reins polykystiques appartenant les uns à l'adulte, les autres au nouveau-né; il conclut à leur identité. Il admit une prolifération active de l'épithélium des canalicules urinifères qui se rapproche en certains points des hyperplasies néoplasiques décrites sous le nom d'adénomes fœtaux. Lejars se ralliait à l'hypothèse de Malassez confirmée par Gombault et Hommey : c'est au type de l'épithélioma mucoïde, disait-il, que l'affection doit être rapportée. On voit que la théorie avait déjà été nettement formulée par l'école française, lorsque Nauwerk et Hufschmid publièrent leur mémoire des *Ziegler's-Beiträge*, bientôt suivi par celui de von Kahlden. Il est à remarquer, cependant, que la plupart de ces mémoires concernent la maladie kystique de l'adulte, et que ce n'est que par analogie en quelque sorte qu'ils s'appliquent au rein congénital. Cependant Foa, en 1896, étudiait la question à ce point de vue; Couvelaire écrivait, en 1899, un important mémoire consacré à la défense de la théorie adénomateuse, à laquelle Brindeau et Macé apportaient une intéressante contribution.

Voici maintenant l'exposé de cette théorie tel qu'il a été formulé par Couvelaire : « Le processus qui conduit à la transformation kystique consiste essentiellement dans la production exubérante, mais systématisée, des cellules épithéliales du revêtement des canaux excréteurs des glandes et dans la réaction corrélative de la gaine que le tissu conjonctif forme à ces canaux. L'ordonnance de ces cellules en revêtement membraneux est conservée, mais leurs caractères histologiques spécifiques sont perdus.

« Cette hyperplasie et cette perversion dans l'évolution des éléments cellulaires se manifestent à l'époque où l'organe est en voie de développement. C'est donc une perversion de développement, une monstruosité résultant de l'évolution anormale, mais systématisée, des épithéliums canaliculaires. »

Assurément les arguments présentés en faveur de cette théorie sont séduisants. Elle est basée, on le voit, sur la constatation, en certains points, d'une prolifération épithéliale évidemment surabondante. Elle s'accommode bien de l'absence souvent constatée de la sclérose péricanaliculaire. Elle explique comment le rein kystique peut arriver à un développement considérable. En soi, elle n'est pas discutable : il est bien certain que l'épithélium prolifère et quelquefois assez abondamment pour former soit des bourgeons s'enfonçant dans le tissu voisin, soit des papilles. Mais cette néoformation adénomateuse se suffit-elle à elle-même et la monstruosité, comme le dit Couvelaire, résulte-t-elle seulement de l'évolution anormale des épithéliums canaliculaires? Il est difficile de l'admettre.

Tout d'abord, il est bien certain que la néoformation épithéliale est souvent très faible : elle suffit à peine à recouvrir d'une seule couche cellulaire la paroi kystique; elle manque parfois. Von Kahlden reconnaît lui-même qu'il n'a rien trouvé qui permette d'admettre l'opinion de Nauwerk et Hufschmid, que l'accroissement du kyste est dû, en grande partie, à la dégénérescence colloïde ; il est obligé de conclure qu'il est dû surtout à la rétention urinaire. En outre, les caractères histologiques des éléments épithéliaux ne rappellent nullement ceux de l'épithélium normal du rein embryonnaire ou adulte. On invoque l'existence des kystes du foie en faveur de cette théorie ; ils la confirment sans doute, mais montrent, en même temps, qu'elle est incomplète, car l'on ne comprend pas qu'un processus adénomateux frappe si fréquemment deux organes voisins. On ne comprend pas davantage pourquoi la maladie est fréquemment bilatérale; enfin l'existence habituelle d'anomalies de développement demeure inexpliquée.

De cette discussion, nous arrivons donc à conclure que la prolifération épithéliale est indéniable; il est vraisemblable qu'elle prend une part active à l'accroissement du kyste ; mais elle est insuffisante, à elle seule, à en faire comprendre la production. Elle doit s'appuyer sur la dernière conception que nous devons exposer.

3° **Théorie tératologique ou aplasique, ou du vice de développement.** — En 1860, Koster émit, pour la première fois, l'idée que le rein polykystique congénital devait se rattacher aux malformations dont on notait fréquemment l'existence, et proposa de le considérer comme un vice de développement. Ebstein fit remarquer aussi que les formations conjonctives pouvaient aussi bien être la conséquence que la cause du kyste et que la coexistence fréquente d'autres vices de développement devait le faire considérer comme se rattachant aussi à une évolution embryonnaire vicieuse. Rindfleisch reproduisit la même hypothèse que Hanau défendit dans sa thèse. Ce dernier travail repose sur une observation dans laquelle les calices manquaient; l'uretère perméable se terminait en cul-de-sac vers le rein. Il n'y avait pas trace de canalicules urinifères normaux, mais les glomérules paraissaient intacts; enfin, nulle part on ne trouvait de lésions inflammatoires. Il conclut donc à un arrêt de développement. Depuis, la même théorie a été exposée par nombre d'auteurs, Birch-Hirschfeld, Ziegler, Rosenstein, etc. Von Mutach, Mirabeau publient des observations intéressantes et Springer propose une interprétation pathogénique qui avait été déjà formulée par Kupffer.

Assurément, l'hypothèse générale d'un vice de développement est des plus admissibles; mieux que les précédentes hypothèses, elle explique les diverses particularités du rein polykystique congénital; elle permet de comprendre son existence à plusieurs exemplaires dans la même famille, sa bilatéralité; en somme, elle ne nous paraît guère discutable, surtout par le fait que le rein polykystique coexiste très fréquemment avec d'autres vices de développement, principalement avec d'autres formations kystiques.

Nous avons déjà assez insisté sur ces faits pour qu'il soit inutile d'y revenir ici. Il nous paraît bien certain que lorsque, chez un même fœtus, on constate simultanément des reins polykystiques, et une absence d'uretère, d'urètre, etc., la seconde lésion étant sans conteste le résultat d'une évolution vicieuse, la première doit être rattachée à la même pathogénie.

Nous reconnaissons que ces malformations ne sont pas constantes, mais elles sont si fréquentes qu'elles font partie, en quelque sorte, de l'affection; et il est rationnel de penser que, dans les observations où l'on ne constate pas d'autres lésions que des kystes du rein, c'est que le vice de développement s'est limité à cet organe.

Nous admettrons donc, dans sa formule générale, l'hypothèse qui vient d'être formulée. Mais il est plus difficile de la préciser davantage ; deux questions se posent, en effet : en quoi consiste le vice de développement? Comment agit-il pour produire des kystes ?

A la seconde question, on peut répondre avec quelque assurance. Nous avons montré plus haut que nul ne contestait le développement des kystes aux dépens des tubes urinifères et des capsules de Bowmann ; d'autre part, leur contenu renferme fréquemment les sels de l'urine : il paraît donc bien probable que la rétention urinaire intervient dans leur production, puisque leurs relations sont coupées avec le système excréteur. D'autre part, il est des kystes qui renferment une masse colloïde épaisse, plus ou moins colorée; et l'on sait, en outre, que la simple obstruction des conduits urinifères paraît impuissante à produire des kystes ; enfin, on a vu que la prolifération épithéliale est bien marquée dans quelques cas. Toutes ces raisons conduisent à admettre que le rôle de l'épithélium n'est nullement passif. En somme, prolifération épithéliale et rétention nous paraissent se combiner pour transformer en kystes les canalicules urinifères. C'est du reste là l'opinion de von Kahlden, dont le mémoire est consacré à la défense de la théorie adénomateuse chez l'adulte.

Reste à expliquer quel est le vice de développement qui peut aboutir à ce résultat, c'est-à-dire, en somme, à l'oblitération des canalicules. On a fourni deux explications différentes que nous devons exposer brièvement.

Hanau, se rattachant, en somme, à la théorie de la rétention de Virchow, pense qu'il s'agit d'un phénomène aplasique, c'est-à-dire d'un véritable arrêt de développement siégeant au niveau des papilles. Cette aplasie, très localisée, se traduirait par l'imperforation des canaux collecteurs, lesquels se distendraient ensuite sous l'influence de la poussée urinaire.

Le fait primitif, l'imperforation papillaire, est indiscutable dans nombre d'observations, dans celle de Hanau, en particulier. Mais il est des cas dans lesquels l'oblitération ne paraît pas siéger au niveau des papilles. Certaines observations, en effet, celles de Springer, Mirabeau, von Mutach, etc., montrent nettement des conduits papillaires se continuant en partie vers la substance corticale. Il faut donc supposer que la continuité de l'appareil urinaire est interrompue en un point plus rapproché de son origine.

Ici doivent intervenir des notions pathogéniques déjà exposées ailleurs et que nous devons rappeler brièvement. Beaucoup d'embryologistes admettent que chaque conduit urinifère résulte de la fusion de deux ébauches canaliculées, l'une qui provient de l'uretère par bourgeonnement, l'autre, qui paraît se former de toutes pièces dans le blastème rénal : il est probable que ce dernier fournit les tubes contournés et les anses de Henle. (Voy. p. 158 et suivantes.)

On peut supposer une malformation telle que l'abouchement des deux ébauches ne puisse se faire : celle qui provient du blastème rénal demeurerait donc isolée et sa distension produirait un kyste. Kuppfer, Springer, Mirabeau ont défendu cette idée avec des variantes. Il faut reconnaître, du reste, que les preuves sont difficiles à donner en cette matière : il n'est cependant pas impossible de les fournir; mais il serait nécessaire, pour se rendre un compte exact des choses, de pratiquer des coupes sériées. C'est ce qu'a fait Brouha dans le cas très intéressant qu'il a publié et qui n'est pas, du reste, entièrement favorable à cette dernière hypothèse. Il a reconnu, cependant, que les systèmes excrétoire et sécrétoire étaient séparés et que les kystes se développaient aux dépens de ce dernier, c'est-à-dire, en somme, dans les tubes contournés ; il semble donc qu'il existe bien un défaut de fusion entre les deux ébauches urinaires; mais, d'autre part, le système excréteur lui-même, constitué par les arborisations urétérales, est fragmenté aussi en portions isolées, ce qui devient difficilement explicable. « Sommes-nous certains, dit justement Brouha, que le processus qui a amené la discontinuité de l'arborisation urétérale diffère de celui qui a séparé celle-ci de la portion sécrétoire du parenchyme? »

Pour nous résumer, il nous semble que l'on doit actuellement considérer le rein kystique congénital comme le résultat d'un vice de développement encore mal connu, mais consistant essentiellement en une oblitération des canalicules urinifères siégeant plus ou moins loin de leur abouchement dans les calices; il en résulte un rétention qui, combinée à un processus actif de prolifération épithéliale, aboutit à l'édification des kystes. Cette conclusion emprunte quelque chose à chacune des trois théories; mais elle n'admet pas les idées de Virchow sur la néphropapillite fœtale.

CHAPITRE IV

ÉVOLUTION DES KYSTES CONGÉNITAUX PENDANT LA GROSSESSE ET APRÈS L'ACCOUCHEMENT

Pendant la grossesse, la dégénérescence kystique ne se manifeste guère d'une façon fâcheuse, soit pour la mère, soit pour l'enfant. Tout au plus semble-t-il que la durée de la gestation soit quelque peu diminuée; la moitié des accouchements environ se fait au huitième mois, l'autre moitié à terme.

C'est au moment de l'accouchement qu'apparaissent les difficultés. Elles sont dues quelquefois à l'excès de volume du foie, ainsi que Witzel, Guéniot, Couvelaire, en ont rapporté des exemples; mais, le plus souvent, la dystocie est due à la tumeur rénale. Ses caractères généraux, dit Couvelaire, sont communs à toutes les dystocies par excès de volume du ventre du fœtus.

Les exemples n'en sont pas rares. Le forceps ne suffit pas toujours, et il faut recourir parfois à des manœuvres plus compliquées. Dans le cas de Lévy, rapporté par Lejars, on dut successivement appliquer le forceps, détacher la tête, ouvrir l'abdomen, enlever le foie. Dans celui de Nieberding, il fallut faire une ponction abdominale, désarticuler les deux membres inférieurs, ouvrir l'abdomen. Voss dut ouvrir le thorax, extirper le foie et l'estomac. Brückner ouvrit le thorax et détacha la tête et les bras pour la version. Koch sépara la tête, ouvrit l'abdomen et pratiqua l'éviscération. Fraipont (obs. Brouha) dut faire l'éviscération.

Il n'est pas toujours nécessaire, du reste, de recourir à ces manœuvres, et l'accouchement se fait souvent sans difficultés sérieuses.

D'ordinaire, les enfants meurent pendant le travail ou quelques instants après la naissance. Cependant la maladie kystique n'est pas incompatible avec une certaine durée de vie. Du reste, Rissmann a publié le cas d'un enfant qui vécut 4 heures et demie, bien qu'il n'eût ni rein ni uretère. Hausmann pense que les enfants succombent habituellement asphyxiés, les tumeurs abdominales gênant l'expansion thoracique.

Il est des cas dans lesquels les enfants peuvent avoir une existence plus prolongée, quelques heures, ou quelques jours (observations de Moreau, 24 heures; de Lambrecht, 3 jours; d'Ackermann, 15 jours). Il est probable alors qu'ils succombent à l'urémie. Aran rapporte le cas d'un enfant qui mourut au septième jour avec des contractures; Rolleston et Kanthack citent un enfant qui mourut à un mois avec les symptômes de l'urémie typique.

Enfin, nous avons montré que le rein polykystique, surtout lorsqu'il est unilatéral, n'est pas incompatible avec une vie prolongée, puisque nous admettons l'identité de la maladie chez l'enfant et chez l'adulte. Nous avons déjà cité les cas de Talamon (5 ans 1/2), de Heimann (11 ans) de Steiner (10 ans), etc. Il s'agissait, dans tous ces cas, d'un rein kystique unilatéral.

Le diagnostic paraît impossible pendant la grossesse : au cours de l'accouchement, on songera au rein polykystique lorsque l'on constatera un excès de volume de l'abdomen.

II. — REIN POLYKYSTIQUE CHEZ L'ENFANT

Le nombre de cas de reins polykystiques constatés dans les premières années de l'existence est maintenant assez grand pour que l'on puisse leur consacrer un chapitre spécial. Nous avons vu, en effet, que le rein polykystique entraîne la mort de l'enfant, très ordinairement dans les premiers jours qui suivent la naissance. Mais il n'en est pas toujours ainsi, et l'on connaît maintenant une série de cas dans lesquels la maladie s'est développée ou plutôt s'est manifestée dans l'intervalle compris entre la naissance et la vingtième année[1]. Ces cas sont les suivants : Still (8 semaines), Savory (*in* Morris) (3 mois 1/2 et 6 mois 1/2), Durlach (6 mois), Emmet Holt (10 mois), Fürbringer (1 an), Kosinsky (16 mois)[2], Tupper et Withier (19 mois), Polk (22 mois), Roswell Park (23 mois), Hildebrandt (24 mois), Jacobson et Dalle Ore (30 mois), Talamon (5 ans 1/2), Steiner 2 cas (10 ans), Heimann (11 ans), Orth (14 ans 1/2), Luzet (17 ans), Edmunds (18 ans), Bar (19 ans), Höhne (20 ans) : au total, 23.

Le rein polykystique, chez les enfants, est ordinairement *unilatéral,* au moins cliniquement : 6 fois seulement bilatéral et 14 fois unilatéral. Le *sexe* masculin paraît être très prédominant : 16 garçons contre 4 filles (Talamon, Polk, Bar, Höhne). Quant à l'*âge* auquel on le constate, on voit, d'après les chiffres que nous venons de donner, qu'il est des plus variables : il est incontestable, néanmoins, que la fréquence est plus grande dans les deux ou trois premières années, puisque nous trouvons 14 cas au-dessous de 30 mois et 9 seulement de cet âge jusqu'à 20 ans.

1. Nous prenons comme limite 20 ans et non 15 ans, parce que, vraisemblablement dans les cas que nous rapporterons, la maladie datait déjà de plusieurs années.

2. Le cas de Kosinsky est un peu spécial, ainsi qu'on le verra plus loin ; par l'âge du petit malade, il se rattache à cette catégorie; mais par le petit nombre de kystes constatés, il fait plutôt partie des kystes séreux; c'est pour cette raison que nous l'avons inscrit à la fois dans les deux chapitres.

L'*aspect* des kystes, leur contenu ne paraissent pas différer sensiblement de ce que l'on trouve chez l'adulte ou chez le nouveau-né : les cavités sont ordinairement nombreuses; mais les dimensions des reins ne sont pas très considérables.

Ordinairement les *voies d'excrétion de l'urine* ne sont pas modifiées.

Les *lésions histologiques* sont analogues à celles que nous connaissons. Il semble bien que, chez l'enfant, les cavités se produisent aux dépens des canalicules urinifères comme chez l'adulte; comme les lésions de néphrite interstitielle se montrent souvent, il y a lieu également de se demander si elles sont en rapport avec une atrésie avec rétrodilatation de canalicules par compression, ou bien, s'il s'agit d'un arrêt de développement dans les rares cas où l'on a noté soit l'atrophie des papilles, soit un rétrécissement ou une oblitération (obs. Heimann). Les kystes du foie n'ont été notés simultanément que dans le cas de Still; la malade de Höhne était atteinte de kyste de l'ovaire.

Les *signes* sont souvent obscurs; cependant, dans quelques cas, on a pu percevoir l'existence d'une tumeur rénale. Il en était ainsi dans les faits de Hildebrandt, Whittier, Polk, Dalle Ore, Still, Tupper, Talamon, Steiner, Höhne. La ponction exploratrice, pratiquée dans les cas de Tupper et Whittier, a permis de retirer, chez le premier malade un liquide séreux, chez le second un liquide renfermant des hématies et de la cholestérine.

On a noté la présence de l'albumine dans les urines : mais il faut la rattacher quelquefois à la maladie intercurrente, comme dans le cas de Talamon (diphtérie).

La *marche* de l'affection est assez différente, suivant les cas; quelques malades sont morts d'urémie rapide ou lente; mais ordinairement, ils succombent à une maladie intercurrente.

Les chirurgiens sont intervenus 6 fois par la *néphrectomie* (cas de Polk, Dalle Ore, Hildebrandt, Roswell Park, Kosinsky, Höhne). Dans une seule observation, celle de Polk, la mort survint deux heures après l'opération. Tous les autres malades ont guéri : le plus ancien est celui de Roswell Park; celui de Kosinsky fut opéré pour une erreur de diagnostic; on croyait trouver une hydronéphrose, on extirpa un rein qui renfermait un kyste uniloculaire à sa partie inférieure et d'autres kystes à sa partie supérieure. Mais il n'est pas bien sûr qu'il s'agisse là d'un rein polykystique.

Quelle place faut-il attribuer aux kystes du rein chez les enfants? Nous pensons qu'il faut les rapprocher du rein polykystique congénital par diverses particularités, et surtout par l'existence nettement constatée, dans quelques cas, de malformations; mais d'autre part, par leurs symptômes, par la possibilité d'intervenir chirurgicalement, leur étude demanderait à être faite avec celle du rein polykystique de l'adulte. A la vérité, nous pensons, ainsi que nous l'avons déjà dit, qu'il s'agit d'une forme de transition établissant la liaison entre les deux formes cliniques qui, seules jusqu'à présent, ont été étudiées par les classiques.

III. — REIN POLYKYSTIQUE CHEZ L'ADULTE

La maladie que nous venons de décrire chez l'enfant se retrouve aussi chez l'adulte avec des caractères identiques. On trouve chez lui des reins volumineux, parsemés d'un très grand nombre de kystes de dimensions variables qui existent ordinairement des deux côtés. Il ne faut donc ranger sous cette étiquette ni les reins atteints de néphrite interstitielle, avec leurs petits kystes, peu volumineux et peu nombreux, ni les grands kystes isolés dans un rein ; nous nous sommes occupés antérieurement de ces deux variétés.

CHAPITRE PREMIER

ÉTIOLOGIE

Nous connaissons peu de chose sur l'étiologie du rein polykystique. C'est une affection de l'*âge* adulte, et on la rencontre surtout vers 40 ou 50 ans, rarement au delà, assez souvent plus tôt. Au reste, nous avons déjà vu en étudiant la maladie congénitale, que l'on peut trouver tous les intermédiaires depuis la naissance jusqu'à l'âge adulte. Il faut remarquer avec tous les auteurs qui se sont occupés de cette affection, que son évolution est extrêmement lente, et que souvent on ne la constate qu'à l'autopsie chez un malade mort d'une affection intercurrente. Il est bien certain, par exemple, que les cas observés à 20 ou 25 ans, doivent avoir débuté beaucoup plus tôt, si même ils ne datent pas de la naissance.

Le *sexe* ne paraît guère avoir d'importance : cependant nous avons trouvé comme Lejars, Newman, Luzzato, une prépondérance assez marquée du sexe masculin, fait d'autant plus curieux que parmi les cas opérés, nous trouvons 55 femmes et 4 hommes seulement.

Luzzato a fait un tableau curieux des cas répartis par *nationalités* :

Italiens, 16	7,17	pour 100.
Français, 75.	38,18	—
Allemands, 41	27,95	—
Anglais, 69 . . . . Américains du nord, 15 . .	37,66	—
Slaves, 8	5,58	—

Il est superflu de faire remarquer qu'il s'agit des cas publiés, et que ces chiffres indiquent probablement d'une façon inexacte la répartition du rein polykystique suivant la nationalité.

Un seul point paraît établi qui rapproche la maladie de l'adulte de celle du nouveau-né, c'est l'*existence possible de la même affection à diverses générations*. Il en était ainsi dans un cas rapporté par Carrez dans sa thèse. La fille, âgée de 27 ans, présentait une augmentation de volume du rein gauche, et le diagnostic de maladie polykystique fut confirmé par l'incision exploratrice; la mère présentait une double tumeur rénale qui fut examinée par plusieurs médecins et considérée sans hésitation comme une dégénérescence du rein. Il en était de même dans le cas de Jacob et Davidson : une femme de 50 ans présentait un gros rein; à l'autopsie, on y trouva de nombreux kystes. Les auteurs ajoutent que la mère avait vraisemblablement un kyste rénal, et que l'on en trouva un autre chez une sœur de la malade. Ces faits sont assurément intéressants; ils doivent être rapprochés des observations semblables déjà signalées chez le nouveau-né. Ils viennent à l'appui, ainsi que nous le verrons plus loin, de la théorie congénitale, et confirment aussi la similitude des deux affections chez l'adulte et le nouveau-né. Une autre observation de Höhne est encore très curieuse à ce point de vue. Une femme de 49 ans est opérée pour dégénérescence kystique du rein; or, elle avait eu un enfant mort à l'âge de 9 semaines de maladie des reins, et l'une de ses filles fut opérée à 20 ans pour un rein polykystique, qui fut extirpé.

Quant aux autres notions étiologiques, elles sont des plus vagues. On a rencontré la maladie kystique chez les goutteux, les rhumatisants, les tuberculeux, etc., sans que rien puisse indiquer une prédisposition bien déterminée. Nous nous bornerons à faire remarquer la coexistence fréquente d'autres kystes; nous y reviendrons plus longuement.

CHAPITRE II

ANATOMIE PATHOLOGIQUE

1° **Étude macroscopique.** — Le rein polykystique offre un *aspect* bien spécial qui le fait très aisément reconnaître. On dirait une grappe de kystes inégaux, tassés les uns contre les autres; ou bien encore le rein paraît être ficelé irrégulièrement, de façon que son parenchyme fasse saillie entre les nœuds. Le poids de l'organe est fortement augmenté; il peut arriver à peser 16 livres comme dans le cas de Hare; il mesurait 44 centimètres de longueur dans le cas de Farr. La forme est généralement conservée, mais avec de nombreuses saillies irrégulières qui sont les kystes. Ils sont plus ou moins gros, et leur coloration variable dépend de la nature de leur contenu. Celui-ci est tantôt citrin ou transparent, tantôt plus coloré, quelquefois très foncé. La capsule du rein est conservée, mais il est difficile de la détacher. Les kystes sont séparés les uns des autres à la surface du rein par des bandelettes fibreuses, d'épaisseur différente dans lesquelles se trouvent encore quelques éléments actifs des reins. Leur nombre est variable; mais lorsqu'ils sont très nombreux, ils sont comme tassés les uns contre les autres, et leur tension étant différente, il arrive que les uns font saillie dans la cavité des autres. Généralement, ils ont de la tendance à se développer vers la face antérieure du rein, et à rejeter le hile vers la face postérieure; ils sont aussi plus nombreux et plus gros sur la surface et sur le bord convexe du rein que vers son hile.

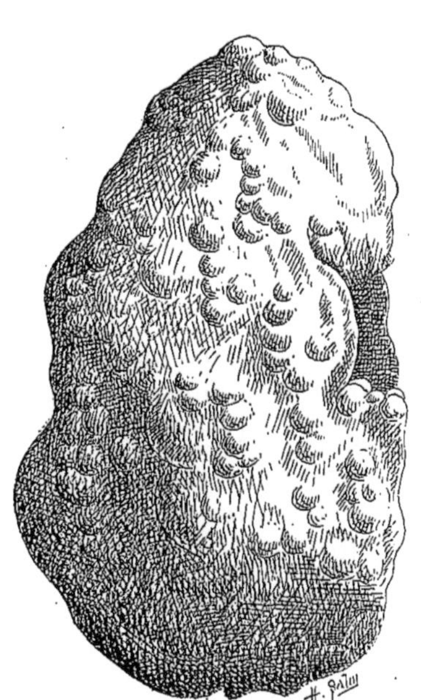

Fig. 104. — Rein polykystique.

A la *coupe*, on peut constater que les kystes n'existent pas seulement à la surface du rein, mais occupent tout le parenchyme. L'organe paraît constitué par un grand nombre de cavités serrées les unes à côté des autres, nombreuses et volumineuses, surtout dans la substance corticale. Il arrive assez souvent que la région du hile est transformée en une masse fibreuse. Les parois qui séparent ces kystes sont ordinairement minces et, dans ceux qui ont été ouverts, on voit bomber ceux qui sont encore intacts. Mais en d'autres points, les parois sont plus épaisses et séparent des cavités plus étroites.

La maladie, avons-nous dit, est ordinairement *bilatérale*. Cependant Lejars avait déjà constaté, d'après ses relevés d'observations, qu'elle pouvait n'atteindre qu'un seul rein. Dans les nombreuses observations que nous avons relevées depuis sa thèse, nous avons trouvé encore d'autres exemples de tumeur unilatérale. Mais nous ferons remarquer à cette place combien le classement des observations présente parfois de difficultés. Voici par exemple une observation publiée par Roche dans les

Annales génito-urinaires de 1898, sous le nom de rein polykystique : le rein droit ne présente pas de kystes, mais dans le rein gauche, on trouve des poches kystiques; chacune d'elles renfermait un calcul. Cette constatation suffit-elle à justifier le terme de rein polykystique appliqué à ce cas? Nous pensons qu'il y a lieu tout au moins de faire des réserves, et nous l'avons rangé dans la catégorie des kystes séreux. Or, les observations de ce genre ne sont pas rares.

Le *nombre* des kystes contenus dans chaque rein est des plus variables; ordinairement il y en a beaucoup, et on ne les compte guère; mais dans certains cas, il y en a bien moins, sans que cependant il y ait lieu de douter de la nature de l'affection. Virchow a formulé à cet égard les idées suivantes : « Il y a, dit-il, deux variétés de rein polykystique chez l'adulte : la première forme, rare, se rapproche beaucoup de la maladie congénitale; elle est constatée vers 30 ou 40 ans; elle est caractérisée par la présence d'un très grand nombre de kystes : généralement elle passe cliniquement inaperçue, et le diagnostic n'en est pas fait pendant la vie. La deuxième est beaucoup plus fréquente; on y compte un petit nombre de kystes, 1, 2, 3, 4 douzaines au plus; il peut aussi arriver que plusieurs d'entre eux se fusionnent pour constituer une seule cavité grosse comme une tête d'enfant, ce qui diminue le nombre total des kystes. Dans la première forme, il y a peu d'altération du parenchyme rénal, tandis que la deuxième forme, la plus fréquente, concorderait toujours avec une néphrite interstitielle. » Nous aurons du reste l'occasion de revenir sur ces faits lorsque nous en étudierons la pathogénie.

Lorsque le rein polykystique se développe, il refoule devant lui les anses intestinales et en particulier le gros intestin; il se comporte donc à la façon d'une tumeur du rein; en haut il agit sur le foie à droite, sur la rate à gauche; le développement des deux organes est simultané mais pas toujours équivalent, l'un d'eux progressant plus rapidement que l'autre. Ils conservent d'abord leur situation dans la fosse lombaire. Mais il n'est pas rare de les voir se déplacer, ainsi que nous avons vu le fait se produire pour les tumeurs; le rein descend progressivement dans l'abdomen; il devient flottant et le diagnostic en est ainsi des plus difficiles.

Il faut encore mentionner comme constatation négative importante que l'on ne trouve guère chez l'adulte, ces lésions de l'appareil excréteur de l'urine (absence de l'uretère, rétrécissement de l'urètre, etc.), si fréquentes dans le rein polykystique du nouveau-né. Tout au plus a-t-on cité des faits d'abouchement anormal de l'uretère. Quant aux autres vices de conformation ils sont également absents.

2° **Étude microscopique.** — Au point de vue histologique, il y a lieu de considérer séparément le parenchyme rénal entre les kystes, la paroi des kystes et leur contenu. Mais nous rapporterons auparavant, suivant notre habitude, quelques observations typiques.

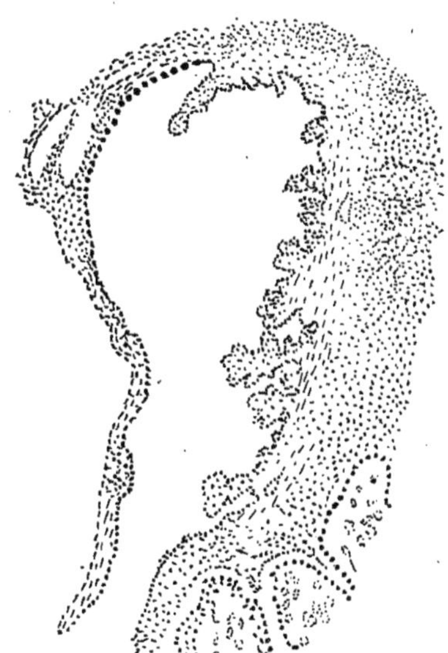

Fig. 105. — D'après Nauwerk et Hufschmid. Proliférations épithéliales dans un rein polykystique.

Voici d'abord une observation de Chotinsky. Après nitratation, on trouva partout un épithélium polyédrique à cellules un peu allongées et fortement colorées; cet épithélium était du reste assez variable d'un kyste à l'autre. Le tissu rénal était fortement sclérosé, et les glomérules avaient subi par places la dégénérescence fibreuse. En d'autres endroits, au contraire, ils étaient fortement élargis, de même que les tubes urinifères, et il existait un processus actif de prolifération.

Dans l'observation de Nauwerk et Hufschmid, les reins présentaient par places une infiltration leucocytique. Les glomérules étaient les uns normaux, les autres sclérosés; dans les canaux urinifères, on voyait des lésions de nécrose épithéliale et de desquamation. Mais à côté de ces lésions secondaires, on voyait des excroissances et des bourgeons qui se tenaient généralement dans les limites de la membrane propre des tubes, mais qui la rompaient par places. Beaucoup plus fréquemment on voyait dans des tubes normaux ou élargis, l'épithélium proliférer de façon à combler plus ou moins complètement la lumière du tube (fig. 105). A côté de ces proliférations épithéliales, on voyait aussi des proliférations conjonctives qui se manifestaient dans les kystes sous la forme de prolongements papillaires. Enfin, il existait de véritables bourgeons cellulaires pleins situés en plein tissu conjonctif, mais émanés des conduits urinifères (fig. 106). L'épithélium des kystes était cylindrique, haut ou bas suivant l'endroit examiné; souvent il était tout à fait plat, et les apparences les plus différentes pouvaient même être constatées sur le même kyste.

Dans l'observation de von Kahlden, il existait également un

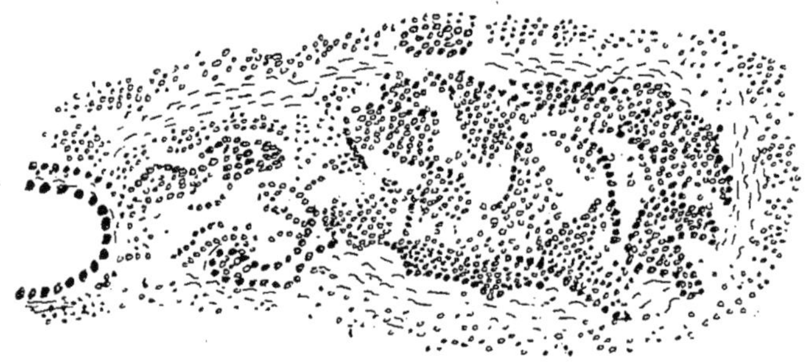

Fig. 106. — D'après Nauwerk et Hufschmid.
Proliférations épithéliales dans un rein polykystique.

processus proliférațif, portant sur le tissu conjonctif et sur l'élément épithélial; en outre les modifications de forme de l'épithélium étaient telles, que l'on voyait quelque chose d'analogue à l'adénokystome papillaire des ovaires.

Notons, comme particularité curieuse, que Leichtenstern trouva un épithélium à cils vibratiles dans la paroi de son kyste.

Les altérations du *parenchyme rénal* ont une très grande importance au point de vue pathogénique. Nous verrons plus loin, en effet, que l'on a proposé pour la maladie kystique de l'adulte la même interprétation que pour l'enfant, et que l'on a admis l'existence d'une lésion inflammatoire. Or, si la néphrite a vraiment provoqué la formation de kystes, on doit en retrouver les lésions. Et, en effet, ces lésions de sclérose existent et l'on peut leur décrire plusieurs degrés. Lorsqu'elles sont très avancées, comme cela se voit au niveau des cloisons interkystiques, on ne distingue plus qu'un tissu conjonctif dense au milieu duquel il est impossible de reconnaître trace d'éléments normaux du rein. Dans d'autres endroits, la sclérose est moins prononcée et se manifeste seulement sous l'aspect d'une néphrite interstitielle : le tissu du rein est encore reconnaissable; quelques tubes paraissent même peu altérés; d'autres sont visiblement comprimés, et leur lumière est très diminuée; d'autres encore sont en voie d'atrophie et de disparition complète. Quant aux glomérules, ils subissent des transformations analogues; on les retrouve quelquefois comprimés et atrophiés, faisant partie de la paroi de petits kystes qui se sont développés dans les capsules de Bowmann.

Il existe bien certainement une néphrite périkystique, mais quelle en est la signification? Faut-il la considérer comme la cause déterminante de la formation des kystes, ou bien inversement, doit-on admettre qu'elle est secondairement développée autour de ces cavités, à la manière de la néphrite périnéoplasique décrite par l'un de nous? La tendance est actuellement en France, d'admettre la seconde hypothèse. On a remarqué en effet depuis longtemps que la sclérose est d'autant plus prononcée que les kystes sont plus gros. Laveran disait déjà : « Dans le voisinage immédiat des kystes, les éléments du rein sont aplatis, par suite de la compression exercée par les kystes; il peut y avoir des traces de néphrite interstitielle autour des poches kystiques, mais dès qu'on s'en éloigne, les traces d'inflammation disparaissent. » Ces faits furent très nettement confirmés par Gombault et Hommey. Ce dernier publia dans sa thèse un examen histologique duquel il résultait que la sclérose n'existe pas autour des petits kystes, et même autour des kystes d'un certain volume, pourvu qu'ils soient isolés. Il faut, pour que le tissu conjonctif se constitue, que les kystes aient déjà 3 ou 4 millimètres de diamètre; il devient plus dense autour des amas de kystes et il atteint tout son développement autour des grands kystes. Au reste, nous avons noté à diverses reprises l'existence autour des cavités, d'infiltrations embryonnaires, vraisemblablement destinées à fournir du tissu fibreux, mais d'origine récente : il s'agit évidemment de lésions inflammatoires développées dans le voisinage des kystes.

Nous pensons donc que la sclérose que l'on rencontre souvent dans le rein polykystique est une lésion secondaire et qu'elle peut faire défaut dans certaines circonstances. Nous ne saurions cependant passer sous silence que Virchow a basé précisément sur sa présence ou son absence une classification des tumeurs polykystiques. Nous avons vu en effet qu'il en reconnaissait deux formes principales : les tumeurs multiloculaires, d'origine embryonnaire, et les tumeurs pauciloculaires. La première forme serait un reste des dispositions embryonnaires avec conservation suffisante des fonctions rénales ; et en effet, le parenchyme rénal présenterait peu de modifications dans ces cas. Au contraire, pour la deuxième forme, il s'agirait d'une néphrite interstitielle qui se produirait par places, à la fois dans la substance corticale et dans la substance médullaire. Le tissu conjonctif ainsi produit agirait sur les tubes urinifères pour les allonger et les dilater : il se produirait des sortes de varicosités qui finiraient par s'isoler et donner naissance à une maladie kystique. Or, la caractéristique de ces cavités serait qu'elles renfermeraient une substance gélatiniforme demi-solide qui ne serait pas de l'urine, mais un produit de l'épithélium ; les kystes ne seraient donc pas dus à la rétention urinaire.

Ces idées paraissent formellement contredites par les faits de Gombault et Hommey qui montrent bien que la présence du tissu de sclérose n'a pas l'importance que lui accorde Virchow. En outre, elles s'accordent assez mal avec la pathogénie défendue par le même auteur en ce qui concerne le rein polykystique congénital. Aussi ne pensons-nous pas qu'il y ait lieu de les développer davantage.

La paroi même des kystes ne présente rien de bien particulier : tissu conjonctif et revêtement épithélial sur une seule couche. Cet épithélium lui-même est variable; on le voit souvent élevé, cylindrique, surtout dans les kystes pris tout à fait au début de leur développement; d'autres fois, il est plus aplati, cubique; enfin il peut être formé exclusivement de cellules plates. Mais il faut savoir aussi que, dans une même cavité kystique, on peut trouver les différentes formes épithéliales que nous venons d'indiquer. Enfin rappelons le cas curieux de Leichtenstern qui trouva un épithélium vibratile.

Cet épithélium présente par endroits des phénomènes de prolifération assez prononcée qui se produisent suivant deux types différents. On voit quelquefois, dans un kyste de volume variable, l'épithélium constituer des bourgeons saillants dans l'intérieur du kyste et même des espèces de cloisons. Cette prolifération épithéliale peut se produire isolément ou bien elle peut se surajouter à des bourgeons conjonctifs, formant ainsi de véritables papilles plus ou moins nombreuses, plus ou moins saillantes dans la cavité kystique (fig. 105). Mais cette néoplasie épithéliale peut se produire sous une autre forme ; elle constitue alors des bourgeons externes qui franchissent les limites du petit kyste ou du tube qui leur a donné naissance et vont former, en dehors de lui, des tractus épithéliaux creux ou pleins dont l'aspect se rapproche beaucoup de celui de l'adénome (fig. 106). En somme, nous observons ici les mêmes processus que nous avons rencontrés dans le rein polykystique de l'enfant, mais il nous paraît que chez l'adulte, cette prolifération épithéliale est d'ordinaire plus prononcée.

Le *contenu* des kystes est variable, nous l'avons vu, d'après Virchow. Les uns contiennent de l'urine ou tout au moins un liquide analogue ; les autres renferment une masse gélatineuse, demi-solide, qui peut arriver à se liquéfier à la longue, mais qui ne présente jamais les caractères de l'urine ; il s'agit d'une bouillie épaisse et jaunâtre (Michalowicz), d'une masse opaque, brune, demi-solide (Chotinsky), d'une masse plus ou moins compacte, avec la coloration du chocolat (Nauwerk et Hufschmid), etc. ; enfin on y trouve de la matière caséeuse et même du pus, ainsi que cela est arrivé dans maintes observations ; mais il s'agit alors bien évidemment d'une infection secondaire.

Lorsque le liquide contenu dans les kystes est fluide et analogue à de l'urine, il s'en distingue encore par diverses particularités : il renferme d'assez grandes quantités d'albumine, mais peu d'urée ; Strübing la trouvait dans la proportion de 6 pour 100. Du reste, on y rencontre aussi des chlorures, des phosphates, de l'acide urique, qui montrent bien à n'en pas douter que le contenu de ces kystes est de l'urine plus ou moins altérée. On a rencontré encore des paillettes micacées de cholestérine, de la créatinine, de la leucine, des petits corpuscules arrondis à stries radiées, décrits par Laveran et Chotinsky, analogues sans doute aux corps en rosette décrits, en 1856, par Beckmann, retrouvés depuis par Höhne et bien d'autres, et formés probablement de substance albuminoïde ou colloïde.

Il faut ajouter, du reste, que le contenu est très souvent modifié dans sa couleur par la présence du sang en quantité plus ou moins considérable : cela explique que certains kystes aient un contenu foncé ou même noirâtre, si bien que toute la tumeur ressemble, ainsi qu'on l'a dit, à une grappe de raisin dont quelques grains seraient arrivés à maturité, tandis que les autres seraient encore verts.

3° **Altérations du foie.** — Très souvent, plus souvent que chez le nouveau-né, la dégénérescence kystique du foie accompagne celle du rein; mais elle est ordinairement moins prononcée et il faut quelquefois la loupe ou même le microscope pour la découvrir. Dans d'autres cas, on voit à l'œil nu un, deux ou plusieurs kystes situés dans la région du foie qui avoisine le rein, vers son bord antérieur ou sa face inférieure ou supérieure; ils peuvent être cachés dans la masse du parenchyme ou, au contraire, faire saillie à sa surface. Il résulte de tout cela que le volume de l'organe, de même que son poids, en sont ordinairement peu modifiés; cependant, il pesait 6 kilogrammes dans le cas de Sabourin et 8 kilogrammes dans celui de Courbis.

Histologiquement la paroi des kystes est formée de tissu conjonctif avec un revêtement épithélial décrit différemment suivant les auteurs. Malassez y note une seule couche épithéliale dont les cellules sont tantôt polyédriques, tantôt cylindriques : on en trouverait même de caliciformes. D'autres ont décrit un épithélium variable, plat dans les grands kystes, cubique bas dans les moyens et les petits. Hanot et Gilbert ont signalé des cellules ciliées; d'autres encore ont reconnu les cellules normales de l'épithélium des conduits biliaires; enfin parfois, on n'a pas trouvé trace de revêtement épithélial soit qu'il ait disparu *post mortem*, soit que son absence ait été réelle pendant la vie.

Les canalicules biliaires situés à côté des kystes ont toujours été vus dilatés et l'on a pu suivre toutes les transitions entre ces dilatations simples et les véritables kystes. Enfin, le tissu conjonctif se montre assez souvent hypertrophié tout autour des kystes.

Comment se constituent les kystes du foie? Tout d'abord il est un fait qui paraît hors de doute, c'est qu'ils se développent aux dépens des canalicules biliaires. « Au début, dit Malassez, on constate un peu de cirrhose périlobulaire; et, dans les espaces élargis, on remarque des réseaux de canaux biliaires plus nombreux qu'à l'état normal, et de diamètres très inégaux, mais toujours tapissés par un revêtement continu d'épithélium cylindrique. Parmi ces canaux, il en est d'extrêmement dilatés qui paraissent être l'origine des kystes. Plus tard, ils s'accroissent, deviennent visibles à l'œil nu et peuvent acquérir de grandes dimensions. Ils conservent toujours leur revêtement épithélial continu. Il n'est pas certain que tous ces kystes se développent aux dépens des canaux biliaires préexistants. Il serait possible qu'ils fussent le résultat d'une néoformation complète. Ce sont là deux théories entre lesquelles il est, pour le moment, fort difficile de se prononcer. »

Ces kystes se développent donc, selon toute vraisemblance, aux dépens de l'épithélium biliaire. Il est probable, en conséquence, qu'il faut voir là un processus adénomateux : ce sont des adénokystomes des conduits biliaires; c'est là l'opinion généralement adoptée aujourd'hui.

Il faut ajouter encore que la dégénérescence kystique a encore été rencontrée non seulement dans le foie, mais encore dans l'utérus (Caresme), le corps thyroïde (Lancereaux), les vésicules séminales (Lancereaux), les ovaires (Sirleo, Stœhr, Terburgh, Forbes, Demantké, 2 cas de Höhne, Chotinsky), les plexus choroïdes (Finger, Haare), etc.

CHAPITRE III

PATHOGÉNIE

Les détails dans lesquels nous sommes entrés lorsque nous nous sommes occupés de la pathogénie du rein polykystique congénital, nous permettront d'être plus brefs en ce qui concerne la maladie de l'adulte. Il serait du reste permis, en principe, de supprimer ce chapitre. Nous verrons en effet que, suivant une opinion actuellement acceptée par la plupart des anatomo-pathologistes, les kystes de l'adulte ont une origine congénitale qui les confond avec les kystes de l'enfant : ils doivent donc avoir même pathogénie. Mais, d'une part, ces idées ne sont pas admises par tout le monde et, d'autre part, elles ne sauraient se généraliser : il paraît bien certain, en effet, que certains kystes ne remontent pas à la vie fœtale, ou tout au moins que leur développement ne saurait s'expliquer uniquement par la notion de congénitalité. Enfin les investigations pathogéniques se sont adressées aussi bien au rein adulte qu'au rein congénital. Pour ces diverses raisons, il est indispensable de reprendre la question à cette place, bien que ce chapitre fasse double emploi en apparence.

Les kystes de l'adulte paraissent bien évidemment se développer aussi sinon exclusivement en très grande majorité dans les cavités préexistantes et particulièrement dans les tubes contournés; le fait semble démontré par la prédominance des kystes au niveau de la région corticale et aussi parce que l'on a trouvé tous les intermédiaires entre les canalicules urinifères et les cavités bien constituées; il s'agit là de faits analogues à ceux que nous avons signalés chez l'enfant, et sur lesquels nous n'insisterons pas davantage.

Mais comment se produit la dilatation des tubes rénaux, c'est ce qu'il est plus difficile d'indiquer. Ici encore, nous nous trouverons en présence de trois doctrines pathogéniques principales après que nous aurons éliminé les explications plus ou moins discutables émises par certains auteurs.

La théorie de Bard et Lemoine, basée sur une sorte de fragilité congénitale de la paroi des canalicules, s'applique aussi bien à l'adulte qu'à l'enfant; nous nous bornerons donc à renvoyer le lecteur à ce qui en a déjà été dit. Nous en dirons autant de la théorie de Shattock et de celle de Bland Sutton. Il n'est pas impossible que les restes du corps de Wolff n'interviennent dans la constitution des kystes, mais aucun fait précis ne vient encore à l'appui de cette hypothèse.

Terburgh examinant les reins, le foie et l'ovaire kystiques d'une vieille femme, y rencontra les formations suivantes : il y avait des corps arrondis, formés d'un protoplasma homogène et dont la surface était striée : quelques-uns paraissaient être entourés d'une enveloppe qui était striée aussi; au centre, on voyait une masse granuleuse renfermant quelquefois un noyau; ces corps ressemblaient à des œufs de tænia. Terburgh pensa qu'il s'agissait de grégarines et émit l'hypothèse d'une affection parasitaire. Nous ne connaissons aucun autre fait analogue.

Nous pouvons passer maintenant à l'étude des trois principales théories, qui sont très analogues du reste à celles que nous avons exposées chez l'enfant.

1° **Théorie de la sclérose.** — Comme pour l'enfant, on a rattaché le rein polykystique de l'adulte à l'obstruction calculeuse. Voici ce que dit à ce sujet Lécorché que nous citons d'après Lejars : « Pendant la vie extra-utérine, le développement des kystes urinaires reconnaît des causes multiples. Disons toutefois que, comme l'hydronéphrose, ils n'apparaissent que comme fait secondaire d'un état primitif ayant pour but de mettre obstacle au cours de l'urine. C'est en effet le plus souvent chez des individus atteints de lithiase urinaire qu'on les rencontre. Il se forme, dans ces cas, des calculs qui, obstruant les canalicules rénaux, amènent une rétention de l'urine en amont de l'obstacle et ultérieurement une dilatation kystique. » Il s'agit là en somme de la doctrine de la rétention; mais celle-ci a été ordinairement formulée dans le sens de la sclérose.

C'est encore à Virchow qu'il faut remonter; nous avons déjà indiqué du reste que pour lui, l'action de la sclérose dans la pathogénie du rein polykystique de l'adulte n'est bien démontrée que pour la forme pauciloculaire, la forme multiloculaire n'étant que la persistance d'un état fœtal. Dans la première forme, il ne s'agit pas d'une atrésie congénitale des papilles, mais d'une néphrite interstitielle qui se produit sur certains territoires aussi bien dans la zone médullaire que dans la zone corticale; cette néphrite se développe le long de certains canalicules urinifères; elle provoque la formation de masses gélatiniformes qui apparaissent comme des cylindres, lesquels ne sont pas régulièrement arrondis, mais ressemblent plutôt à des amas de noyaux juxtaposés. En même temps, la partie correspondante des canalicules urinifères se dilate et s'allonge, et forme des circonvolutions serpentines; il s'ensuit une apparence variqueuse. Ces dilatations localisées finissent par s'isoler complètement. C'est ainsi que débute une dégénérescence kystique, qui, au début, présente un contenu gélatiniforme : ce n'est donc pas la rétention d'urine qui est ici la cause de la dilatation. Du reste, à mesure que la maladie se développe, que les petits kystes se fusionnent, cette masse solide qui les remplit se liquéfie; si bien que le contenu finit par être liquide, bien qu'il ne s'agisse pas d'urine. Virchow ajoute que cette théorie, au sujet de cette variété de kystes, lui paraît beaucoup mieux établie que celle qui fait provenir l'autre variété d'une lésion fœtale.

Telle est, à notre connaissance, la dernière opinion formulée par Virchow; elle diffère notablement de la doctrine de la sclérose simple. Celle-ci avait été antérieurement défendue par divers auteurs, Thorn, Durlach, Arnold, etc., et se confondait avec la théorie de la rétention : la néphrite produisait l'obstruction des canalicules et l'urine s'accumulait derrière l'obstacle.

Quoi qu'il en soit, dans l'une et dans l'autre théorie, le fait initial est la néphrite. Or, il ne semble pas que ce *primum movens* ait été bien nettement établi. Il n'existe en somme que l'observation classique de Leichtenstern qui vienne à l'appui de ces idées. Ce dernier trouva chez une femme de 48 ans une dégénération kystique totale des deux reins. Il n'existait plus ni substance corticale ni substance médullaire; tout le rein était transformé en kystes : il n'y avait nulle part des calculs. Le bassinet, des deux côtés, était plus étroit que normalement :

les papilles étaient entièrement effacées et les calices avaient disparu sans laisser de traces. L'examen microscopique montra qu'il existait une néphropapillite fibreuse oblitérante. Leichtenstern admet qu'il s'agit d'un processus inflammatoire ayant atteint en premier lieu ou principalement les vaisseaux droits : il y aurait donc eu une néphropapillite interstitielle qui aurait abouti à l'oblitération des conduits principaux et à la formation des kystes. Il est bon d'ajouter que c'est dans cette observation qu'a été signalé un épithélium vibratile, ce qui la rend encore plus complexe.

A cette observation unique, et discutable du reste, on peut opposer divers arguments. Le plus important a été fourni par Gombault et Hommey qui ont bien prouvé que la sclérose est non pas la cause des kystes, mais leur conséquence; leurs examens prouvent donc bien qu'on ne saurait trouver dans la néphrite le point de départ des kystes.

Cette théorie n'explique pas l'existence des noyaux épithéliaux isolés et pleins, dépendances manifestes de la tumeur, et dont nous avons signalé la fréquence au chapitre précédent; elle ne permet pas davantage de comprendre l'existence des kystes du foie.

Pour toutes ces raisons, nous croyons devoir repousser la doctrine de la sclérose, combinée ou non à celle de la rétention comme cause unique du rein polykystique.

2° **Théorie de l'adénome.** — C'est à Malassez que l'on doit d'avoir formulé et défendu l'idée que l'évolution kystique n'est pas uniquement un processus passif, mais que l'épithélium intervient d'une façon active par la prolifération. Malassez fut conduit à cette idée par la comparaison des kystes du rein avec ceux de l'ovaire. « Se basant sur les résultats acquis, dit Lejars, et dans l'attente d'examens définitivement confirmatifs, M. Malassez croit que l'épithélioma mucoïde, démontré par la dégénérescence kystique de l'ovaire et du testicule, est au moins très probable pour la maladie kystique du rein et du foie. Peut-être pourra-t-on ramener un jour à ce même type histologique, toute la série, déjà cliniquement déterminée, des maladies kystiques. »

Quelques années plus tard, en 1887, Hommey, dans une

thèse inspirée par Gombault, aboutissait à son tour aux conclusions suivantes : « La variété de transformation kystique du rein progressive aboutissant en fin de compte à la disparition totale du parenchyme (dégénérescence kystique, rein kystique, dégénérescence enkystée du rein) semble bien être primitive et distincte de toutes les productions kystiques secondaires, qui accompagnent l'évolution des différentes lésions rénales. Elle est en particulier absolument indépendante de la sclérose du rein.

« Elle mérite d'être rapprochée des transformations kystiques du testicule et de la mamelle, et a plus d'analogie avec les productions néoplasiques qu'avec l'inflammation chronique. »

En 1880, Brigidi et Severi publièrent à ce sujet un important travail : leurs préparations leur montrèrent une suractivité très prononcée de l'épithélium ; on voyait des tubes bourrés d'éléments jeunes constituant comme des cylindres plus ou moins irréguliers ; par endroits on voyait des renflements dont quelques-uns correspondaient à de petits kystes. En outre, dans les cavités kystiques, on pouvait voir des productions papillaires recouvertes d'un épithélium à plusieurs couches. Brigidi et Severi ne mirent pas en doute la part importante prise par l'épithélium dans la formation des kystes dont ils arrivèrent à distinguer trois catégories :

1° Des kystes par rétention, produits par la néphrite interstitielle, par des caillots, etc. ;

2° Des kystes à contenu colloïde, dus à la dégénérescence primitive de l'épithélium ;

3° Des kystes par néoformation épithéliale : la dégénérescence de l'épithélium néoformé expliquerait le contenu de cette dernière variété.

En 1882, Chotinsky, dans sa thèse, après avoir étudié deux cas de reins congénitaux et quatre cas de reins adultes, aboutit à cette conclusion que la prolifération épithéliale est antérieure à l'occlusion des tubes urinifères. Vers la même époque, Philippson vit, dans les kystes de l'adulte, des prolongements épithéliaux s'enfoncer dans le tissu conjonctif environnant.

Plus tard la même idée fut défendue par Nauwerk et Hufschmid, von Kahlden, etc. Ce dernier vit, à côté des formations kystiques, une série d'images qui, dit-il, ne peuvent être que des proliférations épithéliales. Dans sa deuxième observation, il trouva des papilles composées analogues aux adénokystomes des autres organes, et surtout de l'ovaire.

On voit que la théorie adénomateuse est appuyée sur un grand nombre d'observations détaillées et démonstratives. La prolifération épithéliale n'est pas douteuse : elle se manifeste sous diverses formes : épithélium à plusieurs couches, cordons cellulaires pleins s'enfonçant dans le tissu conjonctif environnant ou papilles avec un revêtement à une ou plusieurs couches. Ces divers examens histologiques suffiraient donc à établir la réalité d'une prolifération épithéliale.

Mais il y a d'autres arguments qui montrent encore son importance. Tout d'abord, il est à remarquer que si certains kystes renferment de l'urine, le contenu de certains autres est colloïde et paraît sans rapports avec la sécrétion rénale : il est bien certain dès lors qu'il est sécrété par l'épithélium.

D'autre part, Gombault et Hommey ont montré depuis longtemps que les kystes n'existaient pas seulement au niveau du rein : on en rencontre aussi dans la muqueuse du bassinet et à l'entrée de l'uretère ; ils y sont du reste toujours petits et superficiels ; mais leur existence en cet endroit ne saurait se rattacher assurément à une néphrite interstitielle. Ajoutons du reste à ce sujet que Malassez a signalé des traînées épithéliales se prolongeant jusque dans les parois du bassinet.

Ces constatations démontrent d'autre part que tous les kystes d'un rein polykystique ne se développent pas exclusivement aux dépens des canalicules préexistants, et que la prolifération épithéliale peut aboutir, dans le rein comme dans les autres organes, à la néoformation kystique.

La coexistence fréquente des kystes du foie montre au moins que, si la néoformation épithéliale n'est pas localisée aux reins, les kystes ne sauraient être attribués toujours à un processus de néphrite interstitielle.

De ces considérations doit résulter à notre avis cette conclusion que la part de l'épithélium, dans l'évolution des tumeurs kystiques, est très importante, et probablement prépondérante. Mais il faut ajouter que l'évolution épithéliale se fait ici toujours dans le sens kystique pur et ne tend nullement à la production de tumeurs solides malignes.

5° **Théorie congénitale.** — Convient-il de voir dans les reins polykystiques de l'adulte, une lésion congénitale? Il est difficile de l'affirmer. Il faut remarquer cependant que la maladie kystique évolue très lentement; au moment où elle est constatée, le plus souvent à l'autopsie, elle existe depuis longtemps déjà et comme d'autre part, on l'a vue survenir à un âge relativement peu avancé, il est permis de supposer qu'elle remonte tout au moins à l'enfance.

A vrai dire, il n'y aurait qu'une démonstration possible de la congénitalité du rein de l'adulte, c'est celle qui établirait sa similitude avec le rein de l'enfant. C'est une question que nous envisagerons page 559, et comme nous arriverons à admettre cette similitude, nous conclurons en même temps que les kystes du rein sont d'origine congénitale.

En dehors de cette démonstration indirecte, il est peu d'arguments qui permettent d'appuyer cette idée.

Nous avons fait remarquer que, dans quelques cas, le rein polykystique était une affection familiale : il y a là incontestablement un fait intéressant; mais on ne saurait en tirer de conclusions bien fermes. Il est bien d'autres affections qui sont familiales et qui, pourtant, n'ont rien de congénital.

L'existence des kystes du foie est un fait à retenir en ce qu'il assimile les kystes de l'adulte à ceux de l'enfant; mais en lui-même, il n'est pas davantage démonstratif. Il faut reconnaître cependant qu'il ne saurait être considéré comme une simple métastase ou même une propagation par continuité de la maladie du rein au foie : il s'agit, bien plutôt, ainsi que le montrent les observations, d'affections semblables mais simultanées et non pas successives; or, les cas de ce genre sont rares en ce qui concerne les autres variétés de néoplasmes; ils existent certainement, mais sont loin de constituer la règle, comme pour le rein polykystique. Il y a donc là une singularité qui peut bien faire supposer une origine congénitale, mais ne peut la démontrer.

D'autre part, il est certain que les malformations d'origine embryonnaire sont tout à fait exceptionnelles chez les individus adultes porteurs d'un rein kystique. On ne signale pas ces arrêts de développement que nous avons notés si fréquemment chez les enfants; l'appareil urinaire lui-même à partir du bassinet ne présente pas, d'habitude, de modifications appréciables. Or, il faut se souvenir que c'est précisément sur la coexistence des malformations que nous nous sommes basés pour admettre que les kystes congénitaux sont dus à un trouble du développement de l'embryon. La rareté des malformations concomitantes chez l'adulte pourrait d'ailleurs s'expliquer en considérant que la maladie kystique représente chez lui un degré atténué de la même affection chez les nouveau-nés.

En somme, on le voit, la démonstration de l'origine congénitale resterait douteuse si nous ne pouvions établir que les kystes de l'adulte sont analogues à ceux de l'enfant.

Nous rapporterons ici le résultat des recherches expérimentales effectuées par Luzzatto dans le but d'étudier la pathogénie du rein polykystique. Il opéra cinq lapins de la façon suivante : incision lombaire, découverte du rein, ponction aseptique du bassinet, injection de 1/10e de centimètre cube de teinture d'iode; sutures. Les résultats furent intéressants sur l'un des lapins qui fut sacrifié quatre mois après l'opération. Le rein opéré était très atrophié et scléreux. On voyait trois petits groupes de kystes remplis de liquide séreux; le plus grand avait un millimètre de diamètre. L'examen microscopique permit de constater une infiltration de cellules rondes. La plupart des canalicules contournés étaient complètement oblitérés; il s'était produit de nombreux kystes microscopiques d'origine glomérulaire. Les kystes constatés à l'examen macroscopique étaient situés au niveau des tubes collecteurs; ils étaient évidemment constitués par la production de rétrécissements successifs.

Ces résultats sont assurément intéressants, en ce qu'ils démontrent la formation de kystes consécutivement à des lésions de sclérose, mais ils ne peuvent éclairer la pathogénie du rein polykystique.

CHAPITRE IV

SIMILITUDE DU REIN POLYKYSTIQUE CHEZ LE NOUVEAU-NÉ ET CHEZ L'ADULTE

Virchow avait depuis longtemps défendu l'idée que le rein polykystique de l'adulte était analogue à celui du nouveau-né. Il y voyait cependant une objection considérable : l'absence du rein polykystique à une certaine époque de la vie, de l'enfance à l'âge adulte. En vérité, cette objection n'a pas perdu toute valeur. Les observations de tumeur kystique vers 5, 10, 15 ans, existent, mais elles sont encore peu nombreuses. Or, si l'on admet que la maladie de l'adulte a débuté dans l'enfance et qu'elle a progressé lentement et sans menacer la vie de l'individu, on ne comprend pas bien pourquoi elle reste presque constamment silencieuse pendant une vingtaine d'années. Il semble que ce genre de tumeurs, qui est souvent une découverte d'autopsie, devrait se rencontrer avec une égale fréquence dans les autopsies d'enfants et d'adultes. Or, il n'en est pas ainsi et cette constatation ne manque pas d'une certaine importance. Mais il ne faut pas oublier que bon nombre d'affections néoplasiques d'origine congénitale restent pendant de longues années à l'état de simples germes inclus, dont le développement, quelque tardif qu'il soit, n'en reste pas moins rattaché par ses origines à la période fœtale.

Nous venons de formuler la principale objection à l'identité de la maladie aux deux âges de la vie ; elle n'est pas décisive ; peut-être, au reste, son importance diminuera-t-elle à mesure que les faits seront mieux connus.

Il faut ajouter encore que, peut-être, tous les reins kystiques de l'adulte ne sont pas semblables : l'on a vu, en effet, à ce sujet, l'opinion de Virchow qui les divise en pauci- et multiloculaires et ne considère pas ces deux variétés comme ayant une origine commune. Cependant, il ne nous paraît pas encore établi que les idées de Virchow reposent sur une base inattaquable, et c'est là assurément un point qui demande de nouvelles études.

Enfin, dernière objection à la doctrine de l'unicité, il est certain que les reins polykystiques de l'adulte ne coïncident à peu près jamais avec ces malformations si fréquentes chez l'enfant. Il en est qui ne sont pas compatibles avec l'existence, mais beaucoup, au contraire, ne la menacent en aucune façon : il semble donc qu'elles devraient se retrouver à l'âge adulte, ce que l'on ne constate pas d'ordinaire.

A côté de ces objections, il est bien d'autres arguments qui sont tout en faveur de l'origine congénitale du rein polykystique de l'adulte et qui nous paraissent devoir emporter la conviction. Ces arguments reposent sur la constatation des nombreuses similitudes de structure et d'évolution.

Tout d'abord la bilatéralité fréquente, mais non constante chez l'enfant comme chez l'adulte : ce caractère est d'autant plus important qu'il est plus rare, ainsi que nous l'avons déjà vu, en cas de néoplasmes rénaux ; nous ne l'avons guère rencontré en effet que dans les tumeurs mixtes qui sont précisément des tumeurs congénitales.

Les reins polykystiques peuvent se rencontrer à diverses générations ; nous en avons trouvé plusieurs exemples bien nets : l'observation de Carrez : mère 45 ans, fille 27 ans ; celle de Jacob et Davidson : fille 50 ans, mère morte *vraisemblablement* d'un kyste du rein ; celle de Höhne : mère 49, fille 20 ans. Enfin la série des faits si curieux de Steiner. Les malades les moins âgés de cette série sont ceux de Steiner dont les plus jeunes avaient 10 ans. On ne saurait nier dans ces cas qu'il ne s'agisse d'une maladie kystique congénitale. Il faut donc bien admettre que la maladie peut se transmettre d'une génération à l'autre sous ses deux formes en apparence distinctes. Il y a là un argument de premier ordre en faveur de l'unicité de ces deux formes.

En ce qui concerne le point de départ des kystes, nous savons que tous les auteurs, y compris Virchow, s'accordent à considérer que chez l'enfant comme chez l'adulte, les kystes se produisent presque exclusivement aux dépens des cavités préexistantes : capsules de Bowmann et tubes urinifères ; cette identité d'origine vient encore en faveur de l'identité de nature.

L'étude histologique des tumeurs montre également leur grande similitude : chez l'adulte comme chez l'enfant, il y a une paroi fibreuse avec un épithélium médiocrement végétant d'habitude; cependant ce revêtement cellulaire peut donner des bourgeonnements quelquefois nombreux et touffus, soit sous forme de papilles, soit sous forme de végétations en doigt de gant s'insinuant dans le tissu conjonctif voisin. Nous reconnaissons toutefois que ces diverses formations ont des caractères trop peu accusés pour qu'il soit possible de tirer de leur étude une conclusion ferme.

Enfin, chez l'adulte comme chez l'enfant, se rencontrent ces curieuses dégénérescences kystiques du foie et même d'autres organes qui nous paraîtraient inexplicables si l'on n'admettait qu'il s'agit dans les deux cas, de lésions congénitales, puisqu'il ne saurait être question de métastases au vrai sens du mot.

Nous ajouterons encore que les mêmes théories pathogéniques ont été formulées pour l'enfant comme pour l'adulte et que cette concordance résulte bien évidemment d'une similitude de structure.

Pour nous résumer, nous pensons en somme que la dégénérescence kystique du rein chez l'adulte est analogue à celle de l'enfant: elle est, comme cette dernière, le résultat d'un vice de développement; nous reconnaissons bien entendu que la prolifération épithéliale et la rétention interviennent dans l'accroissement des kystes; mais le point de départ de la maladie est assurément dans l'évolution de l'embryon. Quel est exactement ce trouble évolutif? il ne nous paraît pas possible de l'indiquer; il est même vraisemblable qu'il n'est pas le même pour les deux affections, l'une s'accompagnant fréquemment d'arrêts d'évolution importants qui ne s'observent pas dans l'autre. La seule notion un peu précise que nous possédions à ce sujet est celle qui fait dériver les kystes de la non coalescence des deux bourgeons constitutifs du système canaliculaire; encore ne nous paraît-elle nullement démontrée et n'est-elle vraisemblablement pas applicable à tous les cas.

CHAPITRE V

SYMPTOMES

Ainsi qu'on l'a dit depuis longtemps, les signes du rein polykystique de l'adulte rappellent la néphrite chronique ; il faut reconnaître cependant que les modalités en sont extrêmement variables.

La période latente est extrêmement longue : on conçoit en effet qu'une dégénérescence encore peu prononcée puisse s'accorder avec un fonctionnement rénal suffisant, l'insuffisance ne se manifestant que lorsque une grande partie de l'organe est atteinte simultanément des deux côtés.

Le *début* est quelquefois brusque, au point d'être marqué par la *mort subite*. Un individu est brutalement frappé d'accidents cérébraux ; il se produit du délire, des convulsions ; puis le coma et la mort arrivent ; à l'autopsie, on ne trouve pour expliquer cette terminaison brusque que des reins polykystiques. Tous les ans, dit Brault, on relève sur la voie publique des individus morts subitement ou après une période comateuse très courte et que l'on trouve porteurs d'une dégénérescence kystique méconnue jusqu'au dernier jour.

Le début le plus fréquent est celui qui est marqué par les *petits accidents du brightisme*, la polyurie, les maux de tête, les œdèmes, les petites hémorragies, etc. ; d'autres malades se plaignent de troubles digestifs, de vomissements, de dyspnée, etc. Il faut assurément mettre tous ces symptômes au compte de l'insuffisance de l'élimination rénale. Cet état de malaise persiste ainsi jusqu'à l'apparition d'un symptôme plus important, hématurie, accidents cérébraux, etc., qui attire l'attention du côté des urines. Mais si l'on a soin d'examiner le malade à cette période de début, il peut arriver soit qu'on découvre une tumeur rénale, quelquefois double, ce qui suffit à assurer le diagnostic, soit au contraire que la palpation de la région lombaire ne révèle absolument rien. Nous pensons cependant, étant donnée l'augmentation de volume si habituelle du rein, que ce dernier cas doit être le plus rare, à la condition que l'on explore le rein attentivement.

Le début par des *phénomènes douloureux* est assez fréquent. Lejars le mentionne dans plusieurs observations ; le malade de Schachmann ressentit une douleur violente dans le flanc gauche, à la suite de l'ingestion d'une grande quantité d'eau froide. Nous avons retrouvé plusieurs observations du même genre ; le malade de Vitrac ressentit au début des douleurs qui coïncidaient avec des hématuries ; une des malades de Carrez commença aussi par souffrir dans la région lombaire, en même temps qu'elle se plaignait de troubles digestifs et de vomissements. Nous avons observé nous-mêmes deux malades chez qui la symptomatologie débuta par des douleurs lombaires et des troubles digestifs. Les phénomènes douloureux, lorsqu'ils existent ainsi au début et sont assez prononcés, ont l'avantage d'attirer nettement l'attention sur la région lombaire.

D'autres fois, ainsi que nous l'avons dit, c'est une *hématurie* qui marque le début apparent de l'affection ; il en fut ainsi dans l'une des observations de Vitrac.

Enfin, il arrive encore assez fréquemment que le malade succombe à une affection intercurrente et que la lésion ne soit découverte qu'à l'autopsie.

A la *période d'état*, l'affection peut se manifester par différents symptômes.

La *douleur* est l'un des plus fréquents ; elle peut assurément faire défaut, mais elle existe en somme dans la plupart des cas, soit à titre de douleur spontanée, soit provoquée par la pression et la palpation du rein. Ce symptôme est des plus précieux, car il est de ceux qui attirent l'attention sur le rein, et permettront par conséquent à l'avenir, de poser plus fréquemment le diagnostic de rein polykystique. Ces phénomènes douloureux ont ordinairement le caractère de douleur sourde et profonde, rarement aiguë. Ils peuvent se produire par crises ainsi que Lejars en rapporte des exemples ; mais ordinairement, c'est une sensation permanente de malaise et de pression profonde ; il ne faut pas confondre du reste la douleur due uniquement à la tumeur, dont elle constitue un symptôme, avec celle qui relève d'une complication et dont nous parlerons dans un instant.

Le siège de la douleur est lombaire; c'est en cette région que le malade se plaint principalement, mais elle présente des irradiations dans l'abdomen, la fosse iliaque, le testicule, les membres inférieurs, quelquefois, mais beaucoup plus rarement, vers le thorax : un caractère important, c'est la bilatéralité des phénomènes douloureux; elle doit toujours attirer l'attention sur la possibilité d'un rein polykystique.

Les phénomènes douloureux du rein polykystique ne se réduisent pas à ceux dont nous venons de donner les caractères : comme dans les tumeurs solides du rein, on en rencontre d'autres, qui sont dus probablement à une complication.

Quelquefois il se produit de véritables accès de douleurs qui s'accompagnent d'hématurie et d'émission de caillots dans les urines; il est rationnel de supposer que la crise a été provoquée par le passage du caillot dans l'uretère.

D'autres fois, il s'agit d'une suppuration périnéphrétique : ce genre d'abcès est, nous le verrons, assez fréquent dans l'évolution de la dégénérescence polykystique; il détermine pour son compte des douleurs parfois très vives, mais dont le caractère est différent.

Enfin, il semble qu'il se produise parfois des rétentions rénales intermittentes ou prolongées et que la crise douloureuse soit en rapport avec elles; ce qui confirme cette hypothèse, c'est que, ainsi qu'on l'a vu, fréquemment le rein est abaissé et plus ou moins mobile. Il en était ainsi dans un cas de Newmann, où l'on constata des douleurs, des nausées, des vomissements, en même temps que tout le tableau symptomatique de l'hydronéphrose intermittente : il existait aussi une mobilité rénale accentuée.

La tumeur est un symptôme plus inconstant. Il est permis cependant de supposer que si l'exploration de la région lombaire était faite attentivement, on l'aurait rencontrée avec une plus grande fréquence; il est bien certain, en effet, qu'elle est notée beaucoup plus souvent dans les observations récentes que dans les faits anciens.

Elle est tantôt unie, tantôt bilatérale; ce dernier cas est plus rare, mais il a une extrême importance parce qu'il impose presque le diagnostic : en effet, dans beaucoup de cas où le diagnostic exact a pu être posé pendant la vie, on avait pu percevoir les deux reins hypertrophiés. La palpation doit être effectuée ici comme pour toutes les tumeurs du rein en général : nous ne reviendrons donc pas sur ce qui a été dit à ce sujet. Grâce aux progrès de nos moyens d'exploration, il nous est possible de reconnaître une augmentation de volume même peu considérable, tandis que si l'on relit les anciennes observations, on voit que les seules tumeurs signalées sont celles qui ont déjà pris un grand développement et remplissent presque la moitié du ventre. Mais la recherche du ballottement rénal, la palpation du rein d'après la méthode d'Israël permettront assurément de reconnaître des néoplasmes beaucoup plus petits.

Lorsque la paroi abdominale est souple et peu épaisse, une palpation attentive a permis de reconnaître à la surface du rein des bosselures, des irrégularités; mais il est tout à fait exceptionnel que l'on puisse percevoir la fluctuation. Il faudrait pour cela que l'une des cavités kystiques ait pris un développement considérable.

Quant à la percussion, elle donne ici les mêmes résultats que pour les tumeurs solides du rein : matité lorsque la tumeur est volumineuse; cette matité est coupée quelquefois par une bande de sonorité; elle est séparée de la région hépatique par une autre bande sonore.

Les urines présentent quelques modifications, mais elles sont en général peu caractéristiques. Leur quantité est quelquefois diminuée; mais elle est ordinairement accrue : c'est, dit Lejars, une polyurie d'intensité moyenne et intermittente. Dans certains cas pourtant, la polyurie peut être vraiment énorme et nous l'avons vue pendant plus de quinze jours consécutifs varier de 7 à 10 litres dans les 24 heures. Mais il arrive assez souvent qu'elle fait place vers la fin de la vie à de l'oligurie avec albuminurie et même à l'anurie comme dans les observations de Lejars, Bouchacourt et Jaccoud; dans le cas de Lipari et Piazza-Martini qui se termina aussi par anurie, l'un des reins était en dégénérescence kystique complète, tandis que l'autre uretère était obstrué par un gros calcul.

L'*hématurie* est assez fréquente, sans être nullement constante; son intensité est faible d'habitude. Nous avons vu qu'elle pouvait constituer un signe du début; d'autres fois, elle est en rapport avec un traumatisme: par sa constatation facile et non douteuse, elle constitue, avec la douleur et la tumeur, l'un des signes principaux du rein polykystique. Nous savons du reste qu'elle peut à elle seule provoquer une crise douloureuse du côté du rein atteint et par conséquent permettre dès ce moment de localiser l'affection dans la région rénale. Elle a pu, dans quelques cas, être si abondante qu'elle a fait songer au cancer. Elle survient ordinairement par crises plus ou moins nombreuses.

L'*albuminurie* est un symptôme plus fréquent — il ne manque que dans le tiers des cas — mais d'importance moindre; la quantité d'albumine est des plus variables : quelquefois considérable, surtout à la fin de la maladie, d'autres fois au contraire en faible quantité : elle paraît du reste pouvoir varier sensiblement aux diverses périodes de la maladie chez le même sujet. Elle manquait dans les faits de Kast, de Carrez, dans une de nos observations personnelles, etc. ; elle n'existait qu'à l'état de traces dans l'observation de Nauwerk et Hufschmid, dans un autre cas de Carrez, etc.

Quant aux autres éléments de l'urine, il est difficile d'avoir des données précises, étant donnée la rareté des analyses complètes : il semble cependant qu'il y ait une diminution des matériaux solides : urée, phosphates, etc.; il existe quelquefois des cylindres, des cellules épithéliales; dans un cas de Newmann il y avait du pus. On a trouvé des cylindres épithéliaux, granuleux et hyalins.

Les troubles de la miction sont rarement notés : on a signalé quelquefois de la fréquence, des mictions douloureuses, etc. Il nous a paru que ces symptômes avaient peu d'importance et se trouvaient quelquefois sous la dépendance de phénomènes douloureux à point de départ urétéro-rénal : il s'agirait donc de phénomènes réflexes.

Quant à la *ponction*, nous la repoussons absolument, malgré les quelques succès qu'elle a donnés : elle offre quelques dangers et pas beaucoup d'avantages, puisque le contenu des kystes est variable et n'a rien de caractéristique; elle ne saurait même permettre de trancher le diagnostic de tumeur liquide ou solide, puisque, nous l'avons vu, les tumeurs solides sont parfois kystiques, et que, d'autre part, l'aiguille peut parfaitement ne pénétrer que dans un petit kyste ou même dans une partie solide de la tumeur.

A côté des symptômes précédents sur lesquels nous avons appelé tout particulièrement l'attention, soit en raison de leur fréquence, soit à cause de leur importance diagnostique, il en est d'autres qui se rattachent au *tableau clinique de la néphrite chronique*. C'est un ensemble de petits signes, analogues à ceux que Dieulafoy a décrits dans le mal de Bright : ils se présentent ordinairement isolés ou peu nombreux, mais quelquefois, ils constituent un tableau clinique assez complet. C'est ainsi que Lejars rapporte un cas de Legrand : « Les maux de tête affreux sont le principal objet de ses plaintes ; il est, dit-il, comme abruti. L'oreille est dure, et il croit entendre des ronflements sourds. Il a des crampes épouvantables dans les mollets..., il en éprouve aussi dans les bras et les mains..., tous les doigts sont le siège de fourmillements douloureux; la sensation du doigt mort accompagnée de pâleur a lieu dans le pouce de la main gauche. Les démangeaisons et la cryesthésie sont fréquentes... il a des accès d'asthme..., il a parfois des vomissements et des nausées assez souvent. »

L'observation n° 1 de Carrez est aussi un exemple assez complet à ce point de vue : la maladie débuta chez cette malade par de la céphalalgie avec vomissements; puis est survenu de l'œdème; un an avant la mort, diminution sensible de la vue; un peu plus tard, crampes dans les mollets; au lit, sensations de froid très marquées; il existait une dyspnée assez accentuée.

Mais des observations aussi complètes sont rares, et l'on observe d'habitude quelques-uns seulement de ces petits signes.

L'*œdème* serait, d'après Lejars, de constatation exceptionnelle; nous l'avons cependant rencontré dans un bon nombre de cas. Il s'agit assez souvent d'un œdème léger, mou, se produisant seulement le soir et débutant par la région malléolaire pour s'étendre progressivement; il est beaucoup plus rare de le voir débuter par la face. Dans un cas de Roche, il s'agissait au contraire d'un œdème blanc, dur, remontant jusqu'au scrotum et plus tard jusqu'à l'abdomen. Dans l'observation de Carrez que nous venons de citer, l'œdème, après avoir débuté par les malléoles, remonta jusqu'à l'ombilic ; à la fin de la vie de la malade, il était si marqué sur les membres inférieurs que la peau en était fissurée. Au reste, cet œdème ne coexiste pas forcément avec l'albuminurie.

Nous avons déjà signalé la *pollakiurie* et certains troubles de la miction; le phénomène du *doigt mort*, les *crampes* dans les doigts ou dans les muscles de l'abdomen sont indiqués dans un certain nombre d'observations : d'ordinaire, ils concordent avec la *cryesthésie*.

Les *maux de tête* existent assez souvent; nous venons de rapporter une observation dans laquelle ils ont constitué un symptôme de début. Il en est de même des bourdonnements d'oreilles, de la somnolence ou au contraire de l'insomnie.

Les *accidents nerveux* sont d'une importance plus grande : nous avons vu, au commencement de ce chapitre, qu'ils surviennent quelquefois brusquement, surprenant le malade en bonne santé apparente. C'est ainsi que dans une observation de Wenner, on pratiqua l'extirpation de trois fibromes utérins chez une malade que l'on supposait saine d'ailleurs : 5 jours après l'opération, se produisit un coma qui se termina par la mort sans aucun symptôme urinaire; à l'autopsie on trouva les deux reins volumineux et remplis de kystes.

Les *troubles digestifs* consistent ordinairement en nausées et vomissements, quelquefois diarrhée; ils existent assez souvent, et sont même notés, à titre de phénomènes de début, dans les observations de Nauwerk et Hufschmid, d'Ewald, de Kast, etc.

La *dyspnée* a été notée : elle peut être due à diverses causes; quelquefois le volume même des deux tumeurs peut suffire à la causer. Elle survient soit par crises analogues à celle des brightiques, soit comme état de suffocation continue : elle constitua un signe de début dans l'observation de Demantké et Fournier : elle apparut sous la forme de Cheyne Stokes dans un cas de Roche où l'on nota également l'œdème de la glotte.

L'*hypertrophie du ventricule gauche* et la dilatation du ventricule droit ont été notées plusieurs fois. Il en est de même de diverses *hémorragies* : hémorragies cérébrales, épistaxis, hémorragies intestinales, cutanées, etc.

Les *symptômes généraux* ne se montrent que tardivement; ils n'existent que vers la fin de la maladie et consistent en une sorte de cachexie avec teint jaune paille analogue à celui des cancéreux. On a noté une teinte bronzée qui était dans quelques cas en rapport avec une lésion des capsules surrénales, mais qui s'est montrée aussi sans aucune altération de ces organes. Enfin, chez quelques malades, indépendamment de toute suppuration périrénale, on a relevé l'existence d'accès de fièvre ou même d'un état fébrile assez prolongé : observations de Chotinsky, Clark, Michalowicz, Stiller, Höhne, Carrez.

Les *symptômes hépatiques* passent ordinairement inaperçus : on ne trouve ni ictère, ni ascite ; mais on a constaté quelquefois que le foie était douloureux ou volumineux, dépassait le rebord des fausses côtes et même était bosselé; bien entendu, le diagnostic dans ces cas ne peut se faire que lorsqu'on a reconnu au préalable la nature de la lésion rénale.

Les *complications* sont nombreuses, ainsi qu'on l'a vu, puisque la maladie peut revêtir les diverses apparences du mal de Bright; mais il n'en est qu'une qui soit particulièrement intéressante, c'est la suppuration néphrétique ou périnéphrétique. Nous verrons en effet qu'elle constitue une des indications de l'intervention. Il y a bien longtemps qu'on a signalé la tendance de ces kystes à suppurer, sans que l'on en ait jamais donné à vrai dire une explication satisfaisante. Cette complication se manifeste, comme toutes les suppurations rénales aiguës par de la fièvre, des douleurs vives, une tuméfaction plus ou moins prononcée. La minceur de la paroi kystique permet de comprendre que la suppuration peut rompre cette mince membrane et s'épancher dans le tissu périrénal formant ainsi une collection purulente périnéphrétique bombant à la région lombaire, mais qui peut s'ouvrir ultérieurement dans l'intestin (Lejars) ou l'estomac (Thiriar).

CHAPITRE VI

FORMES CLINIQUES

Dans un certain nombre de cas, 25 fois pour 100 environ, le rein polykystique est une découverte d'autopsie : le malade a succombé à l'hémorragie cérébrale, à la tuberculose, à la pneumonie; ce n'est qu'à l'ouverture du corps que l'on constate la lésion rénale. Mais dans toutes les autres observations, c'est-à-dire dans la grande majorité, les trois quarts des cas environ, il existe un ensemble clinique qui est du reste assez variable. Luzzatto distingue quatre formes principales; nous n'en admettons que trois qui se confondent sensiblement avec les trois premières catégories de cet auteur et qui se répartissent les cas d'une façon à peu près égale[1].

1° **Forme urémique.** — La marche de la maladie est insidieuse; le malade souffrait seulement de troubles généraux vagues ou même il se croyait bien portant lorsque brusquement apparaissent les phénomènes urémiques. Généralement, il s'agit d'une urémie à forme nerveuse, comateuse et convulsive. Les troubles de l'appareil circulatoire sont assez fréquents (battements cardiaques souvent faibles et irréguliers); on observe aussi des troubles respiratoires, des modifications du côté de l'appareil digestif (vomissements, diarrhée, etc.) Le pronostic est très grave; cette forme se termine en effet rapidement par la mort qui survient dans la huitaine ordinairement, en deux à trois semaines au plus. Il faut remarquer du reste que cette forme est fréquemment l'aboutissant des deux autres.

2° **Forme brightique.** — Elle se caractérise par l'apparition successive des signes du mal de Bright tels que nous les avons indiqués; le malade commence à souffrir de céphalées, de dou-

1. Vitrac n'admet que deux formes : 1° brightique ou médicale; 2° chirurgicale, opérable; elles se confondent avec nos 2° et 3° variétés.

leurs sourdes dans la région rénale, d'œdèmes légers; l'état général s'altère plus ou moins rapidement. Les troubles cardiaques, assez fréquents, se caractérisent soit par l'hypertrophie avec augmentation de la pression artérielle, soit par de la faiblesse des battements du cœur. On a noté souvent aussi les troubles digestifs (vomissements, troubles dyspeptiques, diarrhée, etc.). Il existe ordinairement de la polyurie, au moins au commencement de la maladie. L'albuminurie est très fréquente mais non constante.

Généralement cette forme se termine par la forme précédente, c'est-à-dire par la mort en urémie; mais ordinairement sa durée est fort longue puisqu'elle peut atteindre 20 ans (Kast). On comprend cependant qu'il peut y avoir tous les intermédiaires entre cette durée pour ainsi dire indéfinie et les cas rapidement mortels qui constituent la première catégorie.

3° **Forme rénale ou chirurgicale.** — Dans cette catégorie, les phénomènes observés attirent nettement l'attention du côté du rein : ils consistent essentiellement en hématurie et douleurs lombaires.

Les douleurs peuvent devenir très violentes : généralement, elles se produisent d'un seul côté et rappellent les crises de colique néphrétique : leur durée est variable, mais les attaques se répètent d'ordinaire plusieurs fois : elles peuvent être en rapport avec l'hématurie.

L'hématurie affecte des caractères analogues : elle revient par crises plus ou moins fréquentes. Il est assez habituel, dans cette forme, de pouvoir constater l'existence d'une tumeur.

La durée totale de l'affection dans cette catégorie est intermédiaire aux deux premières; elle est de trois ans en moyenne. L'urémie en est la terminaison ordinaire.

Luzzatto distingue encore une 4e forme ou forme chirurgicale dans laquelle les symptômes sont nettement unilatéraux; la plupart des cas concernant cette catégorie ont été opérés. Il nous semble qu'elle est un peu artificielle. La tumeur, en effet, a pu être constatée d'un seul côté dans bien des cas appartenant aux trois catégories précédentes; et d'autre part, l'hématurie et surtout la douleur qui fréquemment localisent l'affection d'un seul côté, appartiennent plutôt à la troisième forme.

Nous admettrons donc, à côté de la forme larvée du rein polykystique, trois formes cliniques principales : urémique, brightique et rénale. Il s'agit là assurément d'une distinction un peu forcée; on est souvent embarrassé pour ranger une observation dans l'une ou l'autre forme; mais cette division nous paraît utile pour classer les faits.

CHAPITRE VII

DIAGNOSTIC

Le rein polykystique de l'adulte est assurément une des maladies les plus difficiles à reconnaître. Longtemps, le diagnostic est demeuré uniquement une découverte d'autopsie. Le premier cas dans lequel la tumeur ait été reconnue pendant la vie, appartient à Duguet. Depuis, ce diagnostic a pu être posé dans un certain nombre de cas : Wohlgemuth, en 1899, connaissait neuf cas diagnostiqués pendant la vie, ceux de Duguet, Verneuil, Stiller, Lauenstein, Holländer, 2 de Steiner et 2 d'Israël. Il faudrait y joindre ceux d'Ewald, Nauwerk et Hufschmid, Carrez, Jacob et Davidson, Landau, Höhne, Ferron (in th. Lindegger), Newmann, Drummond, Kering, Kennedy, Cullingworth, Jowers, Maske, Roswell Park, Schmidt, Duplay et trois cas qui nous sont personnels. Il y a donc lieu de faire intervenir en ligne de compte la possibilité du diagnostic, et l'on ne peut plus dire comme Laveran, qu'il y aurait témérité à le tenter. Nous devons donc en exposer les bases.

Nous ne reviendrons pas sur les caractères généraux des tumeurs du rein, sur leur palpation, leur percussion, etc. Tout cela a été dit : le rein polykystique est un néoplasme qui demande les mêmes procédés d'exploration que les autres tumeurs.

Le point capital du diagnostic est la *bilatéralité* : lorsqu'on aura constaté l'existence d'une augmentation de volume de chaque rein, on sera bien près d'avoir reconnu le rein polykystique. C'est donc surtout aux procédés d'exploration physique et plus particulièrement à la palpation que l'on devra avoir recours. Sans doute, il peut exister des lésions rénales doubles, des hydronéphroses, surtout des pyonéphroses, et même des tumeurs. Mais en somme, il s'agit d'affections rares, sauf en ce qui concerne les pyonéphroses dont le diagnostic se fera d'ailleurs par la suppuration des urines. Rappelons cependant qu'un rein polykystique peut suppurer et prendre par conséquent les apparences d'une pyonéphrose fermée.

En dehors de la bilatéralité nettement constatée et qu demeure un signe essentiel, il est trois signes, sur lesquels on devra se baser pour établir le diagnostic, dit Lejars : *tumeur rénale, hématurie, douleur lombaire.* Nous en ajouterions volontiers un quatrième tiré de l'*analyse des urines* et de la constatation des *petits signes du brightisme.* L'existence de ces quatre espèces de symptômes peut suffire à poser un diagnostic probable; il ne pourra y avoir quelque certitude que si on constate en même temps la bilatéralité de la tumeur, exception faite des cas dans lesquels on peut percevoir les kystes par le palper. Nous insistons en effet sur la grande valeur diagnostique de la constatation à la surface des reins de bosselures irrégulières ; lorsque le rein polykystique acquiert un certain volume il est souvent situé assez bas pour qu'on puisse facilement l'explorer et reconnaître ces irrégularités.

Nous n'établirons pas ici le diagnostic différentiel du rein polykystique avec les tumeurs des autres organes abdominaux : cette étude a été faite longuement pour les néoplasmes en général; il nous paraît inutile d'y revenir. Nous nous bornerons donc au diagnostic différentiel avec les diverses lésions du rein.

Le rein polykystique ne pouvant être discuté que s'il existe une augmentation de volume notable de l'un des deux reins au moins, ne saurait être confondu avec une simple *néphrite interstitielle.* Les erreurs ne pourraient être commises qu'avec des affections qui s'accompagnent de tuméfaction rénale.

A ce point de vue, les apparences cliniques peuvent être variables. Tantôt nous aurons affaire à des kystes suppurés, cas assez rare, mais très important pour nous, parce qu'il pose la question de l'intervention; tantôt, et le plus ordinairement, il s'agira d'un rein polykystique simple. Dans le premier cas, l'affection pourra être confondue avec les lésions inflammatoires du rein, dans le deuxième cas, avec les lésions néoplasiques.

La *pyélonéphrite* et la *pyonéphrose* s'accompagnent souvent, mais non toujours, d'altérations des voies urinaires inférieures et de purulence des urines; elles présentent des modifications notables dans leur volume : mais il n'en est pas ainsi de toutes les pyonéphroses, et de plus, on peut les observer à un moment où précisément ces modifications ne se produisent pas. Quoiqu'il en soit, la non infection des urines est un signe des plus importants en faveur du rein polykystique : la recherche des bacilles dans les urines, les antécédents calculeux du malade auront aussi une réelle importance. Enfin, en cas de doute prolongé, la séparation des urines des deux reins viendrait lever les doutes en montrant soit l'absence de sécrétion d'un côté, soit une sécrétion trouble en cas de pyonéphrose.

Les *abcès périnéphrétiques* seront ordinairement impossibles à distinguer, puisqu'ils peuvent survenir à titre de complications de la dégénérescence kystique. Le problème revient donc à se demander quel est le point de départ du phlegmon périrénal : question qui demeurera assurément insoluble, si l'on n'a, auparavant, posé le diagnostic; les antécédents seuls pourraient le faire soupçonner au cas contraire.

Les *tumeurs solides* du rein sont ordinairement aisées à reconnaître : elles sont résistantes, fixes, et les hématuries qu'elles provoquent sont plus abondantes; leur durée, bien que pouvant être assez prolongée, est moins longue que celle de la maladie kystique. Cependant, il faut remarquer que, comme le premier symptôme, qui est souvent l'hématurie, est quelquefois perçu au début des tumeurs malignes, tandis que le rein polykystique passe fréquemment inaperçu, il en résulte que l'évolution du cancer du rein peut être en apparence plus longue.

L'*hydronéphrose* sera d'ordinaire facilement reconnue : ses intermittences, lorsqu'elles existent, sont caractéristiques; la tumeur est arrondie, lisse, quelquefois nettement fluctuante et nullement bosselée comme le rein polykystique; il existe quelquefois des antécédents de coliques néphrétiques et autres; on peut enfin préciser le diagnostic par le cathétérisme urétéral comme nous l'avons déjà dit.

Les *autres kystes du rein* sont plus difficiles à distinguer. Ils se caractérisent par la présence d'une seule grande poche, et, à ce titre, ils se rapprocheront davantage de l'hydronéphrose: leur surface est donc plus régulière. Mais on sait que l'une des bosselures du rein polykystique peut prendre un développement considérable et masquer les autres : il sera bien difficile, dans ce cas, de ne pas penser à un grand kyste séreux ou à un kyste hydatique. Ce dernier pourra se reconnaître à la coexistence fréquente dans le foie, de cavités kystiques plus volumineuses que celles qui accompagnent le rein polykystique.

CHAPITRE VIII

TRAITEMENT

Lorsqu'il se produit des phénomènes infectieux, l'indication de l'incision n'est pas douteuse; il faut ouvrir la poche périnéphrétique qui existe habituellement; mais il est nécessaire de ne pas s'en tenir là; il faut ouvrir aussi les kystes suppurés et les drainer largement. C'est ainsi qu'il fut procédé chez les malades de Morris, Bazy, Lejars, Orrillard. Dans les cas où les deux reins sont malades, on ne saurait agir autrement; s'il était démontré par la séparation de l'urine des deux reins que l'organe opposé fonctionne bien, il y aurait lieu assurément de pratiquer une néphrectomie. Cette opération fut faite par Thiriar et par Kelly (cas de Farr) avec un plein succès.

Mais est-on autorisé en principe à agir contre un rein polykystique? La question ne peut guère se résoudre que par la négative, sauf indication spéciale. Il s'agit en effet d'un néoplasme qui n'a nullement des allures malignes et dont les métastases ne menacent pas la vie des malades; il atteint le rein sans doute et trouble profondément sa structure et son fonctionnement; mais ce rein, tout malade qu'il est, concourt encore quelque peu à l'épuration urinaire, et tout compte fait, mieux vaut à ce point de vue, le laisser que l'enlever. Enfin, et c'est là la principale raison, la maladie est presque toujours bilatérale; rien ne dit que le rein opposé n'est pas au moins aussi atteint que celui que l'on extirpe; on fait donc, dans presque tous les cas, une opération incomplète qui joint aux inconvénients habituels de ces sortes d'opérations les dangers résultant de la suppression d'une partie de l'organe rénal. Les néphrectomies partielles mêmes, ne sauraient être de mise ici, puisque le rein tout entier est atteint; elles ne peuvent guère se comprendre que lorsque, après avoir ouvert l'abdomen par erreur de diagnostic, on se trouve en face d'un rein relativement peu atteint et présentant une dégénérescence localisée, fait des plus rares.

Lejars, dans sa thèse, ne pouvait mentionner qu'une seule observation de néphrectomie avec mort opératoire. Nous avons pu en rassembler 45 cas. Souvent l'opération résultait d'une erreur de diagnostic : cependant dans quelques observations, elle fut faite de propos délibéré. La malade de Carrez fut opérée (incision exploratrice) à cause de l'intensité de ses douleurs; mais celles-ci, après une courte amélioration, reparurent bientôt et s'accompagnèrent d'une aggravation de l'état général. Sur les 45 opérés de néphrectomie, nous relevons 30 guérisons, 10 morts opératoires, 5 résultats inconnus. Si nous comparons les cas opérés avant 1890 à ceux qui ont été opérés après, nous voyons que le pronostic opératoire s'est très amélioré. Avant 1890, nous ne trouvons que 11 néphrectomies avec 5 guérisons, 5 morts et 1 résultat inconnu; après 1890, nous trouvons 34 opérations avec 25 guérisons, 5 morts et 4 résultats inconnus.

Il serait bien plus intéressant de connaître les résultats définitifs; ils manquent malheureusement dans la plupart des observations. Cependant, nous voyons que les 2 malades de Vitrac ont été revues guéries, l'une 3 ans, l'autre 2 ans 1/2 après l'opération; la malade de Segond était en parfaite santé 20 mois après l'opération, mais le rein qui restait était trop gros, ce qui fait craindre une récidive; celle de Monod était encore guérie au bout de 6 ans, celle de Höhne au bout de plusieurs mois, celle de Farr au bout de 11 mois. Celle de Landau (Lindegger) vivait encore en bonne santé au bout de 3 ans, mais avec un rein droit volumineux et bosselé, et de l'albumine dans les urines; celle de Riegner était encore guérie 3 ans après la néphrectomie et celle de Pozzi 7 ans après; celle de Prochownick demeura guérie 2 ans, au bout desquels le rein droit commença à augmenter de volume. Deux malades d Morris étaient guéris, l'un 3 ans, l'autre 7 ans après l'opération; mais un autre malade du même auteur succomba quelques semaines après par urémie; l'opérée d'Obalinsky était encore guérie 5 mois après, celle de Depage, 1 an après.

Au total, sur 15 malades revus après l'opération :

2 survies de 7 ans.
1 » » 6 »
4 » » 3 » dont une récidive probable.
2 » » 2 » dont une récidive probable.
1 » » 20 mois avec récidive probable.
4 » » un an et au-dessous.
1 mort quelques semaines après.

Les résultats de la néphrectomie dans le rein polykystique sont peu encourageants : en ne comptant que les malades opérés depuis 1890, la mortalité opératoire est de 16 pour 100. Sur 9 malades ayant survécu de 2 à 7 ans, il y a deux récidives. Il nous paraît donc que le chirurgien ne sera autorisé à pratiquer la néphrectomie que lorsqu'un des reins fonctionne encore d'une manière satisfaisante et uniquement dans les cas ou un des symptômes prendra une prépondérance inquiétante ; tel était le cás de la malade de Vitrac qui ressentait de vives douleurs; celles d'Obalinski, de Depage, de Carrez, étaient dans le même cas; le malade de Dandois avait des hématuries continuelles; celle de Nauwerk et Hufschmid souffrait de compressions intestinales. Dans ces conditions, l'indication de la néphrectomie peut se poser. Le point capital est de connaître le fonctionnement de l'autre rein. On fera donc la séparation de l'urine des deux reins; si l'urine, du côté de l'organe supposé sain est normale comme quantité et comme qualité, il nous paraît très rationnel de pratiquer une néphrectomie. Mais cette exploration, nécessaire avant toute néphrectomie, nous paraît plus indispensable encore en cas de rein polykystique.

Si l'on décide de faire la néphrectomie, il faudra toujours opérer par la voie transpéritonéale, afin de faire l'exploration de l'autre rein et de pouvoir s'arrêter au besoin.

Faut-il ajouter qu'il est possible parfois de songer à des opérations palliatives? Dans l'observation de Nauwerk et Hufschmid, on fut conduit à faire la gastro-entérostomie pour lever la compression de l'intestin; dans celle de Newmann, une néphrotomie produisit une amélioration considérable. Dans le cas de Billings on pratiqua une néphrorraphie.

En somme, abstention dans la forme brightique, intervention dans la forme rénale lorsqu'on a des raisons de supposer que le rein opposé n'est pas trop atteint et que la maladie occasionne des troubles sérieux, telle nous paraît être la formule du traitement du rein polykystique.

CINQUIÈME PARTIE

TUMEURS PARANÉPHRÉTIQUES

Lorsque le chirurgien intervient pour des tumeurs de la région rénale, il arrive qu'il s'aperçoit, au cours de l'opération, ou seulement lorsqu'elle est complètement terminée, que le rein est intact, un peu comprimé seulement par la tumeur et que celle-ci, qui a acquis parfois des dimensions énormes, s'est développée seulement à côté de lui, le refoulant ou l'englobant. C'est à ce genre de tumeurs que l'on a donné le nom de tumeurs paranéphrétiques. A vrai dire, elles ne constituent et ne sauraient constituer un groupe bien homogène. Au point de vue anatomique, en effet, elles appartiennent généralement à la catégorie des dérivés du tissu conjonctif et cependant, on y trouve des tumeurs mixtes analogues à celles que l'on rencontre dans le rein. Leur point de départ même et leur localisation ne sauraient être exactement déterminés. On dit bien, en effet, qu'elles prennent leur origine dans la capsule fibreuse ou la capsule adipeuse ; mais cette origine est souvent bien difficile à affirmer, et d'autre part, on sait qu'il existe en d'autres régions sous-péritonéales des tumeurs du même genre. Terrier et Guillemain ont publié, en 1892, dans la *Revue de chirurgie*, sous le nom de lipomes rétro-péritonéaux des observations intéressantes à ce point de vue et qui ne sont pas du reste demeurées uniques. Ces lipomes, qui arrivent par leur développement progressif à dédoubler les feuillets du mésentère, ressemblent absolument à certaines tumeurs dites paranéphrétiques. Par contre, il est d'autres espèces, telles que les fibromes, les tumeurs mixtes, etc., qui paraissent spéciales à la région rénale. Il apparaît donc finalement que le groupe des tumeurs paranéphrétiques n'est pas homogène ; il comprend bien des tumeurs dérivées du rein ou de ses annexes directes : capsule fibreuse, capsule propre, germes embryonnaires en relation immédiate avec lui ; mais il renferme aussi des tumeurs qui peuvent se développer, semble-t-il, en tous les points où le péritoine repose sur un tissu conjonctivo-graisseux abondant ou même dans les régions à ganglions lymphatiques, et qui cependant, malgré cette origine banale, présentent, comme nous le dirons plus loin, quelques particularités symptomatiques bien marquées.

Il y aurait donc lieu de décrire séparément ces deux classes de tumeurs : la première seule répondant vraiment au nom de tumeurs paranéphrétiques. Nous ne le ferons pas cependant : c'est qu'en effet, d'une part, il est souvent difficile à la lecture des observations de se faire une idée nette du néoplasme en cause, d'autant plus que l'examen histologique est souvent absent ou très incomplet, et d'autre part, il faut convenir que si la distinction histologique est difficile, les caractères séméiologiques sont souvent très analogues. Ces réserves faites, nous décrirons donc les tumeurs paranéphrétiques comme on le fait d'habitude, en y comprenant les néoplasmes développés dans la région rénale et ne se rattachant cependant pas à l'un des organes voisins. Nous laissons notamment de côté tout ce qui regarde les néoplasmes des capsules surrénales.

HISTORIQUE

Ces tumeurs paranéphrétiques ont rarement été l'objet d'études d'ensemble. Nous ne trouvons guère à signaler à ce point de vue qu'un mémoire de Wollstein, la thèse de Galimir, le mémoire récent de Cestan et le travail de Bork. D'autres travaux ont été publiés mais ils concernent surtout des cas isolés. Nous mentionnerons d'abord le travail de Terrier et Guillemin, la thèse de Mankiewicz, toujours citée, mais qui n'est pas à proprement parler consacrée à cette question, le travail de Heyder qui étudie les tumeurs paranéphrétiques dans un chapitre spécial. Nous citerons encore parmi les observations les plus intéressantes; celles de Thiriar, de Reverdin, de Brock, de d'Antona, de Fowler, de Schwartz, de Hartmann et Le Cène, etc.

Il serait nécessaire du reste d'avoir des observations munies d'un examen histologique très détaillé. Il est bien certain en effet, comme le fait remarquer Cestan, que bien souvent on a confondu les néoplasmes rénaux et pararénaux. Il est probable aussi qu'une même tumeur issue de la capsule fibreuse par exemple sous forme de fibrome ou de sarcome, peut se développer soit dans la substance rénale, soit dans le tissu périrénal, et prendre ainsi suivant les cas les apparences d'une tumeur néphrétique ou paranéphrétique.

CHAPITRE PREMIER

ÉTIOLOGIE

Les notions étiologiques sont peu importantes. Il est curieux cependant de remarquer la prépondérance très prononcée du sexe féminin : Galimir ne compte que 6 hommes sur 22 cas, Heyder sur 20 cas note 16 femmes et 4 hommes, Bork sur 24 observations dont 2 personnelles, trouve 20 femmes et 4 hommes; enfin notre statistique personnelle de 72 cas où le sexe est indiqué y compris les enfants comporte 22 hommes et 50 femmes : la différence est un peu moins prononcée, mais elle existe bien réellement; elle est aussi marquée si on supprime dans cette statistique 17 observations de kystes qui appartiennent probablement à une variété différente de tumeurs : il reste 41 femmes contre 14 hommes, environ la moitié : enfin si l'on met à part les enfants, on compte 18 hommes et 45 femmes.

Au point de vue de l'âge, il y a également des différences

assez intéressantes à noter. Comme les tumeurs du rein, les néoplasmes pararénaux se développent soit dans l'enfance, soit dans l'âge mûr; il y a là une constatation qui a un intérêt pathogénique. Nous en trouvons en effet 8 cas à 7 ans et au-dessous : 4 garçons, 4 filles ; puis l'observation qui vient après concerne un jeune homme de 20 ans ; il n'y a aucun cas entre 7 et 20 ans. De 20 à 25 ans, il n'y a que 3 observations, mais le nombre des cas augmente selon le tableau suivant :

AGE	FEMMES	HOMMES
De 26 à 35 ans	6	3
De 36 à 45 —	14	5
De 46 à 55 —	14	2
De 56 à 65 —	6	2
De 66 à 75 —	3	1
De 76 à 85 —	»	1

Assurément, il serait indispensable de posséder un plus grand nombre de cas ; on voit cependant assez nettement que les tumeurs pararénales paraissent se produire un peu plus tôt que les tumeurs du rein. Dans les 20 années de la vie qui s'étendent de 36 à 55 ans, on trouve chez la femme 28 cas, et chez l'homme 7, c'est-à-dire plus de la moitié du nombre total. Il faut remarquer que ces chiffres comprennent les kystes. Morris dit que les fibromes et les lipomes sont plus fréquents chez l'adulte, les tumeurs mixtes et les sarcomes chez l'enfant.

CHAPITRE II

ANATOMIE PATHOLOGIQUE

Nous laissons de côté bien entendu les tumeurs métastatiques, qui, secondairement à un cancer de l'utérus, par exemple, peuvent se développer dans la région rénale. Il s'agit là d'un accident qui n'a rien à voir avec ce qui nous occupe.

Nous ferons remarquer encore une fois, avant de commencer cette étude anatomo-pathologique, qu'il n'est pas toujours facile de classer une tumeur au nombre des néoplasmes paranéphrétiques. Il s'agit d'une question de voisinage qui peut être tranchée de façon différente par un observateur ou par l'autre. En somme, nous admettrons qu'une tumeur rentre dans cette catégorie, lorsque cliniquement et anatomiquement elle occupe la région rénale. On a quelque tendance en effet, à ne considérer comme paranéphrétiques que les tumeurs dont l'extirpation n'a pu être menée à bien que par l'ablation simultanée du rein. Il nous semble que l'on ne saurait envisager la chose ainsi, car tel néoplasme développé dans le mésentère peut avoir contracté avec le rein des adhérences qui obligent à la néphrectomie au moins partielle, tandis que tel autre, vraiment développé autour du rein, peut cependant être séparé de ce dernier organe et extirpé isolément. C'est pour cela que nous admettons dans notre statistique les cas d'Alsberg, Madelung, Homans, Trendelenburg et Waldeyer, que Bork élimine de la sienne.

A. — Étude macroscopique.

A un point de vue très général, on peut dire que les tumeurs paranéphrétiques proviennent soit de la capsule fibreuse, soit de la capsule graisseuse du rein. Il en résulte qu'elles évoluent en principe suivant deux types essentiels, les premières dans le sens du fibrome, les secondes dans le sens du lipome. Mais il faut reconnaître, d'une part, que le mélange des deux tissus, fibreux et lipomateux, n'est pas rare, et, d'autre part, qu'il est des tissus d'autre espèce qui viennent parfois se surajouter à ces tissus fondamentaux pour les modifier profondément; c'est ainsi que prennent naissance les tumeurs mixtes dont nous aurons à nous occuper plus longuement.

Le volume de ces tumeurs est souvent considérable; cela peut s'expliquer par ce fait qu'un grand nombre d'entre elles ne sont pas de nature maligne, qu'elles ne mettent obstacle, au début tout au moins, au fonctionnement d'aucun organe et qu'ainsi les malades peuvent les porter pendant longtemps sans en être autrement incommodés. Parmi les plus volumineuses, nous citerons seulement celle qui fut opérée par Reverdin et qui pesait 48 livres, celle de Homans (57 livres), celle de Salzer (58 livres) et enfin celle de Waldeyer, la plus volumineuse, qui ne pesait pas moins de 63 livres et avait envoyé des métastases dans le foie et le poumon. Chez les enfants, il faut citer une observation rapportée par Hueter et relative à un enfant de 4 ans dont la tumeur pesait 2 kg. 200 et surtout le cas de Brock dont le petit malade, âgé de 3 ans et demi, était porteur d'une tumeur de 12 livres : le poids de l'enfant, dit l'observation, augmentait de 100 grammes par jour.

La tumeur peut être encapsulée ou diffuse. Les rapports avec le rein sont toujours intimes, mais les adhérences sont variables. Pour les tumeurs développées aux dépens de la capsule graisseuse, il est habituel que l'on puisse séparer complètement le rein et le néoplasme qui sont simplement en contact; mais cependant, même dans ce cas, le rein peut être si bien enveloppé que, pratiquement, la dissection en est fort difficile et que le chirurgien est obligé de faire la néphrectomie en même temps que l'extirpation de la tumeur. Les adhérences sont, par contre, plus prononcées, cela se conçoit, pour les productions émanées de la capsule fibreuse; tantôt, cependant, elles se limitent à un point de la surface du rein, tantôt elles sont étendues à tout l'organe; la conclusion pratique est que, si quelquefois la tumeur peut être extirpée à l'aide d'une néphrectomie partielle, habituellement, il faut pratiquer simultanément l'ablation totale du rein.

Les rapports de la tumeur avec l'intestin présentent un réel intérêt. Au début, le néoplasme est profondément caché sous les anses intestinales, surtout s'il s'est développé en dedans. Il présente les caractères d'une tumeur rétropéritonéale, c'est-à-dire qu'il est sonore à la percussion. A mesure qu'il se développe ses caractères se modifient pour se rapprocher de ceux des tumeurs du rein ; il refoule les anses intestinales en dedans et se place derrière le côlon ; comme son volume est déjà assez considérable, il entre en contact avec la paroi abdominale en dedans et en dehors du côlon et présente, par conséquent, une large zone de matité traversée par une bande sonore. Enfin, plus tard encore, la tumeur refoule d'ordinaire l'anse du gros intestin comme elle l'avait fait pour l'intestin grêle : elle devient entièrement mate et se trouve alors ressembler beaucoup à une tumeur de l'appareil génital féminin, surtout de l'ovaire. Si l'on rapproche ce fait de la fréquence beaucoup plus grande des tumeurs pararénales chez la femme que chez l'homme, on comprend que la majeure partie des erreurs cliniques, et elles sont fréquentes, se traduise par le diagnostic de tumeur de l'ovaire.

Quelques mots maintenant sur les adhérences possibles de ces tumeurs avec les organes voisins, sauf le rein : on peut dire qu'elles sont rares ; les tumeurs pararénales, en effet, ont peu de tendance à envahir, elles se bornent généralement à refouler. Cependant, nous ferons remarquer que, parmi nos observations, il en est une dans laquelle on mentionne pendant l'opération une rupture intestinale et dans une autre une rupture de la rate ; dans le cas de Thiersch, l'opérateur dut s'en tenir à une simple laparotomie exploratrice en raison des adhérences étendues que présentait la tumeur : dans d'autres faits, le chirurgien a dû se borner à une extirpation incomplète. Chavannaz ne put extirper que d'une façon incomplète un lipome qui pénétrait dans la cavité thoracique par un prolongement du volume du poing. D'autres fois les opérateurs ont été obligés de pratiquer des résections intestinales plus ou moins étendues.

B. — Étude microscopique. — Classification.

Il est assez difficile d'établir une bonne classification des diverses variétés : dans la plupart des observations on trouve des combinaisons de tissus différents. Nous pensons cependant que l'on peut distinguer quatre variétés principales de tumeurs solides : les trois premières dérivées du tissu conjonctif, la quatrième se rapprochant du groupe de tumeurs que nous avons déjà décrites dans le rein sous le nom de tumeurs mixtes; enfin, il faudrait faire une place aux kystes dont nous avons relevé quelques observations. Nous sommes donc conduits à admettre cinq espèces de tumeurs paranéphrétiques.

1er type : lipome et ses dérivés : myxolipome, etc.

2e type : fibrome et ses dérivés : fibromyxome, etc.

3e type : sarcome et ses dérivés : fibrosarcomes, etc.

4e type : tumeurs mixtes : fibromyoostéosarcomes, etc.

5e type : kystes paranéphrétiques.

Nous ferons remarquer, du reste, qu'ici, comme pour toutes les tumeurs du même genre, la combinaison des tissus fibreux, graisseux et sarcomateux n'est pas rare[1].

1° **Lipomes ou fibrolipomes.** — Le type pur du lipome ou fibrolipome est assez fréquent puisque nous en relevons 12 cas dans notre statistique : c'est donc la variété de tumeur la plus fréquente : si on tient compte des tumeurs dérivées il faut ajouter alors 6 lipomyxomes, 3 fibromyxolipomes, 1 myxome, au total 22 tumeurs appartenant à cette catégorie, soit près de la moitié du chiffre total des tumeurs solides. Les tumeurs de ce type sont assurément bénignes. Cependant l'existence du tissu myxomateux dans certaines d'entre elles doit rendre le pronostic éloigné quelque peu réservé. Et, de fait, l'un des rares cas de tumeurs paranéphrétiques dans lesquels est notée la récidive, est précisément un fibromyxolipome qui avait laissé le rein intact; c'est une observation de Tillmann relative à une femme de 28 ans qui récidiva un an après l'opération bien que l'on eût fait la néphrectomie en même temps que l'extirpation de la tumeur.

Il est curieux de voir que ces tumeurs bénignes sont précisément celles qui peuvent acquérir le développement le plus considérable, ce qui tient assurément à ce que, pendant de lon-

1. Il est superflu de faire remarquer que cette classification se base sur les indications données par les auteurs. Mais, ainsi que nous l'avons fait remarquer pour les tumeurs de l'enfant, il est probable que nombre de ces indications sont erronées; nous sommes convaincu en particulier, que des examens histologiques attentifs démontreront une fréquence beaucoup plus grande des tumeurs mixtes.

gues années, elles n'altèrent guère l'état général : la tumeur de Homans (57 livres) était un myxolipofibrome et celle de Billroth (29 kgs) un myxolipome. Enfin, rappelons que le seul cas de tumeur bilatérale était un lipome double observé par Spencer Wells.

La prépondérance du sexe féminin se retrouve ici comme dans la statistique générale : il y a 15 femmes contre 6 hommes. En ce qui concerne l'âge nous n'avons rien trouvé qui mérite d'être signalé. Rappelons que le tissu myxomateux peut être tellement ramolli que la tumeur présente quelquefois tout à fait l'aspect d'un kyste.

2° **Fibromes ou fibromyomes.** — Ils sont plus rares. Nous en avons trouvé seulement 9 cas, tous chez des femmes. Ils prennent probablement leur origine dans la capsule fibreuse du rein qui renferme normalement des fibres musculaires lisses. Ils comptent aussi au nombre des tumeurs très volumineuses puisque le fibrome enlevé par Reverdin pesait 48 livres. Ces tumeurs se développent excentriquement mais n'ont guère de tendance à envahir les organes voisins; elles ont l'aspect, la consistance, la coupe des fibromyomes de l'utérus dont elles peuvent présenter les cavités kystiques. Elles sont, en général, faciles à énucléer chirurgicalement, et si elles obligent à la néphrectomie c'est moins par leurs adhérences avec le rein que par l'enveloppement complet de l'organe qu'il est alors impossible de ménager.

3° **Sarcomes.** — Ils présentent aussi beaucoup de dérivés et nous décrirons avec eux les angiosarcomes, les fibrocystosarcomes, les fibrosarcomes, les lipomyxosarcomes. Nous avons relevé 12 cas qualifiés sarcomes, 1 fibrosarcome, 1 angiosarcome, 1 fibrocystosarcome, 2 lipomyxosarcomes, au total 17 cas.

Ces tumeurs naissent de la capsule fibreuse, le plus souvent; mais il est probable que, ici comme ailleurs, elles peuvent prendre leur origine dans le tissu conjonctif environnant, dans les ganglions lymphatiques, etc; leur volume paraît en général un peu inférieur à celui des tumeurs de la classe précédente : cependant, la plus grosse tumeur que nous ayons relevée, celle de Waldeyer, était un myxoliposarcome, du poids de 63 livres.

Au point de vue du sexe, la prédominance du sexe féminin est encore très marquée puisque nous trouvons 11 femmes contre 4 hommes. Enfin, nous trouvons dans cette variété les observations de 5 enfants atteints de tumeurs paranéphrétiques.

Ces tumeurs sont beaucoup plus susceptibles que les précédentes de contracter des adhérences avec les organes voisins et surtout avec le rein ; c'est dire que, dans presque tous les cas, il sera nécessaire de pratiquer la néphrectomie et que, chez d'autres malades, on ne pourra arriver à faire l'extirpation complète. Thiersch dut se contenter, chez son malade, de faire une simple laparotomie exploratrice ; le malade de Hueter mourut d'hémorragie au cours de l'opération ; chez le malade d'Elliot, la tumeur avait produit une érosion des vertèbres.

4° **Tumeurs mixtes.** — Leur nombre est encore très restreint. En dehors, en effet, du cas de Wollstein que nous n'avons pu retrouver, nous ne pouvons faire entrer dans cette catégorie que l'observation de Hildebrandt (fibromyoostéosarcome), celle de Döderlein et Birch-Hirschfeld (adénomyxosarcome), celles de Brock et de Busse (rhabdomyome), celle de Hartmann et Le Cène, celle de Helbing (adénocarcinome papillaire kystique). Assurément ce nombre est encore insuffisant pour se faire une bonne idée de ce genre de tumeurs. Elle sont évidemment à rapprocher des tumeurs mixtes du rein ; et cependant, il est à remarquer que, contrairement à ces dernières, elles se rencontrent en général chez des adultes ; les seuls cas que nous ayons trouvé chez l'enfant sont celui de Brock (5 ans et demi) et celui de Döderlein et Birch-Hirschfeld (7 ans). La plus intéressante de ces observations est celle qui a été rapportée par Hartmann et Le Cène : on y trouva au microscope des tubes épithéliaux analogues à ceux du corps de Wolff.

En somme, on peut rencontrer dans ces néoplasmes tous les tissus que l'on trouve dans les tumeurs mixtes du rein : sarcomateux, musculaire, osseux et surtout éléments épithéliaux qui les rapprochent des adénosarcomes sur lesquels nous avons longuement insisté plus haut[1].

1. Nous noterons ici l'observation unique de Lotheissen qui serait une strume.

5° **Kystes.** — Les observations de kystes paranéphrétiques que nous avons pu trouver appartiennent à Pawlick, Przewoski, Obalinski, Baldwin, Lockwood, Morris, Hawkins, Adler, Newmann, Périer : au total, 17 observations ; nous laissons de côté celle de Routier qui se rapporte à un kyste de la capsule surrénale.

Nous sommes encore moins fixés sur ce genre de néoplasmes que sur les tumeurs mixtes. Ils sont évidemment à rapprocher, ainsi que le fait remarquer Pawlick de ce que Kœberlé a décrit, en 1875, à la Société de médecine de Strasbourg, sous le nom de kystes séreux rétropéritonéaux. Ce sont des kystes quelquefois très volumineux, uniloculaires ; ils sont situés soit en avant, soit en arrière du rein ; le contenu est très liquide, souvent incolore, quelquefois jaunâtre. Le poids de la tumeur atteignait 4400 grammes dans le cas de Pawlick, 8750 dans celui de Przewoski. La tumeur ne contracte aucune espèce d'adhérences et on peut extirper la poche en totalité. Le liquide renferme de l'albumine et, dans le cas de Pawlick, on y trouva de l'urée et de l'acide urique. On ne saurait songer à un kyste hydatique, ni à une hydronéphrose, puisqu'on retrouve le rein en bon état ; il faut remarquer cependant que dans le cas d'Obalinski il ne fut possible de voir ni le rein, ni les vaisseaux rénaux, ni l'uretère. Enfin, l'examen histologique de ces kystes est peu intéressant et ne saurait fournir d'indications sur leur nature : il s'agit d'une paroi conjonctive revêtue d'un épithélium bas, à une seule couche ordinairement.

Faut-il voir, dans ces curieuses tumeurs, comme le veut Przewoski, une évolution spéciale des restes du corps de Wolff, c'est possible, mais il s'agit là d'une simple hypothèse.

Mentionnons, pour terminer, l'existence des kystes hydatiques paranéphrétiques. Des observations en ont été rapportées par Gardner, Witcombe, Albarran, etc.

CHAPITRE III

PATHOGÉNIE

Nous avons rencontré dans la région périrénale des lipomes, des fibromes, des sarcomes, des myxomes, dont la pathogénie se confond vraisemblablement avec l'origine générale de ces tumeurs. Elles se développent ici, comme elles le font ailleurs, aux dépens du tissu conjonctif et de ses différents dérivés. Mais il n'en est peut-être pas de même des autres tumeurs, néoplasmes mixtes et kystes. Nous avons vu, en effet, qu'on avait rencontré des tissus très différents dont nous avons donné l'énumération et même des éléments épithéliaux. Or, ici, nous n'avons plus la ressource, comme dans la première partie de ce livre, de faire intervenir l'épithélium rénal : un appareil glandulaire ne saurait se comprendre dans cette région, que s'il prend son origine dans les débris embryonnaires qui s'y rencontrent.

Il est vrai que ces débris ne sont pas rares : il y a d'abord la capsule surrénale dont les éléments accessoires peuvent se rencontrer sur tout le trajet du tractus génital. Il semble cependant que l'on ne rencontre guère, dans la région périrénale de tumeurs analogues aux strumes (une seule observation de Lotheissen) et qui, par cette analogie même, devraient se rattacher à une origine surrénale. Mais on y trouve aussi les débris du corps de Wolff qui s'étend au long de l'uretère, du foie à l'ovaire et à l'épididyme. A vrai dire on connaît peu de chose de sa persistance chez l'adulte; mais ses débris se trouvent normalement en certaines régions et il est permis de supposer qu'ils peuvent persister anormalement en d'autres points. On trouverait là une explication facile et satisfaisante des kystes et des tumeurs à tissus multiples. Il faut remarquer, en effet, ainsi que nous l'avons déjà dit, que les tumeurs mixtes pararénales se rapprochent sensiblement, par leur structure, des adénosarcomes du rein; or, c'est à propos de ces dernières tumeurs, on s'en souvient, que nous avons discuté leur développement possible aux dépens des germes aberrants du corps de Wolff. Ce qui nous avait paru inadmissible pour le rein, nous semble plus vraisemblable pour la région périrénale, région dans laquelle le corps de Wolff s'est développé à un moment donné et dans laquelle il a pu laisser des débris. Mais nous ne croyons pas qu'il soit possible, à l'heure actuelle, d'essayer même une démonstration de cette hypothèse. Il est possible aussi que certaines de ces tumeurs paranéphrétiques contenant des éléments épithéliaux naissent des inclusions pararénales embryonnaires décrites par l'un de nous (voir page 162). Nous avons en effet étudié parmi les tumeurs du parenchyme rénal chez l'adulte un curieux cas de d'Antona (page 200), dans lequel la tumeur s'était probablement développée d'abord en dehors du rein et n'avait atteint que secondairement cet organe.

CHAPITRE IV

SYMPTOMES

Le *début* est généralement insidieux; ce n'est que lorsque la tumeur a acquis un certain volume qu'elle détermine une saillie facilement appréciable pour le malade ou qu'elle gêne quelque fonction; dans d'autres circonstances, l'attention du malade est attirée par les douleurs éprouvées dans la région rénale; parfois les symptômes de compression peuvent ouvrir la scène; il s'agit ordinairement de compressions veineuses et d'œdème du membre inférieur. Enfin, il est des cas où la maladie s'est révélée pour la première fois au médecin qui explorait son sujet pour une autre raison. En somme sur 38 cas, dans lesquels le mode de début est exactement noté, la tumeur ou l'augmentation du volume du ventre a été 30 fois le symptôme initial; 8 fois seulement la lésion s'est manifestée tout d'abord par des douleurs.

Les caractères de la *tumeur* n'ont rien de bien spécial. On reconnaît à la palpation une tuméfaction quelquefois très prononcée; souvent même, par la simple inspection on constate cette voussure de la région rénale qui peut même soulever la paroi thoracique. La surface de la tumeur est parfois régulière, ressemblant à un rein; mais ordinairement elle présente des inégalités, des voussures irrégulières; la consistance elle-même en est variable. Ici dure, en un autre endroit mollasse, souple ailleurs au point de faire croire à une poche liquide, elle correspond bien aux diverses modalités que nous avons étudiées au chapitre précédent. Terrier et Guillemain visant surtout les lipomes, attachent cependant une réelle importance à ces caractères tirés de l'examen de la tumeur; ce n'est, disent-ils, ni la rénitence, ni la fluctuation des tumeurs liquides; et ce n'est pas davantage la dureté des autres tumeurs solides de l'abdomen; la consistance est mollasse et en somme assez caractéristique. Le ventre est pointu en avant plutôt qu'étalé.

Au début, la tumeur occupe la région lombaire; mais il est exceptionnel qu'on l'observe à ce moment; plus tard elle s'accroît en refoulant les organes environnants; elle repousse le foie en haut avec le diaphragme, rejette l'intestin en dedans, la rate en dehors; dans le cas de Galimir, la rate était refoulée contre la face inférieure du diaphragme; l'utérus peut être déplacé en anté ou rétrodéviation. En ce qui concerne le gros intestin, nous avons étudié plus haut ses déplacements. Nous avons vu qu'au début la tumeur, tout entière rétropéritonéale, se trouve recouverte par les anses intestinales et par conséquent séparée par une zone sonore de la paroi abdominale antérieure; elle a alors les caractères d'une tumeur du mésentère. Plus tard, l'intestin grêle étant rejeté de côté par la masse progressivement croissante de la tumeur, celle-ci n'est plus recouverte que par le côlon. Les caractères à la percussion : matité avec zone moyenne sonore, rappellent alors ceux des tumeurs du rein. Finalement, le côlon lui-même est mis de côté; la tumeur est entièrement mate ainsi que les tumeurs de l'appareil génital de la femme; c'est généralement à cette période qu'on voit la malade et cela explique les fréquentes erreurs de diagnostic commises.

La mobilité existe parfois et l'on peut observer le signe du ballottement, très logique du reste, ainsi que le fait remarquer Cestan, puisque ces tumeurs occupent parfois la fosse réno-lombaire ; en tout cas, elles ont le contact lombaire.

Les symptômes fonctionnels résultent principalement des compressions exercées par la tumeur.

Nous avons déjà signalé la *douleur*, qui parfois constitue un phénomène de début; vers la fin de l'évolution de la maladie, elle peut prendre des caractères spéciaux et reconnaît alors pour cause des compressions nerveuses; c'est ainsi que le malade de Galimir se plaignait de fourmillements et engourdissement du membre inférieur ainsi que de douleurs lombaires bilatérales; il existait en outre une diminution de la sensibilité dans le territoire des nerfs cutanés du plexus lombaire.

Il faut signaler encore les *compressions vésicale ou urétérale* aboutissant à l'anurie ou à la rétention d'urine : on voit du reste par là que les phénomènes urinaires sont secondaires. Il est habituel en effet que, pendant toute l'évolution de la maladie, on ne constate aucun symptôme du côté des voies urinaires; les urines elles-mêmes demeurent normales comme quantité et comme composition, ce qui concorde bien avec le siège extra-rénal de la tumeur.

Le *varicocèle* a été noté dans l'observation de Galimir; nous ferons remarquer du reste à ce sujet que l'autopsie ne signale pas l'existence d'adénopathies. Morris l'a aussi rencontré une fois.

On a noté quelquefois l'*ascite*; elle est rare et, lorsqu'on la constate, elle n'existe jamais qu'en petite quantité.

L'*œdème des membres inférieurs* est plus fréquent; il atteint d'abord le membre du côté malade. Il est à remarquer que, dans le cas d'Elliot, le système veineux était le siège d'une compression très forte sans qu'il existât d'œdème.

Enfin le rectum peut être lui-même comprimé ; il en résulte quelquefois une *constipation* difficile à vaincre; la compression des intestins peut même produire une véritable obstruction; Morris a opéré un malade qui se trouvait dans ce cas.

L'ensemble de tous ces symptômes, lorsque le chirurgien n'intervient pas, aboutit à une aggravation prononcée de l'*état général*; l'amaigrissement et la perte des forces s'accentuent, l'appétit disparaît et la maladie se termine par la cachexie, plus ou moins rapide suivant la nature de la tumeur et suivant l'intensité des phénomènes de compression.

CHAPITRE V

MARCHE — DURÉE

L'évolution de ces tumeurs est d'habitude extrêmement lente. Dans les cas où la maladie s'est terminée spontanément par la mort, elle a toujours duré plusieurs années. Encore faut-il remarquer que le début était, dans ces cas, marqué par la constatation de la tumeur, et, celle-ci ne se manifestant que lorsqu'elle a acquis un certain volume, il est nécessaire d'augmenter notablement la durée apparente de la maladie pour se rapprocher de la durée réelle. Dans un cas de Wiglesworth la mort est survenue cinq ans après l'apparition de la tumeur : il est vrai qu'il s'agissait d'une tumeur énorme, 48 livres. Les sarcomes et les tumeurs des enfants paraissent du reste évoluer plus rapidement, puisque, dans le cas de Galimir (sarcome), la tumeur a été découverte seulement deux mois avant la mort; chez le petit malade de Brock (3 ans 1/2), la tumeur n'est apparue que trois mois avant l'issue fatale, et, dans le cas de Döderlein et Birch-Hirschfeld (7 ans), la tumeur ne fut constatée que neuf mois avant l'opération.

CHAPITRE VI

PRONOSTIC

Il dépend en somme de la nature histologique de la tumeur : il est assurément mauvais pour les sarcomes et les tumeurs mixtes ; il est meilleur pour les lipomes, fibrolipomes et kystes. Mais il y a lieu de faire entrer dans l'appréciation de cette bénignité relative l'accroissement progressif et souvent énorme de la tumeur, qui finit par obliger le chirurgien à une opération toujours aléatoire. Même pour les tumeurs dites bénignes, il y a donc de grosses réserves à faire au point de vue de l'issue de la maladie.

Comme récidive nous ne connaissons que le malade de Trendelenburg, atteint de sarcome fusocellulaire et mort peu de temps après l'opération, celui de Stüwe, mort de récidive quelques mois après l'opération (sarcome) et celui de Tillmanns en récidive un an après l'opération (fibromyxolipome). Dans l'observation de Döderlein et Birch-Hirschfeld, il s'agit d'un enfant de 7 ans atteint d'un adénomyxosarcome périrénal qui restait guéri cinq ans après la laparotomie. Deux malades de Périer sont restés guéris deux et trois ans après l'opération ; mais il s'agissait de kystes.

Les métastases peuvent se produire aussi, mais rarement ; dans le cas de Waldeyer, elles s'étaient faites dans le foie et le poumon.

CHAPITRE VII

DIAGNOSTIC

Il est des plus difficiles : il suffit pour s'en convaincre de lire la liste des erreurs commises ; pas une seule fois peut-être, le véritable diagnostic n'a été porté. Presque toujours, chez les femmes, on a cru à des kystes de l'ovaire, chez les hommes à des kystes hydatiques.

L'appréciation des caractères de la tumeur fournira peu de renseignements ; cependant, le ventre, dit-on, serait pointu en avant plutôt qu'étalé ; la tumeur est souvent énorme, elle présente une consistance mollasse qui n'est ni celle des kystes, ni celle des tumeurs solides. Cependant son ramollissement peut être tel qu'elle donne la sensation d'une poche liquide. Morris a noté la fluctuation 7 fois sur 15 lipomes ; Wiglesworth l'a rencontrée 4 fois. Lorsque la consistance est très molle, la ponction, en donnant un résultat négatif, pourrait faire songer au vrai diagnostic. La marche lente de la tumeur, l'œdème des membres inférieurs, la position du côlon, seront de peu de secours, nous en avons déjà dit la raison.

Au fond, le diagnostic se fera par exclusion et se basera surtout sur l'existence d'une tumeur de la région rénale non accompagnée de modifications du côté des urines.

Les *tumeurs de la paroi abdominale* ne seront guère confondues en raison de leurs caractères spéciaux que nous avons signalés ailleurs.

Nous n'insisterons pas davantage sur les *tumeurs du rein* et le *rein flottant* dont il a de même été question ; nous nous bornerons à faire remarquer que le diagnostic, souvent difficile au cours de l'opération, peut être impossible avant : il suffit pour s'en convaincre de se rappeler que les tumeurs paranéphrétiques peuvent envelopper complètement le rein, et d'autre part que des tumeurs du rein peuvent évoluer sans se trahir par aucun trouble fonctionnel. Peut-être cependant le cathétérisme urétéral pourrait-il être ici de quelque utilité. Pawlick put, grâce à lui, approcher du diagnostic dans un cas de kyste pararénal.

L'erreur la plus fréquente consiste à croire à une *tumeur de l'ovaire*. Assurément elle ne sera pas commise au début, car le siège de la tumeur permettrait sûrement de l'éviter : mais, plus tard, les différences sont bien difficiles à apprécier. Chez les malades qui se sont bien observées, on peut cependant apprendre que la tumeur en grossissant est *montée* (kyste) ou au contraire qu'elle est *descendue* (tumeur paranéphrétique). Les deux genres de tumeur s'accompagnent également de douleurs, mais le siège en est plutôt lombaire pour les tumeurs périrénales, et pelvien pour les néoplasmes ovariens. De même ces derniers s'accompagnent assez souvent de troubles de la menstruation qui n'apparaissent que plus tardivement pour les premières. Par l'examen direct, on trouve généralement les tumeurs ovariennes entourées d'une zone sonore qui manque naturellement pour celles qui se sont développées dans la région lombaire : de même la constatation de la sonorité colique est un bon signe lorsqu'on peut la constater. Enfin, lorsque la tumeur n'est pas très grosse, on peut s'assurer par le palper bimanuel de ses rapports avec les organes génitaux. Tels sont les signes qui permettront le diagnostic pour les tumeurs solides de l'ovaire. Pour les tumeurs liquides la sensation de flot permettra généralement de les reconnaître : elle existe aussi dans les kystes paranéphrétiques, mais ceux-ci sont tout à fait rares.

Les *tumeurs du foie* se distingueront surtout par leur continuité avec la glande hépatique ; mais il ne faut pas oublier que les néoplasmes pararénaux peuvent simuler absolument la même disposition, et que l'erreur a été souvent commise. Il sera donc utile d'analyser avec soin les symptômes et de toujours rechercher les pigments biliaires dans l'urine. Le phonendoscope pourra rendre de grands services dans ces cas difficiles.

Nous avons insisté antérieurement sur les *tumeurs de la rate*, et indiqué les caractères que leur reconnaît Guyon ; nous n'y reviendrons pas.

Les *tumeurs du mésentère* sont très analogues, au début, aux tumeurs paranéphrétiques, puisque, comme elles, elles sont recouvertes par la masse intestinale; mais elles n'ont pas le contact lombaire, se développent vers l'ombilic et sont très mobiles, autant de caractères qui permettent de les reconnaître assez facilement.

En somme, on voit que la principale cause d'erreur de diagnostic demeure la tumeur de l'ovaire chez la femme, le kyste hydatique, principalement celui du foie, chez l'homme. Il sera donc nécessaire de songer aux tumeurs pararénales lorsque, après avoir fait l'un de ces diagnostics, l'examen aura montré quelque particularité qui éveillera l'attention.

CHAPITRE VIII

TRAITEMENT

Le traitement des tumeurs paranéphrétiques ne se comprend que par leur extirpation, sauf, toutefois, en ce qui concerne les kystes. D'après ce que nous avons dit, au cours de cette étude, on peut juger que l'opération présentera plusieurs espèces de difficultés. D'abord le volume même de la tumeur, souvent considérable, constitue un premier obstacle; le champ opératoire est encombré par une énorme masse, et l'on se reconnaît parfois difficilement. La situation profonde de la tumeur au-dessous du feuillet péritonéal postérieur est encore une autre source de difficultés. Par contre, l'absence habituelle d'adhérences permet de comprendre que l'on a pu extirper avec succès des tumeurs très développées.

Quelle voie opératoire choisir? On voit, par la lecture des observations, que c'est presque toujours la voie abdominale transpéritonéale qui a été suivie. Nous ne verrions cependant pas d'inconvénient à intervenir par la voie lombaire contre une tumeur peu développée. Mais, dès que le néoplasme dépasse le volume du poing, il nous paraît plus sage de s'adresser immédiatement à la laparotomie. S'il reste, en effet, quelques chances de ménager les organes du hile rénal, et, par conséquent, de laisser le rein en place, ces chances seront bien mieux sauvegardées par l'ouverture large de l'abdomen. A plus forte raison, lorsque la tumeur est très grosse, n'aura-t-on aucune tendance à agir par la voie sous-péritonéale ou même parapéritonéale. Ajoutons que, par la laparotomie, il est possible de se rendre compte, dans une certaine mesure, de l'état de l'autre rein; cette considération a bien son importance, puisque l'on sait que les tumeurs pararénales peuvent être bilatérales.

Ce que nous venons de dire s'applique aux tumeurs solides. Pour les kystes, notre avis est qu'il est préférable de les attaquer par la région où ils pointent davantage. En cas d'hésitation, il faudra aussi choisir la voie abdominale; cette dernière est sans doute moins commode pour le drainage, mais il faut se rappeler que ces kystes sont ordinairement dépourvus d'adhérences et peuvent être extirpés en totalité.

L'abdomen ouvert, il faut rechercher le gros intestin; nous avons dit que, lorsque la tumeur est grosse, il est ordinairement repoussé en dedans; pas de difficulté dans ce cas; mais, même lorsque l'intestin se trouve accolé à la face antérieure de la tumeur, il faut le réduire en dedans et inciser le péritoine postérieur à son côté externe. En effet, ainsi que nous l'avons fait remarquer, si l'on sectionnait en dedans, on s'exposerait à couper les vaisseaux coliques et à provoquer, au bout de quelques jours, une perforation du gros intestin par sphacèle. Le péritoine postérieur incisé, on le décolle sur la tumeur de façon à libérer celle-ci. Cette besogne est ordinairement facile : nous savons, en effet, que théoriquement, il n'y a pas de pédicule à proprement parler; il suffit donc de sectionner et lier les tractus fibreux et les vaisseaux à mesure qu'ils se présentent (nous envisagerons tout à l'heure la conduite à tenir lorsqu'on arrive sur le rein). Le décollement s'opère donc sur toute la périphérie de la tumeur, et l'on peut, de la sorte, l'extirper complètement en un seul bloc. Lorsqu'elle est trop grosse et difficile à manœuvrer, il peut être préférable de procéder par morcellement progressif du centre à la périphérie.

Les choses ne se passent pas toujours aussi simplement, et les adhérences viennent compliquer parfois la besogne du chirurgien; elles se font avec les vaisseaux mésentériques qu'il faut lier en ayant soin de ménager les anastomoses nécessaires à la vitalité des parois intestinales, avec la paroi abdominale antérieure, avec l'intestin que l'on se voit obligé de réséquer, avec les organes du petit bassin, et surtout les annexes et la vessie.

Au cours de toutes ces manœuvres, la perte de sang peut être considérable : chez le malade de Hueter, il se fit une déchirure vasculaire importante, peut-être une lésion de la veine cave inférieure ; le malade, en peu d'instants, perdit une quantité de sang si considérable que, bien que l'on pût parvenir à arrêter l'hémorragie, il ne tarda pas à succomber sur la table d'opération. Les malades de Rosmanit et de Billroth ne succombèrent pas au cours de l'opération ; mais ils moururent peu de temps après, et l'hémorragie opératoire fut considérée comme une des causes de la mort. La perte de sang constitue donc, dans ces interventions, un incontestable facteur de gravité ; il faut ajouter, en effet, à l'hémorragie propement dite, la spoliation sanguine qui résulte de l'ablation d'une tumeur souvent énorme. Aussi, Reverdin eut-il recours à une sorte d'auto-transfusion en faisant faire un pansement compressif sur les jambes œdématiées de sa malade.

Chez l'opéré de Brunczel, il se produisit une fistule intestinale qui fut du reste de courte durée, mais qui montra que l'intestin avait été atteint dans sa vitalité ou dans sa résistance. Dans le cas de Kümmel, il se produisit au cours de l'opération une rupture de la rate, et le malade succomba probablement à cette lésion.

Enfin, quelquefois, le chirurgien a pu être assez heureux pour éviter des lésions viscérales, mais il a dû alors se contenter d'une extirpation incomplète, comme dans les cas de Spencer Wells, de Kundrat, de Rosmanit, d'Alsberg, de Chavannaz, etc.

Quelle conduite doit-on tenir vis-à-vis du rein ? Le mieux est assurément de le conserver, ne serait-ce qu'au cas d'une altération plus ou moins profonde du rein opposé. Cependant, bien souvent, on est amené à le sacrifier : tantôt la tumeur est maligne et présente des rapports trop intimes avec le rein pour qu'il soit prudent de laisser ce dernier en place ; tantôt, bien qu'il s'agisse d'une tumeur bénigne, les adhérences obligent à sculpter le rein dans la tumeur et par conséquent presque toujours à le déchirer ; dans ce cas, il est vrai, on pourra se contenter d'une néphrectomie partielle ou bien de suturer la déchirure faite à l'organe. D'autres fois, la tumeur est si largement développée que le chirurgien ne s'aperçoit qu'il vient de faire une néphrectomie que lorsque l'extirpation est complète.

Enfin, il est des cas dans lesquels les organes du hile sont dissociés par la tumeur; le bistouri ne peut faire autrement que de les sectionner. En somme, conserver le plus possible de rein : telle doit être la règle opératoire, la néphrectomie aggravant notablement l'opération, et le rein enlevé étant toujours sain.

Les statistiques comparées de mortalité ne donnent guère de renseignements, car ce n'est pas toujours dans les cas les plus compliqués que l'on a dû faire la néphrectomie. Bork, sur 15 extirpations accompagnées de néphrectomie, trouve 3 morts; Hartmann et Le Cène comptent, sur 17 extirpations, 10 néphrectomies totales et 1 néphrectomie partielle; mais ils ajoutent que, dans 6 observations, 3 fois l'extirpation avait été incomplète. Notre statistique personnelle nous donne les résultats suivants : 45 opérations. 27 guérisons, 12 morts, 5 résultats inconnus, non compris les kystes.

De toutes les interventions, les extirpations incomplètes paraissent comme toujours être les plus meurtrières : 2 opérés avec néphrectomie, 2 morts; sur 4 extirpations incomplètes sans néphrectomie, 3 morts. Pour les extirpations complètes, les résultats sont bien meilleurs : sur 9 malades opérés sans néphrectomie, 8 guérisons et 1 mort; sur 30 opérés avec néphrectomie, 20 guérisons, 6 morts et 4 résultats inconnus; dans 1 cas d'extirpation partielle, le malade guérit. Il résulte donc de ces chiffres que la néphrectomie apporte un réel élément de gravité. Il nous paraît donc bien préférable de laisser le rein en place, lorsque c'est possible; mais il faudra surtout se garder des extirpations incomplètes et savoir délibérément sacrifier le rein au besoin.

Les résultats immédiats sont, on le voit, assez satisfaisants. Bork donne 73 pour 100 de guérisons et 27 pour 100 de morts. Si nous réunissons tous nos cas, y compris ceux dans lesquels la voie opératoire n'est pas mentionnée, nous arrivons aux résultats suivants :

Lipomes.	17	extirpations	avec	9	guérisons	et	8	morts.
Fibromes.	9	—	—	8	—		1	—
Sarcomes	9	—	—	7	—		2	—
Tumeurs mixtes.	4	—	—	3	—		1	—
Total. . . .	39	—	—	27	—		12	—

Soit 30 pour 100 de mortalité environ.

Mais les résultats sont bien différents si on les envisage avant et après 1890.

Lipomes	avant 1890 :	10	extirp.,	3	guéris.,	7	morts.	Mortalité :	70 p. 100.
—	après 1890 :	7	—	6	—	1	—	—	14 p. 100.
Fibromes	avant 1890 :	4	—	3	—	1	—	—	25 p. 100.
—	après 1890 :	5	—	5	—	0	—	—	0 p. 100.
Sarcomes	avant 1890 :	5	—	3	—	2	—	—	40 p. 100.
—	après 1890 :	4	—	4	—	0	—	—	0 p. 100.

Le pronostic opératoire s'est donc très fortement amélioré.

On remarquera la proportion très forte des décès, un quart, dans la première catégorie; mais, si l'on analyse les causes de mort on constate qu'elles sont généralement en rapport avec le volume de la tumeur, ses adhérences, et, par suite, son extirpation incomplète : dans 4 cas mortels, la tumeur pesait respectivement 32 livres, 35 livres, 37 livres, 38 livres. Il est donc bien certain que l'extirpation de ces tumeurs demeure pleine de dangers, malgré les progrès de la technique moderne.

Il est encore difficile, à l'heure actuelle, d'apprécier les résultats définitifs. Pour les lipomes, nous avons trouvé un malade encore guéri au bout de 1 an 1/2 et un autre en récidive 1 an après l'opération. Pour les sarcomes, nous trouvons des malades encore guéris 4 mois, 6 mois, plusieurs mois, 1 an 1/2 après l'opération; d'autres qui sont morts 5 mois, quelques mois après; celui de Lotheissen (strume) était encore guéri 2 ans 1/2 après l'opération. Parmi les tumeurs mixtes nous trouvons le cas de Birch-Hirschfeld, encore guéri 5 ans après l'opération. Ces chiffres montrent bien que les tumeurs paranéphrétiques peuvent parfaitement récidiver, même lorsqu'elles appartiennent à la catégorie des tumeurs dites bénignes.

Enfin, en ce qui concerne les kystes, nous avons relevé 2 incisions suivies de drainage avec 2 guérisons et 4 extirpations avec 4 guérisons. Les interventions paraissent donc beaucoup moins dangereuses en ce cas.

TABLEAUX DES NÉOPLASMES DU PARENCHYME RÉNAL CHEZ L'ADULTE

Ces tableaux comprennent les cas opérés de l'année 1890 à l'année 1902. Nous y avons inscrit un certain nombre d'observations de malades non opérés appartenant à différents auteurs ; nos observations personnelles ne comprennent que les malades opérés.

1° ADULTES

Tumeurs du Parenchyme [1]

BIBLIOGRAPHIE	SEXE AGE	DÉBUT, ÉPOQUE ET FORME	CÔTÉ	SYMPTÔMES	VOIE OPÉRATOIRE	RÉSULTAT IMMÉDIAT	RÉSULTAT ÉLOIGNÉ	NATURE HISTOLOGIQUE	REMARQUES
ADÉNOMES (Observations de 1890 à 1895).									
1. PARKES Am. J. of med. Sc. 1890.	F.		G.	Tumeur.	Laparotomie.	M.		Adénome.	
2. KÜSTER Th. Marburg 1890.	H. 55 ans.	Un an avant par doul.	D.	Tumeur, pas d'hématuries.	Néphrect. lombaire.	M.		Adénome papillaire malin.	
3. BRIGGS Med. Record 1891.	H. 67 ans.				Néphrect.	G.	Encore guéri 2 ans après.	Adénome papillaire.	
4. KEYES Ann. gén.-ur. 1891.	H. 49 ans.	Un an avant par amaigrissement.	D.	Tumeur. Hématurie.	Néphrect. lombaire.	G.		Adénome.	
5. TÉMOIN Arch. prov. de chir. 1893.	F. 44 ans.	15 ans avant par hémat.		Tumeur énorme. Hématurie.	Néphrect. abdominale.	G.	Morte 1 an après de récidive.	Adénome hémorragique.	
6. WALTER EDMUNDS Trans. path. Soc. Lond. 1892.	F. 18 ans.	2 ans avant par tumeur.	G.	Tumeur	Néphrect.	G.		Adénome kystique.	
7. RICHARDSON Boston M. a. [illegible]	F. 59 ans.	8 ans avant.	D.	Douleurs, tumeur, amaigrissement.	Néphrect. abd.	G.		Adénome.	

							après.		
9. Scudder Am. J. M. Sc. 1895 anal. *in* Centralbl. 1896, p. 467.	F. 22 ans.	5 ans avant, rein mobile.	G.		Néphrect. abdominale.	G.	Encore guérie 18 mois après.	*Id.*	
10. Caillaud Th. Paris 1895	F. 44 ans.	6 mois avant par doul. d'abord diffuses, puis localisées.	D.	Doul. à D. irradiées dans la cuisse. Tumeur.	Néphrect. partielle lombaire.	G.	Encore guérie 2 mois après.	Adénome végétant.	
ADÉNOMES (Observations postérieures à 1895).									
11. Ricard Gaz. des hôp. mai 1896.	F. 49 ans.	Amaigrissement 6 mois avant; tumeur 5 mois avant.	D.	Doul. à D. Tumeur.	Néphrect. abdominale.	G.		Adénome hémorragique.	
12. Lotheissen Arch. f. klin. Chir. 1896.	F. 26 ans.	Un an avant par tumeur.	G.	Tumeur mobile apparue pendant grossesse, diagnostiquée kyste de l'ovaire.	Néphrect. abd.	G.	Morte 2 ans après de tuberc. pulm.	Adénome.	
13. Albarran Ann. gén.-ur. 1897.	H. 55 ans.		D.					Adénome canaliculaire.	Pièce d'autopsie; tumeur de la grosseur d'un grain de chènevis sous la capsule propre.

1. Lorsque les renseignements bibliographiques sont tirés du *Centralblatt*, sans autre désignation, il s'agit du *Centralblatt für die Krankheiten der Harn- und Sexual-Organe*.

BIBLIOGRAPHIE	SEXE AGE	DÉBUT, ÉPOQUE ET FORME	CÔTÉ	SYMPTÔMES	VOIE OPÉRATOIRE	RÉSULTAT IMMÉDIAT	RÉSULTAT ÉLOIGNÉ	NATURE HISTOLOGIQUE	REMARQUES
ADÉNOMES (Postérieurs à 1895). (*Suite.*)									
14. ALBARRAN Ann. gén.-ur. 1897.	H. 48 ans.		D.					Adénome alvéolaire.	Pièce d'autopsie; tumeur de la grosseur d'une noisette, sous la capsule.
15. WEBER Trans. path. Soc. Lond. 1898.	H. 72 ans.		D. et G.	Hématurie.			Mort spontanée	Adénome double.	
16. ALLEN et CHERRY D'après Kelynack, 1899.	H. 58 ans							Adénome kystique.	
17. ISRAEL Chir. Klinik der N. Krank 1901	F. 49 ans.	6 mois avant par hémat.	D.	Doul. Hématurie.	Néphrect. lombaire.	G.	Récidive 1 an après.	Adénome papillaire.	
18. JESSOP British Med. Jour. 1901, vol. II, p. 1721.	H. 55 ans.		G.	Hématuries.	Néphrect. lombaire.	G.		Adénome.	
ÉPITHÉLIOMES (Observations de 1890 à 1895).									
19. TERRILLON Bull. Soc.	H. 45 ans.				Laparotomie.	G.		Épithéliome tubulé.	

21. Quénu Soc. de chir. 1890.	F. 45 ans.			Tumeur : Diagn. Kyste de l'ovaire.	Néphrect. abdominale.	G.		Épithéliome kystique.	
22. Hochenegg W. klin. Wochensch. 1891.	F. 40 ans.	2 ans avant.	D.	Tumeur, hématurie.	Néphrect. extra-périt.	G.		Adéno-carcinome.	Déjà publié en 1885.
23. *Id.*	H. 51 ans.			Tumeur abd. ; ni doul. ni hématuries.	*Id.*	G.		*Id.*	
24. Lange N. Y. M. J. 1891.	F. 65 ans.	Un an avant par hémat.	G.	Hématuries, douleur, tumeur.	*Id.*			Carcinome.	
25. Fieux Soc. anat. Bordeaux 1891.	H.	Un an avant	G.	Amaigrissement, hématurie, douleurs, tumeur.	Néphrect. abdominale.	G.		*Id.*	
26. Drugesco Spitalul 1892.	H. 65 ans.		G.	Tumeur.	Néphrect. de Langenbuch.	G.	Encore guéri 2 ans après.	Adéno-carcinome.	
27. Frank Intern. klin. Rundsch. 1892.	F. 63 ans.	Plusieurs années avant par tumeur.	G.	Tumeur.	Néphrect. transp.	G.		Carcinome.	
28. Villeneuve Marseille méd. 1892.	H. 46 ans	18 mois avant par doul. épigastriques.	D.	Tumeur. Hématuries.	Néphrect. lombaire.	G.	Mort de récidive 2 ans après.	Épithéliome colloïde.	

BIBLIOGRAPHIE	SEXE AGE	DÉBUT, ÉPOQUE ET FORME	CÔTÉ	SYMPTÔMES	VOIE OPÉRATOIRE	RÉSULTAT IMMÉDIAT	RÉSULTAT ÉLOIGNÉ	NATURE HISTOLOGIQUE	REMARQUES
ÉPITHÉLIOMES (Observations de 1890 à 1895). (*Suite.*)									
29. WILLIAMS Lancet 1892.	H. 58 ans.	9 ans avant par doul.	G.	Tumeur. Douleurs; hématuries.	Néphrectomie.	M.		Cancer encéphaloïde.	
30. MIXTER Boston. M. a. S. J. 1892.	H. 60 ans.		G.	Hématurie, tumeur.	Néphrect. transp.	G.		Cancer du type glandulaire.	
31. STÜWE Th. Marburg 1892.	F. 60 ans.	Un an avant par hémat.	D.	Hématurie, tumeur.	Néphrectomie.	M.		Carcinome.	
32. *Id.*	H. 46 ans.	20 ans avant par doul.	G.	Douleur, tumeur, hématuries.	Néphrectomie.	G.	Mort de récidive 1 an après.	*Id.*	
33. LANGE Ann. Surg. 1893.	H. 54 ans.		G.	Hématuries.	Néphrect. lombaire.	G.		Épithélioma tubulaire.	
34. LÉONTE et DRUGESCU Spitalul 1893.	H. 65 ans.		G.	Tumeur, hématuries.	Néphrect. abdominale.	G.	Encore guéri 1 an après.	Adéno-carcinome trabéculaire.	

1894.				cele.					
36. TUFFIER Soc. de chir. 1894.	H. 65 ans.	5 mois avant par hématurie.	D.	Tumeur, hématurie.	Néphrect. lombaire.	M.	Mort de broncho-pneumonie 6 semaines après.	Épithéliome.	
37. ALM Brit. M. J. 1894.	H. 59 ans.	7 ans avant par hématurie.	D.	Tumeur.	Néphrectomie.	G.		Carcinome.	
38. GUTERMAN Th. Kiel, 1894.	F. 49 ans.	5 mois avant par tumeur.	D.	Tumeur. Diagn. : rein mobile.	Néphrect. lombaire après néphrorraphie.	G.	Morte de récidive 18 mois après.	*Id.*	
39. HAY Hygieia, 1894.	H. 59 ans.	6 à 7 ans avant par hématurie.	D.	Hématurie, tumeur, état général.	Néphrectomie.	G.		*Id.*	
40. GUTERMAN Th. Kiel, 1894.	F. 62 ans.	Doul.	G.	Douleurs, tumeur.	Néphrect. lombaire.	M.		*Id.*	
41. GRÜNOW Th. Iena, 1894.	F. 49 ans.	5 ans avant par tumeur et douleurs.	D.	Tumeur, douleurs, hématurie. Rein mobile D. depuis 20 ans.	Néphrect. abdominale.	G.	Morte 9 mois après, de récidive probable.	*Id.*	
42. *Id.*	F. 45 ans.	2 ans avant par tumeur.	G.	Tumeur, urines normales.	*Id.*	G.	Encore guérie 18 mois après.	*Id.*	

BIBLIOGRAPHIE	SEXE AGE	DÉBUT, ÉPOQUE ET FORME	CÔTÉ	SYMPTÔMES	VOIE OPÉRATOIRE	RÉSULTAT IMMÉDIAT	RÉSULTAT ÉLOIGNÉ	NATURE HISTOLOGIQUE	REMARQUES
ÉPITHÉLIOMES (Observations de 1890 à 1895). (*Suite.*)									
43. GRÜNOW Th. Iena, 1894.	F. 52 ans.	5 mois avant par douleurs.	D.	Douleur, tumeur; urines normales.	Néphrect. abdominale.	G.	Encore guérie 8 mois après.	Carcinome.	
44. DE ROUVILLE Th. Paris 1894. (Obs. Tuffier)	H.				Néphrectomie.	G.	Mort 2 ans après.	Cancer colloïde.	
45. BÉRARD Soc. des sc. méd. de Lyon 1895.	H.	2 ans avant par hématurie, post-trauma.	D.	Hématuries abondantes, tumeur.	Néphrect. lombaire (parapérit.).	G.		Épithélioma cyl.	
46. WILLETT Trans. path. Soc. Lond. 1895.	H. 19 ans.	6 mois avant par tumeur.	D.	Tumeur à développement rapide.	Néphrect. abdominale.	G.	Encore guéri 18 mois après.	Adéno-carcinome.	
47. ANDERSON Lancet, 1895.	F. 51 ans.	6 ans avant par tumeur.	G.	Tumeur. Albuminurie légère.	*Id.*	G.		Carcinome.	
48. MANASSE Virchow's Arch., 1895.	F. 52 ans.	2 ans avant par hématurie.	G.	Hématuries.	Néphrectomie.	M.		Carcinome kystique.	Mort par thrombose aortique.

Soc. Lond. 1895.									
50. LENNANDER Centralbl. f. Chir., 1895.	H. 28 ans.				Néphrect.	G.	Encore guéri 5 ans après.	Adéno-carcinome.	
51. KARESWKI D. med. Wochenschr. 1895.	F. 57 ans.	6 mois avant par tumeur.	G.	Tumeur; doul. violentes.	Néphrect. lombaire.	G.	Encore guérie 2 ans après.	Cancer.	Cancer du rein mobile.
52. SWIFT Boston M. a. S. J., 1895.	H. 47 ans.	6 mois avant par tumeur.	D.	Tumeur fluctuante. Pollakiurie. Ponction négative.	*Id.*	G.	Encore guéri 18 mois après.	Carcinome.	
53. TUFFIER in LÉVI et CLAUDE Soc. anat. 1895.	F. 44 ans.	6 semaines avant par doul.	D.	Doul. à D. Pollakiurie. Tumeur mobile.	*Id.*	G.	Encore guérie 4 mois après.	Adéno-épithéliome.	

ÉPITHÉLIOMES (Observations postérieures à 189).

54. JOHNSON Boston M. a. S. J., 1896.	F. 55 ans.		D.	Hématurie. Tumeur. Doul. Amaigrissement.	Néphrect. abdominale (résection intestinale).	G.	Encore guérie 5 mois après mais en mauvais état.	Cancer.	Adhérent à l'intestin.

BIBLIOGRAPHIE	SEXE AGE	DÉBUT, ÉPOQUE ET FORME	CÔTÉ	SYMPTÔMES	VOIE OPÉRATOIRE	RÉSULTAT IMMÉDIAT	RÉSULTAT ÉLOIGNÉ	NATURE HISTOLOGIQUE	REMARQUES
ÉPITHÉLIOMES (Observations postérieures à 1895). (*Suite.*)									
55. LOTHEISSEN Arch. f. klin. Chir., 1896.	F. 24 ans.	9 mois avant par tumeur.	D.	Tumeur. Diagn. : tumeur de l'ovaire.	Néphrect. abdominale.	G.	Encore guérie 2 ans après.	Adéno-carcinome.	
56. *Id.*	F. 52 ans.	Par doul. et hématurie.	D.	Hématurie avec rétention d'urine. Tumeur.	Néphrect. lomb. (incomplète à cause des adhérences).	G.	Morte 2 mois après.	Carcinome.	
57. BERGER Rev. des mal. canc., 1896.				Tumeur.	Néphrect. abdominale.			Épithélioma.	
58. DANEL J. Sc. méd. Lille, 1896	H. 23 ans.		G.		Néphrectomie.			*Id.*	
59. JOHNSON Boston M. a. S. J., 1896.	F. 55 ans.		D.	Hématurie. Albuminurie, cachexie ; tumeur.	Néphrectomie.			Carcinome.	Mère morte de cancer.
60. NEWMANN Glasgow M. J. 1896.	H. 56 ans.	Depuis plusieurs années, calcul rénal, hématuries.		Tumeur, hématurie.	Néphrectomie.			*Id.*	Carcinome et calculs.

Chir., 1896.					thorax).		8 mois après.	
62. BELLATI Arch. prov. de Chir., 1896.	F. 44 ans.	Un an avant par hématuries.	D.	Hématuries; tumeur mobile.	Néphrect. abdominale.	G.	Encore guérie 4 ans et 5 mois après.	*Id.*
63. PERTHES D. Ztsch. f. Chir., 1896.	F. 64 ans.	9 mois avant par tumeur.	G.	Tumeur.	*Id.*	G.	Encore guérie 5 ans 3 mois après.	Carcinome calcifié au centre.
64. *Id.*	H. 37 ans.	1 an 1/2 avant par hématuries et doul.	D.	Hématurie, douleur, tumeur.	*Id.* Extirpation totale impossible.	G.	Mort 4 mois après.	Carcinome.
65. SOCIN. Corresp. Bl. f, Schw. Aertzte, 1896.	F.	18 mois avant par hémat.	D.	Tumeur, hématurie.	Néphrectomie.	G.		*Id.*
66. JONES M. Press and Circ., 1897.	F. 40 ans.	Un an avant par rein mobile et gros.	D.	Tumeur; émaciation, doul.	Néphrect. abdominale.	G.		Carcinome.
67. THOMAS Brit. M. J., 1897.	H. 59 ans.	Un an avant par hématurie.	D.	Hématurie, fièvre, tumeur.	*Id.*			*Id.*

BIBLIOGRAPHIE	SEXE AGE	DÉBUT, ÉPOQUE ET FORME	CÔTÉ	SYMPTÔMES	VOIE OPÉRATOIRE	RÉSULTAT IMMÉDIAT	RÉSULTAT ÉLOIGNÉ	NATURE HISTOLOGIQUE	REMARQUES
ÉPITHÉLIOMES (Observations postérieures à 1895). (*Suite.*)									
68. BAZY Soc. de chir. 1897.	F. 58 ans.	Depuis longtemps troubles de ptose abdominale.	D.	Hématurie, rein mobile, tumeur.	Néphrect. abdominale (sous-capsulaire).	G.		Cancer.	
68 *bis*. BAZY cité par FORGUE				Hémorragie abondante.	Néphrectomie.	G.	Survie constatée après 5 ans	Adéno-épithélioma.	Tumeur ayant détruit le rein.
69. BRÄUNINGER Beitr. z. klin. Chir. 1897.	F. 30 ans.	9 mois avant par doul.	G.	Tumeur, albuminurie.	Néphrect. lomb. (plaies du péritoine et de la plèvre).	M. (Péritonite.)		Carcinome.	Double uretère.
70. *Id.*	F. 17 ans.	5 mois avant par hémat.	D.	Tumeur mobile; hématurie.	Néphrect. lombaire.	G.	Encore guérie 10 mois après.	*Id.*	
71. NOTHNAGEL Allg. W. Ztung, 1897.	F. 45 ans.	18 mois avant par doul.	D.	Hématurie. Albuminurie. Doul. sacrées. Tumeur, vomissements, noyaux métastatiques cutanés.				*Id.*	
72. BRÄUNINGER Beitr. z. klin. Chir. 1897.	F. 61 ans.	Un an avant par doul. post-trauma.	D.	Tumeur mobile: Diagn. : rein mobile.	Néphrect. abdominale.	M.		Carcinome.	Noyaux dans la dure-mère, les vertèbres, le

1897.				sement.			12 mois après.		
74. VORON Soc. de méd. Lyon, 1898.	F. 68 ans.	Un an avant par tumeur.	G.	Tumeur, cachexie, sans hématurie.	Néphrect. abdominale.	G.		Cancer.	Adhérences au mésentère.
75. DIEDERICH Soc. belge de Chir., 1898.	F. 40 ans.				*Id.*	G.	Récidive 10 mois après.	*Id.*	
75 *bis.* VERHOOGEN Soc. belge de chir., nov. 1898.	F 55 ans.		G.		Néphrectomie.	G.	Survie constatée après 6 ans.	Adénocarcinome.	
76. GÖRL Münch. m. Wochenschr. 1898.	H. 48 ans.	Un an avant par doul. à D.	G.	Diagnostic : calcul du rein D.			Mort spontanée.	Cancer du rein G.	Calculs du rein D.
77. BACALOGLU Soc. anat. 1898.	H. 59 ans.	9 mois avant par tumeur.	G.	Hématurie, tumeur; varicocèle double; fièvre.			Mort spontanée.	Épithélioma.	Métastases multiples. Fracture spontanée des côtes.
78. GRIFFON et DARTIGUES Soc. anat. 1898.	H. 50 ans.		G.		Néphrectomie lombaire.	G.	Mort 5 ans après de généralisation (?)		Pas de récidive locale.

BIBLIOGRAPHIE	SEXE AGE	DÉBUT, ÉPOQUE ET FORME	CÔTÉ	SYMPTÔMES	VOIE OPÉRATOIRE	RÉSULTAT IMMÉDIAT	RÉSULTAT ÉLOIGNÉ	NATURE HISTOLOGIQUE	REMARQUES
ÉPITHÉLIOMES (Observations postérieures à 1895). (*Suite.*)									
79. WYLER Centralbl. 1898.			G.					Carcinome.	Noyaux secondaires.
80. HAUSER Th. Paris 1898.	H. 60 ans.	2 ans avant par hémat. et doul.	G.	Douleurs, hématurie, tumeur, varicocèle.	Incision exploratrice.	G.	Mort de cachexie 6 mois après.	Cancer.	
80 *bis.* TUFFIER *in* FORGUE. *Loc. cit.*	H.		G.		Néphrect. lombaire.	G.	Revu 4 ans après avec une petite récidive (extirpation).	Épithélioma.	La récidive serait une greffe opératoire.
81. GRAUPNER Ziègler's Beitr., 1898.	H. 52 ans.		G.	Hématuries.				Carcinome.	Métastases multiples.
82. *Id.*	F. 17 ans		G.	Hématurie.				*Id.*	*id.*
83. *Id.*	F. 64 ans.		D.					*Id.*	*id.*
84. *Id.*	H. 58 ans.							*Id.*	Noyaux secondaires, dans le même rein.
85. DUDLEY Am. gyn. a. obstr. J., 1898.	F. 44 ans.			Symptômes très obscurs. Diagn. : anémie pernicieuse.			Mort spontanée.	Cancer.	Noyaux secondaires dans le foie.

1898.							pleurotomie.		
87. DELAGENIÈRE Soc. de chir. 1899.		Brusque par doul. et vomissements.		Tumeur. Diagn. : hydronéphrose intermittente.	Néphrect. abdominale.	G.		Épithélioma kystique.	
88. WERWAECK Soc. belge d'A. P., 1899.	H. 62 ans.		G.					Carcinome.	Métastases multiples.
89. *Id.*			G.					*Id.*	*id.*
90. ROWSING Th. Heresco.	H. 59 ans.		D.		Néphrect. lombaire.	G.	Mort de récidive 4 mois après.	Carcinome.	
91. *Id.*	F. 59 ans.		D.		Néphrect. abdominale.	G.	Mort de généralisation 5 mois après.	Cancer colloïde.	
92. DÈLBET Th. Heresco.	H. 65 ans.	2 mois avant par hématurie.		Hématurie, coliques, Diagn. : lithiase.	Néphrect. lombaire.	G.	Mort 18 mois après cause inconnue	Cancer.	
93. HARTMANN Th. Heresco.	H. 50 ans.	4 ans avant par doul.	G.	Doul., amaigrissement. Radiographie positive. Pas de tumeur.	*Id.*	G.	Mort de récidive 8 mois après.	*Id.*	

ÉPITHÉLIOMES (Observations postérieures à 1895). (*Suite.*)

BIBLIOGRAPHIE	SEXE AGE	DÉBUT, ÉPOQUE ET FORME	CÔTÉ	SYMPTÔMES	VOIE OPÉRATOIRE	RÉSULTAT IMMÉDIAT	RÉSULTAT ÉLOIGNÉ	NATURE HISTOLOGIQUE	REMARQUES
94. DIAKONOFF Centralbl. 1898.	H.				Néphrectomie.	G.	Récidive.	Cancer.	
95. KELYNACK Renal Growths, 1899.	F. 35 ans.	Plusieurs années avant par doul.	G.	Douleurs, ascite, tumeur, ictère, œdème des membres inf.			Mort spontanée.	Épithéliome à cellules claires.	Métastases.
96. *Id.*	F. 55 ans.	2 ans avant par doul.	G.	Doul. Hématurie.	Néphrectomie.	?	?	*Id.*	
97. *Id.*	H. 40 ans.	5 semaines avant par paralysie du bras.	G.	Diagn. : tumeur cérébrale.			Mort spontanée.	Cancer.	Noyaux dans le foie, le cerveau, les poumons.
98. *Id.*	H. 48 ans	2 ans avant par doul. et hématuries.	G.	Hématuries. Tumeur.	Néphrect. lombaire.	M.		Adénocarcinome.	
99. JONNESCO Soc. de chir. Bucarest, 1899.	H.	5 ans avant par hématuries.	G.	Varicocèle et Hématuries.	*Id.*	G.		Cancer.	

et RISPAL Languedoc méd.-chir. 1900.									
101. BRAUN D. med. Wochenschr. 1900.	H. 40 ans.	6 mois avant.			Néphrectomie.	G.	Mort peu après d'influenza	Carcinome.	
102. GROHÉ D. Ztsch. f. Chir., 1901.	F. 66 ans.	Un an avant par affaiblissement, hématuries.	G.	Hématuries. Douleurs.	Néphrect. lombaire incomplète.	M. après suppuration.		Carcinome diffus.	Noyau dans le foie.
103. ISRAËL Chir. Klinik der N. Krankh., 1901.	H. 21 ans.	3 mois avant par doul. et rétention.		Tumeur. Douleur. Hématuries.	Néphrect. lombaire.	G.		Carcinome.	
104. *Id.*	F. 46 ans.	6 mois avant par doul.	D.	*Id.*	*Id.*	M.		Adéno-carcinome.	Plusieurs petits noyaux.
105. *Id.*	H. 40 ans.	4 semaines avant par doul. et hématuries.	D.	*Id.*	*Id.*	G.	Mort de récidive 1 an après.	Carcinome.	Récidive dans la vessie et le rein gauche.
106. *Id.*	H. 55 ans.	4 ans avant par hématurie.	G.	Hématurie, tumeur. Varicocèle.	*Id.*	G.	Mort 1 an après de pérityphlite (?)	*Id.*	
107. *Id.*	F. 51 ans.	10 ans avant par hématurie.	D.	Tumeur. Hématuries, affaiblissement général.	*Id.*	M.		*Id.*	

BIBLIOGRAPHIE	SEXE AGE	DÉBUT ÉPOQUE ET FORME	CÔTÉ	SYMPTÔMES	VOIE OPÉRATOIRE	RÉSULTAT IMMÉDIAT	RÉSULTAT ÉLOIGNÉ	NATURE HISTOLOGIQUE	REMARQUES
ÉPITHÉLIOMES (Observations postérieures à 1895). (*Suite.*)									
108. *Id.*	F. 45 ans.	2 ans avant par doul.	D.	Tumeur. Hématuries peu abond., fièvre, cachexie.	Néphrect. lombaire.	G.	Récidive rapide.	Carcinome.	Thrombose néoplasique de la veine rénale.
109. *Id.*	H. 61 ans.	4 mois avant par doul.	D.	Doul. Hématuries. Tumeur.	Néphrect. abdominale, résection du foie.	M.		Carcinome diffus.	Propagation au foie.
110. *Id.*	H. 47 ans.	6 ans avant par hématuries.	G.	Hématuries, tumeur.	Néphrect. lombaire.	G.	Encore guéri quelques mois après	Carcinome.	Noyaux dans poumon et plèvre.
111. *Id.*	H. 21 ans.	Douleurs.	G.	Douleur, hématurie, petite tumeur.	*Id.*	G.	Encore bien 15 ans 7 mois après.	*Id.*	Noyau de la grosseur d'une cerise.
112. Krönlein *in* Wyss Beitr. z. klin. Chir., 1901.	F. 58 ans.	Un an avant par hématuries.	D.	Doul., tumeur, hématuries.	*Id.*	G.	Guérie depuis 16 ans.	Adéno-carcinome.	
113. *Id.*	H. 61 ans.	Par hématuries.	G.	*Id.*	*Id.*	M.		Carcinome.	
114. *Id.*	F. 44 ans.	5 ans avant par tumeur.	D.	*Id.*	*Id.*	G.	Morte de récidive	*Id.*	

							1 an après.		
116. *Id.*	H. 55 ans.		D.	Amaigrissement, hématurie, tumeur.	*Id.*	G.	Mort de récidive 4 mois après.	*Id.*	
117. *Id.*	H. 62 ans.	6 mois avant par coliques.	G.	Douleurs, hématuries, tumeur.	*Id.*	G.	Mort de récidive 6 mois après.	*Id.*	
118. *Id.*	H. 54 ans.		G.	Tumeur, amaigrissement.	*Id.*	G.	Mort de récidive 4 mois après.	*Id.*	
119. *Id.*	F. 69 ans.		D.	Cachexie. Hématurie, vomissements, tumeur.	*Id.*	G.	Encore guérie 2 ans et demi après.	*Id.*	
120. GROHÉ Deut. Zeitsch. für Chir., 1901.	F. 58 ans.	6 mois avant par douleurs.	G.	Tumeur adhérente. Douleurs; pas d'hémat.	Néphrect. transpérit.	M.		Adéno carcinome kystique.	
121. GEBHARD Centralbl. f. Gyn., n° 12, 1899.	F.		D.	Hématuries.	Néphrect. lombaire.	G.			

BIBLIOGRAPHIE	SEXE AGE	DEBUT ÉPOQUE ET FORME	CÔTÉ	SYMPTÔMES	VOIE OPÉRATOIRE	RÉSULTAT IMMÉDIAT	RÉSULTAT ÉLOIGNÉ	NATURE HISTOLOGIQUE	REMARQUES
ÉPITHÉLIOMES (Observations postérieures à 1895). (*Suite.*)									
122. DONETTI Morgagni, 1900, n° 9.	H. 55 ans.	Depuis quelques semaines hématurie.	D.	Douleurs; hémat. amaigrissement, pas de tumeur.	Néphrect. probablement lomb. (pas d'indication).	G.		Carcinome.	
123. *Id.*	H. 60 ans.		G.	Hématuries. Douleurs, amaigrissement. Légère augm. du rein.	*Id.*	G.		*Id.*	
124. JESSOP British Med. Jour., 1901.	H. 56 ans.		D.		Transpéritonéale.	M.		Carcinome envahissant la capsule.	
125. GROHE D. Zeit. f. Chir., t. 60, 1901.	F. 52 ans.	Depuis 6 mois, doul.	D.	Tumeur mobile.	Néphrect. transpérit.	G.	Vue bien portante 8 mois après.	Carcinome kystique.	
126. *Id.*	F. 63 ans.	Il y a un an, par cachexie.	G.	Hémat., doul.; tumeur, cachexie.	Néphrect. lombaire.	M.		Carcinome diffus.	
127. GUILLET Congrès international 1900, p. 92.	H. 45 ans.	Depuis 2 ans, troubles digestifs et doul.	D.	Petite hématurie; douleur, tumeur.	Transpéritonéale.	G.	Encore guéri 18 mois après.	Épithélioma.	

				d'une pomme.			6 mois après.		
129. GUYON *in* thèse Heresco. Obs. 2.	H. 60 ans.	Par tumeur 2 ans 1/2 avant.	D.	Tumeur, puis hématuries et douleurs.	Transpéritonéale.	M.		Épithélioma carcinoïde.	Dégénérescence kystique de la tumeur.
130. GUYON *Id.* Obs. 5.	H. 55 ans.	Hématuries.	D.	Hématuries et coliques néphrétiques, pas de tumeur.	Lombaire.	M.		Épithélioma partie postéro-infér. du rein.	Ganglions du hile et veine rénale envahis.
131. LE DENTU Inédite.	H. 18 ans.		D.	Hématuries répétées ; douleurs sourdes surtout après la fatigue. Tumeur.	Extra-péritonéale.	G.	Récidive en 2 ou 3 mois.		Une partie de la tumeur adhérente à la veine cave n'a pas été extirpée.
131 *bis.* MOUCHET *in* LE DENTU Ac. de méd. février 1901.					Néphrectomie.	G.	Survie après 5 ans.	Adéno-épithéliome.	
132. LUCAS CHAMPIONNIÈRE Inédite.	F. 25 ans.	Récente tumeur abdominale avec ascite.	D.	Douleurs très vives, ventre énorme ; cancer papillaire des deux ovaires et tumeur du rein.	Transpéritonéale, ablation des tumeurs ovariennes et du rein ; pas de drainage.	G.	Généralisation 10 mois après.		Généralisation à l'omoplate.

BIBLIOGRAPHIE	SEXE AGE	DÉBUT ÉPOQUE ET FORME	COTÉ	SYMPTOMES	VOIE OPÉRATOIRE	RÉSULTAT IMMÉDIAT	RÉSULTAT ÉLOIGNÉ	NATURE HISTOLOGIQUE	REMARQUES
ÉPITHÉLIOMES (Observations postérieures à 1895). (*Suite.*)									
133. SCHWARTZ *in* Albarran. Ann. gén. ur. 1897, ob. VII.	H. 58 ans.	Hématurie.	D.	Hématurie, grosse tumeur rénale.	Transpéritonéale.	G.	Récidive quelques mois après.	Épithélioma carcinoïde et à cellules claires.	Examen histologique, par Albarran. La tumeur détruit la moitié supérieure du rein.
134. SEGOND *in* Albarran. Loc. cit.	F. 44 ans.		D.	Énorme tumeur.	Transpéritonéale.	M.		Épithélioma à cellules claires.	La tumeur a détruit tout le rein dont il ne reste pas de traces; elle pèse 5 kilogr. 800. Examen histologique par Albarran.
135. NICOLICH (de Trieste). Inédite.	H. 57 ans.	Hématurie depuis 2 ans.	D.	Hématurie; phénomènes vésicaux; taille hypogastrique par un autre chirurgien. Continuation de l'hématurie droite; tumeur découverte par Nicolich	Lombaire et transpéritonéale dans la même séance simplement exploratrice.	M.		Épithélioma à cellules claires (Motz). Hypernéphrome (Weicheslbaum).	Tumeur adhérente à la veine cave. Mort par embolie 11 jours après l'opération.

17 nov. 1901.		prof. Guyon qui conseille intervention (Necker).		hématuries répétées depuis juin jusqu'à août 1901. Entre à Saint-Antoine en août 1901 où on refuse de l'opérer à cause du volume énorme de la tumeur; elle se perdait en haut sur les côtes et descendait jusqu'à la fosse iliaque. A ma rentrée au service en nov., je me décide à l'opérer à cause : de mobilité relative, quantité d'urine 1200 à 1500 grammes par 24 heures. Maigreur plutôt que cachexie.	le 25 nov. 1901.	dent, le malade semble se relever, puis il recommence à maigrir.	Généralisation pulmonaire. Fract. spontanée de la 6e côte g.	conclut à épithélioma du rein dans sa forme classique.	Larg. : 14 centim. Antéro-post. : 9 cm 1/2. Poids : 1 kg. 800.
137. BOUILLY. Inédite.	F. 57 ans.	14 mois.	G.	Douleurs. Amaigrissement. Très volumineuse tumeur faisant une saillie abdominale considérable.	Voie transpéritonéale.	Anurie. M.	Mort le 5e jour.	Carcinome encéphaloïde.	

BIBLIOGRAPHIE	SEXE AGE	DÉBUT ÉPOQUE ET FORME	CÔTÉ	SYMPTÔMES	VOIE OPÉRATOIRE	RÉSULTAT IMMÉDIAT	RÉSULTAT ÉLOIGNÉ	NATURE HISTOLOGIQUE	REMARQUES
ÉPITHÉLIOMES (Observations postérieures à 1395). (*Suite.*)									
138. ? Inédite.	F. 21 ans.	Première manifestation 4 mois auparavant : début par crises de colique néphrétique avec urines sanglantes ; plusieurs crises de coliques néphrétiques.	G.	Douleurs nécessitant le séjour au lit. Amaigrissement rapide. Volumineuse tumeur lombaire avec saillie abdominale. Fausse fluctuation.	Voie lombaire. Incision exploratrice.			Sarcome. (?)	Dès que la main arrive sur la tumeur et cherche à l'isoler, il se produit dans tous les points une hémorragie considérable. L'énucléation paraît devoir être difficile et l'hémorragie étant menaçante, on fait un tamponnement serré de la région et on referme la plaie en partie. La malade sort un mois plus tard, cachectique.
139. SCHWARTZ. Inédite.	H. 50 ans.	Début 3 ans. Énorme carcinome du rein droit.	D.	Hématuries incoercibles.	Lombaire ; adhérences à la veine cave inférieure. Pinces à demeure sur la veine cave	Mort au bout de 48 h.		Carcinome encéphaloïde type.	On n'avait opéré que forcé par les hématuries que rien n'arrêtait.

		lui aurait dit avoir senti à cette époque une tumeur du rein.		mente brusquement et devient fluctuante. Vésicule volumineuse à droite. Pas d'hématuries.	se prolonge sur le foie et sur la veine cave. Masses ganglionnaires prévertébrales.	de 5 j.		dans une tumeur très vasculaire.	
141. *Id.*	F. 36 ans.	18 mois par douleurs et hématuries.	D.	Grosse tumeur bosselée s'enfonçant sous les fausses côtes, ballottement très net. Hématuries qui ont cessé tout à fait depuis 2 mois.	Lombaire.	Guérison.	Tumeur guérie 10 mois après.	Épithélioma (l'uretère était oblitéré au niveau du bassinet par une masse néoplasique).	
142. *Id.*	H. 65 ans.	Apparition d'une grosse tumeur à gauche depuis 5 mois à l'occasion d'un coup.	G. et D.	Douleurs irradiées. Jamais d'hématuries.	Laparotomie exploratrice, on trouve les deux reins altérés.	Guéri de sa laparotomie.		Tumeur des deux côtés.	Aucun examen sous-entendu?
143. *Id.*	H. 70 ans.	Début, 5 ans.	D.	Hématuries des deux reins.	Pas d'opération à cause de l'état général et du soupçon de prise du rein opposé.		Mort.	Autopsie montre un cancer du rein droit et une énorme hydronéphrose à gauche.	

BIBLIOGRAPHIE	SEXE AGE	DÉBUT ÉPOQUE ET FORME	CÔTÉ	SYMPTÔMES	VOIE OPÉRATOIRE	RÉSULTAT IMMÉDIAT	RÉSULTAT ÉLOIGNÉ	NATURE HISTOLOGIQUE	REMARQUES
ÉPITHÉLIOMES (Observations postérieures à 1895). (*Suite.*)									
144. Forgue Ass. franç. d'Urologie. 1902.	F.		D.		Néphrectomie transpéri-néale.	G.	Survie constatée 4 ans après.	Adénocarcinome.	Tumeur ayant la grosseur d'une tête d'enfant.
145. Routier, 1892, à l'hôpital Beaujon. Inédite.	F. 40 ans.	1 an.	D.	Douleurs violentes. Amaigrissement excessif. Rien dans l'urine.	Abdominale	G.	1 an après bon état.	Pièce perdue, avait à l'œil nu l'aspect d'un encéphaloïde : par places, on reconnaissait le rein ; le volume était celui d'une tête de fœtus à terme.	
146. Ricard Inédite.	45 ans.			Grosse tumeur.	Lombaire.	G.	Mort 2 ans après.	Épithélioma.	
147. Quénu Inédite.	F. adulte.	18 mois, par douleurs et tumeur.		Douleurs très vives. Tumeur très volumineuse.	Transpéritonéale.	G.	En parfaite santé 11 ans et 2 mois après l'opération.	Épithélioma.	

Inédite. *Id.*				ment progressif.			plaie.		
149. *Id.*	H. 50 ans.		D.	Hématuries. Fièvre. Tumeur.	Lombaire.	G.	Va bien un an après.	Épithélioma.	
150. *Id.*	H. 51 ans.		G.	Hématuries abondantes. Tumeur.	Lombaire.	M.		Épithélioma.	Les reins n'étaient pas perméables au bleu, on fit néanmoins la néphrectomie contre l'hématurie.
151. *Id.*	H. 42 ans.		D.	Hématurie. Tumeur. Fièvre.	Lombaire.	G.	Va bien 6 mois après.	Épithélioma.	
152. *Id.*	F. 50 ans.	Dyspepsie.	G.	Grosse tumeur abdominale. Fièvre.	Abdominale.	G.	Récidive dans la plaie.	Cancer.	
153. LEQUEU Inédite.	H. 67 ans.	Hématuries.	G.	Tumeur et hémat. profuses.	Lombaire; hémorr. profuse.	Mort 8 h. après choc.		Épithélioma.	
154. *id.* Inédite.	H. 48 ans.	Hématuries.	D.	Pas de tumeur. Hémat. seul signe.	Lombaire.	G.	(Récent).	Épithélioma.	
155. HALLÉ et MICHON 11 août 1899. Inédite.	H. 65 ans.	Hématuries depuis plusieurs mois.	D.	Hématuries, tumeur volumineuse.	Lombaire.	G.	Récidive locale, généralisation, mort 6 mois après.	Épithélioma carcinoïde.	Lésions très intenses de néphrite, avec foyers embryonnaires.

BIBLIOGRAPHIE	SEXE AGE	DÉBUT ÉPOQUE ET FORME	CÔTÉ	SYMPTÔMES	VOIE OPÉRATOIRE	RÉSULTAT IMMÉDIAT	RÉSULTAT ÉLOIGNÉ	NATURE HISTOLOGIQUE	REMARQUES
ÉPITHÉLIOMES (Observations postérieures à 1895). (*Suite.*)									
156. MICHON. 27 Décembre 1900. Inédite.	H. 41 ans.	Douleurs depuis 6 mois.	D.	Douleurs puis hématuries 5 mois 1/2 après.	Lombaire.	G.	Va bien 15 mois après.	Épithélioma à cellules claires.	
157. PASTEAU 8 janvier 1902.	H. 58 ans.	Hématurie il y a 3 mois.	G.	Hématurie seule.	Lombaire.	G.		*Id.*	
158. ALBARRAN *in* th. d'Herescо Obs. 1.	H. 38 ans.	Douleur et hématurie depuis 2 mois.	D.	Hématurie continue depuis 2 mois, coliques néphrétiques, pas de tumeur.	Lombaire.	G.	Mort de généralisation 7 mois après.	Épithélioma carcinoïde.	Lésions intenses de néphrite dans tout le rein malade.
159. ALBARRAN *Id.* Obs. 4.	H. 35 ans.	Hématuries depuis 6 ans.	D.	Hématuries, douleurs, urines purulentes, tumeur rénale.	Lombaire.	G.	Mort 5 ans et 9 mois après de cause inconnue, probablement de tuberculose.	Épithélioma et tuberculose dans le rein enlevé.	Lésions de périnéphrite suppurée.
160. ALBARRAN *Id.* Obs. 5.	H. 51 ans.	Douleurs il y a un an.	D.	Douleurs, puis hématuries, pas de tumeur.	Lombaire.	G.	Revu en bonne santé 4 ans 1/2 après l'opération.	Épithélioma à cellules claires.	La néphrotomie fut d'abord pratiquée, croyant à une hydronéphrose ; l'examen de parcelles de la tumeur conduisit à faire un mois après la né-

[illegible] Bernard, Annales génito-ur. 1899, p. 87. Obs. 14.		[illegible] le jour de l'opération.		[illegible] meur.					[illegible] et le néoplasme. Double néphrite diffuse très intense. Pas de ganglions. Varicocèle disparu le jour de l'opération.
162. ALBARRAN Ass. franç. d'urologie 1899, p. 515. Obs. 2.	H. 46 ans.	Douleur il y a 3 ans.	D.	Douleurs, puis hématurie, tumeur.	Lombaire.	G.	Opéré il y a 3 ans; va bien.	Épithélioma carcinoïde.	Lésions de néphrite du côté opéré.
163. ALBARRAN *Id.* p. 518. Obs. 5.	H. 56 ans.	Hématurie 9 mois avant.	D.	Hématurie et tumeur très volumineuse; pas de doul.	Transpéritonéale.	G.	Mort 18 mois après.	Épithélioma à cellules claires.	Lésions de néphrite peu intenses dans le rein opéré.
164. ALBARRAN *Id.* p. 516. Obs. 3.	H. 58 ans	Hématurie 11 mois avant.	G.	Hématurie, puis douleurs et tumeur.	Lombaire.	G.		Épithélioma à cellules claires; par places carcinoïde.	Néphrite embryonnaire intense dans tout le rein enlevé.
165. ALBARRAN *Id.* Obs. 6.	H. 47 ans.	Douleurs il y a 2 ans.	D.	Douleurs, 1 an 1/2 après hématurie; pas de tumeur au palper.	Lombaire.	G.		Épithélioma à cellules claires; zones en dégénérescence muqueuse.	Néphrite hémorragique : petit néoplasme central du rein.
166. ALBARRAN Inédite. Opéré 4 février 1899.	H. 47 ans.	Douleurs depuis 2 ans.	D.	Douleurs; hématurie; tumeur.	Lombaire.	G.		Épithélioma carcinoïde.	Volumineux cancer de la partie médiane du rein.

BIBLIOGRAPHIE	SEXE AGE	DÉBUT ÉPOQUE ET FORME	CÔTÉ	SYMPTÔMES	VOIE OPÉRATOIRE	RÉSULTAT IMMÉDIAT	RÉSULTAT ÉLOIGNÉ	NATURE HISTOLOGIQUE	REMARQUES
ÉPITHÉLIOMES (Observations postérieures à 1895). (*Suite.*)									
167. ALBARRAN Inédite. Opéré 27 décembre 1899.	H. 52 ans.	Hématurie il y a 9 mois.	D.	Hématurie puis coliques néphrétiques; 2 mois après urines troubles.	Lombaire.	G.	Revu 26 mois après bon état.	Épithélioma à cellules claires.	
168. ALBARRAN Inédite. Opérée 6 janvier 1900	F. 39 ans.	Douleurs il y a 3 ans.	D.	Douleurs, puis hématurie 2 ans1/2après.	Lombaire.	G.		*Id.*	Néphrite diffuse avec dépôts embryonnaires.
169 ALBARRAN Inédite. Opéré 1er mai 1900.	H. 64 ans.	Hématurie il y a 2 ans.	D.	Hématuries très abondantes, grosse tumeur, état cachectique. Varicocèle.	Transpéritonéale.	G.	Mort 17 mois après de récidive.	Épithélioma à cellules claires; grandes portions nécrosées.	Le varicocèle disparaît après l'opération. Néphrite de coagulation dans les portions du rein non envahies par la tumeur.
170. ALBARRAN Inédite. Opéré le 18 août 1900.	H. 65 ans.	Coliques néphrétiques depuis 32 ans; hématurie il y a 3 ans.	D.	Hématuries très abondantes depuis 3 mois, urines légèrement purulentes; rein très peu augmenté de volume.	Lombaire.	G.	Va bien 19 mois après.	Angiosarcome adénoïde.	Tumeur grosseur petite prune, dans la portion corticale. Gros calcul urique du bassinet.

Opéré 29 novembre 1900.								disséminés mais chacun bien limité.	tense et œdème interstitiel.
172. ALBARRAN Inédite. Opéré 7 mars 1901.	H. 59 ans.	Douleurs il y a 2 ans, hématurie en même temps.	G.	Douleur et hématurie en même temps. Grosse tumeur.	Transpéritonéale.	M.		Épithélioma à cell. claires.	Rein opposé néphrite épithéliale.
173. ALBARRAN Inédite. Opéré 17 septembre 1901.	H. 60 ans.	Hématurie il y a 2 ans.	G.	Hématurie; tumeur; varicocèle depuis 6 mois.	Lombaire.	G.	Va bien un an.	Épithélioma à cell. claires.	Tumeur très adhérente, très vasculaire; varicocèle disparu.
174. ALBARRAN Inédite. Opéré 11 novembre 1901.	H. 59 ans.	Hématurie il y a 9 mois.	G.	Hématurie puis douleurs 8 mois après.	Lombaire.	G.		Épithélioma à cell. claires.	Dans le rein, loin de la tumeur, lésions de néphrite épithéliale avec quelques traînées embryonnaires.
175. ALBARRAN. Inédite. Opérée juillet 1902.	F.	Douleurs par crises depuis 1 an.	G.	Douleurs, tumeur mobile, diagnostiquée rein mobile et néphrorrhaphiée par un autre chirurgien, il y a 6 mois. Persistance des douleurs; augmentation de la tumeur.	Lombaire.	G.		Épithélioma à cell. claires.	Cancer dans un rein mobile développé sur l'extrémité inférieure du rein.

ÉPITHÉLIOMES (Observations postérieures à 1895). (*Suite.*)

BIBLIOGRAPHIE	SEXE AGE	DÉBUT ÉPOQUE ET FORME	CÔTÉ	SYMPTÔMES	VOIE OPÉRATOIRE	RÉSULTAT IMMÉDIAT	RÉSULTAT ÉLOIGNÉ	NATURE HISTOLOGIQUE	REMARQUES
176. ALBARRAN. Congrès fr. de chir., 1896. Opéré octobre 1894.	H. 48 ans.	Hématurie, il y a 2 ans.	D.	Hématuries, puis douleurs dans le flanc et tumeur volumineuse.	Lombaire, exploratrice.	G.	Encore vivant 2 ans après.	Parait un épithélioma.	La tumeur ayant trop d'adhérences, on ne l'a pas extirpée.
177. ALBARRAN. *Id.* Opéré septembre 1895.	H. 57 ans.	Hématurie et tumeur.	D.	Hématurie, tumeur très grosse. Douleurs vagues.	Lombaire, exploratrice.	G.	Encore vivant 15 mois après.	Parait un épithélioma.	Grosse masse ganglionnaire s'étendant sur la ligne médiane.
178. ALBARRAN. Ann. gén. ur. 1897, obs. XVI. Opéré décembre 1896.	H. 52 ans.	Hématurie depuis 2 ans.	D.	Hématurie, quelques douleurs, puis tumeur volumineuse.	Transpéritonéale, exploratrice.	G.	Mort 2 mois après d'embolie.	Épithélioma carcinoïde et à cellules claires.	Examen fait sur un petit fragment enlevé. Tumeur trop adhérente pour être extirpée. Ganglions envahis.
179. ALBARRAN. Inédite. Opéré. 25 oct. 1900.	H. 60 ans.	Hématurie et tumeur depuis 2 ans.	D.	Hématurie, tumeur très grosse, douleurs abdominales.	Transpéritonéale, exploratrice.	G.	Mort subite 6 semaines après.	Épithélioma.	Noyaux dans le foie et l'épiploon: un de ces derniers montre à l'examen histologique l'épithélioma.
180. ALBARRAN. Inédite. Opéré le 5 avril 1900.	H. 49 ans.	En 1870, douleurs lombaires.	D.	Douleurs, hématurie, grosse tumeur.	Transpéritonéale, exploratrice.	M.			Grosse tumeur très adhérente.

le 26 sept. 1894.					trice.		après.		
182. GUYON. Inédite. Opéré 22 fév. 1892.	H. 59 ans.	4 ans avant par hématurie.		Hématuries, douleurs par caillots ; tumeur.	Transpéritonéale, exploratrice.	G.	Mort subitement 9 mois après.		
183. GUYON. Inédite. Opérée 25 avril 1894.	F. 38 ans.	Hématuries depuis 2 ans.		Hématurie continuelle, puis douleurs, tumeur.	Lombaire, exploratrice.	G.			
184. GUYON. Inédite. Opéré 10 mai 1894.	H. 46 ans.	Hématuries depuis 1 an.		Hématurie, douleur, tumeur.	Lombaire, exploratrice.	G.	Mort 4 ans après.		
185. GUYON. Inédite. Opéré 16 janvier 1895.	H. 64 ans.	Douleurs depuis 2 ans.		Douleurs ; rétention d'urine ; hématurie, tumeur.	Lombaire, exploratrice.	G.			
186. IMBERT Inédite.	H. 49 ans.	5 ans avant par hématuries.	D.	Hématuries, tumeur, rétention d'urine.	Incision exploratrice lombaire.	G.	Mort 5 ans après.		
187. *Id.*	H. 40 ans.	1 an avant par hématuries.	G.	Hématuries, tumeur.	Laparotomie exploratrice.	M.			
HYPERNÉPHROMES (Observations de 1890 à 1895).									
188. STÜWE Th. Marburg 1892	F. 49 ans.		G.	Tumeur.	Néphrect. lombaire.	G.	Morte de cause inconnue quelques semaines après.	Strume.	

HYPERNÉPHROMES (Observations de 1890 à 1895). (*Suite.*)

BIBLIOGRAPHIE	SEXE AGE	DÉBUT ÉPOQUE ET FORME	CÔTÉ	SYMPTÔMES	VOIE OPÉRATOIRE	RÉSULTAT IMMÉDIAT	RÉSULTAT ÉLOIGNÉ	NATURE HISTOLOGIQUE	REMARQUES
189. JEIMCKE Th. Greifswald 1892.	H. 48 ans.		G.	Douleurs violentes, hématurie, tumeur.	Néphrect. lombaire.	G.	Encore guéri 2 mois après.	Strume.	
190. ASKANAZY Ziegler's Beitr., 1895.	H. 54 ans.	1 an 1/2 avant par tumeur.	G.	Hématurie, tumeur.	*Id.* (déchirure péritoine).	G.	Mort 6 mois après.	*Id.*	
191. MORRIS Brit. M. J., 1895.	H. 45 ans.	2 ans avant par hématuries.	D.	Tumeur, Hématurie.	Néphrect. de Langenbuch.	G.		*Id.*	
192. HILDEBRANDT Arch. f. klin. Chir., 1894.	H. 47 ans.	Par tumeur.		Diag. : cancer du rein ou tuberculose.	Néphrect. lombaire.	M.		*Id.*	
193. *Id.*	F. 39 ans.	Par hémat.		Bacilles et pus dans les urines.	*Id.*	G.		*Id.*	
194. *Id.*	F. 49 ans.	Un an avant par tumeur.	G.	Tumeur, pus dans les urines.	*Id.*	G.	Mort 6 mois après de pneumonie et méningite	*Id.*	
195 LUBARSCH Virchow's	H. 52 ans.		D.	Tumeur.	*Id.*	M.		*Id.*	

							récidive.		
197. Lubarsch Virchow's Arch., 1894.	H. 50 ans.	7 ans avant par doul.	G.	Douleurs, hématuries.	Néphrect. lombaire.	M.		Strume.	
198. Ulrich Ziegler's Beitr., 1895.	H. 54 ans.		G.					Hypernéphrome.	Noyaux secondaires multiples.
199. *Id.*			D.					*Id.*	
200. *Id.*	H. 54 ans.	Un an avant par hémat.	D.	Hématuries. Douleurs.	Néphrect. lombaire.	G.	Encore guéri 1 an et demi après.	Strume carcinomateuse.	
201. *Id.*	F. 47 ans.	2 ans avant par doul.	D.	Douleurs. Tumeur. Pas de troubles urinaires.	Néphrect. abdominale.	G.	Encore guérie 7 ans après.	Strume.	
202. *Id.*	H. 54 ans.	Un an avant par hémat.	G.	Hématurie, tumeur.	Néphrect. lombaire.	G.	Encore guéri 4 mois après.	*Id.*	
203. Manasse Virchow's Arch., 1895.	F. 55 ans.	2 ou 3 ans avant par douleurs.	D.	Douleurs, tumeur.	Néphrectomie.	G.		*Id.*	
204. *Id.*	F. 57 ans.	6 mois avant par tumeur.	G.	Dyspnée, doul. à G.; mictions fréquentes, hématuries, tumeur.	Néphrect. lombaire.	G.	Encore guérie 5 ans après.	*Id.*	

BIBLIOGRAPHIE	SEXE AGE	DÉBUT ÉPOQUE ET FORME	CÔTÉ	SYMPTÔMES	VOIE OPÉRATOIRE	RÉSULTAT IMMÉDIAT	RÉSULTAT ÉLOIGNÉ	NATURE HISTOLOGIQUE	REMARQUES
HYPERNÉPHROMES (Observations de 1890 à 1895). (*Suite.*)									
205. MANASSE Virchow's Arch., 1895.	H. 65 ans.	5 ans avant la mort par doul. et hémat.	G.	Crises de colique hématurique, anasarque. Aggravation de l'état général.			Mort spontanée	Strume.	
206. CULLEN J. Hopkins Hosp. Bull. 1895.	F. 49 ans.	Un an avant par troubles digestifs.	D	Tumeur. Diagn.: kyste de l'ovaire.	Néphrect. lombaire.	G.		*Id.*	
HYPERNÉPHROMES (Observations postérieures à 1895).									
207. MAC WEENEY Brit. M. J. 1896.	F. 55 ans.	9 mois avant par doul.	G.	Tumeur. Diagn.: rein mobile. La malade avait été opérée antérieurement pour cette lésion.	Néphrect. abdominale.	G.	Encore guérie 4 ans après.	*Id.*	
208. *Id.*	F. 58 ans.	6 mois avant par doul. et tumeur.	G.	Douleurs; tumeur, amaigrissement; cachexie.	*Id.*	M.		*Id.*	
209. ALESSANDRI Il Policlinico 1896.	H. 60 ans.	5 ans avant par hématuries.	G.	2 frères morts d'hématurie; hématurie, tumeur	Néphrect. lombaire (parapérit.).	G.	Encore guéri 2 mois après	*Id.*	

		et hématuries.					après.		
211. *Id.*	F. 55 ans.	4 mois avant par tumeur.	D.	Tumeur lombaire mobile avec la respiration.	Néphrect. lombaire.	G.	Morte de récidive 9 mois après l'op.	*Id.*	
212. Gatti Virchow's Arch., 1896.	F. 62 ans.	2 ans avant par doul. et rétention d'urine.	D.	Hématurie, douleurs, tumeur mobile, amaigrissement.	*Id.*	G.	Encore guérie 8 mois après.	Strume kystique.	
213. Perthes D. Ztsch. f. Chir., 1896.	H. 56 ans.	2 ans avant par coliques néphrétiques.	D.	Coliques; douleurs; hématuries; tumeur.	Néphrect. abdominale.	M.		Strume.	Dégénérescence amyloïde de divers organes.
214. *Id.*	F. 46 ans.	5 ans avant par hémat.	D.	Hématurie; tumeur à accroissement lent.	*Id.*	G.	Mort 6 mois après de récidive et généralis.	*Id.*	
215. *Id.*	H. 50 ans.	Un an avant par hémat.	D.	Hématurie avec coliques néphrétiques; tumeur depuis 5 semaines.	*Id.*	G.	Première récidive extirpée 1 an et demi après; mort 21 mois après la première opérat. d'une deuxième récidive.	*Id.*	
216. Bräuninger Beitr. z. klin. Chir., 1897.	H. 50 ans.	5 mois avant par hémat.	G.	Hématuries; douleurs; pollakiurie. Tumeur.	Néphrect. lombaire.	G.	Encore guéri 4 ans et demi après.	*Id.*	

BIBLIOGRAPHIE	SEXE AGE	DÉBUT ÉPOQUE ET FORME	CÔTÉ	SYMPTÔMES	VOIE OPÉRATOIRE	RÉSULTAT IMMÉDIAT	RÉSULTAT ÉLOIGNÉ	NATURE HISTOLOGIQUE	REMARQUES
HYPERNÉPHROMES (Observations postérieures à 1895). (*Suite.*)									
217. Gatti. Virchow's Arch., 1897	H. 58 ans.	8 mois avant par hémat.	D.	Douleurs, hématuries constantes et tumeur.	Néphrect. abdominale (incision en T).	G.	Encore guéri 6 mois après.	Strume.	
218. GANGITANO Riforma medica, 1898.	H. 54 ans.	2 ans avant par vomissements.	D.	Tumeur à évolution rapide sans hématurie.	Néphrect. abdominale.	G.		*Id.*	
219. *Id.*	H. 60 ans.		G.	Aucun symptôme urinaire; mort d'hypertrophie du cœur.			Mort spontanée	*Id.*	
220. BRAATZ D. Ztsch. f. Chir., 1898.	F. 49 ans.	2 ans avant par doul.	D.	Hématuries avec coliques. Tumeur volumineuse.	Néphrect. abdominale.	G.	Mort 1 an après de phtisie pulmon.	*Id.*	
221. *Id.*	F. 44 ans.	4 ans avant par hémat.	D.	Hématuries. Tumeur. Douleurs violentes.	Néphrect. lombaire.	G.		*Id.*	
222. KELLY Ziegler's Beitr., 1898.	H. 59 ans.		G.	Trouvaille d'autopsie.			Mort spontanée	*Id.*	Métastases pulmonaires.
223. *Id.*	H. 50 ans.		G.	Diagn. : tumeur de la rate.			Mort spontanée	*Id.*	

225. Weiss Ziegler's Beitr., 1898.	F. 27 ans.	[illegible] mois avant par tumeur.	G.		Laparoto-mie explorat.	M.		[illegible]	[illegible] purée. Métastases.
226. Graupner Ziegler's Beitr., 1898.	H. 55 ans.	2 ans avant par hématurie.	G.	Hématuries abondantes. Œdème des extrémités, tumeur.	Néphrect. abdominale.	M.		Id.	Avec dégénér. hyaline.
227. Bradley Montréal M. J., 1898.	H. 48 ans.	5 ans avant par hématurie.		Hématuries, Tumeur.	Néphrectomie.	?		Id.	
228. Lindstrom Hygieia, 1898.	F. 60 ans.	5 ans avant par troubles de la miction.	D.	Urines troubles. Hématurie. Tumeur.	Néphrect. lombaire.	G.		Id.	
229. Sykow Arch. f. klin. Chir., 1899.	F. 65 ans.	Un an avant par doul.	G.	Œdème des pieds; rétention d'urine; hématurie, tumeur.	Id.	G.		Id.	
230. Busse Virchow's Arch., 1899.	H. 55 ans.	18 mois avant par hémat.	G.	Tumeur volumineuse. Hématuries.	Néphrect. abdominale.	G.		Strume carcinomateuse.	
231. Id.	H. 54 ans.	5 ans avant par hémat. post-traum.	G.	Tumeur, cachexie.			Mort spontanée 6 ans après le début.	Id.	Métastases dans le rein D et les 2 poumons.
232. Id.	F. 66 ans.	Quelques mois avant par hématurie et tumeur.	G.	Hématuries, tumeur, douleurs.	Néphrect. abdominale.	G.		Id.	

BIBLIOGRAPHIE	SEXE AGE	DÉBUT ÉPOQUE ET FORME	CÔTÉ	SYMPTÔMES	VOIE OPÉRATOIRE	RÉSULTAT IMMÉDIAT	RÉSULTAT ÉLOIGNÉ	NATURE HISTOLOGIQUE	REMARQUES
HYPERNÉPHROMES (Observations postérieures à 1895). (*Suite.*)									
233. BUSSE Virchow's Arch., 1899.	F. 41 ans.	6 mois avant par héma-turie.	G.	Hématurie, tumeur.	Néphrect. abdominale.	G.		Strume.	
234. *Id.*	H. 54 ans.						Pièce d'autopsie.	*Id.*	
235. KELYNACK 1899.	H. 44 ans.		G.	Douleurs; hématuries; pleurésie, noyaux métastatiques thoraciques.			Mort spontanée	*Id.*	Métastases multiples.
236. *Id.*	H. 45 ans.	6 mois avant par céphalalgie, amaigrissement.	G.	Urine légèrement albumineuse.			Mort d'urémie.	*Id.*	Noyaux pulmonaires.
237. *Id.*	H. 58 ans.		D.					Strume probable.	
238. ISRAËL Chir. Klinik. der N. Krankh. 1901.	F. 45 ans.		G.	État général mauvais; tumeur, hématurie microscopique.	Néphrect. lombaire.	G.	Encore guérie 11 ans 9 mois après.	Hypernéphrome.	
239. *Id.*	H. 61 ans.	Un an avant par hématurie.	G.	Tumeur, hématurie.	*Id.*	G.	Encore guéri 6 ans	*Id.*	

				minal.			après.		
241. *Id.*	F. 52 ans.	1 an 1/2 avant par perte des forces.		État général, hématurie, tumeur, douleur.	*Id.*	G.	Morte de récidive et généralis. 6 mois après op.	*Id.*	
242. *Id.*	H. 52 ans.	5 mois avant par coliques.	G.	Tumeur, hématuries.	*Id.*	M.		*Id.*	
243. *Id.*	H. 67 ans.	Un an avant par hématurie.	D.	Tumeur vésicale opérée antérieurement, hématurie, pas de tumeur.	*Id.*	G.	Récidive 2e op. encore guéri 2 ans après.	*Id.*	
244. *Id.*	H. 26 ans.	2 mois avant. par hématuries.	D.	Tumeur, hématuries. Calculs vésicaux, taille hypogastrique.	*Id.*	G.	Mort de cause inconnue 2 ans après op.	*Id.*	
245. *Id.*	H.	2 ans avant par hématurie.	D.	Hématuries, tumeur, amaigrissement.	*Id.*	M.		*Id.*	
246. *Id.*	F. 57 ans.	6 mois avant par hématurie.	G.	Hématurie ; pas de tumeur.	*Id.*	G.	Morte 1 an et demi après avec des noyaux second.	*Id.*	
247. *Id.*	H. 46 ans.	5 ans avant par doul.	G.	Doul., hématuries, tumeur.	*Id.*	M.		*Id.*	

BIBLIOGRAPHIE	SEXE AGE	DÉBUT ÉPOQUE ET FORME	CÔTÉ	SYMPTÔMES	VOIE OPÉRATOIRE	RÉSULTAT IMMÉDIAT	RÉSULTAT ÉLOIGNÉ	NATURE HISTOLOGIQUE	REMARQUES
HYPERNÉPHROMES (Observations postérieures à 1895). (*Suite.*)									
248. ISRAËL Chir. Klinik der N. Krankh. 1901.	F. 58 ans.	6 mois avant par hématurie.	D.	Scoliose prononcée; hématurie, tumeur.	Néphrect. lombaire.	G.	Encore guérie 6 ans après.	Hypernéphrome kystique papillaire.	
249. *Id.*	H. 55 ans.	12 ans avant par petites hémat.	G.	Hématuries, tumeur.	*Id.*	M.		*Id.*	
250. *Id.*	H. 59 ans.	Un an avant par affaiblissement.	G.	Hématuries, état général, tumeur.	*Id.*	G.		*Id.*	
251. *Id.*	H. 56 ans.	10 ans avant par hématuries avec coliques.	D.	Douleurs, hématurie, grosse tumeur.	*Id.*	G.		*Id.*	
252. *Id.*	H. 48 ans.	Un an avant par affaiblissement.	D.	Hématurie; tumeur, douleurs.	*Id.*	G.		*Id.*	
253. *Id.*	H. 52 ans.	3 semaines avant par tumeur.	G.	Ni hématuries, ni douleurs. Varicocèle, tumeur.	Néphrect. abdominale.	G.	Mort de généralis. pulmon. 4 mois après op.	*Id.*	
254. *Id.*	H. 48 ans.	3 mois avant par hémat.	G.	Hématurie, petite tumeur.	Néphrect. lombaire.	G.	Encore guéri 5 ans [illegible]	*Id.*	

							après.		
256. *Id.*	H. 59 ans.			Tumeur, amaigrissement.	*Id.*	G.	Mort 7 mois après.	*Id.*	
257. GROHÉ Deut. Zeit. f. Chir. 1901, t. 60, f. 1. Cas 3.	H. 59 ans.	Il y a un an par des doul.	G.	Douleurs, hématurie, tumeur adhér.	Néphrect. transpérit.	M. 5 jours après.		Strume carcinomateuse.	
258. *Id.* Cas 4.	H. 46 ans.	Hématuries depuis 6 mois.	G.	Tumeur adhérente.	*Id.*	M. d'urémie au bout de 15 jours.		Strume.	Néphrite parenchym. du rein droit.
259. *Id.* Cas 5.	F. 44 ans.	Il y a 5 mois hémat. et douleur.	D.	Tumeur adhérente.	*Id.*	G.	Morte 3 mois après, avec hydropisie généralis.	*Id.*	
260. *Id.* Cas 7.	F. 49 ans.	Rein mobile depuis 29 ans qui depuis 3 ans a grossi.	D.	Tumeur mobile, hématur. Douleurs.	*Id.*	G.	Morte 2 ans après de métast. pulmon.	*Id.*	
261. *Id.* Cas 9.	H. 56 ans.	Douleurs depuis 2 ans.	D.	Tumeur mob., hémat., doul.	*Id.*	G.	9 mois après bien portant.	*Id.*	
262. *Id.* Cas 12.	F. 45 ans.	Tumeur depuis 2 ans.	D.	Tumeur mobile non douloureuse.	*Id.*	G.	Morte 2 ans et demi après.	*Id.*	

HYPERNÉPHROMES (Observations postérieures à 1895). (*Suite.*)

BIBLIOGRAPHIE	SEXE AGE	DÉBUT ÉPOQUE ET FORME	CÔTÉ	SYMPTÔMES	VOIE OPÉRATOIRE	RÉSULTAT IMMÉDIAT	RÉSULTAT ÉLOIGNÉ	NATURE HISTOLOGIQUE	REMARQUES
263. GROHÉ D. Zeit. f. Chir. t. 60, f. 1 1901. Cas 14.	H. 45 ans.	Il y a 2 ans par doul. et hémat.	D.	Douleurs, hématurie, tumeur.	Néphrect. lombaire.	G.	1 an après bien portant.	Strume.	
264. KÜSTER *in* P. Geiss Marburg, 1900 Cas 11.	H. 56 ans.	Il y a un an par hémat.	G.	Hématurie, tumeur peu mobile.	Incision lombaire. La tumeur ne peut être enlevée. 5 mois après laparotomie. Extirpation impossible.	G.	Mort de cachexie 5 mois après.	*Id.*	
265. D'ANTONA Congrès International 1900 p. 58. Cas 4.	H. 59 ans.	Un an hémat.	G.	Hématurie, varicocèle, tumeur.	Extra-péritonéale.	G.	Bien 10 mois après.		
266. *Id.* Cas 5.	F. 40 ans.	5 ans, doul. hématurie.	G.	Douleur, hématurie, grosse tumeur.	Extra-péritonéale.	G.	Bien 7 mois. après.	*Id.*	
267. *Id.* Cas 6.	F. 60 ans.	Un an hémat.	D.	Grosse tumeur; pyélo-néphrite suppurée depuis 15 ans; hématurie.	Extra-péritonéale.	M.		*Id.*	

Chir., 1900, t. 55, p. 91.				leur.			métastase.		
269. *Id.*	H. 40 ans.	Quelques mois auparavant hématuries.	G.	Hématuries, amaigrissement.	*Id.*	G.	Mort de récidive 6 mois après.	*Id.*	
270. *Id.*	H. 50 ans.	Depuis longtemps pesanteur et douleurs.	G.	Hématuries, douleurs. Tumeur.	*Id.*	M. 4 jours après d'urémie.		*Id.*	
271. *Id.*	F. 57 ans.	Il y a un an par des doul.	D.	Tumeur mobile, douleurs.	*Id.*	M. de péritonite 55 jours après l'opér.			

SARCOMES (Observations de 1890 à 1895).

272. HERCZEL 1890.	H. 28 ans.	7 mois avant.	D.	Tumeur.	*Id.*	G.		Angiosarcome.	
273. *Id.*	H. 43 ans.	10 mois avant.	G.	Hématuries, tumeur.	*Id.*	G.	Encore guéri 1 an après.	Sarcome.	
274. *Id.*	F. 26 ans.	2 ans avant.	D.	Tumeur. Diagn. : kyste de l'ovaire.	Néphrect. abdominale.	M.		*Id.*	
275. *Id.*	H. 56 ans.	2 ans 1/2 avant.	G.	Hématurie, albuminurie, tumeur.	Néphrect. lombaire.	M.		*Id.*	

BIBLIOGRAPHIE	SEXE AGE	DÉBUT ÉPOQUE ET FORME	CÔTÉ	SYMPTÔMES	VOIE OPÉRATOIRE	RÉSULTAT IMMÉDIAT	RÉSULTAT ÉLOIGNÉ	NATURE HISTOLOGIQUE	REMARQUES
				SARCOMES (Observations de 1890 à 1895). (*Suite.*)					
276. HERCZEL. 1890.	F. 26 ans.	2 ans 1/2 avant.	G.	Hématuries, albuminurie, tumeur.	Néphrect. lombaire.	M.		Angiosarcome.	
277. *Id.*	H. 26 ans.	1 an 1/2 avant.	G.	Tumeur.	*Id.*	G.	Mort de récidive 2 ans après	Sarcome.	
278. RIEDER Münch. med. Wochenschr. 1890.	H. 57 ans.	5 mois avant par hémat.	D.	Affaiblissement progressif, douleur, tumeur, varicocèle.	Néphrectomie.	G.		Cystosarcome.	
279. THORNTON Trans. clin. Soc. Lond. 1890.	F. 36 ans.		G.		Néphrect. abdominale.	G.	Encore guérie 1 an après	Sarcome	Poids : 10 kilog.
280. SULLIVAN J. am. med. Ass., 1892.	F. 17 ans.	Un an avant par doul.	D.	Pyonéphrose, tumeur. Douleurs.	Néphrect. lombaire.	G.	Encore guérie 20 mois après.	Sarcome à cellules rondes et fusiformes.	
281. BOLDT N. Y. M. Rec. 1892.	F. 36 ans.				Néphrect. abdominale.	G.		Sarcome.	
282. BYFORD Am. J. of Obst. 1892.	F. 39 ans.			Tumeur.	Néphrect. abdominale.	?		*Id.*	

1895.					tonéale.				
284. HUME Lancet, 1895.	H. 41 ans.	Un an avant par amaigrissement.		Tumeur abd.	Néphrect. transpéril.	G.		Sarcome globocellulaire.	
285. LOWSON Brit. M. J. 1895.	H. 17 ans.		D.	Tumeur, douleurs, pas d'hématurie.	Néphrect. abdominale.	G.		Sarcome.	
286. MACKIE Med. News 1895.	F. 22 ans.			Tumeur.	*Id.*	G.	Morte 1 an après de récidive.	*Id.*	
287. ABBE Ann. of Surg. 1894.	H. 65 ans.	5 mois avant.	D.	Douleurs, hématuries. Tumeur.	*Id.*	M.		*Id.*	
288. LUBARSCH Virchow's Arch., 1894.	F. 64 ans.				Néphrect. (incision de Bergmann).	M.		Sarcome du rein mobile.	
289. MAC WEENEY Brit. M. J. 1896.	F. 55 ans.		G.	Tumeur.					
290. SEGOND Thèse Chevalier Paris, 1891.	H. 35 ans.	6 mois avant douleurs provoquées par marche et hématuries.	G.	Douleur, hématurie, tumeur petite.	Lombaire.	G.	Mort de récidive 10 mois après.	Sarcome alvéolaire.	

SARCOMES, ANGIOSARCOMES (Observations de 1890 à 1895). *(Suite.)*

BIBLIOGRAPHIE	SEXE AGE	DÉBUT ÉPOQUE ET FORME	CÔTÉ	SYMPTÔMES	VOIE OPÉRATOIRE	RÉSULTAT IMMÉDIAT	RÉSULTAT ÉLOIGNÉ	NATURE HISTOLOGIQUE	REMARQUES
291. NITZE Berl. klin. Wochenschr. 1895.	H. 55 ans.	Hématuries depuis longtemps.	D.	Doul. du testicule droit; hématurie, caillot dans l'uretère droit (cystoscopie).	Néphrect.	G.		Sarcome.	
292. MANASSE Virchow's Arch., 1895.	H. 40 ans.		G.	Tableau clinique de néphrite (ancien syphilitique).			Mort d'urémie.	*Id.*	Grosses cellules polymorphes.
293. *Id.*	H. 69 ans.		D.	Grosse tumeur de la région iléo-cæcale.			Mort spontanée	Sarcome périvasculaire.	Métastases multiples.
294. *Id.*	F. 19 ans.		G.	Tumeur depuis l'âge de 15 ans.	Néphrectomie.			Endothéliome veineux.	
295. *Id.*	F. 55 ans.	2 ans avant par doul.	G.	Tumeur fluctuante; pas de signes urinaires.	Néphrect. abd.	M.		Endothéliome lymphatique.	Envahissement des vertèbres.
296. BRUNS Th. Leipzig, 1895.	F. 18 ans.	Par doul.	G.	Tumeur abd. : douleurs.			Mort spontanée	Sarcome.	
297. CZERNY *in* JORDAN Beitr. z. klin. Chir., 1895.	H. 33 ans.		D.	Tumeur.	Néphrect. partielle en 1887, totale	G.	Mort peu de temps après la dernière	Angiosarcome.	

								récidive.		
299. *Id.*	H. 46 ans.			G.	Hématurie, doul. rénales, fièvre et frissons.	*Id.*	G.	Encore guéri 5 ans 9 mois après.	Sarcome.	
300. *Id.*	F. 48 ans.			D.	Tumeur, hématurie.	Néphrect. lombaire.	G.	Morte 5 mois 1/2 après.	Angiosarcome.	
301. *Id.*	F. 50 ans.			G.	Tumeur.	*Id.*	G.	Morte 5 mois après.	*Id.*	
302. *Id.*	H. 44 ans.			D.	Tumeur, hématurie, douleur.	*Id.*	G.	Mort 5 mois et demi après.	*Id.*	
303. THORNTON Lancet, 1895.	F. 43 ans.			D.	Tumeur irrégulière; antécédents héréditaires cancéreux.	*Id.*	G.	Morte 3 mois après de tub. pulm.	Sarcome.	
304. *Id.*	F. 49 ans.			D.	Hématurie; douleur lomb., tumeur.	*Id.*	G.	Morte 18 mois après de métastases céréb.	*Id.*	
305. *Id.*	H. 32 ans.			G.	Doul. violentes; tumeur rénale.	Néphrect. abdominale.	G.	Encore guéri 3 ans après.	*Id.*	

BIBLIOGRAPHIE	SEXE AGE	DÉBUT ÉPOQUE ET FORME	CÔTÉ	SYMPTÔMES	VOIE OPÉRATOIRE	RÉSULTAT IMMÉDIAT	RÉSULTAT ÉLOIGNÉ	NATURE HISTOLOGIQUE	REMARQUES
SARCOMES, ANGIOSARCOMES (Observations postérieures à 1895).									
306. ROVSING Arch. f. klin. Chir., t. 49.	F. 45 ans.	6 mois avant par œdème du pied.	D.	Douleurs abd., tumeur, pas d'hématuries.	Néphrect. lombaire.	M.		Sarcome à cellules avec des prolongements.	Capsule surrénale prise.
307. *Id*	F. 42 ans.	2 ans avant par doul.	D.	Hématurie, doul., tumeur, signes de lithiase; diagn. impossible.	*Id.*	M.		Sarcome à cellules fusiformes.	
308. PERTHES Deut. Zeit. f. Chir., 1896 p. 201.	H. 50 ans.	Un an avant par hémat.	D.	Hématurie, douleur, tumeur.	Abdominale.	G.	Mort de récidive 20 mois après.	Sarcome à grandes cellules.	Deux récidives dans la cicatrice opérées successivement.
309. F. HEUSTON Brit. med. Journ., 1901 .1, p. 89.	F. 24 ans.	Douleurs depuis 2 ans.	D.	Hématurie en fév. 1899. Douleurs. Apparition progressive d'une tumeur.	Néphrect. lombaire.	G.	Restée guérie depuis.	Sarcome.	
310. MALCOLM Trans. path. Soc. Lond. 1896.	F. 19 ans.	2 ans avant par doul. abd. et hématurie.	G.	Hématuries successives; tumeur.	Néphrect. abdominale.	G.	Morte 6 mois après de cachexie.	Sarcome.	Métastases multiples.
311. LOTHEISSEN Arch. f. klin. Chir., 1896.	H. 18 ans.	Un an avant par rétention d'urine, puis hématurie.	D.	Hématurie, tumeur, douleur, albuminurie.	*Id.* (incomplète).	M.		*Id.*	

313. ALLEN et CHERRY Intercolon. M. J., 1896.	H. 58 ans.							Endothéliome hémorragique.	
314. STEINER Berl. klin. Wochenschr. 1896.	H. 49 ans.	6 mois avant par hémat.	G.	Hématuries, coliques, gros rein.	Néphrect. lombaire.		Obs. communiquée 56 heures après opération.	Sarcome.	
315. ROVSING Arch. f. klin. Chir., 1896.	H. 55 ans.	15 mois avant par hémat.	G.	Hématurie légère, aug. de vol. du rein; cachexie.	*Id.*	G.	Mort 4 ans après de récidive.	Sarcome globocellulaire.	Paraît provenir de la capsule surrénale.
316. *Id.*	F. 51 ans.	5 ans avant par hémat.	D.	Hématurie, douleur, rein volumineux. Diagn. : lithiase.	*Id.*	M.		Sarcome à cellules fusiformes.	Capsule surrénale envahie.
317. LOTHEISSEN Arch. f. klin. Chir., 1896.	H. 46 ans.	4 ans avant par hémat.	D.	Hématurie, tumeur depuis 4 mois; amaigrissement.	*Id.*	M.		Sarcome à petites cellules.	
318. BERGH Hygieia, 1896.			G.	Tumeur.	Néphrectomie.	G.		*Id.*	
319. PAWLICK Arch. f. klin. Chir., 1896.	F. 28 ans.	Un an avant par tumeur.	D.	Tumeur, douleurs, surtout aux époques.	Néphrect. abdominale.	G.	Encore guérie 6 mois après.	*Id.*	

BIBLIOGRAPHIE	SEXE AGE	DÉBUT ÉPOQUE ET FORME	CÔTÉ	SYMPTÔMES	VOIE OPÉRATOIRE	RÉSULTAT IMMÉDIAT	RÉSULTAT ÉLOIGNÉ	NATURE HISTOLOGIQUE	REMARQUES
SARCOMES, ANGIOSARCOMES (Observations postérieures à 1895). (*Suite.*)									
320. ALBARRAN Thèse d'Heresco.	F. 59 ans.	14mois avant par hémat.		Hématuries après la marche, seul symptôme.	Néphrect. lombaire partielle.	G.	Bien portante 5 ans et demi après.	Sarcome angiomateux.	La tumeur avait le volume d'une noisette.
321. GERSTER N. Y. med. Monatsch. 1897.	H. 44 ans.		D.	Pyélite et tumeur du rein D. Hématuries fréquentes.	Néphrect. abdominale.	G.		Endothéliome.	
322. HUME Northumb. and Durham M. Soc. 1897.	H. 50 ans.				Néphrect. abdominale.	?		Sarcome.	
323. AZCARRETA Rev. med. y Cir., 1898.	H.	Par hématuries.	G.	Rétention complète par hématurie; tumeur.	Néphrect. abdominale.	G.		*Id.*	
324. DELETREZ Soc. belge de Chir. 1898.	F. 52 ans.	6 semaines avant par tumeur.	D.	Tumeur. Diagn. : tumeur solide de l'ovaire.	Néphrect. abdominale.	G.	Encore guérie 6 mois après.	*Id.*	
325. BARROWS N. Y. M. J. 1898.	F. 48 ans.			Tumeur rénale 5 mois après une op. pour sarcome de [illegible]	Néphrect. abdominale.	?		*Id.*	

327. Bilhaut Rev. méd. 1898.	H. 16 ans.	4 ans avant par hémat.	G.	Hématurie; tumeur; anesthésie des membres inf. Paraplégie; escarres.	*Id.*	G.	Amélioral. progressive 2 mois après.	Sarcome.	
328. Depage Soc. belge de Chir., 1898.	F. 52 ans.	6 semaines avant par tumeur.	D.	Tumeur. Diagn.: tumeur solide de l'ovaire.	Néphrect. abdominale.	G.		Sarcome (?)	
329. Bazy Soc. de chir. 1898.	H. 55 ans.	Plusieurs annéesavant par doul.	G.	Tumeur volumineuse.	*Id.*	M.		Myxosarcome.	
330. Morestin 1898, *in* th. Heresco	H. 26 ans.	5 ans avant par hémat.	G.	Hématuries fréquentes, doul., tumeurs, varicocèle.	*Id.*	G.	Encore guéri 5 mois après.	Sarcome.	
331. Bruns Ziegler's Beitr., 1898.	F. 21 ans.	2 semaines avant par doul. lombaires.	G.	Symptômes de tumeur cérébrale.			Mort spontanée	*Id.*	Métastases multiples.
332. Vandervelde Soc. belge d'A. P., 1898.	H. 71 ans.		G. et D.	Symptômes vagues; vomissements, état général.			Mort spontanée	Myxosarcome.	Métastases dans l'autre rein et dans les autres organes.
333. Rovsing *in* th. Heresco.	H. 55 ans.		G.		Néphrect. lombo-périt.	M.		Sarcome.	
334. Rovsing *Id.*	H. 59 ans.	Hématurie depuis plusieurs mois.	D.	Hématurie, douleur, tumeur.	Néphrect. lombaire.	G.	Revu guéri 9 ans 4 mois après.	Sarcome fusiforme.	4 ans après l'opération récidive dans la cicatrice qui fut extirpée.

BIBLIOGRAPHIE	SEXE AGE	DÉBUT ÉPOQUE ET FORME	CÔTÉ	SYMPTÔMES	VOIE OPÉRATOIRE	RÉSULTAT IMMÉDIAT	RÉSULTAT ÉLOIGNÉ	NATURE HISTOLOGIQUE	REMARQUES
SARCOMES, ANGIOSARCOMES (Observations postérieures à 1895). (*Suite.*)									
335. ROVSING *in* th. Herescо.	F. 56 ans.		D.		Néphrect. abdominale.	G.	Encore guérie 6 ans 2 mois après.	Sarcome.	Tumeur très volumineuse.
336 *Id.*	F. 45 ans.		D.		Néphrectomie.	G.	Encore guérie 1 an 5 mois après.	*Id.*	
337. *Id.*	H. 52 ans.		G.		Néphrectomie.	G.	Revu sans récidive locale 4 ans 4 mois après.	*Id.*	5 ans après l'opération, amputation du bras pour tumeur métastatique.
338. *Id.*	H. 50 ans.		G.		Néphrectomie.	G.		*Id.*	
339. KELYNACK 1899.	F. 19 ans.	5 mois avant par doul.	D.	Tumeur, fièvre, ictère.			Mort spontanée	Myxosarcome.	Adhérences intestinales.
340. *Id.*	F. 46 ans.							Angiosarcome.	
341. DUVERGEY et LANDE J. de méd. de Bordeaux 1900	H. 44 ans.	Par varicocèle.	G.	Tumeur : augm. rapide du varicocèle.	Néphrect. abdominale.	?		Myxosarcome.	

1901.							après.		
343. *Id.*	H. 64 ans.	Un an avant par hémat.	D.	Hématurie ; tumeur très petite.	Néphrect. lombaire.	G.	Encore guéri 2 ans après.	Endothéliome.	
344. GIORDANO Chir. Renale Torino, 1898. Cas 51.	F. 50 ans.	Un an avant par tumeur.	G.	Tumeur, hématurie, douleur.	Lombaire.	G.	Morte 2 mois après.	Sarcome kystique.	Ganglions du hile.
345. *Id.* Cas 82.	F. 19 ans.	6 mois avant par hémat.	D.	Hématurie, douleur, tumeur.	Extra-péritonéale.	G.	Bien 19 mois après.	Sarcome papillifère du rein et capsule surrénale.	
346. *Id.* Cas 85.	H. 56 ans.	5 mois avant par douleur et tumeur.	D.	Douleur vive, tumeur, urine normale avec traces d'albumine.	Extra-péritonéale.	M. (5 mois.)		Sarcome à cell. rondes.	Ganglions.
347. *Id.* Cas 84.	F. 52 ans.	5 mois avant par hémat.	D.	Hématurie, puis douleur et tumeur.	Extra-péritonéale.	M. (5 mois.)		Sarcome polymorphe avec cellules géantes.	Pas de ganglions.
348, 349, 350. JESSOP British, 1901 p. 1725.	H. 55 ans.		G.		Transpéritonéale.	M.		Sarcome.	
	H. 61 ans.		G.			M.		*Id.*	
	F. 51 ans.		G.			M.		*Id.*	
351. TERRIER. Inédite.	F. 50 ans.		G.	Énorme tumeur.	Transpéritonéale.	G.	Récidive 12 mois après.	Sarcome.	
352. MASSOPUST. Inédite.	F. 50 ans.	Douleurs depuis un an.	G.	Douleurs dans le ventre, tumeurs, vomissements.	Lombaire.	G.	Vit encore 5 mois après l'opérat.	Adénosarcome.	Tumeur de 250 grammes.

BIBLIOGRAPHIE	SEXE AGE	DÉBUT ÉPOQUE ET FORME	CÔTÉ	SYMPTÔMES	VOIE OPÉRATOIRE	RÉSULTAT IMMÉDIAT	RÉSULTAT ÉLOIGNÉ	NATURE HISTOLOGIQUE	REMARQUES
TUMEURS DIVERSES (Observations antérieures à 1895).									
353. Riss Beitr. z. klin. Chir., 1890.	F. 61 ans.	Un an avant par troubles gastriques.	G.	Troubles gastriques; hématuries; amaigrissement.	Néphrect. lombaire.	M.			
354. Rupprecht Centralbl. f. Gyn., 1890.	F.			Tumeur du rein.	Néphrectomie.	M.	Morte d'endocardite quelques jours après.		
355. Mac Ardle Dublin J. M. Sc. 1891.	F. 22 ans.		G.	Tumeur kystique simulant tumeur de l'ovaire.	Néphrect. abdominale.	G.	Encore guérie 2 ans après.	Tumeur kystique.	
356. Tillmanns Hygieia, 1891.	F. 25 ans.	Un an avant.		Tumeur énorme.	*Id.*	G.	Récidive 11 mois après.	Lipomyxofibrome.	
357. Jones The med. Chron., 1892.	H. 56 ans.		D.	Tumeur; doul., hématuries.	Néphrect. lombaire partielle.	G.	Réapparit. des hématuries		
358. d'Antona Policlinico 1893.	F. 56 ans.	2 ans avant par tumeur.	D.	Tumeur. Diagn. : hydronéphrose.	Néphrect. partielle transpérit.	G.		Kyste (?)	

1895.									
360. ABBE Annals of Surg., 1894.				Tumeur.	Néphrect. abdominale.	M.			
361. MACLAREN Lancet. 1895.	H.		D.	Tumeur.	Néphrect. lombaire.	M. 5 jours après.		Lymphadénome malin.	
362. CAILLAUD Th. Paris 1895.	F.	4 mois avant par coliques.	D.		Néphrot.; énucléation du fibrome.	G.	Encore guérie 4 mois après.	Fibrome (?)	

TUMEURS DIVERSES (Observations postérieures à 1895).

363. ALLEN et CHERRY Intercolon. M. J., 1896.	H. 46 ans.							Adénosarcome.	Poids : 1 kg 1/2.
364. *Id.*	H. 20 ans.		G.					Sarcome carcinomateux.	Métastases : poumons, plèvres, foie.
365. MÜLLER Virchow's Arch., 1896.	H. 55 ans.		G.					Lipoleiomyosarcome.	Cancer de l'estomac et psammome du ventricule.
366. *Id.*	F. 64 ans.							*Id.*	Pleurésie avec abcès pulm.

BIBLIOGRAPHIE	SEXE AGE	DÉBUT ÉPOQUE ET FORME	CÔTÉ	SYMPTÔMES	VOIE OPÉRATOIRE	RÉSULTAT IMMÉDIAT	RÉSULTAT ÉLOIGNÉ	NATURE HISTOLOGIQUE	REMARQUES
TUMEURS DIVERSES (Observations postérieures à 1895). (*Suite*).									
367. ALSBERG D. Ztsch. f. Chir., 1896.	F. 40 ans.	Par doul.	D.	Tumeur mobile.	Néphrect. lombaire.	G.	Encore guérie 2 ans après.	Lipome vrai.	
368. LOTHEISSEN Arch. f. klin. Chir., 1896.	F. 58 ans.	4 ans avant par tumeur.	D.	Tumeur.	Néphrect. abdominale.	G.	Morte de cachexie 2 ans après.	Myxoadéno-sarcome.	
369. REID Glasgow M. J. 1896.	F. 28 ans.			Tumeur; troubles digestifs.	Néphrect. partielle.	?		Rhabdomyo-sarcome.	
370. PICQUÉ Soc. de chir. 1898.	F. 55 ans.	Par crises doul. depuis l'âge de 12 ans.	D.	Coliques; pyurie, tumeur, fièvre élevée. Diag. : pyonéphrose.	Néphrect. lomb. (nécessitée par l'hémorragie).	G.	?	Kyste hématique	
371. MUUS Virchow's Arch., 1899.	F. 54 ans.		G.					Adénosarcome embryonnaire.	Dimensions : 40×26×11.
372. WENNER Cleveland J. of Med., 1900	F. 40 ans							Adénocystomes des 2 reins.	Trouvaille d'autopsie.
373. BRAUN D. med. Wochensch.	F. 43 ans.				Néphrect. abdominale.	?		Adénosarcome.	Poids : 14 livres.

							6 ans 1/2 avant et encore guéri.		
375. Israël Chir. Klinik d. N. Krankh. 1901.	H. 42 ans.	Un an avant par affaiblissement.	G.	Hématurie.	Néphrect. lombaire.	G.	Récidive 1 an après	Cystoadénome papillaire.	
376. *Id.*	H. 55 ans.	6 mois avant par doul.	D.	Douleurs, hématurie, tumeur.	Néphrect. lombaire.	G.	Enc^re^ guéri 2 ans apr.	*Id.*	
377. *Id.*	H. 52 ans.	Par hématuries.	D.	Doul., hématurie ; pollakiurie, glycosurie ; petit varicocèle bilatéral, tumeur.	Néphrect. lombaire.	M.		Cystoadénome malin.	Thrombose de la veine cave.
378. Wyss Beitr. z. klin. Chir., 1901.	F. 58 ans.	Par tumeur.	G.	Tumeur énorme, hématurie.	Néphrect. lombaire.	G.	Encore guérie 2 ans $1/2$ après.	Tumeur polykystique.	
379. *Id.*	F. 57 ans.		D.	Tumeur.	Néphrect. lombaire.	G.	Morte 2 ans et demi après de bronchite	Tumeur tératoïde.	
380. Imbert Ann. gén.-ur. 1901.	H. 57 ans.	Début 1 an 1/2 avant par doul. et hémat.	G.	Hématuries ; albuminurie. Diag. Tub. rénale.	Néphro. exploratrice. Néphrect. second. lomb.	G.	Encore guéri 6 mois après.	Fibromyome.	

BIBLIOGRAPHIE	SEXE AGE	DÉBUT ÉPOQUE ET FORME	CÔTÉ	SYMPTÔMES	VOIE OPÉRATOIRE	RÉSULTAT IMMÉDIAT	RÉSULTAT ÉLOIGNÉ	NATURE HISTOLOGIQUE	REMARQUES
TUMEURS DIVERSES (Observations postérieures à 1895). (*Suite.*)									
381. Jessop British M. J. 1901, p. 1721.	F. 56 ans.	9 mois avant par tumeur.	G.	Tumeur unique sympt.	Transpéritonéale.	G.		Kystes multiples entourés d'une mince capsule.	
TUMEURS DE NATURE INCONNUE									
382. Lavat Th. Toulouse 1895.	F. adulte.		D.	Tumeur; hématuries.	Néphrect. abdominale.	G.	Morte 4 mois après.	?	
383. *Id.*	H. adulte.		D.	Tumeur douloureuse; hémat.	Néphrect. lombaire.	M.		?	
384. Atwood Boston M. a. S. J. 1895.	H. 26 ans.	8 ans avant, hématurie post-trauma.		Tumeur.	Néphrect. abdominale.	G.		Kyste à contenu albumineux.	
385. Krecke Ärtz. Verein München 1896.	F. 52 ans.		G.	A la suite de la néphrectomie, les hématuries persistent pendant cinq jours.	Néphrectomie.	G.		?	
386. Magnol Montp. méd. 1896.	H. 50 ans.	2 mois avant la mort par hématurie.		Hématuries; épanchement pleurétique G.			Mort spontanée	Cancer.	Métastases pleurales et péritonéales.
387. Mendelsohn D. med. Wochensch. 1896.	H. 54 ans.	7 mois avant par amaigrissement.		Hématuries; urine purulente, pas de tumeur.	Néphrectomie.	G.	?	Tumeur.	

Rev. méd. y cir., 1897.		par hémat.			nale.		après.		
389. *Id.*	H.	Hématuries.	G.	Rétention complète par hématuries, tumeur.	Néphrect. abdominale.	G.		*Id.*	
390. Diakonow *in* Centralbl. 1898.	H.				Néphrectomie.	G.	Récidive.	?	
391. Carlier. Cong. urol. 1897.	H. 55 ans.	Douleurs et varicocèle 10 ans avant.		Hématurie, tumeur, varicocèle.					
392. Loumeau Ann. policl. Bordeaux 1897.	F. 47 ans.	Douleur depuis 15 ans.	D.	Hématuries, douleurs, tumeur.	Laparotomie explorat. Néphrect. impossible.	M.		?	
393. Poncet Lyon méd. 1897.	F. 47 ans.	Par tumeur.	D.	Tumeur, sans hématurie.	Néphrect. transpérit.	G.			
394. Delestre et Raimond Soc. anat. 1897.	H. 65 ans.	4 mois avant la mort par hématuries.	G.	Tumeur hématurique, coliques avec expulsion de petits calculs.			Mort spontanée	Tumeur volum. renfermant du pus (?)	
395. Deletrez Soc. belge de Chir. 1898.	F. 40 ans.		D.	Tumeur sans autre signe.	Néphrect. abdominale.	?		?	

BIBLIOGRAPHIE	SEXE AGE	DÉBUT ÉPOQUE ET FORME	CÔTÉ	SYMPTÔMES	VOIE OPÉRATOIRE	RÉSULTAT IMMÉDIAT	RÉSULTAT ÉLOIGNÉ	NATURE HISTOLOGIQUE	REMARQUES
TUMEURS DE NATURE INCONNUE (*Suite.*)									
396. WEIR Med. News 1898.	H. 55 ans.	2 ans avant par doul. et hématuries.	G.	Tumeur, douleur, hématurie. Diag. : calcul.	Néphrectomie.	G.	Mort 18 mois après de récidive.	?	
397. TÉMOIN *in* th. Heresco 1899.	F. 55 ans.	Un an avant par tumeur.	D.	Tumeur; mauvais état général.	Néphrect. abdominale.	G.	Morte de récidive 5 mois après.	?	
398. BIERHOFF N. Y. M. J. 1900.	F. 50 ans.	Quelques mois avant par hématuries.		Mictions fréquentes douloureuses; hématuries; albuminurie.	?	?	?	?	
399. ISRAËL Chir. Klin. der N. Krankh. 1901.	H. 45 ans.	10 mois avant par hématuries.	D.	Tumeur, hématurie.	Néphrect. lombaire.	G.	Encore guéri 2 ans après.	Tumeur maligne.	
400. *Id.*	H. 48 ans.	11 mois avant par hématurie.	G.	Douleur, hématurie, tumeur, petit varicocèle.	*Id.*	M.		*Id.*	
401. *Id.*	H. 58 ans.	2 ans avant par hématurie.	D.	Hématurie, douleurs rares, pas de tumeur.	*Id.*	G.	Récidive 1 an et demi après	*Id.*	

1901.				cèle G.			récidive.		
403. *Id.*	H. 45 ans.	Un an avant par doul.	D.	Douleurs, hématurie terminale, amaigrissement, douleur.	*Id.*	G.	Encore guéri 2 ans 3 mois après.	Tumeur maligne sphacélée.	
404. *Id.*	F.	4 ans avant par doul. et hématurie.	D.	Tumeur, douleurs, hématurie.	*Id.*	G.	Morte de généralis. 2 mois après.	*Id.*	
405. *Id.*	H. 56 ans.	3 ans avant par hématurie.	G.	Tumeur, douleur, hématurie, varicocèle G.	Laparotomie exploratrice.	G.		Tumeur maligne.	
406. Wyss Beitr. z. klin. Chir., 1901.	H. 60 ans.		D.	Douleurs, hématurie.			Mort spontanée 3 mois après l'entrée.	Carcinome (?)	
407. *Id.*	H. 54 ans.		D.	Tumeur, cachexie.			Mort 1 mois et demi après l'entrée.	Tumeur inopérable.	
408. *Id.*	H. 48 ans.	8 ou 9 ans avant par tumeur.	D.	Tumeur, douleurs, hématurie, cachexie.				*Id.*	
409. *Id.*	F. 40 ans.	Un an avant par hématurie.		Hématurie, tumeur, douleur.			Morte 5 mois après l'entrée.	*Id.*	

BIBLIOGRAPHIE	SEXE AGE	DÉBUT ÉPOQUE ET FORME	CÔTÉ	SYMPTÔMES	VOIE OPÉRATOIRE	RÉSULTAT IMMÉDIAT	RÉSULTAT ÉLOIGNÉ	NATURE HISTOLOGIQUE	REMARQUES
TUMEURS DE NATURE INCONNUE (*Suite.*)									
410. WYSS Beitr. z. klin. Chir. 1901.	F. 58 ans.	15 ans avant par douleurs.	D.	Douleurs, tumeur.				Tumeur inopérable. Tub. rénale.	
411. GROHÉ Deut. Zeitsch. f. Chir., 1901 t. 60, f. 1. Cas 2.	F. 22 ans.	Depuis quelques jours fièvre élevée, rien comme antécédents.	G.	Tumeur adhérente.	Néphrect. lombaire.	M. 2 mois après.			
412. *Id.* Cas 10.	F. 55 ans.	3 mois	D.	Tumeur mobile, douleurs, dysurie, hématuries.	Néphrect. transpéritonéale.	G.	Opérée en 1895, revue guérie en mai 1900.		Au cours de l'op. déchirure de la veine cave.
413. *Id.* Cas 13.	F. 42 ans.	Hématurie 7 ans auparavant.	D.	Hématuries répétées. Tumeur mobile.	*Id.*	G.	6 mois après morte de métastases		

TABLEAUX
DES NÉOPLASMES DU REIN CHEZ L'ENFANT

De 1890 à 1902.

TUMEURS DU REIN CHEZ LES ENFANTS

BIBLIOGRAPHIE	SEXE AGE	DÉBUT, ÉPOQUE ET FORME	CÔTÉ	SYMPTÔMES	VOIE OPÉRATOIRE	RÉSULTAT	RÉSULTAT ÉLOIGNÉ	NATURE HISTOLOGIQUE	REMARQUES
(Observations antérieures à 1895.)									
1. CZERNY Arch. f. Kinderheilk. 1890	M. 5 ans et demi.			Tumeur.		M.			
2. DOHRN Centralbl. f. Gynäk., 1890.	F. 5 ans.			Tueur.	Néphrect.	G.		Rhabdomyo-sarcome.	
3. HERCZEL Habilitation-sch., 1890.	5 ans.	6 semaines avant.	D.	Tumeur, amaigrissement, pas d'hémat.	Néphrect. lombaire.	M.		Sarcome.	
4. FISCHER Centralbl. f. Gynäk., 1890.	4 ans et demi.		G.	Tumeur.	Néphrect. abdominale.	G.	Mort de récidive 5 mois après.	Sarcome.	
5. QUÉNU Soc. de chir. 1890.	5 ans.			Tumeur.	Néphrect.	M.		*Id.*	
6. RUPPRECHT. Centralbl. f. Gynäk., 1890.	2 ans et demi.		D.	Tumeur.	Néphrect.	G.	Récidive 1 an après.	Adénome.	

f. Kinderheilk. 1891.					complète.				
8. BROKAW Med. News. 1891.	M. 5 ans 9 mois.	5 mois avant par doul.	D.	Tumeur, doul.	Néphrect. lombaire.	G.	Mort 5 mois après de récidive.	?	
9. SCHMIDT Ann. gén.-ur. 1891.	M. 6 mois.		G.	Tumeur.	Néphrect. abdominale.	G.		Sarcome à tendance. kystique.	
10. *Id.* Münch. med. Wchsch. 1892.	6 mois.			Tumeur.	*Id.*	G.	Encore guérie 5 ans après.	Sarcome.	
11. *Id.*	F. 8 ans.	Plusieurs mois avant par amaigrissement.	D.	Tumeur. Diagn.: kyste hydatique du foie.	*Id.*	M.		Adéno-carcinoma sarcomatodes.	
12. BARTH D. med. Wchsch. 1892.	F. 5 ans.	Un an avant par tumeur.		Tumeur, hémat.	Néphrect. abdominale.	G.		Adéno-carcinome.	
13. ABBE N. Y. M. J. 1892.	2 ans.				Néphrect.	G.		Sarcome.	
14. MAC ARDLE Dublin M. J. 1894.	20 mois		D.	Tumeur énorme.	Néphrect. abdominale.	G.	Mort 7 mois après de récidive.	Myosarcome.	

BIBLIOGRAPHIE	SEXE AGE	DÉBUT ÉPOQUE ET FORME	CÔTÉ	SYMPTÔMES	VOIE OPÉRATOIRE	RÉSULTAT IMMÉDIAT	RÉSULTAT ÉLOIGNÉ	NATURE HISTOLOGIQUE	REMARQUES
(Observations antérieures à 1895). (*Suite.*)									
15. HOLT Bull. méd. 1892.	M. 2 ans.	6 mois avant par gros ventre.	D.	Tumeur.	Néphrect. lombaire.	G.		Sarcome.	
16. BRAUN D. med. Wchsch. 1893.	enfant.				Néphrect. lombaire.	M.			
17. BORCHARD *Id.*	2 ans et demi.	8 mois avant par tumeur.		Tumeur.	*Id.*	M.		Sarcome.	Métastases pulmonaires.
18. LEONTE Spitalul. 1893.	M. 5 ans.		D.	Tumeur.	Néphrect. abdominale.	G.	Mort 9 mois après de généralisation.	Sarcome. globocellulaire.	
19. MALCOLM Brit. M. J. 1894.	F. 23 mois	Un an avant par tumeur.	D.	Tumeur.	Néphrect. abdominale.	G.	Encore guérie 18 mois après.	Adénome malin.	
20. WERNER Centralb. f. Chir., 1893.	F. 2 ans.	4 mois avant par tumeur.	G.	Tumeur.	Néphrect. abdominale.	G.		Sarcome.	

et WALSHAM Brit. M. J. 1895.							1 an après.	congénital.	
22. ABBE Ann. of Surg. 1894.	F. 15 mois		D.	Tumeur.	Néphrect. lombaire.	G.	Encore guérie 6 ans et demi après.	Rhabdo-myosarcome.	Poids 7 livres et demi.
23. *Id.*	F. 2 ans.	5 mois avant par tumeur.	D.	Tumeur hémat.	*Id.*	G.	Morte de récidive 5 ans et demi après.	Adéno-sarcome.	
24. GÖRL Centralbl. 1894.	M. 15 mois		D.	Tumeur.	Néphrect. abdominale.	G.		Sarcome globocellulaire.	
25. BRANDT Norsk. Magaz. 1894.	M. 15 ans.	8 jours avant par tumeur.		Tumeur.	Néphrect. abdominale.	G.	Mort 4 mois après de récidive.	Sarcome.	....

BIBLIOGRAPHIE	SEXE AGE	DÉBUT ÉPOQUE ET FORME	CÔTÉ	SYMPTÔMES	VOIE OPÉRATOIRE	RÉSULTAT IMMÉDIAT	RÉSULTAT ÉLOIGNÉ	NATURE HISTOLOGIQUE	REMARQUES
(Observations antérieures à 1895). (*Suite.*)									
26. VERHOFF Soc. belge de chir. 1894.	F. 2 ans et demi.	Un an avant par amaigrissement.	G.	Tumeur.	Néphrect. abdominale.	G.	Morte de récidive 5 mois après.		
27. ROBERTS Am. Pract. 1894.	M. 5 ans.		G.	Tumeur.	Néphrect.	G.			
28. MAC BURNEY Ann. of. Surg. 1894.	M. 10 ans.			Tumeur.	Néphrect. lombaire. transpérit.	G.		Myochondroadénocarcinome.	
29. ABBE Ann. of Surg. 1894.	F. 2 ans.	5 mois avant par tumeur.	D.	Tumeur; une seule hémat.	Néphrect. abdominale.	G.	Encore guérie 1 an et demi après.	Carcinome sarcomateux.	
30. *Id.*	F.	6 semaines avant par tumeur.	D?	Tumeur.	*Id.*	G.	Encore guérie 1 an après.	Rhabdomyosarcome.	
31. BRANDT Centralbl.	15 mois		D.	Tumeur.	Néphrect. extrapérit.	G.	Mort 5 mois après de	Sarcome fusocellulaire.	

récidive.

(Observations postérieures à 1895.)

33. GRAHAM J. Am. M. Sc. 1895	M. 18 mois	6 mois avant par tumeur.	D.	Tumeur.	Néphrect. abdominale.	M.		Sarcome globocellulaire.	
34. HIPPEL Soc. de Giessen. 1895.	F. 45 ans.	2 ans avant par tumeur.	D.	Tumeur, pas de signes urinaires.	Néphrect. lombaire.	G.	Encore guérie 10 mois après.	Sarcome globocellulaire.	
35. WEHLAND Th. Tübingen. 1895.	10 mois		D. et G.	Opéré pour tumeur de l'orbite.			Mort.	Sarcome diffus bilatéral.	
36. MANASSE Virchow's Arch., 1895.	1 an.							Carcinome primitif.	
37. *Id.*	2 ans et demi.		G.					Sarcome globocellulaire.	
38. *Id.*	F. 5 ans.		G.		Néphrect.	G.		Rhabdomyome.	
39. MAUDERLE Th. Bâle. 1895.	M. 21 mois		G.	Tumeur volumineuse, urines peu abondantes.	Incision exploratrice.	M.		Myxosarcome.	
40. BUCHANAN M. a. S. Rep. Phila., 1895.	F. 2 ans.		G.	Tumeur.	Néphrect. abdominale.	G.			Poids : 5 kilos.

BIBLIOGRAPHIE	SEXE AGE	DÉBUT ÉPOQUE ET FORME	CÔTÉ	SYMPTÔMES	VOIE OPÉRATOIRE	RÉSULTAT IMMÉDIAT	RÉSULTAT ÉLOIGNÉ	NATURE HISTOLOGIQUE	REMARQUES
(Observations postérieures à 1895.) (*Suite.*)									
41. CHAMPION. Austral. M. Gaz. 1895.	M. 10 mois		G.	Grosse tumeur.	Néphrect. abdominale.	G.			Poids : 6 livres.
42. FRUITNIGHT Arch. of Pediat. N. Y. 1895.	M. 15 mois	5 mois avant par tumeur.	D.	Tumeur, albuminurie (traitée par toxines érysipélateuses.)			Mort spontanée.	Rhabdomyome et adénome.	
43. KOPAL Prag. med. Wchsch. 1895.	M. 6 ans.	8 mois avant par doul.	D.	Tumeur, crises douloureuses, fièvre.	Néphrect.	G.		Sarcome globocellulaire.	
44. PICCARD Kansas M. J. 1895.	M. 4 ans.		D.		*Id.*	G.	Encore guéri 2 ans après.	Sarcome.	
45. COLEY Ann. Surg. Phila., 1895.	F. 5 ans.			Tumeur rénale.	*Id.*	G.	Encore guérie 2 mois après.	Sarcome fusocellulaire.	
46. ALLINGHAM M. Press. and Circ. 1895.	F. 5 ans.	Par tumeur.	D.	Tumeur abdominale sans troubles urinaires. Diag. : tumeur de l'o-	Néphrect. abdominale.	G.		Sarcome.	

1895.									
48. LANTZENBERG Soc. anat. 1895.	M. 2 ans.	5 mois avant par hémat.	D.	Tumeur volumineuse, hématurie, fièvre.			Mort spontanée	Sarcome.	
49. BROCK Virchow's Arch. 1895.	M. 5 ans 1/2.	1 an avant par tumeur.	D.	Tumeur volumineuse (le corps augmentait tous les jours de 100 grammes).			Mort spontanée	Rhabdomyome.	
50. JORDAN Beitr. z. klin Chir., 1895.	15 mois	2 mois avant par tumeur.	G.	Tumeur sans autres signes.	Néphrect. lombaire.	G.	Mort 8 mois après de récidive.	Adénosarcome.	
51. DUNNING. Ann. of Surg. 1895.	2 ans.		G.	Tumeur, émaciation, troubles digestifs.	Néphrect. abdominale.	G.	Mort de récidive 9 mois après.	Sarcome globocellulaire.	
52. GRASER D. Arch. f. klin. Med. 1895.	2 ans et demi.	6 mois avant par tumeur.	G.	Tumeur dure non douloureuse.	*Id.*	M.		Kyste cong. du rein (pas d'examen histologique.)	
53. GRASER *Id.*	5 ans.	1 an avant par augm. de vol. du ventre.	G.	Tumeur, hématurie : la ponction ramène des fragments de sarcome.	Néphrect. lombaire.	M.		Angiosarcome.	

BIBLIOGRAPHIE	SEXE AGE	DÉBUT ÉPOQUE ET FORME	CÔTÉ	SYMPTÔMES	VOIE OPÉRATOIRE	RÉSULTAT IMMÉDIAT	RÉSULTAT ÉLOIGNÉ	NATURE HISTOLOGIQUE	REMARQUES
(Observations postérieures à 1895.) (*Suite.*)									
54. LAUWERS Soc. belge de chir. 1895.				Dans les deux cas, tumeur sans hématurie.	Néphrect. abdominale.	G.			
55. *id.*					Néphrect. abdominale.	G.	Mort de récidive 3 mois après.		
56. DURANTE Pediatria. 1896.	F. 2 ans.	1 an avant par augm. de vol. du ventre.	G.	Tumeur, fièvre, adénopathie cervicale.			Mort spontanée.	Sarcome globocellulaire.	Métastases multiples.
57. LEONTE Spitalul. 1896.	M. 5 ans.	1 an avant par doul. post-traum.	D.	Tumeur sans hématurie.	Néphrect. abdominale.	G.	Mort de généralisation 9 mois après.	*Id.*	
58. RAMM Norsk Mag. 1896.	M. 2 ans.	1 an avant par augm. de volume du ventre.	D.	Tumeur, circulation complém. Incontinence d'urine.	*Id.*	G.		*Id.*	
59. STEELE M.a.S. Philad. 1896.	M. 16 m.	2 mois et demi avant par tumeur.	G.	Tumeur, urines normales.	*Id.*	G.	Encore guéri 2 ans	Mélanosarcome.	Poids : 7 livres.

				ment à l'ap-pendicite.				
61. SECCHI Ass. med. Lomb. 1896.	F. 20 mois	Quelques mois avant par augm. de volume du ventre.	D.	Tumeur.	*Id.*	G.		Fibrosarcome.	
62. DALLE ORE *Id.*	M. 2 ans et demi.	18 mois avant par tumeur.	G.	État général, tumeur : pas d'hématurie.	*Id.*	G.			
63. WENTWORTH Arch. of Pœd. 1896.	F. 20 mois		G.	Tumeur, hématurie, émaciation.	*Id.*	M.		Endothéliome.	
64. LEWI Arch. of Pœd. 1896.	F. 2 ans et demi.		G.	Durée de la maladie : 4 mois.	Néphrect.	G.	Encore guéri 5 mois après.	Cystosarcome.	
65. MARTIN Soc. de méd. de Lyon. 1896.	M. 5 mois.	5 mois avant par tumeur.	D.	Tumeur, circulation complémentaire. État général : pas d'hématurie.			Mort spontanée.	Rhabdomyome.	Hydronéphrose par compression de l'uretère.
66. BOX Thomas Hosp. Rep. 1896.	11 mois	6 semaines avant par tumeur.	D et G.	Tumeur énorme : albuminurie.			Mort spontanée.	Rhabdomyo-sarcome.	Bilatéral.
67. FOA Acad. de med. di Torino. 1896.	6 mois.		D.					Kystome congénital ?	

BIBLIOGRAPHIE	SEXE AGE	DÉBUT ÉPOQUE ET FORME	CÔTÉ	SYMPTÔMES	VOIE OPÉRATOIRE	RÉSULTAT IMMÉDIAT	RÉSULTAT ÉLOIGNÉ	NATURE HISTOLOGIQUE	REMARQUES
(Observations postérieures à 1895.) (*Suite.*)									
68. BARETTE Année méd. Caen. 1896.	M. 26 mois	2 mois avant par tumeur.	G.	Tumeur, amaigrissement, urines normales.	Néphrect. parapérit. Déchirure du diaphragme.	M.		Tumeur maligne.	
69. FISHER Trans. path. Soc. Lond. 1896.	M. 2 ans.			Pièce d'autopsie.				Sarcome.	Bilatéral.
70. LOTHEISSEN Arch. f. klin. Chir. 1896.	M. 3 ans.	5 mois avant par doul.	G.	Tumeur, douleur, fièvre, amaigrissement.	Néphrect. lombaire.	G.		Sarcome fusocellulaire.	
71. *Id.*	F. 5 ans.	3 ans avant.	G.	Tumeur.	Néphrect. abdominale.	?		Sarcome	
72. BLOCH Brit. M. J. 1896.	M. 13 ans.	2 ans et demi avant par doul.	D.	Doul. lombaires, hématurie, légère augm. de vol. du rein.	Néphrect. lombaire partielle.	G.	Encore guéri 9 mois après.	Myxo-adénocarcinome.	
73. COTTON M. a S. Rep. 1896.	M. 9 mois.	6 mois avan par tumeur.	D.	Antécédents héréditaires cancéreux, tumeur. douleur, diarrhée. Cachexie, pas	Néphrect. abdominale.	G.	Encore guéri 8 mois après.	Sarcome.	

							après.		
75. *Id.*	M. 2 ans. 9 mois.	4 semaines avant par tumeur.	D.	Tumeur.	*Id.*	M. Fistule stercor		Sarcome globocellulaire.	Gangrène du côlon.
76. *Id.*	4 ans et demi.	5 mois avant par tumeur.	G.	Tumeur, pas d'hématurie.	*Id.*	G.	Mort 10 mois après de maladie aiguë.	Adéno-carcinome.	
77. *Id.*	M. 5 ans.	Longtemps avant par douleurs.	G.	Tumeur, deux hématuries.	*Id.*	G.	Mort de pleurésie 6 mois après; l'autopsie montre récidive.	Rhabdomyo-sarcome.	
78. *Id.*	M. 9 ans.	4 ans avant par tumeur.	D.	Tumeur; pas d'hématurie.	*Id.*	G.	Mort de récidive 5 ans après.	Adéno-carcinome.	
79. *Id.*	M. 9 ans.	2 mois avant par tumeur.	G.	Tumeur, douleurs.	*Id.*	M.		Carcinome.	
80. *Id.*	M. 11 ans.	5 mois avant par tumeur.	D.	Tumeur.	*Id.*	G.	Mort de récidive probable 5 mois après.	Adéno chondro-sarcome.	
81. KYNOCH Edimb. Med. Soc., 1897.	16 mois		D.	Tumeur.	Néphrect. abdominale.	G.	Encore guéri 6 semaines après.	Adénome avec tissu fibreux.	

BIBLIOGRAPHIE	SEXE AGE	DÉBUT ÉPOQUE ET FORME	CÔTÉ	SYMPTÔMES	VOIE OPÉRATOIRE	RÉSULTAT IMMÉDIAT	RÉSULTAT ÉLOIGNÉ	NATURE HISTOLOGIQUE	REMARQUES
(Observations postérieures à 1895.) (*Suite.*)									
82. CHARON Soc. belge de Chir., 1897.			G.	Tumeur énorme; urine normale. Diag. : tumeur de la rate.	Néphrect. abdominale.	M.		Sarcome globocellulaire.	Compression urétérale.
83. DIRNER Ungar. med. Presse, 1897.	F. 11 ans.		D.	Tumeur énorme sans douleurs.	*Id.*	G.	En récidive 2 mois après.	Tératome.	
84. GERSTER N. Y. Med. Monatsch. 1897.	F. 5 ans et demi.		D.		*Id.*	G.	Morte de récidive 6 mois après.	Sarcome.	
85. MINERVINI Clin. chir. 1897.	5 ans.							Adéno-sarcome.	
86. COLEY Med. News. 1897.	F. 5 ans.		G.	Tumeur.	Néphrect. abdominale.	G.	Morte de récidive 13 mois après.	Sarcome.	
87. WALKER Ann. of Surg. 1897	F. 13 ans.	6 mois avant par douleurs.	D.	Douleurs, tumeur, urines normales.	*Id.*	M.		Sarcome.	Poids : 3 kilos.
88. *Id.*	F. 6 ans.	2 mois avant par douleurs.	G.	Douleurs, tumeur, urines normales.	*Id.*	G.	Morte de récidive 4 mois après.		

Wchsch. 1897.									
90. BERGSTRAND Hygieia, 1897.	M. 8 ans.	1 an avant par tumeur.	D.	Tumeur, urines normales.	Néphrect. abdominale.	G.		Strume kystique.	
91. BRAUN Th. Nancy. 1897.	M. 9 ans.	2 ou 3 ans avant par gros ventre.	G.	Tumeur, œdème des pieds et de la face ; circul. complémentaire, cachexie.			Mort spontanée.	Épithélioma.	Métastases pulmonaires.
92. *Id.*	M. 5 ans.	8 mois avant par gros ventre.	D.	Hématurie post-traumatique. Tumeur, diagn. primitif : kyste hydatique du foie.	Néphrect. abdominale.	M.		Myosarcome.	
93. BRINDEAU Sem. méd. 1897.	Nouveau-né						Mort spontanée.	Sarcome.	Hydramnios.
94. WALKER Ann. of. Surg., 1897.	M. 4 ans.	3 mois avant par hémat.	G.	Hématurie, tumeur fluctuante.	Extirpation, transp. impossible.	M.		Sarcome périvasculaire.	
95. MACDONALD Albany Annals. 1897.	M. 5 ans.	6 semaines avant.	G.	Tumeur, amaigrissement.	Néphrect. lombaire.	G.	Récidive 5 mois après.	Sarcome globocellulaire.	
96. CACACE Pediatria. 1897.	F. 7 ans.						Mort spontanée.	Sarcome.	

BIBLIOGRAPHIE	SEXE AGE	DÉBUT ÉPOQUE ET FORME	CÔTÉ	SYMPTÔMES	VOIE OPÉRATOIRE	RÉSULTAT IMMÉDIAT	RÉSULTAT ÉLOIGNÉ	NATURE HISTOLOGIQUE	REMARQUES
				(Observations postérieures à 1895.) (*Suite.*)					
97. VIOLI Pediatria 1897.	2 ans.				Néphrect.	G.	Mort du croup 45 jours après l'opérat.	Sarcome.	A l'autopsie, éléments sarcomateux dans le pédicule.
98. GIRARD Dauphiné méd. 1897	F. 5 ans.	4 mois avant par douleurs.	D.	Tumeur sans hématurie.	Néphrect. abdominale.	M.		Sarcome.	
99. BAGINSKY Berl. klin Wchsch., 1897.	M. 18 mois	Par tumeur.	G.	Tumeur, ponction blanche.	Incision exploratrice	M.		Sarcome.	
100. HOLMES J. Am. med. Ass., 1897.	5 mois.		D.				Mort spontanée en rétention d'urine.	Carcinome du rein. D.	Absence du rein G.
101. ABBE Ann. Surg. Lond., 1897.					Néphrect. abdominale.	G	Encore guéri 4 ans après.	Récidive probable du rein opposé.	
102. COLEY *Id.*					Néphrect. abdominale.	G.	Récidive locale 7 mois après.		
103. BRÄUNINGER Beitr. z. klin. Chir., 1897.	F. 5 ans.	3 semaines avant par douleurs.	G.	Tumeur; pas d'hématurie.	Néphrect.	M.		Sarcome fusocellulaire.	Métastases pulmonaires.

Chir., 1898.									
105. Weir Med. News 1898.	M. 7 ans.	Par tumeur.		Tumeur.	Néphrect.	M.		Sarcome.	
106. Welt N. Y. Med. Monatsch. 1898.	F. 21 mois	2 mois avant par tumeur.	D.	Tumeur, circul. abd. Enfant rachitique.	Pas d'opération.				
107. Wranitschek Prag. med. Wchsch., 1898.	F. 6 ans et demi.			Néphrectomie 2 ans et demi avant; récidive dans les ganglions.	Extirp. abdominale de la récidive.	G.		Sarcome.	
108. Grant Ann. Gyn. a. Ped. Boston 1898.	F. 6 ans.	Par douleur stomacale.	D.	Tumeur, accroissement rapide; douleurs violentes.			Mort spontanée.	Sarcome.	
109. Buchanan Lancet 1898.	M. 18 mois		G.	Tumeur et cachexie.			Mort spontanée.	Angiomyo-sarcome.	Poids : 6 livres.
110. Braatz D. Ztsch. f. Chir., 1898.	1 an 9 mois.	Quelques jours avant par tumeur.		Tumeur et cachexie.	Néphrect. abdominale.	G.	Récidive 5 mois après.	Adénomyo-sarcome.	
111. Morton Lancet, 1898.	2 ans.	4 mois avant par gros ventre.	G.	Tumeur, cachexie.			Mort spontanée.	Angiosarcome.	
112. Concetti Riforma med., 1898.	M. 11 mois	1 mois avant par tumeur.	D.	Syphilis congénitale; tumeur.	Néphrect. abdominale.	G.	Encore guéri 2 ans après.	Myxosarcome mélanique.	
113. *Id.*	F. 2 ans.	6 mois avant par tumeur.	D.	Tumeur, pas d'hématurie.	*id.*	M.		Myxosarcome.	

(Observations postérieures à 1895.) (*Suite.*)

BIBLIOGRAPHIE	SEXE AGE	DÉBUT ÉPOQUE ET FORME	CÔTÉ	SYMPTÔMES	VOIE OPÉRATOIRE	RÉSULTAT IMMÉDIAT	RÉSULTAT ÉLOIGNÉ	NATURE HISTOLOGIQUE	REMARQUES
114. MAC HAMILL Univ.Med.Mag. 1898.	F. 5 ans.	1 an 1/2 avant par tumeur	G.	Tumeur à développ. très rapide. Dyspnée, œdème des extrémités cachexie.			Mort spontanée.	Sarcome.	Poids : 6850 gr.
115. BLOCH Hosp. Tid. 1898.	M.	2 ans avant par hématuries et douleurs.	G.	Tumeur ; hématurie, douleurs.	Néphrect. abd.	G.	Encore guéri 9 mois après.		
116. CHURCHILL Ann. Pediatr. 1898.	M. 9 mois.	6 mois avant par tumeur.	G.	Tumeur, à développt rapide.	Néphrect. abd.	?		Sarcome.	
117. BRUN Press. méd. 1898.	M. 2 ans.	1 mois avant par gros ventre.	D.	Tumeur, aucun signe urinaire.	Néphrect. abd.	G.	Mort de récidive 3 mois après.	Lymphosarcome.	
118. *Id.*	F. 4 ans.	1 mois avant par tumeur.	D.	Tumeur ; fièvre et vomissements, pas de troubles urinaires.	Laparot. explor. (fusion de la tumeur avec le foie)		Mort 1 mois après l'op.	?	
119. MARQUEZ Th. Montp. 1898.	M. 3 ans.	4 mois avant par tumeur.	G.	Tumeur, fièvre, œdème. Diagn : abcès du rein.	Néphrect. abd.	M.			

1901.							après.		
121. Birch-Hirschfeld Ziegler's Beitr. 1898.	M. 4 ans.	10 sem. avant par gros ventre.	G.	Tumeur.	Néphrect. abd.	M.		Adénosarcome embryonnaire.	
122. Napier Brooklyn M. J. 1898.	M. 15 mois	1 mois avant par tumeur.	D et G.	Double tumeur. Une hématurie.			Mort spontanée.	Sarcome des 2 reins.	
123. Rowsing Th. Heresco 1899.	F. 2 ans et demi.		G.		Néphrect.	G.	Mort de récidive 2 mois après.	Sarcome.	
124. *Id.*	M. 11 mois		G.		Néphrect. lomb.	G.	Mort de récidive 9 mois après.	Sarcome.	
125. *Id.*	M. 8 mois.		G.		Néphrect. lombo-périt.	G.	Encore guéri 3 mois après.	Sarcome.	
126. *Id.*	F. 14 mois		D.		Néphrect.	G.	Encore guérie 18 mois après.	Sarcome.	
127. Abbe Th. Heresco. 1899.	M. 8 mois.		G.	Grosse tumeur.	Néphrect. transp.	G.		Sarcome fusocellulaire.	
128. Chipault Presse méd. 1899	M. 21 mois	3 mois avant par doul. et tumeur.	G.	Abdomen énorme, fièvre, aucun signe urinaire.	*Id.*	G.	Mort de général. 5 mois après.	Sarcome fusocellulaire.	Poids : 3971 gr.

(Observations postérieures à 1895.) (*Suite.*)

BIBLIOGRAPHIE	SEXE AGE	DÉBUT ÉPOQUE ET FORME	CÔTÉ	SYMPTÔMES	VOIE OPÉRATOIRE	RÉSULTAT IMMÉDIAT	RÉSULTAT ÉLOIGNÉ	NATURE HISTOLOGIQUE	REMARQUES
129. BUSSE Virchow's Arch., 1899.	M. 5 ans.	1 mois avant par gros ventre.	G.	Tumeur, circul. abd. compl. 2 hématuries.	Néphrect.	G.	Mort 2 mois après sans récidive apparente.	Adénosarcome embryonnaire.	
130. *Id.*	F. 5 ans.	2 ans 1/2 avant par tumeur.	D.	Tumeur, albuminurie légère.	Néphrect. abd.	G.	Encore guérie 1 mois 1/2 après.	*Id.*	
131. *Id.*	M. 4 ans.	3 mois avant par douleur	G.	Tumeur, rétention d'urine, albuminurie.	Néphrect.	G.	Mort 4 mois après (pas d'autopsie)	*Id.*	
132. *Id.*	M. 6 ans.	4 mois avant par douleur.	G.	Tumeur, pas de modif. des urines.	Néphrect.	G.	Mort 1 mois 1/2 après.	*Id.*	
133. *Id.*	F. 9 ans.	1 an avant par gros ventre.	G.	Tumeur, albuminurie, œdème des membres inférieurs.		Mort spont. 15 mois après le début.		*Id.*	Métastase hépatique.
134. *Id.*	2 ans.		G.		Néphrect.			*Id*	
135. WILMS Die Mischg. 1899.	F. 5 ans.		D.	Grosse tumeur, ascite.	Néphrect.	G.	Mort quelques mois après	*Id.*	

Id.	6 ans.								
138. *Id.*	M. 15 mois		G.					*Id.*	
139. *Id.*	F. 7 ans.							*Id.*	
140. WARTHIN d'après Kelynack, 1899.	F. 5 ans.	2 mois avant par doul.	D.				Mort spontanée.	Sarcome globocellulaire.	
141. *Id.*	M. 19 mois	3 sem. avant par tumeur.	D.				Mort spontanée.	*Id.*	
142. *Id.*	M. 1 an et demi.	Quelques mois avant par tumeur.	G.				Mort spontanée.	Sarcome vasculaire.	
143. *Id.*	F. 2 ans	5 mois avant par doul.	G.				Mort spontanée.	Sarcome globocellulaire.	
144. *Id.*	M. 1 an.	Peu après la naissance par tumeur.		Tumeur.			Mort spontanée.	Myosarcome.	Poids : 6 livres.
145. *Id.*	M. 8 mois	*Id.*		*Id.*			*Id.*	Adénorhabdomyosarcome.	
146. *Id.*			D. et G.					Rhabdomyosarcome bilatéral.	
147. *Id.*	F. 2 ans 4 mois.				Néphrect.	?		Adénosarcome.	
148. *Id.*	M. 25 mois	6 mois avant par tumeur.	D.	Tumeur, pas de signes urinaires.	Néphrect. abd.	G.	Encore guéri 5 ans après.	Strume.	

BIBLIOGRAPHIE	SEXE AGE	DÉBUT ÉPOQUE ET FORME	CÔTÉ	SYMPTÔMES	VOIE OPÉRATOIRE	RÉSULTAT IMMÉDIAT	RÉSULTAT ÉLOIGNÉ	NATURE HISTOLOGIQUE	REMARQUES
(Observations postérieures à 1895.) (*Suite.*)									
149. WARTHIN d'après Kelynack, 1899.	F. 5 ans.	9 mois avant par tumeur.		Douleurs, tumeur, pas d'hématurie.	Néphrect. abd.	?		Strume.	
150. *Id.*	M. 2 ans.	6 mois avant par tumeur.	G.	Tumeur.				*Id.*	Poids : 6 livres.
151. MUUS Virchow's Arch., 1899.	M. 2 ans.		G.		Néphrect.	?		Adénosarcome embryonnaire.	
152. *Id.*	M. 18 mois		G.		*Id.*	G.	Mort de récidive 2 mois après.	*Id.*	
153. *Id.*	M. 8 ans.		D.					*Id.*	
154. *Id.*	F. 8 ans.		G.		Néphrect. lomb.	M.		*Id.*	
155. *Id.*	M. 9 mois.		D.		*Id.*	G.	Encore guéri 3 ans après.	*Id.*	
156. RIVET Gaz. med. Nantes, 1900.	M. 8 ans.	Par tumeur.	G.	Tumeur, légère hématurie.				Cancer?	
157. KELLEY Am. J. Obst. [illegible]	F. 8 ans.	Par tumeur.	D.	Tumeur, hématuries.	Néphrect. abd.	M.		Sarcome globocellulaire	

159. Herzog Am. J. M. Sc. 1900.	M. 16 mois			Vomissements, tumeur, état général.	*Id.*	M.		Sarcome.	Poids : 5 livres 1/2.
160. Israël Chir. Klin. der N Krankh. 1901.	M. 14 ans.	Par douleurs.	G.	Tumeur, douleurs.	Néphrect.	G.	Encore guéri 11 ans après.	Sarcome.	
161. *Id.*	F. 6 ans.	4 mois avant par hématurie.	G.	Hématurie, tumeur.	*Id.*	G.	Encore guérie 7 ans 1/2 après.	*Id.*	Gros comme une cerise.
162. *Id.*	F. 15 ans.	1 an 1/2 avant par douleur.	D.	Douleurs, hématurie, tumeur.	*Id.*	G.	Mort de récidive quelques mois après.	Sarcome.	
163. Küster in. P. Geiss. Marburg. 1900.	F. 8 ans.	Amaigriss. progressif : depuis 8 jours, on remarque tumeur.	G.	Tumeur adhérente.	Néphrect. abd.	M. Collapsus.		Carcinome.	
164. *Id.*	H. 9 mois.		D.	Tumeur et hématurie.	*Id.*	G.	Encore guéri 4 ans après.	Carcinome.	
165. *Id.*	F. 2 ans.	Il y a 8 sem. on remarqua tumeur.	G.	Tumeur.	Néphrect. lomb. (déchir. du péritoine.)	M.		Sarcome d'origine surrénale.	

BIBLIOGRAPHIE	SEXE AGE	DÉBUT ÉPOQUE ET FORME	CÔTÉ	SYMPTÔMES	VOIE OPÉRATOIRE	RÉSULTAT IMMÉDIAT	RÉSULTAT ÉLOIGNÉ	NATURE HISTOLOGIQUE	REMARQUES
(Observations postérieures à 1895.) (*Suite.*)									
166. Buch British. med. J. 1900 t. 4.	F. 14 ans.	Il y a 2 mois on remarqua tumeur.	D.	Tumeur mobile.	Néphrect. par méth. Langenbuch.	G.		Sarcome.	
167. Jessop Brit. med. J. 1901, t. II.	G. 2 ans 5 mois.	Hématurie depuis plusieurs mois.	G.	Hématuries et tumeur.	Néphrect. lomb.	G.	Récidive locale qq. mois après, mort.	Cancer encéphal.	
168. *Id.*	F. 2 ans et demi.	Tumeur.	D.	Tumeur très mobile.	Néphrect. transpéritonéale.	M.			Veine cave liée latéralement, mort d'embolie.
169. *Id.*	2 ans.	Tumeur.	D.	Tumeur très mobile latéralement.	Néphrect. transpéritonéale.	G.	Mort 4 mois après.		
170. Jalaguier inédite.	F. 20 mois.	Tumeur.	D.	Tumeur.	Néphrect. transpéritonéale.	G.	Récidive rapide.	Sarcome adénoïde.	
171. Ricard inédite.	H. 8 ans.			Tumeur.	Néphrect. transpéritonéale.	M.		Sarcome.	
172. *Id.*	H. 6 ans.			Tumeur volumineuse.	Incision exploratrice abdomi-	G.			Grosse tumeur adhérente.

TABLEAUX DES NÉOPLASMES ÉPITHÉLIAUX DU BASSINET ET DE L'URETÈRE

On trouvera page 488 à 493 les observations publiées de néoplasmes mésodermiques.

NÉOPLASMES ÉPITHÉLIAUX DU BASSINET ET DE L'URETÈRE

BIBLIOGRAPHIE	SEXE AGE	DÉBUT ÉPOQUE ET FORME	CÔTÉ	SYMPTÔMES	VOIE OPÉRATOIRE	RÉSULTAT IMMÉDIAT	RÉSULTAT ÉLOIGNÉ	NATURE HISTOLOGIQUE	REMARQUES
PAPILLOMES									
1. RAYER Atlas, pl. XI, fig. 4.								Probablement papillome.	Excroissances polypeuses dans le bassinet et l'uretère. Hydronéphrose.
2. LEBERT Anat. Path. 1861 vol. I, p. 269.								Papillome.	Polypes dans le bassinet près de l'uretère.
3. MURCHISSON Transact. of the Path. Soc., 1870, p. 241.	H. 65 ans.	2 ou 3 ans pollakiurie.	Les 2 côtés.	Hématurie, tumeurs, douleurs, cystite.				Papillome.	Villosités papillaires dans les deux bassinets et dans la vessie. Hématonéphrose.
4. LANCEREAUX Dict. Dechambre, art. *Rein*, vol. III, p. 247.	H. 64 ans.	15 mois avant par douleurs.	G.	Douleur et tumeur.				Papillome en transformation colloïde.	Végétation dans le bassinet et l'uretère. Dilatation des calices par la tumeur.
5. NEELSEN Ziegler's Beiträge, 1888, p. 279.	H. 57 ans.	Par pesanteur dans abdomen.	D.	Tumeur, pas d'hématurie.				Papillome.	Tumeur siégeant dans la partie supérieure de l'uretère et du bassinet dans un des deux reins droits.

d'après Dickinson, vol. III, p. 754.									lice : rein très dilaté.
7. KOHLHARDT Virchow's Arch., 1897, p. 565.	F. 69 ans.	Il y a 2 ans hématurie.	G.	Hématurie, tumeur, cellules cylindriques dans l'urine.	Lombaire.	G.		Papillome.	Villosités dans bassinet et 1/3 sup. uretère. Hydronéphrose.
8. ROBERTS et DE MORGAN Trans. of the Path. Soc. London, 1870, p. 239.	H. 76 ans.	10 ans hématurie.		Hématurie seule.				Papillome.	Siégeant dans le bassinet seul qui est dilaté par les végétations.
9. KAUFFMANN Lehrb. d. Spec. path. Anat. 1896, p. 627.	jeune homme ans.	Depuis des années.		Matières fécales dans l'urine.				Papillome.	Dans l'uretère et à son orifice vésical plusieurs polypes. Pyonéphrose calculeuse.
10. JEBENS Thèse de Strasbourg, 1894, obs. VII.	H. 42 ans.							Papillome.	Dans l'uretère à 9 cent. du bassinet. Hydronéphrose.
11. THORNTON Trans. of the Path. Soc. London, 1885, p. 269.	F. 32 ans.	Douleurs depuis 24 ans. Hématurie 9 ans avant.	D.	Douleur, hématurie, dernièrement tumeur.				Papillome.	Dans bassinet et partie supérieure de l'uretère. Calcul. Hydronéphrose.
12. LE DENTU et ALBARRAN Bull. acad. Méd., 1899, p. 240.	H. 55 ans.	Douleur il y a 4 ans.	D.	Crises d'hydronéphrose intermittente.	Néphrect. et urétérect. après néphrectomie lombaire.	G.	Allait bien 14 mois après.	Papillome.	Dans l'uretère. Hydronéphrose. Calculs.

BIBLIOGRAPHIE	SEXE AGE	DÉBUT ÉPOQUE ET FORME	CÔTÉ	SYMPTÔMES	VOIE OPÉRATOIRE	RÉSULTAT IMMÉDIAT	RÉSULTAT ÉLOIGNÉ	NATURE HISTOLOGIQUE	REMARQUES
PAPILLOMES (*Suite.*)									
13. FENWICK Medical Society's transactions, 1897, p. 238.	H. 70 ans.	Hématurie depuis 4 ans.	D.	Hématurie, seul symptôme venant du rein droit.	Incision exploratrice sans ouvrir le rein. 2 ans après, néphrectomie ; 1 an après, urétérectomie.	G.	Récidive dans l'uretère après la 1re opération.	Papillome villeux.	Dans bassinet et calices dilatés tumeur villeuse. Dans l'uretère une seule tumeur de même nature.
14. HEBB cité par Fenwick.	ans.								Cas de tumeur villeuse du bassinet avec envahissement secondaire de l'uretère.
15. KELLOCH. Cas du Musée de Middlesex Hospital. cité par Morris, 2e vol., p. 3.	H. 27 ans.			Grosse tumeur arrivant près de la ligne médiane.	Néphrectomie, voies combinées, abdominale et lombaire.			Papillome simple.	Les masses villeuses naissaient de différents points du bassinet; rein atrophié par pression.
16. GOULD Pièce du même Musée. in Morris, ibid. p. 4.	H. 65 ans.		D.		néphrectomie lombaire.			Papillome mou, né de la muqueuse.	Le rein et l'uretère étaient sains.
17. Cas de *University College* Museum. Cité par Drew, loc cit., p. 133.								Papillome simple.	Il y avait quatre tumeurs dans le bassinet et des calculs.

19. Ricard. Inédite.	F. 45 ans.	Tumeur		Tumeur sans hématurie.	Néphrectomie lombaire.	G.		Papillome.	De la grosseur de la dernière phalange, près de l'embouchure de l'uretère. Hématonéphrose.
19 *bis*. Roux in Tikhoff. Arch. Prov. de Chir., 1901, p. 144.	H. 40 ans.	Il y a 6 mois par crises douloureuses et hématurie.	D.	Crises douloureuses, hématurie, tumeur.	Néphrectomie.	G.	Récidive 10 ans après ; nouvelle opération ; mort au bout de 6 mois de généralisation.	Papillome villeux : la récidive sous forme de cancer médullaire.	Tumeurs villeuses multiples du bassinet ; uretère envahi dans l'étendue de 5 centimètres : hydronéphrose.
20. Heresco. Annales génito-urinaires, juin 1901.	H. 32 ans.	Coliques néphrétiques depuis 10 ans.	D.	Coliques néphrétiques : polype urétéral vu au cystoscope.	Extirpation du polype par la taille hypogast. Infect. rénale consécut., puis néphrect.	G.		Adéno-papillome.	Petit polype pédiculé de 1 1/2 à 2 cent. de longueur, implanté à 2 ou 3 cent. de l'orifice vésical de l'uretère.
21. Albarran Soc. de Chirurgie, juillet 1902 (2e obs.)	F. 35 ans.	Il y a 2 ans par hématurie.	G.	Hématuries abondantes, dysurie intermittente : tumeur vue au cystoscope sortant de l'uretère.	Taille hypogastrique et extirpation directe.	G.	Reste guérie 7 mois après.	Adénome papillaire.	Une seule tumeur pédiculée implantée dans l'uretère près de la vessie ; de la grosseur de la dernière phalange du petit doigt.

BIBLIOGRAPHIE	SEXE AGE	DÉBUT ÉPOQUE ET FORME	CÔTÉ	SYMPTÔMES	VOIE OPÉRATOIRE	RÉSULTAT IMMÉDIAT	RÉSULTAT ÉLOIGNÉ	NATURE HISTOLOGIQUE	REMARQUES
ÉPITHÉLIOMES PAPILLAIRES									
22. RAYER Traité, vol. 5e p. 699, 1841.	H. 58 ans.		Les 2 côtés.	Douleurs et hématuries.				Épithélioma papillaire probable.	Tumeurs pédiculées infiltrées de matière encéphaloïde dans les bassinets, les uretères et la vessie.
23. DOUGLAS DREW. Trans. of the Path. Soc. London, 1897, p. 130.	H. 56 ans.	Il y a 5 ans 1/2 douleurs de colique néphrétique.	G.	Douleurs, hématurie, tumeur.	Néphrectomie lombaire et grattage du bassinet.	G.	Mort 4 mois après.	Épithélioma papillaire.	Carcinome du bassinet recouvert d'un papillome; papillome dans toute l'étendue de l'uretère; gros papillome dans la vessie au niveau de l'orifice urétéral. Ganglions aortiques. Hydronéphrose.
24. B. POLL. Brun's Beitr. z. Chir., 1899, p. 822.	H. 41 ans.	Depuis 15 mois, douleurs et hématurie.	G.	Douleurs, hématurie, tumeur.	Néphrectomie lombaire.	M.		Épithélioma papillaire.	Tumeur villeuse dans les calices, le bassinet et l'uretère jusque près de la vessie. Hydronéphrose. Invasion du rein. Masse dure en-

Path. Soc. London, 1895, p. 255.		de calculs.		calculs d'oxalate. Après la 1re opération, pyurie.	enlève plusieurs calculs et avec la curette une tumeur villeuse. 2e opér. 18 mois après la 1re : néphrectomie.	G.	1re opération.	*meux.*	lies, entrelacés, flottants dans du liquide purulent : calcul du bassinet.
26. Toupet et Gueniot Bull. Soc. Anat. Paris, 1898, p. 678.	F. 89 ans.	Tumeur.		Tumeur, oligurie.				Épithélioma papillaire.	Deux foyers cancéreux, à l'ouverture de l'uretère dans le bassinet et plus bas, séparés par portion saine de l'uretère. Hématonéphrose.
27. Jona Centr. f. allg. Path. u. path. Anat., 1894, p. 659.	H. ans.		G.					Épithélioma papillaire adénoïde.	Diverticule de la partie inférieure de l'uretère gauche, dans toute l'étendue occupée par tumeur papillaire.

BIBLIOGRAPHIE	SEXE AGE	DÉBUT ÉPOQUE ET FORME	CÔTÉ	SYMPTÔMES	VOIE OPÉRATOIRE	RÉSULTAT IMMÉDIAT	RÉSULTAT ÉLOIGNÉ	NATURE HISTOLOGIQUE	REMARQUES
				ÉPITHÉLIOMAS PAPILLAIRES (*Suite*).					
28. VOLCKER Trans. path. Soc. London, vol. 46, p. 155.	H. 68 ans.	4 mois avant, décoloration de l'urine.	G.	Résistance dans la fosse iliaque et nodules dans le foie.	—	—		Épithélioma cylindrique papillaire.	Tumeur villeuse dans les 5 derniers centimètres de l'uretère : masse néoplasique autour de l'uretère : ganglions le long de l'aorte; noyaux dans le foie et le poumon.
29. PANTALONI Archives provinciales de chirurgie, 1899, p. 2.	H. 49 ans.	27 ans avant par douleurs, depuis 1 an tumeur.	D.	Douleur, tumeur, hématurie.	Néphrectomie transpéritonéale.	G.	Récidive 6 mois après.	Papillome; noyau de récidive épithélioma cylindrique.	Tumeur villeuse du bassinet. Mort de généralisation. Hématonéphrose.
30. ALBARRAN Thèse d'Heresco. Paris, 1899, p. 84, 3e obs.	H. 54 ans.	Hématurie 2 ans avant.	G.	Hématurie, tumeur : par cathétérisme urétéral, hématonéphrose dont le liquide contient des cellules cylindriques.	Néphrectomie lombaire.	G.	Guéri depuis 4 ans.	Épithélioma papillaire.	Tumeur villeuse dans bassinet et calices. Hématonéphrose.
31. REYNÈS Congrès inter. de 1900. Section de chirurgie urinaire, p. 77.	H. 52 ans.	Depuis plus d'un an.	D.	Hématurie.	Néphrectomie lombaire.	G.	Récidive moins d'un an après au niveau de la	Papillome mais récidive paraissant cancéreuse.	Tumeur papillaire du bassinet; calices dilatés par la tu-

Vol. 60, p. 1. 1re obs.					tonéale.		après.		dronéphrose. Invasion du rein.
33. Grohé Id. 2e obs.	F. 60 ans.	Depuis 8 mois douleurs.	D.	Douleur, petite tumeur, pas d'hématurie.	Néphrectomie transpéritonéale.	M.		Adénocarcinome.	Tumeur dans le bassinet, envahit le rein et les ganglions du hile. Hydronéphrose.
34. Albarran Inédite. 4e obs.	H. 45 ans.	Par hématurie il y a 11 ans.	D.	Hématurie; deux ans après, douleur puis tumeur volumineuse.	Néphrectomie transpéritonéale : extirpation d'une grosse masse ganglionnaire à côté de la veine cave.	G.	Récidive 6 mois après.	Épithélioma cylindrique.	Tumeur énorme remplissant le bassinet et les calices dilatés; envahissant le rein et les ganglions.
35. Israel Chir. Klin. d. Nierenkrank. 1901, p. 53. 1e obs.	H. 52 ans.	Hématurie il y a 4 mois.	D.	Rein de volume normal, plus ou moins tendu suivant les jours : cellules en dégénérescence graisseuse et cylindres dans l'urine.	Néphrectomie lombaire.	G.	Récidive 1 an après.	Épithélioma papillaire à cellules atypiques.	Récidive par plusieurs papillomes dans la vessie, puis noyaux dans la cicatrice de néphrectomie.

BIBLIOGRAPHIE	SEXE AGE	DÉBUT ÉPOQUE ET FORME	CÔTÉ	SYMPTÔMES	VOIE OPÉRATOIRE	RÉSULTAT IMMÉDIAT	RÉSULTAT ÉLOIGNÉ	NATURE HISTOLOGIQUE	REMARQUES
ÉPITHÉLIOMAS PAPILLAIRES (*Suite*)									
36. ISRAEL 2e obs. Chir. Klin. d. Nierenkrank. 1901, p. 534.	H. 64 ans.	Il y a 8 à 12 ans par fréquence des mictions.	G.	Hématuries depuis quelques années. Tumeur rénale douloureuse; changements de volume du rein.				Épithélioma papillaire, très dégénéré.	Tumeur remplissant le bassinet; villosités nombreuses dans uretère, rares dans la vessie. Substance rénale envahie.
37. JONES cité par Drew, loc. cit., p. 133.	H. 55 ans.				Néphrotomie exploratrice; grattage; puis 9 mois après néphrectomie.	G.	Récidive après le grattage (1re opération).	Épithélioma villeux.	Une seule tumeur dans le bassinet.
ÉPITHÉLIOMAS NON PAPILLAIRES									
38. RAYER Atlas. pl. 40, fig. 3.								Épithélioma.	Masse cancéreuse ayant la forme d'une figue et deux autres petites masses dans le bassinet. Rein envahi.

p. 46.		digestifs.							... sait le rein. Généralisation au péritoine, pancréas et foie.
40. HARTMANN Bull. Soc. Anat., 1880, p. 576.	H. 54 ans.	A l'âge de 7 ans rend des graviers; il y a 20 ans douleurs rénales.	G.	Douleurs; hématurie; grosse tumeur; pyurie.	Néphrotomie lombaire: on enlève un calcul ramifié.	M.		Cancer alvéolaire.	La tumeur envahit le bassinet et l'uretère jusqu'à 10 cent. de la vessie. Propagation par continuité sous le foie; nombreux nodules hépatiques. Pyonéphrose. Calcul dans l'autre rein.
41. GIORDANO Ann. gén.-urin., 1892, p. 585 et Chir. rénale, 1898, p. 215.	F. 57 ans.	4 ans avant par douleurs.	D.	Douleurs avec hématurie; émission de sables; pas de tumeur.	Néphrectomie lombaire.	G.	Bien portante plus de 6 ans après.	Épithélioma cylindrique.	Tumeur lardacée du bassinet envahissant le rein.
42. CATTANI Arch. per le Sc. Med., 1883, p. 91.	H. 65 ans.			Douleurs; hématurie; tumeur; cystite; nombreuses cellules du bassinet dans l'urine.				Cancer médullaire.	La dégénérescence commence à l'origine du bassinet : bassinet et rein envahis; pas de métastases.

BIBLIOGRAPHIE	SEXE AGE	DÉBUT ÉPOQUE ET FORME	CÔTÉ	SYMPTÔMES	VOIE OPÉRATOIRE	RÉSULTAT IMMÉDIAT	RÉSULTAT ÉLOIGNÉ	NATURE HISTOLOGIQUE	REMARQUES
				EPITHÉLIOMAS NON PAPILLAIRES (*Suite*)					
43. WEHR Thèse de Greifswald, 1895.	F. 55 ans.	Il y a 5 mois par douleurs, dans le rein et la vessie.		Douleurs; hématurie; tumeur volumineuse.	Néphrectomie lombaire.	M.		Sarcome carcinomateux.	Tumeur née dans le bassinet, infiltrant le rein. Généralisation à la plèvre.
44. HEDENIUS et WALDENSTRÖM Arch. f. klin. Chir., 1894, p. 357.								Épithélioma.	Plusieurs nodules dans le bassinet : tout l'uretère est envahi jusqu'à 1 cent. de la vessie. Les organes abdominaux étaient envahis. Hydronéphrose.
45. WIRSING et BLIX In Hildebrandt, Arch. f. klin. Chir., 1894, p. 357.	F. 41 ans.							Carcinome médullaire.	Néoplasme siégeant dans les 12 premiers centimètres de l'uretère : envahit le bassinet. Hydronéphrose. Généralisation au péritoine et au rectum.

				membre inférieur droit.					ques envahis.
47. RUNDLE Trans. of the Path. Soc. London, 1896, p. 128.	H. 46 ans	un an avant par tumeur.	D.	Tumeur, hématuries.	*Néphrotomie* lombaire à deux reprises différentes : dans le liquide nombreuses cellules cylindriques.	M.		Épithélioma squameux.	Grosse tumeur dans la partie inférieure de l'uretère, saillante dans la vessie, englobant la vésicule séminale; nodules dans l'uretère jusqu'à 3 cent. du bassinet. Noyaux dans le foie, les poumons. Ganglions mésentériques envahis. Hydronéphrose.
48. HILDEBRANDT Arch. f. klin. Chir., 1894, vol. 2e, p. 349.	F. 48 ans.	Depuis un an tumeur et hématurie.	D.	Tumeur et hématurie.	Néphrectomie.			Épithélioma, par places formations adénoïdes.	Tumeur entourant l'origine de l'uretère; dans le bassinet excroissances, rein envahi.
49. ALBARRAN Ann. gén.-ur., 1900. 5e obs.	H. 57 ans.	Hématurie 17 mois avant.	D.	Hématurie, douleurs, tumeur.	Néphrectomie lombaire.	G.		Carcinome alvéolaire.	Tumeur mamelonnée du bassinet obstruant l'uretère. Hydronéphrose.

BIBLIOGRAPHIE	SEXE AGE	DÉBUT ÉPOQUE ET FORME	CÔTÉ	SYMPTÔMES	VOIE OPÉRATOIRE	RÉSULTAT IMMÉDIAT	RÉSULTAT ÉLOIGNÉ	NATURE HISTOLOGIQUE	REMARQUES
				ÉPITHÉLIOMAS NON PAPILLAIRES (*Suite*)					
50. KUNDRAT Internationale klin. Rundschau, 1891, p. 1966. 1er cas.	H. 49 ans.		G.	Tumeur ayant acquis le volume de la tête (observation très incomplète).				Épithélioma pavimenteux.	Néoplasme dur, blanc, envahissant le rein. calices dilatés en haut : calcul ramifié.
51. KUNDRAT 2e cas.	H. 75 ans.		D.	Tumeur (obs. incomplète).				Épithélioma pavimenteux.	Bassinet et calices rétrécis et infiltrés ainsi que l'uretère dans l'étendue de 4 cent. Rein envahi.
52. BILLROTH Cité par Kundrat.	H. 56 ans.			Tumeur (obs. incomplète).	Néphrectomie.			Épithélioma pavimenteux.	Rein ayant 4 fois son volume normal, envahi par la tumeur.
53. HARTMANN Inédite.	H. 55 ans.		G.	Hématurie, pyurie. Fièvre.	Néphrect. lombaire.	G.	Récidive. Pleurésie hémorragique.	Epithélioma du bassinet.	Le rein était envahi.

TABLEAUX DES KYSTES SÉREUX DES REINS

KYSTES SÉREUX DU REIN

(Par Ordre chronologique).

BIBLIOGRAPHIE	SEXE AGE	DÉBUT ÉPOQUE ET FORME	CÔTÉ	SYMPTÔMES	VOIE OPÉRATOIRE	RÉSULTAT IMMÉDIAT	RÉSULTAT ÉLOIGNÉ	NATURE HISTOLOGIQUE REMARQUES
1. BARDENHAUER D. med. Wchsch., 1891.	F. 30 ans.	11 ans avant.	G.	Tumeur volumineuse.	Néphrect. lomb. partielle d'abord, puis totale.	G.		Kyste du tiers inf. du rein.
2. TUFFIER Arch. gén. de méd., 1891.	H. 64 ans.	Un an avant par hémat.	D.	Hématuries répétées; rein volumineux. Diagn. : néopl. vésical avec tumeur du rein droit.	Néphrect. lomb. partielle, plus tard extirpat. du néoplasme vésical.	G.		Kyste de l'extrémité sup. du rein avec épithéliome vésical.
3. RÉCAMIER Ann. gén.-ur. 1893.	F. 59 ans.	Plusieurs années avant par doul. lomb. droites.	D.	Douleurs très vives par crises, tumeur.	Voie lomb. ; résection de la paroi kystique; cautérisation de la poche.	G.	Encore guérie 1 an après.	Grand kyste séreux.
4. DEMANTKÉ et FOURNIER Soc. anat. 1893.	H. 74 ans.	2 ans avant par dyspnée et œdème des membres inf.		Dyspnée très prononcée, œdème consid. des jambes, oligurie et albuminurie.		Mort spontanée.		Lésions cardioaortiques, un kyste sur le rein gauche, plusieurs sur le rein droit.
5. ATWOOD Boston M. a. S. J. 1895.	H. 26 ans.	Trauma lombaire avec hémat. 8 ans avant.	D.	Tumeur.	Néphrect. abd.	G.		Kyste adhérent à contenu albumineux.
6. RICARD 1896.				Diagn. : rein mobile.	Néphrect. part. résection des	G.		2 kystes du volume d'une mandarine

8. *Id.*	H. 49 ans.			Phénomènes de compression sans troubles urinaires.	Néphrect.	G.		
9. Roche Ann. gén.-ur. 1898.	H. 65 ans.	Quelques jours avant, brusquement par doul. et œdème.	G.	Œdème blanc, dur, dyspnée, oligurie, alb., ascite, œdème de la glotte, anurie, Cheyne-Stokes. Diagn. : mal de Bright.		Mort spontanée.		3 kystes dans le rein gauche seulement, renfermant chacun 1 ou 2 calculs.
10. *Id.*	H. 56 ans.			Entré pour rétrécissement, électrolyse, brusquement doul. lombaires, frisson, coma.				Plusieurs kystes à droite et 5 à gauche.
11. Rendu Ann. de Gyn. 1898.	F. 18 ans.	Ventre vol. depuis de nombreuses années.	D.	Tumeur.	Néphrect. abd.	G.		Kyste unique de 10 livres ayant détruit le rein.
12. Morris Brit. M. J. 1898.					Néphrect. partielle portant sur un kyste et un abcès tub.	G.	Mort 5 ans après de broncho-pneumonie.	Kyste du rein.
13. Baldwin Am. Ass. of Obst. and Gyn. 1899.			D.	Énorme kyste remplissant tout l'abdomen, sans sympt. urinaires.	Néphrect.	G.		Kyste ayant détruit complètement le rein.
14. Bar Soc. d'obst. 1899	F. 19 ans.		G.	Morte en couches, fœtus macéré.				3 kystes dans le rein G. ; rein D. hypertrophié.

BIBLIOGRAPHIE	SEXE AGE	DÉBUT ÉPOQUE ET FORME	CÔTÉ	SYMPTÔMES	VOIE OPÉRATOIRE	RÉSULTAT IMMÉDIAT	RÉSULTAT ÉLOIGNÉ	NATURE HISTOLOGIQUE REMARQUES
(Par Ordre chronologique). (*Suite.*)								
15. BRACKEL Centralbl. f Chir., 1899.	H. 18 ans.	A l'âge de 5 ans par tumeur.	G.	Tumeur du volume d'une tête d'adulte, incision abdominale exploratrice.	Néphrect. lomb. partielle.	G.		Kyste unique de 2 livres un quart.
16. SENDLER Ann. gén.-ur. 1899.	F. 50 ans.	8 ans avant par fréquence de miction.	D.	Signes de tub. Néphrect. du rein D. tub. Mort le 5e jour.				5 kystes dans le rein G. et un autre dans le bassinet.
17. ALBARRAN inédite.	F. 44 ans.	Depuis plusieurs années, douleurs.	D.	Rein mobile, augmenté de volume; non réductible, peu sensible à la pression.	Voie lombaire, résection de la paroi du kyste dépassant le parenchyme rénal, néphrorraphie.	G.	Guérison persistante depuis 6 ans. Opérée le 22 septemb. 1896.	Kyste de la grosseur d'une mandarine dans le pôle inférieur du rein.
18. KOSINSKY Centralbl. f. Chir., 1900, p. 284.	16 mois	Par tumeur.	D.	Tumeur sans autres symptômes. Diag.: hydronéphrose.	Néphrect. lomb.	G.		1 kyste à la partie inf. du rein et 6 kystes à la partie sup.
19. MORRIS Loc. cit., p. 656.	H. 69 ans.		G.	Tumeur.				Kyste occupant la partie inf. du rein.
20, 21, 22. *Id.* p. 657.				3 cas de kystes, appartenant au Hunterian Museum; l'un d'eux était associé à d'autres kystes				

				tumeur de l'ovaire.				
24. Klippel et Lefas Soc. anat. 1897.	H. 71 ans.	—	D. et G.	—	—	—	—	Chaque rein renferme 2 à 3 kystes; il y en a également dans la rate.
25. Nattan Larrier Soc. anat. 1897.	F. 77 ans.	—	D. et G.	—	—	—	—	Nombreux kystes répandus sur tout l'appareil urinaire, y compris la vessie.
26. Morris Loc. cit., p. 618, 1901	49 ans.	—	—	—	—	—	Mort d'affection intercurrente.	Kyste du volume d'une orange développé dans l'extrémité inf.
27 à 34. Morris Cas observés à Middlesex Hosp. 5 H. 2 F.	55 ans.	—	—	—	—	—	*Id.*	Kyste du volume d'une noix, développé dans l'extr. sup.
	59 ans.	—	D. et G.	—	—	—	*Id.*	Kyste développé dans l'extr. sup. du rein; il y en avait d'autres plus petits dans le rein G.
	19 ans.	—	G.	—	—	—	*Id.*	Kyste à parois calcifiées, développé dans la partie inf. du rein.
	61 ans.	—	G. et D.	—	—	—	*Id.*	Un kyste sur chaque rein.
	75 ans.	—	—	—	—	—	—	Uretère comprimé par un épithéliome secondaire. Kyste périnéphrétique communiquant avec le bassinet.

TABLEAUX DES OBSERVATIONS DE REIN POLYKYSTIQUE

Ces tableaux ne comprennent que les malades opérés.

REINS POLYKYSTIQUES OPÉRÉS

BIBLIOGRAPHIE	SEXE AGE	DÉBUT ÉPOQUE ET FORME	CÔTÉ	SYMPTÔMES	VOIE OPÉRATOIRE	RÉSULTAT IMMÉDIAT	RÉSULTAT ÉLOIGNÉ	NATURE HISTOLOGIQUE REMARQUES
				REINS POLYKYSTIQUES.				
1. CAMPBELL 1875, cité par Tändler.	F. 49 ans.			Diagnostic : kyste de l'ovaire.	Néphrect. abdominale.	G.		
2. THORN Th. Bonn, 1882, op. Bardenhauer.	H. 45 ans,	Douleurs violentes depuis 8 ans.	D.	Doul. néphrétiques légères, hématurie.	Néphrect.	?		
3. CULLINGWORTH 1882, cité par Tändler.	F. 26 ans.			Diagn. : kyste du rein.	Néphrect. abdominale.	M. (urémie).		
4. KEELING 1882	F. 25 ans			Diagnostic : kyste de l'ovaire.	Néphrect. abdominale.	G.		
5. OLLIER 1882, cité par Vitrac.	F.				Néphrect. abdominale.	M.		
6. JOWERS 1885, cité par Tändler.	F. 55 ans.			Diagn. : kyste du rein.	Néphrect. abdominale.	M.		
7. MASKE 1886 *Id.*	F. 25 ans.			Diagn. : kyste du rein.	Néphrect. abdominale.	G.		

Id.								
9. Thiriar. Rev. de chir. 1888, p. 22.	F. 42 ans.	9 ans avant par péritonite.	D.	Tumeur très mobile, bosselée. Phlegmon périnéphrétique à la suite d'une ponction aspiratrice. Ouverture de l'abcès dans l'estomac. Vomissements de pus.	Néphrect. lombaire.	G. malgré shock très marqué.		Reins polykystiques.
10. Clark Glasg. m. J. 1889, p. 177. In Centralbl. f. Chir. 1889, p. 720.	F. 58 ans.		D.	Tumeur. Diagn. : sarcome du rein. Albuminurie légère, pus, cylindres granuleux.	Néphrect. abdominale.	M. par anurie 52 heures après l'opération.		Rein kystique D. Rein G. irrégulier.
11. Bergmann in th. Lejars, 1889.	F. 58 ans.	10 ans avant par tumeur.	G.	Tumeur : troubles digestifs. Diagn. : cancer du rein mobile.	Néphrect. abdominale.	M.		Les deux reins sont kystiques.
12. Monod Soc. de chir., 1890.					Néphrect.	G.	Encore guéri 9 m. après.	Reins polykystiques.
12 bis. Monod Congrès fr. de chirurgie, 1889. C. r. p. 554. Ann. des mal. des org. génito-urinaires, nov. 1889, t. VII, p. 649. Notes inédites.	F. 40 ans.	2 ans, développement progressif avec douleurs vives dans les derniers mois avant l'opération.	G.	Pas d'autres que l'augmentation progressive du volume, et les douleurs en ceinture à gauche et se propageant à g. dans le bas-ventre. Aurait uriné du sang en juillet 1888, et eu à diverses reprises du sable dans les urines.	Lombaire. Opération le 16 juillet 1889.	Guérison sans incident.	Revue en 1895. Perdue de vue depuis lors.	Rein polykystique. Cette malade avait dû être trachéotomisée d'urgence 5 fois dans les deux années qui ont précédé l'opération. La dernière fois en avril 1889. Œdème glotte. Examen du larynx par le Dr Ruault. Négatif.

BIBLIOGRAPHIE	SEXE AGE	DÉBUT ÉPOQUE ET FORME	CÔTÉ	SYMPTÔMES	VOIE OPÉRATOIRE	RÉSULTAT IMMÉDIAT	RÉSULTAT ÉLOIGNÉ	NATURE HISTOLOGIQUE REMARQUES
				REINS POLYKYSTIQUES. (*Suite.*)				
13. SCHMIDT 1890, cité par Tändler.	F. 27 ans.			Diagn. : Kyste du rein.	Néphrect. lombaire.	G.		
14. BLOCH Chir. Cong. 1891.	F. 50 ans.			Tumeur.	Néphrect. partielle extra-périt.			Tumeur kystique.
15. DANDOIS Acad. de méd. Belgique, 1891, p. 533.	F. 48 ans.	2 ans avant par hémat.	G.	Hématurie intermittente, puis continue. Tumeur inégale, bosselée, Diagn. : cystosarcome.	Néphrect. abdominale.	M. par perforation secondaire du gros intestin 5 semaines après l'opération.		Reins polykystiques de 2 kilogr.
16. POZZI Soc. de chir. 1891.	F. 45 ans.				Néphrect.	G.	Encore guérie 7 ans après (renseignement dû à M. Vitrac.)	Reins polykystiques.
17. POLK Centralbl. f. Gyn., 1891.				Tumeur grosse comme un utérus à 6 mois.	Néphrect. abdominale.	G.		
18. STILLER Berl. klin. Wochensch. 1892.	F. 54 ans	5 ans avant par douleurs et tumeur.	D.	Tumeur, albuminurie, douleurs, mictions fréquentes. Fièvre vespérale 38.1 à 39.5.	Néphrect. abdominale.	M.		Rein polykystique droit. Pas d'autopsie.
19. BERGMANN in Ewald : Berl. klin. Wochensch.				Tumeur mobile grosse comme une tête d'enfant Diagn. : cancer du	Néphrect.	?		L'autre rein était également dégénéré.

21. FARR Am. J. of med. Soc. 1892, p. 277.	F. 53 ans.	7 ans avant par douleurs et fièvre.			Néphrect.	G.	Encore guérie 11 mois après.	Rein polykystique suppuré.
22. LANDAU D. med. Wochensch. 1893.	F. 58 ans.			Rein polykystique unilatéral.	Néphrect.	G.		
23 NAUWERK et HUFSCHMID Ziegler's Beiträge, 1893.	H. 53 ans.	6 mois avant par troubles digestifs.	D. et G.	Tumeur bilatérale, album., ponction donne liquide clair, légèrement album., acide.	Gastro-entérostomie (pour compression intestinale).	M.		Double rein polykystique. Kyste du foie.
24. DEPAGE Soc. belge de chir. 15 sept. 1894.	F. 52 ans.	15 ans avant par tumeur.	D.	Depuis un an, coliques néphrétiques, tumeur irrégulière. Albuminurie. Diagn. hydronéphrose calculeuse.	Néphrect. lombaire.	G.	Encore guéri 1 an après malgré une colique néphrét. inquiétante du rein G.	Rein polykystique.
25. W. TÆNDLER Th. Würzburg 1894.	F. 44 ans.	6 ans avant par doul.	G. et D.	2 sœurs mortes de tumeur abd. Doul. des 2 côtés, hématurie. Fièvre. Tumeur bilatérale. Diagnost. : lithiase.	Néphrect. lombaire.	G.		Rein polykystique D. et G. avec calculs, plus tard, néphrectomie G. pour anurie non calculeuse. Guérison.
26. THORNTON Lancet, 1895.	F. 45 ans.	Par tumeur.	D.	Tumeur.	Néphrect. abdominale.	M occlusion intestinale.		Rein polykystique bilatéral.
27. *Id.*	F. 38 ans.		G.		Néphrect. abdominale.	G.		Kystes multiples. du rein G.

BIBLIOGRAPHIE	SEXE AGE	DÉBUT ÉPOQUE ET FORME	CÔTÉ	SYMPTÔMES	VOIE OPÉRATOIRE	RÉSULTAT IMMÉDIAT	RÉSULTAT ÉLOIGNÉ	NATURE HISTOLOGIQUE REMARQUES
REINS POLYKYSTIQUES (*Suite*).								
28. LINDEGGER (obs. Landau). Th. Paris, 1896.	F. 45 ans.	Quelques douleurs abdom. peu de temps avant l'opér.	G.	Douleurs abd., céphalalgie, tumeur gauche, rein D. perceptible, mais pas gros. Ponction : liquide alb. qui fait porter le diagn. de rein polykystique : urines normales.	Néphrectomie abdom. latérale avec incision complémentaire.	G.	Encore guéri 5 ans après, mais avec un rein D. volum. et bosselé et de l'albumine.	Rein polykystique G. et probablement D.
29. LINDEGGER (obs. Riegner) Th. Paris. 1896.	F. 50 ans.		G.	Tumeur non bosselée, rein droit non perçu, urine normale. Diag. : rein flottant.	Néphrect.	G.	Encore guéri 5 ans après.	Rein polykystique gauche.
30. HÖHNE D. med. Wochensch. 1896.	F. 20 ans.	Douleurs pendant convalescence d'ovariotomie.	D.	2 ovariotomies successives. Diagn. : abcès du rein droit.	Néphrect.	G.	Encore guérie plusieurs mois après	Rein kystique droit.
31. FAVELL Quart. M. J. 1896.	F. 42 ans.	1 an avant par tumeur.	G.	Tumeur.	Néphrect. abdominale.	G.		Kystes multiples et calculs. Kystes séreux?
32. VITRAC Rev. de chir. 1896.	F. 55 ans.		G. et D.	2 reins mobiles avec entéroptose généralisée ; on décide de faire la néphropexie droite.	Néphrect. lombaire D.	G.	Encore guérie près de 5 ans après (renseig. dû à Vitrac)	Rein polykystique gauche.
33. *Id.*	F. 29 ans.	1 an avant par douleurs et hémat.	G.	Tumeur douloureuse.	Néphrect. lombaire.	G.	Encore guérie 2 ans 1/2 après. [illegible]	Rein polykystique suppuré. Phlegmon périnéphrétique

				phrose intermittente, mobilité rénale.		rable.		
35. TUFFIER Gaz. hebd., 1897, p. 1155.					Néphrotomie.	M. d'hémorragie secondaire 48 heures après l'opération.		Rein polykystique.
36. *Id.*				Rein mobile douloureux.	Incision exploratrice.	G.		
37. OBALIŃSKI W. med. Wochensch. 1897, p. 277.	F. 41 ans.		G.	Tumeur grosse comme une tête d'enfant. Douleurs.	Néphrect. transp.	G.	Encore guérie 5 mois après.	Reins polykystiques (une centaine de kystes).
38. *Id.*		20 ans avant par doul.	D.	Coliques néphrétiques, albuminurie, pyurie.	Incision exploratrice lombaire.	G.		
39. TUFFIER et DUMONT Soc. anat. 1898.	F. 50 ans.	7 ans avant par douleurs vives.	G.	Douleurs très vives, mictions difficiles, amélioration pendant une grossesse, amaigrissem., pas d'albumine, tumeur non douloureuse. Diagnostic : hydronéphrose intermittente.	Néphrect. lombaire (l'autre rein paraissant sain).	G.		Tumeur polykystique pesant 700 gr.
40. MORRIS Brit. m. J. 1898.	H. 50 ans.	Plusieurs années avant par douleurs lombaires droites.	D. et G.	Crises douloureuses, oligurie. Diagnost. : calculs du rein.	Néphrotomie double à 2 jours d'intervalle ; ouverture des kystes.	G.		Double rein polykystique.

REINS POLYKYSTIQUES (*Suite*).

BIBLIOGRAPHIE	SEXE AGE	DÉBUT ÉPOQUE ET FORME	CÔTÉ	SYMPTÔMES	VOIE OPÉRATOIRE	RÉSULTAT IMMÉDIAT	RÉSULTAT ÉLOIGNÉ	NATURE HISTOLOGIQUE REMARQUES
41. KRÖNLEIN D. med. Wochensch. 1899.	F. 58 ans.			Tumeur énorme. Grossesse de 5 mois.	Néphrect. abdominale.			Rein pesant 9 kilogr.
42. TUFFIER Soc. de chir. 1899.		5 ans avant par tumeur.		Diagn. : tumeur du mésocôlon.	Néphrect. abdominale	G.		
43. PROCHOWNIK D. med. Wochensch. 1900.	F.		G.	Au 6ᵉ mois d'une grossesse, on fait le diagn. d'hydronéphrose G.; la tumeur et les coliques augmentant, on intervient.	Néphrect. lombaire.	G.	Encore guérie 2 ans après, mais avec un rein D. augmenté de volume.	Rein polykystique gauche.
44. CARREZ Th. Lyon 1901.	F. 27 ans.	6 mois avant par troubles digestifs, douleurs lombaires, et vomissements.	G.	Douleurs, tumeur, œdème léger des pieds. T. 38.4. Diag. : reins polykystiques.	Incision lombaire exploratrice.	G.	Les douleurs d'abord calmées reparaissent bientôt.	
45. BECK Ann. of Surg. 1901.	F. 55 ans.		G.		Néphrect. gauche.	M.		Rein gauche polykystique. Rein droit renferme quelques kystes.
46. BAZY Soc. de chir. 1902.	F. 25 ans.		G. et D.	Tumeur, accidents infectieux du côté du rein gauche, qui est le plus gros.	Incision et ouverture des poches suppurées.	M.		Rein polykystique double. Rein gauche suppuré.

Surg. dis. of th. k. and ur. t. I, p. 667. 1901.				... tants en 1901.			... après. Encore guéri 5 ans après.	
49. *Id.*				Tumeur rapidement croissante.	Néphrect. lombaire.	M.		
50. *Id.*				Douleurs, tumeur rapidement croissante.	Néphrect.	G.	4 mois après, douleurs du côté opposé ; ponction de 2 gros kystes ; mort quelques semaines après d'urémie.	
51. ALBARRAN Tr. de chir. t. VIII, p. 712.	H. 58 ans.	5 ans auparavant par hématurie.	G.	Symptômes de calcul avec légère rétention uropurulente. Rein droit fonctionnant normalement.	Néphrect. lombaire.	G.		Rein polykystique et calcul.
52. LANNELONGUE (in Albarran.)					Néphrect.			Rein polykystique, calcul, hydronéphrose.
53 SEGOND Inédite.	F. 28 ans.	Quelques années avant par tumeur prise d'ailleurs pour une tumeur hépatique.	G.	Pas d'hématurie ni de douleurs. Tumeur descendant à 2 travers de doigt au dessous du niveau de l'ombilic.	Néphrectomie transpéritonéale. (7 fév. 1901.)	G.	Revue en parfait état en oct. 1902. Le rein gauche est gros, trop gros.	Maladie kystique type.

TABLEAUX DES TUMEURS PARANÉPHRÉTIQUES

BIBLIOGRAPHIE	SEXE AGE	DÉBUT ÉPOQUE ET FORME	CÔTÉ	SYMPTÔMES	VOIE OPÉRATOIRE	RÉSULTAT IMMÉDIAT	RÉSULTAT ÉLOIGNÉ	NATURE HISTOLOGIQUE	REMARQUES
TUMEURS PARANÉPHRÉTIQUES (par ordre chronologique).									
1. GOURAUD Soc. anat., 1862.								Fibrome englobant le rein.	55 livres.
2. WALDEYER Virchow's Arch., 1864. t. XXXVII, p. 545.	F. 30 ans.		D.				Mort spontanée.	Myxolipo-sarcome.	Poids : 65 livres, métastases dans le foie et le poumon.
3. SPENCER WELLS, 1867, d'après Salzer W. klin. Woch., 1888.	F. 32 ans.	Plusieurs années avant par tumeur.	D.	Incision exploratrice, tumeur, pas de diagnostic.	2e laparotomie. Opération incomplète, pas de néphrectomie.	M.		Tumeur graisseuse.	Pas d'examen microscopique, le rein D était entouré des restes de la tumeur. 52 livres.
4. LOSSEN D. Zeitschr. f. Chir., 1879, t. XIII, p. 199.	F. 57 ans.	Par tumeur.	D.	Tumeur grosse comme une tête d'enfant. Diagn. : tumeur de l'ovaire	Extirpation complète, néphrect. abd.	G.	Encore guérie 2 ans après.	Angiosarcome de la capsule fibreuse.	
5. ELLIOT Lancet, 1879.	H. 59 ans.	12 mois avant la mort par tumeur reconnue par hasard.	D.	Tumeur sans signes urinaires.			Mort spontanée.	Sarcome à cellules rondes.	Érosion des vertèbres.
6. BUSCHMANN W. med. Woch., 1880.	F. 36 ans.	5 ans avant par tumeur.		Id.	Extirpation compl., néphrect.	M.		Myofibrome.	

		et tumeur.			... int. grêle, extirp. complète sans néphrect.				
8. KUNDRAT publié par Salzer, 1881.	H. 30 à 40 ans.	Longtemps avant par tumeur.	G.	Fluctuation évidente, malgré ponction négative. Diagn. : kyste hydatique.	Extirpation incomplète sans néphrectomie.	M.		Myxolipome enveloppant le rein G.	Tumeur grosse comme la tête.
9. THOMAS Med. News, 1882.	F. 21 ans.			Diagn. : tumeur de l'ovaire.	Extirpation complète. Néphrectomie.	G.		Fibrome de la capsule.	Poids : 10 livres.
10. WITZEL D. Zeitschr. f. Chir., 1882. S. 24.	F. 44 ans.	1 an avant par tumeur.	G.	Tumeur, douleurs.	Néphrect., extirpation complète, extirpation de la rate à cause de l'hémorragie, résection de la queue du pancréas.	G.	Mort peu de temps après.	Sarcome fuso-cellulaire de la capsule.	5 livres.
11. BRUNCZEL Berl. klin. Woch., 1882. p. 49.	F. 55 ans.	5 ans avant par tumeur.	G.	Tumeur, douleur, fluctuation. Diagn. : tumeur génitale.	Extirpation complète, néphrectomie.	G.	Fistule intestinale post-opératoire de peu de durée.	Fibrolipome de la capsule.	Poids : 57 livres.
12. HOMANS Boston m. and s. J., 1883.	F. 60 ans.	1 an avant par tumeur.	D.	Ponction exploratrice négative. Fluctuation.	Extirpation complète sans néphrect.	M.		Lipome.	Poids : 55 livres, pas d'examen microscopique.

BIBLIOGRAPHIE	SEXE AGE	DÉBUT ÉPOQUE ET FORME	CÔTÉ	SYMPTÔMES	VOIE OPÉRATOIRE	RÉSULTAT IMMÉDIAT	RÉSULTAT ÉLOIGNÉ	NATURE HISTOLOGIQUE	REMARQUES
TUMEURS PARANÉPHRÉTIQUES. (*Suite.*)									
13. THORNTON. Trans. path. Soc. London, 1883. Lancet, 1883.	F. 55 ans.	6 ans avant par tumeur.	D.	Diagn. : tumeur de l'ovaire.	Extirpation complète. Néphrect. abd.	G.	Guérison durable.	Sarcome de la capsule.	Poids : 11 livres.
14. HOMANS. Boston m. s. J. 1883.	H. 39 ans.	1 an 1/2 avant par tumeur.	D.	Fluctuation, ponction exploratrice sans résultats, 1re incision exploratrice : la tumeur paraît inopérable : cependant, plusieurs mois après on se décide à l'enlever.	Extirp. incomplète, pas de néphrectomie.	M.		Myxofibrolipome (tumeurs multiples).	Poids : 57 livres.
15. WIGLESWORTH Lancet, 1883.	F. 43 ans.	5 ans avant par tumeur.	D.	Diagn. : tumeur de l'ovaire, œdème de jambes.			Mort spontanée d'œdème du poumon.	Myxolipome.	Poids : 48 livres.
16. SPENCER WELLS Brit. M. J. 1884.	F. 48 ans.	Par douleurs 9 ans avant et tumeur 5 ans avant.	G. et D.	Tumeur sans sympt. urinaires.	Extirp. complète, néphrectomie partielle abd. du rein G, (rein D laissé en place).	G.		Fibrolipome double.	Poids total : 51 livres.

18. KÜMMEL D. med. Woch., 1886.	H. 59 ans.	5 ans avant par tumeur.	D.	Diagn. : kyste hydatique à cause des noyaux dans la rate et le foie.	Extirp. complète avec néphrect. (rupture de la rate).	M. Due à la rupture de la rate.		Gros lipome enveloppant le rein.	
19. ROSMANIT publié par Salzer, 1886.	F. 55 ans.		D.	Diagn. : tumeur solide de l'ovaire.	Extirp. incomplète. Néphrectomie (à cause des adhérences avec le foie).	M. (affaiblissement et hémorragie).		Fibro-lipomyxome, comme la tête enveloppant le rein D.	
20. PAQUET Bull. méd. Nord, 1886.	F. 44 ans.	18 mois avant par tumeur.	G.	Tumeur sans signes urinaires.	Extirpation complète. Néphrect. abd.	M.		Sarcome.	Poids : 12 à 14 kilos.
21. ALSBERG D. med. Woch., 1887.	F. 53 ans.	5 ans avant par tumeur.	D.	Douleur, tumeur, dyspnée, fluctuation évidente. Ponction négative. Diagn. : tumeur génitale.	Extirp. incomplète sans néphrect., résection partielle du gros intestin.	G.		Fibrolipome de 34 livres. Fibro-liposarcome.	On laisse une tumeur comme le poing dans la région rénale D.
22. BILLROTH publié par Salzer, 1888.	H. 49 ans.	1 an 1/2 avant par tumeur.	G.	Ponction négat., urine peu abond., albumineuse. Diagn. : tumeur de l'épiploon ou kyste hydat.	Extirp. complète. Néphrectomie.	M. (affaibliss. et hémorrag.)		Myxolipome.	Poids : 29 kilos. rein normal.

BIBLIOGRAPHIE	SEXE AGE	DÉBUT ÉPOQUE ET FORME	CÔTÉ	SYMPTÔMES	VOIE OPÉRATOIRE	RÉSULTAT IMMÉDIAT	RÉSULTAT ÉLOIGNÉ	NATURE HISTOLOGIQUE	REMARQUES
TUMEURS PARANÉPHRÉTIQUES. (*Suite.*)									
23. GOULD Lancet, 1888.	H. 30 ans.	Plusieurs mois avant par douleurs.	D.	Tumeur et douleurs sans symptômes urinaires.	Extirp. complète, néphrect. abd.	?		Tumeur hémorragique.	
24. THIRIAR Cong. fr. de Chir., 1889.	F. 63 ans.	6 mois avant par tumeur.	D.	Diagn. : tumeur polykystique de l'ovaire.	Extirp. complète. Néphrect. abd.	G.		Fibrolipome.	11 kg. 600.
25. HUETER D. Zeitsch. f. Chir., Bd IX.	F. 4 ans.	1 an avant par tumeur.	G.	Tumeur volumineuse, ponction exploratrice donne éléments sarcomateux. Diagn. : tumeur maligne de la rate.	Laparotomie, mort d'hémorragie opératoire.	M.		Sarcome paranéphrétique.	2 200 grammes. Rein comprimé.
26. SÄNGER In Heyder Arch. f. Gynäk. 1890, t. XXXVIII.	F. 37 ans.	6 semaines avant par augm. de vol. du ventre.	G.	Tumeur peu mobile. Diagn. : tumeur solide de l'ovaire ou tumeur rétro-péritonéale.	Extirp. complète et néphrect. abd.	G.	Encore guérie 6 mois après.	Fibrosarcome.	Poids : 15 livres.
27. SAURENHAUS Centralbl. f. Gynäk. 1890.	F. 42 ans.	1 an avant par tumeur.	D.	Tumeur.	Extirp. complète Néphrect. abd.			Lipome.	13 livres 1/2.

Woch., 1890. Obs. Billroth.		mois avant.							
29. THORNTON Brit. M. J. 1890.	F. 36 ans.	Par tumeur.	G.	Tumeur sans sympt. urinaires.	Extirp. complète et néphrect. abd.	G.		Sarcome.	Poids : 10 kilos. (T. se demande si ce ne serait pas une tumeur de la capsule.)
30. TILLMANN Centralbl. f. Chir., 1891.	F. 28 ans.	1 an avant par tumeur.	G.	Diagn. indécis.	Extirp. complète, néphrect. abd.	G.	Récidive 1 an après.	Fibromyxo-lipome.	Rein intact.
31. RYDER Centralbl. f. Gynäk., 1891.				Diagn. : kyste de l'ovaire.	Extirpation abd.	G.		Fibrocysto-sarcome.	Volume d'une tête d'enfant.
32. BRENNER W. klin. Woch., 1891.	F. 48 ans.	1 an avant par tumeur.		Tumeur indépendante de l'utérus, pas de troubles urinaires.	Extirpation et néphrect. abd.	G.		Leiomyome.	
33. STÜWE Th. Marburg, 1892.	H. 5 ans.	6 mois avant par tumeur.	G.	Tumeur.	Extirp. complète et néphrect. abd.	G.	Mort de récidive quelques mois après.	Sarcome rétropéritonéal.	Rein sain.
34. MONOD Soc. de chir., 1892, p. 681.	H.				*Id.*	G.		Lipome capsulaire, d'après l'examen c'est un fibrolipome dans lequel on distingue mal des débris de rein.	6 kg. 600.

BIBLIOGRAPHIE	SEXE AGE	DÉBUT ÉPOQUE ET FORME	CÔTÉ	SYMPTÔMES	VOIE OPÉRATOIRE	RÉSULTAT IMMÉDIAT	RÉSULLAT ÉLOIGNÉ	NATURE HISTOLOGIQUE	REMARQUES
TUMEURS PARANÉPHRÉTIQUES. (*Suite.*)									
35. DODENLEIN et BIRCH-HIRSCHFELD Centr. f. de Krank. d. Sexual Organe, 1894, p. 1.	F. 7 ans.	9 mois avant par tumeur.	G.	Tumeur volumineuse; douleurs vives; pas d'hématurie.	Néphrect. transpéritonéale.	G.	Se porte bien 5 ans après.	Adénomyxosarcome.	Le rein, un peu coniforme, mais sain, se trouve au pôle supérieur de la tumeur.
36. BAUBY et DAUNIC Midi méd. 1893.	F. 45 ans.	1 an avant par tumeur et douleur.	D.	Tumeurs, douleurs, troubles digestifs, urines normales.	Extirp. sans Néphrect.	G.		Fibromyome.	2 500 grammes.
37. REVERDIN Ann. gyn. et obst., 1894, p. 330.	F. 46 ans.	Récent.	D.	Diagn. : grossesse extra-utérine.	Néphrect. transp. et extirp. complète.	G.		Fibrome.	Poids : 48 livres.
38. HILDEBRANDT D. Zeitsch. f. Chir., 1895.	F. 50 ans.	18 mois avant par tumeur.	D.	Tumeur et douleurs sans sympt. urinaires.	Extirp. complète. Néphrectomie abd.	G.		Fibromyo-ostéosarcome.	
39. GALIMIR Th. Paris, 1895.	H. 34 ans.	Tumeur découverte par hasard 2 mois avant la mort.	G.	Varicocèle G. 2 ans avant la mort. Tumeur, douleur, pas de signes urinaires.			Mort spontanée	Sarcome.	3 540 gr. On aurait pu l'extirper sans enlever le rein.

Arch., 1895.	1/2.			[illegible] abdominal, le poids de l'enfant augmente de 100 grammes par jour.					[illegible]
41. JEANNE Soc. anat. 1896, p. 451.	H.			Tumeur développée 8 mois après l'extirp. d'un testicule pour tumeur kystique.	Laparotomie.			Sarcome télangiectasique.	La tumeur refoulait le rein.
42. H. LOTHEISSEN Arch. f. klin. Chir., 1896.	H. 20 ans.	5 mois avant par hémat.		Tumeur, hématurie. Diagn. : kyste du pancréas ouvert dans le bassinet.	Néphrect. abdominale.	G.	Encore guéri 2 ans et demi après.	Strume.	Tumeur nettement séparée du rein.
43. SKUTSCH Corr. Bl. d. allg. ärtzl. Ver. von Thüringen, 1898.	F. 48 ans.		G.	Tumeur, gros utérus.	Extirp. compl. et hystérect. abd. sans néphrect.	G.		Lipome de la capsule graisseuse.	4 kilos.
44. BUSSE Virchow's Arch., 1899.	F. 52 ans.	Tumeur depuis 25 ans.	G.	Tumeur à accroissement très lent; plus tard, douleur et fièvre.	Néphrect. (sans détails).			Fibromyome de la capsule fibreuse.	Tumeur de plus de 9 kilos.
45. CHAVANNAZ Rev. de gyn. de Bordeaux 1900.	F. 50 ans.	6 mois avant par tumeur.	G.	Doul. très vives, ventre très volum. Œdème des jambes. Diagn. : Kyste de l'ovaire.	Néphrect. Extirp. incomplète.	M.		Fibrolipome.	Poids : 7 800 gr. Prolongement thoracique.

BIBLIOGRAPHIE	SEXE AGE	DÉBUT ÉPOQUE ET FORME	CÔTÉ	SYMPTÔMES	VOIE OPÉRATOIRE	RÉSULTAT IMMÉDIAT	RÉSULTAT ÉLOIGNÉ	NATURE HISTOLOGIQUE	REMARQUES
TUMEURS PARANÉPHRÉTIQUES. *(Suite.)*									
46. BUSSE Virchow's Arch. Bd CLVII. Obs. I.	F. 52 ans.			Douleurs, fièvre.				Fibromyome de la capsule fibreuse.	18 livres.
47. BUSSE. Virchow's Arch. Bd CLVII. Obs. I.	F. 57 ans.			Douleurs, fièvre.	Néphrect.			Fibromyome à cellules striées.	
48. SCHWARTZ Soc. de chir. 1901.	F. 52 ans.	Longtemps avant par doul.; 3 mois avant par tumeur.	D.	Tumeur : le rein d. peut s'en distinguer.	Extirp. complète, néphrect. abd.	G.		Sarcome fuso-cellulaire de la capsule fibreuse.	Poids : 1 kilogr.
49. HARTMANN et LECÈNE Cong. d'urol., 1901.	F. 62 ans.	4 mois avant par tumeur.	D.	Tumeur. Diagn. : tumeur rétro-péritonéale.	Extirp. complète par morcellement, néphrect. abd., marsupialisation de la poche.	G.	Encore guérie 4 mois après.	Lipomyxosarcome de la capsule adipeuse.	Poids : 10 kilogr. Rein sain, on trouve dans la tumeur des tubes épithéliaux (corps de Wolff).
50. HERCZEL Beitr. f. klin. Chir., t. VI, p. 49.					Extirpation.	G.		Myxolipome de la capsule graisseuse.	

t. LXIII.				Rein poly-kystique.	sans néphrect.		après.		
52. *Id.*	F. 51 ans.	1 an avant par tumeur.	G.	Tumeur analogue à un kyste de l'ovaire ou à une péritonite enkystée.	Extirp. sans néphrect., le rein est déchiré et suturé.	G.	Encore guérie 1 an 1/2 après.	Fibromyxome.	Gros comme les 2 poings.
53. HELBING D. med. Woch., 1901, p. 229.	H. 51 ans.	4 mois avant par tumeur et de légères douleurs.	G.	Tumeur à sonorité ant. Diagn. : tumeur du rein.	Extirp. abd. avec néphrect.	M.		Adéno-carcinome papillaire kystique.	
54. MORRIS *loc. cit.* t. II.	H. 30 ans.		D.	Tumeur à accroissement rapide; doul., pollakiurie.	Extirp. avec néphrect. abd.			Myxome.	

TUMEURS PARANÉPHRÉTIQUES. KYSTES.

55. HAWKINS M S. Trans., 1855.	G. 6 ans.		D.					Kyste dans la paroi duquel se trouvait une petite masse de substance rénale.	5 pintes de liquide clair : ni alb. ni sels urinaires.
56. PAWLICK Obs. Obalinski W. klin. Woch., 1891.	F. 57 ans.	Tumeur.	D.	Tumeur. Diagn. : hydronéphrose, k. hydatique ou k. de l'ovaire.	Laparot.	?	?	Kyste.	

BIBLIOGRAPHIE	SEXE AGE	DÉBUT ÉPOQUE ET FORME	CÔTÉ	SYMPTÔMES	VOIE OPÉRATOIRE	RÉSULTAT IMMÉDIAT	RÉSULTAT ÉLOIGNÉ	NATURE HISTOLOGIQUE	REMARQUES
TUMEURS PARANÉPHRÉTIQUES. KYSTES. (*Suite.*)									
57. ADLER Berl. klin. Woch. 1895.	H. 60 ans.		D.	Tumeur volum. nettement séparée du foie.			Mort de broncho-pneumonie.	Kyste tête d'enfant coiffant le rein.	
58. PAWLICK Arch. f. klin. Chir., 1896.	F. 45 ans.	2 ans avant par doul. puis tumeur.	G.	Tumeur, cathét. urétéral. Diag.: kyste rénal ou extra-rénal.	Incision lombaire. Drainage.	G.		Kyste.	
59. *Id.* Obs. Przewoski.	H. 70 ans.	5 ans avant par doul.	D.	Diagn. : ascite.			Mort spontanée	Kyste.	
60. *Id.*	H. 56 ans.	Signes de néphrite.	G.				*Id.*	Kyste.	
61. *Id.*	H. 78 ans.		G.				Mort d'apoplexie.	Kyste.	
62. NEWMANN Glasgow M. J. 1897.	H. 49 ans.	Doul. lombaires G. depuis quelque temps.	G.	Tumeur sans sympt. urinaire.	Incision lomb. et drainage.	G.		Kyste rétrorénal.	25 onces 1/2 liquide clair, jaunâtre, avec albumine, urée et cholestérine.
63. BALDWIN Am. Ass. of obst. and gyn. 1899 anal. in Centralbl., 1900 p. 34					Extirpation.	G.		Gros kyste paranéphrétique 3/4 livre.	

				tion de 35 litres. Tumeur énorme : 1m,52 de circonfér. abd. Circul. compl., œdème membres inf. Diagn. : k., ovaire.	ouv. du péritoine, refoulé par le kyste. Extirpation du kyste, puis ouverture du périt. Ablation d'un petit fibrome et de la trompe D. Drain.		après.		urée douteuse.
65. *Id.*	F. 56 ans.	2 ans avant par tumeur.	G.	Tumeur n'ayant pas gêné une grossesse. Ni troubles urinaires, ni troubles int.	Laparotomie. Extirpation sans pédicule. Drain.	G.	Encore guérie 2 ans après.	Kyste développé dans le mésocôlon.	Liquide clair sans crochets ni « éléments de l'urine ».
66. *Id.*	F. 57 ans.	5 ans avant par doul.	D.	Tumeur. Sonorité dans les flancs. Doul. Diagn. : k. ovaire.	Laparot. Extirpation sans pédicule. Drain.	G.		Kyste de 6 à 7 livres.	Liquide chocolat.
67. Lokwood J. anat. and phys. t. XXXIV, in Morris, t. II.	F. 20 ans.			Diagn. : Hydronéphrose.				Kyste rétropérit. d'origine wolffienne; uniloculaire, gros comme un œuf d'autruche.	Liquide albumineux.

TUMEURS PARANÉPHRÉTIQUES. KYSTES. (*Suite.*)

BIBLIOGRAPHIE	SEXE AGE	DÉBUT ÉPOQUE ET FORME	CÔTÉ	SYMPTÔMES	VOIE OPÉRATOIRE	RÉSULTAT IMMÉDIAT	RÉSULTAT ÉLOIGNÉ	NATURE HISTOLOGIQUE	REMARQUES
68. LOKWOOD J. anat. and phys. t. XXXIV, in Morris, t. II.	F. âge moyen.							Kyste rétropérit. d'origine wolffienne, comme une noix de coco.	Liquide albumineux.
69. ADAMI in Morris, t. II, p. 33.	H. 45 ans.	1 an avant.		Ponctions répétées pendant les 4 derniers mois; on retire une grande quantité de pus.					Suppuration.
70. MORRIS t. II, p. 40.	F. 75 ans.			Morte de cancer de l'intestin.				Hydronéphrose et kyste pararénal.	Obstruction de l'uretère.
71. HAWKINS in Morris, t. II, p. 40.	H. 6 ans.		D.	Tumeur volumineuse.	Ponction.			Tumeur kystique développée à côté d'un rein supplémentaire.	Liquide ne renfermant ni albumine ni sels urinaires.
72. MORRIS t. II, p. 41.	F. 37 ans.			Morte d'accident.				Kyste.	

BIBLIOGRAPHIE

PAR ORDRE ALPHABÉTIQUE[1]

1° TUMEURS DU PARENCHYME RÉNAL

ADULTES ET ENFANTS

ABEILLE. *Essai sur le cancer primitif du rein.* Th. Paris, 1883. — ABBE. 1° Nephrect. for sarcoma of the Kidney. *Ann. of Surg.*, 1893; 2° Sarcoma of the K. in an infant: recovery after nephrectomy. *Ann. of Surg.*, 1899, t. II, p. 517; 3° Sarcoma of the K.; its operative treatment. *Ann. of Surg.*, 1894, p. 58-69 et p. 92; 4° Sarcoma of the K.; nephrectomy; recurrence after four years and nine months in the other K. *Ann. of Surg.*, 1897, p. 560. — ADAMSOHN. *Sur l'angiosarcome et spécialement sur l'angiosarcome du rein.* Th. Würzburg, 1893. — ADLER. Cystosarcome du rein. *Soc. de méd. de Berlin*, 1895. — ALBARRAN. 1° Structure et développement des adénomes et des épithéliomes du rein. *Annales de Guyon*, 1897, p. 243, 281; 2° *Traité de chirurgie*, de Le Dentu-Delbet, 1899, art. « Rein »; 3° *Traité des maladies de l'enfance*, de Grancher, Marfan et Comby, 1898, art. « Cancer du rein »; 4° 66 *op. pratiquées sur le rein.* Cong. de chir., 1896; 5° Diagn. des hématuries rénales. *Ann. de Guyon*, 1898, p. 450; 6° Congrès d'urologie, 1897; 7° *Lésions de néphrite du rein cancéreux.* Cong. d'urol., 1900; 8° Epith. du rein dr. Mort. *Soc. anat.*, février 1890; 9° L'hypertrophie compensatrice en pathologie rénale. *Presse médicale*, février 1899; 10° *Observations* in Thèse d'Heresco, Paris, 1899; 11° Epithélioma du bassinet. *Soc. de chir.*, 1898; 12° Papillome de l'uretère. *Soc. de chir.*, juillet 1902; 13° Néphrectomies pour cancer. *Ass. française d'urologie*, 1902; 14° Néoplasmes du bassinet. *Ann. gén. ur.*, 1899. — ALDIBERT. De la chirurgie du rein chez l'enfant. *Revue des mal. de l'enfance*, 1893, p. 433-495. — ALESSANDRI. Intorno ai tumori del rene sviluppati da porzioni aberranti di capsule surrenale. *Policlin.* (*sez. chirurg.*), Rome, 1896, t. III, C. f. 9, 393-415. — ALEXANDER. 1° Sarcoma of the K. *Liverpool M. Chir. J.*, 1888, p. 257; 2° Adrenal growths. *Ziegler's Beitr.*, 1891, t. XI. — ALLEN et CHERRY. The history of twenty nine cases of primary neopl. in the K. *Intern. M. J. Austral.*, 1896, t. I. — ALLINGHAM. 1° Nephrect. for malignant disease of the K. in a young child. *Med. Press and Circ.*, Lond., 1895, p. 250; 2° Case of renal tumour. *Tr. M. Soc.*, Lond., 1894-5. — ALM. Cancer of the K. *Brit. M. J.*, décembre 1894. — DE ALMEIDA. Carcinoma del rene diretto : nephrect. abd.

1. Lorsque l'indication bibliographique porte *Centralblatt*, sans autre indication, il s'agit du *Centralbl. f. die Krankh. d. Harn- und Sex.-Organe.*

transp.; cura. *Brazil med.*, Rio-de-Janeiro, 1892. — ALSBERG. 1° Ueber ein Fall von Lipom der Nieren. *Arch. f. klin. Chir.*, 1892, p. 458-462; 2° Maligne Geschwulst der rechten N. bei einem 5-jährigen Kinde. Extirp. Heilung. *D. med. Wchschr.*, 1887; 3° *D. Ztschr. f. Chir.*, 1896. — AMBROSIUS. *Beitr. z. Lehre von den N.-geschwülste.* Th. Marburg, 1891. — AMES. A case of malignant disease of the K. *Med. News*, 1890. — ANDERSON. 1° A case of primary cancer of the left K. *Glasgow M. J.*, 1888; 2° A case of carcinoma of the left K. of unusual duration. Nephrect. Recovery. *Lancet*, 1895, p. 1055. — ANGERER. Beitr. z. Chir. der N. *Münch. med. Wchschr.*, 1891. — D'ANTONA. 1° Le indicazioni della nefrectomia e specialmente per tumori maligni. *Policlinico*, 15 nov. 1900, et Congrès international de Paris 1900. Section de Chir. urinaire; 2° *Tumori primarii del rene.* Pisa, Mariotti éditeur, 1900. — ARAGON. Th. Paris, 1893. — ARDLE. Néphrorraphie et néphrectomie. *Tr. of R. Acad. med. of Ireland*, 1894, p. 165. — ARREU. *Essai sur les capsules surrénales.* Th. Paris, 1894. — ASKANAZY. 1° Die bösartige Geschwülste der in der N. eingeschlossenen Nebennieren-keimen. *Ziegler's Beitr.*, 1893, t. XIV, p. 33-70; 2° Richtigstellung einiger Bemerkungen Dr Sudeks. *Virchow's Arch.*, 1894, t. CXXXVI, p. 568. — AUGAGNEUR. *Tumeurs du mésentère.* Th. ag., 1886. — AUSTIN. *Diagn. précoce des tumeurs du rein et de la vessie par le cystoscope.* Th. Paris, 1890. — AZCARRETA. Dos nefrect. por sarcoma del riñon. *Gac. med. catal.*, Barcelona, 1897, p. 641-664, et *Rev. med. y cir. pract.*, décembre 1897, p. 584.

BACALOGLU. Cancer du rein; généralisation; fracture spontanée des côtes. *Soc. anat.*, 1898, p. 24-25. — BAGINSKY. 1° Zur Kenntniss der Pathologie der N. im Kindesalter. *Arch. f. Kinderheilk.*, Stuttg., 1892-3, 161-191; 2° Sarcome du rein et du foie. *Soc. de méd. de Berlin*, 5 mai 1897. — BAHUAUD. *Contrib. à l'étude des tumeurs conjonctives du rein chez l'adulte.* Th. Paris, 1900. — BALDWIN. 3 rares cases of K.-cysts. *Am. Ass. of obst. and gyn.*, 1899. — BANTI. Sarcoma. *Arch. di anat. norm. patol.*, Firenze, t. V, p. 2. — BARBACCI. Contrib. al. studio dei tumori primitive del rene. *Morgagni*, Milano, 1891, p. 497. — BARDENHAUER. 1° Quere N.-resektion. *Arch. f. klin. Chir.*, 1891; 2° *Verhandl. der Deutsch. Gesellsch. f. Chir.*, 1891. — BARETTE. Tumeur maligne du rein g. chez un enfant de 26 mois. *Année méd. de Caen*, 15 janvier 1896. — BARKER. Cases illustrating renal Surgery. *Lancet*, 1889, p. 418. — BARLING. Some cases illustrative of renal surgery. *Lancet*, 1890. — BARLOW. Two cases of lipoma of the K. *Brit. M. J.*, 1900, t. II, p. 924. — BARRIÉ. Epith. du rein; généralisation. *Soc. anat.*, 1889, p. 509. — BARROWS. Sarcome de l'ovaire et ovariotomie; sarcome du rein et néphrectomie chez la même famille. *N. Y. M. J.*, 1898, p. 135. — BARTH. *D. med. Wchschr.*, 1892, p. 531. — BARTHOLOMEW. Sarcoma of the K. *Chicago M. Rec.*, 1896, 10-15. — BARTSCH. *Ueber einen seltenen Fall von N.-Lipom.* Th. Greifswald, juillet 1900. — BAZY. 1° Myxosarcome du rein g. *Soc. de chir.*, 1898, 127-130; 2° Cancer du rein enlevé par voie transp. *Soc. de chir.*, 1897, p. 691. — BAUMGARTEN. *Nierensarcom.* Thèse de Tübingen, 1895. — BEADLES. 1° Primary carcinoma of the K. *Tr. path. Soc. Lond.*, 1892-3, 98-100; 2° Primary carcinoma of the K. *Tr. path. Soc. Lond.*, 1897-8, 179-181. — BEAUMEZ. Cancer du rein; néphrect. Guérison. *Presse méd. belge*, 1890, p. 65. — BELL et JOHNSTON. A rare forme of K.-tumour. *Montreal M. J.*, 1890-1, 561-575. — BELLATI. Adénosarc. primitif du rein d. mobile, néphrect. transp. *Arch. prov. de chir.*, 1er avril 1896. — BENEKE. 1° Zur Lehre von der Versprengung von Nebennierenkeimen in der Niere. *Ziegler's Beitr.*, 1891, IX, 440-487; 2° *Schmidt's Jahrbücher*, t. CCXIX, p. 232. — BÉRARD. 1° Sarcome du rein chez un enfant. *Lyon méd.*, 1894, 560-563; 2° Néopl. du rein; extirp. parapérit. *Lyon méd.*, 28 juillet 1895. — BERGER. Epith. kystique du rein. *Revue des mal. cancéreuses*, 1896, p. 242. — BERGH. Sarcome du rein g.; néphrectomie; guérison. *Hygieia*, 1896, p. 207. — BERGSTRAND. *Hygieia*, avril 1896. — BERNARD. Enorme épith. du rein dr. *Soc. anat.*, 15 déc. 1894. — BERNOUD. Sarcome du rein. *Soc. sc. méd.* Lyon, juin 1897. — BEYNON. Diagn. and treat. of renal tumours. *Med. Times*, N.-Y., 1900, 12-13. — BIECK. *Beitr. z. Casuistik der N.-Geschwülste.* Th. Marburg, 1886. — BIERHOFF. Renal carcinoma with endovesical photog. *N. Y. M. J.*, 1900, 805-806. — BIGGS. Papillary adenoma of the K. *Med. Rec.*, N.-Y., 1891, p. 80. — BIGOT. *De l'intervention chirurgicale dans les tumeurs malignes du rein.* Th. Lille, 1898. — BILHAUT. Tumeur volum. du rein chez un enfant; néphrect.; guérison. *Rev. méd.*, 22 juin 1898. — BINAUD. Cancer du rein. *Soc. d'anat. et de physiol. de Bordeaux*, juin 1897. — BIRCH-HIRSCHFELD. 1° Beitr. z. pathol. Anat. der N.-geschwülste. *Ziegler's Beitr.*, 1898, t. XXIV, p. 343; 2° *Lehrbuch der pathol. Anat.*, 1887. t. II, p. 692. (V. Döderlein et Birch-Hirschfeld.) — BITTNER. *W. med. Wchschr.*, 1897, p. 353. — BLAGOVIESCHTZENSKI. Un cas de néopl. malin du rein g. *Med. Obozr. Mosk.*, 1901, 346-351. — BLOCH. Fall von Amput. der Niere. *Hospital Tidende*, 1898, n°s 34, 36, 38. — BLOCH. A case in wich half the K. invaded by morbid growth was removed.... *Brit. M. J.*, 1896, 1100-1108; 2° *Brit. M. J.*, 1897. — BLOCH. Congrès de Moscou, 1898. — BOBROFF. *Diagnostic et traitement opératoire des maladies du rein*, Moskva, 1892, p. 378. — BOCAARDI. Sopra un enchondroma del rene. *Progresso med.* Napoli, 1888, p. 737-746. — BOECKEL (Eug.). Carcinome du rein; néphrect.; mort. *Gaz. méd. Strasb.*, 1888, p. 42. — BOINET et ASLANIAN. Fibrosarcome kystique du rein; lithiase. *Rev. de méd.*, 1895, p. 727. — BOLDT. N.-Y., *M. Rec.*, 1892, p. 150. — BOOTH. Sarcoma of right K. *Colombus M. J.*, 1897, p. 299. — BORCHARD. N.-Sarcom bei einem Kinde. *D. med. Wchschr.*, 1895, p. 860. — BOSTRÖM. Beitr. z. pathol. Anat. der N. (Rhabdomyom). *D. Arch. f. klin. Med.*, 1878, t. XXIII, p. 209. — BOTT. *Ueber das quergestreifte Muskelsarcom der N.* Th. Giessen, 1887. — BOUILLY. *Néphrotomie et néphrectomie.* Cong. de chir., 1886. — BOWKER. Cylindroma of the K., nephrectomy. *Australas. M. Gaz.*, Sydney, 1897, 12. — BOX. Bilateral myosarcoma. *St-Thomas Hosp. Rep.*, Lond., 1896. — BRAATZ. 1° Zur N.-Extirpation. *D. Ztschr. f. Chir.*, t. XLVIII, H. 1: 2° *Ueber N.-operationen.* Cong. all. de chir. 1901. — BRADLEY. Upon the socalled struma.... *Montreal M. J.*, 1898, 582-587. — BRANDT. Sarcome du rein chez l'enfant. *Norsk. Magaz.*, 1894. — BRAULT. 1° Sur quelques formes rares du cancer du rein. *Sem. méd.*, 1891, p. 249; 2° Note sur la présence et la répartition du glycogène dans les tumeurs. *J. de méd. de Paris*, 1897, 279-281; 3° *Arch. gén. de méd.*, 1899; 4° Le glycogène dans les tumeurs. 1 vol. de l'*Œuvre méd. chir.* ; 5° *Traité de médecine*, art. « Rein », 1901. Masson. — BRAUN. *Des tumeurs malignes du rein chez les enfants.* Th. Nancy, 1897. — BRAUN. 1° *D. med. Wchschr.*, 1895, p. 1283; 2° *D. med. Wchschr.*, 17 mai 1900. — BRÄUNINGER. Beitr. z. N.-chirurgie. *Beitr. z. klin. Chir.*, Tübingen, 1897, 461-506. — BRENNER. A report on the histology of a cystic sarcoma of the K. *Med. Rev.*, Saint-Louis, 1898, 21-24. — BREWER. Nephrect. for primary carc. of the K. *J. of cut. gen. ur. dis.*, 1901, 279. — BRIN. *Sarcome du rein.* Cong. urol., 1901. — BRINDEAU. *Sem. méd.*, 1897. — BROCK. *Virchow's Arch.*, t. CXL, 293. — BRODEUR. *De l'intervention chirurgicale dans les affections du rein.* Th. Paris, 1886. — BROKAW. Extirp. of the K. for an enormous myxosarcoma in a child aged 3 years 8 months. *Med. News*, Phila., 1891, p. 313. — BROOKS. A primary carcinoma of the K. *Med. Rec.* N.-Y., 1898, p. 353. — BROSIN. *Virchow's Arch.*, t. CLVI, 453. — BRUN. Tumeurs malignes du rein chez l'enfant. *Presse méd.*, 1898, p. 97. — VON BRUNN. Ueber drüsenähnlichen Bildungen in der Schleimhaut des Nierenbeckens, des Ureters und der Harnblase beim Menschen. *Arch. f. mikrosc. Anat.*, 1893, 294-302. — BRUNS. 1° *Sarcome du rein.* Th. Leipzig, 1895; 2° Beitr. z. pathol. Anat. der N.-geschwülste. *Ziegler's Beitr.*, 1898, t. XXIV. — BUCHANAN. Sarcoma of the K. *Med. and Surg. Rep.*, Phila., 1895, t. XXII. — BUCK. Sarcoma of the K. Nephrect. Recovery. *Brit. M. J.*, 1900, II, 1780. — BUDAY. Beitr. zur Cystenbildung in den suprarenalen N.-geschwülste. *Ziegler's Beitr.*, 1898, t. XXIV, p. 501. — BURCKARDT. 1° 3 cas de chirurgie rénale. *Centralbl. f. Chir.*, 1893; 2° Die klin. und pathol.-anat. Stellung der malignen Nebennieren-adenomen der N. *D. Ztschr. f. Chir.*, 1900, 91-120. — BURNEY. *Ann. of Surg.*, 1894, t. XX, p. 373. — BUSSE. 1° *Virchow's Arch.*, 1900; 2° Geschwulstbildung in den grossen Harnwegen. *Virchow's Arch.*, 1901, t. IV, 119-132. — BURT. Sarcoma of the K. *Canadian Pract.*, Toronto, 1890, t. XXV. — BUTLIN. *The op. Surg. of malignant diseases*, 1887. — BUY et RISPAL. Cancer du rein. *Languedoc méd. chir.*, Toulouse, 1900, p. 241-242. — BYFORD. *Am. J. of obst.*, 1892, t. XXVI.

CACACE. Di un rare caso di sarcoma renale in una bambina. *Pediatria*, Napoli, 1897, 45-54. — CACCIOLA. *Un caso di capsule surrenale accessoria aberrante al rene.* Padova, 1885. — CAIRD. A case of renal tumour. *Tr. med. chir. Soc.* Edinburgh, 1896-7, 180-182. — CARLIER. *Les grosses tumeurs du rein.* Cong. d'urologie, 1897. — CARPENTER. A case of cystosarcoma of right K. *Womans M. J.*, Toledo, 1895, 86-90. — CERNÉ. Néphrect. transp. pour tumeur du rein. *Soc. de méd. de Rouen*, 1891. — CESTAN. Rein ou Rate. *Ann. de Guyon*, 1893, p. 504. — CHAMPION. Notes on a case of sarcoma of the K. *Australas. M. Gaz.*, Sydney, 1895, p. 495. — CHAPMAN. Sarcoma of the K. *West. Lond. Med. J.*, 1897, p. 201. — CHARON. Sarcome du rein chez un enfant de 19 mois. Néphrect. *Ann. Soc. belge de chir.*, 1897-98, 45-46. — CHAURAN. *Contrib. à l'étude des tumeurs malignes chez l'enfant.* Th. Paris, 1883. — CHEVALIER. *De l'intervention chirurgicale dans les tumeurs du rein.* Th. Paris, 1891. — CHIPAULT. Ablation d'un sarcome infantile du rein. *Presse méd.*, 6 mai 1899, t. I., p. 213. — CHOWN AND BELL. Perithelioma of the K. *Manitoba and West Canada Lancet*, 1897-8. — CHAMPIONNIÈRE. *Néphrotomie et Néphrectomie.* Cong. de chir., 1886. — CHROBACK. *Centralbl. f. Gynäk*, t. XVIII, p. 804. — CHURCHILL. Sarcoma of the K. in an infant. *Am. ped. Soc.*, Cincinnati, 1898, et *Arch. pediat.*, N.-Y., 1898, 887-894. — CLAUS. *Verhandl. d. deutsch. Gesellsch. f. Chir.*, 1885. — COHNHEIM. Cong. quergestreiftes Muskelsarkom der N. *Virchow's Arch.*, 1875, t. LXV, p. 64. — COLEY. 1° Large sarcoma of the K. in a child. *Ann. Surg.*, 1895, 75; 2° Sarcoma of the K. *Med. News*, 1897, 441-445. — CONCETTI. I sarcomi renali nei bambini. *Riforma medica*, mai 1898, t. II, p. 361. — CORNIL. Epithéliome hémorragique. *Prog. méd.*, 1887, p. 536, et *Soc. anat.*, 3 décembre 1886. — CORNIL et RANVIER. *Histologie pathologique.* — COTTON. A renal sarcoma in an infant. *Med. and Surg. Reporter.*, Phila., 1896, p. 609. — COUPLAND. Medullary cancer. *Tr. path. Soc.*, Lond., 1881-2, p. 219. — COURMONT. Sarcome mélanique du rein. *Lyon méd.*, 27 août 1893. — CRUVEILHEIR. *Anat. path.*, livr. 36, pl. V. — CULLEN. Tumour developped from aberrant adrenal rests in the K. *J. Hopkins Hosp. Bull.*, 1895, 37-39. — CURTIS. *Bull. méd. du Nord*, 1893, p. 137. — CZERNY. Primäres N.-carcinom. *Arch. f. Kinderheilk.*, Stuttg., 1889-90, 247-250.

D'AJUTOLO. Su di una struma soprarenale accessoria in un rene. *Bull. des sc. méd. de Bologne*, 1886, t. XVII. — DALLE ORE. Nefrectomia per tumore renale voluminoso. *Clin. Chir.*, Milano, 1896, 193-198. — DALTON. Sarcoma of the K. *King's College Hosp. Rep.*, Lond., 1897, t. III, p. 270. — DANEL. Epithéliome du rein. *J. des sciences méd. de Lille*, 1896, p. 478. — DAUBOIS. *De l'isolement immédiat de la cavité péritonéale dans la néphrectomie abdominale.* Th. Lyon, 1896-97. — DAVIES. Sarcoma of the K. *Tr. Hunter. Soc.*, Lond., 1889-90, 110-112. — DEBUCHY. Sarcome encéphaloïde du rein d. chez un enfant. *Soc. an. clin.*, Lille, juillet 1899. — DELAFIELD AND PRUDDEN. *Pathol. Anat. and Histol.*, 1897. — DELAGENIÈRE. Epith. kystique d'un rein ectopié. *Soc. de chir.*, 5 juillet 1899. — DELESTRE et RAIMOND. Cancer primitif du rein g. *Soc. anat.*, 1897, 112-114. — DELÉTREZ. Sarcome du rein.... *Ann. Soc. belge de chir.*, 1897-98, 226-228. — DELLA CHIESA. *Studio clinico ed a. p. sui tumori renali maligni nei bambini.* Tesi di Laurea, Roma, 1895. (Nous n'avons pu nous procurer ce travail qui, nous a-t-on répondu, n'a jamais été imprimé.) — DEMONS. *Néphrotomie et Néphrectomie.* Cong. de chir., 1886. — DENACLARA. *Des hématuries dans les néoplasmes du rein.* Th. Lyon, 1899. — DEPAGE. Etude histol. d'un cas de cancer du rein. *Ann. Soc. belge de chir.*, 11 juin 1893. — DIAKONOFF. Chirurgie du rein (en russe). *La Chirurgie*, Moscou, 1897; anal. in *Centralbl.*, 1898, p. 143. — DIEDERICH. Quelques obs. de chir. rénale. *Soc. belge de chir.*, 1898, n° 1. — DIRNER. Ein Fall von transp. Extirp. eines N.-tumors. *Ungar. med. Presse*, Budapest, 1897. — VON DITTEL. Demonstr. zweier N.-tumoren. *Centralbl.*, 1894, p. 450. — DÖDERLEIN et BIRCH-HIRSCHFELD. Tumeurs embryonnaires de la région rénale chez l'enfant. *Centralblatt*, 1894. — DOHRN. Ein Fall von N.-extirp. bei einem 5-jähr. Kind. *Centralbl. f. Gynäk.*, 1890, 273-275. — DONETTI. Contrib. clin. ed. anat. pat. allo studio dei tumori maligni del rene. *Morgagni*, 1900, t. XLII, p. 621. — DOYEN. 1° *Néphrotomie et Néphrectomie.* Cong. de chir., 1886; 2° Cong. de chir., 1898. — DREWS. Villous carcinoma. *Tr. pathol. Soc.*, Lond., 1896-97, t. XLVIII, p. 150. — DRIESSEN. Untersuchungen über glycogenreiche Endotheliome *Ziegler's. Beitr.*, 1892, t. XII. — DUDLEY. Cancer of the K. *Am. gyn. and obst. J.*, N.-Y., 1898, 687-690.— DUMONT. *Des tumeurs malignes du rein chez l'enfant.* Th. Paris, 1880. — DUMORET et POUPINEL. Epith. primitif du rein d. généralis. aux ganglions voisins. Néphrect. transp. *Soc. anat.*, 1889. — DUNHAM. Renal adenoma. *N.-Y. pathol. Soc.*, décembre 1898; Compte rendu in *Med. Record*, 21 janvier 1899, p. 106. — DUNNING. Sarcoma of the K.; report of cases. *Indiana M. J.*, Indianapolis, 1895-6, 232. — DURANTE. Voluminose sarcome renale in una bambina.... *Pediatria*, Napoli, 1896, 237-247. — DUTIL. Th. Paris, 1874. — DUVERGEY. Myxosarcome du rein. *J. de méd. de Bordeaux*, 1900, 574-577.

EBERTH. Mixosarcomatodes renum. *Virchow's Arch.*, t. LV, p. 518. — EBSTEIN. Krankh. der Niere. *Ziemssen's Lehrb.* — EDMUNDS. *Brit. M. J.*, 1892, p. 715. — EISELSBERG. *W. klin. Wchschr.*, 1890, p. 438. — EISENDRATH. Pathol. of renal neoplasms. *J. Am. M. Assoc.*, 1900, 647-648. — ELLBOGEN. Ein Fall von N.-Tumor. *Prag. med. Wchschr.*, 1901, 201-202. — ESQUERDO. Tumor renal o perirenal. Extirpacion del riñon. *Acad. d. Cienc. med. de Catal.*; in *Revista d. med. y cir. pract.*, 1898, 15 février, p. 159.

FAY. Cancer du rein; tumeurs de généralisation à la clavicule. *Lyon médical*, 1901, p. 486. — FEDOROFF. De la néphrectomie avec pinces à demeure. *Centralbl. f. Chir.*, 27 juin 1897. — FENGER. Primary carcinoma of the K. *J. am. med. Ass.*, Chicago, 1889, 903-905. — FENWICK. 1° Encephaloïd cancer of right K. *Tr. path. Soc.*, Lond., 1886-7, 166; 2° Utilité du cystoscope pour le diagnostic précoce des affections rénales. *Lancet*, 1897, t. I, p. 592. — FERRARO. Carcinoma consecutive a pielonefrite. *Giorn. internaz. d. sc. med.*, 1890, 241-262. — FERRETI. *Contributo alla diffuzione del sarcome nel rene.* Cong. de Rome, 1894. — FIEUX. *Soc. anat. de Bordeaux.* 1891. — FISCHER. Zur Nephrectomie bei Geschwülsten der Kinder. *D. Ztschr. f. Chir.*, 1889, 590-605. — FISHER. Bilateral sarcoma of Hilum. *Tr. path. Soc.*, Lond., 1895-96, t. XLVII, p. 115. — FRANK. Carcinoma renis. Extirp. per laparot. Heilung. *Intern. klin. Rundschau*, Wien, 1892. — FRANCKE. Papillomatose des Nierenbeckens und Ureters mit Hydronephrose. *Berl. klin. Wchschr.*, 1901, n° 28. — FRANCKEL. Sarcome rénal. *Berlin. klin. Wchschr.*, décembre 1894. — FREITAG. Beitr. zur pathol. Anat. der N.-geschwülste. *Ziegler's Beitr.*, 1898, t. XXIV, p. 345. — VON FRISCH. Ein Fall von Nephrectomie. *Sem. med.*, 1888, p. 125. — FRUITNIGHT. Sarcoma of the K. *Arch. pediat.*, N.-Y., 1895, 881-898. — FÜCHTE. *Ueber eine ungewöhnliche Struma suprarenalis.* Th. Greifswald, 1900. — FUNCKE. Beitr. zur chir. Behandlung der cystischen und infectiösen Geschwülste der N. *Prag. med. Wchschr.*, 1897. — FÜRST. *Tumeurs congénitales malignes chez l'enfant.* Cong. des méd. et naturalistes allemands, 1898.

GALHAUSEN. Carcinome du rein. Néphrectomie. *Soc. méd. chir.*, Liège, 1er mai 1900. — GANGITANO. Tumori del rene da caps. suprarен. aberr. *Riforma medica*, 1898, t. IV, p. 243. — GATTI. 1° Sui neoplasmi del rene sviluppati da germi aberranti di caps. surr. *Morgagni*, Milano, 1897, 474-497; 2° *Virchow's Arch.*, 1896, t. CXLIV, H. 3, p. 467-497; 3° La lecitina nelle strumi renali de Grawitz. *Giorn. d. r. Accad. di med. di Torino*, 1897; 4° *Virchow's Arch.*, 1897, t. CL, H. 3, p. 417-425. — GEISS. *Achtzehn Jahre Nierenchirurgie.* Th. Marburg, 1900. — GERSTACKER. *Zur Kenntniss der primären N.-krebses.* Th. Berlin, 1880. — GERSTER. Einige Beitr. zur Chir. der N. und des Ureters. *N.-Y. med. Monatschr.*, 1897, p. 189-219. — GIORDANO. Sur le cancer du rein. *Ann. de Guyon*, 1892. — GIRARD. Sarcome du rein. *Dauphiné méd.*, janvier 1897. — GIRODE. Adéno-épith. du rein g. *Soc. anat.*, 1889, 65-67. — GÖRL. 1° Sarcoma der rechten N. bei einem Kinde durch Bauchschnitt entfernt. *Centralbl.*, 1894, 530-534; 2° Blasengeschwülste; Blasenstein; Nierenkrebs. *Münch. med. Wchschr.*, 1898. — GOTTSCHAU. Struktur der Nebennieren. *Arch. f. Anat. u. Physiol.* Anat. Abth., 1883, 434. — GRAF SPEE. *Arch. f. Anat. u. Physiol.*, 1884. — GRAHAM. A case of nephrect. for sarcoma of the K. *J. am. med. Ass.*, 1895, 588. — GRANT. Sarcoma of the K. *Ann. gyn. and ped.*, 1897-98, 903-910. — GRAUPNER. Beitr. zur pathol. Anat. der N.-geschwülste. *Ziegler's Beitr.*, 1898, t. XXIV, p. 343. — GRASER. N.-geschwülste; intermittierendes Hydronephrose. *D. Arch. f. klin. Med.*, 1895, t. LV, 465-512. — GRAWITZ. 1° *Virchow's Arch.*, 1883, t. XCIII, p. 39; 2° *Berl. klin. Wchschr.*, 1883, 352; 3° *Arch. f. klin. Chir.*, 1884, t. XXX, p. 824; 4° *Berl. klin. Wchschr.*, nov. 1884, p. 740; 5° *Berl. klin. Wchschr.*, 1884, p. 332; 6° Demonstr. eines grossen Angiomyolipoms der N. *D. med. Wchschr.*, 1900, t. XXVI, p. 290. — GREGORY. Primary cancer of the K. *Pittsburg M. Rev.*, 1888. — GRIFFON et DARTIGUE. Cancer de l'œsophage chez un ancien opéré de cancer du rein. *Soc. anat.*, 1898, p. 570. — GROHÉ. *D. Ztschr. f. Chir.*, t. LX. — GROVE. Malignant tumor of the K. *Progress*, Louisville, 1888-9, 438. — GRÜNOW. *Sur les tumeurs du rein.* Th. Iéna, 1894. — GUIBÉ. Cancer du rein. *Soc. anat.*, 1898, p. 67. — GUILLET. 1° *Des tumeurs malignes du rein.* Th. Paris, 1888; 2° *Gazette des hôpitaux*, 1888, 601-607; 3° *De la néphrect. dans les tumeurs malignes du rein.* Cong. urol., 1900, 92. — GUSSENBAUER. *W. med. Presse*, t. LXXXIV, p. 340. — GUTERMANN. Th. Kiel, 1893. — GUYON. 1° Séméiologie et examen clinique des tumeurs du rein. *Ann. de Guyon*, 1888, 641-656; 2° Examen chirurgical du rein. *Bull. méd.*, 1889, p. 291; 3° Diagn. précoce des tumeurs malignes du rein. *Ann. de Guyon*, 1890, 329-344; 4° Un cas de tumeur du rein. Extirp. *J. de méd. pratique*, 10 nov. 1890; 5° Tumeurs cancéreuses du rein. *Ann. de Guyon*, 1900, 1-17; 6° *Leçons cliniques.*

HANSEMANN. 1° *Die mikrosc. Diagnose der bösartigen Geschw.* Berlin, 1897; 2° Adenomyosarkom der N. *Berl. klin Wchschr.*, 1894, 717. — HARDIE. Sarcoma of the K. *Australas Med. Gaz.*, 1898, 296. — HARTZ. Neuere Arbeiten über die mesonephret. Geschwülste. *Monatsb. f. Geburtsh. und Gynäk.*, 1901. — HAUSER. *Pathogénie du varicocèle symptomatique.* Th. Paris, 1897-98, n° 119. — HAUSHALTER. Cancer du rein chez l'enfant. *Rev. méd. de l'Est*, 1895, 274-282. — HAY. *Hygieia*, 1894. — HAYNES. Technik of K.-operation. *N. Y. med. J.*, 1894, 685. — HAWTHORN. Specimen of carcinomatous growths of left K. *Glascow M. J.*, 1894, 148. — HEBB. 1° Lymphosarcom of K. *Tr. path. Soc.*, Lond., 1888-89, 296; 2° Primary malignant disease of the K. *Westminster Hosp. Rep.*, Lond., 1895, 121-126. — HEIDEMANN. Demonstr. eines N.-tumors. *D. med. Wchschr.*, 1893, 10-11. — HEINRICIUS. *Jahrb. f. Kinderheilk.*, 1891, p. 149. — HEITZMANN. Globomyelom der N. durch mikrosc. Untersuchung diagnosticirt. *Med. Monatschr.*, N.-Y., 1890, 121-130. — HELLWIG. Ueber N.-geschwülste. *Corresp.-Bl. d. allg. Mecklemb. Aertzvereins*, Rostock, 1900, 970-972. — HERCZEL. Ueber N.-extirpation. *Beitr. z. klin. Chir.*, 1890. — HERTZOG et LEWIS. Embryonal renal adenosarcoma. *Am. J. med. Sc.*, 1900, 693-701. — HEUSTON. Nephrectomy for sarcomatous tumor of kidney. *British Med. Jour.*, 12 janvier 1901. — HEYDENREICH. Sarcome du rein chez un jeune enfant. *Soc. de méd. de Nancy*, 1896. — HILDEBRANDT. 1° Beitr. z. N.-chirurgie. *D. Ztschr. f. Chir.*, 1894, 90-149; 2° Ueber der Bau.... *Arch. f. klin. Chir.*, 1894, t. XLVII, 225-273; 3° Weitere Beitr.... *Arch. f. klin. Chir.*, 1894, 343-371. — HIPPEL. Ueber N.-chirurgie. *D. med. Wchschr.*, 1896, n° 1. — HOCHENEGG. Beitr. z. N.-chirurgie. *W. klin. Wchschr.*, 1891. — HOFBAUER. *Sur les tumeurs malignes du rein.* Th. Munich, 1894. — HOISHOLT. *Virchow's Arch.*, t. CIV. — HOLLEN. *Zur Casuistik der N.-geschwülste.* Th. Greifswald, 1890. — HOLMES. 1° Nephrect. for sarcoma. *Texas M. J.*, Austin, 1894-5; 2° Surgery of the K. *Tr. am. med. Ass.*, 1896, et *J. am. med. Ass.*, 1897, 680. — HOMANS. A successfull case of nephrectomy. *Med. News*, 1889, 609. — HORN. 1° 2 cas de tumeur du rein ayant la structure des adénomes de la surrénale. *Verhandl. der med. Ver. z.* Greifswald, 1890-91; 2° Beitr. z. Histogenese der N.-geschwülste. *Virchow's Arch.*, 1891, t. CXXVI, 191-217. — HÜLLMANN. *Monographia de carcinomate renum.* Th. Halle, 1857. — HUME. 1° *Lancet*, 1893, 196; 2° Sarcoma of the K. *Centralbl.*, 1897, 212. — HUTCHINSON. La laparotomie exploratrice dans les tumeurs du rein. *Méd. mod.*, 1895, n° 90. — HUTINEL. Tumeurs du rein chez l'enfant. *J. de méd. et chir. pratiques*, septembre 1889.

Ilott et Walsham. Large renal tumor in a child : abd. neprect. Recovery. *Brit. M. J.*, 1893, t. I, 694. — Imbert (Léon). 1° *Le cathétérisme des uretères par les voies naturelles.* Mémoire inédit couronné par l'Assistance publique de Paris, 1896; 2° *Id.* Th. Montpellier, 1898; 3° Id. *Gazette des hôpitaux*, 18 juin 1898; 4° Recherches sur l'élimination du bleu de méthylène *in* Achard et Castaigne. *Soc. méd. des hôp.*, juillet 1897; 5° *Recherches sur l'inclusion expérimentale des capsules surrénales dans le rein.* Congrès d'urologie, 1899; 6° Les nouvelles idées sur la pathogénie des tumeurs malignes du rein. *Montp. méd.*, 8 et 15 avril 1900; 7° Un cas d'adéno-sarcome du rein. *Montp. méd.*, 20 janvier 1901; 8° Sur deux cas de tumeur mixte du rein. *Ann. de Guyon*, février 1901; 9° Les tumeurs malignes du rein chez l'enfant et chez l'adulte. *Montp. méd.*: 1901; 10° Id., *Montp. méd.*, 9 nov. 1902. — Imbert et Blaufus. Note sur un cas de fibrinurie avec albuminurie sans hématurie. *Ann. de Guyon*, février 1902. — Israël. 1° Ueber einen Fall von N.-krebs. *Verhandl. d. D. Gesellsch. f. Chir.*, 1887; 2° Ueber Palpation gesund. und kranken N. *Berl. klin. Wchschr.*, 1889, p. 105; 3° Tumeurs strumeuses malignes du rein. *Soc. de méd. de Berlin*, 1892; 4° N.-extirpation wegen maligner Tumoren. *D. med. Wchschr.*, 1892; 5° *Soc. de méd. de Berlin*, 1893; 6° Réunion libre des chirurgiens de Berlin, février 1893; 7° Frühzeitige Extirp. eines N.-sarkoms. *D. med. Wchschr.*. 1893; 8° Erfahrungen über N.-chirurgie. *Arch. f. klin. Chir.*, 1894, 302-463; 9° Ueber einige neue Erfahrungen auf dem Gebiete der N.-chirurgie. *D. med. Wchschr.*, 1896, n° 22, p. 396; 10° Congrès de Moscou, 1898; 11° *Chir. Klinick der N.-krankheiten*, 1902.

Jaboulay. Cancer du rein. *Soc. de médecine de Lyon*, 12 janvier 1898. — Jakubowski. *Cancer du rein chez l'enfant.* Compte rendu, Congrès chir. polonais tenu à Cracovie en juillet 1892, d'après la *Kronska Lekarska*, in *Rev. mal. Enf.*, 1893, p. 85. — Jeannel. *Contribution à l'étude des tumeurs du rein infiltrées dans le mésentère.* Cong. de chir., 1886. — Jeimke. *Contrib. à la pathogénie et à la thérap. des strumes du rein.* Th. Greifswald, 1892. — Jemkel. Beitr. z. Kenntniss der sog. embr. Drüsengeschwülste der N. *D. Ztschr. f. Chir.*, t. LX, 500. — Jerzykowsky. *Beitr. z. Kenntniss des N.-krebses.* Th. Breslau, 1871. — Johnson. Carcinoma of the right K. *Boston M. and S. J.*, 1890. — Jones. Renal tumour; nephrectomy; recovery. *Med. Press and Circ.*, 1897, t. I, p. 657. — Jones et Kelynack. A case of renal sarcoma successfully removed by lumbar nephrect. *Edimb. M. J.*, juin 1899. — Jonnesco. 1° Cancer du rein. *Soc. de chir. de Bucarest*, 1900; 2° Tumeur maligne du rein droit. *Ibid.*, 1901, p. 114. — Jordan. Die N.-extirp. bei malignen Tumoren. *Beitr. z. klin. Chir.*, 1895, t. XIV, 587-614.

von Kahlden. 1° Sur un adénome congén. des deux reins. *Ziegler's Beitr.*. 1893, t. XIII, 291-308; 2° *Id.*, 1894, t. XV. — Kahler. Carcinoma renis dextri. *Allg. W. med. Ztung*, 1889. — Kammerer. 1° Cancer of the K. *N.-Y. M. J.*, 1891; 2° Sarcoma of the K. *N. Y. Surg. Society*, 1896, In *Annals of Surgery*, 1896, t. I, p. 747. — Karewski. Strume surrénale. *D. med. Wchschr.*, 1895. — Kast et Rumpel. *Illustr. path. anat.*, Lond., 1895. — Kayser. Statistique des tumeurs malignes du rein opérées à l'hôpital Serafin, de Stockolm. *Hygieia*, juillet 1896, t. LVIII. — Kehler. *Ein Fall von Nephrekt. bei einem 3-jähr. Mädchen.* Th. Königsberg, 1890. — Kelley. Malignant growths of the K. in children. *Am. J. obst.*, N.-Y., 1900. — Kelly. 1° Die hypernephromas der N. *Ziegler's Beitr.*, 1898, t. XXIII; 2° On hypernephromas of the K. *Phila. Med. J.*, 1898, t. II, p. 223. — Kelynack. 1° *Renal growths*, 260 p., 1898. London; 2° The pathol. of renal tumours. *Edinb. M. J.*, septembre 1899. — Keyes. Adenoma of the K.; successfull nephrect. *Am. J. med. Sc.*, 1890. — Klebs. *Handbuch der pathol. Anat.*, t. I, p. 616. — Knight. Excision of solid renal tumour; recovery. *N. Zealand M. J.*, 1892. — Koch. *Beitr. z. Kenntniss der primären N.-tumoren.* Th. Halle, 1878. — Kocher et Langhans. *D. Ztschr. f. Chir.*, t. IX, 312. — Koenig. Lettre à Döderlein. *D. Ztschr. f. Chir.*, t. XXIX. — Kolaczeck. Zur Frage der N.-extirpation. *D. med. Wchschr.*, 1890. — Kopal. Sarcoma alveolare renis dextri. *Prager med.*

Wchschr., 1895. — KRAUSE. *Zwei Fälle von N.-sarkom.* Th. Würzburg. 1891. — KRAUSE. *Zwei Fälle von N.-extirpation.* Th. Halle, 1889. — KREBS. *Sarkom der N. nach Trauma.* Th. Münich, 1900. — KRÖNLEIN. 1° Néphrect. pour cancer, sans récidive depuis 9 ans. *Corr. Bl. f. Schw. Aerzte*, août 1894; 2° Demonstr. eines seltenen (tératoïden) N.-tumors. *D. Gesellsch. f. Chir.*, 1900. — KRÜGER. Deux cas de carcinome du rein chez l'enfant. *Med. Gesellsch. z. Dorpat*, 19. v. 93; *La Méd. infantile*, 1894. — KÜHN et KRAUSE. Das primäre N. carcinom im Kindesalter. *D. Arch. f. klin. Med.*, t. XVI. — KÜMMEL. 1° Zur Frage der partielle N.-extirpation. *Centralbl. f. Chir.*, 1890; 2° Zur Resektion der N. *Arch. f. klin. Chir.*, 1895, t. XLVI. — KUNDRAT. 1° *Soc. imperio-royale de méd. de Vienne* in *Sem. méd.*, 1891, p. 487; 2° Epidermoïdal Krebs der N. *W. klin. Wchschr.*, 1892, p. 949. — KÜSTER. 1° *Les indications de la néphrectomie.* Cong. de méd. int., 1896; 2° *Mal. chir. du rein*, 1896, 274 p.; 3° Ueber Neubildungen der N. und ihre Behandlung. *Centralbl.*, 1897; 4° Congrès de Moscou, 1898. — KUTTNER. *Ueber palpable N.* Th. Berlin, 1890. — KYNOCH. 1° Adénome du rein. *Lancet*, 1897, t. I, p. 246; 2° A case of laparo.-nephrect. in an infant. *Lancet*, 1898, p. 746.

LACHER. Zur Casuistik des primären N.-carcinoms. *Münch. med. Wchschr.*, 1886. — LAFOURCADE. *Gaz. des hôp.*, 1896, p. 767. — LAMBRET. Néphrectomie transpéritonéale pour cancer du rein. *Echo méd. du Nord*, 1901, p. 192. — LANCEREAUX. 1° Art. « Rein », in *Dict. Dechambre*; 2° Cancer du rein. *Gaz. des hôp.*, 1889; 3° L'épith. rénal. *Union méd.*, 1890. — LANDAU. *D. med. Wchschr.*, 1893. — LANGE. 1° Ueber die Extirp. eines N.-krebses. *Centralbl.*, 1891-2, p. 286; 2° Nephrect. for adeno-carcinoma of left K. *Ann. Surg.*, 1893; 3° Limites du trait. méd. et chirurg. dans les maladies du rein. *N. Y. med. Monatschr.*, 1893, n° 13, p. 457. — LANGHANS 1° Ueber Glycogen in pathol. Neubildungen. *Virchow's Arch.*, t. CXX; 2° Nephrect. wegen N.-sarkom. *D. Ztschr., f. Chir.*, t. IX, p. 313; 3° Histologie du cancer du rein. *D. Ztschr. f. Chir.*, 1878. — LANTZENBERG. Sarcome primitif du rein d. *Soc. anat.*, 1895, p. 592. — LASCHMANN. *Das primäre N.-carcinom.* Th. Würzburg, 1883. — LAUNOIS. Adénome hémorragique du rein; néphrectomie transpérit., guérison. *Gaz. des hôp.*, 1896, p. 626. — LAUWERS. Quelques obs. de chirurgie rénale. *Ann. Soc. belge de chir.*, décembre 1895. — LAVAT. *La chirurgie du rein à la clinique de Jeannel.* Th. Toulouse, 1895. — LAZARUS. Tumeur du rein. *Berl. klin. Wchschr.*, t. XXXI, p. 498. — LEBERT. *Traité des maladies cancéreuses*, 1851. — LE DENTU. 1° *Affections chirurgicales du rein et des uretères*; 2° Technique de la néphrectomie. *Rev. de chir.*, 1886; 3° Carcinome volum. du rein g.; néphrect. transp., guérison. *Acad. de méd.*, 1894, 136-139. — LEGRAND. *Soc. anat.*, juillet 1889. — LEGUEU. 1° Le varicocèle sympt. des tumeurs du rein. *Presse méd.*, 1895; 2° Le cancer du rein mobile. *Ann. de Guyon*, 1897; 3° *Le varicocèle symptomatique.* Cong. d'urologie, 1897; 4° Cancer du rein mobile. *Soc. anat.*, 1897, p. 418. — LENNANDER et SUNDBERG. Adéno-carcinome. *Centralbl. f. Chir.*, t. XXII. — LE NOUENE. Contrib. à l'étude du cancer du rein. *Rev. méd. de Normandie*, 1901. — LÉONTE. 1° Sarcome du rein d. *Spitalul.*, Bucarest, 1896; 2° Tumeur du rein. *Soc. des sc. méd. de Bucarest* in *Ann. gén. ur.*, 1900, 192. — LÉONTE et DRUGESCO. *Spitalul.*, 16 septembre 1893. — LÉPINE. 1° Carcinome primitif du rein g. *Lyon méd.*, 1882; 2° Cancer du rein d. *Rev. de méd.*, 1888. — LETULLE. Note sur la dégén. graisseuse de la capsule surrénale. *Soc. anat.*, 1889, p. 264. — LEVADOUX. *Etude anat. path. sur le cancer épith. du rein chez l'adulte.* Th. Paris, 1892. — LÉVI. Hématonéphrose et épithéliome du rein. *Soc. anat.*, juillet 1894. — LÉVI et CLAUDE. Adénoépith. hémorrh. du rein d. Néphrect. partielle; guérison. *Soc. anat.*, 1895. — LEYRAUD. Cancer du rein gauche et de la vessie. *J. de méd. de Bordeaux*, juin 1891. — LEWI. The present state of our knowledge.... *Arch. pediat.*, N.-Y., 1896, 81-100. — LIHITSKY. Myxolipome du rein d. *Centralbl.*, 1891-2, p. 214. — LINDSTRÖM. Struma aberrata suprarenalis. *Hygieia*, 1898. — LISSARD. *Die primäre Krebserkrankung der N.* Th. Würzburg, 1891. — LITTLEWOOD. Cystic adenoma. *Brit. M. J.*, 1898, t. I, p. 492. — LOEPER et CHIFOLIAU. Cancer du rein. *Soc. anat.*, 1900, p. 67. — LÖHLEIN. Extirpirtes N.-carcinom.

Centralbl. f. Chir., 1901, 676. — LOSSEN. Angiosarcoma. *D. Ztschr. f. Chir.*, 1879, t. XIII. — LOTHEISSEN. Ein Beitr. zur Chir. der N. *Arch. f. klin. Chir.*. 1896, p. 721-776. — LOUMEAU. Cancer du rein. *Ann. de la policlinique de Bordeaux*, 1897. — LÖWENHARDT. Zur Kenntniss der malignen N.-strumen. *D. Ztschr. f. Chir.*, 1888, 583-596. — LOWSON. Sarcoma of the K. *Brit. M. J.*, 1893. — LUBARSCH. 1° Beitr. z. Histol. der von Nebennierenkeimen ausgehenden N.-geschwülste *Virchow's Arch.*, 1894, t. CXXXV, p. 149-223; t. CXXXVII, p. 191-197; t. CXLVIII; 2° Die hypernephroïden Tumoren. *Ergebnisse der allg. Pathol. und pathol. Anat. de Lubarsch et Ostertag*, 1895. — LUNN. Tumor of right K. *Brit. M. J.*, 1891, p. 408.— LUZZATTO. Contributo all' istologia dei tumori primitivi del rene. *Rivista Veneta di Sc. med.*, 15 décembre 1901.

MAC ARDLE. *Dublin M. J.*, 1894, t. XCVII, p. 216. — MAC ARTHUR. S. D. and treat. of neoplasms of the K. *J. Am. M. Ass.*, 1900, 641-643. — MAC BURNEY. Sarcoma of the K. *Ann. Surg.*, 1894, 373-376. — MAC CARTHY AND MARTIN. Carcinoma. *Montreal M. J.*, 1894-5, t. XXIII. p. 490-496. — MAC CASEY. Sarcoma of the K. *Kansas City M. R.*, 1890, 87. — MAC CORMAC. Epith. of the K. associated with calculous. *Brit. M. J.*, 1888, 533. — MACDONALD. Sarcoma. *Albany Ann.*, mai 1897. — MAC HAMILL. Sarcoma of the K. in a child of five years. *Univ. med. Mag.*, 1898, July, p. 585. — MACKENZIE. On a case of primary cancer of the K. *Illustr. M. News*, 1888-9, 269-271. — MACKIE. Renal neopl. with rep. of two cases of nephrect. *Med. News*, t. LXIII, 1893, p. 143. — MACKINSTOSH. A case of primary sarcom of the K. *Lancet*, Lond., 1895, 1371. — MAC LAREN. *Lancet*, 1895, t. I, p. 1516. — MAC WEENEY. 1° Tumor of the K. composed of supraren. tissue. *Med. Press and Circ.*, 25 décembre 1895; 2° On K. tumours derived from suprarenal rests. *Brit. M. J.*, 1896, t. I, 323-326. — MAIDLOW. A case of extirp. of the K. for sarcoma. *Brit. M. J.*, 12 février 1898, t. I, 426. — MALASSEZ. Cancer. *Soc. anat.*, 1870, p. 147. — MALCOLM. Nephrect. for malignant tumor in a patient 2 years; child shown in good health two years and four months after op. *Tr. clin. Soc.*, Lond., 1895, 187; *Brit. M. J.*, 1894. — MANASSE. Zur Histologie und Histogenese der primären N.-geschwülste. *Virchow's Arch.*, 1895, t. CXLII, p. 164-192; 1896, t. CXLIII, p. 278-323; 1896, t. CXLV, p. 113-157. — MANTEUFFEL. N.-carcinom. *Centralbl. f. Chir.*, 1899, 763. — MARAGON. *De l'incision transv. dans la néphrect.* Th. Paris, 1894. — MARCHAND. 1° *Virchow's Arch.*, t. LXXIII, 289; t. C, 42; 2° Adénocarc., volum. du rein g. chez une femme. *Berl. klin. Wchschr.*, 21 octobre 1895; 3° Ueber accessorische Nebenniere in Lig. lat. *Virchow's Arch.*, t. XCII. — MARCHIAFAVA. *Annali di med. navale*, avril 1896. — MARENESI. Voluminose sarcome delle ghiandole retroperit. e del rene sinistro in un bambino; ablazione del. tumor e del rene : guarizione. *Policlin.* Rome, 1893-94, 327-329. — MARIAGE. *Essai sur les tumeurs malignes chez l'enfant.* Th. Paris, 1893. — MARIE. Recherches expérimentales sur les adénomes. *Soc. anat.*, 1899. — MARQUEZ. *Sarcome du rein chez l'enfant.* Th. Montpellier, 1898. — MARTIN. Tumeur du rein d. chez un enfant de 5 mois; hydronéphrose. *Lyon méd.*, 1896, 326-330. — MAS. Struma lipomatodes aberrata renis. *Ann. di San. mil.*, Buenos-Ayres, 1900, 648-655. — MAUDERLÉ. *Sarcombildung im Kindesalter.* Th. Bâle, 1893. — MAX. Obs. de sarcome du rein. *Clinique*, Bruxelles, 1894, 705-710. — MENDELSOHN. *D. med. Wchschr.*, 1896. — MERKEL. Ueber die Neubildung der sog. embryon. Drüsengeschwülste an der N. *Ziegler's Beitr.*, 1898, t. XXIV, p. 475. — METZNER. *Beitr. z. Kenntniss der primären N.-geschwülste.* Th. Halle, 1888. — MICHEL. Sarcome primitif du rein g. *Soc. anat.*, février 1892, p. 118. — MICKULICZ. *D. med. Wchschr*, 1895. — MINERVINI. Contrib. allo studio dei tumori renali. *Clinica chirurgica*, n° 3, 1897. — MIRIEL. *Réfl. sommaires sur l'importance du diagnostic.* Th. Paris, 1810. — MIXTER. Cancerous K. removed by laparot. Recovery. *Boston M. and S. J.*, 1892, 262. — MOGLIA. Un nuovo caso di struma soprarenale. *Boll. d. sc. med. di Bologna*, 1888, 301-309. — MONOD. 1° *Soc. de chir.*, 12 mars 1890; 2° *Id.*, 1901, p. 1115. — MONTGOMERY. *Am. med. Compend.*, Toledo, 1897, t. XIII, p. 139-141. — MORESTIN. Tumeur maligne du rein. *Soc. anat.*, 1898, p. 585. — MORGAN. Lettsomian Lectures on the Aff. of the Urin.-Apparatus in Children. Lecture II. Tum. of the K. *Brit. med. J.*,

26 février 1898, t. I, p. 544. — MORRIS. 1° Another method for palpation of the K. *Tr. am. Ass. obst. and gyn.*, 1891; 2° Renal and adrenal growths. *Brit. M. J.*, 1893, t. I, p. 2; 3° *Surgical diseases of the K. and ureter.* Londres, 2 vol. — MORTON. 1° Tumor of the K. *Lancet*, 23 avril 1898; 2° A case of abd. nephrect. for renal sarcoma. *Brit. M. J.*, 1900, 249-250. — MÜHLMANN. Contrib. à l'histologie des capsules surrénales. *Virchow's Arch.*, 1896, t. CXLVI, p. 365. — MÜLLER. Ueber die Lipome und lipomatösen Mischgeschwülste der N. *Virchow's Arch.*, 1896, t. CXLV, p. 339-369. — MÜLLNER. *Ein Fall von primären N.-carcinom.* Th. Münich, 1882. — MUUS. Ueber die embryonalen Mischgeschwülste der N. *Virchow's Arch.*, t. CLV, p. 401.

NAPIER. Sarcoma involving both K. in an infant. *Brooklyn M. J.*, 1898, p. 304. — NASH. A serie of renal cases. *Lancet*, 1890, 1268. — NASON. Analyse de 5000 morts de tumeurs malignes. *Brit. M. J.*, 1901, 1199-1201. — NEPVEU. Epith. colloïde du rein. *Soc. de chir.*, 1890, 224. — NEUMANN. *Arch. f. klin. Med.*, t. XXX. — NEUMANN. *Essai sur le cancer du rein.* Th. Paris, 1873. — NEWMANN. Cases of primary cancer of the K. *Glasgow M. J.*, 1896, 179-187. — NITZE. Ablation d'un sarcome rénal diagn. par le cystoscope. *Berl. klin. Wchschr.*, 1895, 1er avril. — NORMAN. Adenoma of the K. *Dublin J. med. Sc.*, 1893, 273-280. — C. NORMAN. Adenoma of the Kidney in the adult. *Trans. of the Royal Acad. of med. in Ireland*, t. XI, 1893, p. 377. — NOTHNAGEL. Angiocarcinoma renis. *Allg. W. med. Ztung*, 1897.

OBALINSKI. 1° Zur moderne N.-chirurgie. *Samml. klin. Vortr.*, n. F., 1891; 2° Weitere Beitr. z. N.-chirurgie. *W. med. Wchschr.*, 1897. — ŒSTREICH. Sarcome primitif du rein. *Soc. de méd. int. de Berlin*, 5 décembre 1892. — OLLIER. *De la néphrectomie sous-capsulaire.* Cong. de chir., 1886.

DE PAOLI. 1° *Della resezione del rene. Studio sperimentale.* Congr. de Berlin, 1890; 2° Beitr. z. Kenntniss der primären Angiosarcom der N. *Ziegler's Beitr.*, 1890, t. VIII, p. 140-166; 3° Sopra un caso di ciste multiloculare del rene.: contrib. allo studio dei tumori misti del rene. *Accad. med. chir. di Perugia*, 1897, 288; 4° Consid. sur quelques cas de chirurgie du rein. *Centralbl.*, 1898, p. 206. — PERKES. *Am. J. of med. Sc.*, 1890. — PATINO LUNA. *Formes cliniques du cancer du rein.* Th. Paris, 1884. — PAUL. Cong. sarcoma of the K. *Liverpool M. Chir. J.*, 1894, 102-110. — PAWLICK. Contrib. au diagn. et au trait. des tumeurs du rein. *Arch. f. klin. Chir.*, 1896, t. LIII, p. 571. — PÉAN. *Néphrotomie et néphrectomie.* Cong. de chir., 1886. — PENROSE. Sarcoma of the K. *Tr. path. Soc.*, Lond., 1892-3. — PEREWERSEFF. Entwickelung des N.-krebses.... *Virchow's Arch.*, 1874, t. LIX, p. 227. — PERMANN. Tumeur maligne; extirpation, guérison. *Centralbl.*, 1901, 415. — PERTHES. *D. Ztschr. f. Chir.*, 1895, t. XLII, 201-273. — PICCARD. Report of a case... in an infant. *Kansas M. J.*, 1895, 214. — PICK. *Das primäre N.-sarkom.* Th. Würzburg, 1893. — PICK. Ueber einen seltenen Fall von N.-geschwulst. *Berl. klin. Wchschr.*, 1901, 299-300. — PICQUÉ. Kyste hématique du rein. *Soc. de chir.*, 1898, 651. — PIERSON. Epith. carcinom. of the K. *Med. Rec.*, N.-Y., 1892, 463. — PILLIET. 1° Sclérose et adénomes de la capsule surrénale. *Soc. anat.*, 1888 et 1889; 2° Adénomes multiples du rein. *Soc. anat.*, 1889, 541-545; 3° *Id.*, 1890, 404; 4° Epith. primitif du rein. *Soc. anat.*, 1890; 5° Capsule surrénale située sous la capsule du rein d. *Soc. anat.*, 1893, 485. — PINNER. Beitr. z. N.-chir. *Arch. f. klin. Chir.*, 1898, t. LVI, 447. — POLLARD. Carcinoma and Calculi. *Trans. path. Soc.*, Lond., 1884, t. XXXVI, 272. — PONCET. Tumeur du rein. *Presse méd.*, 22 mai 1897. — PORTE. Cancer du rein; sarcome de la dure-mère. *Dauphiné méd.*, 1895. — PRUDDEN. Small multiples adenomata of the K. *N.-Y. path. Soc.*, 1888. — PUGLIESI. Contrib. à la casuist. des tumeurs rénales. *Morgagni*, 1893, 57-60. — PUIG AMETLLER. 1° *Les tumeurs malignes du rein chez l'enfant et chez l'adulte.* Th. Montpellier, 1900-1901; 2° *Montpellier médical*, juillet 1901.

QUÉNU. Sur la néphrect. pour les tumeurs du rein. *Soc. de chir.*, 1890, 234. — DE QUERVAIN. *Rev. méd. de la Suisse romande*, 1897, 499.

RAFIN. Tumeur du rein et cathét. de l'uretère. *Lyon méd.*, 1900, 451-452. — RAMOÏNO. 1° Contrib. all' anat. pat. dei tumori renali. *Morgagni*, 1896, 119-134; 2° Tumore renale di genesi embryonale. *Gazz. degli osp.*, Milano, 1900, 180-181; 3° Contrib. alla patog. delle ciste renali. *Gazz. degli osp.*, Milano, 1900, 152-153. — RAMM. Sarcome du rein. Néphrect., guérison. *Norsk. Mag.*, 1896, 1020. — RÄUBER. *Zur feinere Struktur der Nebennieren.* Th. Berlin, 1881. — RAYER. *Atlas*, 1837, planches 45 à 49; *Traité des maladies du rein*, 1841, t. III. — REAMY. Case of cystosarcoma of the K. in a patient aged 24 months. *Cincinn. Lancet Clinic*, 1895. — RÉCAMIER. Th. Paris, 1889. — REHN. P. cases of malignant renal tumours in childhood. *Centralbl.*, 1900. — REICHE. Beitr. z. Stat. des Carcinoms. *D. med. Wchschr.*, 1900. — REID. A case of large tumor of K. removed by abd. section. *Glasgow M. J.*, 1896, 226-231. — REUSSEN. Contrib. à la casuistique. *Med. Weekbl. Amst.*, 1898-9, 281-283. — REVERDIN. *Ann. gyn. et obst.*, t. XLII, p. 330. — RIBBERT. *Virchow's Arch.*, t. C, 282, t. CXXX, 249. — RICARD. Adénome hémorragique du rein. *Gaz. des hôp.*, 1896, 626-628. — RICHARDSON. *Boston M. S. J.*, janvier 1893. — RICKER. 1° Zur Histologie der in den N. gelegenen Nebennierentheilen. *Centralbl. f. allg. Path. und. pathol. Anat.*, 1896, 363-370; 2° Beitr. z. Lehre von den Geschwülste in der N. *Id.*, 1897, t. VIII, p. 417. — REIKETT. Sarcoma of the K. *Cincinn. Lancet Clinic*, 1900, 364. — RIEDER. *Münch. med. Wchschr.*, 1890, 306. — RIEFFEL. Diagn. et trait. des tumeurs malignes du rein. *Rev. gén. de clin.*, 1893, 450. — RIEHL. *Ein Fall von primären N.-sarkoms.* Th. Münich, 1899. — RILLIES. Débris de capsules surrénales dans les organes dérivés du corps de Wolff. *Progr. méd.*, 3 janvier 1891. — RINDFLEISCH. *Lehrbuch der path. Geweblehre*, Leipzig, 1886. — RIOS. Un caso de cancer del riñon, nefrect., muerte. *Rev. méd. du Chili*, 1892, 115-118. — RISS. Zur N.-chirurgie. *Beitr. z. klin. Chir.*, t. VII, 1890-91. — RIVET. Tumeur du rein chez un enfant. *Gaz. méd.*, Nantes, 1900, 208-209. — RIVIÈRE. Traitement du cancer du rein par la néphrectomie parapérit. *Lyon méd.*, 12 mars 1893. — ROBERTS. 1° Nephrectomy for sarcoma. *Am. Pract. and News*, Louisville, 1888, 33-35; 2° A large sarcoma of left K. in a child five years old: nephrect. recovery. *Am. Pract. and News*, Louisville, 1894, 343. — ROBIN. Lipome intranéphrétique partiel. *Soc. de biol.*, 1853. — ROBINEAU-DUCLOS. *Les incisions chirurgicales du rein.* Th. Paris, 1890. — ROBSON. Sarcoma of the K. *Clin. J.*, Lond., 1895-6, 98-102. — ROCHER. *L'hématurie dans les néoplasmes du rein.* Th. Paris, 1901. — ROHRER. *Die primäre N.-sarkom.* Th. Zurich, 1874. — ROLLESTON et KANTHACK. *The J. of Pathol.*, octobre 1893. — RONCALI. Traitement du cancer par la toxine du streptocoque. *Centralbl. f. Bakt.*, 1897. — ROSENSTEIN. 1° Zur Casuistik der Geschwulstthrombose. *Arch. f. klin. Chir.*, t. LX; 2° *Path. und Therap. der N.-krankheiten.* — ROTCH. Growth. *Pediatrics*, 1896, t. II, p. 939. — DE ROUVILLE. *Des néphrectomies partielles.* Th. Paris, 1894-5. — ROWSING. 1° Diag. und Behandlung der bösartigen N.-geschwülste bei Erwachsenen. *Arch. f. klin. Chir.*, 1895, t. XLIX, 407-450, et *Hosp. Tid.*, 1895; 2° La résection du rein est-elle admissible pour tumeurs malignes? *Hosp. Tid.*, 1896, n° 37 et 38; 3° *Mal. chir. du rein et de l'uretère*, 1896, 290 p. — RUPPRECHT. *Centralbl. f. Gynäk.*, 1890, t. XIV, n° 33. — RUSCONI CAMILLO. *I sarcomi dei reni nei bambini.* Tesi di Laurea, Rome, 1896. (Il nous a été impossible de nous procurer cette thèse qui n'aurait jamais été imprimée.) — RÜTH. *Ein Fall von primären Sarkom der N. in Kindesälter.* Th. Münich, mai 1900.

SABOURIN. 1° Contrib. à l'étude de la cirrhose rénale. *Arch. de physiol.*, 1882; 2° Etude sur quelques variétés de tumeurs du rein. *Arch. de physiol.*, 1882; 3° Sur quelques cas de cirrhose rénale avec adénomes multiples. *Rev. de méd.*, 1884; 4° Adénome hémorragique du rein. *Rev. de méd.*, 1884. — SABOURIN et ŒTTINGER. Adénome hémorragique, etc. *Rev. de méd.*, 1885. — SÄNGER. Beitr. z. transp. Nephrekt. *D. Ztschr. f. Chir.*, 1892, t. XXXIV, 360-388. — SCHEDE. Neue Erfahrungen über N.-extirpation. *Centralbl. f. Chir.*, 1891, n° 5, p. 303. — SCHIBBYE. 1° Sarcome du rein chez un sujet de 13 mois. *Norsk. Magaz.*, 1894, t. LV, p. 201; 2° Extirp. einer sarcomatösentartenen. Niere.... *Réunion des médecins et natura-*

listes allemands, 1890; 3° Beitr. z. Chir. der Niere. *Münch, med. Wchschr.*, 1892, 4° *Handbuch der spec. Chir. inneren Krankheiten*, livr. 19-20, p. 326; 5° Néphrect. pour tumeurs malignes du rein. *Centralbl. f. Chir.*, 1893, p. 672. — SCHMIDT. Myxosarcome du rein. *Soc. anat.*, 3 juillet 1896. — SCHÜTZ. *Untersuchungen über den Bau und die Entwickelung der epithelialen Geschwülste der Niere.* Th. Dorpat, 1889. — SCUDDER. 1° Nephrect. for cystic adenoma in a pregnant woman, recovery. *Am. J. med. Sc.*, 1895, 646-651; 2° Nephrectomy for cystic adenoma in a pregnant woman; a second report. *J. of cut. and gen. ur. dis.*, 1897, p. 555. — SECCHI. Voluminoso fibrosarcome del rene (enfant de 29 mois, néphrect., guérison). *Att. d. Ass. med. lomb.*, 1896-97, 341-346. — SELTER. Ueber einige seltene heteroplastische Lipombildungen. *Virchow's Arch.*, 1893, t. CXXXIV, p. 199. — SEMB. Sarcome primitif du rein chez un mort-né. *Centralbl. f. Gynäk.*, 1894, n° 44. — SEMON. *Anat. Anzeiger*, 1890, t. V. — SENDLER. Ueber Indication. und Result. der chir. Eingriffe bei Erkrank. der N. *Münch. klin. Wchschr.*, 1899, n°s 5 et 6. — SHARKEY. Development of cancer from Malpighian bodies and tubule. *Trans. path. Soc.*, Lond., 1881, t. XXXIII, 195-198. — SHATTOK. Adénome du rein chez un enfant. *Tr. path. Soc.*, Lond., 1887 et 1894. — SHAW et PERRY. Carcinomata and Sarcomata. *Guy's Hosp. Rep.*, 1895. — SHORT. The history of a renal cancer. *Birmingham M. Rev.*, 1896, 159-163. — SIEGRIST. *Ueber die N.-extirpation bei malignen Tumoren.* Th. Zurich, 1889. — SIRLEO. Sopra un caso di adenocistoma multiloculare in ambedue reni. *Policlin.*, Roma, 1897, 357-367. — SOCIN. Néphrect. pour cancer. *Corresp.-Bl. f. Schw. Aertze*, 15 juillet 1896. — SOUQUES. Note sur un cas d'adénome du rein. *Soc. anat.*, 1889, 615-618. — STEELE. 1° Sarcoma of the K. in children. *Medicin Detroit*, 1895, 6-18, et *Ann. gyn. and pœd.*, janvier 1896, et *Med. and Surg. Rep.*, 1896, t. LXXIV; 2° Melanoliposarcoma of the left K. weighing seven pounds in a child sixteen months old; lateral laparo-nephrect., recovery. *Intern. Clin.*, Phila., 1895, 220-225, et *Chicago med. Recorder*, 1894, 186-190. — STEINER. Néphrectomie pour cancer. *D. med. Wchschr.*, 1897, n° 18, V. B., p. 115, et *Berl. klin. Wchschr.*, 1896, 565, et *Soc. de méd. de Berlin*, 1896. — STEINMANN. *Ueber primäres N.-carcinom.* Th. Würzburg, 1889. — STETTER. Demonstr. einer extirpirten carcinomatösen Niere. *Verhandl. d. d. Gesellsch. f. Chir.*. 1887. — STILLER. Zur Diagn. der N.-tumoren. *W. med. Wchschr.*, 1888. — STONE. Sarcoma of the K. in Children. *Occidental M. Times*, 1900, 388-390. — STRATZ et DE JOSSELIN DE JONG. Nephrekt. wegen N.-geschwülste. *Centralbl.*, 1901, 374. — STROUP. Carcinose primitive du rein. *Rev. méd. de l'Est*, 1895, 182. — STRÜBING. 1° *D. Archiv. f. klin. Med.*, 1888, t. XLIII, 613; 2° Ueber heterologen N.-strumen. *D. Arch. f. klin. Med.*, 1888, 599-622; 3° Strumes hétérologues du rein. *Verh. d. med. Ver.* z. Greifswald, 1890-91; Leipzig, 1892, p. 168-171. — STURM. Ueber die Adenome der Niere. *Arch. f. Heilk.*, 1875. — STÜWE. *Tumeurs du rein.* Th. Marburg, 1892. — SUDEK. 1° Ueber die Struktur der N.-adenom. *Virchow's Arch.*, 1893, t. CXXXIII, 405; 2° Zwei Fälle von Adenosarcom der N. *Virchow's Arch.*, 1893, t. CXXXIII, p. 558; 3° Réponse à Lubarsch. *Virchow's Arch.*, 1894, t. CXXXVI, p. 293. — SULLIVAN. A report of two cases of nephrect. *J. am. med. Ass.*, 1892, 38-41. — SUTTON. 1° Renal tumours. *Clin. J.*, Lond., 1893-94; 2° Nephrect. for malignant tumour in an infant. *Brit. M. J.*, 1894, 354. — SWIFT. Cancer of right K.; nephrect.; no recurrence after eighteen months. *Boston M. a. S. J.*, 1895, 584. — SYKOW. Ueber einen Fall von Struma aberrans renis. *Arch. f. klin. Chir.*, t. LVIII.

TARGETT. Growths of adrenal origine. *Trans. path. Soc.*, Lond., 1895-96, t. XLVII. — TAUFER. N.-tumoren. *Pest. med. chir. Presse*, 1893, t. V. — TAYLOR. Dégén. maligne du rein chez les enfants. *Ann. gén. ur.*, 1888, 439-471. — TÉMOIN. Adénome hémorragique du rein. *Arch. prov. de chir.* 1895, 592-596. — TERRILE. Sarcoma del rene. *Cron. de chir. med. d. Genova*, 1896-97, 257-262. — TERRIER. Remarques sur un nouveau procédé de néphrectomie transpéritonéale. *Revue de chirurgie*, 1887, p. 342. — TERRILLON. 1° Epith. volum. du rein g. *Soc. de chir.*, 1890, 431-435; 2° Tumeur volum. du rein g. *Soc. de chir.*, 1891, 116. — THIRIAR. 1° Consid. sur la néphrectomie. *Rev. de chir.*, 1888, 97 : 2° Cancer du rein. Néphrectomie. *Presse méd. belge*, 1890, 65-67. — THOMAS. Néphrect. pour carcinome primitif. *Brit. M. J.*, 1897, t. II, 1267. — THORNTON. 1° 25 cases of nephrect. by abd. section. *Med. Chir. Tr.*, Lond., 1889; 2° Les tumeurs solides du rein. *Centralbl.*, 1889-90, 466; 3° Sur les affections malignes du rein. *Lancet*, 1890, 134; 4° Cases illustr. the surgery of the K. *Lancet*, 1895. — TILLAUX. Tumeurs fibro-plastiques du rein. *Union méd.*, 5 septembre 1893. — TILLMANN. Extirpation d'une tumeur de la capsule fibreuse du rein g. pesant 10 kg. *Hygieia*, 1891, 277-285. — TRÉLAT. *Néphrotomie et néphrectomie.* Cong. de chir., 1886. — TUFFIER. 1° Etude sur les tumeurs malignes du rein. *Ann. gén. ur.*, 1888; 2° Chirurgie rénale. *Gaz. hebd.*, 1892, 615-619; 3° Hématonéphrose intermittente par épith. du hile du rein et du bassinet. *Soc. de chir.*, 28 nov. 1894; 4° *Chirurgie du rein.* Congr. de chir., 1894; 5° De la néphrect. par morcellement. *Ann. gén. ur.*, 1894, 401-408; 6° *De la néphrectomie partielle dans les tumeurs bénignes.* Cong. de chir., 1895; 7° 153 op. sur le rein. *Gaz. méd.*, 1897, 473-478; 8° Congrès de Moscou, 1898; 9° 2 cas de chirurgie du rein. *Soc. de chir.*, 5 juillet 1899. — TUTTLE. Some tumours of the K. *M. a. S. Rep. Presbyt. Hosp.*, N.-Y., 1896.

ULRICH. Anat. Untersuch. über ganz. und partielle verlagerte und accessorische Nebennieren.... *Ziegler's Beitr.*, 1895, 589-655.

VANDERVELDE. 1° Fibromes et adénomes du rein. *Soc. d'anat. path.* Bruxelles, février 1897; 2° La transf. carcinom. des adénomes rénaux. *J. méd. de Bruxelles*, 1897, 39. — VERHOFF. N.-sarkom bei einem Kinde: Laparot. Genesung. *Centralbl.*, 1894, 449. — VERWAECK. Cancer primitif du rein. *Soc. belge an. path.*, 14 avril 1899, in *Gaz. hebd.*, 4 mai 1899. — VILLARD. De la néphrect. transp. avec. marsup. préalable. *Gaz. hebd.*, 1898, 121-126. — VILLARET. *Beitr. z. Casuistik der N.-strumen.* Th. Greifswald, 1891. — VILLENEUVE. Cancer du rein d. *Soc. de chir.*, 1890. — VIOLI. Laparot. per sarcoma in un bambino. *La Pediatria*, 1897, 129. — VIRCHOW. *Pathol. des tumeurs* (trad. française), t. I, p. 382, t. II et t. III. — VORAN. Cancer du rein. *Soc. de méd. de Lyon*, 17 janvier 1898, in *Echo médical*, Lyon, 15 mars 1898.

WAGNER. 1° Casuist. Beitr. z. N.-chir. *D. Ztschr. f. Chir.*, 1886; 2° Neuere Beitr. z. N.-chirurgie. *Schmidt's Jahrbücher.*, 1889, 193, et 1892, 190; 3° Weitere Beitr. z. N.-Chirurgie. *D. Ztschr. f. Chir.*, t. XXXIV, 98; 4° *Abriss der N.-chirurgie*, Leipzig, 1893; 5° Zur Casuistik des primären N.-sarkoms. *Centralbl.*, 1894, 267; 6° *Centralbl.*, 1896; 7° Die Grenze der N.-extirpation. *Centralbl.*, 1897. — WALDEYER. *Virchow's Arch.*, t. XLI, LI, LIV. — WALKER. 1° Recent. exp. on surgery of the K. *J. am. med. Ass.*, 1896; 2° Sarcoma of the K. in children. *Ann. Surg.*, 1897, 529-602. — WARNER. A case of sarcoma of the K. *Arch. pediat.*, Phila., 1890, 817-821. — WARTHIN. Fibrolipoma of the K. *J. Path. and Bacteriol.*, Edimb. et Lond., 1896-7, 404-411. — WEBER. Papillary adenoma of the K. *Tr. path. Soc.*, Lond., 1897-8, 176-178. — WEHLAND. *Un cas rare de sarcome diffus bilatéral du rein.* Th. Tübingen, 1895. — WEHR. *Ein Fall von primären Alveolsarkom der N.* Th. Greifswald, 1893. — WEICHSELBAUM et GREENISH. Das Adenom der Niere. *W. med. Jahrbücher*, 1883. — WEIGERT. Adenocarcinoma renum congenitum. *Virchow's Arch.*, t. LXVII. — WEILER. Th. Kiel, 1885. — WEINBERG. *Cancer primitif du rein.* Th. Würzburg, 1891. — WEINBERG. 1° Capsule surrénale en continuité avec le rein. *Soc. an.*, 1er février 1895; 2° Epith. prim. lobulé du rein. *Soc. anat.*, juillet 1896, p. 538. — WEIR. 1° Fibrolipome et calcul. *Ann. Surg.*, 1897, 128; 2° A personal exp. in renal surgery. *Med. News*, 1898. — WEISS. Zur Kenntniss der von versprengten Nebennierenkeimen ausgehenden Geschwülste. *Ziegler's Beitr.*, 1898, t. XXIV, p. 34. — WELT. Fall von Sarkom der N. *N. Y. med. Monatschr.*, 1898, 243. — WENNER. Adenocystoma of K. *Cleveland J. M.*, 1900, 303-304. — WENTWORTH. 2 cases of malignant growths in the K. *Arch. pediat.*, N.-Y., 1896, 321-341. — WERDER. Nephrect. for sarcoma of K. in a child. *Med. News*, 1895, 46. — WERNER. Nephrect. in a child of 2 years; recovery. *Therap.*

Gaz., Detroit, 1892. — WESSELOWSKI. Cancer of the K. *Med. Bull.*, Phila., 1888, 283. — WHITE. Tumor of the K. *Guy's Hosp. Gaz.*, 1897, 385-388. — WHITNEY. Tumor of the Kidney. *Boston med. a. Surg. Journ.*, juillet 1896, t. CXXXV, p. 63. — WIEFEL. *Ueber Adenom der Niere.* Th. Bonn, 1885. — WILIAM. A case of nephrect. for carcinoma. *Lancet*, 1892, 1089-1100. — WILLER. *Métastases dans les tumeurs malignes.* Th. Berne, 1892. — WILLETT. Adénome kystique cong. et carcinome du rein. *Tr. of path. Soc.*, Lond., 1895. — WILLIAMS. The malignant tumors in infancy. *Lancet*, 1897. — WILMS. *Die Mischgeschwülste der Niere*, Leipzig, 1899. — WITTE. *Erworbenes multiloculäres Adenokystom.* Th. Königsberg, 1896. — WOLFENSBERGER. *Myosarcomata.* Th. Zurich, 1894. — WOLLENSTEIN. Rhabdomyosarcoma of the K. *Med. Rec.*, N.-Y., 1893, 90. — WRANITSCHEK. Ueber ein N.-sarkom bei einem Kinde. *Prag. med. Wchschr.*, 1898, 645. — WYETH. Nephreck. for medullary carcinoma; death. *N. Y. M. J.*, 1888, 601. — WYLER. Ueber ein durch die Vene cava inferior bis in den rechten Ventrikel gewachsenen N.-carcinoma. *Centralbl.*, 1898, 686. — WYSS. Zwei Decennien Nierenchirurgie. *Beiträge zur klin. Chirurgie*, t. XXXII, Heft 1.

ZIEGLER. *Anatomie pathologique.* — ZIPPERLEN. *Ueber einen Fall von primären N.-sarkom.* Th. Würzburg, 1896.

2° TUMEURS DU BASSINET ET DE L'URETÈRE

ALBARRAN. 1° Epithélioma papillaire du bassinet. *Bull. de la Soc. de chir.*, mai 1898; 2° *In* Heresco. *Néoplasmes du rein*. Thèse Paris, 1898, p. 84; 3° Le Dentu et Albarran. Papillome de l'uretère. *Bull. de l'Acad. de médecine*, 1899, p. 240; 4° Néoplasmes du bassinet, in *Traité de chir.* de Le Dentu et Delbet. Paris, 1899, vol. VIII; 5° Néoplasmes primitifs du bassinet et de l'uretère. *Ann. des Mal. gén. urin.*, 1900, p. 701, 918, 1179; 6° Adénome de l'uretère. *Bull. Soc. de Chir.*, juillet 1902.

BATTLE. *Transactions of the pathol. Soc.*, Lond., 1895. p. 235. — BILLROTH cité par Drew. *Loc. cit.*, p. 133. — BRÄUNINGER. *Beitr. z. klin. Chir.*, 1897, vol. I, p. 496.

CATTANI. *Arch. per le Sc. med.*, 1883, p. 91.

DICKINSON. *Loc. cit.*, vol. III, p. 754. — DREW. Douglas Villous tumour of the pelvis. *Trans. path. Soc.*, Lond., 1897, p. 130.

FENWICK. *Medical Society Trans.*, 1897, p. 238. — FREUND. *In* Manasse. *Virchow's Arch.*, vol. CXLIII, 1896, p. 307. — FRISCH. *Collège médical de Vienne*, 7 mars 1892; *Semaine médicale*, 1892, p. 108.

GAUCHER. Cancer du bassinet. *Bull. Soc. anat.*, 1881, p. 40. — GIORDANO. 1° Sur le cancer du rein. *Ann. gén. ur.*, 1892, p. 585; 2° *Cirugia renale*, 1898, p. 215. — GRAHAM. Sarcoma of the pelvis. *Jour. Amer. Med. Ass.* Chicago, 1895, vol. XXIV, p. 558. — GROHÉ. *Deutsche Zeitschr. f. Chir.*, 1901, vol. LX, p. 1. — GOULD. Pièce du *Middlesex Museum* in *Morris*, p. 4.

HARTMANN. *Bull. Soc. anat.*, 1880, p. 576. — HEDENIUS et WALDENSTRÖM. *Arch. f. klin. Chir.*, 1894, p. 357. — HECKTOEN. *Rev. des Sciences méd. de Hayem*, 1896, p. 650. — HILDEBRANDT. *Arch. f. klin. Chir.*, 1894, vol. II, p. 349. — HEBB. Cité par Fenwick. — HERESCO. La cystoscopie appliquée à l'étude des tumeurs urétérales, *Ann. gén. ur.*, juillet 1901.

ISRAËL. *Chir. Klin. d. Nierenkrankh.*, 1901, p. 53.

JEBENS. *Thèse de Strasbourg*, 1894, obs. VII. — JONA. Contribut. à l'étude des tumeurs primitives du bassinet et de l'uretère. *Centr. f. allg. Path. u. path. Anat.*, 1894, p. 659. — JONES. Cité par Drew, p. 135.

KAUFFMANN. Pyélite et urétérite polypeuses. *Lehrb. d. spec. path. Anat.*, 1896, p. 627. — KOHLHARDT. Tumeur papillomateuse du bassin et de l'uretère. *Virchow's Arch.*, 1897, p. 565. — KELLOCH. Cas du musée de Middlesex Hosp., cité par *Morris*, vol. II, p. 3. — KUNDRAT. *Internationale klin. Rundschau*, 1891, p. 1966.

LANCEREAUX. *Dict. Dechambre*, art. « Rein », vol. 11, p. 247. — LEBERT. *Anat. path.*, 1861, vol. I, p. 209. — LANGE. *N. Y. Monatschr.*, 1891, p. 460.

MARTIN. Tumeur du rein droit du poids de 2200 grammes. *Ann. gén. ur.*, 1897, p. 42.

NEELSEN. *Ziegler's Beiträge*, 1888, p. 279.

PERTHES. Tumeur du bassinet. (Clinique du Prof. Trendelenburg.) *D. Ztschr. f. Chir.*, 1875, p. 215. — B. POLL. Un cas de tumeur villeuse multiple dans le bassinet et l'uretère. *Brun's Beitr. z. Chir.*. 1899, p. 822. — PANTALONI. Le papillome du bassinet. *Arch. provinciales de Chirurgie*, 1899, p. 2.

RAYER. 1° *Traité des maladies du rein*, 1841, vol. III, p. 699; 2° *Atlas*, pl. XI, fig. 4 et pl. XL, fig. 3. — REYNÈS. Hématurie pseudo-essentielle; diagnostic cystoscopique. *Congrès international Paris*, 1900 (section de chirurgie urinaire). p. 77. — RUNDLE. Epithelioma of the ureter with hydronephr. *Trans. of the Path. Soc.*, Lond., 1896-7, vol, XLVII, p. 128. — RIBBERT. *In* Witzel. Beitr. z. Chir. der Bauchorgane. *D. Ztschr. f. Chir.*, vol. XXIV, 1866, p. 337. — ROBERTS et DE MORGAN. *Trans. of. the Path. Soc.*, Lond., 1870, p. 239.

TIKHOFF. Un cas de papillome du bassinet. *Arch. provinciales de chirurgie*, 1901. p. 143. — THORNTON. *Trans. of the Path. Society*, Lond., 1885, p. 269. — TOUPET et GUENIOT. Cancer de l'orifice urétéral du bassinet. *Bull. de la Soc. anat.*, Paris, 1898, p. 677.

VOLCKER. *Trans. of the Path. Society*. Lond., vol, XLVI, p. 135.

WEHB. Thèse de Greifswald, 1893. — WHITE POWELL. *Trans. of the Path. Soc.* Lond., 1898, p. 178. — WILBUTSKI. *Sur un cas de sarcome primitif de l'uretère.* Thèse de Königsberg, 1891. — WIRSUNG et BLIX. *In* Hildebrandt. *Arch. f. klin. Chir.*, 1894, p. 357.

3° KYSTES DU REIN

ADAMKIEWICZ. Th. Berlin, 1843. — AHSBY. *Lancet*, 30 avril 1887. — ARAN. *Gaz. des hôp.*, 1860. — ARLOING. *Soc. de méd. de Lyon*, 1868 (animaux). — ARNOLD. *Ziegler's Beitr.*, 1890, t. V, p. 21. — ARNOLD. *Lancet*, 22 février 1896. — ATWOOD. A case of abd. nephrect. for cystic. K. Recovery. *Boston M. a. S. J.*, 1895, 440-442. — AUBRY. Th. Bordeaux. 1891-1892.

BABINSKY. Kystes multiples du foie et des reins. Urémie. *Soc. anat.*, 1882. — BAGOT. *Lancet*, 21 septembre 1889. — BAILLY. *Soc. anat.*, 1867. — BALDWIN. Three rares cases of K. cysts. *Am. Ass. of Obst. and Gyn.*, 1899. — BAR. 1° Note sur l'évolution du processus scléreux dans la dégén. polykystique cong. des reins et du foie. *Soc. d'obst.*, 19 janvier 1899; 2° Atrophie et dégén. kystique du rein g. *Soc. d'obst.*, 18 mai 1899. — BAR et RÉNON. *Soc. de biol.*, 22 décembre 1894. — BARD et LEMOINE. De la mal. kystique essentielle des organes glandulaires. *Arch. gén. de méd.*, 1890 t. II, 151. — BARDENHAUER, *D. med. Wchschr.*, 1891. — BAYOL. Th. Montpellier, 1874. — BEADLES. *Tr. path. Soc.*, Lond., 1894, t. XLV, 124. — BEALE. *Tr. path. Soc.*, Lond., 1852. — BECK. Contrib. to the surg. of multiloc. renal cysts. *Ann. Surg.*, 1901, t. XXXIII, 147-151. — BECKMANN. *Virchow's Arch.*, 1856, t. IX, 221. — BÉHIER, Kyste du rein. *Acad. de méd.*, 1866 et 1867. — BENNETT. *N. Y. M. J.*, 1850. — BENSAUDE. *Soc. anat.*, 1896. — BERGMANN. *Berl. klin. Wchschr.*, 1885, n° 46. — BIGGS. 1° *N. Y. Med. Rec.* 1891, t. II, p. 165; 2° *N. Y. Med. Rec.*, 1895 (animaux). — BILLINGER. Cystic degen. of the K., *Chicago M. Rec.*, 1895, 289-295. — BIRCH-HIRSCHFELD. *Lehrb. d. pathol. Anat.*, 1887, t. II. — BISHOP. Case of nephrect. for cystic K. *Lancet*, 1895, 1456. — BLACHEZ. Kystes multiples des deux reins. *Soc. anat.*, 1857. — BLOCH. Cong. de chir. allemand, 1891. — BOCKENHEIMER. *Die cong. Cystenniere.* Th. Würzburg, 1897. — BOND. *Brit. M. J.*, 1880. — BOQUEL. *Soc. anat.*, 1891. — BORK. *Centralbl. f. Chir.*, 1900, 284. — BOSTRÖM. *Beitr. z. pathol. Anat. der N.* Friburg et Tübingen, 1884. — BOUCHACOURT. 1° *Arch. gén. de méd.*, 1843; 2° *Gaz. méd. de Paris*, 1845; 3° *Gaz. des hôp.*, 1853. — BOUSSEAU. *Soc. anat.*, 1868, 391. — BRACKEL. Solitäre N.-cyste. *Saml. klin. Vortr.*, n° 250, 1899. — BRIGIDI et SEVERI. Contrib. alla patog. del. cisti renali. *Lo Sperimentale*, 1880. — BRINDEAU et MACÉ. Kystes cong. du rein. *Soc. d'obst.*, 19 janvier 1899 et *l'Obstétrique*, janvier 1899. — BRINON. *Progr. méd.*, 1884. — BRISTOWE. *Tr. path. Soc.*, Lond., 1856. — BRODEUR. *Soc. anat.*, 1882 et *Prog. méd.*, 1883. — BROUHA. Du rein polykystique cong. *Rev. de gyn.*, 1901, 201-252. — BRÜCKNER. *Virchow's Arch.*, t. XLVI. — BRUNON. Dégén. kystique du foie et des deux reins. *Progr. méd.*. 1884. — BUKLEY. *Lancet*, 7 mars 1891. — BURCKARDT. Cong. cystic degen. of both K. *Indiana M. J.*, 1895-6, 297.

CABOT. *J. of cut. and gen. ur. dis.* 1890, 379. — CAMPBELL. *Edinb. M J.*, juillet 1874. — CARESME. *Soc. anat.*, 1885. — CARREZ. *Rein polykystique.* Th. Lyon. 1901-1902. — CASPER. *Pathol. d. Geschw. bei Thieren.* Wiesbaden, 1899. — CAZEAUX. *Consid. sur les kystes du rein chez l'enfant.* Th. Paris, 1878. — CHAMBARD. Dégén. kystique du foie et du rein. *Soc. anat.*, 1879. — CHANTREUIL. *Soc. anat.*, 1867. — CHÉRON. Dégén. kystique des reins. *Soc. anat.*, 1884. — CHEVALIER. Kystes multiples du rein. *Soc. anat.*, 1885. — CHEVANDIÉ. *Union médic.*, juillet 1857.

— CHURCH. *Tr. of path. Soc.* Lond., 1868. — CHRETIEN. Tumeur kystique du rein droit avec atrophie excessive du rein gauche. *Soc. anat.*, 1895, 519. — CLARK. *Boston M. J.*, 24 février 1881. — CLARK. Serous Cyst of the K. *N. Y. M. J.*, 1856. — CLAY, *Brit. M. J.*, 30 janvier 1897. — CLAUDE. *Soc. anat.*, 1896. — COLEY, *Lancet*, 30 janvier 1897. — CORMACK. Intra-uterine cystic disease of the K. *Edinb. Monthl. J. M. Sc.*, 1845. — CORNIL. Ex. hist. d'un rein kystique. *Soc. anat.*, 1879. — CORNIL et RANVIER. *Histologie pathol.* — COURBIS. *Contrib. à l'étude des kystes du foie et du rein.* Th. Paris, 1877. — COURTIN. *Soc. anat.*, 1847. — COUVELAIRE. *Annales Gyn. et Obst.*, nov. 1899. — DE LA CROIX. *St-Petersb. Med. Wchschr.*, 1887, 379. — CRUVEILHIER. *Anat. path.* et *Atlas.*

DALTON. *Chir. Soc.*, Lond., 1900. — DANDOIS. *Acad. de méd. de Belgique*, 1891, 533. — DAUFORTH. The evol. of the cystic Kidney. *J. of am. med. Ass.* 1888. — DEAVER. *Phila. med. Times and Gaz.*, 1879-80. — DELORE. *Prov. méd.*, 1894. — DEMANTKÉ et FOURNIER. Dégén. k. du rein et du foie. *Soc. anat.*, juillet 1894 et 22 février 1895. — DEPAGE. 1° Néphrect. pour rein kystique. *Soc. belge de chir.*, 1878-9, 293; 2° Contrib. à l'étude du rein kystique. *Ann. Soc. belge de chir.*, 15 septembre 1894. — DICKINSON. 1° *Lancet*, 1862; 2° A case of gen. cystic disease of the K. *Lancet*, 1900, 1650. — DMOCHOWSKI et JANOWSKI. *Ziegler's Beitr.*, 1894. — DOVEY. *Soc. anat.*, 1874. — DRUMMOND. *Lancet*, 19 octobre 1895. — DUBAR. Urémie : transf. kystique des deux reins. *Soc. anat.* 1879, 379. — DUBOC. *Soc. anat.*, 1880. — DUFFEY. *Med. Times and Gaz.*, 10 février 1866.

EDMUNDS. Cystic adenoma of the K. *Lancet*, 1892, 801. — ERHARDT. Dégén. kystique chez un fœtus de huit mois. *Soc. anat.*, 1890, 812. — ERICHSEN. *Virchow's Arch.*, t. XXXI. — EVANS. K. with cysts. *Tr. path. Soc.*, Lond., 1855. — EVE. *Tr. path. Soc.*, Lond., 1880. — EWALD. *Berl. klin. Wchschr.*, 1892, n° 2, et p. 219.

FARR. *Am. J. of med. Sc.*, mars 1892. — FERRAND. Reins polykystiques. *Soc. anat.*, mai 1898, p. 574. — FERRON. Mal. kystique des reins. *J. méd. Bordeaux*, 20 mai 1894, 230. — FITZ. A specimen of cystic disease of the K. *Boston M. a. S. J.*, 1871. FOA. Sul cistoma cong. del rene. *Acad. de méd.*, Turin, 1896, 458. — FONTAN. *Sur les kystes du rein.* Th. Paris, 1875. — FORBES, *St Bartol. Hosp. Rep.*, 1897. — FOULIS et SCOTT. *Brit. M. J.*, 31 mars 1877. — FREEMAN. A case of congen. cyst of the K. *N. Y. Med. Rec.*, 21 janvier 1899. — FRÉMY. Dégen. kystique des reins. *Soc. anat.*, 1868. — FRERICHS. *Klinik der Leberkrankheiten*, 1861. — FROHMANN. *D. med. Wchschr.*, 1899, V, 191. — FÜRBRINGER. *Berl. klin. Wchschr.*, 1892, n° 5. — FÜSSEL. *Centralbl. f. Gynäk.*, 1891, n° 41.

GAILLETON et OLLIER. *Gaz. hebd. méd. et chir.*, 28 oct. 1853. — GAIRDNER. *Glasgow path. and chir. Soc.* 1880. — GALLOIS. Mal. kystique des reins. *Bull. méd.*, 27 janv. 1895. — GERVIS. *Brit. M. J.*, 18 mai 1878. — GOETZ. *Rev. méd. de la Suisse romande*, 1877, 353. — GRAY. Extensive cystic dis. of both K. *Tr. path. Soc.*, Lond., 1855. — GUÉNIOT. 1° *Arch. de tocol.*, septembre 1890; 2° *Bull. Acad. méd.*, 1891, 119. — GUINON. *Soc. anat.*, 1887, 34.

HANAU. *Ueber cong. Cystenniere.* Th. Giessen, 1890. — HANOT. Dégén. kystique des reins chez un adulte. *Arch. gén. de méd.*, 1885, 721. — HANSEMANN. Ueber N.-missbildungen. *Physiol. Gesellsch.*, Berlin, 1900. — HARE. *Tr. path. Soc.*, Lond., 1850, 1852. — HARLEY. Cong. cyst. dis. of the K., *Tr. path. Soc.*, Lond., 1864. — HARRIS. *St Barthol. Hosp. Rep.*, 1876. — HAUSMANN. *Sur un cas d'adénocystome multilocul. cong. des reins.* Th. Leipzig, 1895. — HEIMANN. Zur Lehre der cong. Cystenniere. *Arch. f. Kinderheilk.*, 1900. — HERRGOTT. *Des mal. fœtales qui peuvent faire obstacle à l'accouchement.* Th. ag., 1878. — HERTZ. *Virchow's Arch.*, 633. — HEUSINGER. *Ztschr. f. die org. Phys.*, 1827. — HEUSINGER. Th. Marburg, 1862. — HEYDENREICH. Dégén. kystique des reins. *Rev. méd. de l'Est*, 1892. — HODENPYL. 1° Cystic kidneys in adult. *N. Y. Path. Soc.*, 14 décembre 1898, in *Med. Record*, 21 janvier 1899; 2° A very large cyst of the K. *N.-Y. Path. Soc.*, 1901. — HOGDSON.

Guys Hosp. Rep., 1895. — Hogg. *Tr. path. Soc.*, Lond., 1860. — Höhne. Contrib. à l'étude de la dégén. polykystique des reins. *Deut. med. Wchschr.*, 1896, n° 47 et *Centralbl.*, 1897, p. 36. — Holmsen. *Norsk. Mag.* 1900 in *D. med. Wchschr.*, 1900, L, 51. — Holt, *N.-Y. M. J.*, 11 décembre 1886. — Hommey. *Contrib. à l'étude anat. des kystes du rein.* Th. Paris, 1887. — Höring. *Med. Corresp.-Bl. Würzb. ärtzl. Vereins*, 1837.

Jackson. 1° *Brit. M. J.*, 1886, I, 697; 2° *Path. trans.* 1889, XL, 160. — Jacob et Davidson. Ueber cong. Cystenn. *D. med. Wchschr.*, 1900, n° 50. — Jacobson. *Soc. anat.*, 17 avril 1897. — Jaccoud. *Clin. de la Charité*, 1867. — Jarman. *The obst. and gyn. J.*, 1896, n° 6.— Jepson. Cong. cystic k. *J. of am. med. Ass.*, 1901, n° 12. — Jessé. *Soc. anat.*, 1854. — Joffroy. *Soc. anat.*, 1868. — Johnson. Cystic dis. of the k. and liver. *Tr. path. Soc.* Lond., 1898. — Jones. Serous cysts. in the k. *Tr. path. Soc.*, Lond., 1851.— Juhel Renoy. Dégén. kyst. du foie et des reins. *Rev. de méd.*, 1881.

Kantzow. *Monatschr., f. Geburtsk.*, 1859, XIII. — Kendal. *Lancet*, 4 avril 1891. — Kernig. *St-Petersb. med. Wchschr.*, 1893 et 1895. — Kimla. *Acad. des sc. de Bohême*, 1895; *Congrès de Moscou*, 1897. — Kitchener. Cong. cystic tumours (animaux). *Tr. path. Soc.*, Lond., 1872. — Klein. *Virchow's Arch.*, XXXVII, p. 4. — Klippel. *Soc. anat.*, 1892. — Klippel et Lefas. Kystes séreux de la rate et des reins. *Soc. anat.*, 1893, p. 419. — Knox. A case of nephrect. for pyonephr. *Glasgow M. J.*, 1891. — Koch. *Berl. klin. Wchschr.*, 1880, n° 8. — Komorowski. *Soc. anat.*, 1876. — Kosinsky. *Centralbl. f. Chir.*, 1900, 284. — Koster. *Nederl. Arch. vor genes. Naturkund.*, II, p. 779 et III, p. 183. — Koster. Orig. of the cong. ren. cistoid. *Quaterly J. of med. Sc.*, 1868. — Krause. *Beitr. z. cyst. Degen. der N. bei Erwachsenen.* Th. Würzburg, 1900. — Krönlein. *Cong. all. de chir.*, 1899.

Lambrecht. Th. Würzburg, 1889. — de Lamer. *Contrib. à l'étude clinique des kystes du rein.* Th. Paris, 1880. — Lamy. Rein polyk. de l'adulte. *Soc. anat.*, 1890, 266. — Lancereaux. 1° Art. « Rein » in *Dict. Dechambre*; 2° *Traité d'anat. pathol.*; 3° *Soc. anat.*, 1863. — Landau. *D. med. Wchschr.*, 1893. — Lataste. *Soc. anat.*, 1877.— Laugier. *Soc. anat.*, 1869, 213.— Laveran. Th. Paris, 1887 et *Gaz. hebd.*, 1876, 756. — Le Borland. *N.-Y. M. J.*, 17 décembre 1887. — Leboucher. *Soc. anat.*, 1869.— Leichstenstern. *D. med. Wchschr.*, 1884, 854. — Letulle. *Soc. anat.*, 1877. — Lever. *Tr. path. Soc.*, Lond., 1850. — Levy. *Gaz. hebd.*, 1857. — Lewin. *Presse méd. belge*, 1888, n° 20 — Lindegger. *Gros rein polykyst., son opération.* Th. Paris, 1896. — Liouville. *Soc. anat.*, 1864 et 1868. — Lipari et Piazza Martini. *Sicilia medica*, 1889. — Litten. Demonstr. eines Falls von Cystenniere. *Cong. de med. int.*, Berlin, 1900, 77-78. — Littlewood. Cystic adenome. *Brit. M. J.*, 1898, I, 492. — Loomis. *N.-Y. M. J.*, 31 mars 1894. — Lorey. *Soc. anat.*, 1874, 34. — Loveland. *N.-Y. M. J.*, 15 juin 1889. — Lucas. *Guy's Hosp. Rep.* 1895, LII, 196. — Luzet. *Arch. gén. de méd.*, 1891, I, 725. — Lutz. *Ueber angeborene Nieren- und Lungencysten.* Th. Würzburg, 1895. — Luzzatto. *Il rene cistico*, 1901.

Mac Callum. Specimen of cystic k. *J. Hopkins Hosp. Bull.*, 1900, 114. — Machinsky. Obs. de dégén. kystique du rein. *Vratch*, 1896. — Mackenzie. *Tr. path. Soc.*, 1888, XXXIX, 155. — Mac Intire. A case of cystic disease of the kidney. *Boston M. J.*, 23 août 1894. — Mac Nutt. Cystic kidneys. *Pacific med. Journ.*, fév. 1899, XLII. — Mahillon. *Soc. anat. path.*, Bruxelles, 1885. — Marchand. *Berl. klin. Wchschr.*, 1892, n° 3. — Marchesini. Nuove ricerche sop. i rene cistici. *Gaz. d. Osp.* Milano, 1892, 1247-1249. — Markham. *Tr. path. Soc.*, Lond., 1858. — Marotte. Dégén. kystique des reins. *Soc. de biol.*, 1871. — Merkel. *Arch. f. Anat. und Physiol.*, 1826, t. I, 42. — Merklen. *Soc. anat.*, 1882. — Michalowicz. *Dégén. des reins et du foie.* Th. Paris, 1876. — Michel. *Soc. anat.*, 1895. — Mirabeau. Beitr. z. Lehre von den fœtalen N.-cysten. *Monatschr. f.*

Geburtsh. und Gynäk., 1900. — MOHR. Zur Behandl. der polycyst. N.-entartung. *Mitt. a. d. Grenzgeb.*, Iena, 1900, XXX. — MOLLIÈRE et PAVIOT. *Lyon méd.*, 1895, n° 17. — MONOD. *Soc. de chir.*, 1889. — MONTAGUE MURRAY. *Tr. path. Soc.*, Lond., 1888, XXXIX. — VON MUTACH. *Beitr. z. Genese der cong. Cystenniere.* Th. Berlin, 1895 et *Virchow's Arch.*, 1895, CXLII, 46.

NAUWERK et HUFSCHMID. Adénokystome multilocul. des reins. *Ziegler's Beitr.*, 1893, t. XII, 1-28. — NEWMANN. *Glasgow M. J.*, 1897. — NIEMER. *D. med. Wchschr.*, 1898, n° 16. — NOËL. *Soc. anat.*, 1892, 228.

OBALINSKI. *W. med. Wchschr.*, 1897, n° 7.— ŒSTERLEN. *Neue Ztschr. f. Geburtsk.*, t. VIII.— OPITZ, Th. Kiel, 1895.— ORILLARD, *Soc. anat.*, 1894, 222. — ORTH. *Lehrb. der spec. pathol. Anat.*, 1893, t. II. — OSIANDER. *Ztschr. f. Geburtsk.*, 1821, t. I, n° 9. — OSTERLOH. *Berlin. klin. Wchschr.*, 1874.

DE PAOLI. Sopra un caso di cisto multiloculare. *Accad. med. chir.*, Perugia, 1897, 288-303. — PATERSON. *Brit. M. J.*, 27 sept. 1890.— PAPPENHEIM. *Ztschr. f. Geburtsk.*, 1841, t. X. — PARKES. *Med. Times and Gaz.*, 1851, 357. — PAWLOWSKI. Z. Frag. ü. N.-cysten. *St-Petersb. med. Wchschr.*, 1879. — PEABODY. A pair of cystic kidney and a cystic liver. *Medical Record*, 1900., p. 477.— PHILIPPSON. Anat. Untersuch. ü. N.-cysten. *Virchow's Arch.*, 1888, t. CXI. — PITT. *Tr. path. Soc.*, Lond., 1887, 164.— PORAK et COUVELAIRE. *Soc. d'obst. gyn. et pédiat.* Paris, 14 janvier 1901. — POSADAS. Kyste hydatique du rein gauche. *Anales del circ. med. arg.*, décembre 1895. — POZZI. *Soc. de chir.*, 1891, 281. — PROCHOWNIK. Néphrectomie. *D. med. Wchschr.*, 1900, n° 38. — PRUDDEN. *N.-Y. med. Rec.*, 1888. — PYE SMITH. 1° *Brit. M. J.*, 1881; 2° Megalocystic kidney. *Lancet*, 1894, 1347.

RAMOINO. Patogenesi delle ciste renali. *Gazz. d. osp.*, Milano, 1900. — RAYER. *Mal. des reins*, t. III. — RÉCAMIER. *Ann. de Guyon*, 1893, 185. — RENDU. Gros kyste du rein droit. *Ann. de gyn.*, février 1898. — RIBBERT. Ueber die Entstehung der Cystenniere. *D. path. Gesellsch.*, 1900. — RIEGNER et ROSENFELD. *D. med. Wchschr.*, 1888, n° 3. — RINDFLEISCH. *Lehrb. d. path. Gewebl.*, 1878.—RITCHIE. *Rep. of the royal Coll. of Phys.*, Edinb., 1892.— ROCHE. *Ann. Guyon*, 1898. — ROGERS. *N.-Y. M. J.*, 11 décembre 1886. — ROLLESTON et KANTACK. B. z. Pathol. der cyst. Erkrank. der Leber in Neugeboren. *Virchow's Arch.*, 1892, t. CXXX, 88. — ROSWELL PARK. *Centralbl. f. Chir.*, 1887, 32. — RYERSON. *N. Y. M. J.*, 21 février 1891.

SABOURIN. *Arch. de physiol.*, 1882. — SALTER. K. affected with cystic disease. *Lancet*, 1860. — SANGALLI. *Cong. de Rome*, 1894, II, 178. — SAVORY. *Lancet*, t. II, 1278. — SAYRE. Cystic degen. of k. *N.-Y. M. J.*, 1860. — SCHACHMANN. *Arch. gén. de méd.*, 1886. — SCHULTZ. *Ueber cong. Cystenniere.* Th. Halle, 1896. — SEGOND. *France méd.*, 17 octobre 1889. — SENATOR. *D. med. Wchschr.*, 1892, n° 2. — SENDLER. Interv. chir. dans les affections des reins. *Münch. med. Wchschr.*, 1899, 137. — SERRES. Kyste séreux du rein. *Écho méd.* Toulouse, 1900, 112-114. — SCHLENZKA. *Zwei Fälle von cong. Cystenn.* Th. Greifswald, 1867. — SCHMITZ. *Ueber cyst. Degen. beider N. und der Leber.* Th. Fribourg, 1892. — SHATTOCK. *Tr. path. Soc.*, Lond., 1886, t. XXXVII. — SHERARD. Cystic dis. of the K. *N.-Y. M. J.*, 1870. — SIEBOLD. *Monatschr. f. Geburtsk.*, 1854, t. IV. — SILL. Maladie kystique du foie et des reins. *Presse méd.*, t. I, 1898, annexes, p. 17. — SIMON. *Zeitschr. f. ration. Med.*, t. VI. — SIMON. *Med. chir. trans.*, t. III, 141. — SINGER. Th. Greifswald, 1894. — SIRLEO. Sopra un caso di adenocyst. *Il Policlinico*, 1897. — SMITH. Megalocystic kidney. *Lancet*, 1894, 1347. — SOLLER. Obs. de rein kystique. *Soc. des sc. méd. de Lyon*, 1880. — SPENCER. *Tr. path. Soc.*, Lond., 1890 (animaux). — SPRINGER. *Ein weiterer Beitr. z. Genese der Cystenniere.* Th. Zürich, 1897. — STEINER. Ueber grosscystische Degen. der N. und Leber. *D. med. Wchschr.*, 1899, n° 41.— STERNBRÜCK. *Berl. klin. Wchschr.*, 1897, n° 51. — STIEDA. Zur Entstehung der Cystenniere. *Centralbl. f. allg. Path.*, 1901.— STILL.

Cong. cystic liver. *Tr. path. Soc.*, Lond., 1898, 155. — STILLER. Zur Diag. der polycyst. N.-erkrankung. *Berl. klin. Wchschr.*, 1892. — STRASSMANN. *Ztschr. f. Geburtsk. und Gynäk.*, 1894, t. XXVIII, 181. — STRÜBING. Z. Sympt. der Cysten-n. bei Erwachsenen. *D. Arch. f. klin. Med.*, 1881. t. XXIX, 679. — SUCHARD. *Soc. anat.*, 1868.

TALAMON. Transf. kystique complète du rein gauche. *Soc. anat.*, 1878. — TARNIER. Kystes multiloc. cong. des reins. *J. des sages-femmes*, 1892, 137. — TAVIGNOT. *Soc. anat.*, 1840. — TAYLOR. Encysted diseases of the k. *Lond. med. Gaz.*, 1839. — TERBURG. *Ueber Leber- und Nierencysten*. Th. Fribourg, 1891. — TERRIER. *Rev. de chir.*. 1890, 545. — THEILHABER. *D. med. Wchschr.*, 1900, V, 142. — THIRIAR. *Rev. de chir.*, 1888. — THORN. *Beitr. z. Genese der Cystenniere*. Th. Bonn, 1882. — TOUCHE. *Soc. anat.*, 1891, 174. — TOUREU. *Les kystes du rein*. Th. Paris, 1865. — TUFFIER. 1° *Arch. gén. de méd.*, 1891, t. XXVIII, p. 5; 2° *Gaz. hebd.*, 28 nov. 1897; 3° Rein polykyst. *Soc. de chir.*, 28 nov. 1899. — TUFFIER et DUMONT. Gros rein polykyst., opération. *Soc. anat.*, 1898, n° 4, p. 115. — TUPPER. *Boston M. S. J.*, septembre 1879. — TUTTLE. *Med. Rec.*, 1896, t. II, 204. — TYSON. *Am. J. med. Sc.*, 1867.

UHDE. *Monatschr. f. Geburtsk.*, 1859, t. XIII.

VALUDE. *Soc. anat.*, 1884. — VARNIER. Des maladies du fœtus au point de vue de la dystocie. *Revue pratique d'obst. et d'hyg. de l'enfance*, 1890. — VAUGHAN. *Boston M. S. J.*, 25 août 1894. — VERNEUIL. Note sur les kystes des reins. *Gaz. hebd.*, 1853. — VIGLA. Kystes des reins. *Soc. anat.*, 1837. — VIRCHOW. 1° *Berl. Gesellsch. f. Geburtsk.*, 1846, t. III, 176; 2° Ueber cong. N.-wassersucht. *Verhandl. der phys. med. Gesellsch. in Würzburg*, 1855; 3° *Gesammelte Abhandl.*, 1856, 833; 4° *Virchow's Arch.*, 1869; 5° *Path. des tumeurs*, t. I et III; 6° *D. med. Wchschr.*, 1892, n° 2; 7° *Berl. klin. Wchschr.*, 1892, n° 2. — VITRAC. *J. de méd. de Bordeaux*, 15 décembre 1895; *Cong. de Carthage*, avril 1896, in *Rev. de chir.*, 1896, 502. — VOSS. *Monatschr. f. Geburtsk.*, t. XXVII, p. 15.

WAGNER. Contrib. à la chir. des reins. *D. Ztschr. f. Chir.*, 1886. — WALKER. Rein mobile contenant trois kystes dermoïdes et quelques kystes séreux. Laparotomie. Guérison. *Trans. of the Amer. surg. Assoc.* in *Centr. f. Chir.*, 1898, p. 416. — WARDE. Reins polykystiques. *Soc. anat.*, 1895, 556. — WEIR. 1° *N.-Y. M. Rec.*, 1890, II; 2° Expér. personnelle de chir. rénale. *Med. News*, février 1898. — WENNER. Adenocystom of the K. *Centralbl.*, 1900, 485. — WIEHL. *Malform. kystiques du rein*. Th. Fribourg, 1898. — WIPHAM. *Tr. path. Soc.* Lond., 1870. — WITTE. *Erworbenes multiloc. Adenokystom*. Th. Königsberg, 1896. — WITTHIER. *Boston M. S. J.*, 1883. — WITZEL, *Centralbl. f. Gynäk.*, 1880, 561. — WOHLGEMUTH. *D. med. Wchschr.*, 1899, V, 185. — WOLFF. 1° *Berl. klin. Wchschr.*, 1866, n° 26; 2° *id.*, 1867, n° 46; 3° *id.*, 1886.

4° TUMEURS PARANÉPHRÉTIQUES

ADLER. Des kystes paranéphrétiques. *Berlin. klin. Wchschr.*, 20 mars 1895. — ALSBERG. *D. med. Wchschr.*, 1887, n° 46. — D'ANTONA. Fibrosarcome rétropérit. *Accad. med. chir. Napoli*, 1895, 142.

BALDWIN. *Am. Ass. of Obst. and Gyn.*, 1899. — BARDENHAUER. *Die Drainirung der Peritonealhöhle*, 1881. — BAUBY et DAUNIC. *Midi méd.*, 1895. — BERGSTRAND. *Ann. gén. ur.*, 1897, 202. — BORK. Beitr. z. Kenntniss der N.-kapselgeschwülste. *Arch. f. klin. Chir.*, 1901, t. 65. — BRENNER. Retrorenale myom. Laparot. Heilung. *W. klin. Wchschr.*, 1891, 921. — BROCK. Eine Geschwulst der N.-gegend. *Virchow's Arch.*, 1895, 495-502. — BRUNCZEL. *Berl. klin. Wchschr.*, 1882, n° 49. — BUSCHMANN. *W. med. Wchschr.*, 1880. — BUSSE. *Virchow's Arch.*, 1899.

CESTAN. Les tumeurs paranéphrétiques. *Gaz. des hôp.*, 9 avril 1898. — CHAVANNAZ. Fibrolipome paranéphrétique. *Revue mens. de gyn. obst. et péd.*, Bordeaux, 1900, 57-61. — CRUVEILHIER. *Traité d'anat. path.*, t. III. — CZERNY. *D. Zeitschr. f. Chir.*, t. 13.

VON EISELSBERG. *W. klin. Wchschr.*, 1890, 438. — ELLIOT. *Lancet*, 1879.

FOWLER. A case of perirenal lipom, néphrect. and cholecystectomy. *Brooklyn M. J.*, 1898, 25-30.

GALIMIR. Th. Paris, 1895. — GARDNER. *Intercolon. Quarterly. J. of Med. and Surg.*, août 1894. — GOULD. Case of perirenal myxome; retrop. abd. nephrect. Recovery. *Lancet*, 1888, 518. — GOURAUD. *Soc. anat.*, 1862.

HARTMANN et LE CÈNE. *Tumeur de la capsule adipeuse du rein.* Cong. urol., 1901, 534. — HAWKINS. *Med. chir. trans.*, 1835, t. 18, 175. — HELBING. Adénocarcinome de la région rénale. *D. med. Wchschr.*, n° 15, 1901. — HERCZEL. *Beitr. z. klin. Chir.*, t. VI. — HEYDER. Fibrosarcome de la capsule du rein. *Arch. f. Gynäk.*, t. 38, 1890, 301. — HILDEBRAND. *D. Zeitschr. f. Chir.*, 1895. — HILDEBRANDT. *Arch. f. klin. Chir.*, 1894, t. 48. — HOMANS. *Boston M. S. J.*, 8 mars 1883. — HUETER. *D. Zeitschr. f. Chir.*, t. 9.

JEANNE. *Soc. anat.*, 1897.

KOEBERLÉ. *Soc. de méd. de Strasbourg*, 15 nov. 1875. — KÜMMEL. *D. med. Wchschr.*, 1886.

LEDOUX. Fibro-lipome de la capsule adipeuse du rein. *Jour. sc. méd. de Lille*, 1901, p. 397. — LIHITZKY. *Méd. mod.*, 1895. — LOCKWOOD. *J. anat. and phys.*, t. 34, 83. — LOSSEN. *D. Zeitschr. f. Chir.*, t. 15, 199.

MADELUNG. *Berl. klin. Wchschr.*, 1881, n° 6. — MANKIEWICZ. Th. Strasbourg, 1887. — MONOD. Lipome capsulaire du rein. Laparot. Guérison. *Soc. de chir.*, 1892,

681. — MORRIS. 1° *Brit. M. J.*, 11 nov. 1899, 1337; 2° *Surg. dis. of the Kidney*. 1901.

NEWMANN. *Glasgow M. J.*, 1897, t. 1, 324; t. 2, 42.

OBALINSKI. *W. klin. Wchschr.*, 1891, n° 39.

PAQUET. *Bull. méd. du Nord*, 1886. — PAWLICK. *Arch. f. klin. Chir.*, 1896, t. 53, 578. — PERIER. *Kystes pararénaux.* Th. de Paris, 1901. — PFANNENSTIEL. *D. Gesellsch. f. Gynäk.*, Berlin, 1899. — PRZEWOSKI. *Gazeta Lekarska*, 1889, t. 9, 820. — REVERDIN. 1° *Fibrome de la zone graisseuse du rein. Néphrect. Guérison.* Cong. de chir., 1894, 704-710; 2° Fibrome de la zone graisseuse du rein. Néphrect. Guérison. *Revue de chir.*, nov. 1894. — MAYO ROBSON. *Brit. M. J.*, 21 oct. 1899. — RYDER. *Centralbl. f. Gynäk.*, 1891, t. 45, 919.

SALZER. Myxoma lipomatodes capsulæ adiposæ renis. *W. klin. Wchschr.*, 1888. — SAURENHAUS. *Centralbl. f. Gynäk.*, 1890. — SCHWARTZ. Sarcome fusocellulaire périrénal. *Soc. de chir.*, 1901, 387. — SKUTSCH. *Corr.-Bl. d. allg. ärtzl. Ver. von Tübingen*, 1898. — STÜWE. Th. Marburg, 1892.

TERRIER et GUILLEMAIN. Note sur les lipomes rétropérit. *Revue de chir.*, 1892, 747-755. — THIERSCH. *D. Zeitschr. f. Chir.*, t. 24. — THIRIAR. *Fibrolipome. Néphrectomie. Guérison.* Cong. de chir., 1890, 319-323. — THOMAS. *Med. News*, 1882. — THORNTON. 1° *Lancet*, 1883; 2° Abd. nephrect. Recovery. *Brit. M. J.*, 1890, 665. — TILLMANN. *Centralbl. f. Chir.*, 1891. — TUFFIER. *Soc. anat.*, février 1890, 125.

WAGNER. *D. Zeitschr. f. Chir.*, t. 24. — WALDEYER. *Virchow's Arch.*, 1864, t. 37, 545. — SPENCER WELLS. 1° *Brit. M. J.*, 19 avril 1884; 2° *Les maladies de l'ovaire.* — WIGLESWORTH. *Lancet*, 30 juin 1883. — WITCOMBE. *Australasian M. J.*, oct. 1885. — WITZEL. *D. Zeitschr. f. Chir.*, t. 24. — WOLLSTEIN. *N.-Y. Path. Soc.*, 18 décembre 1892.

TABLE DES MATIÈRES

PREMIÈRE PARTIE

TUMEURS DU PARENCHYME RÉNAL CHEZ L'ADULTE

DEUXIÈME PARTIE

TUMEURS DU REIN CHEZ L'ENFANT

TROISIÈME PARTIE

NÉOPLASMES PRIMITIFS DU BASSINET ET DE L'URETÈRE

QUATRIÈME PARTIE

KYSTES DU REIN

CINQUIÈME PARTIE

TUMEURS PARANÉPHRÉTIQUES

47772. — Paris, Imprimerie Lahure, 9, rue de Fleurus.

MASSON & CIE, ÉDITEURS
Libraires de l'Académie de Médecine, 120, boulevard Saint-Germain, Paris (VIe)

Pr. n° 314

EXTRAIT DU CATALOGUE MÉDICAL (1)

RÉCENTES PUBLICATIONS Décembre 1902

Traité de Pathologie générale

OUVRAGE COMPLET

PUBLIÉ PAR

CH. BOUCHARD

MEMBRE DE L'INSTITUT
PROFESSEUR DE PATHOLOGIE GÉNÉRALE A LA FACULTÉ DE MÉDECINE DE PARIS

SECRÉTAIRE DE LA RÉDACTION

G.-H. ROGER

Professeur agrégé à la Faculté de médecine de Paris, Médecin des hôpitaux.

COLLABORATEURS :

MM. ARNOZAN — D'ARSONVAL — BENNI — F. BEZANÇON — R. BLANCHARD — BOINET — BOULAY — BOURCY — BRUN — CADIOT — CHABRIÉ — CHANTEMESSE — CHARRIN — CHAUFFARD — J. COURMONT — DEJERINE — PIERRE DELBET — DEVIC — DUCAMP — MATHIAS DUVAL — FÉRÉ — GAUCHER — GILBERT — GLEY — GOUGET — GUIGNARD — LOUIS GUINON — J.-F. GUYON — HALLÉ — HÉNOCQUE — HUGOUNENQ — M. LABBÉ — LAMBLING — LANDOUZY — LAVERAN — LEBRETON — LE GENDRE — LEJARS — LE NOIR — LERMOYEZ — LESNÉ — LETULLE — LUBET-BARBON — MARFAN — MAYOR — MENETRIER — MORAX — NETTER — PIERRET — RAVAUT — G.-H. ROGER — GABRIEL ROUX — RUFFER — SICARD — RAYMOND TRIPIER — VUILLEMIN — FERNAND WIDAL.

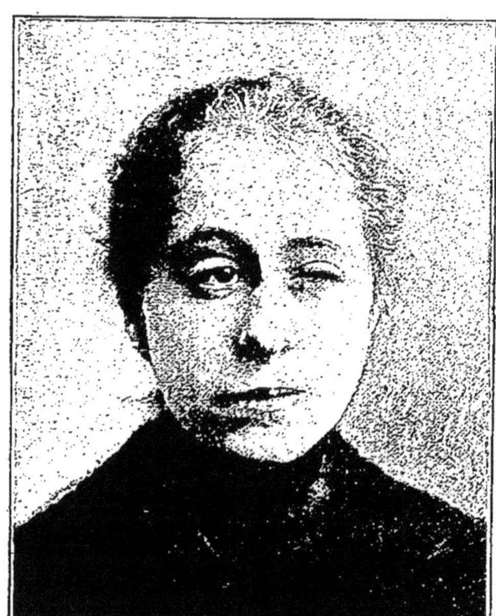

Tome V. Fig. 298.— Blépharospasme hystérique avec hémianesthésie correspondante.

6 vol. grand in-8°, avec figures dans le texte : **126** *fr.*

Chaque volume est vendu séparément.

Sous la puissante impulsion du professeur Bouchard, la pathologie générale a pris une place prépondérante dans les études du monde médical. C'est qu'elle fournit des enseignements indispensables à toutes les branches de la médecine : elle fixe les idées sur les grands problèmes

1. *La librairie Masson et Cie envoie gratuitement et franco de port les catalogues suivants à toutes les personnes qui lui en font la demande.* — **Catalogue général** *contenant, classés par subdivisions, tous les ouvrages ou périodiques publiés à la librairie.* — **Catalogues de l'Encyclopédie scientifique des Aide-Mémoire :** *I. Section de l'ingénieur.* — *II. Section du biologiste.* — **Catalogue des ouvrages d'enseignement.**

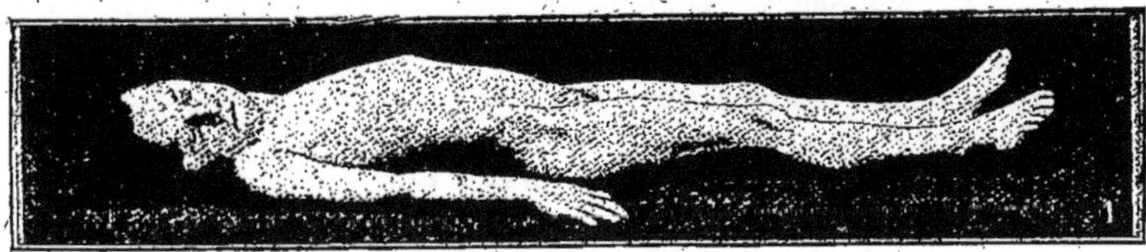

Tome V. Fig. 73.

que soulève l'étude de l'homme; elle éloigne le médecin des changeantes données de l'empirisme et lui apprend à réfléchir sur les phénomènes qu'il observe, à discuter et à comprendre les interventions qu'il doit faire.

Pour être véritablement utile, la pathologie expérimentale doit constamment s'efforcer de réunir et de synthétiser les données de la clinique et de l'expérimentation. C'est dans cet esprit qu'est conçu l'enseignement du professeur Bouchard; c'est dans cet esprit qu'a été écrit le livre dont il dirige la publication. Si tous les collaborateurs ont conservé leur indépendance, tous cependant ont suivi la même idée directrice qui assure à l'œuvre son unité.

Le plan adopté est d'ailleurs fort simple. Il consiste à rechercher par quel mécanisme agissent les causes pathogènes, par quels procédés l'organisme répond à l'attaque, par quels moyens le médecin peut apprécier à leur juste valeur les troubles morbides, les rattacher à leur cause et modifier leur évolution.

C'est la première fois, croyons-nous, qu'une pléiade de savants s'est groupée autour d'un maître illustre pour élever un pareil monument à l'étude de la pathologie générale. L'intérêt qu'a soulevé cet ouvrage dans le monde scientifique étranger montre que nulle part n'existait l'équivalent d'une telle œuvre, et dès à présent deux traductions, l'une en italien, l'autre en espagnol, ont été publiées.

DIVISION DE L'OUVRAGE

TOME I

1 vol. grand in-8° de 1018 pages avec figures dans le texte : **18** fr.

Introduction à l'étude de la pathologie générale, par G.-H. Roger. — Pathologie de l'homme et des animaux, par G.-H. Roger et P.-J. Cadiot. — Considérations générales sur les maladies des végétaux, par P. Vuillemin. — Pathogénie générale de l'embryon. Tératogénie, par Mathias Duval. — L'hérédité et la pathologie générale, par Le Gendre. — Prédisposition et immunité, par Bourcy. — La fatigue et le surmenage, par Marfan. — Les Agents mécaniques, par Lejars. — Les Agents physiques. Chaleur. Froid. Lumière. Pression atmosphérique. Son, par Le Noir. — Les Agents physiques. L'énergie électrique et la matière vivante, par d'Arsonval. — Les Agents chimiques. Les caustiques, par Le Noir. — Les intoxications, par G.-H. Roger.

TOME II

1 vol. grand in-8° de 940 pages avec figures dans le texte : **18** fr.

L'Infection, par Charrin. — Notions générales de morphologie bactériologique, par

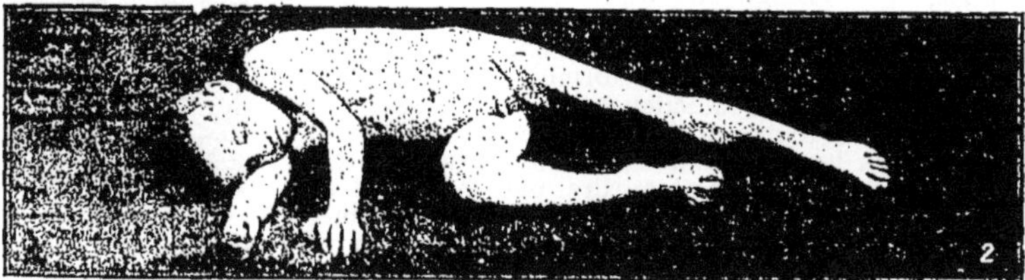

Tome V. Fig. 74.

GUIGNARD. — Notions de chimie bactériologique, par HUGOUNENQ. — Les microbes pathogènes, par ROUX. — Le sol, l'eau et l'air, agents des maladies infectieuses, par CHANTEMESSE. — Des maladies épidémiques, par LAVERAN. — Sur les parasites des tumeurs épithéliales malignes, par RUFFER. — Les parasites, par R. BLANCHARD.

TOME III

1 vol. in-8° de 1400 pages avec figures dans le texte, publié en deux fascicules : **28** francs.

Fasc. I. — Notions générales sur la nutrition à l'état normal, par E. LAMBLING. — Les troubles préalables de la nutrition, par CH. BOUCHARD. — Les réactions nerveuses, par CH. BOUCHARD et G.-H. ROGER. — Les processus pathogéniques de deuxième ordre, par G.-H. ROGER.

Fasc. II. — Considérations préliminaires sur la physiologie et l'anatomie pathologiques, par G.-H. ROGER. — De la fièvre, par LOUIS GUINON. — L'hypothermie, par J.-F. GUYON. — Mécanisme physiologique des troubles vasculaires, par E. GLEY. — Les désordres de la circulation dans les maladies, par A. CHARRIN. — Thrombose et embolie, par A. MAYOR. — De l'inflammation, par J. COURMONT. — Anatomie pathologique générale des lésions inflammatoires, par M. LETULLE. — Les altérations anatomiques non inflammatoires, par P. LE NOIR. — Les tumeurs, par P. MENETRIER.

TOME IV

1 vol. in-8° de 719 pages avec figures dans le texte : **16** fr.

Évolution des maladies, par DUCAMP. — Sémiologie du sang, par A. GILBERT. — Spectroscopie du sang. Sémiologie, par A. HÉNOCQUE. — Sémiologie du cœur et des vaisseaux, par R. TRIPIER et DEVIC. — Sémiologie du nez et du pharynx nasal, par M. LERMOYEZ et M. BOULAY. — Sémiologie du larynx, par M. LERMOYEZ et M. BOULAY. — Sémiologie des voies respiratoires, par M. LEBRETON. — Sémiologie générale du tube digestif, par P. LE GENDRE.

TOME V

1 vol. in-8° de 1180 pages avec nombreuses figures dans le texte : **28** fr.

Pathologie générale et Sémiologie du foie, par A. CHAUFFARD. — Pancréas, par X. ARNOZAN. — Analyse chimique des urines, par C. CHABRIÉ. — Analyse microscopique des urines (histo-bactériologique), par NOEL HALLÉ. — Le rein, l'urine et l'organisme, par A. CHARRIN. — Sémiologie des organes génitaux, par PIERRE DELBET. — Sémiologie du système nerveux, par J. DEJERINE. (Cet article comprend plus de 800 pages et est illustré de très nombreuses photographies, schémas et dessins.)

TOME VI

1 vol. in-8° de 935 pages : **18** fr.

Les troubles de l'intelligence, par CH. FÉRÉ. — Sémiologie de la peau, par E. GAUCHER. — Sémiologie de l'appareil visuel, par F. BRUN et V. MORAX. — Sémiologie de l'appareil auditif, par C. BENNI. — Considérations générales sur le diagnostic et le pronostic, par G.-H. ROGER. — Diagnostic des maladies infectieuses par les méthodes de laboratoire, par F. WIDAL et BEZANÇON. — La diazoréaction d'Ehrlich, par F. WIDAL et BEZANÇON. — Valeur de la formule hémoleucocytaire dans les maladies infectieuses, par F. BEZANÇON et M. LABBÉ. — Cyto-diagnostic des épanchements sérofibrineux et du liquide céphalo-rachidien, par F. WIDAL et P. RAVAUT. — Ponction lombaire, par F. WIDAL et J.-A. SICARD. — Applications cliniques de la cryoscopie, par F. WIDAL et LESNÉ. — L'épreuve du vésicatoire, par G.-H. ROGER. — De l'élimination provoquée comme méthode de diagnostic, par GOUGET. — Les rayons de Rœntgen et leurs applications médicales, par LE NOIR. — Thérapeutique générale, par GILBERT et BOINET. — Hygiène, par NETTER.

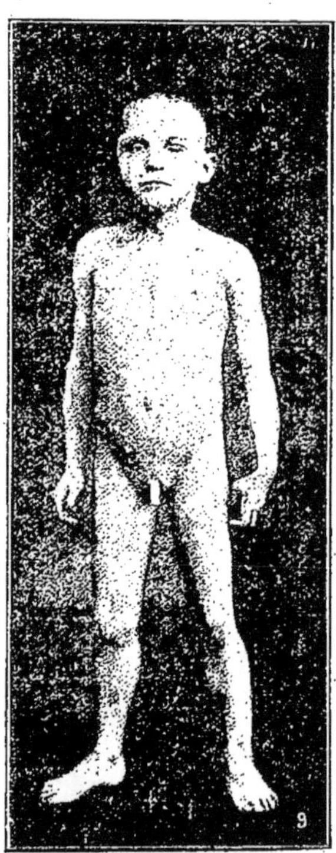

Tome V. Fig. 81.

Cette figure et celles de la page 2 sont la première, la troisième et la dernière d'une série de 9 photographies représentant les différentes positions que prend pour se relever un myopathique atteint d'atrophie des muscles abdominaux et iliaques et des muscles des gouttières vertébrales.

des hôpitaux de Paris. — *Erysipèle*, par E. Boix, chef de laboratoire à la Faculté. — *Diphtérie*, par A. Ruault. — *Rhumatisme articulaire aigu*, par Œttinger, médecin des hôpitaux de Paris. — *Scorbut*, par Tollemer, chef de laboratoire à la Faculté.

TOME III

1 vol. grand in-8° de 702 pages, avec figures dans le texte : 16 fr.

Maladies cutanées, par G. Thibierge, médecin de l'hôpital de la Pitié. — *Maladies vénériennes*, par G. Thibierge. — *Maladies du sang*, par A. Gilbert, professeur agrégé, médecin des hôpitaux de Paris. — *Intoxications*, par H. Richardière, médecin des hôpitaux de Paris.

TOME IV

1 vol. grand in-8° de 680 pages, avec figures dans le texte : 16 fr.

Maladies de l'estomac, par A. Mathieu, médecin de l'hôpital Andral. — *Maladies du pancréas*, par A. Mathieu. — *Maladies de l'intestin*, par Courtois-Suffit, médecin des hôpitaux de Paris. — *Maladies du péritoine*, par Courtois-Suffit. — *Maladies de la bouche et du pharynx*, par A. Ruault, médecin honoraire de la Clinique laryngologique de l'Institution nationale des Sourds-Muets.

TOME V

1 vol. grand in-8°, avec figures en noir et en couleurs dans le texte : 18 fr.

Maladies du foie et des voies biliaires, par A. Chauffard, professeur agrégé, médecin des hôpitaux. — *Maladies du rein et des capsules surrénales*, par A. Brault, médecin de l'hôpital Lariboisière. — *Pathologie des organes hématopoiétiques et des glandes vasculaires sanguines, moelle osseuse, rate, ganglions, thyroïde, thymus*, par G.-H. Roger, professeur agrégé, médecin des hôpitaux.

TOME VI

1 vol. grand in-8° de 612 pages, avec figures dans le texte : 14 fr.

Maladies du nez et du larynx, par A. Ruault. — *Asthme*, par E. Brissaud, professeur à la Faculté de médecine de Paris, médecin de l'hôpital Saint-Antoine. — *Coqueluche*, par P. Le Gendre, médecin des hôpitaux. — *Maladies des bronches*, par A.-B. Marfan, professeur agrégé à la Faculté de médecine de Paris, médecin des hôpitaux. — *Troubles de la circulation pulmonaire*, par A.-B. Marfan. — *Maladies aiguës du poumon*, par Netter, professeur agrégé à la Faculté de médecine de Paris, médecin des hôpitaux.

TOME VII

1 vol. grand in-8° de 550 pages, avec figures dans le texte : 14 fr.

Maladies chroniques du poumon, par A.-B. Marfan, professeur agrégé à la Faculté de médecine de Paris, médecin des hôpitaux. — *Phtisie pulmonaire*, par A.-B. Marfan. — *Maladies de la plèvre*, par Netter, professeur agrégé à la Faculté de médecine de Paris, médecin des hôpitaux. — *Maladies du médiastin*, par A.-B. Marfan.

TOME VIII

1 vol. grand in-8° de 580 pages, avec figures dans le texte : 14 fr.

Maladies du cœur, par M. André Petit, médecin des hôpitaux. — *Maladies des vaisseaux sanguins*, par W. Œttinger, médecin des hôpitaux.

Sous Presse : TOMES IX et X (*Maladies du système nerveux*).

Traité de Chirurgie

Publié sous la direction

DE MM.

Simon DUPLAY
Professeur de clinique chirurgicale à la Faculté de médecine de Paris
Chirurgien de l'Hôtel-Dieu
Membre de l'Académie de médecine

Paul RECLUS
Professeur agrégé à la Faculté de médecine de Paris
Secrétaire général de la Société de Chirurgie
Chirurgien des hôpitaux
Membre de l'Académie de médecine

PAR MM.

**BERGER. — BROCA. — Pierre DELBET. — DELENS. — DEMOULIN
J.-L. FAURE. — FORGUE. — GÉRARD-MARCHANT
HARTMANN — HEYDENREICH. — JALAGUIER. — KIRMISSON. — LAGRANGE
LEJARS. — MICHAUX. — NÉLATON
PEYROT. — PONCET. — QUÉNU. — RICARD. — RIEFFEL. — SEGOND
TUFFIER. — WALTHER**

DEUXIÈME ÉDITION, ENTIÈREMENT REFONDUE

8 forts volumes, grand in-8°, avec nombreuses figures dans le texte. . **150** fr.

Plus de onze ans se sont écoulés depuis le jour où fut arrêté le programme du *Traité de Chirurgie*, et, des vingt-quatre collaborateurs du début, aucun, par un rare bonheur, ne manque encore à l'entreprise. Les portes de l'Hôpital et de l'Agrégation se sont ouvertes devant les plus jeunes, le Professorat et l'Académie de médecine en ont élu de plus âgés; tous ont vu s'étendre leur sphère d'activité professionnelle. Aussi pouvons-nous affirmer que ce nouvel ouvrage porte la marque d'une expérience plus mûre et d'une plus grande autorité . . . .

Tous les soins ont été apportés à cette seconde édition. Certaines parties que les auteurs, trop pressés par le temps, avaient dû négliger ont été complètement reprises, et il ne reste plus une ligne du travail primitif. Tous les articles, même les meilleurs, ont été remis au courant de la Science....

TOME PREMIER. 1 fort vol. de 912 pages avec 218 figures. . **18** fr.

Reclus. Inflammations. — Traumatismes. — Maladies virulentes.
Quénu. Des Tumeurs.
Broca. Peau et tissu cellulaire sous-cutané.
Lejars. Lymphatiques, muscles, synoviales tendineuses et bourses séreuses.

TOME II. 1 fort vol. de 996 pages, avec 361 figures. . . . . . **18** fr.

Lejars. Nerfs.
Michaux. Artères.
Quénu. Maladies des veines.
Ricard et Demoulin. Lésions traumatiques des os.
Poncet. Affections non traumatiques des os.

TOME III. 1 fort vol. de 940 pages, avec 285 figures . . . . . . **18** fr.

Nélaton. Traumatismes, entorses, luxations, plaies articulaires.
Lagrange. Arthrites infectieuses et inflammatoires.
Quénu. Arthropathies. Arthrites sèches. Corps étrangers articulaires.
Gérard-Marchant. Maladies du crâne.
Kirmisson. Maladies du rachis.
Simon Duplay. Oreilles et Annexes.

TOME IV. 1 fort vol. de 896 pages, avec 354 figures . . . . . . **18** fr.

Delens. Œil et annexes.
Gérard-Marchant. Nez, fosses nasales, pharynx nasal et sinus.
Heydenreich. Mâchoires.

TOME V. 1 fort vol. de 948 pages, avec 187 figures . . . . . . **20** fr.

Broca. Vices de développement de la face et du cou. Face, lèvres, cavité buccale, gencives, langue, palais et pharynx.
Hartmann. Plancher buccal, glandes salivaires, œsophage et larynx.
Broca. Corps thyroïde.
Walther. Maladies du cou.
Peyrot. Poitrine.
Delbet. Mamelle.

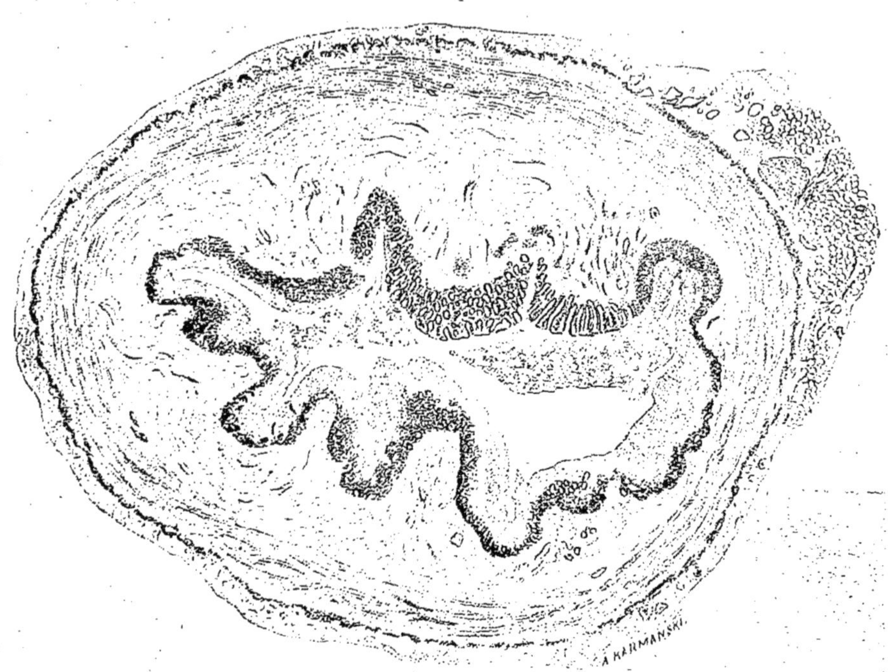

Tome VI. Fig. 120. — Appendicite aiguë nécrosante.

TOME VI. 1 fort vol. de 1127 pages, avec 218 figures. . . . . . **20** fr.

Michaux. Parois de l'abdomen.
Berger. Hernies.
Jalaguier. Contusions et plaies de l'abdomen. Lésions traumatiques et corps étrangers de l'estomac et de l'intestin.
Hartmann. Estomac.
Jalaguier. Occlusion intestinale. Péritonites. Appendicite.
Faure et Rieffel. Rectum et Anus.
Quénu. Mésentère. Rate. Pancréas.
Segond. Foie.

TOME VII. 1 fort vol. de 1272 pages, avec 297 figures dans le texte. **25** fr.

Walther. Bassin.
Rieffel. Affections congénitales de la région sacro-coccygienne.
Tuffier. Rein. Vessie. Uretères. Capsules surrénales.
Forgue. Urètre et prostate.
Reclus. Organes génitaux de l'homme.

TOME VIII. 1 fort vol. de 971 pages, avec 163 figures dans le texte. **20** fr.

Michaux. Vulve et Vagin.
Pierre Delbet. Maladies de l'utérus.
Segond. Annexes de l'utérus, ovaires, trompes, ligaments larges, péritoine pelvien.
Kirmisson. Maladies des membres.

TABLE ALPHABÉTIQUE des 8 volumes du *Traité de Chirurgie.*

La Pratique Dermatologique

Traité de Dermatologie appliquée

PUBLIÉ SOUS LA DIRECTION DE MM.

ERNEST BESNIER, L. BROCQ, L. JACQUET

PAR MM.

AUDRY, BALZER, BARBE, BAROZZI, BARTHÉLEMY, BÉNARD, ERNEST BESNIER BODIN, BRAULT, BROCQ, DE BRUN, COURTOIS-SUFFIT, DU CASTEL, J. DARIER DÉHU, DOMINICI, W. DUBREUILH, HUDELO, L. JACQUET, JEANSELME J.-B. LAFFITTE, LENGLET, LEREDDE, MERKLEN, PERRIN, RAYNAUD, RIST SABOURAUD, MARCEL SÉE, GEORGES THIBIERGE, VEYRIÈRES.

4 volumes richement cartonnés toile formant ensemble environ 3600 pages, très largement illustrés de figures en noir et de planches en couleurs. En souscription jusqu'à la publication du Tome IV. . . . . **150** *fr.*
Chaque volume sera vendu séparément.

..... Notre but le plus essentiel est, avant tout, de faire œuvre de clinique et de thérapeutique.

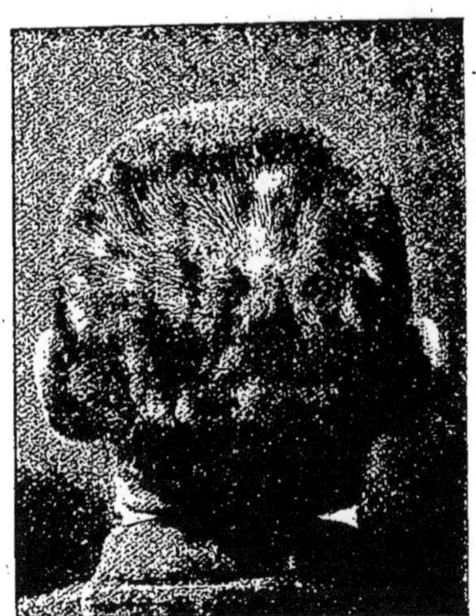

Tome III. Fig. 173. — Pelade en clairière d'aspect syphiloïde.

Nous voulons fixer les types morbides par des descriptions sobres et précises, appuyées sur des représentations graphiques aussi nombreuses et aussi parfaites que possible, et réaliser ainsi une œuvre de toute utilité, destinée à la grande masse des praticiens.

La thérapeutique des maladies de la peau sera exposée avec une ampleur au moins égale : nous nous sommes attachés à donner place, dans la *Pratique dermatologique*, à tout ce qui peut être utile au médecin praticien pour le traitement de chaque maladie en particulier......

L'histologie, la bactériologie, l'histochimie et l'hématologie seront traitées dans la mesure indiquée par l'état actuel de ces connaissances et par leur importance relative aux dermatoses en particulier. Les plus grands développements seront réservés à la description clinique basée sur l'observation précise et minutieuse des faits, assurés que nous serons, en cela, de faire œuvre durable.

Afin de mieux fixer les types dermatologiques, et pour permettre aux praticiens de médecine générale de les connaître à coup sûr, nous annexerons au texte, en grand nombre, des planches coloriées et des dessins en noir, aussi exacts que l'on peut actuellement les réaliser.

(*Extrait de la Préface.*)

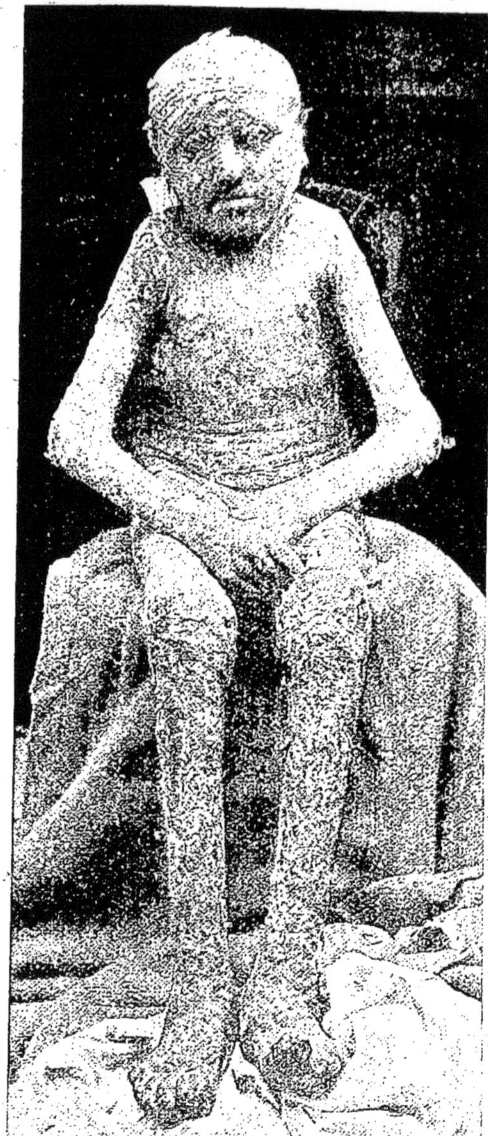

Tome III. Fig. 193. — Malade atteint de pemphigus foliacé.

TOME I.

1 fort vol. in-8°, avec 230 figures en noir et 24 planches en couleurs. Richement cartonné toile. **36** fr.

Anatomie et Physiologie de la Peau. — Pathologie générale de la Peau. — Symptomatologie générale des Dermatoses. — Acanthosis nigricans. — Acnés. — Actinomycose. — Adénomes. — Alopécies. — Anesthésie locale. — Balanites. — Bouton d'Orient. — Brûlures. — Charbon. — Classifications dermatologiques. — Dermatites polymorphes douloureuses. — Dermatophytes. — Dermatozoaires. — Dermites infantiles simples. — Ecthyma.

TOME II.

1 vol. gr. in-8°, de 1058 pages, avec 168 figures en noir et 21 planches en couleurs. Richement cartonné toile. **40** fr.

Eczéma. — Electricité. — Eléphantiasis. — Epithéliomes. — Eruptions artificielles. — Erythèmes. — Erythrasma. — Erythrodermies. — Esthiomène. — Favus. — Folliculites. — Furonculose. — Gale. — Gangrène cutanée. — Gerçures. — Greffes. — Hématodermites. — Herpès. — Hydroa vacciniforme. — Ichtyose. — Impétigo. — Kératodermie symétrique. — Kératose pilaire. — Langue.

TOME III.

1 vol. gr. in-8°, avec 201 figures en noir et 19 planches en couleurs hors texte. Richement relié toile. . . . . **40** fr.

Lèpre. — Lichen. — Lupus. — Lymphadénie cutanée. — Lymphangiome. — Madura (Pied de). — Mélanodermies. — Milium et Pseudo-Milium. — Molluscum contagiosum. — Morve et Farcin. — Mycosis fongoïde. — Nævi. — Nodosités cutanées. — Œdème. — Ongles. — Maladie de Paget. — Papillomes. — Pelade. — Pellagre. — Pemphigus. — Perlèche. — Phtiriase. — Pian. — Pityriasis, etc.

Sous Presse : TOME IV.

Traité d'Anatomie Humaine

PUBLIÉ SOUS LA DIRECTION DE

P. POIRIER et **A. CHARPY**

Professeur agrégé à la Faculté de médecine de Paris Chirurgien des hôpitaux.

Professeur d'anatomie à la Faculté de médecine de Toulouse.

AVEC LA COLLABORATION DE

O. AMOËDO — A. BRANCA — CANNIEU — B. CUNÉO — G. DELAMARE
PAUL DELBET — P. FREDET — GLANTENAY — A. GOSSET
P. JACQUES — TH. JONNESCO — E. LAGUESSE
L. MANOUVRIER — A. NICOLAS — P. NOBÉCOURT — O. PASTEAU
M. PICOU — A. PRENANT — H. RIEFFEL
CH. SIMON — A. SOULIÉ

5 vol. grand in-8°, avec figures noires et en couleurs

ÉTAT DE LA PUBLICATION (Décembre 1902)

TOME I. — **Introduction. — Notions d'Embryologie. — Ostéologie. — Arthrologie.** *Deuxième édition, entièrement refondue. Un fort volume grand in-8°, avec 814 figures noires et en couleurs* . . . . 20 fr.

TOME II. — 1er Fascicule : **Myologie.** *Deuxième édition, entièrement refondue. Un volume grand in-8°, avec 331 figures* . . . . 12 fr.

2e Fascicule : **Angéiologie** (Cœur et Artères). Histologie. *Deuxième édition, entièrement refondue. Un volume grand in-8°, avec 150 figures* . . . . 8 fr.

3e Fascicule : **Angéiologie** (Capillaires. Veines). *Deuxième édition, revue. Un volume grand in-8°, avec 75 figures* . . . . 6 fr.

4e Fascicule : **Les Lymphatiques.** *Un volume grand in-8° avec 117 fig.* 8 fr.

TOME III. — 1er Fascicule : **Système nerveux.** Méninges. Moelle. Encéphale. (Embryologie. Histologie). *Deuxième édition entièrement refondue. Un volume grand in-8°, avec 265 figures* . . . . 10 fr.

2e Fascicule : **Système nerveux.** Encéphale. *Deuxième édition entièrement refondue. Un volume grand in-8°, avec 131 figures* . . . . 10 fr.

3e Fascicule : **Système nerveux.** Les Nerfs. Nerfs crâniens. Nerfs rachidiens. *Un volume grand in-8°, avec 205 figures* . . . . 12 fr.

TOME IV. — 1er Fascicule : **Tube digestif.** Développement. Bouche. Pharynx. Œsophage. Estomac. Intestins. Anus. *Deuxième édition entièrement refondue. Un volume grand in-8°, avec 201 figures* . . . . 12 fr.

2e Fascicule : **Appareil respiratoire.** Larynx. Trachée. Poumons. Plèvre. Thyroïde. Thymus. *Deuxième édition, revue. Un volume grand in-8°, avec 121 figures* . . . . 6 fr.

3e Fascicule : **Annexes du tube digestif.** Dents. Glandes salivaires. Foie. Voies biliaires. Pancréas. Rate. **Péritoine.** *Un volume grand in-8°, avec 361 figures* . . . . 16 fr.

TOME V. — 1er Fascicule : **Organes génitaux-urinaires.** Reins. Uretère. Vessie. Urètre. Prostate. Verge. Périnée. Appareil génital de l'homme. Appareil génital de la femme. *Un volume grand in-8°, avec 431 figures.* 20 fr.

2e fascicule : **Les Organes des sens** . . . . (sous presse).

Traité DE Technique Opératoire

PAR

CH. MONOD

PROFESSEUR AGRÉGÉ A LA FACULTÉ DE MÉDECINE DE PARIS
CHIRURGIEN DE L'HOPITAL SAINT-ANTOINE, MEMBRE DE L'ACADÉMIE DE MÉDECINE

ET

J. VANVERTS

ANCIEN INTERNE LAURÉAT DES HOPITAUX DE PARIS
CHEF DE CLINIQUE A LA FACULTÉ DE MÉDECINE DE LILLE

---

2 *forts volumes grand in-8°, formant ensemble* 1960 *pages et illustrés de* 1908 *figures dans le texte.* **40** *fr.*

Le *Traité de Technique opératoire* est divisé en deux volumes. Le tome I comprend : 1° une introduction sur les *Méthodes et procédés de l'asepsie et de l'antisepsie*, sur les *moyens de réunion et d'hémostase* et sur l'*anesthésie*; 2° les *opérations sur les divers tissus*; 3° les *opérations sur les membres*, le *crâne* et l'*encéphale*, le *rachis* et la *moelle*, l'*appareil visuel*, le *nez*, les *fosses nasales*, les *sinus de la face*, le *naso-pharynx*, l'*oreille*, le *cou*, le *thorax*, le *sein*.

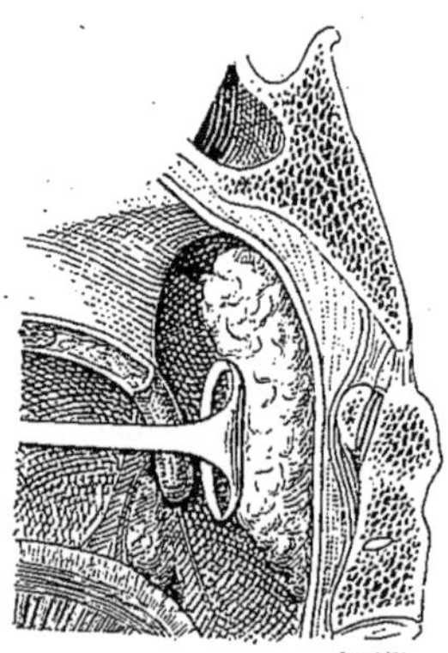

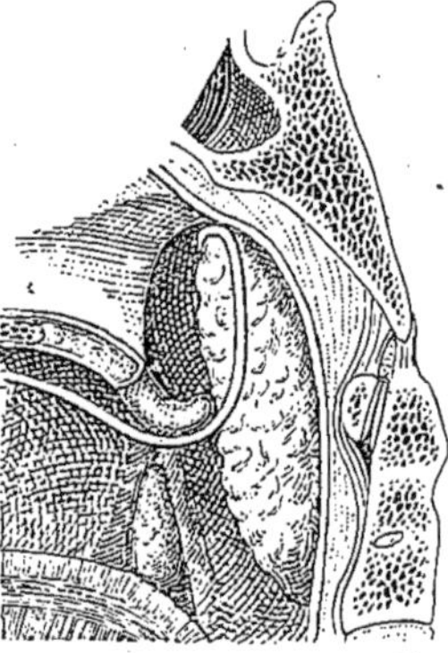

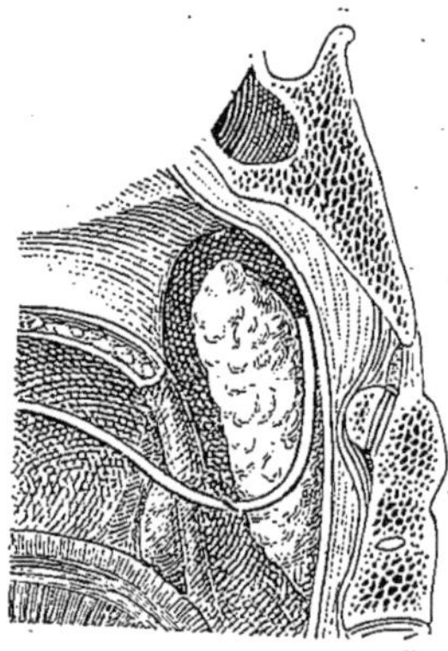

Technique de l'ablation des végétations adénoïdes avec le couteau. (Tome I.)

Fig. 763. — Le couteau est introduit couché derrière le voile.

Fig. 764. — Le couteau est redressé et porté le plus haut possible immédiatement en arrière des choanes.

Fig. 765. — Le couteau est abaissé en rasant la paroi supéro-postérieure du naso-pharynx.

Le tome II contient : les *opérations sur la bouche*, les *glandes salivaires*, le *pharynx*, l'*œsophage*, l'*estomac*, l'*intestin*, le *rectum* et l'*anus*, le *foie*, les *voies biliaires*, la *rate*, le *rein*, l'*uretère*, la *vessie*, l'*urètre*, les *organes génitaux de l'homme et de la femme*.

Traité des Maladies de l'Enfance

PUBLIÉ SOUS LA DIRECTION DE MM.

J. GRANCHER

PROFESSEUR A LA FACULTÉ DE MÉDECINE DE PARIS
MEMBRE DE L'ACADÉMIE DE MÉDECINE, MÉDECIN DE L'HÔPITAL DES ENFANTS-MALADES

J. COMBY
MÉDECIN DE L'HÔPITAL DES ENFANTS-MALADES

A.-B. MARFAN
AGRÉGÉ, MÉDECIN DES HÔPITAUX

5 forts volumes grand in-8°, avec figures dans le texte . . . . . . **90** francs.

Les 5 volumes se vendent séparément :
Tome I, **18** fr. Tome II, **18** fr. Tome III, **20** fr. Tome IV, **18** fr. Tome V, **18** fr.

Les Difformités acquises de l'Appareil locomoteur

PENDANT L'ENFANCE ET L'ADOLESCENCE

PAR

Le Dr E. KIRMISSON

Professeur de clinique chirurgicale infantile à la Faculté de médecine
Chirurgien de l'hôpital Trousseau, Membre de la Société de chirurgie
Membre correspondant de l'*American orthopedic Association.*

1 volume in-8°, avec 430 figures dans le texte. . . . . **15** francs.

Ce volume fait suite au **Traité des Maladies chirurgicales d'origine congénitale**, 1 vol. gr. in-8° avec 312 figures et 2 planches en couleurs. (*Publié en* 1898). . . . **15** fr.
Ces deux ouvrages constituent un véritable traité de Chirurgie orthopédique.

Leçons cliniques de Chirurgie infantile

PAR

A. BROCA

CHIRURGIEN DE L'HÔPITAL TENON (ENFANTS-MALADES)
PROFESSEUR AGRÉGÉ A LA FACULTÉ DE MÉDECINE DE PARIS

1 volume in-8° broché, avec 75 figures dans le texte et 6 planches hors texte en photocollographie . . . . **10** francs.

Traité de Physiologie

PAR

J.-P. MORAT
PROFESSEUR A L'UNIVERSITÉ DE LYON

Maurice DOYON
PROFESSEUR AGRÉGÉ A LA FACULTÉ DE MÉDECINE DE LYON

5 vol. grand in-8°, avec fig. en noir et en couleurs dans le texte. En souscription (décembre 1902). 55 *fr.*

I. — **Fonctions élémentaires.** — II. — **Fonctions d'innervation.** — III. — **Fonctions de nutrition.** — Circulation; calorification. — IV. — **Fonctions de nutrition** (suite). — Digestion; absorption; respiration; excrétion. — V. — **Fonctions de relation.** — Sens. — Langage; expression; locomotion. **Fonctions de reproduction**, à l'exception du développement embryologique.

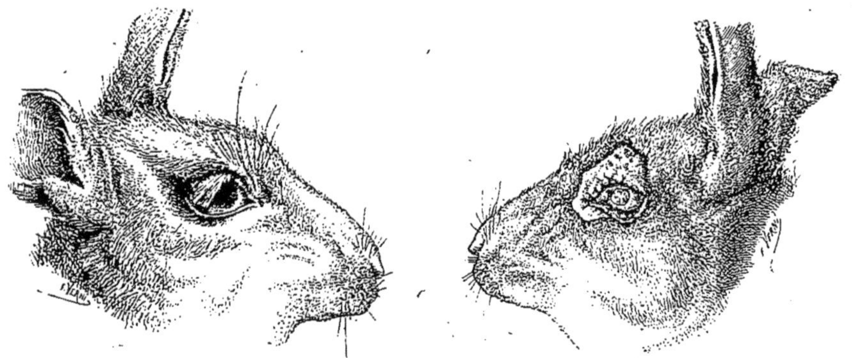

Tome II. Fig. 136. Troubles trophiques après section du sympathique cervical.
Tête de lapin, aspect normal. | Inflammation de la conjonctive et opacité du cristallin.

Ces volumes ne seront pas publiés dans l'ordre ci-dessus, mais le seront dans celui de leur achèvement. — Chaque volume sera vendu séparément. — Toutefois, les éditeurs acceptent jusqu'à nouvel ordre, **au prix à forfait de 55 francs**, des souscriptions à l'ouvrage **complet**. — Les souscripteurs payeront en retirant chaque volume le prix marqué; mais le tome V et dernier leur sera fourni gratuitement ou à un prix tel qu'ils n'aient, en aucun cas, payé plus de 55 francs pour le total de l'ouvrage.

Octobre 1902.

Volumes publiés :

II. — **Fonctions d'innervation**, par J.-P. MORAT. 1 vol. grand in-8°, avec 263 figures noires et en couleurs . . . . **15** fr.

III. — **Fonctions de nutrition.** — Circulation, par M. DOYON; Calorification, par J.-P. MORAT. 1 vol. grand in-8°, avec 173 figures noires et en couleurs. . . . **12** fr.

IV. — **Fonctions de nutrition** (*suite et fin*). — Respiration; excrétion, par J.-P. MORAT; Digestion; absorption, par M. DOYON. 1 vol. grand in-8°, avec 167 figures en noir et en couleurs . . . . **12** fr.

C'est un grand traité de physiologie, tel qu'il n'en était pas paru depuis la troisième édition (1888) de l'ouvrage classique de Beaunis, que les auteurs ont eu le courage d'entreprendre et qu'ils mèneront certainement à bien, si l'on en juge par le remarquable spécimen qui forme le premier volume.

E. GLEY (*Archives de physiologie*).

Traité de Physique Biologique

PUBLIÉ SOUS LA DIRECTION DE MM.

D'ARSONVAL
Professeur au Collège de France
Membre de l'Institut et de l'Académie de médecine.

CHAUVEAU
Professeur au Muséum d'histoire naturelle
Membre de l'Institut et de l'Académie de médecine.

GARIEL
Ingénieur en chef des Ponts et Chaussées
Professeur à la Faculté de médecine de Paris
Membre de l'Académie de médecine.

MAREY
Professeur au Collège de France
Membre de l'Institut et de l'Académie de médecine.

SECRÉTAIRE DE LA RÉDACTION

M. WEISS
Ingénieur des Ponts et Chaussées
Professeur agrégé à la Faculté de médecine de Paris.

Le **Traité de Physique Biologique** sera publié en trois volumes : Tome I. *Mécanique. Actions moléculaires. Chaleur.* — Tome II. *Radiations. Optique.* — Tome III. *Électricité. Acoustique.* — Chaque volume sera vendu séparément.

Le tome I est vendu **25** fr. On souscrit dès maintenant à l'ouvrage complet au prix de **60** fr. — Ce prix restera tel jusqu'à la publication du tome II.

EXTRAIT DE LA PRÉFACE

Au moment où dans les Facultés de médecine il s'est produit un changement considérable dans l'enseignement de la physique, il a semblé utile de réunir en un ouvrage tous les matériaux qui pouvaient faire le fond de cet enseignement.

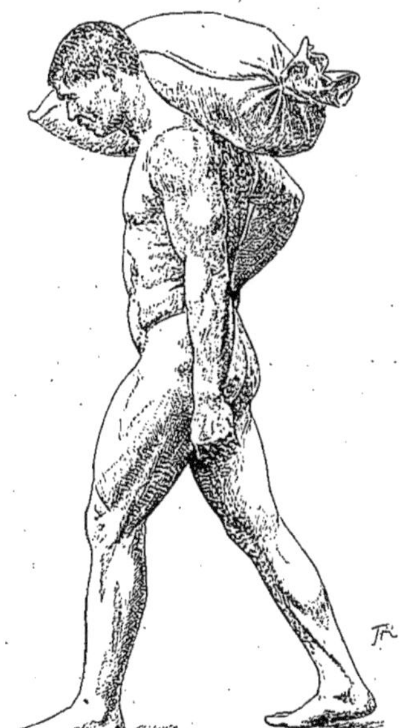

Tome I. Fig. 180. — Marche avec un fardeau sur l'épaule.

Déjà les maîtres qui ont pour ainsi dire fondé la Physique biologique, les Weber, Helmholtz, du Bois-Reymond, Chauveau, Marey, Paul Bert, d'autres encore, ont écrit sur certains points spéciaux des traités importants. — Mais, si l'on en excepte les manuels et les traités élémentaires à l'usage des étudiants, il n'a encore paru aucun ouvrage d'ensemble sur la physique biologique. — Il y avait là, semble-t-il, une lacune à combler.

L'ouvrage complet comprendra trois volumes.

Nous avons cru devoir placer en tête du premier un court article sur les diverses espèces d'erreurs que l'on est exposé à commettre dans les sciences expérimentales, car nous avons remarqué trop souvent que beaucoup de physiologistes ne faisaient pas la distinction convenable entre elles.

Contrairement à notre principe de passer rapidement sur les questions de physique pure, nous avons aussi donné quelque développement à la mécanique et aux actions moléculaires. Il est, en effet, souvent difficile pour le physiologiste de lire des traités de mécanique générale, et nous avons cherché à en exposer les notions les plus indispensables.

Dans ce même volume, se trouve tout ce qui a rapport à la mécanique animale, à la chaleur et aux actions moléculaires; cependant une grande partie des phénomènes de la contraction musculaire a été renvoyée au troisième volume, qui contient l'électro-physiologie.

Ce premier volume sera suivi prochainement, nous l'espérons, d'un deuxième volume, contenant toutes les applications de l'optique géométrique et des radiations.

Enfin le troisième volume est réservé à l'Electricité et à l'Acoustique.

TOME PREMIER

1 volume in-8° de 1150 pages avec 591 figures dans le texte : **25** fr.

Ce volume contient : Des erreurs dans les mesures. Principes généraux de mécanique, par M. G. Weiss. — Propriétés des solides. Résistance des matériaux. Architecture des os, par M. Gariel. — Architecture des muscles. Principes généraux de méthode graphique. La contraction musculaire, par M. G. Weiss. Locomotion humaine, par M. Paul Richer. — La locomotion animale, par M. Marey. — Principes généraux d'hydrostatique et d'hydrodynamique, par M. Weiss. — Cœur. Cardiographie, par M. Wertheimer. — Circulation du sang dans les vaisseaux. Pression et vitesse, pouls et sphygmographie, par M. E. Meyer. — Pléthysmographie, par M. Hallion. — Capillarité et tension superficielle. Solubilité des solides. Imbibition, par M. A. Imbert. — Filtration, par M. Gariel. — Osmose, par M. A. Dastre. — Propriétés des gaz. Analyse des gaz. Gaz du sang. Phénomènes physiques de la respiration, par M. J. Tissot. — Principes généraux de la chaleur, par M. Weiss. — Thermométrie, par M. Gariel. — Température, par M. J.-P. Langlois. — Calorimétrie. Etuves et régulateurs de température, par M. C. Sigalas. — Chaleur animale, par M. Laulanié. — Travail fourni par les animaux. Rendement des moteurs animés. Propagation de la chaleur. Protection des animaux, par M. Gariel. — Influence de la pression sur la vie, par MM. P. Regnard et P. Portier. — Influence des agents atmosphériques sur les éléments cellulaires, par M. A. Charrin. — Actions hygrométriques sur les végétaux. Influence de la chaleur sur les végétaux. Actions mécaniques sur les végétaux, par M. Mangin.

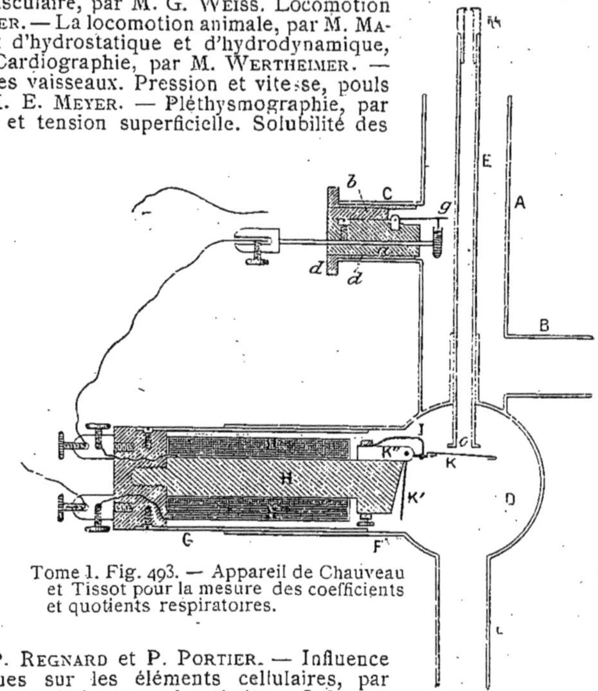

Tome I. Fig. 493. — Appareil de Chauveau et Tissot pour la mesure des coefficients et quotients respiratoires.

TOME DEUXIÈME

(Sous presse.)

Ce volume contiendra : Principes généraux d'optique géométrique, par M. G. Weiss. — Spectroscopie et analyse spectrale, par M. Hénocque. — Mesure et utilisation de la lumière, par M. André Broca. — Photographie, par M. A. Londe. — Chaleur rayonnante, par M. Gariel. — Polarisation rotatoire et polarimétrie, par M. Malosse. — Phosphorescence et fluorescence, par M. Gariel. — Biophotogenèse ou production de la lumière par les êtres vivants, par M. Raphael Dubois. — Effets des radiations sur les plantes, par M. Mangin. — Diffusion de la lumière, par M. Gariel. — Endoscopie, par M. Guilloz. — Puissance des Systèmes centrés. Numérotage des verres, par M. Sigalas. — Etude optique de l'œil. Œil réduit. Aberrations chromatiques, par M. Sigalas. — Accommodation, par Tscherning. — Emmétropie, Myopie, Hypermétropie, Presbytie, par M. Bertin-Sans. — Astigmatisme, par M. Imbert. — Détermination et correction des amétropies, par M. Imbert. — Acuité visuelle. Champ visuel, par Sulzer. — Impressions lumineuses sur la rétine, par M. Charpentier. — Phénomènes entoptiques, par M. Weiss. — Mouvements des yeux, par M. Gariel. — Vision binoculaire, par M. Tscherning. — Instruments d'optique, par M. Guilloz. — L'œil dans la série animale, par M. Carvallo.

Précis d'Obstétrique

PAR MM.

A. RIBEMONT-DESSAIGNES
Agrégé de la Faculté de médecine
Accoucheur de l'hôpital Beaujon
Membre de l'Académie de médecine.

G. LEPAGE
Professeur agrégé à la Faculté de médecine de Paris
Accoucheur de l'hôpital de la Pitié.

CINQUIÈME ÉDITION

AVEC 590 FIGURES DANS LE TEXTE DONT 437 DESSINÉES PAR M. RIBEMONT-DESSAIGNES

1 vol. grand in-8° de XXIV-1405 pages, relié toile. . . **30** fr.

Traité de Gynécologie

CLINIQUE ET OPÉRATOIRE

Par le Dr Samuel POZZI

Professeur à la Faculté de médecine, Chirurgien de l'hôpital Broca
Membre de l'Académie de médecine.

TROISIÈME ÉDITION, REVUE ET AUGMENTÉE

1 vol. in-8° de XXII-1270 pages, avec 628 fig. dans le texte. Relié toile. **30** fr.

LES

Maladies Infectieuses

PAR

G.-H. ROGER

Professeur agrégé à la Faculté de médecine de Paris,
Médecin de l'Hôpital de la porte d'Aubervilliers, Membre de la Société de Biologie.

1 *vol. in-8° de* 1520 *pages publié en* 2 *fascicules avec figures dans le texte.* 28 fr.

LES

Tics et leur Traitement

PAR

Henry MEIGE et E. FEINDEL

Préface de M. le Professeur **BRISSAUD**

1 vol. in-8° de 640 pages. **6** fr.

Traité
de
Chirurgie d'urgence

PAR

FÉLIX LEJARS
Professeur agrégé à la Faculté de médecine de Paris, Chirurgien de l'hôpital Tenon
Membre de la Société de chirurgie.

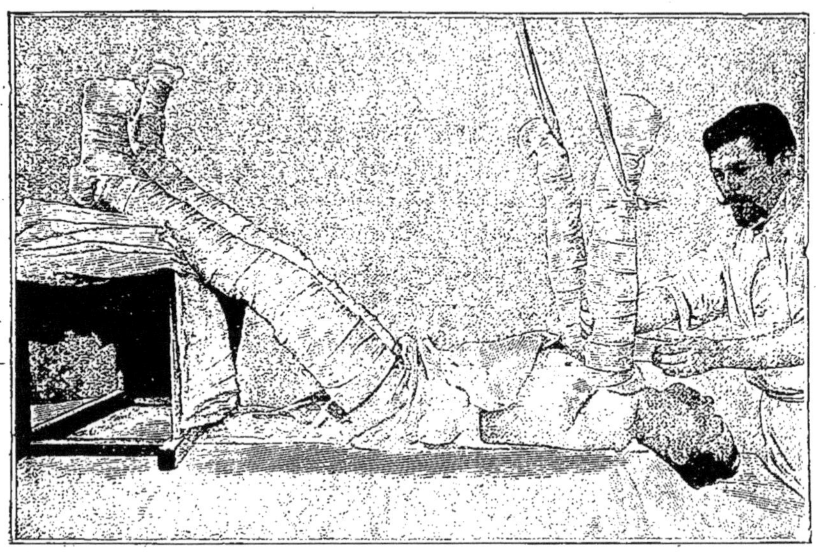

Fig. 714. — Auto-transfusion lors d'anémie suraiguë.

TROISIÈME ÉDITION, REVUE ET AUGMENTÉE

---

751 figures dont 351 dessinées d'après nature par le Dr E. DALEINE et 172 photographies originales.

---

1 volume grand in-8°, de 1035 pages. Relié toile. **25 francs.**

Le succès de deux éditions enlevées en quelques mois prouve mieux que tout éloge la valeur et l'utilité du *Traité de Chirurgie d'urgence* du Dr F. Lejars.

Fidèle à la méthode qui lui a assuré le succès, le Dr Lejars s'est contenté de rendre cette nouvelle édition à la fois plus complète et plus pratique.

Des additions considérables, des remaniements importants, ont été faits au texte, et des dessins inédits et des photographies originales ont enrichi encore l'illustration déjà hors de pair et universellement appréciée qui fait de cet ouvrage un véritable album.

Ainsi amélioré, le *Traité de Chirurgie d'urgence* se présente pour la troisième fois au public. Il trouvera auprès de lui l'accueil empressé qu'il a déjà rencontré et qu'il mérite à tant de points de vue.

TRAITÉ D'HYGIÈNE

PAR

A. PROUST

Professeur d'hygiène de la Faculté de médecine de l'Université de Paris
Médecin honoraire de l'Hôtel-Dieu
Membre de l'Académie de médecine, du Comité consultatif d'hygiène publique de France
Inspecteur général des Services sanitaires.

TROISIÈME ÉDITION
REVUE ET CONSIDÉRABLEMENT AUGMENTÉE
AVEC LA COLLABORATION DE :

A. NETTER
Professeur agrégé à la Faculté
Médecin de l'hôpital Trousseau
Membre du Comité consultatif d'hygiène publique

ET

H. BOURGES
Chef du laboratoire d'hygiène à la Faculté
Chef du laboratoire à l'hôpital Trousseau
Auditeur au Comité consultatif d'hygiène publique

OUVRAGE COURONNÉ PAR L'INSTITUT ET LA FACULTÉ DE MÉDECINE

1 vol. in-8°, avec fig. et cartes, publié en 2 fascicules, en souscription : **18** *fr.*

LES MALADIES DU CUIR CHEVELU

I. MALADIES SÉBORRHÉIQUES

Séborrhée, Acnés, Calvitie

Par le Dr R. SABOURAUD

Chef du laboratoire de la Ville de Paris à l'hôpital Saint-Louis

1 vol. in-8°, avec 91 figures dans le texte dont 40 aquarelles en couleurs. 10 *fr.*

Traité élémentaire de Clinique Thérapeutique

Par le Dr Gaston LYON

Ancien chef de clinique médicale à la Faculté de médecine de Paris.

QUATRIÈME ÉDITION REVUE ET AUGMENTÉE

1 vol. grand in-8° de 1540 pages. Relié peau . . . . 25 *fr.*

Vient de paraître:

Les Maladies microbiennes des Animaux

PAR

Ed. NOCARD
Professeur à l'École d'Alfort
Membre de l'Académie de Médecine.

ET

E. LECLAINCHE
Professeur à l'École vétérinaire de Toulouse.

Ouvrage couronné par l'Académie des Sciences
(PRIX MONTHYON 1898).

TROISIÈME ÉDITION
Entièrement refondue et considérablement augmentée

2 volumes grand in-8°, formant ensemble 1312 pages. . . . . 22 fr

ACHARD. — ***Nouveaux procédés d'exploration.*** *Leçons de pathologie générale*, professées à la Faculté de médecine, par CH. ACHARD, agrégé, médecin de l'hôpital Tenon, recueillies et rédigées par M. P. SAINTON et M. LOYER. 1 vol. in-8°, avec figures en noir et en couleurs . . . . **8 fr.**

BRISSAUD. — ***Leçons sur les maladies nerveuses*** (Salpêtrière, 1893-1894), recueillies et publiées par HENRY MEIGE. 1 vol. gr. in-8° avec 240 fig. (schémas et photog.). . . . . **18 fr.**

Leçons sur les maladies nerveuses (*Deuxième série*; hôpital Saint-Antoine), recueillies et publiées par HENRY MEIGE. 1 vol. grand in-8° avec 165 figures dans le texte . . . . **15 fr.**

CHARRIN. — ***Leçons de pathogénie appliquée.*** *Clinique médicale, Hôtel-Dieu* (1895-1896), par A. CHARRIN, professeur agrégé, médecin des hôpitaux, directeur adjoint au laboratoire de Pathologie générale, assistant au Collège de France, Vice-président de la Société de Biologie. 1 vol. in-8°. . . . . **6 fr.**

Les Défenses naturelles de l'organisme : *Leçons professées au Collège de France*, par A. CHARRIN. 1 vol. in-8°. . . . . **6 fr.**

DEGUY ET WEILL. — ***Manuel pratique du traitement de la diphtérie*** (*Sérothérapie, Tubage, Trachéotomie*), par DEGUY, ancien interne des hôpitaux, chef du laboratoire de la Faculté à l'hôpital des Enfants (Service de la diphtérie), et BENJAMIN WEILL, interne des hôpitaux, moniteur de tubage et de trachéotomie de la Faculté à l'hôpital des Enfants-Malades. Introduction par A.-B. MARFAN, professeur agrégé à la Faculté, médecin de l'hôpital des Enfants-Malades. 1 volume in-8° broché, avec figures et photographies dans le texte. . . . **6 fr.**

DIEULAFOY. — ***Clinique médicale de l'Hôtel-Dieu de Paris,*** par G. DIEULAFOY, professeur de clinique médicale à la Faculté de médecine de Paris, médecin de l'Hôtel-Dieu, membre de l'Académie de médecine. 4 vol. gr. in-8°, avec figures dans le texte.

I. 1896-1897. 1 vol. in-8°. . . . . **10 fr.**
II. 1897-1898. 1 vol. in-8° . . . . **10 fr.**
III. 1898-1899. 1 vol. in-8°. **10 fr.**
IV. 1900-1901. 1 vol. in-8°. **10 fr.**

DUCLAUX. — ***Pasteur. Histoire d'un esprit,*** par E. DUCLAUX, membre de l'Institut, directeur de l'Institut Pasteur, professeur à la Sorbonne et à l'Institut Agronomique. 1 vol. gr. in-8°, avec 22 figures dans le texte . . . . **5 fr.**

— ***Traité de microbiologie,*** par E. DUCLAUX.

Tome I. *Microbiologie générale.* — Tome II. *Diastases, toxines et venins.* — Tome III. *Fermentation alcoolique.* — Tome IV. *Fermentations variées des diverses substances ternaires.* Chaque volume gr. in-8° avec figures. **15 fr.**
L'ouvrage formera 7 volumes qui paraîtront successivement.

DUPLAY. — ***Cliniques chirurgicales de l'Hôtel-Dieu,*** par SIMON DUPLAY, professeur de clinique chirurgicale à la Faculté de médecine de Paris, membre de l'Académie de médecine, chirurgien de l'Hôtel-Dieu, recueillies et publiées par les Drs M. CAZIN, chef de clinique chirurgicale à l'Hôtel-Dieu, et L. CLADO, chef des travaux gynécologiques à l'Hôtel-Dieu.

1re SÉRIE. 1 vol. in-8°, avec figures dans le texte . . . . **7 fr.**
2e SÉRIE. 1 vol. in-8°, avec figures dans le texte. . . . . **8 fr.**
3e SÉRIE. 1 vol. in-8°, avec figures dans le texte. . . . . **8 fr.**

DUVAL. — ***Précis d'histologie,*** par M. MATHIAS DUVAL, professeur à la Faculté de médecine de Paris, membre de l'Académie de médecine. *Deuxième édition revue et augmentée.* 1 vol. gr. in-8°, avec 427 figures dans le texte. . . **18 fr.**

FARABEUF. — ***Précis de Manuel opératoire***, par L.-H. FARABEUF, professeur à la Faculté de médecine de Paris, membre de l'Académie de médecine. *Nouvelle édition*. 1 volume in-8°, avec 799 figures dans le texte. . . . . 16 fr.

GAUTIER (A.). — ***Cours de Chimie minérale et organique***, par M. ARM. GAUTIER, membre de l'Institut, professeur de chimie à la Faculté de médecine de Paris. *Deuxième édition*, revue et mise au courant des travaux les plus récents. 2 vol. grand in-8°, avec figures dans le texte.

I. *Chimie minérale*. 1 vol. grand in-8°, avec 244 figures dans le texte. 16 fr.
II. *Chimie organique*. 1 vol. grand in-8°, avec 72 figures. . . . . . . 16 fr.

— ***Leçons de Chimie biologique normale et pathologique***. *Deuxième édition*, publiée avec la collaboration de M. ARTHUS, professeur de physiologie à l'Université de Fribourg. 1 vol. in-8°, avec 110 figures. . . . . 18 fr.

GLEY. — ***Essais de philosophie et d'histoire de la Biologie***, par E. GLEY, professeur agrégé à la Faculté de médecine de Paris, assistant près la chaire de Physiologie générale au Muséum d'Histoire naturelle. 1 vol. in-16. . . 3 fr. 50

GRASSET. — ***Consultations médicales sur quelques maladies fréquentes***, par le Dr GRASSET, professeur de clinique médicale à l'Université de Montpellier. correspondant de l'Académie de médecine. *Cinquième édition, revue et considérablement augmentée*. 1 vol. in-16, reliure souple, peau pleine . . 5 fr.

— ***Leçons de Clinique médicale***, faites à l'hôpital Saint-Éloi de Montpellier, par le Dr J. GRASSET, professeur de clinique médicale à l'Université de Montpellier, correspondant de l'Académie de médecine, lauréat de l'Institut.

1re SÉRIE (1886-1890). 1 vol. in-8°, avec 10 planches. . . . . 12 fr.
2e SÉRIE (novembre 1890-juillet 1895). 1 fort vol. in-8°, avec une figure dans le texte et 10 planches lithographiées. . . . . 12 fr.
3e SÉRIE (novembre 1895-mars 1898). 1 vol. in-8° de VII-826 pages, avec 20 planches hors texte, dont 10 en couleurs et 6 en phototypie . . . 15 fr.

— ***Traité pratique des maladies du système nerveux***, par le professeur GRASSET, en collaboration avec le Dr RAUZIER. *Quatrième édition*. 2 vol. grand in-8°, avec 33 planches hors texte et 122 figures dans le texte (*Ouvrage couronné par l'Institut : Prix Lallemand*). . . . . 45 fr.

HAYEM. — ***Leçons sur les maladies du sang*** (*Clinique de l'hôpital Saint-Antoine*), par GEORGES HAYEM, professeur à la Faculté de médecine de Paris, médecin des hôpitaux, membre de l'Académie de médecine, recueillies par MM. E. PARMENTIER, médecin des hôpitaux, et R. BENSAUDE, chef du laboratoire d'anatomie pathologique à l'hôpital Saint-Antoine. 1 vol. in-8°, avec 4 planches en couleurs. . . . . 15 fr.

KIRMISSON. — ***Leçons cliniques sur les maladies de l'appareil locomoteur*** (*os, articulations, muscles*), par le Dr KIRMISSON, professeur à la Faculté de médecine, chirurgien des hôpitaux, membre de la Société de chirurgie. 1 vol. in-8°, avec figures dans le texte . . . . 10 fr.

— ***Traité des maladies chirurgicales d'origine congénitale***, par le professeur KIRMISSON. 1 vol. in-8°, avec 311 figures dans le texte et 2 planches en couleurs . . . . 15 fr.

LAVERAN. — ***Du Paludisme*** et de son hématozoaire, par A. LAVERAN, membre de l'Académie de médecine, membre de l'Institut de France. 1 vol. grand in-8°, avec 4 planches en couleur et 2 planches photographiques. . . . . . . 10 fr.

— ***Traité du Paludisme***, par A. LAVERAN. 1 vol. grand in-8°, avec 27 figures dans le texte et une planche en couleurs . . . . 10 fr.

— ***Traité d'hygiène militaire***, par le Dr LAVERAN. 1 vol. in-8°, avec 270 fig. 16 fr.

Manuel de pathologie externe, par MM. Reclus, Kirmisson, Peyrot, Bouilly, professeurs agrégés à la Faculté de médecine de Paris, chirurgiens des hôpitaux. Nouvelle édition entièrement refondue, illustrée de 720 figures. 4 vol. in-8°, avec figures dans le texte . . . . 40 fr.

I. *Maladies des tissus et des organes*, par le Dr P. Reclus.
II. *Maladies des régions; Tête et Rachis*, par le Dr Kirmisson.
III. *Maladies des régions: Poitrine et abdomen*, par le Dr Peyrot.
IV. *Maladies des régions: Organes génito-urinaires, membres*, par le Dr Bouilly.

Chaque volume est vendu séparément. 10 fr.

METCHNIKOFF. — ***L'immunité dans les maladies infectieuses***, par Elie Metchnikoff, professeur à l'Institut Pasteur, membre étranger de la Société royale de Londres. Un vol. gr. in-8° avec 45 figures en couleurs dans le texte. 12 fr.

MÜNSTERBERG. — ***L'Assistance***, par M. Münsterberg, président de la Direction générale de l'Assistance publique de Berlin. Traduction et préface par M. Raoul Bompard, membre du Conseil de surveillance et du Conseil supérieur de l'Assistance publique. 1 vol. in-12 broché. . . . . 3 fr. 50

OLLIER. — ***Traité expérimental et clinique de la régénération des os*** et de la production artificielle du tissu osseux, par le Dr Ollier, chirurgien en chef de l'Hôtel-Dieu de Lyon. (Ouvrage qui a obtenu le grand prix de chirurgie.) 2 vol. in-8°, avec figures dans le texte et planches en taille-douce. . . . . . 30 fr.

— ***Traité des Résections*** et des opérations conservatrices que l'on peut pratiquer sur le système osseux, par le Dr L. Ollier, professeur de clinique chirurgicale à la Faculté de médecine de Lyon. 3 vol. gr. in-8°, avec fig. 50 fr.

I. *Introduction. — Résections en général*. 1 vol. in-8°, avec 127 fig. . . . 16 fr.
II. *Résections en particulier. Membre supérieur*. 1 vol. in-8°, avec 156 fig. 16 fr.
III. *Résections en particulier. Résections du membre inférieur, tête et tronc.* 1 vol. in-8°, avec 224 fig. . . . . 22 fr.

PANAS. — ***Traité des maladies des yeux***, par Ph. Panas, professeur de clinique ophtalmologique à la Faculté de médecine, chirurgien de l'Hôtel-Dieu, membre de l'Académie de médecine, membre honoraire et ancien président de la Société de chirurgie. 2 vol. gr. in-8°, avec 453 fig. et 7 pl. en coul. Reliés toile. 40 fr.

— ***Leçons de clinique ophtalmologique***, *professées à l'Hôtel-Dieu*, par Ph. Panas, recueillies et publiées par le Dr A. Castan (de Béziers). 1 vol. in-8°, avec figures dans le texte. . . . . 5 fr.

PANAS ET ROCHON-DUVIGNEAUD. — ***Recherches anatomiques et cliniques sur le glaucome et les néoplasmes intra-oculaires***, par le professeur Panas et le Dr Rochon-Duvigneaud, ancien chef de clinique de la Faculté. 1 vol. in-8°, avec 41 figures dans le texte. . . . . 7 fr.

PETIT. — ***Guide thérapeutique des Infirmeries régimentaires***, par le Dr Henry Petit, médecin-major de 1re classe. 1 vol. in-12 de 350 p., cart. toile anglaise. 3 fr. 50

PONCET. — ***Traité clinique de l'actinomycose humaine.*** *Pseudo-actinomycoses et botryomycose*, par Antonin Poncet, professeur de clinique chirurgicale à l'Université de Lyon, membre correspondant de l'Académie de médecine, et Léon Bérard, chef de clinique chirurgicale à l'Université de Lyon. *Ouvrage couronné par l'Académie de médecine et par l'Institut.* 1 vol. in-8°, avec 45 fig. dans le texte et 4 planches hors texte en couleurs. . . . . 12 fr.

— ***Traité de la cystostomie sus-pubienne chez les prostatiques.*** *Création d'un urèthre hypogastrique. Application de cette nouvelle méthode aux diverses affections des voies urinaires*, par Antonin Poncet et Xavier Delore, ex-prosecteur, ancien chef de clinique chirurgicale à l'Université de Lyon. *Ouvrage couronné par l'Académie de médecine*. 1 vol. in-8°, avec 42 fig. . . . . 8 fr.

— ***Traité de l'uréthrostomie périnéale*** *dans les rétrécissements incurables de l'urèthre; création au périnée d'un méat contre nature*, par Antonin Poncet et Xavier Delore. 1 vol. in-8°, avec 11 figures dans le texte . . . . 4 fr.

PROUST. — ***Douze conférences d'hygiène*** *rédigées conformément aux programmes du 12 août* 1890, par A. PROUST. Nouv. éd. 1 vol. in-18, cartonné toile. . . . . 2 fr. 50

— ***La Défense de l'Europe contre la Peste et la Conférence de Venise de 1897***, par A. PROUST. 1 vol. in-8°, avec fig. et 1 carte en coul. . . . 9 fr.

PRUNIER. — ***Les Médicaments chimiques***, par LÉON PRUNIER, membre de l'Académie de médecine, pharmacien en chef des hôpitaux de Paris, professeur à l'École supérieure de pharmacie.

I. *Composés minéraux*. 1 vol. grand in-8°, avec 137 fig. dans le texte. . 15 fr.

II. *Composés organiques*. 1 vol. grand in-8°, avec 47 fig. dans le texte. 15 fr.

RANVIER. — ***École pratique des Hautes Études. Laboratoire d'histologie du Collège de France.*** Travaux publiés sous la direction de L. RANVIER, professeur d'anatomie générale, Membre de l'Institut, avec la collaboration de M. L. MALASSEZ, directeur adjoint, et des répétiteurs et préparateurs du cours.

Tomes I à XVIII (1884-1900). Chaque vol. in-8° avec pl. hors texte . . 20 fr.

Les tomes V et VIII ne se vendent plus séparément.

— ***Traité technique d'histologie***, 2° éd., entièrement refondue et corrigée, par M. L. RANVIER. 1 vol. gr. in-8° de 880 p., avec 414 grav. dans le texte et 1 pl. en chromo . . . . 12 fr.

REDARD. — ***Traité pratique des déviations de la colonne vertébrale***, par P. REDARD, ancien chef de clinique chirurgicale de la Faculté de médecine de Paris, chirurgien en chef du dispensaire Furtado-Heine, membre correspondant de l'« American Ortopedic Association ». 1 volume grand in-8°, avec 231 figures dans le texte. . . . . 12 fr.

REGNARD. — ***La Cure d'altitude***, par le Dr PAUL REGNARD, membre de l'Académie de médecine, professeur de physiologie générale à l'Institut national agronomique, directeur adjoint du laboratoire de physiologie de la Sorbonne. *Deuxième édition*. 1 fort vol. grand in-8°, avec 29 planches hors texte et 110 figures dans le texte, relié toile pleine. . . . . 15 fr.

RÉNON. — ***Étude sur l'Aspergillose chez les animaux et chez l'homme***, par M. RÉNON, ancien interne des hôpitaux de Paris. 1 vol. in-8°, avec figures dans le texte. . . . . 5 fr.

SOULIER (H.). ***Traité de Thérapeutique et de Pharmacologie***, par M. H. SOULIER, professeur à la Faculté de médecine de Lyon, membre correspondant de l'Académie de médecine. ***Additionné d'un mémento formulaire des médicaments nouveaux*** (1901). *Ouvrage couronné par l'Académie des sciences et par l'Académie de médecine*. 2 vol. grand in-8°. . . . . 25 fr.

TRABUT. — ***Précis de Botanique médicale***, par L. TRABUT, professeur d'histoire naturelle médicale à l'École de médecine d'Alger. *Deuxième édition*, entièrement refondue. 1 vol. in-8°, avec 954 figures.. . . . . 8 fr.

VIRES. — ***Maladies Nerveuses***, diagnostic, traitement, par J. VIRES, professeur agrégé à la Faculté de médecine de Montpellier, médecin de l'Hôpital général, avec préface par M. le professeur RAYMOND. 1 vol. petit in-8°, avec 11 figures dans le texte, broché. . . . . 8 fr.

ZAMBACO. — ***Les Lépreux ambulants de Constantinople***, par le Dr ZAMBACO-PACHA, membre associé national de l'Académie de médecine de Paris, membre correspondant de l'Académie de Saint-Pétersbourg, etc. 1 fort vol. in-4°, avec 48 planches hors texte en noir et en couleurs, relié toile . . . . 90 fr.

Encyclopédie Scientifique des Aide-Mémoire

Publiée sous la direction de **H. LÉAUTÉ**, Membre de l'Institut

Au 1er Décembre 1902, 312 VOLUMES publiés

Chaque ouvrage forme un vol. petit in-8°, vendu : Br., **2** fr. **50**. Cart. toile **3** fr.

DERNIERS VOLUMES MÉDICAUX PUBLIÉS dans la *SECTION DU BIOLOGISTE*

BAZY. — ***Maladies des Voies urinaires, Urètre, Vessie***, par le Dr BAZY, chirurgien des hôpitaux, membre de la Société de chirurgie. 4 vol.
I. *Moyens d'exploration et traitement.* 2e édition. II. *Séméiologie.* III. *Thérapeutique générale. Médecine opératoire.* IV. *Thérapeutique spéciale.*

BONNIER. — ***L'Oreille***, par PIERRE BONNIER. 5 vol.
I. *Anatomie de l'oreille.* II. *Pathogénie et mécanisme.* III. *Physiologie : Les Fonctions.* IV. *Symptomatologie de l'oreille.* V. *Pathologie de l'oreille.*

BROCQ ET JACQUET. — ***Précis élémentaire de Dermatologie***, par MM. BROCQ et JACQUET, médecins des hôpitaux de Paris. 2e édition entièrement revue. 5 vol.
I. *Pathologie générale cutanée.* II. *Difformités cutanées, éruptions artificielles, dermatoses parasitaires.* III. *Dermatoses microbiennes et néoplasies.* IV. *Dermatoses inflammatoires.* V. *Dermatoses d'origine nerveuse. Formulaire thérapeutique.*

CHARRIN. — ***Poisons de l'organisme***, par le Dr A. CHARRIN, professeur agrégé, médecin des hôpitaux. 3 vol.
I. *Poisons de l'urine.* II. *Poisons du tube digestif.* III. *Poisons des tissus.*

GALLIOT. — ***Dysenterie aiguë et chronique***, par A. GALLIOT, médecin en chef de 1re classe de la Marine, ancien professeur de Clinique médicale à l'École des Médecins stagiaires de la marine, Médecin en chef résident à l'hôpital maritime Saint-Mandrier de Toulon. 2 vol.
I. *Symptomatologie, Traitement, Prophylaxie.* II. *Etiologie, Bactériologie, Anatomie pathologique.*

GAUTIER. — ***La Chimie de la cellule vivante***, par M. ARM. GAUTIER, membre de l'Institut et de l'Académie de médecine, professeur de chimie à la Faculté de médecine. *Deuxième édition.*

HÉDON. — ***Physiologie normale et pathologique du pancréas***, par E. HÉDON, professeur de physiologie à la Faculté de médecine de Montpellier.

HÉNOCQUE. — ***Spectroscopie biologique***, par le Dr ALBERT HÉNOCQUE, directeur adjoint du laboratoire de physique biologique du Collège de France. 3 vol.
I. *Spectroscopie du sang.* II. *Spectroscopie des organes, des tissus et des humeurs.* III. *Spectroscopie de l'urine et des pigments.*

MARIE. — ***La Rage***, par le Dr AUG. MARIE, directeur de l'Institut antirabique de Constantinople, avec une préface de M. le Dr ROUX, membre de l'Institut, sous-directeur de l'Institut Pasteur.

MERKLEN. — ***Examen et séméiotique du cœur, signes physiques***, par le Dr PIERRE MERKLEN, médecin de l'hôpital Laënnec. *Deuxième édition.*

PACTET ET COLIN. — ***Aliénés méconnus et condamnés***, par les Drs F. PACTET, médecin en chef de l'Asile de Villejuif, et HENRI COLIN, médecin des Asiles de la Seine et de l'Asile d'aliénés criminels de Gaillon. 2 vol.
I. *Les aliénés devant la justice.* II. *Les aliénés dans les prisons.*

ROMME. — ***L'Alcoolisme et la Lutte contre l'Alcool en France***, par le Dr R. ROMME, préparateur à la Faculté de médecine de Paris.
— ***La Lutte sociale contre la tuberculose.***

SICARD. — ***Le liquide céphalo-rachidien. Ponction lombaire et cavité sous-arachnoïdienne***, par J.-A. SICARD, chef de clinique des maladies nerveuses à la Salpêtrière

SPRINGER. — ***L'énergie de croissance et les lécithines dans les décoctions végétales***, par M. le Dr SPRINGER.

VOUZELLE. — ***La Syphilis***, par le Dr VOUZELLE, ancien interne des hôpitaux. 2 vol.
I. *Chancre et syphilis secondaire.* II. *Syphilis tertiaire et hérédo-syphilis.*

WURTZ (R.). — ***Technique bactériologique***, par R. WURTZ, professeur agrégé à la Faculté de médecine de Paris, médecin des hôpitaux. *Deuxième édition.*

Bibliothèque Diamant

DES

Sciences médicales et biologiques

A l'usage des Étudiants et des Praticiens

Cette Collection est publiée dans le format in-16 raisin, avec nombreuses figures dans le texte, cartonnage à l'anglaise, tranches rouges.

DERNIERS VOLUMES PUBLIÉS

ARTHUS. — ***Éléments de Chimie physiologique***, par MAURICE ARTHUS, professeur de physiologie et de chimie physiologique à l'Université de Fribourg (Suisse). *Quatrième édition revue et augmentée.* 1 vol., avec figures. . . 5 fr.

— ***Éléments de Physiologie***, par MAURICE ARTHUS, chef de laboratoire à l'Institut Pasteur de Lille. 1 vol., avec figures. . . . . 8 fr.

BARD. — ***Précis d'anatomie pathologique***, par M. L. BARD, professeur à la Faculté de médecine de Lyon, médecin de l'Hôtel-Dieu. *Deuxième édition, revue et augmentée.* 1 volume, avec 125 figures . . . . 7 fr. 50

BERLIOZ. — ***Manuel de Thérapeutique***, par le Dr F. BERLIOZ, professeur à l'Université de Grenoble, directeur du bureau d'hygiène et de l'Institut sérothérapique, avec une préface du professeur BOUCHARD, membre de l'Institut. *Quatrième édition revue et augmentée.* 1 vol. . . . . 6 fr.

— ***Précis de Bactériologie médicale***, par F. BERLIOZ, avec une Préface du professeur LANDOUZY. 1 vol. avec figures. . . . . 6 fr.

DIEULAFOY. — ***Manuel de Pathologie interne***, par G. DIEULAFOY, professeur de clinique médicale à la Faculté de médecine de Paris, médecin de l'Hôtel-Dieu, membre de l'Académie de médecine. *Treizième édition entièrement refondue et augmentée.* 4 vol., avec figures en noir et en couleurs.. . . . . . . 28 fr.

GILIS. — ***Précis d'Embryologie***, *adapté aux sciences médicales*, par PAUL GILIS, professeur agrégé à la Faculté de médecine de Montpellier, avec une Préface de M. le professeur MATHIAS DUVAL. 1 vol., avec 175 figures. . . . . . . 6 fr.

GUILLEMIN. — ***Les bandages et les appareils à fractures.*** *Manuel de déligations chirurgicales, contenant la description d'un certain nombre de bandages nouveaux*, par le Dr GUILLEMIN, médecin-major des hôpitaux militaires. *Deuxième édition.* 1 vol., avec 155 figures. . . . . 6 fr.

LAUNOIS. — ***Manuel d'Anatomie microscopique et d'Histologie***, par M. P.-E. LAUNOIS, professeur agrégé à la Faculté de médecine, médecin des hôpitaux. Préface de M. le professeur MATHIAS DUVAL. *Deuxième édition entièrement refondue.* 1 vol., avec 261 figures . . . . 8 fr.

RUDAUX. — ***Précis élémentaire d'Anatomie, de Physiologie et de Pathologie***, par P. RUDAUX, chef de clinique à la Faculté de médecine de Paris, avec préface, par M. RIBEMONT-DESSAIGNES, professeur agrégé à la Faculté de Paris. 1 vol., avec 462 figures. . . . . 8 fr.

SOLLIER. — ***Guide pratique des maladies mentales*** (*séméiologie, pronostic, indications*), par le Dr PAUL SOLLIER, chef de clinique adjoint des maladies mentales à la Faculté de médecine de Paris. 1 vol. . . . . 5 fr.

SPILLMANN ET HAUSHALTER. — ***Manuel de diagnostic médical et d'exploration clinique***, par P. SPILLMANN, prof. de clinique médicale à la Faculté de médecine de Nancy et P. HAUSHALTER, prof. agrégé. *Quatrième édition entièrement refondue.* 1 vol., avec 89 figures . . . . 6 fr.

THOINOT ET MASSELIN. — ***Précis de Microbie.*** *Technique et microbes pathogènes*, par M. le Dr L.-H. THOINOT, professeur à la Faculté de médecine de Paris, médecin des hôpitaux, et E.-J. MASSELIN, médecin vétérinaire. Ouvrage couronné par la Faculté de médecine (Prix Jeunesse). *Quatrième édition entièrement refondue.* 1 vol., avec figures en noir et en couleurs. . . . . 8 fr.

WURTZ. — ***Précis de Bactériologie clinique***, par le Dr R. WURTZ, professeur agrégé à la Faculté de médecine de Paris, médecin des hôpitaux. *Deuxième édition revue et augmentée*, 1 vol., avec tableaux synoptiques et figures dans le texte. . . . . 6 fr.

Annales de Dermatologie et de Syphiligraphie

PUBLIÉES PAR MM.

ERNEST BESNIER
Médecin de l'hôpital Saint-Louis
Membre de l'Académie de médecine

A. DOYON
Médecin inspecteur des eaux d'Uriage
Correspondant de l'Académie de médecine

L. BROCQ
Médecin de l'hôpital Broca-Pascal

R. DU CASTEL
Médecin de l'hôpital Saint-Louis
Membre de l'Académie de médecine

A. FOURNIER
Professeur à la Faculté de médecine
Médecin de l'hôpital Saint-Louis

H. HALLOPEAU
Médecin de l'hôpital Saint-Louis
Membre de l'Académie de médecine

G. THIBIERGE
Médecin de l'hôpital de la Pitié

W. DUBREUILH
Professeur agrégé à la Faculté
de médecine de Bordeaux

Directeur de la publication : Dr G. THIBIERGE

PRIX DE L'ABONNEMENT ANNUEL : Paris, **30** fr. — Départements et Union postale, **32** fr.

BULLETIN DE LA SOCIÉTÉ FRANÇAISE
DE

Dermatologie et de Syphiligraphie

PUBLIÉ PAR LES SOINS DE MM. LES SECRÉTAIRES DE LA SOCIÉTÉ

Le *Bulletin* paraît tous les mois (excepté pendant les vacances de la Société), sous forme de cahier grand in-8°, et donne le procès-verbal complet de la séance précédente.

PRIX DE L'ABONNEMENT ANNUEL : Paris et Départements, **12** fr. — Union postale, **14** fr.
Nota : Les abonnés aux *Annales de Dermatologie* ont droit à recevoir cette publication aux conditions suivantes : Paris et Départements, **6** fr. — Union postale, **7** fr.

Revue d'Hygiène et de Police Sanitaire

Organe de la Société de Médecine publique et de Génie sanitaire

FONDÉE PAR **E. VALLIN**

PARAISSANT TOUS LES MOIS

SOUS LA DIRECTION DE

A.-J. MARTIN
Inspecteur général de l'Assainissement de la Ville de Paris,
Membre du Comité consultatif d'Hygiène de France.

PRIX DE L'ABONNEMENT ANNUEL : Paris, **20** fr. — Départements, **22** fr. — Union postale, **23** fr.

Archives d'Anatomie microscopique

FONDÉES PAR

E.-G. BALBIANI ET **L. RANVIER**

PUBLIÉES PAR

L. RANVIER
Professeur d'Anatomie générale
au Collège de France

ET

L.-F. HENNEGUY
Professeur d'Embryogénie comparée
au Collège de France

Les **Archives d'Anatomie microscopique** *paraissent par fascicules in-8° d'environ 150 pages; elles publient de* nombreuses planches hors texte *en noir et en couleurs et des figures intercalées dans le texte. Quatre fascicules, paraissant à des époques indéterminées, correspondent à un volume. — L'abonnement est fait par volume au prix unique de* **50** *francs.*

49460. — Imprimerie LAHURE, 9, rue de Fleurus, Paris.

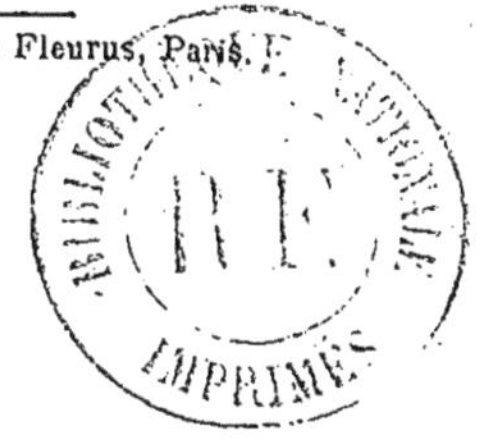

www.ingramcontent.com/pod-product-compliance
Ingram Content Group UK Ltd.
Pitfield, Milton Keynes, MK11 3LW, UK
UKHW020259200726
13857UKWH00001B/33

9 782012 954991